抗菌药物
临床应用手册

体内分布特征

○ 名誉主编　俞云松　袁　红

○ 主　　审　饶跃峰　戴海斌

○ 主　　编　付再林　谢明华　陈清勇　陈毅芳

○ 副 主 编　李晴宇　蔡鑫君　宋　英　洪伟勇

ZHEJIANG UNIVERSITY PRESS
浙江大学出版社
·杭州·

图书在版编目（CIP）数据

抗菌药物临床应用手册：体内分布特征 / 付再林等主编. -- 杭州：浙江大学出版社，2024. 12. -- ISBN 978-7-308-25746-6

Ⅰ. R978.1-62

中国国家版本馆 CIP 数据核字第 2024YT7828 号

抗菌药物临床应用手册——体内分布特征

主　编　付再林　谢明华　陈清勇　陈毅芳

副主编　李晴宇　蔡鑫君　宋　英　洪伟勇

责任编辑　冯其华(zupfqh@zju.edu.cn)

责任校对　徐　婵

封面设计　周　灵

出版发行　浙江大学出版社

（杭州市天目山路148号　邮政编码310007）

（网址：http://www.zjupress.com）

排　　版　杭州晨特广告有限公司

印　　刷　浙江省邮电印刷股份有限公司

开　　本　889mm×1194mm　1/32

印　　张　27.125

字　　数　1343千

版 印 次　2024年12月第1版　2024年12月第1次印刷

书　　号　ISBN 978-7-308-25746-6

定　　价　188.00元

《抗菌药物临床应用手册——体内分布特征》编委会

名誉主编　俞云松　袁　红

主　　审　饶跃峰　戴海斌

主　　编　付再林　谢明华　陈清勇　陈毅芳

副 主 编　李晴宇　蔡鑫君　宋　英　洪伟勇

编　　委（按姓氏拼音排序）

蔡鑫君　杭州市红十字会医院

蔡　雁　宁波市第九人民医院

陈清勇　中国人民解放军联勤保障部队第903医院

陈毅芳　杭州市临平区第一人民医院

戴海斌　浙江大学医学院附属第二医院

董志军　建德市第一人民医院

方　悦　杭州市红十字会医院

房宇坤　中国人民解放军联勤保障部队第903医院

付再林　杭州市临平区第一人民医院

傅晓芳　杭州市临平区第一人民医院

顾建荣　杭州市临平区第一人民医院

顾晓菲　杭州市临平区第一人民医院

何　敏　杭州市萧山区第一人民医院

洪伟勇　台州市立医院

华爱莲　杭州市临平区第一人民医院

金　洁　杭州市红十字会医院

李剑波　杭州市临平区第一人民医院

李晴宇　杭州市第一人民医院
刘洁琼　中国人民解放军联勤保障部队第903医院
毛　勇　杭州市第一人民医院
戚佳梦　杭州市余杭区第一人民医院
饶跃峰　浙江大学医学院附属第一医院
史长城　杭州市第一人民医院
宋　英　浙江工业大学药学院
王彬辉　台州市立医院
王鼎盛　杭州市临平区第一人民医院
吴丽君　中国人民解放军联勤保障部队第903医院
谢明华　杭州市临平区第一人民医院
徐　炜　中国人民解放军联勤保障部队第903医院
许西西　中国人民解放军联勤保障部队第903医院
严　杰　中国人民解放军联勤保障部队第903医院
姚　绅　杭州市临平区第一人民医院
叶旭芳　杭州市临平区第一人民医院
俞婷婷　中国人民解放军联勤保障部队第903医院
詹　侠　杭州市临安区第一人民医院
张　俊　浙江中医药大学附属第二医院
郑　英　中国人民解放军联勤保障部队第903医院
郑　颖　杭州市中医院
钟永红　杭州市临平区第一人民医院
周吉芳　杭州市临平区第一人民医院
周　怡　杭州市临平区第一人民医院
祝大部　杭州市临平区第一人民医院

序

自1928年弗莱明发现青霉素以来，抗菌药物拯救了无数感染患者的生命。然而，随着抗菌药物的广泛应用，细菌耐药的趋势也逐渐严峻，这也给新型抗菌药物的研发造成了很大困难，仅有极少数新药可行替代治疗。在寄希望于不断开发新型抗菌药物以提高感染治愈率的同时，充分挖掘现有抗菌药物的潜力是非常必要的。药代动力学(pharmacokinetics, PK)/药效动力学(pharmacodynamics, PD)理论在抗感染过程中的应用是充分发挥抗菌药物治疗潜力的重要手段及策略之一，在抗菌药物临床合理应用中要予以重视。传统上，仅根据药敏试验等体外结果指导抗菌药物选择是不周全的。在制定抗感染方案时，除需考虑抗菌药物对病原菌的最低抑菌浓度(minimum inhibitory concentration, MIC)外，还要结合PK特征，确保其在感染部位具有足量的或局部的优势分布，避免病原菌长时间暴露于亚致死性药物浓度下。这一要点不但有利于提高抗感染的有效率，减少抗菌药物用量，而且有助于减少细菌诱导性耐药的产生。在治疗感染性疾病过程中，临床医生不但要了解病原菌与宿主、病原菌与抗菌药物之间的相互作用，而且要关注抗菌药物与宿主之间的关系，特别要考虑抗菌药物在不同器官、组织内的分布差异，所选择的抗菌药物不仅需要是敏感药物，而且要能够分布至靶部位，在感染部位能够达到有效浓度。

感染性疾病的防治是一项长期且艰巨的任务，我们不但要了解感染性疾病本身，而且要加深对抗菌药物药理作用机制、PK特征等的认识。在部分感染性疾病的治疗中，临床专科医生、微生物检验师、抗感染临床药师要加强协作。目前在临床实践中，临床药师参与抗感染治疗的程度还不高。充分研究并利用抗菌药物的PK/PD特征，以此作为深度参与并指导临床合理使用抗菌药物的重要手段，有利于提高抗菌药物治疗的水平。

该书通过归纳和总结现有大量文献资料，对抗菌药物在血液、组织、组织液中的分布情况进行较详尽的介绍，对特定感染部位如何选择抗菌药物具有较好的提示作用。该书是少数专门介绍抗菌药物在体内分布特征的专业图书，实用性较强，所列抗菌药物的品种也较齐全。此外，鉴于目前新型抗菌药物已披露的临床及临床前数据有限，望编者继续收集资料，力求再版时更新。

前 言

根据《抗菌药物临床应用指导原则（2015 版）》，抗菌药物治疗方案的制定应结合病原菌、感染部位、感染严重程度、患者的生理病理情况，以及抗菌药物药效学、药动学证据等。在临床实践中，医务人员可能更多地关注病原菌的种属及耐药情况，即病原菌与抗菌药物两者之间的关系，而对抗菌药物的药动学特征相对不熟悉，在制定抗感染方案时存在过度依赖抗菌药物抗菌谱及药敏试验结果等情况，对抗菌药物到达感染部位的“程度”往往未做深入了解。影响抗感染治疗效果的关键因素，除细菌对抗菌药物的敏感性外，还有感染部位药物浓度的高低。目前，有能力开展血药浓度监测（therapeutic drug monitoring，TDM）的医疗机构并不多，且有明确群体药动学模型的抗菌药物仅限于少数几种，TDM 能否精确显示感染部位的血药浓度仍有待商榷，这也在一定程度上影响了临床医生对 TDM 的认可度。抗菌药物在不同组织部位的分布情况千差万别，通常其在优势分布部位作用较强，而在非优势分布的部位则需要更高的剂量、更多的给药频次才能达到理想的抗感染效果。虽然药品说明书均有涉及药动学的相关数据，但多数情况下仅“粗略”地提供表观分布容积（V_d）、药物半衰期（$t_{1/2}$）、血药峰浓度（C_{max}）等基本参数，而这些参数对临床用药指导仍过于“抽象”，较少直接提供药物组织分布的数据，且所涉及的部位也非常有限。目前，已披露的直接研究抗菌药物体内分布的临床前及临床后数据仍十分有限，相关数据往往分散于不同的药效学研究项目中。因此，收集、汇总这些“零碎”数据是十分必要的。

我们从 2018 年开始收集各类抗菌药物组织分布、组织渗透性等相关资料，总计万余篇，分别归纳和总结了 18 类近 150 种抗菌药物的体内分布特征。本书通过比较每种抗菌药物在某时间段或某时间点各组织或组织液 AUC_t、C_t 与同时期血浆 AUC_p、C_p 的比值，指示抗菌药物在各组织、组织液、分泌液及感染部位的分布比例，以直观地解答临床医生抗感染时急需了解的问题，即“抗菌药物在感染部位的组织浓度”。全书采用表格的形式编写，内容包含给药方案及病理生理状态、取样时间、组织或组织液药物浓度（或曲线下面积）、血浆药物浓度（或曲线下面积）、组织或组织液药物浓度（或曲线下面积）与血浆药物浓度（或曲线下面积）比值等。希望本书能够帮助临床医生明确所选用的抗菌药物到达感染部位的量、抗菌药物在感染部位是否有优势分布等，有助于临床医生正确选择抗菌药物，真正实现抗菌药物对于感染部位“到得了，杀得掉”。

本书是目前国内极少数的系统性介绍抗菌药物体内分布特征的专业书，少有编写形式可以借鉴、参考，加之编者编写经验相对有限，故难免存在不足。另外，本书所纳入的数据均来源于 2022 年 10 月前已披露的文献资料，受限于编者文献检索能力和部分资料的可及性，本书亦存在部分数据未纳入的情况，甚至未来的研究数据可能对前期数据形成挑战。鉴于此，欢迎各位同仁指正，以便再版时补充和修订。

最后，需要强调的是，本书所纳入的数据仅供医务人员参考，且不作为临床用药的依据，临床医生应根据患者实际病情和药品说明书合理选用抗菌药物。

编　者

2024 年 10 月

导 读

部位	给药方案及病理生理状态	取样时间/h	浓度/(μg/g、μg/ml)或曲线下面积/(μg/g·h、μg/ml·h)		C_t/C_p 或 AUC_t/AUC_p	参考文献
			组织或组织液	血浆		
脑组织 Brain①	400mg,po,qd(×4 剂)②	4.0～5.0⑤	17.6±6.6	13.5±5.5	1.30	Thaler F(1995)⑪
	5mg/kg,iv(家兔)③	2.0	—⑥	—	0.76	Livni E(1992)
胰腺组织 Pancreatic tissue	400mg,iv(坏死性胰腺炎)④	1.0	7.68±0.25⑦	8.44±1.05⑦	0.91⑨	Shrikhande S(2000)
脂肪组织 Adipose tissue	100mg/kg,po(豚鼠)	0～72.0	28.9⑧	12.0⑧	2.41⑩	Sobue S(2004)

注:①组织或组织液;②给药方案(如未标明给药频次、给药次数或给药时长,则为单次给药);③组织或组织液样本来源(如未标明来源,则为成人样本);④疾病状态;⑤给药后取样时间点或时间段;⑥未采集到对应数据;⑦某一时间点组织或组织液、血浆药物浓度;⑧某一时间段内组织或组织液、血浆药时曲线下面积(以灰色底纹标记);⑨某一时间点组织或组织液药物浓度与血浆药物浓度比;⑩某一时间段内组织或组织液药时曲线下面积与血浆药时曲线下面积比(以灰色底纹标记);⑪文献来源。

本手册所涉及的数据均源于文献或药品说明书等资料,部分数据根据编者专业知识进行了适当取舍及再整理,读者如需原始数据,可参阅原始文献。

常用缩略词

缩略词	释义	缩略词	释义
iv	静脉注射	q12h	每 12 小时 1 次
im	肌内注射	AUC_t	组织或组织液药时曲线下面积
ip	腹腔注射	AUC_p	血浆药时曲线下面积
po	口服	AUC_t/AUC_p	组织或组织液药时曲线下面积与血浆药时曲线下面积比
sc/ih	皮下注射	C_t	组织或组织液药物浓度
qd	每日 1 次	C_p	血浆药物浓度
bid	每日 2 次	C_t/C_p	组织或组织液药物浓度与血浆药物浓度比
tid	每日 3 次	$t_{1/2}$	半衰期
qid	每日 4 次	V_d	表观分布容积
q4h	每 4 小时 1 次	^{14}C	碳 14 同位素标记
q6h	每 6 小时 1 次	^{35}S	硫 35 同位素标记
q8h	每 8 小时 1 次	^{3}H	氢 3(氚)同位素标记

目录
Contents

一、青霉素类 Penicillins

二、头孢菌素类 Cephalosporins

四、碳青霉烯类 Carbapenems

五、氨基糖苷类 Aminoglycosides

六、四环素类 Tetracyclines

七、喹诺酮类 Quinolones

八、大环内酯类 Macrolides

附 录

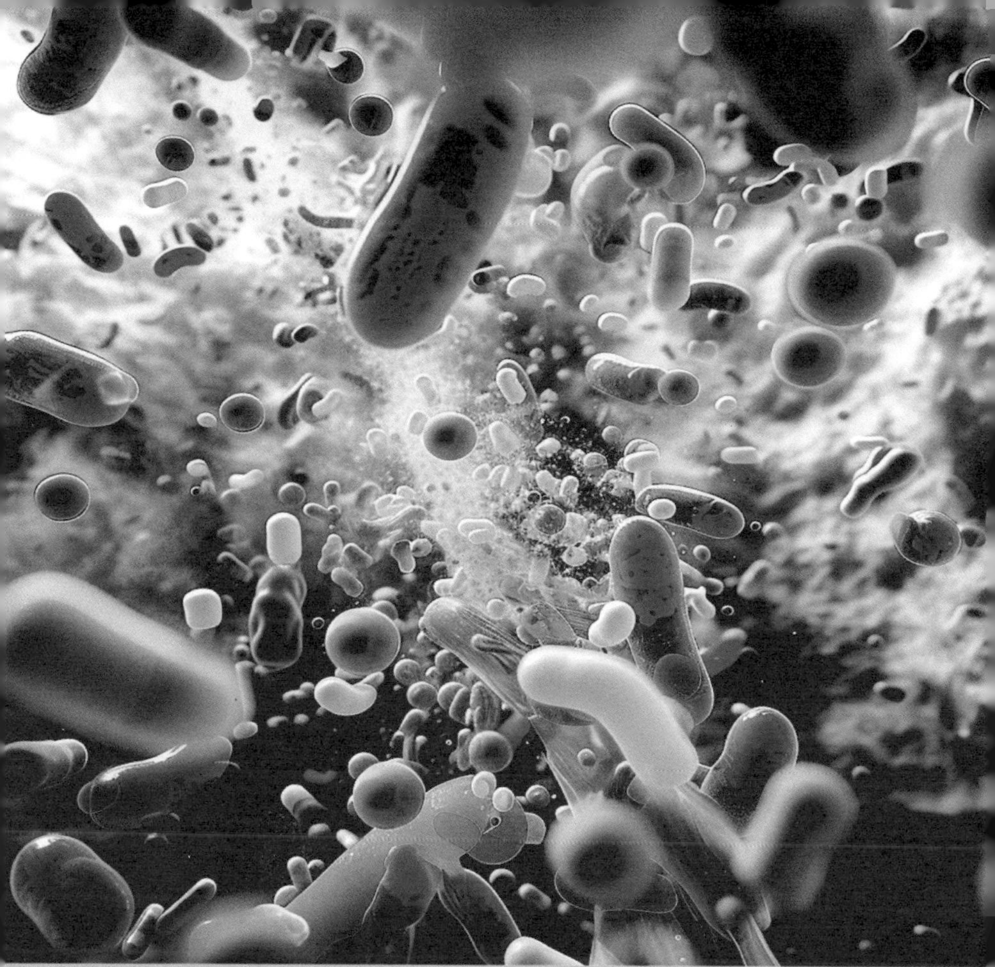

一

青霉素类

Penicillins

表 1-1　青霉素 G 组织分布

部位	给药方案及病理生理状态	取样时间/h	浓度/(μg/g、μg/ml)或曲线下面积/(μg/g·h、μg/ml·h)		C_t/C_p 或 AUC_t/AUC_p	参考文献
			组织或组织液	血浆		
脑脊液 Cerebrospinal fluid	1200mg,iv	—	0.17	74.0	<0.01	Liu C(1979)
	—(家兔)	≈1.0	1.3±0.5	707.0±63.0	<0.01	Schliamser SE(1988)
	200mg/kg,iv(家猪)	1.0	2.0～5.2	≈55.0	0.04～0.09	原晃(1989)
	—,iv(细菌性脑膜炎)	1.0	—	—	0.08	Andes DR(1999)
	200×10^4U,iv,q4h(细菌性脑膜炎)	峰浓度	—	—	>0.08	Sicilia T(1981)
脑组织 Brain	—,ip(小鼠)	0.5	1.8	13.9	0.13	伊藤弘(1973)
	—(家兔)	≈1.0	—	—	0.15	Schliamser SE(1988)
	12×10^4U,iv(家兔)	0～2.0	0.4	17.2	0.02	川井博(1955)
	—	0.3	—	—	0.02	Ullberg S(1954)
	10×10^4U/kg,iv(家兔)	0.8	1.4	25.7	0.05	Wholman A(1968)
	10×10^4U/kg,iv(比格犬)	0.8	0.5	19.3	0.03	Wholman A(1968)
	50×10^4U,im(山羊)	0～6.0	1.1	66.3	0.02	二宫几代治(1960)
	—,im(大鼠)	0.3～2.0	—	—	0.01	大久保滉(1954)
	20mg/kg,iv(大鼠)	—	0.9±0.3	22.8±4.8	0.04	Wu WM(1989)
房水 Aqueous humor	10×10^4U/kg,iv(家兔)	0.8	0.3	25.7	0.01	Wholman A(1968)
	10×10^4U/kg,iv(比格犬)	0.8	1.2	19.3	0.05	Wholman A(1968)
舌 Tongue	—,ip(小鼠)	0.5	1.5	13.9	0.11	伊藤弘(1973)
	—,iv	0～2.0	—	—	0.14	服部孝范(1965)
扁桃体 Tonsil	120×10^4U,im	—	—	—	0.28	Peloso UC(2003)

续表

部位	给药方案及病理生理状态	取样时间/h	浓度/(μg/g、μg/ml)或曲线下面积/(μg/g·h、μg/ml·h)		C_t/C_p 或 AUC_t/AUC_p	参考文献
			组织或组织液	血浆		
上颌窦黏膜 Maxillary sinus mucous	—	—	—	—	0.40～0.80	五十岚真(1958)
下颌骨 Mandibula	—,ip(小鼠)	0.5	0.5	13.9	0.03	伊藤弘(1973)
	20mg/kg,im(大鼠)	0.5	0.30	3.10	0.09	Evaskus DS(1969)
	—,iv	0～2.0	—	—	0.09	服部孝范(1965)
唾液 Saliva	10×10⁴U,im	0.5	0.03	7.03	0.01	高野修(1955)
	5×10⁴U,im	0.5～1.0	0.03	0.40～0.73	0.04～0.07	臼田觉次郎(1953)
颌下腺 Submaxillary gland	100mg/kg,im(大鼠)	0～2.0	6.44	6.36	1.01	武安一嘉(1972)
腮腺 Parotid gland	100mg/kg,im(大鼠)	0～2.0	4.13	6.36	0.65	武安一嘉(1972)
颌下淋巴结 Submaxillary lymph node	100mg/kg,im(大鼠)	0～2.0	4.01	6.36	0.63	武安一嘉(1972)
耳分泌液 Otorrhea	1000U/kg,im	0～3.0	1.32	0.80	1.65	永沼幸道(1952)
	1000U/kg,im	0.5	1.28	0.34	3.76	永沼幸道(1952)
	4×10⁴U,iv(家兔)	0.5～1.0	—	—	>0.60	马场俊平(1951)
心脏组织 Cardiac tissue	3×10⁴U/kg,iv(家兔)	0.8	22.5	87.2	0.26	Saito A(1962)
	12×10⁴U,iv(家兔)	0～2.0	2.1	17.2	0.12	川井博(1955)
	100mg/kg,iv(家兔)	0.5	1.6	11.0	0.15	荒谷春惠(1963)
	—,im	1.0	—	—	0.12～0.15	三木文雄(1971)
	50×10⁴U,im(山羊)	0～6.0	24.0	66.3	0.27	二宫几代治(1960)
心耳 Cardiac auricle	6000mg,iv	1.2	66.8±43.4	119.8±79.8	0.58	Pieper R(1985)
心脏瓣膜 Heart valves	6000mg,iv	1.5	40.8±23.6	91.0±47.1	0.46	Pieper R(1985)

续表

部位	给药方案及病理生理状态	取样时间/h	浓度/(μg/g、μg/ml)或曲线下面积/(μg/g·h、μg/ml·h)		C_t/C_p 或 AUC_t/AUC_p	参考文献
			组织或组织液	血浆		
肺组织 Pulmonary tissue	3×10^4 U/kg,iv	0.5	13.6±9.4	24.0±13.8	0.57	Boselli E(2004)
	3×10^4 U/kg,iv(大鼠)	0.5	5.5	12.7	0.43	Saito A(1962)
	3×10^4 U/kg,iv(家兔)	0.8	34.7	87.2	0.40	Saito A(1962)
	12×10^4 U,iv(家兔)	0~2.0	9.3	17.2	0.54	川井博(1955)
	—	0.3	—	—	0.85	Ullberg S(1954)
	—,im(大鼠)	0.3~2.0	—	—	0.68	大久保滉(1954)
胸腔积液 Pleural fluid	2.4×10^4 U/kg,iv(家兔)	0~2.0	—	—	2.31	Teixeira LR(2000)
淋巴结 Lymph node	50×10^4 U,im(山羊)	0~6.0	18.4	66.3	0.28	二宫几代治(1960)
鼓室外及前庭外淋巴液 Lymph of scala tympani and scala vestibule	200mg/kg,iv(家猪)	1.0	19.7	≈55.0	0.36	原晃(1989)
胸导管淋巴液 Thoracic duct lymph	50mg/kg,iv(比格犬)	0.5~6.0	116.8	154.4	0.76	Acred P(1970)
外周淋巴液 Peripheral lymph	50mg/kg,iv(比格犬)	0.5~6.0	132.5	154.4	0.86	Acred P(1970)
	15×10^4 U/kg,iv(家兔)	0~12.0	46.3	49.9	0.93	Roberts TL(1979)
	50mg/kg,im(比格犬)	0.5~6.0	—	—	0.85~1.10	Acred P(1970)
肝组织 Hepatic tissue	—,ip(小鼠)	0.5	13.1	13.9	0.94	伊藤弘(1973)
	3×10^4 U/kg,iv(大鼠)	0.5	12.5	12.7	1.00	Saito A(1962)
	—	0.3	—	—	1.30	Ullberg S(1954)
	20mg/kg,iv(大鼠)	—	30.7±4.5	22.8±4.8	1.35	Wu WM(1989)
	100mg/kg,iv(家兔)	0.5	7.4	11.0	0.67	荒谷春惠(1963)
	—,im	1.0	—	—	0.70~0.85	三木文雄(1971)

续表

部位	给药方案及病理生理状态	取样时间/h	浓度/(μg/g、μg/ml)或曲线下面积/(μg/g·h、μg/ml·h)		C_t/C_p 或 AUC_t/AUC_p	参考文献
			组织或组织液	血浆		
胆汁 Bile	12×10^4 U,iv(家兔)	0～2.0	222.0	17.2	12.9	川井博(1955)
	50×10^4 U,im(山羊)	0～6.0	223.1	66.3	3.36	二宫几代治(1960)
	30×10^4 U,iv(家兔)	0～6.0	—	—	5.0～10.0	水谷亦男(1958)
	1×10^4 U/kg,iv(家兔)	峰浓度	74.0～100.0	16.5～39.0	2.56～4.48	藤本安男(1956)
	1×10^4 U/kg,im(家兔)	峰浓度	21.5	5.8	3.70	藤本安男(1956)
脾 Spleen	3×10^4 U/kg,iv(大鼠)	0.5	3.0	12.7	0.24	Saito A(1962)
	12×10^4 U,iv(家兔)	0～2.0	5.2	17.2	0.31	川井博(1955)
	100mg/kg,iv(家兔)	0.5	5.1	11.0	0.46	荒谷春惠(1963)
	—,ip(小鼠)	0.5	4.6	13.9	0.33	伊藤弘(1973)
	—,im	1.0	—	—	0.30～0.35	三木文雄(1971)
	—,im(大鼠)	0.3～2.0	—	—	0.27	大久保滉(1954)
	50×10^4 U,im(山羊)	0～6.0	6.9	66.3	0.10	二宫几代治(1960)
肾脏 Kidney	3×10^4 U/kg,iv(大鼠)	0.5	49.9	12.7	3.93	Saito A(1962)
	—	0.3	—	—	4.70	Ullberg S(1954)
	100mg/kg,iv(家兔)	0.5	26.6	11.0	2.62	荒谷春惠(1963)
	50×10^4 U,im(山羊)	0～6.0	323.0	66.3	4.87	二宫几代治(1960)
	20mg/kg,iv(大鼠)	—	88.5±1.3	22.8±4.8	3.88	Wu WM(1989)
	12×10^4 U,iv(家兔)	0～2.0	120.0	17.2	6.99	川井博(1955)
前列腺组织 Prostatic tissue	12×10^4 U,iv(家兔)	0～2.0	6.4	17.2	0.37	川井博(1955)
腹腔积液 Ascitic fluid	100mg/kg,iv(大鼠)	0.5	2.79±0.43	4.25±0.95	0.66	Wohlman A(1969)

续表

部位	给药方案及病理生理状态	取样时间/h	浓度/(μg/g、μg/ml)或曲线下面积/(μg/g·h、μg/ml·h)		C_t/C_p 或 AUC_t/AUC_p	参考文献
			组织或组织液	血浆		
腹腔积液 Ascitic fluid	100mg/kg,iv(大鼠)	0.5	4.40	6.70	0.66	Wohlman A(1969)
	15mg/kg,iv(多剂)	稳态浓度	—	—	0.29~0.61	Gerding DN(1978)
	20×10^4U/kg,iv	0~5.0	321.9	396.6	0.94	MacGregor RR(1977)
子宫 Uterus	50×10^4U,im(山羊)	0~6.0	76.6	66.3	1.16	二宫几代治(1960)
卵巢 Ovary	50×10^4U,im(山羊)	0~6.0	59.0	66.3	0.89	二宫几代治(1960)
睾丸 Testis	12×10^4U,iv(家兔)	0~2.0	2.6	17.2	0.15	川井博(1955)
精囊 Seminal vesicle	12×10^4U,iv(家兔)	0~2.0	3.2	17.2	0.19	川井博(1955)
肌肉组织 Muscular tissue	3×10^4U/kg,iv(大鼠)	0.5	7.5	12.7	0.59	Saito A(1962)
	50mg/kg,iv(大鼠)(糖尿病)	0.5	—	—	0.15~0.40	Cross SE(1996)
	100mg/kg,iv(家兔)	0.5	3.8	11.0	0.46	荒谷春惠(1963)
	12×10^4U,iv(家兔)	0~2.0	3.9	17.2	0.22	川井博(1955)
	—	0.3	—	—	0.25	Ullberg S(1954)
	—,im(大鼠)	0.3~2.0	—	—	0.27	大久保滉(1954)
股骨 Femur	—,ip(小鼠)	0.5	0.6	13.9	0.04	伊藤弘(1973)
关节滑膜组织 Synovium	150mg/kg,iv(家兔)(健康受试动物)	1.0	0.5	22.9	0.02	Frimodt-Møller N(1987)
	150mg/kg,iv(家兔)(关节感染)	1.0	1.0	22.9	0.04	Frimodt-Møller N(1987)
关节腔滑膜液 Synovial fluid	150mg/kg,iv(家兔)(健康受试动物)	1.0	7.6	22.9	0.33	Frimodt-Møller N(1987)
	150mg/kg,iv(家兔)(关节感染)	1.0	20.3	22.9	0.89	Frimodt-Møller N(1987)

续表

部位	给药方案及病理生理状态	取样时间/h	浓度/(μg/g、μg/ml)或曲线下面积/(μg/g·h、μg/ml·h)		C_t/C_p 或 AUC_t/AUC_p	参考文献
			组织或组织液	血浆		
关节腔滑膜液 Synovial fluid	25mg/kg,iv	0.5～1.0	1.90～2.90	1.70～3.10	0.51～1.05	Nelson JD(1978)
	6.3mg/kg,im	0～8.0	—	—	0.76	Bengtsson B(1989)
组织间隙液 Interstitial fluid	10×10^4U/kg,im(家兔)	—	1.8～2.4	9.1～18.4	0.1～0.2	Tight RR(1980)
	50mg/kg,iv(大鼠)	—	10.7	81.9	0.13	Cross SE(1996)
皮肤 Skin	3×10^4U/kg,iv(大鼠)	0.5	15.0	12.7	1.18	Saito A(1962)
	30×10^4U/kg,iv(大鼠)	0.5	24.0	48.0	0.50	Saito A(1962)
	50mg/kg,iv	0～6.0	—	—	0.61	Bengtsson B(1991)
	50mg/kg,iv	0.5	—	—	0.50～0.72	Cross SE(1996)
皮肤水疱液 Skin blister	2×10^4U/kg,iv(大鼠)	峰浓度	0.82	1.43	0.57	Ziv G(1982)
	6.3mg/kg,im	0～8.0	—	—	0.55	Bengtsson B(1989)
炎症组织 Inflammatory tissue	10×10^4U/kg,iv(家兔)	0～6.0	4.2	14.1	0.30	恒川阳(1971)
肉芽肿 Granuloma	3×10^4U/kg,iv(大鼠)	0.5～1.5	2.1～3.9	3.4～12.7	0.31～0.62	Saito A(1962)
	100mg/kg,iv(大鼠)	0.5	1.48±0.43	4.25±0.95	0.35	Wohlman A(1969)
	100mg/kg,iv(大鼠)	0.5	1.10	6.70	0.16	Wohlman A(1969)
脓液 Pus	3×10^4U/kg,iv(大鼠)	1.0～1.5	1.32～1.80	3.20～3.40	0.47	Saito A(1962)
尿液 Urine	12×10^4U,iv(家兔)	0～2.0	100.0	17.2	5.82	川井博(1955)
	50×10^4U,im(山羊)	0～6.0	320.2	66.3	4.83	二宫几代治(1960)
乳汁 Milk	$(20\sim60)\times10^4$U,im	峰浓度	0.02～0.07	4.12	<0.02	桐泽统(1950)

表 1-2 萘夫西林组织分布

部位	给药方案及病理生理状态	取样时间/h	浓度/(μg/g、μg/ml)或曲线下面积/(μg/g·h、μg/ml·h)		C_t/C_p 或 AUC_t/AUC_p	参考文献
			组织或组织液	血浆		
脑组织 Brain	23.6mg/kg,im	1.0	0.3	10.4	0.03	Walkenstein SS(1963)
	50mg/kg,im(大鼠)	1.0	<最低检测限	29.8	—	三木文雄(1971)
脑脊液 Cerebrospinal fluid	50mg/(kg·d),iv(金黄色葡萄球菌性脑膜炎)	0.5～0.8	4.5～9.5	32.0	0.14～0.30	Ruiz DE(1976)
	100mg/(kg·d),iv(金黄色葡萄球菌性脑膜炎)	—	7.5～9.8	36.0	0.21～0.27	Kane JG(1977)
	100mg/(kg·d),iv(无细菌性脑膜炎)	—	0.8～8.4	37.0～176.0	0.02～0.07	Kane JG(1977)
	50mg/kg,iv(家兔)	1.0	0.3～0.6	12.6～25.4	0.03	Fossieck BE(1977)
	40mg/kg,iv(无细菌性脑膜炎)	0～4.0	—	—	<0.01	Strausbaugh LJ(1980)
房水 Aqueous humor	50mg/kg,im(家兔)	1.0	0.5	23.2	0.02	Maellwine WA(1974)
	2000mg,iv	0.7	<1.9	84.0～120.0	0.02	三国政吉(1971)
眼睑 Lid	500mg,po(家兔)	1.0	2.9	12.5	0.23	三国政吉(1971)
结膜 Conjunctiva	500mg,po(家兔)	1.0	4.9	12.5	0.39	三国政吉(1971)
虹膜及睫状体 Iris and ciliary body	50mg/kg,po(家兔)	1.0	5.5	13.4	0.41	大石正夫(1979)
眼外肌 Extraocular muscle	500mg,po(家兔)	1.0	13.2	12.5	1.06	三国政吉(1971)
巩膜 Sclera	500mg,po(家兔)	1.0	2.3	12.5	0.18	三国政吉(1971)
玻璃体 Vitreous body	2000mg,iv	1.5～4.5	0.8	20.4	0.04	Axelrod JL(1985)
晶状体 Lens	500mg,po(家兔)	1.0	<最低检测限	12.5	—	三国政吉(1971)
角膜 Cornea	500mg,po(家兔)	1.0	<最低检测限	12.5	—	三国政吉(1971)

续表

部位	给药方案及病理生理状态	取样时间/h	浓度/(μg/g、μg/ml)或曲线下面积/(μg/g·h、μg/ml·h)		C_t/C_p 或 AUC_t/AUC_p	参考文献
			组织或组织液	血浆		
心脏组织 Cardiac tissue	23.6mg/kg,im	1.0	2.2	10.4	0.21	Walkenstein SS(1963)
肺组织 Pulmonary tissue	23.6mg/kg,im	1.0	5.8	10.4	0.56	Walkenstein SS(1963)
	50mg/kg,im(大鼠)	1.0	13.5	29.8	0.45	三木文雄(1971)
	50mg/kg,im(大鼠)	0.5	3.05	6.43	0.47	真下启明(1971)
	20mg/kg,im(大鼠)	0.5	0.38	1.28	0.30	石山俊次(1971)
胃 Stomach	23.6mg/kg,im	0.5	4.7	17.5	0.27	Walkenstein SS(1963)
肝组织 Hepatic tissue	23.6mg/kg,im	1.0	243.6	10.4	23.4	Walkenstein SS(1963)
	50mg/kg,im(大鼠)	0.5	193.3	6.4	30.1	真下启明(1971)
	20mg/kg,im(大鼠)	1.0	4.00	0.36	11.1	石山俊次(1971)
	50mg/kg,im(大鼠)	1.0	206.7	29.8	6.94	三木文雄(1971)
胆总管胆汁 Choledochal bile	500mg,po	1.0～3.0	50.0	0.6～1.9	26.6～78.3	柴田清人(1971)
	25mg/kg,iv	0～4.0	—	—	>100	真下启明(1971)
胆囊胆汁 Cystic bile	6mg/kg,iv(家兔)	0.3～1.0	32.0～270.0	2.0～10.0	17.0～51.2	大久保滉(1971)
	—,iv	稳态浓度	—	—	4.45～40.4	Barza M(1976)
	500mg,po(胆管梗阻)	1.0～3.0	0.20	0.64～1.88	0.11～0.31	柴田清人(1971)
脾 Spleen	23.6mg/kg,im	1.0	1.9	10.4	0.18	Walkenstein SS(1963)
	50mg/kg,im(大鼠)	1.0	9.4	29.8	0.32	三木文雄(1971)
	50mg/kg,im(大鼠)	0.5	9.0	66.7	0.13	真下启明(1971)
肾脏 Kidney	23.6mg/kg,im	1.0	58.4	10.4	5.62	Walkenstein SS(1963)
	50mg/kg,im(大鼠)	1.0	74.5	29.8	2.50	三木文雄(1971)
膀胱 Urinary bladder	23.6mg/kg,im	1.0	82.3	10.4	7.91	Walkenstein SS(1963)

部位	给药方案及病理生理状态	取样时间/h	浓度/(μg/g、μg/ml)或曲线下面积/(μg/g·h、μg/ml·h)		C_t/C_p 或 AUC_t/AUC_p	参考文献
			组织或组织液	血浆		
腹腔积液 Ascitic fluid	15mg/kg,iv(×8 剂)	稳态浓度	—	—	0.08	Gerding DN(1978)
小肠 Small intestine	23.6mg/kg,im	1.0	795.0	10.4	76.4	Walkenstein SS(1963)
骨组织 Bone tissue	50mg/kg,im(家兔)(骨组织感染)	0.5	2.1	21.9	0.09	Mader JT(1987)
	50mg/kg,im(家兔)(健康受试动物)	0.5	1.1	21.9	0.05	Mader JT(1987)
关节腔滑膜液 Synovial fluid	500mg,im	1.0～2.0	0.44～0.72	5.30～7.20	0.06～0.14	伊丹康人(1971)
肌肉组织 Muscular tissue	23.6mg/kg,im	1.0	1.7	10.4	0.16	Walkenstein SS(1963)
	50mg/kg,im(大鼠)	1.0	≈2.0	29.8	0.07	三木文雄(1971)
脂肪 Fat	23.6mg/kg,im	0.5	2.0	17.5	0.11	Walkenstein SS(1963)
皮肤 Skin	23.6mg/kg,im	1.0	2.5	10.4	0.24	Walkenstein SS(1963)
血痂 Fibrin clots	30mg/kg,iv	—	—	—	0.05～0.13	Barza M(1974)
淋巴液 Lymph	20mg/kg,im	1.0	15.7	20.2	0.78	Roberts T(1979)
羊水 Amniotic fluid	500mg,po	1.0～6.0	<最低检测限	1.22～5.20	—	高濑善次郎(1971)
乳汁 Milk	500mg,po	1.0～6.0	0.07～0.10	1.22～5.20	0.06	高濑善次郎(1971)

表 1-3　阿莫西林组织分布

部位	给药方案及病理生理状态	取样时间/h	浓度/(μg/g、μg/ml)或曲线下面积/(μg/g·h、μg/ml·h)		C_t/C_p 或 AUC_t/AUC_p	参考文献
			组织或组织液	血浆		
脑组织 Brain	50mg/kg,po(大鼠)	1.0	0.4	5.0	0.08	中山一诚(1982)
脑脊液 Cerebrospinal fluid	2000mg,iv(细菌性脑膜炎)	0.5～4.0	6.3	74.5	0.08	Bakken JS(1986)
	500mg,iv(细菌性脑膜炎)	4.0	0.34	—	0.08	Kosmidis J(1981)

续表

部位	给药方案及病理生理状态	取样时间/h	浓度/(μg/g、μg/ml)或曲线下面积/(μg/g·h、μg/ml·h)		C_t/C_p 或 AUC_t/AUC_p	参考文献
			组织或组织液	血浆		
脑脊液 Cerebrospinal fluid	200mg/(kg·d),iv(细菌性脑膜炎)(×14d)	峰浓度	3.14	—	0.07	Nolan CM(1979)
	50mg/kg,iv,q6h(化脓性脑膜炎)	—	7.7	69.5	0.11	Coquerel A(1985)
	50mg/kg,im,q6h(化脓性脑膜炎)	1.0	6.90	—	0.05～0.10	Denis F(1983)
	1000mg,po	2.0	0.7±0.5	10.6±5.8	0.06	Starusbaugh LJ(1978)
	50mg/kg,po	1.0～2.0	1.1～2.3	17.0～43.3	0.06	Bakken JS(1986)
房水 Aqueous humor	50mg/kg,po(家兔)	0.5～6.0	1.3	14.9	0.02	叶田野博(1982)
	50mg/kg,po(家兔)	1.0	0.7	8.5	0.08	Steven J(1976)
	50mg/kg,po(家兔)	1.0～6.0	2.1	28.3	0.08	大石正夫(1982)
泪液 Lacrimal fluid	50mg/kg,po(家兔)	1.0	0.74	4.40	0.17	叶田野博(1982)
角膜 Cornea	50mg/kg,po(家兔)	1.0	2.36	8.50	0.28	Steven J(1976)
虹膜 Iris	50mg/kg,po(家兔)	1.0	0.14	8.50	0.02	Steven J(1976)
巩膜 Sclera	50mg/kg,po(家兔)	1.0	0.44	8.50	0.05	Steven J(1976)
耳分泌液 Otorrhea	1000mg,po	1.0～1.5	6.2	15.3	0.41	Klimek JJ(1977)
	15mg/kg,po	2.0	6.3	15.7	0.40	Seikel K(1998)
	15mg/kg,po	0～4.0	11.4	29.5	0.39	Krause PJ(1982)
	25mg/kg,po	峰浓度	9.50	—	≈0.30	Canafax DM(1998)
	45mg/kg,iv(儿童)	峰浓度	5.8	15.7	0.37	Package insert of Augmentin ES-600
	40mg/kg,iv(豚鼠)	0～2.0	9.1	31.8	0.29	奥野哲(1989)
中耳黏膜 Middle ear mucosa	875mg,po	2.0～6.0	3.1	18.6	0.16	Fraschini F(1990)
	40mg/kg,iv(家猪)	0～2.0	7.5	31.8	0.23	奥野哲(1989)

部位	给药方案及病理生理状态	取样时间/h	浓度/(μg/g、μg/ml)或曲线下面积/(μg/g·h、μg/ml·h)		C_t/C_p 或 AUC_t/AUC_p	参考文献
			组织或组织液	血浆		
舌 Tongue	30mg/kg,po(家兔)	0.5～3.0	4.5	10.2	0.44	植松正孝(1982)
	20mg/kg,po(家兔)	1.0～10.0	5.6	13.3	0.42	植松正孝(1983)
	20mg/kg,po(家兔)	0.5～5.0	5.9	14.9	0.40	近内寿胜(1984)
	500mg/kg,po(大鼠)	0.5～8.0	28.5	46.0	0.62	佐佐木次郎(1973)
牙龈 Gingiva	30mg/kg,po(家兔)	0.5～3.0	7.5	10.2	0.73	植松正孝(1982)
	20mg/kg,po(家兔)	1.0～10.0	10.1	13.3	0.76	植松正孝(1983)
	20mg/kg,po(家兔)	0.5～5.0	10.6	14.9	0.71	近内寿胜(1984)
	500mg,po	2.0～6.0	7.0	12.6	0.57	铃木规子(1983)
	250mg,po	1.0～1.5	—	—	0.33～0.76	传春光(1982)
	250mg,po	1.0～1.5	0.70	—	0.54	Tsutou H(1982)
	500mg/kg,po(大鼠)	0.5～8.0	50.8	46.0	1.10	佐佐木次郎(1973)
	500mg/kg,po	峰浓度	2.63	5.57	0.47	Akimoto Y(1986)
牙髓 Dental pulp	500mg/kg,po(大鼠)	0.5～8.0	57.0	46.0	1.24	佐佐木次郎(1973)
下颌淋巴结 Submaxillary lymph	500mg/kg,po(大鼠)	0.5～8.0	27.7	46.0	0.60	佐佐木次郎(1973)
唾液 Saliva	500mg,po,tid	1.0	0.12	—	0.03	Havard CWH(1982)
	500mg,po	2.0	0.3	3.5～11.0	0.03	Stewart SM(1974)
口腔囊肿 Oral cyst	500mg,po	—	2.75±0.46	6.94±1.10	0.36	藤井彰(1980)
颌下腺 Submaxillary gland	30mg/kg,po(家兔)	0.5～3.0	5.1	10.2	0.50	植松正孝(1982)
	20mg/kg,po(家兔)	1.0～10.0	7.9	13.3	0.59	植松正孝(1983)
	20mg/kg,po(家兔)	0.5～5.0	6.9	14.9	0.46	近内寿胜(1984)
	500mg/kg,po(大鼠)	0.5～8.0	25.2	46.0	0.55	佐佐木次郎(1973)

续表

部位	给药方案及病理生理状态	取样时间/h	浓度/(μg/g、μg/ml)或曲线下面积/(μg/g·h、μg/ml·h)		C_t/C_p 或 AUC_t/AUC_p	参考文献
			组织或组织液	血浆		
下颌骨 Mandibula	500mg/kg,po	峰浓度	0.95	5.57	0.17	Akimoto Y(1986)
腮腺 Parotid gland	30mg/kg,po(家兔)	0.5～3.0	6.0	10.2	0.59	植松正孝(1982)
	20mg/kg,po(家兔)	1.0～10.0	9.4	13.3	0.71	植松正孝(1983)
	20mg/kg,po(家兔)	0.5～5.0	7.4	14.9	0.49	近内寿胜(1984)
	500mg/kg,po(大鼠)	0.5～8.0	22.7	46.0	0.49	佐佐木次郎(1973)
颌下腺囊肿 Cyst of submaxillary gland	500mg,po	2.0	2.60	7.10	0.37	Akimoto Y(1982)
囊肿液 Cyst fluid	500mg,po	2.0	2.10	7.10	0.30	Akimoto Y(1982)
扁桃体 Tonsil	8.6mg/kg,iv(家猪)	1.0～12.0	6.4	17.4	0.37	Fraschini F(1990)
	875mg,po	3.0～4.0	0.56～0.87	4.30～4.78	0.12～0.20	村井兼孝(1982)
	500mg,po	2.0	0.42	2.88	0.15	岩泽武彦(1982)
	250mg,po	2.0	0.40	2.90	0.14	高须贺信夫(1983)
	250mg,po	1.3～2.3	0.48～0.87	2.54～5.16	0.18	Chomarat M(1997)
	1000mg,po	1.5	3.9±2.1	13.2±7.8	0.29	Chomarat M(1997)
	1000mg,po	3.0	4.0±2.4	15.1±8.6	0.26	东纮一郎(1983)
	500mg,po	1.0～2.5	—	—	0.08	波多野努(1982)
	500mg,po	1.0	1.01	3.26	0.31	Agerso H(1998)
	50mg/kg,po(家兔)	2.0	0.45	2.45	0.18	高须照男(1973)
上颌窦黏膜 Maxillary sinus mucosa	500mg,po	2.0	0.58±0.33	2.19±1.11	0.26	村井兼孝(1982)
	375mg,po	2.0	0.66	1.72	0.38	河村正三(1983)
	50mg/kg,po(家兔)	2.0	0.85±0.12	2.75±0.57	0.31	高须照男(1973)

部位	给药方案及病理生理状态	取样时间/h	浓度/(μg/g、μg/ml)或曲线下面积/(μg/g·h、μg/ml·h)		C_t/C_p 或 AUC_t/AUC_p	参考文献
			组织或组织液	血浆		
心脏组织 Cardiac tissue	50mg/kg,po(大鼠)	1.0	1.59	5.00	0.32	中山一诚(1982)
	45mg/kg,po(大鼠)	1.0	2.28	7.56	0.30	大槻俊治(1983)
	100mg/kg,po(大鼠)	1.0~4.0	6.8	25.7	0.27	坂本博(1985)
肺组织 Pulmonary tissue	8.6mg/kg,iv(家猪)	1.0~12.0	7.3	17.4	0.42	Agerso H(1998)
	2000mg,iv	1.0	34.1	—	0.40	Cox AL(1989)
	875mg,po	3.0~4.0	2.05~2.56	4.31~5.80	0.42~0.44	Fraschini F(1990)
	50mg/kg,po(大鼠)	1.0	2.76	5.00	0.55	中山一诚(1982)
	15mg/kg,po	0~24.0	3.43	7.12	0.48	Godoy C(2010)
	1000mg,po,tid(联用氨溴索)	—	—	—	0.67	Spátola J(1987)
	1000mg,po,tid	—	—	—	0.41	Spátola J(1987)
	1000mg,im	1.0~2.5	4.40~5.60	—	0.41~0.48	Kiss IJ(1981)
	100mg,po(大鼠)	0.5~5.0	16.9	29.3	0.58	佐藤清(1973)
	100mg/kg,po(大鼠)	1.0~4.0	14.2	25.7	0.55	坂本博(1985)
	30mg/kg,po(大鼠)	0.3~6.0	3.4	15.6	0.22	大槻俊治(1983)
支气管黏膜 Bronchial mucosa	15mg/kg,po	0~24.0	4.56	7.12	0.64	Godoy C(2010)
	500mg,po,tid	3.5	2.68	4.13	0.65	Honeybourn D(1988)
	250~3000mg,po	—	—	—	>1.0	Gould IM(1994)
支气管分泌液 Bronchial exudate	8.6mg/kg,iv(家猪)	1.0~12.0	9.2	17.4	0.53	Agerso H(1998)
痰液 Sputum	875mg,po	0~12.0	4.6	30.1	0.15	Fraschini F(1990)
	875mg,po	峰浓度	1.3	11.2	0.12	Fraschini F(1990)
	500mg,po	1.0	0.44	—	0.08	Kosmidis J(1981)

续表

部位	给药方案及病理生理状态	取样时间/h	浓度/(μg/g、μg/ml)或曲线下面积/(μg/g·h、μg/ml·h)		C_t/C_p 或 AUC_t/AUC_p	参考文献
			组织或组织液	血浆		
痰液 Sputum	1000mg,po	0～8.0	—	—	0.16	Maesen FPV(1987)
	500mg,po	1.0	0.26	—	0.06	Havard CWH(1982)
	500mg,po	2.0～6.0	0.5	3.5～11.0	0.05～0.15	Stewart SM(1974)
	500mg,po	—	—	—	0.08	Hagstad H(1984)
	750mg,po	0～7.0	1.9	30.2	0.06	Fraschini F(1981)
	750mg,po	峰浓度	0.11	7.17	0.02	山口惠三(1982)
	750mg,po	峰浓度	0.08	8.24	0.01	松本庆藏(1982)
	1000mg,po	峰浓度	0.5	14.7	0.03	Ingold A(1975)
纵隔淋巴结 Mediastinal lymph node	15mg/kg,po	0～24.0	2.64	7.12	0.37	Godoy C(2010)
胸腔积液 Pleural fluid	500mg,po	4.0	5.0	—	1.19	Kosmidis J(1981)
	8.6mg/kg,iv(家猪)	1.0～12.0	18.0	17.4	1.04	Agerso H(1998)
	1000mg,iv	4.0	6.90	—	1.39	Kitzis MD(1982)
	750mg,iv	1.0～12.0	10.7	15.6	0.69	Daschner FD(1981)
	1000mg,iv,tid(×3～6 剂)	—	—	—	>0.94	Stern JB(2007)
外周淋巴结 Peripheral lymph node	2000mg,iv	0～6.0	47.4	55.2	0.86	Woodnutt G(1990)
	—	—	—	—	0.88	Bergan T(1987)
	30mg/kg,po(家兔)	0.5～3.0	3.5	10.2	0.34	植松正孝(1982)
	20mg/kg,po(家兔)	1.0～10.0	11.9	13.3	0.89	植松正孝(1983)
	8.6mg/kg,iv(家猪)	1.0～12.0	10.1	17.4	0.58	Agerso H(1998)
	20mg/kg,po(家兔)	0.5～5.0	5.9	14.9	0.34	近内寿胜(1984)

续表

部位	给药方案及病理生理状态	取样时间/h	浓度/(μg/g、μg/ml)或曲线下面积/(μg/g·h、μg/ml·h)		C_t/C_p 或 AUC_t/AUC_p	参考文献
			组织或组织液	血浆		
肝组织 Hepatic tissue	100mg,po(大鼠)	0.5～5.0	278.0	29.3	9.49	佐藤清(1973)
	100mg/kg,po(大鼠)	1.0～4.0	204.5	25.7	7.97	坂本博(1985)
	30mg/kg,po(大鼠)	0.3～6.0	68.2	15.6	4.38	大槻俊治(1983)
胆囊 Gallbladder	1000mg,im	1.2～2.5	4.4～5.1	—	0.50～0.52	Kiss IJ(1981)
胆汁 Bile	500mg,po(胆结石)	2.0	2.15±1.57	0.90±0.56	2.39	小出昭彦(1978)
	250mg,po(胆结石)	0～8.0	5.0	10.2	0.48	胁慎治(1977)
	500mg,po	—	0.92～1.44	2.14～6.30	0.23～0.43	由良二郎(1982)
	1000mg,im	1.2～2.5	5.20～8.80	—	0.50～0.90	Kiss IJ(1981)
	250mg,po	1.0～6.0	7.1	12.0	0.59	石井哲也(1973)
胆总管胆汁 Choledochal bile	1000mg,im	1.2～2.5	10.9～13.2	—	1.18～1.36	Kiss IJ(1981)
肾脏 Kidney	30mg/kg,po(家兔)	0.5～3.0	89.0	10.2	8.69	植松正孝(1982)
	20mg/kg,po(家兔)	1.0～10.0	162.9	13.3	12.29	植松正孝(1983)
	100mg/kg,po(大鼠)	1.0～4.0	207.0	25.7	8.07	坂本博(1985)
	20mg/kg,po(家兔)	1.0	37.7	7.7	4.90	近内寿胜(1984)
	50mg/kg,po(大鼠)	1.0	36.0	5.0	7.20	中山一诚(1982)
	100mg,po(大鼠)	0.5～5.0	280.8	29.3	9.58	佐藤清(1973)
	30mg/kg,po(大鼠)	0.3～6.0	91.7	15.6	5.90	大槻俊治(1983)
脾 Spleen	50mg/kg,po(大鼠)	1.0	3.80	5.00	0.76	中山一诚(1982)
	100mg,po(大鼠)	0.5～5.0	24.6	29.3	0.84	佐藤清(1973)
	100mg/kg,po(大鼠)	1.0～4.0	27.4	25.7	1.07	坂本博(1985)

续表

部位	给药方案及病理生理状态	取样时间/h	浓度/(μg/g、μg/ml)或曲线下面积/(μg/g·h、μg/ml·h)		C_t/C_p或AUC_t/AUC_p	参考文献
			组织或组织液	血浆		
前列腺组织 Prostatic tissue	875mg，po	3.0～8.0	4.5	12.7	0.36	Fraschini F(1990)
前列腺组织间隙液 Prostatic interstitial fluid	10mg/(kg·h)，iv(比格犬)(持续静脉输注)	稳态浓度	12.4±3.9	38.6±2.2	0.32	Nielsen OS(1980)
前列腺分泌液 Prostatic secretion	10mg/(kg·h)，iv(比格犬)(持续静脉输注)	稳态浓度	1.9±0.8	38.6±2.2	0.05	Nielsen OS(1980)
结肠 Colon	2000mg，iv	术中	24.0±12.5	57.0±35.0	0.42	Martin C(1995)
腹腔积液 Ascitic fluid	1000mg，iv	2.0	>5.00	—	0.84	Wise R(1983)
	1000mg，iv	0.3～2.0	23.1	33.3	0.69	Houang ET(1985)
	500mg，po	峰浓度	6.50	6.50	1.00	Onsrud M(1982)
	500mg，po	0～8.0	25.9	25.1	1.03	Onsrud M(1982)
	1000mg，iv，qid	—	—	—	1.38	Grange JD(1989)
胰腺 Pancreatic tissue	50mg/kg，iv	—	4.8	14.7	0.33	Spica'k J(1999)
胰液 Pancreatic juice	50mg/kg，iv	—	1.8	14.7	0.12	Spica'k J(1999)
睾丸 Testis	45mg/kg，po(大鼠)	1.0	0.68	7.56	0.09	大槻俊治(1983)
女性生殖系 Female genital tissue	1000mg，iv	1.0	11.3	—	0.32	Kobyletzki V(1987)
	1000mg，iv，tid	1.0	14.1	—	0.56	Kobyletzki V(1987)
	500mg，po	2.0～3.5	1.20～1.70	—	0.47～0.59	Hatano T(1982)
输卵管 Oviduct	500mg，po	2.0～3.0	1.41±0.75	2.43±0.78	0.58	张南薰(1983)
子宫浆膜 Perimetrium	500mg，po	2.0～3.0	1.50±0.71	2.43±0.78	0.62	张南薰(1983)
子宫内膜 Endometrium	500mg，po	2.0～3.0	1.22±0.52	2.43±0.78	0.50	张南薰(1983)

续表

部位	给药方案及病理生理状态	取栏时间/h	浓度/(μg/g、μg/ml)或曲线下面积/(μg/g·h、μg/ml·h)		C_t/C_p 或 AUC_t/AUC_p	参考文献
			组织或组织液	血浆		
子宫肌层 Myometrium	500mg,po	2.0～3.0	1.23±0.47	2.43±0.78	0.51	张南薰(1983)
子宫颈 Cervix uterus	500mg,po	2.0～3.0	1.49±0.51	2.43±0.78	0.61	张南薰(1983)
卵巢 Ovary	1000mg,iv	1.0	16.3	—	0.46	Kobyletzki V(1987)
	1000mg,iv,qid	1.0	17.6	—	0.69	Kobyletzki V(1987)
	500mg,po	2.0～3.0	1.36±0.68	2.43±0.78	0.56	张南薰(1983)
阴道部 Portio vaginalis	500mg,po	2.0～3.0	1.75±0.62	2.43±0.78	0.72	张南薰(1983)
肌肉组织 Muscular tissue	50mg/kg,po(大鼠)	1.0	1.56	5.00	0.31	中山一诚(1982)
	100mg/kg,po(大鼠)	0.5	1.18	7.55	0.16	梅平进(1977)
	45mg/kg,po(大鼠)	1.0	0.73	7.56	0.10	大槻俊治(1983)
骨组织 Bone tissue	1000mg,iv	术中	3.6	21.0	0.17	Grimer RJ(1986)
	2000mg,iv	0.5～1.0	6.40	—	0.07	Düben W(1986)
	2000mg,iv	—	—	—	0.17～0.20	Cornelia B(2009)
骨髓 Bone marrow	500mg,po	0.5～3.0	13.3	16.0	0.83	近藤茂(1973)
	500mg,po	2.0	8.10	9.70	0.84	近藤茂(1973)
关节腔滑膜液 Synovial fluid	1000mg,iv	0.3～2.5	6.6～38.5	6.1～51.4	1.04	Grimer RJ(1986)
	1000mg,iv	0.5	41.0	—	1.00	Morgan JR(1986)
	40mg/kg,iv(马)(关节炎)	0～12.0	35.7±6.9	45.5±5.6	0.79	Errecalde JO(2001)
	250mg,po	0.5～8.0	16.9	22.4	0.76	Sattar MA(1983)
皮肤 Skin	30mg/kg,po	0.5～4.0	1.54	5.33	0.29	山本康生(1982)
	45mg/kg,po	0.5～2.0	3.92	8.20	0.48	洲胁正雄(1982)

续表

部位	给药方案及病理生理状态	取样时间/h	浓度/(μg/g、μg/ml)或曲线下面积/(μg/g·h、μg/ml·h)		C_t/C_p 或 AUC_t/AUC_p	参考文献
			组织或组织液	血浆		
组织间隙液 Interstitial fluid	1000mg,po	2.0～4.0	—	—	0.27～0.54	James S(1974)
	1000mg,iv	0.5～4.0	7.1	20.3	0.35	James S(1981)
皮肤水疱液 Skin blister	500mg,iv	3.0	3.78	5.42	0.72	Wise R(1984)
	500mg,iv	0～∞	23.0	27.1	0.85	Wise R(1984)
	1000mg,iv	0～6.0	57.8	75.9	0.76	Wise R(1980)
	875mg,iv	2.4	6.31	—	1.12	Novelli A(1987)
脓液 Pus	500mg,po	1.0～2.0	4.34～5.92	1.12～2.70	0.28～0.56	秋元芳明(1990)
脂肪组织 Adipose tissue	1000mg,iv	0.5	5.10	—	0.13	Düben W(1986)
	2000mg,iv	术中	16.0	95.0	0.17	Martin C(1995)
肛周脓肿 Perianal abscess	1000mg,iv	1.7～2.6	8.90～9.70	—	>1.0	Ambrose NS(1988)
羊水 Amniotic fluid	375mg,po	峰浓度	1.75	3.90	0.45	松田静治(1982)
	375mg,po	峰浓度	0.67±0.29	1.58±0.16	0.42	高瀬善次郎(1982)

表 1-4　双氯西林组织分布

部位	给药方案及病理生理状态	取样时间/h	浓度/(μg/g、μg/ml)或曲线下面积/(μg/g·h、μg/ml·h)		C_t/C_p 或 AUC_t/AUC_p	参考文献
			组织或组织液	血浆		
脑组织 Brain	20mg/kg,im(大鼠)	1.0	0.60	6.80	0.09	松崎明纪(1968)
脊髓 Spinal cord	20mg/kg,im(大鼠)	1.0	1.70	6.80	0.25	松崎明纪(1968)
房水 Aqueous humor	500mg,po(家兔)	0.5～6.0	1.90	9.31	0.20	三国政吉(1967)
	500mg,po(家兔)	1.0	0.51	5.20	0.10	三国政吉(1967)

续表

部位	给药方案及病理生理状态	取样时间/h	浓度/(μg/g、μg/ml)或曲线下面积/(μg/g·h、μg/ml·h)		C_t/C_p 或 AUC_t/AUC_p	参考文献
			组织或组织液	血浆		
眼睑 Lid	500mg,po(家兔)	1.0	1.93	5.20	0.37	三国政吉(1967)
结膜 Conjunctiva	500mg,po(家兔)	1.0	4.06	5.20	0.78	三国政吉(1967)
虹膜及睫状体 Iris and ciliary body	500mg,po(家兔)	1.0	4.82	5.20	0.93	三国政吉(1967)
眼外肌 Extraocular muscle	500mg,po(家兔)	1.0	2.13	5.20	0.41	三国政吉(1967)
巩膜 Sclera	500mg,po(家兔)	1.0	1.21	5.20	0.23	三国政吉(1967)
玻璃体 Vitreous body	500mg,po(家兔)	1.0	0.42	5.20	0.08	三国政吉(1967)
晶状体 Lens	500mg,po(家兔)	1.0	<0.20	5.20	0.04	三国政吉(1967)
角膜 Cornea	500mg,po(家兔)	1.0	0.74	5.20	0.17	三国政吉(1967)
上颌窦黏膜 Maxillary sinus mucosa	200mg,po	2.5	0.80～0.95	3.50	0.25	志水雄辅(1978)
中耳黏膜 Middle ear mucosa	200mg,po	2.5	0.85～1.10	3.50	0.29	志水雄辅(1978)
腮腺 Parotid gland	500mg/kg,po	0.5～1.0	1.4～2.3	4.8～10.0	0.23～0.29	近内寿胜(1979)
牙龈 Gingiva	500mg/kg,po	0.5～1.0	2.3～5.4	4.8～10.0	0.47～0.54	近内寿胜(1979)
	100mg/kg,po(大鼠)	2.0	2.97	4.20	0.71	玉井健三(1978)
牙槽 Dental alveolar	500mg/kg,po	1.5	11.2	11.7	0.96	Köndell PA(1982)
牙髓 Dental pulp	500mg/kg,po	0.5～1.0	2.0～7.6	4.8～10.0	0.41～0.76	近内寿胜(1979)
舌 Tongue	500mg/kg,po	0.5～1.0	1.4～6.6	4.8～10.0	0.30～0.67	近内寿胜(1979)
颌骨 Jaw	500mg/kg,po	1.5	2.0±0.5	11.7	0.18	Köndell PA(1982)
	500mg/kg,po	1.5～2.0	2.0	11.0～13.0	0.17	Akimoto Y(1986)

续表

部位	给药方案及病理生理状态	取样时间/h	浓度/(μg/g、μg/ml)或曲线下面积/(μg/g·h、μg/ml·h)		C_t/C_p 或 AUC_t/AUC_p	参考文献
			组织或组织液	血浆		
颌下腺 Submaxillary gland	500mg/kg,po	0.5～1.0	0.9～3.9	4.8～10.0	0.20～0.39	近内寿胜(1979)
	100mg/kg,po(大鼠)	2.0	1.43	4.20	0.34	玉井健三(1978)
颌下淋巴结 Submaxillary lymph node	500mg/kg,po	0.5～1.0	1.2～2.8	4.8～10.0	0.24～0.28	近内寿胜(1979)
咬肌 Masseter	100mg/kg,po(大鼠)	2.0	—	—	0.2～0.7	玉井健三(1978)
心脏组织 Cardiac tissue	100mg/kg,po(大鼠)	1.0	1.80	8.00	0.23	西田实(1969)
	20mg/kg,im(大鼠)	1.0	2.10	6.80	0.31	松崎明纪(1968)
	100mg/kg,iv(大鼠)	稳态浓度	—	—	0.29	Tsuji A(1983)
肺组织 Pulmonary tissue	100mg/kg,po(大鼠)	1.0	11.4	8.0	1.43	西田实(1969)
	20mg/kg,im(大鼠)	1.0	4.80	6.80	0.71	松崎明纪(1968)
	100mg/kg,iv(大鼠)	稳态浓度	—	—	0.48	Tsuji A(1983)
痰液 Sputum	2500mg,iv	0～3.0	2.7～3.8	13.0～79.0	0.08	Velluti G(1981)
胃 Stomach	20mg/kg,im(大鼠)	1.0	2.70	6.80	0.40	松崎明纪(1968)
胃内容物 Contents in stomach	20mg/kg,im(大鼠)	1.0	11.4	6.8	1.68	松崎明纪(1968)
肝组织 Hepatic tissue	100mg/kg,po(大鼠)	1.0	8.50	8.00	1.06	西田实(1969)
	20mg/kg,im(大鼠)	1.0	15.2	6.8	2.24	松崎明纪(1968)
	100mg/kg,iv(大鼠)	稳态浓度	—	—	1.72	Tsuji A(1983)
	10mg/kg,po(大鼠)	峰浓度	5.40	1.59	3.28	松本庆藏(1979)
胆汁 Bile	100mg/kg,po(大鼠)	0～2.0	2.25	—	0.12	西田实(1969)

续表

部位	给药方案及病理生理状态	取样时间/h	浓度/(μg/g、μg/ml)或曲线下面积/(μg/g·h、μg/ml·h)		C_t/C_p 或 AUC_t/AUC_p	参考文献
			组织或组织液	血浆		
脾 Spleen	100mg/kg,po(大鼠)	1.0	<1.20	8.00	0.15	西田实(1969)
	20mg/kg,im(大鼠)	1.0	2.00	6.80	0.29	松崎明纪(1968)
	100mg/kg,iv(大鼠)	稳态浓度	—	—	0.35	Tsuji A(1983)
肾脏 Kidney	100mg/kg,iv(大鼠)	稳态浓度	—	—	5.08	Tsuji A(1983)
	20mg/kg,im(大鼠)	1.0	24.3	6.8	3.57	松崎明纪(1968)
横膈膜 Diaphragm	20mg/kg,im(大鼠)	1.0	2.20	6.80	0.32	松崎明纪(1968)
腹腔积液 Ascitic fluid	15mg/kg,iv	—	—	—	0.06	Gerding DN(1978)
	15mg/kg,iv(多剂)	—	—	—	0.12	Gerding DN(1978)
小肠 Small intestine	20mg/kg,im(大鼠)	1.0	10.5	6.8	1.54	松崎明纪(1968)
	100mg/kg,iv(大鼠)	稳态浓度	—	—	5.28	Tsuji A(1983)
小肠内容物 contents in small intestine	20mg/kg,im(大鼠)	1.0	140.0	6.8	20.6	松崎明纪(1968)
大肠 Large intestine	20mg/kg,im(大鼠)	1.0	4.80	6.80	0.71	松崎明纪(1968)
大肠内容物 contents in large intestine	20mg/kg,im(大鼠)	1.0	32.0	6.8	4.71	松崎明纪(1968)
肌肉组织 Muscular tissue	750mg,po	0～6.0	3.10	3.90	0.79	Hansen KK(2017)
	20mg/kg,im(大鼠)	1.0	2.50	6.80	0.37	松崎明纪(1968)
	100mg/kg,iv(大鼠)	稳态浓度	—	—	0.21	Tsuji A(1983)
脂肪组织 Adipose tissue	750mg,po	0～6.0	1.50	3.90	0.38	Hansen KK(2017)
骨组织 Bone tissue	50mg/(kg·d),im	0～6.0	6.40	—	0.15～0.24	Tetzlaff TR(1978)

续表

部位	给药方案及病理生理状态	取样时间/h	浓度/(μg/g、μg/ml)或曲线下面积/(μg/g·h、μg/ml·h)		C_t/C_p 或 AUC_t/AUC_p	参考文献
			组织或组织液	血浆		
关节腔滑膜液 Synovial fluid	25mg/kg,iv	2.0	7.0～9.5	5.5～13.6	0.72	Nelson JD(1978)
脓液 Pus	50mg/(kg·d),im	0～6.0	9.9～18.1	—	0.72	Tetzlaff TR(1978)
手术创面渗出液 Surgical wound fluid	1000mg,iv	术后	55.4	59.4	0.93	Friberg Ö(2003)
组织间隙液 Interstitial fluid	40mg/kg,im	0～6.0	26.1	105.9	0.25	Cars O(1981)
乳汁 Milk	125mg,po,qid	2.5	0.06～0.15	2.80～3.00	0.03	水野重光(1967)
羊水 Amniotic fluid	125mg,po,qid	2.5	0.15～0.24	2.80～3.00	0.07	水野重光(1967)
	500mg,po	1.0～3.0	<0.20	1.40～1.90	<0.13	青河宽次(1974)
尿液 Urine	100mg/kg,po(家兔)	0～3.0	695.0	10.1	69.2	西田实(1969)
	125mg,po	2.0	—	—	30～50	永井秀夫(1967)
	50mg/kg,po(比格犬)	1.0	860.0	12.3	69.9	西田实(1969)
	20mg/kg,im(大鼠)	1.0	105.0	6.8	15.4	松崎明纪(1968)

表 1-5　氟氯西林组织分布

部位	给药方案及病理生理状态	取样时间/h	浓度/(μg/g、μg/ml)或曲线下面积/(μg/g·h、μg/ml·h)		C_t/C_p 或 AUC_t/AUC_p	参考文献
			组织或组织液	血浆		
脑脊液 Cerebrospinal fluid	2000mg,iv,q4h	稳态浓度	0.30	7.50	0.04	Chew R(2016)
	2000mg,iv,q4h	稳态浓度	0.10	1.10～5.70	0.02～0.09	Abdul-Aziz MH(2015)
房水 Aqueous humor	500mg,po(家兔)	2.0	0.49	4.78	0.10	三国政吉(1969)

续表

部位	给药方案及病理生理状态	取样时间/h	浓度/(μg/g、μg/ml)或曲线下面积/(μg/g·h、μg/ml·h)		C_t/C_p 或 AUC_t/AUC_p	参考文献
			组织或组织液	血浆		
眼睑 Lid	500mg，po(家兔)	2.0	0.81	4.78	0.17	三国政吉(1969)
结膜 Conjunctiva	500mg，po(家兔)	2.0	4.43	4.78	0.93	三国政吉(1969)
虹膜及睫状体 Iris and ciliary body	500mg，po(家兔)	2.0	3.01	4.78	0.63	三国政吉(1969)
眼外肌 Extraocular muscle	500mg，po(家兔)	2.0	1.48	4.78	0.31	三国政吉(1969)
巩膜 Sclera	500mg，po(家兔)	2.0	2.05	4.78	0.43	三国政吉(1969)
玻璃体 Vitreous body	500mg，po(家兔)	2.0	<最低检测限	4.78	—	三国政吉(1969)
晶状体 Lens	500mg，po(家兔)	2.0	0.09	4.78	0.02	三国政吉(1969)
角膜 Cornea	500mg，po(家兔)	2.0	<最低检测限	4.78	—	三国政吉(1969)
上颌窦黏膜 Maxillary sinus mucosa	500mg，po	≈1.0	0.78	1.48	0.53	岩泽武彦(1969)
腮腺 Parotid gland	500mg，po	0.5～1.0	0.55	2.95	0.19	近内寿胜(1979)
牙龈 Gingiva	500mg，po	0.5～1.0	3.49	2.95	1.18	近内寿胜(1979)
舌 Tongue	500mg，po	0.5～1.0	3.11	2.95	1.05	近内寿胜(1979)
下颌骨 Mandibula	500mg，po	1.5～2.0	2.0	11.2～12.2	0.17	Akimoto Y(1986)
	500mg，po	1.0	2.5	11.7	0.22	Akimoto Y(1986)
扁桃体 Tonsil	250mg，po	1.0	1.70	1.90	0.89	高须照男(1969)
	500mg，po	≈1.0	0.87	1.64	0.54	岩泽武彦(1969)
牙槽 Dental alveolar	500mg，po	1.5	11.2	11.7	0.96	Köndell PA(1982)
牙髓 Dental pulp	500mg，po	0.5～1.0	2.01	2.95	0.68	近内寿胜(1979)

续表

部位	给药方案及病理生理状态	取样时间/h	浓度/(μg/g、μg/ml)或曲线下面积/(μg/g·h、μg/ml·h)		C_t/C_p 或 AUC_t/AUC_p	参考文献
			组织或组织液	血浆		
颌下腺 Submaxillary gland	500mg,po	0.5～1.0	0.95	2.95	0.32	近内寿胜(1979)
心耳 Cardiac auricle	500mg,im	0.5～2.0	2.30～3.50	—	0.18	Kiss IJ(1980)
心脏瓣膜 Heart valves	2000mg,iv	0～10.0	68.9	242.3	0.29	Frank U(1988)
	2000mg,iv	0～2.0	16.5	125.2	0.13	Kropec A(1991)
	500mg,im	1.5～3.0	1.10～2.50	—	0.15	Kiss IJ(1980)
心包液 Pericardial fluid	500mg,im	1.5～2.0	<最低检测限	—	—	Kiss IJ(1980)
肺组织 Pulmonary tissue	500mg,im	1.5～2.0	3.9	18.8	0.21	Kiss IJ(1980)
	500mg,im(健康受试者)	1.0～2.5	3.30～4.00	—	0.26	Kiss IJ(1980)
	500mg,im(肺炎)	1.0～2.5	2.00～2.70	—	0.15	Kiss IJ(1980)
	500mg,im	1.0～2.5	1.50～2.40	—	0.14	Kiss IJ(1980)
肝组织 Hepatic tissue	100mg/kg,po(大鼠)	0.5～2.0	3.70～6.80	0.15～0.65	10.5～26.7	正下启明(1969)
	20mg/kg,po(大鼠)	1.0	1.55	0.15	10.33	上田泰(1969)
	100mg/kg,po(大鼠)	1.0	46.4	14.0	3.31	西田实(1969)
胆囊胆汁 Cystic bile	500mg,po	0.5～4.0	137.9	16.7	8.26	竹中秀裕(1969)
肾脏 Kidney	100mg/kg,po(大鼠)	0.5～2.0	2.10～6.10	0.15～0.65	9.15	正下启明(1969)
	20mg/kg,po(大鼠)	1.0	0.59	0.15	3.93	上田泰(1969)
淋巴液 Lymph	2000mg,iv	0～∞	35.3	178.6	0.20	Bergan T(1986)
肌肉组织 Muscular tissue	2000mg,iv	0～10	34.9	242.3	0.15	Frank U(1988)
	2000mg,iv	0～2	14.2	125.2	0.12	Kropec A(1991)
	30mg/kg,iv	1.0～2.0	13.2	43.4～75.0	0.15～0.30	Adrianze Vargasa MR (2004)

续表

部位	给药方案及病理生理状态	取样时间/h	浓度/(μg/g、μg/ml)或曲线下面积/(μg/g·h、μg/ml·h)		C_t/C_p 或 AUC_t/AUC_p	参考文献
			组织或组织液	血浆		
脂肪组织 Adipose tissue	2000mg,iv	0～10.0	34.6	242.3	0.14	Frank U(1988)
	500mg,iv	术中	1.98	8.51	0.23	Wilson APR(1988)
皮下组织 Subcutaneous tissue	2000mg,iv	0～2	14.7	125.2	0.12	Kropec A(1991)
椎间盘 Intervertebarl disc	1000mg,iv	0.5	<最低检测限	—	—	Gibson MJ(1987)
骨组织 Bone tissue	500mg,im	1.5	1.10	5.20	0.21	Pollard JP(1979)
	500mg,po	1.0	2.0	12.2	0.16	Kiss IJ(1980)
	500mg,iv	术中	1.63	8.51	0.19	Wilson APR(1988)
	500mg,po	—	—	—	0.25	Alvarez Ferrer MM (1993)
	2000mg,iv	1.0	2.85	—	0.11	Alvarez Ferrero MM (1994)
股骨/胫骨 Femur/Tibia	2000mg,iv	术中	7.20～8.10	—	0.06	Torkington MS (2017)
股骨头/股骨颈 Femoral head/neck	2000mg,iv	术中	10.1～11.7	—	0.07～0.08	Torkington MS (2017)
	2000mg,iv,q6h	稳态浓度	40.7±0.3	172.0	0.24	Parsons RL(1978)
髋关节 Acetabulum	2000mg,iv,q6h	稳态浓度	44.4	172.0	0.26	Parsons RL(1978)
	2000mg,iv	术中	27.1	—	0.17	Torkington MS(2017)
关节囊 Synovial capsule	500mg,im	1.5	2.70	5.20	0.52	Pollard JP(1979)
	2000mg,iv,q6h	稳态浓度	61.8±15.0	137.2±28.4	0.45	Parsons RL(1978)

续表

部位	给药方案及病理生理状态	取样时间/h	浓度/(μg/g、μg/ml)或曲线下面积/(μg/g·h、μg/ml·h)		C_t/C_p 或 AUC_t/AUC_p	参考文献
			组织或组织液	血浆		
关节腔滑膜液 Synovial fluid	500mg,im	1.5	1.60	5.20	0.31	Pollard JP(1979)
	250mg,po	2.0	2.30	6.60	0.35	Sattar MA(1983)
	2000mg,iv	2.0	16.0	48.2	0.33	Holm S(1982)
组织间隙液 Interstitial fluid	40mg/kg,iv	0.5~4.0	25.9	71.1	0.34	Henning C(1981)
	1000mg,po(×3 剂)	1.5~2.0	14.1	32.7	0.43	Bluhm G(1986)
	1000mg,iv(×4 剂)	1.0~5.0	10.9±5.3	19.4±6.7	0.55	Anderson P(1985)
溃疡分泌物 Ulcer exudate	1000mg,po,q8h	0~8.0	17.9	77.1	0.23	Sturup J(1987)
皮肤水疱液 Skin blister	2000mg,iv	0~∞	74.1	178.6	0.38	Bergan T(1986)
	1000mg,iv	0~6.0	20.6	130.0	0.17	Wise R(1980)
乳汁 Milk	250mg,po	1.0	<最低检测限	—	—	青河宽次(1969)
	250mg,po	1.0	<最低检测限	—	—	松田静治(1969)

表 1-6　氯唑西林组织分布

部位	给药方案及病理生理状态	取样时间/h	浓度/(μg/g、μg/ml)或曲线下面积/(μg/g·h、μg/ml·h)		C_t/C_p 或 AUC_t/AUC_p	参考文献
			组织或组织液	血浆		
脑组织 Brain	9mg/kg,po(大鼠)	1.0	<最低检测限	0.59	—	大久保滉(1969)
脑脊液 Cerebrospinal fluid	—,iv(葡萄球菌脑膜炎)	稳态浓度	0.7	47.7	0.01~0.02	Turnier PL(2019)
	100mg/kg,iv(家兔)	0.5	1.9	95.9	0.02	森川嘉郎(1978)
	1000mg,iv	稳态浓度	—	—	<0.10	Schievink HI(1993)
唾液 Saliva	500mg,po	2	<0.12	3.50	<0.03	Speirs CF(1971)

续表

部位	给药方案及病理生理状态	取样时间/h	浓度/(μg/g、μg/ml)或曲线下面积/(μg/g·h、μg/ml·h)		C_t/C_p 或 AUC_t/AUC_p	参考文献
			组织或组织液	血浆		
颌骨 Jaw	500mg,po	2.0	2.00	3.20	0.63	Köndell PA(1982)
扁桃体 Tonsil	100mg/kg,po	峰浓度	66.8±8.7	76.7±30.7	0.86	Brzezińska H(1984)
牙槽 Dental alveolar	500mg,po	2.0	2.90	3.20	0.90	Köndell PA(1982)
心脏组织 Cardiac tissue	100mg/kg,po(大鼠)	1.0	1.50	4.10	0.36	西田实(1969)
心耳 Cardiac auricle	2000mg,iv	1.2	—	—	0.20	Pieper R(1985)
心脏瓣膜 Heart valves	2000mg,iv	1.5	20.4±12.3	73.0±47.0	0.28	Pieper R(1985)
肺组织 Pulmonary tissue	100mg/kg,im(大鼠)	0.5~4.0	11.6	12.9	0.90	Acred P(1963)
	100mg/kg,po(大鼠)	1.0	2.40	4.10	0.59	西田实(1969)
痰液 Sputum	250mg,po	稳态浓度	0.57	5.56	0.10	Saggers BA(1968)
胃 Stomach	100mg/kg,po(大鼠)	0.5~4.0	909.8	19.2	47.4	Acred P(1963)
肝组织 Hepatic tissue	100mg/kg,po(大鼠)	0.5~1.0	16.5~30.1	4.7~8.1	3.60	Acred P(1963)
	100mg/kg,po(大鼠)	1.0	15.2	4.1	3.71	西田实(1969)
	9mg/kg,po(大鼠)	1.0	4.50	0.59	7.63	大久保滉(1969)
	100mg/kg,im(大鼠)	0.5~1.0	15.2~29.0	6.5~13.5	2.20	Acred P(1963)
脾 Spleen	100mg/kg,po(大鼠)	0.5~1.0	<2.70	4.70~8.10	0.17~0.33	Acred P(1963)
	100mg/kg,po(大鼠)	1.0	<1.20	4.10	<0.29	西田实(1969)
肾脏 Kidney	100mg/kg,po(大鼠)	0.5~4.0	47.9	19.2	2.50	Acred P(1963)
	100mg/kg,po(大鼠)	1.0	14.0	4.1	3.41	西田实(1969)
	100mg/kg,im(大鼠)	0.5~4.0	144.3	12.9	11.2	Acred P(1963)

续表

部位	给药方案及病理生理状态	取样时间/h	浓度/(μg/g、μg/ml)或曲线下面积/(μg/g·h、μg/ml·h)		C_t/C_p 或 AUC_t/AUC_p	参考文献
			组织或组织液	血浆		
小肠 Small intestine	100mg/kg,po(大鼠)	0.5～4.0	1377	19.2	71.7	Acred P(1963)
	100mg/kg,im(大鼠)	0.5～4.0	216.8	12.9	16.8	Acred P(1963)
大肠、盲肠 Large and caecum intestine	100mg/kg,po(大鼠)	0.5～4.0	3491	19.2	181.8	Acred P(1963)
	100mg/kg,im(大鼠)	0.5～4.0	144.8	12.9	11.2	Acred P(1963)
腹腔积液 Ascitic fluid	15mg/kg,im(×8 剂)	稳态浓度	—	—	0.12	Gerding DN(1978)
外周淋巴液 Peripheral lymph	50mg/kg,im	0.5～6.0	20.0	36.9	0.54	Acred P(1970)
胸导管淋巴液 Thoracic duct lymph	50mg/kg,im	0.5～6.0	37.3	36.9	1.01	Acred P(1970)
胸肌 Pectorales	1000mg,iv	术中	9.0～11.8	74.7～81.8	0.13	Kullberg BJ(1991)
骨骼肌 Skeletal muscle	4000mg,iv	0～6.0	118.8	574.6	0.20	Jonsson TB(1991)
皮下组织 Subcutaneous tissue	4000mg,iv	0～6.0	89.1	574.6	0.16	Jonsson TB(1991)
关节滑膜组织 Synovium	150mg/kg,iv	0.5～4.0	9.8	62.5	0.16	Frimodt-Møller N (1987)
关节腔滑膜液 Synovial fluid	150mg/kg,iv	0.5～4.0	21.6	62.5	0.35	Frimodt-Møller N (1987)
	500mg,iv,q6h	2.0～3.0	3.80	7.70	0.49	Newman JH(1974)
	2000mg,iv	0.5～4.0	41.0	78.6	0.52	Somekh E(1999)
	500mg,po	0～4.0	10.3	35.4	0.29	Howell A(1972)
	25mg/kg,po	2.0	5.00	7.70	0.65	Nelson JD(1978)

续表

部位	给药方案及病理生理状态	取样时间/h	浓度/(μg/g、μg/ml)或曲线下面积/(μg/g・h、μg/ml・h)		C_t/C_p 或 AUC_t/AUC_p	参考文献
			组织或组织液	血浆		
组织间隙液 Interstitial fluid	15mg/kg,im(家兔)	0～6.0	1.8	11.3	0.16	Vicente MV(1979)
尿液 Urine	100mg/kg,po(大鼠)	0.5～4.0	1177	19.2	61.3	Acred P(1963)
	100mg/kg,im(大鼠)	0.5～4.0	15108	12.9	1171	Acred P(1963)
皮肤水疱液 Skin blister	1000mg,iv	0～5.0	5.0	44.0	0.12	Hoffstedt B(1982)

表 1-7A　氨苄西林组织分布(健康受试大鼠,120mg/kg,iv)

部位	AUC_t/AUC_p	组织或组织液浓度 /(μg/g 或 μg/ml)					
		5min	**10min**	**30min**	**1.0h**	**2.0h**	**4.0h**
血浆 Plasma	1.00	182.0	62.5	24.4	5.38	1.55	0.45
脑组织 Brain	0.02	1.98	0.80	0.33	0.14	0.11	0
眼 Eye	0.18	15.3	9.40	4.40	1.66	0.52	0.12
唾液腺 Salivary gland	0.22	31.3	14.0	4.40	1.60	0.60	0.20
心脏组织 Cardiac tissue	0.21	25.6	12.5	4.43	1.53	0.63	0.14
肺组织 Pulmonary tissue	0.39	46.1	21.6	8.50	2.91	1.35	0.42
胸腺 Thymus	0.18	25.3	9.25	4.63	1.21	0.51	0.16
肝组织 Hepatic tissue	4.98	319.0	238.0	127.0	45.0	21.4	4.74
肾脏 Kidney	3.90	609.0	271.0	89.4	18.1	8.13	1.39
脾 Spleen	0.29	23.3	15.7	8.06	2.72	0.77	0.22
睾丸 Testis	0.13	13.8	7.03	3.15	0.91	0.55	0.16

续表

部位	AUC_t/AUC_p	组织或组织液浓度 /(μg/g 或 μg/ml)					
		5min	10min	30min	1.0h	2.0h	4.0h
肌肉组织 Muscular tissue	0.13	16.9	6.29	2.98	1.05	0.43	0.11
脂肪组织 Adipose tissue	0.17	20.3	8.39	4.35	0.97	0.61	0.28
皮肤 Skin	0.58	71.0	37.9	12.8	3.76	1.68	0.39

a：下冈新雄，伊藤俊彦，伊藤正实，等．Sulbactam・Ampicillinの实验动物における吸收，分布，代谢及び排泄．Chemotherapy，1988，36(8)：66-80.

表 1-7B　氨苄西林组织分布

部位	给药方案及病理生理状态	取样时间/h	浓度/(μg/g、μg/ml)或曲线下面积/(μg/g・h、μg/ml・h)		C_t/C_p 或 AUC_t/AUC_p	参考文献
			组织或组织液	血浆		
脑组织 Brain	≈50mg/kg，iv	—	0.26	6.80	0.04	Bodine JA(1976)
	120mg/kg，iv(大鼠)	0～4.0	0.7	44.6	0.02	下冈新雄(1986)
脑脊液 Cerebrospinal fluid	1500mg，iv(轻症脑膜炎)	1.5	0.90	—	0.07	Stahl JP(1986)
	800mg，iv(重症脑膜炎)	2.0	26.5	—	0.41	Stahl JP(1986)
	400mg，iv(无细菌性脑膜炎)	1.0	2.50	—	0.05	Foulds G(1987)
	400mg，iv(细菌性脑膜炎)	1.0	16.0	—	0.39	Foulds G(1987)
	50mg/kg，iv(轻症李斯特菌脑膜炎)	0.7	—	—	0.05	Iwarson S(1978)
	50mg/kg，iv(重症李斯特菌脑膜炎)	0.7	—	—	>0.40	Iwarson S(1978)
	10mg/kg，iv(重症李斯特菌脑膜炎)	稳态浓度	2.4～8.4	20.0～37.0	0.12～0.23	Strausbaugh LJ(1977)
	100mg/kg，iv(家兔)(葡萄球菌脑膜炎)	0.3～3.0	—	—	0.15～0.30	大仓完悦(1985)
	100mg/kg，iv(家兔)(葡萄球菌脑膜炎)	0～3.0	9.4	47.3	0.20	Kobayashi Y(1984)

续表

部位	给药方案及病理生理状态	取样时间/h	浓度/(μg/g、μg/ml)或曲线下面积/(μg/g·h、μg/ml·h)		C_t/C_p 或 AUC_t/AUC_p	参考文献
			组织或组织液	血浆		
脑脊液 Cerebrospinal fluid	100mg/kg,iv(家兔)(葡萄球菌脑膜炎)	0.5～2.0	3.7	22.3	0.17	森川嘉郎(1978)
	100mg/kg,iv(家兔)(葡萄球菌脑膜炎)	0.3～3.0	—	—	0.17	春田恒和(1991)
	100mg/kg,iv(家兔)(葡萄球菌脑膜炎)	0.3～2.0	5.2	31.2	0.16	Morikawa Y(1981)
眼 Eye	120mg/kg,iv(大鼠)	0～4.0	7.1	44.6	0.17	下冈釿雄(1986)
房水 Aqueous humor	50mg/kg,po(家兔)	2.0	1.40	6.90	0.20	大石正夫(1974)
眼睑 Lid	50mg/kg,po(家兔)	2.0	2.50	6.90	0.36	大石正夫(1974)
结膜 Conjunctiva	50mg/kg,po(家兔)	2.0	3.30	6.90	0.48	大石正夫(1974)
虹膜及睫状体 Iris and ciliary body	50mg/kg,po(家兔)	2.0	4.20	6.90	0.61	大石正夫(1974)
眼外肌 Extraocular muscle	50mg/kg,po(家兔)	2.0	1.70	6.90	0.25	大石正夫(1974)
巩膜 Sclera	50mg/kg,po(家兔)	2.0	1.70	6.90	0.25	大石正夫(1974)
晶状体 Lens	50mg/kg,po(家兔)	2.0	0.10	6.90	0.01	大石正夫(1974)
角膜 Cornea	50mg/kg,po(家兔)	2.0	1.00	6.90	0.14	大石正夫(1974)
颌下腺 Submaxillary gland	100mg/kg,im(大鼠)	0.5	11.1	37.0	0.30	近内寿胜(1972)
	2000mg,iv	1.0	23.9	52.5	0.46	Wildfeuer A(1991)
	500mg/kg,po	0.5～5.0	3.6	15.2	0.24	近内寿胜(1979)
	20mg/kg,po	0～6.0	3.13	6.04	0.52	近内寿胜(1984)
颌下淋巴结 Submaxillary lymph node	500mg/kg,po	0.5～5.0	3.2	15.2	0.21	近内寿胜(1979)

续表

部位	给药方案及病理生理状态	取样时间/h	浓度/(μg/g、μg/ml)或曲线下面积/(μg/g·h、μg/ml·h)		C_t/C_p 或 AUC_t/AUC_p	参考文献
			组织或组织液	血浆		
咽部肌肉 Pharyngeal muscle	2000mg,iv	1.0	20.6±8.9	53.0±19.7	0.39	Wildfeuer A(1991)
上颌窦黏膜 Maxillary sinus mucosa	2000mg,iv	1.0	28.9±4.4	40.7±7.5	0.71	Wildfeuer A(1991)
	250mg,im	1.5～2.0	1.20～2.60	1.70～4.50	0.41～1.05	Jeppesen F(1972)
筛窦黏膜 Ethmoid sinus mucosa	2000mg,iv	1.0	40.8±10.0	49.6±12.1	0.82	Wildfeuer A(1991)
鼻息肉 Nasal polyp	250mg,im	1.5～2.0	2.28	—	0.64	Jeppesen F(1972)
额窦黏膜 Frontal sinus mucosa	2000mg,iv	1.0	32.8	30.0	1.09	Wildfeuer A(1991)
扁桃体 Tonsil	2000mg,iv	1.0	43.6±23.5	87.5±37.6	0.50	Wildfeuer A(1991)
中耳黏膜 Middle ear mucosa	2000mg,iv	1.0	21.8	48.8	0.45	Wildfeuer A(1991)
	40mg/kg,iv(家猪)	0～2.0	5.7	17.3	0.33	奥野哲(1989)
耳分泌液 Otorrhea	—	1.0	2.40	7.70	0.31	Virtanen S(1979)
	10mg/kg,iv	1.0～2.0	1.15～2.17	4.30	0.27～0.50	Lahikainen EA(1977)
	40mg/kg,iv(家猪)	0～2.0	6.1	17.3	0.35	奥野哲(1989)
乳突黏膜 Mastoid mucosa	2000mg,iv	1.0	52.0±17.0	77.3±22.2	0.67	Wildfeuer A(1991)
腮腺 Parotid gland	100mg/kg,im(大鼠)	0.5	9.1	37.0	0.25	近内寿胜(1972)
	500mg/kg,po	0.5～5.0	3.7	15.2	0.24	近内寿胜(1979)
	2000mg,iv	1.0	18.5±6.2	42.1±1.8	0.44	Wildfeuer A(1991)
	20mg/kg,po	0～6.0	4.94	6.04	0.85	近内寿胜(1984)
鼻甲骨 Turbinate bone	2000mg,iv	1.0	25.7	41.6	0.62	Wildfeuer A(1991)

部位	给药方案及病理生理状态	取样时间/h	浓度/(μg/g、μg/ml)或曲线下面积/(μg/g·h、μg/ml·h)		C_t/C_p 或 AUC_t/AUC_p	参考文献
			组织或组织液	血浆		
舌 Tongue	100mg/kg,im(大鼠)	0.5	15.0	37.0	0.41	近内寿胜(1972)
	500mg/kg,po	0.5～5.0	6.5	15.2	0.43	近内寿胜(1979)
	20mg/kg,po	0～6.0	3.55	6.04	0.59	近内寿胜(1984)
牙龈 Gingiva	100mg/kg,im(大鼠)	0.5	14.4	37.0	0.39	近内寿胜(1972)
	100mg/kg,im(大鼠)	0.5	1.77	3.97	0.44	荒谷春惠(1980)
	500mg/kg,po	0.5～5.0	8.5	15.2	0.56	近内寿胜(1979)
	20mg/kg,po	0～6.0	5.18	6.04	0.86	近内寿胜(1984)
龈沟液 Gingival fluid	500mg,po	1.0	0.60	6.30	0.10	Stephen KW(1980)
唾液腺 Salivary gland	120mg/kg,iv(大鼠)	0～4.0	9.6	44.6	0.21	下冈新雄(1986)
唾液 Saliva	500mg,po	1.0	0.1	11.6	<0.05	Akimoto Y(1990)
牙龈肉芽肿 Dental granuloma	500mg,po	1.5～3.0	2.60±0.70	6.60±1.20	0.39	Akimoto Y(1988)
牙龈囊肿壁 Gingival cyst wall	500mg,iv	0.0～2.5	9.0	19.7	0.46	小俣裕昭(1988)
牙龈囊肿液 Gingival cyst fluid	500mg,iv	0.0～2.5	5.7	19.7	0.29	小俣裕昭(1988)
牙髓 Dental pulp	100mg/kg,im(大鼠)	0.5	20.9	37.0	0.56	近内寿胜(1972)
	500mg/kg,po	0.5～5.0	7.7	15.2	0.51	近内寿胜(1979)
颈部淋巴结 Cervical lymph node	20mg/kg,po	0～6.0	5.88	6.04	0.97	近内寿胜(1984)
心脏组织 Cardiac tissue	25mg/kg,ip(大鼠)	1.0	1.70	7.10	0.24	Fabre J(1977)
	120mg/kg,iv(大鼠)	0～4.0	8.7	44.6	0.20	下冈新雄(1986)

续表

部位	给药方案及病理生理状态	取样时间/h	浓度/(μg/g、μg/ml)或曲线下面积/(μg/g·h、μg/ml·h)		C_t/C_p 或 AUC_t/AUC_p	参考文献
			组织或组织液	血浆		
心内膜 Endocardium	2000mg,iv	1.0	24.2±12.4	50.0～85.0	0.28～0.48	Wildfeuer A(1991)
心包 Pericardium	2000mg,iv	0.7	50.0±29.5	90.0～110.0	0.45～0.56	Wildfeuer A(1991)
心肌 Myocardium	2000mg,iv	0.7	32.8±20.3	≈90.0	0.36	Wildfeuer A(1991)
胸腺 Thymus	120mg/kg,iv(大鼠)	0～4.0	7.7	44.6	0.17	下冈釿雄(1986)
肺组织 Pulmonary tissue	2000mg,iv	1.0	23.8	40.8	0.58	Frank U(1990)
	2000mg,iv	1.5	35.6	38.8	0.92	Frank U(1990)
	2000mg,iv	2.0～4.0	26.8	18.8	1.43	Frank U(1990)
	25mg/kg,ip(大鼠)	0.5～3.0	4.9	13.5	0.36	Fabre J(1977)
	25mg/kg,ip(大鼠)	1.0	4.00	7.10	0.56	Fabre J(1977)
	300mg,po(大鼠)	—	7.8	10.8	0.72	北本治(1963)
	9mg/kg,po(大鼠)	0.5	0.75	0.78	0.96	大久保滉(1970)
肺泡上皮液 Epithelial lining fluid	2000mg,iv	1.0	43.4±12.8	72.4±6.6	0.60	Valcke YJ(1990)
	15mg/kg,iv	0～12	13.8±5.3	38.1±10.6	0.40	Winther L(2012)
	15mg/kg,po	0～12	11.1±4.5	10.8±2.6	1.00	Winther L(2012)
痰液 Sputum	1000mg,iv	3.0～5.0	1.02	—	0.13	Maesen FPV(1983)
	2000mg,iv	3.0～5.0	1.84	—	0.10	Maesen FPV(1983)
	500mg,iv	0～12.0	8.2	65.6	0.13	Lovering AM(1990)
支气管黏膜 Bronchial mucosa	2000mg,iv	0.5	38.6±7.2	97.0±9.5	0.40	Wildfeuer A(1994)
支气管分泌液 Bronchial exudate	2000mg,iv	0.5	0.6	97.0	0.01	Wildfeuer A(1994)
	1000mg,po	0～7.0	0.8	24.3	0.03	Fraschini F(1981)

部位	给药方案及病理生理状态	取样时间/h	浓度/(μg/g、μg/ml)或曲线下面积/(μg/g·h、μg/ml·h)		C_t/C_p 或 AUC_t/AUC_p	参考文献
			组织或组织液	血浆		
胸腔积液 Pleural fluid	50mg/kg,po	0.3～8.0	—	—	1.10	Georgopoulos A(1980)
	65mg/kg,iv	0.5	25.8±9.9	37.3±19.0	0.69	Giachetto G(2004)
	65mg/kg,iv	3.0	16.2	11.0	1.47	Giachetto G(2004)
胸腔脓液 Purulent pleural fluid	2000mg,iv	0～8.0	32.6±11.6	101.4±16.4	0.32	Wildfeuer A(1994)
胸导管淋巴液 Thoracic duct lymph	50mg/kg,iv(比格犬)	1.0	10.6	15.8	0.67	Acred P(1970)
外周淋巴液 Peripheral lymph	50mg/kg,iv(比格犬)	1.0	19.3	15.8	1.22	Acred P(1970)
	—	—	—	—	0.78	Bergan T(1987)
胃 Stomach	25mg/kg,ip(大鼠)	1.0	8.90	7.10	1.25	Fabre J(1977)
肝组织 Hepatic tissue	25mg/kg,ip(大鼠)	1.0	37.5	7.1	5.28	Fabre J(1977)
	120mg/kg,iv(大鼠)	0～4.0	195.3	44.6	4.38	下冈釿雄(1986)
	100mg/kg,im(大鼠)	0.5	10.0	4.0	2.53	荒谷春惠(1980)
	300mg,po(大鼠)	0.5～3.0	17.3	16.9	1.02	北本治(1963)
胆囊 Gallbladder	1000mg,iv	≈1.0	7.7	20.2	0.38	Morris DL(1986)
胆总管胆汁 Choledochal bile	1000mg,iv	0.1～3.5	243.1	84.8	2.87	Morris DL(1986)
	500mg,iv	1.0	40.7±10.9	16.5±4.9	2.47	Brogard JM(1977)
胆囊胆汁 Cystic bile	1000mg,iv	≈1.0	15.9	20.2	0.79	Morris DL(1986)
	500mg,iv	1.0	15.7±4.5	16.5±4.9	0.95	Brogard JM(1977)
	500mg,iv	1.0～8.0	4.39	4.38	1.01	柴田清人(1973)
脾 Spleen	120mg/kg,iv(大鼠)	0～4.0	11.7	44.6	0.26	下冈釿雄(1986)
	300mg,po(大鼠)	0.5～3.0	4.6	16.9	0.27	北本治(1963)

续表

部位	给药方案及病理生理状态	取样时间/h	浓度/(μg/g、μg/ml)或曲线下面积/(μg/g·h、μg/ml·h)		C_t/C_p 或 AUC_t/AUC_p	参考文献
			组织或组织液	血浆		
肠道 Intestine	25mg/kg,ip(大鼠)	1.0	35.6	7.1	5.01	Fabre J(1977)
结肠 Colon	2000mg,iv	0.7~1.7	61.9~68.8	41.9~89.2	0.78~1.48	Wenzel M(1996)
	1000mg,iv	0.8~1.5	18.8~35.6	38.1~68.0	0.51	Wenzel M(1996)
肠黏膜 Intestinal mucosa	500mg,iv	≈0.5	9.40	—	0.30	Kager L(1983)
十二指肠液 Duodenal juice	500mg,iv	0~4.0	16.9	30.6	0.55	Brogard JM(1977)
肾脏 Kidney	120mg/kg,iv(大鼠)	0~4.0	169.4	44.6	3.80	下冈釿雄(1986)
	300mg,po(大鼠)	0.5~3.0	26.1	16.9	1.54	北本治(1963)
	9mg/kg,po(大鼠)	0.5	3.40	0.78	4.36	大久保滉(1970)
肾皮质 Renal cortex	2000mg,iv	2.0	565.0	97.0	5.82	Whelton A(1972)
	—	—	42.8~56.0	7.2~11.4	3.75~7.78	Whelton A(1972)
	25mg/kg,ip(大鼠)	1.0	28.3	7.1	3.99	Fabre J(1977)
	800mg,po	2.4	7.80	2.00	3.90	Seppänen J(1986)
肾髓质 Renal medulla	25mg/kg,ip(大鼠)	1.0	33.7	7.1	4.75	Fabre J(1977)
	2000mg,iv	2.0	740.0	97.0	7.63	Whelton A(1972)
	—	—	22.3~26.8	7.2~11.4	2.35~3.09	Whelton A(1972)
	800mg,po	2.4	4.00	2.00	2.00	Seppänen J(1986)
膀胱 Urinary bladder	400mg,iv(大鼠)	0.5	—	—	4.75	川岛敏文(1990)
前列腺组织 Prostatic tissue	12mg/kg,iv	1.0	15.8±1.8	28.4±6.5	0.56	Jeppesen N(1984)
	12mg/kg,iv	2.0	6.70±1.80	9.80±0.30	0.68	Jeppesen N(1984)
	2000mg,iv	0.5	47.2	118.8	0.40	Klotz T(1999)

部位	给药方案及病理生理状态	取样时间/h	浓度/(μg/g、μg/ml)或曲线下面积/(μg/g·h、μg/ml·h)		C_t/C_p 或 AUC_t/AUC_p	参考文献
			组织或组织液	血浆		
前列腺组织 Prostatic tissue	400mg,iv(大鼠)	0.5	1315	1470	0.89	川岛敏文(1990)
前列腺组织间隙液 Prostatic interstitial fluid	10mg/(kg·h),iv(比格犬)(持续静脉输注)	稳态浓度	18.9	55.7	0.34	Nielsen OS(1980)
前列腺分泌液 Prostatic secretion	10mg/(kg·h),iv(比格犬)(持续静脉输注)	稳态浓度	0.6	55.7	0.01	Nielsen OS(1980)
脾 Spleen	25mg/kg,ip(大鼠)	1.0	3.60	7.10	0.50	Fabre J(1977)
睾丸 Testis	25mg/kg,ip(大鼠)	1.0	2.50	7.10	0.35	Fabre J(1977)
	400mg,iv(大鼠)	0.5	287.2	1470	0.20	川岛敏文(1990)
	120mg/kg,iv(大鼠)	0~4.0	5.5	44.6	0.13	下冈新雄(1986)
附睾组织 Epididymal tissue	2000mg,iv	1.0	38.5	88.0	0.44	Klotz T(1996)
	400mg,iv(大鼠)	0.5	1000	1470	0.68	川岛敏文(1990)
输精管 Vas deferens	400mg,iv(大鼠)	0.5	929.9	1470	0.63	川岛敏文(1990)
腹腔积液 Ascitic fluid	2000mg,iv	1.0~3.5	—	—	0.92	Wise R(1983)
	2000mg,iv	0~8.0	10.7	13.6	0.79	Onsrud M(1982)
	2000mg,iv	峰浓度	2.40	5.30	0.45	Onsrud M(1982)
	15mg/kg,iv(比格犬)	0.3~6.0	36.1	53.8	0.67	Gerding DN(1978)
	50mg/kg,po	0.3~8.0	—	—	0.60	Georgopoulos A (1980)
	20mg/kg,im(马)	峰浓度	1.81	2.49	0.73	Brown MP(1982)
胰腺组织 Pancreatic tissue	50mg/kg,iv	—	—	—	0.06~0.08	Koch K(1989)

续表

部位	给药方案及病理生理状态	取样时间/h	浓度/(μg/g、μg/ml)或曲线下面积/(μg/g·h、μg/ml·h)		C_t/C_p 或 AUC_t/AUC_p	参考文献
			组织或组织液	血浆		
胰液 Pancreatic juice	250～500mg,iv	1.0～2.0	<最低检测限	9.56	—	Roberts EA(1979)
	50mg/kg,iv	—	—	—	<0.02	Koch K(1989)
	16.7mg/kg,iv	0～4.0	3.2	89.1	0.04	Burns GP(1986)
子宫肌层 Myometrium	1000mg,iv	0.5	53.6	91.6	0.59	Schwiersch U(1986)
	1000mg,iv	1.0	29.2	54.3	0.54	Schwiersch U(1986)
输卵管 Oviduct	1000mg,iv	1.0	41.0	54.3	0.76	Schwiersch U(1986)
	1000mg,iv	1.5	16.0	32.2	0.50	Schwiersch U(1986)
卵巢 Ovary	1000mg,iv	1.0	27.5	54.3	0.55	Schwiersch U(1986)
	1000mg,iv	1.5	17.7	32.2	0.50	Schwiersch U(1986)
盆腔积液 Pelvic fluid	500mg,iv	0.5～1.0	6.2～7.1	13.6～18.0	0.46～0.53	Houang ET(1985)
骨组织 Bone tissue	1000mg,iv	0.3～2.0	25.7	92.5	0.28	Wildfeuer A(1997)
软骨 Cartilage	50mg/kg,iv	2.0	27.4±4.8	105.7±26.9	0.27	Meier H(1994)
关节腔滑膜液 Synovial fluid	20mg/kg,im(马)	峰浓度	1.65	2.49	0.66	Brown MP(1982)
	20mg/kg,po(化脓性关节炎)	1.0～6.0	27.3	25.4	1.07	Nelson JD(1978)
肌肉组织 Muscular tissue	25mg/kg,ip(大鼠)	0.5～3.0	1.5	13.5	0.11	Fabre J(1977)
	25mg/kg,ip(大鼠)	1.0	1.70	7.10	0.24	Fabre J(1977)
	120mg/kg,iv(大鼠)	0～4.0	5.4	44.6	0.12	下冈釿雄(1986)
	1000mg,iv	0.3～2.0	30.1	92.5	0.33	Wildfeuer A(1997)
	5mg/kg,iv	1.0	3.0	17.5	0.17	Cars O(1981)
皮下脂肪 Subcutaneous fat	1000mg,iv	0.3～2.0	18.4	92.5	0.20	Wildfeuer A(1997)
	120mg/kg,iv(大鼠)	0～4.0	7.1	44.6	0.16	下冈釿雄(1986)

续表

部位	给药方案及病理生理状态	取样时间/h	浓度/(μg/g、μg/ml)或曲线下面积/(μg/g·h、μg/ml·h)		C_t/C_p 或 AUC_t/AUC_p	参考文献
			组织或组织液	血浆		
腹壁脂肪 Abdominal wall fat	2000mg,iv	术前	5.1	88.0	0.06	Martin C(1998)
	2000mg,iv	术中	7.0	74.0	0.09	Martin C(1998)
	2000mg,iv	术后	5.4	75.0	0.07	Martin C(1998)
网膜脂肪 Epiploic fat	2000mg,iv	术前	5.3	88.0	0.06	Martin C(1998)
	2000mg,iv	术中	4.9	74.0	0.07	Martin C(1998)
	2000mg,iv	术后	4.1	75.0	0.05	Martin C(1998)
淋巴液 Lymph	50mg/kg,im(比格犬)	峰浓度	10.6～19.3	15.8	0.67～1.22	Acred P(1970)
乳汁 Milk	—	0.3～8.0	6.6	25.8	0.26	Jayachandrans C (1990)
	1000mg,po	—	—	—	<0.10	Branebjerg PE(1987)
皮下软组织 Subcutaneous soft tissue	2000mg,iv	0.6～1.7	38.4～47.0	41.9～89.2	0.53～0.91	Wenzel M(1996)
	1000mg,iv	0.4～1.4	17.6～24.0	38.1～68.0	0.41	Wenzel M(1996)
皮肤 Skin	1000mg,iv	0.3～2.0	31.6	92.5	0.34	Wildfeuer A(1997)
	1000mg,iv	0.5～4.0	—	—	0.32	Tan JS(1981)
	120mg/kg,iv(大鼠)	0～4.0	24.5	44.6	0.55	下冈釿雄(1986)
组织间隙液 Interstitial fluid	50mg/kg,iv(家兔)	0.3～3.0	57.3	52.8	1.09	Barza M(1974)
	40mg/kg,iv(家兔)	0.1～8.0	39.0	51.7	0.75	Cars O(1981)
	100mg/kg,iv(家兔)	0～24.0	165.0±7.0	121.7±24.5	1.36	Lavoice GY(1985)
	15mg/kg,iv(家兔)	0～6.0	9.7	16.2	0.60	Vicente MV(1979)
	5mg/kg,iv	1.0	13.4	17.5	0.77	Cars O(1981)
	20mg/kg,po	0～24.0	38.1	68.2	0.56	Ensink JM(1996)

续表

部位	给药方案及病理生理状态	取样时间/h	浓度/(μg/g、μg/ml)或曲线下面积/(μg/g·h、μg/ml·h)		C_t/C_p 或 AUC_t/AUC_p	参考文献
			组织或组织液	血浆		
皮肤水疱液 Skin blister	500mg,iv	0～8.0	26.5±3.0	28.4±11.4	0.93	Brown RM(1982)
	1000mg,iv	1.0～8.0	38.9	31.3	1.20	Jaresko GS(1992)
炎性渗出液 Inflammatory exudate	1000mg,iv	0～∞	23.9±5.6	24.6±5.0	0.97	Wise R(1992)
	120mg/kg,iv(大鼠)	0.3～6.0	34.7	19.4	1.79	下冈釿雄(1986)
脓液 Pus	50mg/kg,iv(家兔)	0.3～3.0	33.6	52.8	0.64	Barza M(1974)
纤维蛋白凝块 Fibrin clots	100mg/kg,iv(家兔)	0～24.0	43.6±19.3	121.7±24.5	0.36	Lavoice GY(1985)
尿液 Urine	—(脱水状态)	—	11.1	11.4	1.00	Whelton A(1972)
	—(水化状态)	—	225.0	7.2	31.3	Whelton A(1972)

表 1-8　巴氨西林组织分布(以氨苄西林计)

部位	给药方案及病理生理状态	取样时间/h	浓度/(μg/g、μg/ml)或曲线下面积/(μg/g·h、μg/ml·h)		C_t/C_p 或 AUC_t/AUC_p	参考文献
			组织或组织液	血浆		
脑组织 Brain	100mg/kg,po(大鼠)	0.5～4.0	0.5	20.9	0.02	田中悌二(1979)
脊髓 Spinal cord	100mg/kg,po(大鼠)	0.5～4.0	3.2	20.9	0.15	田中悌二(1979)
眼 Eye	100mg/kg,po(大鼠)	0.5～4.0	11.3	20.9	0.54	田中悌二(1979)
泪液 Lacrimal fluid	800mg,po	峰浓度	<0.1	12.0	<0.01	Neu HC(1981)
	50mg/kg,po(家兔)	0.5～6.0	0.9	12.8	0.07	德田久弥(1979)
房水 Aqueous humor	50mg/kg,po(家兔)	0.5～6.0	2.4	12.8	0.19	德田久弥(1979)
	50mg/kg,po(家兔)	1.0～6.0	3.3	19.1	0.17	大石正夫(1979)
	50mg/kg,po(家兔)	1.0	1.1	13.4	0.08	大石正夫(1979)

续表

部位	给药方案及病理生理状态	取样时间/h	浓度/(μg/g、μg/ml)或曲线下面积/(μg/g·h、μg/ml·h)		C_t/C_p 或 AUC_t/AUC_p	参考文献
			组织或组织液	血浆		
眼睑 Lid	50mg/kg,po(家兔)	1.0	8.5	13.4	0.64	大石正夫(1979)
结膜 Conjunctiva	50mg/kg,po(家兔)	1.0	8.0	13.4	0.60	大石正夫(1979)
虹膜及睫状体 Iris and ciliary body	50mg/kg,po(家兔)	1.0	5.5	13.4	0.41	大石正夫(1979)
眼外肌 Extraocular muscle	50mg/kg,po(家兔)	1.0	7.9	13.4	0.59	大石正夫(1979)
巩膜 Sclera	50mg/kg,po(家兔)	1.0	5.5	13.4	0.40	大石正夫(1979)
玻璃体 Vitreous body	50mg/kg,po(家兔)	0.5	<0.10	6.80	<0.01	德田久弥(1979)
晶状体 Lens	50mg/kg,po(家兔)	1.0	0.7	13.4	0.05	大石正夫(1979)
角膜 Cornea	50mg/kg,po(家兔)	0.5	<0.10	6.80	<0.01	德田久弥(1979)
上颌窦黏膜 Maxillary sinus mucosa	1200mg,po	2.0	3.0~4.0	13.4	0.22~0.30	Sorri M(1979)
	500mg,po	1.0~2.0	1.36	5.97	0.23	笠原行喜(1984)
	500mg,po	1.0	1.5	12.8	0.13	岩泽武彦(1979)
	500mg,po	2.0	0.80	7.90	0.10	三边武右卫门(1979)
上颌窦分泌液 Maxillary sinus secretion	1200mg,po	2.0~4.0	3.0~4.0	13.4	0.22~0.30	Sorri M(1979)
筛窦黏膜 Ethmoid sinus mucosa	500mg,po	1.0~2.0	1.02	5.97	0.17	笠原行喜(1984)
扁桃体 Tonsil	500mg,po	1.0	1.5	13.0	0.12	岩泽武彦(1979)
	750mg,po	—	1.36	—	0.15	杉田邦洋(1984)
耳分泌液 Otorrhea	800mg,po	1.0	2.40	7.70	0.31	Virtanen S(1979)
	10mg/kg,po	1.0	1.91±0.45	9.19±0.20	0.21	板桥隆嗣(1975)

续表

部位	给药方案及病理生理状态	取样时间/h	浓度/(μg/g、μg/ml)或曲线下面积/(μg/g·h、μg/ml·h)		C_t/C_p 或 AUC_t/AUC_p	参考文献
			组织或组织液	血浆		
牙龈 Gingiva	500mg/kg,po	0～3.0	13.6	27.4	0.49	Akimoto Y(1986)
	800mg/kg,po	2.0	3.92	9.80	0.40	Piano M(1988)
颌骨 Jaw	500mg/kg,po	0～3.0	5.2	22.6	0.23	Akimoto Y(1986)
	800mg/kg,po	2.0	1.89	9.80	0.19	Piano M(1988)
唾液 Saliva	800mg,po	峰浓度	<0.1	12.0	<0.01	Neu HC(1981)
牙肉芽肿 Dental granuloma	500mg,po	峰浓度	5.5±1.3	13.6±2.5	0.41	秋元芳明(1987)
	800mg,po	0～7.0	9.4	24.2	0.39	Heimdahl A(1988)
	500mg,po	1.0～3.0	7.6	17.6	0.43	Akimoto Y(1992)
牙龈囊肿壁 Gingival cyst wall	500mg,po	1.0～4.0	5.6	19.9	0.27	Akimoto Y(1993)
	500mg,po	1.5	5.4±1.1	14.5±2.2	0.37	小俣裕昭(1988)
牙龈囊肿液 Gingival cyst fluid	500mg,po	0～3.0	9.4	26.0	0.36	Akimoto Y(1986)
	500mg,po	1.5	4.4±0.8	14.5±2.2	0.30	小俣裕昭(1988)
(口腔)脓疱液 Pustules liquid	500mg,po	1.5	4.5	12.6	0.39	小俣裕昭(1988)
牙髓 Dental pulp	500mg,po	0～3.0	9.4	26.0	0.36	Akimoto Y(1986)
牙周膜 Parodontium	500mg,po	峰浓度	6.8±0.8	12.8±1.3	0.56	Akimoto Y(1986)
心脏组织 Cardiac tissue	100mg/kg,po(大鼠)	0.5～4.0	3.7	20.9	0.18	田中悌二(1979)
肺组织 Pulmonary tissue	100mg,po(大鼠)	0.5～4.0	3.6	20.9	0.18	田中悌二(1979)
	800mg po	峰浓度	3.73	—	0.38	Neu HC(1981)
	100mg/kg,po(大鼠)	1.0	3.8	14.1	0.27	粟田则男(1984)
	10mg/kg,po(大鼠)	峰浓度	0.30	1.59	0.19	松本庆藏(1979)

续表

部位	给药方案及病理生理状态	取样时间/h	浓度/(μg/g、μg/ml)或曲线下面积/(μg/g·h、μg/ml·h)		C_t/C_p 或 AUC_t/AUC_p	参考文献
			组织或组织液	血浆		
痰液 Sputum	800mg,po	2.0	0.27	4.00	0.07	Bergogne-Bérézin E (1979)
	800mg,po	0～6.0	1.7	25.9	0.06	Davies B(1979)
	1600mg,po	0～6.0	3.0	38.7	0.08	Davies B(1979)
支气管 Bronchia	40mg/kg,po(家兔)(健康受试动物)	1.0	1.20～1.60	3.50	0.40	北村諭(1983)
	40mg/kg,po(家兔)(肺炎)	1.0	2.40～3.90	3.50	0.90	北村諭(1983)
	40mg/kg,po(家兔)(胸膜炎)	1.0	3.00～6.10	3.50	0.86～1.74	北村諭(1983)
支气管分泌液 Bronchial exudate	800mg,po	峰浓度	0.49	9.50	0.05	Braga PC(1981)
	800mg,po	0～8.0	1.9	30.4	0.06	Fraschini F(1981)
胸腔积液 Pleural fluid	400mg,po	峰浓度	1.16	5.92	0.40	Neu HC(1981)
	800mg,po	峰浓度	2.70～3.90	—	0.44～0.49	Craig WA(1983)
	50mg/kg,po(家兔)	0.3～8.0	—	—	1.10	Georgopoulos A (1980)
	1600mg,po	1.0～12.0	15.9	18.9	0.84	Daschner FD(1981)
外周淋巴液 Peripheral lymph	400mg,po	峰浓度	2.30±0.70	—	0.46	Craig WA(1983)
	1600mg,po	峰浓度	4.7	11.0	0.43	Bergan T(1983)
	400mg,po	峰浓度	2.10	4.80	0.44	Sjövall J(1981)
肝组织 Hepatic tissue	100mg/kg,po(大鼠)	0.5～4.0	20.3	21.0	1.00	田中悌二(1979)
	100mg/kg,po(大鼠)	1.0	47.2	14.1	3.35	粟田则男(1984)
	135mg/kg,po(大鼠)	1.0～4.0	54.0	17.0	3.17	Bodin NO(1975)
	10mg/kg,po(大鼠)	峰浓度	5.40	1.59	3.28	松本庆藏(1979)
胆囊胆汁 Cystic bile	250mg,po	峰浓度	5.20	2.40	2.17	山本泰宽(1979)

续表

部位	给药方案及病理生理状态	取样时间/h	浓度/(μg/g、μg/ml)或曲线下面积/(μg/g·h、μg/ml·h)		C_t/C_p 或 AUC_t/AUC_p	参考文献
			组织或组织液	血浆		
脾 Spleen	100mg/kg,po(大鼠)	1.0	1.9	14.1	0.14	粟田则男(1984)
	135mg/kg,po(大鼠)	1.0～4.0	3.2	17.0	0.19	Bodin NO(1975)
	100mg/kg,po(大鼠)	0.5～4.0	4.7	20.9	0.22	田中悌二(1979)
肾脏 Kidney	800mg,po	2.0	42.4～52.8	6.4	6.63～8.24	Seppänen J(1986)
	100mg/kg,po(大鼠)	1.0	29.1	14.1	2.06	粟田则男(1984)
	135mg/kg,po(大鼠)	1.0～4.0	104.7	17.0	6.15	Bodin NO(1975)
	10mg/kg,po(大鼠)	峰浓度	5.20	1.59	3.27	松本庆藏(1979)
前列腺分泌液 Prostatic secretion	—(比格犬)	峰浓度	0.6±0.3	28.5±5.0	0.02	Nielsen OS(1980)
睾丸 Testis	100mg/kg,po(大鼠)	0.5～4.0	1.3	20.9	0.06	田中悌二(1979)
腹腔积液 Ascitic fluid	800mg,po	峰浓度	8.30	9.00	0.92	Onsrud M(1982)
	800mg,po	0～8.0	24.8±3.3	21.6±6.8	1.15	Onsrud M(1982)
	—	1.0	3.10	4.05	0.77	西野武志(1984)
	50mg/kg,po(家兔)	0.3～8.0	—	—	0.60	Georgopoulos A (1980)
盆腔积液 Pelvic fluid	800mg,po	峰浓度	8.70	—	0.92	Craig WA(1983)
宫颈分泌物 Cervical secretion	800mg,po	峰浓度	3.20	—	0.22	Neu HC(1981)
	800mg,po	0.5～2.0	1.8～3.2	9.0～11.4	0.24	Kallings LO(1979)
肌肉组织 Muscular tissue	100mg/kg,po(大鼠)	0.5～6.0	2.6	26.9	0.10	田中悌二(1979)
	100mg/kg,po(大鼠)	0.5～4.0	3.8	20.9	0.18	田中悌二(1979)
脂肪 Fat	100mg/kg,po(大鼠)	0.5～4.0	6.4	20.9	0.31	田中悌二(1979)

续表

部位	给药方案及病理生理状态	取样时间/h	浓度/(μg/g、μg/ml)或曲线下面积/(μg/g·h、μg/ml·h)		C_t/C_p 或 AUC_t/AUC_p	参考文献
			组织或组织液	血浆		
皮肤 Skin	100mg/kg,po(大鼠)	0.5～6.0	5.9	26.9	0.22	田中悌二(1979)
	800mg,po	峰浓度	0.90	—	0.16	Craig WA(1983)
组织间隙液 Interstitial fluid	1600mg,po	0.5～5.0	7.3	37.2	0.20	Tan JS(1979)
	1600mg,po	0.5～4.0	—	—	0.18	Tan JS(1981)
	400mg,po	2.0	2.10	8.10	0.26	Mannheimer C(1972)
皮肤水疱液 Skin blister	800mg,po	峰浓度	6.3	12.0	0.52	Neu HC(1981)
	800mg,po	峰浓度	2.90～6.30	—	0.35～0.40	Craig WA(1983)
	20mg/kg,po(家兔)	0.5～5.0	17.1	33.4	0.51	德田安章(1979)
	800mg,po	峰浓度	2.50～2.90	8.40	0.32	Schreiner A(1981)
	1600mg,po	峰浓度	4.3	14.5	0.30	Schreiner A(1981)
	800mg,po	0～7.0	10.1	19.0	0.53	Sjövall J(1981)
炎症组织 Inflammatory tissue	100mg/kg,po(大鼠)	0.5～6.0	8.8	26.9	0.33	田中悌二(1979)
炎性渗出液 Inflammatory exudate	100mg/kg,po(大鼠)	0.5～6.0	16.1	26.9	0.60	田中悌二(1979)
	135mg/kg,po(大鼠)	0.3～4.0	11.2	17.0	0.66	Bodin NO(1975)
尿道分泌物 Urethral secretion	800mg,po	峰浓度	2.50～3.60	—	0.24～0.33	Neu HC(1981)
	800mg,po	0.5～2.0	2.0～3.5	9.0～11.4	0.27	Kallings LO(1979)
尿液 Urine	800mg,po	2.0	934.0	6.4	145.9	Seppänen J(1986)

表 1-9 匹氨西林组织分布

部位	给药方案及病理生理状态	取样时间/h	浓度/(μg/g、μg/ml)或曲线下面积/(μg/g·h、μg/ml·h)		C_t/C_p 或 AUC_t/AUC_p	参考文献
			组织或组织液	血浆		
房水 Aqueous humor	50mg/kg,po(家兔)	1.0	2.9	16.2	0.18	大石正夫(1974)
虹膜及睫状体 Iris and ciliary body	50mg/kg,po(家兔)	1.0	6.7	16.2	0.41	大石正夫(1974)
眼睑 Lid	50mg/kg,po(家兔)	1.0	12.5	16.2	0.77	大石正夫(1974)
结膜 Conjunctive	50mg/kg,po(家兔)	1.0	10.5	16.2	0.63	大石正夫(1974)
眼外肌 Extraocular muscle	50mg/kg,po(家兔)	1.0	8.6	16.2	0.53	大石正夫(1974)
角膜 Cornea	50mg/kg,po(家兔)	1.0	10.7	16.2	0.66	大石正夫(1974)
巩膜 Sclera	50mg/kg,po(家兔)	1.0	3.2	16.2	0.20	大石正夫(1974)
玻璃体 Vitreous body	50mg/kg,po(家兔)	1.0	4.0	16.2	0.25	大石正夫(1974)
视网膜和脉络膜 Retina and choroid	50mg/kg,po(家兔)	1.0	7.5	16.2	0.46	大石正夫(1974)
牙龈 Gingiva	100mg/kg,po	2.0	0.40	3.40	0.12	道健一(1974)
扁桃体 Tonsil	500mg,po	1.0	2.5	12.7	0.20	岩泽武彦(1974)
舌 Tongue	100mg/kg,po	0.5～6.0	6.1	16.6	0.37	道健一(1974)
鼻息肉 Nasal polyp	356mg,po	2.0	2.11	—	0.72	Jeppesen F(1972)
心脏组织 Cardiac tissue	20mg/kg,po(大鼠)	0.5～3.0	3.7	18.4	0.20	石山俊次(1974)
肺组织 Pulmonary tissue	30mg/kg,po(大鼠)	0.5～6.0	2.77	8.36	0.33	岸川基明(1974)
	20mg/kg,po(大鼠)	0.5～3.0	6.4	18.4	0.35	石山俊次(1974)
	10mg/kg,po(大鼠)	0.5～6.0	1.75	3.82	0.46	松本庆藏(1974)
	20mg/kg,po(大鼠)	0.5～6.0	8.5	16.4	0.52	原耕平(1974)

续表

部位	给药方案及病理生理状态	取样时间/h	浓度/(μg/g、μg/ml)或曲线下面积/(μg/g·h、μg/ml·h)		C_t/C_p 或 AUC_t/AUC_p	参考文献
			组织或组织液	血浆		
肺泡上皮液 Epithelial lining fluid	20mg/kg,po(马)	0～24.0	11.1	10.8	1.00	Winther L(2012)
肝组织 Hepatic tissue	20mg/kg,po(大鼠)	0.5～3.0	125.3	18.4	6.80	石山俊次(1974)
	30mg/kg,po(大鼠)	0.5～6.0	54.6	8.4	6.53	岸川基明(1974)
	20mg/kg,po(大鼠)	0.5～6.0	54.3	16.4	3.31	原耕平(1974)
胆汁 Bile	30mg/kg,po(大鼠)	1.0	37.0	8.4	4.42	岸川基明(1974)
脾 Spleen	20mg/kg,po(大鼠)	0.5～3.0	1.7	18.4	0.09	石山俊次(1974)
肾脏 Kidney	20mg/kg,po(大鼠)	0.5～3.0	61.3	18.4	3.33	石山俊次(1974)
	30mg/kg,po(大鼠)	0.5～6.0	37.0	8.4	4.42	岸川基明(1974)
骨髓 Bone marrow	100mg/kg,po	2.0	0.46	3.40	0.14	道健一(1974)
肌肉组织 Muscular tissue	20mg/kg,po(大鼠)	0.5～3.0	3.6	18.4	0.20	石山俊次(1974)
组织间隙液 Interstitial fluid	20mg/kg,po	0～24.0	12.7	15.9	0.80	Ensink JM(1996)
炎性渗出液 Inflammatory exudate	1000mg,po	0～∞	23.9	24.6	0.97	Wise R(1992)
皮肤 Skin	10mg/kg,po(大鼠)	1.0～4.0	—	—	0.49	荒田次郎(1974)
乳汁 Milk	350mg,po,tid	1.0	0.07	2.76	0.03	Branebjerg PE(1987)
	700mg,po,tid	1.0	0.4	10.3	0.04	Branebjerg PE(1987)
羊水 Amniotic fluid	500mg,po	1.0～4.0	1.8	14.8	0.12	古谷博(1974)
尿液 Urine	125mg,po	1.0～2.0	332.5～420.0	—	>100	柴田清人(1974)
	250mg,po	2.0	190～500	—	>100	张南薰(1974)

表 1-10　仑氨西林组织分布

部位	给药方案及病理生理状态	取样时间/h	浓度/(μg/g、μg/ml)或曲线下面积/(μg/g·h、μg/ml·h)		C_t/C_p 或 AUC_t/AUC_p	参考文献
			组织或组织液	血浆		
房水 Aqueous humor	50mg/kg,po(家兔)	1.0	1.2	12.4	0.10	大石正夫(1984)
	50mg/kg,po(家兔)	0.5～6.0	1.25	8.75	0.14	Hatano H(1984)
虹膜及睫状体 Iris and ciliary body	50mg/kg,po(家兔)	1.0	2.9	12.4	0.23	大石正夫(1984)
眼睑 Lid	50mg/kg,po(家兔)	1.0	10.1	12.4	0.81	大石正夫(1984)
结膜 Conjunctive	50mg/kg,po(家兔)	1.0	9.3	12.4	0.76	大石正夫(1984)
眼外肌 Extraocular muscle	50mg/kg,po(家兔)	1.0	2.5	12.4	0.20	大石正夫(1984)
角膜 Cornea	50mg/kg,po(家兔)	1.0	2.6	12.4	0.21	大石正夫(1984)
巩膜 Sclera	50mg/kg,po(家兔)	1.0	4.7	12.4	0.38	大石正夫(1984)
玻璃体 Vitreous body	50mg/kg,po(家兔)	1.0	<最低检测限	12.4	—	大石正夫(1984)
视网膜和脉络膜 Retina and choroid	50mg/kg,po(家兔)	1.0	1.1	12.4	0.09	大石正夫(1984)
泪液 Lacrimal fluid	50mg/kg,po(家兔)	0.5～6.0	3.45	8.75	0.39	Hatano H(1984)
颌下腺囊肿 Cyst of submaxillary gland	500mg,po	1.0～5.0	1.61	6.66	0.24	乡真奈武(1996)
颌骨 Jaw	500mg,po	1.0～2.5	0.81	6.49	0.12	望月淑子(1991)
	500mg,po	1.5	0.88	6.87	0.13	小俣裕昭(1994)
	500mg,po	峰浓度	1.6	14.7	0.11	Akimoto Y(1991)
牙龈 Gingiva	500mg,po	1.0～2.5	2.51	6.64	0.38	望月淑子(1991)
	500mg,po	1.5	2.54	6.87	0.37	小俣裕昭(1994)

续表

部位	给药方案及病理生理状态	取样时间/h	浓度/(μg/g、μg/ml)或曲线下面积/(μg/g·h、μg/ml·h)		C_t/C_p 或 AUC_t/AUC_p	参考文献
			组织或组织液	血浆		
牙龈 Gingiva	500mg,po	峰浓度	4.0	14.7	0.27	Akimoto Y(1991)
牙囊 Dental follicle	500mg,po	1.0～2.5	2.69	5.90	0.46	望月淑子(1991)
	500mg,po	1.5	2.31	6.87	0.49	小俣裕昭(1994)
	500mg,po	峰浓度	4.6	14.7	0.31	Akimoto Y(1991)
牙髓 Dental pulp	500mg,po	1.0～2.5	3.04	6.24	0.49	望月淑子(1991)
	500mg,po	1.5	3.07	6.87	0.45	小俣裕昭(1994)
扁桃体 Tonsil	500mg,po	2.0	0.36	2.28	0.16	杉田麟也(1984)
	500mg,po	1.0～2.0	0.49	5.00	0.10	森庆人(1984)
上颌窦黏膜 Maxillary sinus mucous	500mg,po	1.5～3.0	0.92	2.23	0.41	杉田麟也(1984)
颌下腺 Submaxillary gland	20mg/kg,po	峰浓度	2.7	10.2	0.27	森鼻健史(1984)
唾液 Saliva	500mg,po	1.0～4.0	0.1	18.0	<0.01	Akimoto Y(1990)
腮腺 Parotid gland	20mg/kg,po	峰浓度	2.9	10.2	0.29	森鼻健史(1984)
舌 Tongue	20mg/kg,po	峰浓度	5.3	10.2	0.52	森鼻健史(1984)
颈部淋巴结 Cervical lymph node	20mg/kg,po	峰浓度	1.6	10.2	0.15	森鼻健史(1984)
心脏组织 Cardiac tissue	20mg/kg,po(大鼠)	0.5～1.0	0.45～1.35	2.30～4.90	0.20～0.27	中山一诚(1984)
	100mg/kg,po(大鼠)	峰浓度	2.2	15.0	0.15	粟田则男(1984)
肺组织 Pulmonary tissue	20mg/kg,po(大鼠)	0.5～1.0	0.51～1.23	2.30～4.90	0.22～0.25	中山一诚(1984)
	100mg/kg,po(大鼠)	峰浓度	5.5	15.0	0.36	粟田则男(1984)
痰液 Sputum	500mg,po	峰浓度	0.38	6.39	0.06	重野芳辉(1984)

续表

部位	给药方案及病理生理状态	取样时间/h	浓度/(μg/g、μg/ml)或曲线下面积/(μg/g·h、μg/ml·h)		C_t/C_p 或 AUC_t/AUC_p	参考文献
			组织或组织液	血浆		
痰液 Sputum	500mg，po	峰浓度	0.31	8.81	0.04	松本庆藏(1984)
肝组织 Hepatic tissue	20mg/kg，po(大鼠)	0.5～1.0	9.6～15.6	2.3～4.9	3.18～4.17	中山一诚(1984)
	100mg/kg，po(大鼠)	峰浓度	53.0	15.0	3.53	粟田则男(1984)
胆囊胆汁 Cystic bile	500mg，po	峰浓度	7.7～11.1	10.3～15.7	0.71～0.77	由良二郎(1984)
脾 Spleen	20mg/kg，po(大鼠)	0.5～1.0	0.20～0.80	2.30～4.90	0.09～0.16	中山一诚(1984)
	100mg/kg，po(大鼠)	峰浓度	2.0	15.0	0.13	粟田则男(1984)
肾脏 Kidney	100mg/kg，po(大鼠)	峰浓度	35.0	15.0	2.33	粟田则男(1984)
腹腔积液 Ascitic fluid	50mg/kg，po(大鼠)	0.3～4.0	6.04	8.00	0.76	Nishino T(1984)
子宫 Uterus	100mg/kg，po(大鼠)	0～6.0	18.3	37.2	0.49	粟田则男(1984)
肌肉组织 Muscular tissue	20mg/kg，po(大鼠)	0.5～1.0	0.15～0.60	2.30～4.90	0.06～0.12	中山一诚(1984)
皮肤 Skin	250mg，po	2.0	0.34	2.04	0.17	藤田惠一(1985)
	500mg，po	2.0	0.81	4.94	0.16	藤田惠一(1985)
	50mg/kg，po	0.5	0.59	2.35	0.25	山本康生(1984)
	50mg/kg，po	0.5～4.0	1.56	4.58	0.34	山本康生(1984)
乳汁 Milk	100mg/kg，po	1.0～6.0	1.6	12.2	0.13	粟田则男(1984)
尿液 Urine	500mg，po	峰浓度	971.0	12.5	77.7	中山一诚(1984)
	250mg，po	1.0	328.0	5.5	60.2	Miki F(1984)

表 1-11　阿洛西林组织分布

部位	给药方案及病理生理状态	取样时间/h	浓度/(μg/g、μg/ml)或曲线下面积/(μg/g·h、μg/ml·h)		C_t/C_p 或 AUC_t/AUC_p	参考文献
			组织或组织液	血浆		
房水 Aqueous humor	4000mg,iv	1.0	4.44	—	<0.08	Anthony P(1985)
	4000mg,iv	1.0～3.0	9.0	151.0	0.06	Behrens-Bauann W(1983)
泪液 Lacrimal fluid	4000mg,iv	1.0	4.17	—	<0.08	Anthony P(1985)
痰液 Sputum	5000mg,iv	0.5～2.0	2.2～3.2	44.0～629.0	<0.07	Penketh A(1984)
	40mg/kg,iv	1.0～4.0	6.8	261.0	0.03	Levy J(1982)
支气管分泌液 Bronchial exudate	—(不产 β-内酰胺酶菌)	—	—	—	0.50～0.80	Bergan T(1983)
	—(产 β-内酰胺酶菌)	—	—	—	<0.20	Bergan T(1983)
胸腔积液 Pleural fluid	50mg/kg,iv(家兔)	0.3～8.0	36.6	48.6	0.75	Georgopoulos A(1980)
腹腔积液 Ascitic fluid	50mg/kg,iv(家兔)	0.3～8.0	32.5	48.6	0.67	Georgopoulos A(1980)
胆汁 Bile	5000mg,iv	—	130～302	—	4.47	Gundert-Remy U(1982)
胰液 Pancreatic juice	55mg/kg,iv(比格犬)	1.0	1.8±0.8	66.0±10.0	0.03	Demol P(1983)
	55mg/kg,iv(大鼠)	0.5	9.3	87.6	0.10	Demol P(1983)
皮肤软组织间隙液 Soft tissue interstitial fluid	50mg/kg,iv(家兔)	0.3～8.0	40.9	48.6	0.84	Georgopoulos A(1980)
	100mg/kg,iv(大鼠)	0.3～4.0	90.9	103.4	0.88	Landau Z(1981)
肾组织间隙液 Renal interstitial fluid	50mg/kg,iv(家兔)	0.3～8.0	74.6	48.6	1.54	Georgopoulos A(1980)

续表

部位	给药方案及病理生理状态	取样时间/h	浓度/(μg/g、μg/ml)或曲线下面积/(μg/g·h、μg/ml·h)		C_t/C_p 或 AUC_t/AUC_p	参考文献
			组织或组织液	血浆		
前列腺组织 Prostatic tissue	2000mg,iv	1.3	22.9	64.9	0.35	Raymond P(1988)
关节腔滑膜液 Synovial fluid	5000mg,iv	0.5～3.5	276.3	419.8	0.66	Härte A(1983)
软骨组织 Cartilage	75mg/kg,iv	1.0～2.0	120.0～225.0	29.0～35.0	0.20～0.24	Schönfeld W(1988)
肩胛骨 Scapula	20mg/kg,im	1.0	1.2	45.5	0.03	James T(1984)
肱骨 Humerus	20mg/kg,im	1.0	4.0	45.5	0.09	James T(1984)
外周淋巴液 Peripheral lymph	—	1.0	10.0	120.0	0.08	Federspil P(1982)
羊水 Amniotic fluid	2000mg,iv	1.0～2.0	2.9～7.6	48.0～69.0	<0.16	Dimitris A(1983)

表 1-12A ^{14}C-哌拉西林组织分布(健康受试大鼠,50mg/kg,iv)[a]

部位	AUC_t/AUC_p	组织或组织液浓度/(μg/g 或 μg/ml)		
		5min	0.5h	2.0h
全血 Blood	1.00	34.4±5.08	1.82±0.36	1.18±0.21
脑组织 Brain	0.06	1.25±0.14	0.21±0.05	0.17±0.02
脑垂体 Hypophysis	0.31	4.63±5.53	1.19±0.49	1.21±1.45
泪腺 Harderian gland	0.38	11.6±0.75	0.88±0.16	0.61±0.22
颌下腺 Submaxillary gland	0.41	13.3±2.18	0.92±0.24	0.52±0.09
舌下腺 Sublingual gland	0.28	9.20±0.64	0.57±0.16	0.43±0.14
甲状腺 Thyroid	0.61	13.7±6.33	2.41±1.23	1.13±0.32
舌 Tongue	0.53	18.3±3.60	1.01±0.11	0.50±0.08

续表

部位	AUC_t/AUC_p	组织或组织液浓度/(μg/g 或 μg/ml)		
		5min	0.5h	2.0h
眼球 Eye-ball	0.28	8.00±2.04	0.93±0.31	0.26±0.05
气管 Trachea	0.90	26.1±3.40	3.00±2.03	0.65±0.03
胸腺 Thymus	0.31	9.93±2.50	0.81±0.23	0.31±0.04
心脏组织 Cardiac tissue	0.36	11.4±0.71	0.86±0.09	0.41±0.05
肺 Lung	0.59	19.3±0.44	1.49±0.12	0.48±0.08
肝组织 Hepatic tissue	4.78	180.0±3.05	8.97±1.43	0.84±0.10
肾脏 Kidney	12.9	443.1±67.0	33.6±13.1	2.99±0.33
脾 Spleen	0.38	11.9±1.25	1.07±0.38	0.29±0.03
胰腺组织 Pancreatic tissue	1.06	34.8±21.3	2.99±1.97	0.38±0.03
肾上腺 Adrenal	0.75	26.8±29.5	1.55±0.88	0.39±0.22
褐色脂肪 Brown fat	0.51	16.4±4.41	1.10±0.50	0.72±0.34
脂肪 Fat	0.34	11.1±6.97	0.90±0.44	0.23±0.13
皮肤 Skin	0.80	28.1±1.22	1.68±0.61	0.45±0.09
肠系膜淋巴结 Mesenteric lymph node	0.67	15.4±2.70	2.59±1.47	1.23±1.42
肌肉组织 Muscular tissue	0.27	8.92±0.75	0.60±0.16	0.27±0.05
骨髓 Bone marrow	0.39	13.3±1.10	0.80±0.11	0.40±0.15
睾丸 Testis	0.49	8.93±0.69	2.83±2.64	0.29±0.04
附睾组织 Epididymal tissue	1.33	20.5±1.02	8.80±2.95	0.50±0.04
精囊 Seminal vesicle	1.73	28.0±17.6	11.4±7.41	0.31±0.03
前列腺组织 Prostatic tissue	3.08	42.5±25.0	22.0±17.3	0.34±0.02

续表

部位	AUC_t/AUC_p	组织或组织液浓度/(μg/g 或 μg/ml)		
		5min	0.5h	2.0h
膀胱 Urinary bladder	9.88	135.3±82.9	71.1±70.1	0.92±0.41
食管 Esophagus	0.90	26.1±1.82	2.79±1.69	0.93±0.22
胃 Stomach	0.85	27.9±13.7	2.21±0.41	0.54±0.22
小肠 Small intestine	22.2	59.9±13.4	175.0±46.4	50.5±65.9
盲肠 Caecum	4.33	20.1±2.04	9.87±5.03	38.6±33.2
大肠 Large intestine	1.82	24.1±3.72	9.29±4.33	5.25±4.02
骨组织 Bone tissue	0.31	8.47±1.01	0.98±0.42	0.51±0.19
胃内容物 contents in stomach	1.87	72.7±125.8	2.34±0.93	1.18±0.78
小肠内容物 contents in small intestine	164.6	211.3±67.1	1022±182.8	793.6±718.7
结肠内容物 contents in colon	53.7	2.76±0.65	4.19±1.76	699.2±672.3
大肠内容物 contents in large intestine	3.90	4.91±3.83	30.8±34.9	10.40±10.52
全血 Blood	1.00	42.8±4.58	3.28± 0.39	1.43±0.23
子宫 Uterus	1.04	38.7±1.22	4.89±2.47	1.25±0.20
卵巢 Ovary	0.42	17.9±1.74	1.56±0.43	0.46±0.22

a:小室昌仁,前田利松,松下仁,等. Tazobactam/Piperacillinの^{14}C-标识化合物を用いたラットにおける分布・排泄. Chemotherapy,1994,42(2):178-197.

表 1-12B 哌拉西林组织分布

部位	给药方案及病理生理状态	取样时间/h	浓度/(μg/g、μg/ml)或曲线下面积/(μg/g·h、μg/ml·h)		C_t/C_p 或 AUC_t/AUC_p	参考文献
			组织或组织液	血浆		
脑脊液 Cerebrospinal fluid	400mg/kg,qd(细菌性脑膜炎)	稳态浓度	22.9±9.0	78.6±27.4	0.29	Gordon M(1981)
	2000～4000mg,iv(细菌性脑膜炎)	1.7	—	—	0.18～0.25	Bergogne-Bérézin E (1986)
	4000mg,iv,q8h(化脓性脑膜炎)	稳态浓度	9.20	—	0.23	Decazes JM(1984)
	80mg/kg,iv(家兔)(肺炎克雷伯菌脑膜炎)	稳态浓度	15.7	80.4	0.22	Leleu G(1994)
	—,iv(细菌性脑膜炎)	稳态浓度	13.0～35.0	—	0.26～0.35	Davidson S(1982)
	150mg/kg,iv	1.0	20.5	—	0.17	Hoogkamp-Korstanje JAA(1982)
	125mg/kg,iv(家兔)(细菌性脑膜炎)	0.5	10.1±3.4	49.2±27.5	0.21	春田恒和(1998)
脑组织 Brain	50mg/kg,iv(大鼠)	0.5	0.8±0.1	24.7±5.7	0.03	才川勇(1977)
房水 Aqueous humor	62.5mg/kg,iv(家兔)	0.3	3.9	174.9	0.02	大石正夫(1994)
眼睑 Lid	62.5mg/kg,iv(家兔)	0.3	37.6	174.9	0.21	大石正夫(1994)
结膜 Conjunctive	62.5mg/kg,iv(家兔)	0.3	92.7	174.9	0.53	大石正夫(1994)
眼外肌 Extraocular muscle	62.5mg/kg,iv(家兔)	0.3	47.4	174.9	0.27	大石正夫(1994)
角膜 Cornea	62.5mg/kg,iv(家兔)	0.3	11.4	174.9	0.07	大石正夫(1994)
巩膜 Sclera	62.5mg/kg,iv(家兔)	0.3	32.7	174.9	0.19	大石正夫(1994)
玻璃体 Vitreous body	4000mg,iv	—	2.0	73.0	0.03	Robinet A(1998)
	62.5mg/kg,iv(家兔)	0.3	0.3	174.9	0.01	大石正夫(1994)
牙龈 Gingiva	50mg/kg,iv(大鼠)	0.3	11.2	17.0	0.66	佐佐木次郎(1978)

续表

部位	给药方案及病理生理状态	取样时间/h	浓度/(μg/g、μg/ml)或曲线下面积/(μg/g·h、μg/ml·h)		C_t/C_p 或 AUC_t/AUC_p	参考文献
			组织或组织液	血浆		
舌 Tongue	50mg/kg,iv(大鼠)	0.3	9.8	17.0	0.58	佐佐木次郎(1978)
颌下淋巴结 Submaxillary lymph node	50mg/kg,iv(大鼠)	0.3	9.2	17.0	0.54	佐佐木次郎(1978)
腮腺 Parotid gland	50mg/kg,iv(大鼠)	0.3	6.1	17.0	0.36	佐佐木次郎(1978)
上颌窦黏膜 Maxillary sinus mucous	2000mg,iv	1.3~2.5	35.7±1.2	39.1±10.4	0.82	宫崎康博(1994)
	2000mg,iv	1.5	18.8	40.6	0.46	宫本直哉(1994)
扁桃体 Tonsil	2000mg,iv	1.3~2.5	8.4	35.7±7.4	0.23	宫崎康博(1994)
	2000mg,iv	0.8~2.0	13.2±6.8	72.7±37.8	0.18	宫本直哉(1994)
中耳黏膜 Middle ear mucosa	40mg/kg,iv(豚鼠)	0~2.0	14.8	37.4	0.40	奥野哲(1989)
耳分泌液 Otorrhea	40mg/kg,iv(豚鼠)	0~2.0	13.9	37.4	0.37	奥野哲(1989)
	2000mg,iv	2.5	13.7	23.4	0.58	宫本直哉(1994)
肺组织 Pulmonary tissue	4000mg,iv	稳态浓度	13.6±9.4	24.0±13.8	0.57	Boselli E(2004)
	4000mg,iv	0~4.0	288±167	470±142	0.63	Tomaselli F(2003)
	2000mg,iv	0.5~2.0	26.4	53.1	0.50	渡边彰(1994)
	50mg/kg,iv(大鼠)	0.5	13.1±2.2	24.7±5.7	0.53	才川勇(1977)
	2000mg,iv	1.5~2.5	33.4	—	0.59	Sörgel F(1993)
肺泡上皮液 Epithelial lining fluid	4000mg,iv	0~8.0	86.3	320.4	0.27	Chardorkar G(2012)
	4000mg,iv	0~8.0	13.6±9.4	24.0±13.8	0.57	Boselli E(2004)
	4000mg,iv(×3 剂)	—	12.7	25.3	0.50	Boselli E(2008)
	4000mg,iv(重症肺炎)	0~6.0	176.0	322.3	0.55	Felton TW(2018)
	4000mg,iv	0~6.0	—	—	0.49	Felton TW(2014)

续表

部位	给药方案及病理生理状态	取样时间/h	浓度/(μg/g、μg/ml)或曲线下面积/(μg/g·h、μg/ml·h)		C_t/C_p 或 AUC_t/AUC_p	参考文献
			组织或组织液	血浆		
支气管黏膜 Bronchial mucosa	4000mg,iv	稳态浓度	55.2±12.8	196.3±32.1	0.28	Marlin GE(1981)
支气管分泌液 Bronchial exudate	4000mg,iv	稳态浓度	31.4±11.3	196.3±32.1	0.16	Marlin GE(1981)
	4000mg,iv	0.5～6.0	132.6±88.5	455.6±254.1	0.29	Jehl F(1994)
痰液 Sputum	4000mg,iv,bid	0.5～4.0	12.9±3.5	112.2±11.1	0.10	Marlin GE(1981)
	4000mg,iv,q6h	0.5～4.0	42.0±9.0	313.1±40.5	0.13	Marlin GE(1981)
	3200mg,iv	—	<最低检测限	144.0	—	后藤纯(1986)
	83mg/kg,iv	1.0	5.3	109.0	0.05	Laferriere C(1985)
淋巴液 Lymph	20mg/kg,iv(比格犬)	1.0	14.2	16.1	0.87	长谷川真常(1978)
胸腔积液 Pleural fluid	2000mg,iv(×7 剂)	稳态浓度	77.2	162.3	0.48	Marlin GE(1981)
	4000mg,iv	—	61.0±2.8	97.0±21.7	0.63	Popowicz ND(2018)
心脏组织 Cardiac tissue	50mg/kg,iv(大鼠)	0.50	8.8±1.7	24.7±5.7	0.36	才川勇(1977)
心脏瓣膜 Heart valves	4000mg,iv	0.5～5.0	132.2	268.0	0.49	Daschner FD(1982)
肝组织 Hepatic tissue	50mg/kg,iv(大鼠)	0.50	40.9±3.9	24.7±5.7	1.66	才川勇(1977)
胆囊 Gallbladder	5000mg,iv	1.8～3.3	242.8	86.3	2.82	Russo J(1982)
	2000mg,iv	术中	66.0	22.1	2.99	木藤光彦(1983)
胆囊胆汁 Cystic bile	2000mg,iv	0.5～6.0	682.9	128.5	5.31	由良二郎(1994)
	2000mg,iv	—	795.6	136.3	5.84	谷村弘(1981)
	40mg/kg,iv(胆结石)	—	448.8	99.8	4.50	岛弘三(1984)

续表

部位	给药方案及病理生理状态	取样时间/h	浓度/(μg/g、μg/ml)或曲线下面积/(μg/g·h、μg/ml·h)		C_t/C_p 或 AUC_t/AUC_p	参考文献
			组织或组织液	血浆		
胆囊胆汁 Cystic bile	40mg/kg,iv	0～6.0	3307	136.6	24.2	岛弘三(1984)
	4000mg,iv	1.5～2.5	220～1045	—	4.4～20.9	Sörgel F(1993)
	2000～4000mg,iv	1.70	—	—	6.0～16.0	Bergogne-Bérézin E (1986)
肾脏 Kidney	50mg/kg,iv(大鼠)	0.5	174.6±37.0	24.7±5.7	7.07	才川勇(1977)
	50mg/kg,iv(大鼠)	0.3	106.0	17.0	6.24	佐佐木次郎(1978)
膀胱 Urinary bladder	50mg/kg,iv(大鼠)	0.5	85.5±11.0	24.7±5.7	3.46	才川勇(1977)
胰腺 Pancreatic tissue	80mg/kg,iv	—	7.6	29.5	0.27	Spicák J(1999)
	50mg/kg,iv(大鼠)	0.5	8.6±1.8	24.7±5.7	0.35	才川勇(1977)
	80mg/kg,iv	1.5	—	—	0.26	Spicák J(1999)
胰液 Pancreatic juice	4000mg,iv	0～8.0	28.1	297.1	0.09	Minelli EB(2008)
	—	—	—	—	0.05	Brattström C(1988)
前列腺组织 Prostatic tissue	2000mg,iv	0～∞	74.1±37.8	235.2±93.5	0.31	Kobayashi I(2015)
	4000mg,iv	0～∞	192.9±71.1	547.0±112.1	0.35	Kobayashi I(2015)
	2000mg,iv	1.5～2.5	12.7	—	0.22	Sörgel F(1993)
睾丸 Testis	50mg/kg,iv(大鼠)	0.5	4.7±1.1	24.7±5.7	0.19	才川勇(1977)
肠黏膜 Intestinal mucosa	4000mg,iv	1.0～1.5	31.2±14.9	—	0.59	Kinzig M(1992)
	2000mg,iv	1.5～2.5	31.2	—	0.55	Sörgel F(1993)
阑尾 Appendix	4000mg,iv	1.0～1.5	26.5±11.1	—	0.50	Kinzig M(1992)
	4000mg,iv	1.5～2.5	26.0～61.2	—	0.41～0.61	Sörgel F(1994)
肠网膜 Omentum	2000mg,iv	1.5～2.5	2.68	—	0.05	Sörgel F(1993)

续表

部位	给药方案及病理生理状态	取样时间/h	浓度/(μg/g、μg/ml)或曲线下面积/(μg/g·h、μg/ml·h)		C_t/C_p 或 AUC_t/AUC_p	参考文献
			组织或组织液	血浆		
腹腔积液 Ascitic fluid	4000mg,iv	0～6.0	498.1±161.4	636.0±120.9	0.78	Murao N(2017)
	4000mg,iv	0～24.0	—	—	0.66	Hary L(1991)
	—	术中	—	—	0.88	Leon L(2020)
腹膜 Peritoneum	4000mg,iv	0～6.0	327.6±84.0	636.0±120.9	0.52	Murao N(2017)
子宫 Uterus	50mg/kg,iv(大鼠)	0.50	14.3±1.2	27.1±4.8	0.53	才川勇(1977)
	2000mg,iv	1.5	11.1～12.3	33.0	0.34～0.37	平池秀和(1982)
子宫内膜 Endomertium	1000mg,iv	0.5～3.2	13.0±11.4	28.1±19.2	0.46	楠原浩二(1982)
	2000mg,iv	1.0	43.8±25.5	95.3±28.5	0.46	保田仁介(1994)
	2000mg,iv	1.0	12.2	36.3	0.34	保田仁介(1982)
	3000mg,iv	1.0	53.0	95.0	0.56	O'Brien WF(1994)
	2000mg,iv	1.5	10.4	33.0	0.32	平池秀和(1982)
	3000mg,iv	1.0	—	—	0.53	O'Brien WF(1994)
子宫肌层 Myometrium	1000mg,iv	0.5～3.2	14.1±13.6	28.1±19.2	0.50	楠原浩二(1982)
	2000mg,iv	1.0	42.0±28.3	95.3±28.5	0.44	保田仁介(1994)
	2000mg,iv	1.0	10.4	36.3	0.29	保田仁介(1982)
	1000mg,iv	0.7	12.5	40.6	0.31	松田静治(1994)
	3000mg,iv	1.0	42.0	95.0	0.44	O'Brien WF(1994)
	2000mg,iv	1.5	12.3	33.0	0.37	平池秀和(1982)
	3000mg,iv	1.0	—	—	0.41	O'Brien WF(1994)
阴道部 Portio vaginalis	1000mg,iv	0.5～3.2	12.8	28.1	0.46	楠原浩二(1982)
	2000mg,iv	1.0	47.9±15.3	95.3±28.5	0.50	保田仁介(1994)
	2000mg,iv	1.0	15.1	36.3	0.42	保田仁介(1982)

续表

部位	给药方案及病理生理状态	取样时间/h	浓度/(μg/g、μg/ml)或曲线下面积/(μg/g·h、μg/ml·h)		C_t/C_p 或 AUC_t/AUC_p	参考文献
			组织或组织液	血浆		
阴道部 Portio vaginalis	1000mg,iv	0.7	26.6	40.6	0.65	松田静治(1994)
输卵管 Oviduct	1000mg,iv	0.5～3.2	10.8±7.8	28.1±19.2	0.39	楠原浩二(1982)
	2000mg,iv	1.0	22.7±12.1	95.3±28.5	0.24	保田仁介(1994)
	2000mg,iv	1.0	13.7	36.3	0.38	保田仁介(1982)
	1000mg,iv	0.7	14.1	40.6	0.35	松田静治(1994)
	2000mg,iv	1.5	9.4	33.0	0.29	平池秀和(1982)
	3000mg,iv	1.0	47.0	95.0	0.49	O'Brien WF(1994)
	3000mg,iv	1.0	—	—	0.43	O'Brien WF(1994)
卵巢 Ovary	1000mg,iv	0.5～3.2	19.1±6.0	28.1±19.2	0.68	楠原浩二(1982)
	2000mg,iv	1.0	28.1±4.5	95.3±28.5	0.30	保田仁介(1994)
	2000mg,iv	1.0	11.1	36.3	0.31	保田仁介(1982)
	1000mg,iv	0.7	14.9	40.6	0.37	松田静治(1994)
	50mg/kg,iv	0.50	8.2±0.2	27.1±4.8	0.30	才川勇(1977)
	3000mg,iv	1.0	43.0	95.0	0.45	O'Brien WF(1994)
	2000mg,iv	1.5	18.0	33.0	0.54	平池秀和(1982)
	3000mg,iv	1.0	—	—	0.46	O'Brien WF(1994)
子宫颈 Cervix uterus	1000mg,iv	0.5～3.2	16.4±17.3	28.1±19.1	0.59	楠原浩二(1982)
	2000mg,iv	1.0	36.5±10.1	95.3±28.5	0.40	保田仁介(1994)
	1000mg,iv	0.7	23.6	40.6	0.58	松田静治(1994)
盆腔积液 Pelvic fluid	1000mg,iv	0.5～7.0	106.6	128.3	0.84	保田仁介(1994)
	2000mg,iv	0.5～7.0	222.6	309.4	0.72	保田仁介(1994)

续表

部位	给药方案及病理生理状态	取样时间/h	浓度/(μg/g、μg/ml)或曲线下面积/(μg/g·h、μg/ml·h)		C_t/C_p 或 AUC_t/AUC_p	参考文献
			组织或组织液	血浆		
盆腔积液 Pelvic fluid	2000mg,iv	0～4.0	140.5	164.5	0.85	保田仁介(1982)
	2000mg,iv	1.0	—	49.2±11.9	0.73	小池晧一(1983)
	1000mg,iv	1.0～5.0	84.4	103.1	0.82	平池秀和(1982)
肌肉组织 Muscular tissue	4000mg,iv	0～4.0	197±122	470±142	0.40	Tomaselli F(2003)
	4000mg,iv	0.5～5.0	78.3	268.0	0.29	Daschner FD(1982)
	5000mg,iv	1.3～3.3	25.8±15.1	104.4±35.7	0.25	Russo J(1982)
	50mg/kg,iv(大鼠)	0.5	5.0±0.5	24.7±5.7	0.20	才川勇(1977)
	2000mg,iv	1.5～2.5	11.6	—	0.22	Sörgel F(1993)
脂肪组织 Adipose tissue	4000mg,iv	1.0～1.5	9.09±4.39	—	0.09	Kinzig M(1992)
	2000mg,iv	1.5～2.5	5.28	—	0.10	Sörgel F(1993)
	5000mg,iv	1.3～3.3	18.2±10.0	104.4±35.7	0.17	Russo J(1982)
	4000mg,iv	0.5～5.0	29.1	183.5	0.16	Lindert ACM(1990)
	50mg/kg,iv(大鼠)	0.5	4.2±0.5	24.7±5.7	0.17	才川勇(1977)
骨组织 Bone tissue	4000mg,iv	—	—	—	0.15	Bilal AN(2008)
	4000mg,iv	稳态浓度	—	—	0.15	Al-Nawas B(2008)
皮质骨 Cortical bone	3000mg,iv	1.0	18.7±7.8	—	0.18	Incavo SJ(1994)
髓质骨 Cancellous bone	3000mg,iv	1.0	21.3±10.1	—	0.23	Incavo SJ(1994)
关节滑膜组织 Synovium	4000mg,iv	1.5	37.1±2.1	69.9±4.9	0.53	Boselli E(2002)
皮肤 Skin	4000mg,iv	1.0～1.5	94.2±27.8	—	0.84	Kinzig M(1992)
	2000mg,iv	1.5～2.5	76.0～100.0	—	0.50～1.11	Sörgel F(1994)

续表

部位	给药方案及病理生理状态	取样时间/h	浓度/(μg/g、μg/ml)或曲线下面积/(μg/g·h、μg/ml·h)		C_t/C_p 或 AUC_t/AUC_p	参考文献
			组织或组织液	血浆		
皮下组织间隙液 Subcutaneous interstitial fluid	4000mg，iv	峰浓度	127.2	210.5	0.60	Varghese JM(2014)
	60mg/kg，iv	0～2.0	59.4±24.6	68.5±33.7	0.87	Costa TD(1998)
皮肤水疱液 Skin blister	2000mg，iv	0.5～6.0	192.7	170.6	1.13	户冢恭一(1994)
	4000mg，iv	1.5～2.5	94.2±27.8	—	1.11	Sörgel F(1993)
创面渗出液 Wound exudate	—	—	57.0	62.1	0.92	Rowan MP(2017)

表 1-13 美洛西林组织分布

部位	给药方案及病理生理状态	取样时间/h	浓度/(μg/g、μg/ml)或曲线下面积/(μg/g·h、μg/ml·h)		C_t/C_p 或 AUC_t/AUC_p	参考文献
			组织或组织液	血浆		
脑脊液 Cerebrospinal fluid	100mg/kg，iv(儿童)(细菌性脑膜炎)	0.5～2.0	9.2	38.4	0.23	小林裕(1979)
	200mg/kg，iv(金黄色葡萄球菌脑膜炎)	峰浓度	43.0	—	0.26	Armengaud M(1982)
	50mg/kg，iv(大鼠)(葡萄球菌脑膜炎)	0.5～2.0	9.0	38.4	0.23	森川嘉郎(1978)
	50mg/kg，iv(单核细胞增生李斯特菌脑膜炎)	—	—	—	0.20	Odio C(1984)
	50mg/kg，iv	—	—	—	0.05～0.06	Odio C(1984)
	133mg/kg，iv	1.0	3.6±0.9	45.0±12.0	0.08	Khurana CM(1983)
	200mg/kg，iv(无细菌性脑膜炎)	峰浓度	2.00	—	<0.01	Armengaud M(1982)
	5000mg，iv(病毒性脑膜炎)	1.0～2.0	0.1～1.6	106.1～326.3	<0.01	Hoffmann HG(1980)
脑组织 Brain	20mg/kg，im(大鼠)	0.25	2.6	12.5	0.21	中山一诚(1979)

续表

部位	给药方案及病理生理状态	取样时间/h	浓度/(μg/g、μg/ml)或曲线下面积/(μg/g·h、μg/ml·h)		C_t/C_p 或 AUC_t/AUC_p	参考文献
			组织或组织液	血浆		
房水 Aqueous humor	50mg/kg,iv(家兔)	0～2.0	6.1	24.4	0.25	大石正夫(1979)
	50mg/kg,iv(家兔)	0～2.0	2.5	13.4	0.18	叶田野博(1979)
	50mg/kg,iv(家兔)	0.5～3.0	3.4	14.3	0.24	叶田野博(1979)
眼睑 Lid	50mg/kg,iv(家兔)	1.0	6.6	24.0	0.28	大石正夫(1979)
结膜 Conjunctiva	50mg/kg,iv(家兔)	1.0	30.4	24.0	1.27	大石正夫(1979)
巩膜 Sclera	50mg/kg,iv(家兔)	1.0	14.0	24.0	0.58	大石正夫(1979)
角膜 Cornea	50mg/kg,iv(家兔)	1.0	5.4	24.0	0.23	大石正夫(1979)
睫状体 Ciliary body	50mg/kg,iv(家兔)	1.0	5.6	24.0	0.24	大石正夫(1979)
玻璃体 Vitreous body	50mg/kg,iv(家兔)	1.0	<最低检测限	24.0	—	大石正夫(1979)
扁桃体 Tonsil	2000mg,iv	术中	1.7	17.4	0.10	和田健二(1979)
	—	1.0～4.0	—	—	0.06～0.17	Martinetto P(1986)
上颌窦黏膜 Maxillary sinus mucous	2000mg,iv	0.5	7.2～8.0	17.4	0.44	和田健二(1979)
	500mg,iv	1.0	2.3	5.0	0.46	岩泽武彦(1979)
中耳黏膜 Middle ear mucosa	40mg/kg,iv(豚鼠)	0～2.0	8.3	13.4	0.37	奥野哲(1898)
耳分泌液 Otorrhea	40mg/kg,iv(豚鼠)	0～2.0	7.7	13.4	0.34	奥野哲(1898)
心脏组织 Cardiac tissue	100mg/kg,iv(大鼠)	0～1.0	3.9	26.5	0.15	荒谷春惠(1979)
心脏瓣膜 Heart valves	4000mg,iv	1.0～2.0	27.4±3.8	42.8±6.0	0.64	Daschner F(1985)
	2000mg,iv	1.0	43.8	61.3～101.9	0.43～0.71	Kalmar P(1980)
主动脉瓣 Aortic valves	2000mg,iv	1.0	36.0	61.3～101.9	0.35～0.58	Kalmar P(1980)
肺组织 Pulmonary tissue	5000mg,iv	1.0～2.0	16.4～20.4	—	0.28～0.35	Kroening U(1982)

续表

部位	给药方案及病理生理状态	取样时间/h	浓度/(μg/g、μg/ml)或曲线下面积/(μg/g·h、μg/ml·h)		C_t/C_p 或 AUC_t/AUC_p	参考文献
			组织或组织液	血浆		
肺组织 Pulmonary tissue	100mg/kg,iv(大鼠)	0.3	24.2	78.5	0.31	铃木宽(1979)
	40mg/kg,im(大鼠)	0.3～2.0	6.8	13.0	0.52	大久保滉(1979)
	20mg/kg,im(大鼠)	0.3	6.8	12.5	0.54	中山一诚(1979)
	100mg/kg,iv(大鼠)	0～1.0	8.4	26.5	0.32	荒谷春惠(1979)
支气管黏膜 Bronchial mucosa	1000mg,im	—	—	—	0.50	Morel C(1982)
痰液 Sputum	6000mg,iv	2.0	4.00	48.0	0.08	中川圭一(1979)
	1000mg,iv,bid(×5d)	稳态浓度	0.2～0.3	28.4	0.01	铃木宽(1979)
胸腔积液 Pleural fluid	5000mg,iv	1.5～8.0	142.4	182.7	0.78	Welter J(1982)
	10000mg,iv	2.0	103.0	186.0	0.55	Knoller J(1988)
乳腺 Mammary gland	4000mg,iv	峰浓度	52.3	281.0	0.19	Bordt J(1983)
	4000mg,iv	0～3.0	70.9	221.5	0.32	Bordt J(1983)
肝组织 Hepatic tissue	40mg/kg,im(大鼠)	0.3～2.0	19.3	13.0	1.49	大久保滉(1979)
	20mg/kg,im(大鼠)	0.25	24.0	12.5	1.92	中山一诚(1979)
	100mg/kg,iv(大鼠)	0～1.0	31.3	26.5	1.18	荒谷春惠(1979)
胆囊 Gallbladder	2000mg,iv	2.0	215.6±79.5	535.5±43.5	0.40	小林展章(1984)
胆汁 Bile	2000mg,iv	0.5～1.0	1500～6500	535.5	2.80～12.35	小林展章(1984)
	2000mg,iv	1.0	248～1070	47.0～152.0	6.62	藤井良知(1982)
	2000mg,iv	0～3.0	2103	150.6	14.0	系濑薰(1985)
	2000mg,iv(健康受试者)	1.0	3020	338.0～625.0	5.64	前场隆志(1986)
	20mg/kg,im(家兔)	0～6.0	843.1	69.2	12.2	柴田清人(1979)

续表

部位	给药方案及病理生理状态	取样时间/h	浓度/(μg/g、μg/ml)或曲线下面积/(μg/g·h、μg/ml·h)		C_t/C_p 或 AUC_t/AUC_p	参考文献
			组织或组织液	血浆		
胆汁 Bile	2000mg,iv	峰浓度	1070	—	≈15.6	石井哲也(1979)
	4000mg,iv	1.0	3280	144.0	22.8	Brandstätter G(1982)
	50mg/kg,iv	0～0.5	1366～2367	43.7～91.0	26.0～31.0	荒谷春惠(1979)
肾脏 Kidney	20mg/kg,im(大鼠)	0.3	15.6	12.5	1.25	中山一诚(1979)
	100mg/kg,iv(大鼠)	0～1.0	63.9	26.5	2.42	荒谷春惠(1979)
前列腺组织 Prostatic tissue	2000mg,iv	1.8	9.4	36.3	0.26	Smith RP(1988)
	5000mg,iv	1.0	76～78	300～477	0.20～0.26	Naber KG(1983)
脾 Spleen	40mg/kg,im	0.3～2.0	2.8	13.0	0.21	大久保滉(1979)
	100mg/kg,iv(大鼠)	0～1.0	2.9	26.5	0.11	荒谷春惠(1979)
胰腺组织 Pancreatic tissue	4000mg,iv	0.5～1.0	23.2	65.0～203.0	0.11～0.35	Büchler M(1989)
	4000mg,iv	—	—	—	0.27	Büchler M(1992)
	55mg/kg,iv(比格犬)(健康受试动物)	0.5	5.0±3.0	41.0±4.0	0.12	Demol P(1983)
	55mg/kg,iv(大鼠)(健康受试动物)	0.5	13.0±2.0	41.0±8.0	0.32	Demol P(1983)
	55mg/kg,iv(比格犬)(胰腺炎)	0.5	44.0±14.0	56.0±19.0	0.79	Demol P(1983)
	55mg/kg,iv(大鼠)(胰腺炎)	0.5	67.0±14.0	111.0±10.0	0.60	Demol P(1983)
胰液 Pancreatic juice	20mg/kg,iv(大鼠)	0.25	1.9	12.5	0.15	中山一诚(1979)
	4000mg,iv	0.5～1.0	15.9	65.0～203.0	0.10～0.24	Büchler M(1989)
	4000mg,iv	2.0	19.0	—	0.27	Büchler M(1992)
	6000mg,iv(胰腺炎)	0～8.0	434.8	1256	0.35	Pederzoli P(1986)
	2000mg,iv(坏死性胰腺炎)	2.0	15.0	37.0	0.40	Bassi C(1994)
肠道 Intestine	100mg/kg,iv(大鼠)	0～2.0	280.8	26.5	10.6	荒谷春惠(1979)

续表

部位	给药方案及病理生理状态	取样时间/h	浓度/(μg/g、μg/ml)或曲线下面积/(μg/g·h、μg/ml·h)		C_t/C_p 或 AUC_t/AUC_p	参考文献
			组织或组织液	血浆		
子宫颈 Cervix uterus	4000mg,iv	0.5～1.0	117.2±66.9	207.5±93.0	0.56	Mya S(1993)
子宫肌层 Myometrium	5000mg,iv	0.5～1.0	69.0	102.0	0.68	Seikmann U(1983)
腹腔积液 Ascitic fluid	5000mg,iv	0.5～8.0	148.5	199.3	0.75	Wittmann DH(1982)
	5000mg,iv	—	60.0	87.0	0.69	Dietmar H(1983)
	5000mg,iv	1.0～8.0	148.5	199.0	0.75	Wittmann DH(1982)
骨组织 Bone tissue	400mg/kg,iv(家兔)	1.0～4.0	41.6	502.5	0.08	Norden WB(1984)
	800mg/kg,iv(家兔)	1.0～4.0	88.6	1009	0.09	Norden WB(1984)
肌肉组织 Muscular tissue	5000mg,iv	1.0～2.0	9.3～10.6	—	0.10～0.21	Kroening U(1982)
	20mg/kg,im(大鼠)	0.25	1.7	12.5	0.14	中山一诚(1979)
	100mg/kg,iv(大鼠)	0～1.0	2.6	26.5	0.10	荒谷春惠(1979)
伤口渗出液 Wound exudate	4000mg,iv	0～8.0	254.6	337.9	0.75	Weqealka G(1982)
脂肪组织 Adipose tissue	4000mg,iv	峰浓度	38.0	281.0	0.14	Bordt J(1983)
	4000mg,iv	0～3.0	47.9	221.5	0.22	Bordt J(1983)
	4000mg,iv	0.5～5.0	18.4	101.5	0.18	Lindert ACM(1990)
囊肿液 Cyst fluid	4000mg,iv	0.5～1.0	9.9	65.0～203.0	0.05～0.15	Büchler M(1989)
羊水 Amniotic fluid	2000mg,iv	1.0～2.0	4.3	33.5	0.13	高濑善次郎(1979)
	1000mg,iv	—	3.0～8.1	11.0～38.0	0.20	本村龙太郎(1979)
	2000mg,iv	1.3	3.9	37.4	0.10	松田静治(1979)
乳汁 Milk	2000mg,iv	1.0～2.0	0～0.7	33.5	<0.02	高濑善次郎(1979)
尿液 Urine	2000mg,iv	0～2.0	7067	16.0～190.0	68.6	正下启明(1979)

表 1-14 羧苄西林组织分布

部位	给药方案及病理生理状态	取样时间/h	浓度/(μg/g、μg/ml)或曲线下面积/(μg/g·h、μg/ml·h)		C_t/C_p 或 AUC_t/AUC_p	参考文献
			组织或组织液	血浆		
脑脊液 Cerebrospinal fluid	100mg/kg,iv(大鼠)(葡萄球菌脑膜炎)	0.5～2.0	5.3	24.3	0.22	森川嘉郎(1978)
	100mg/kg,iv(家兔)(葡萄球菌脑膜炎)	0.3～2.0	5.8	50.0	0.12	Morikawa Y(1981)
房水 Aqueous humor	100mg/kg,im(家兔)	0.5～6.0	5.6	101.0	0.06	德田久弥(1969)
舌 Tongue	100mg/kg,im(大鼠)	0.3～0.5	9.8～27.3	25.0～44.0	0.39～0.62	武安一嘉(1972)
牙龈 Gingiva	100mg/kg,im(大鼠)	0.3～0.5	7.8～15.3	25.0～44.0	0.31～0.35	武安一嘉(1972)
牙髓 Dental pulp	100mg/kg,im(大鼠)	0.3～0.5	10.4～16.6	25.0～44.0	0.38～0.42	武安一嘉(1972)
颌下腺 Submaxillary gland	100mg/kg,im(大鼠)	0.3～0.5	5.6～8.3	25.0～44.0	0.19～0.22	武安一嘉(1972)
腮腺 Parotid gland	100mg/kg,im(大鼠)	0.3～0.5	5.0～5.4	25.0～44.0	0.12～0.20	武安一嘉(1972)
颌下淋巴结 Submaxillary lymph node	100mg/kg,im(大鼠)	0.3～0.5	5.0～6.6	25.0～44.0	0.15～0.20	武安一嘉(1972)
肺组织 Pulmonary tissue	20mg/kg,im(小鼠)	0.3～0.5	14.8～43.9	33.8～59.5	0.44～0.74	Tsuchiya K(1972)
	9mg/kg,im(大鼠)	0.5	2.70	4.00	0.68	大久保滉(1969)
	50mg/kg,iv(大鼠)	0.5	25.0	53.0	0.47	入江健二(1978)
痰液 Sputum	8000mg,iv	峰浓度	2.0～3.0	300.0～340.0	<0.01	松本庆藏(1969)
肺门淋巴液 Hilar lymph	20mg/kg,im(比格犬)	1.0	13.5	20.7	0.65	长谷川真常(1978)
心脏组织 Cardiac tissue	100mg/kg,im(大鼠)	0.5	4.2	19.0	0.22	西田实(1969)

续表

部位	给药方案及病理生理状态	取样时间/h	浓度/(μg/g、μg/ml)或曲线下面积/(μg/g·h、μg/ml·h)		C_t/C_p 或 AUC_t/AUC_p	参考文献
			组织或组织液	血浆		
肝组织 Hepatic tissue	100mg/kg,im(大鼠)	0.5	39.0	11.2	3.48	松本庆藏(1969)
	20mg/kg,im(大鼠)	0.5	50.5	19.0	2.66	西田实(1969)
	50mg/kg,iv(大鼠)	0.3～0.5	149.0	53.0	2.81	入江健二(1978)
胆汁 Bile	50mg/kg,iv	0～2.0	1179	18.3	64.40	入江健二(1978)
	20mg/kg,im(大鼠)	—	367.3	19.0	19.30	西田实(1969)
	1000mg,im	1.0～2.0	360.0～553.0	20.1～33.1	17.30	松本学(1969)
肾脏 Kidney	9mg/kg,im(大鼠)	0.5～4.0	15.3	3.1	4.96	大久保滉(1969)
	20mg/kg,im(大鼠)	0.5	77.0	19.0	4.05	西田实(1969)
	50mg/kg,iv(大鼠)	0.5	350.0	53.0	6.60	入江健二(1978)
	100mg/kg,im(大鼠)	0.5	76.0	11.2	6.79	松本庆藏(1969)
前列腺组织 Prostatic tissue	5000mg,iv	1.0	48.6	115.5	0.42	Mishina T(1980)
前列腺组织间隙液 Prostatic interstitial fluid	10mg/(kg·h),iv(比格犬)(持续静脉输注)	稳态浓度	12.9±1.2	13.1±1.6	0.98	Nielsen OS(1980)
脾 Spleen	20mg/kg,im(小鼠)	0.3～0.5	5.5～17.2	33.8～59.5	0.17～0.29	Tsuchiya K(1972)
组织间隙液 Interstitial fluid	100mg/kg,im(大鼠)	0～4.0	59.6	67.3	0.88	Landau Z(1981)
	100mg/kg,im(大鼠)	峰浓度	—	—	0.36	Landau Z(1981)
乳汁 Milk	1000mg,im	3.0	0.24	6.30	0.04	张南薰(1969)
尿液 Urine	50mg/kg,iv	0～2.0	1213	18.3	66.40	入江健二(1978)
	20mg/kg,im(大鼠)	0.5	—	19.0	>100	西田实(1969)
	1000mg,im	0.5～1.0	—	—	>100	石山俊次(1969)

表 1-15　磺苄西林组织分布

部位	给药方案及病理生理状态	取样时间/h	浓度/(μg/g、μg/ml)或曲线下面积/(μg/g·h、μg/ml·h)		C_t/C_p 或 AUC_t/AUC_p	参考文献
			组织或组织液	血浆		
脑脊液 Cerebrospinal fluid	100mg/kg,iv(家兔)(葡萄球菌脑膜炎)	0.5～2.0	9.2	37.6	0.24	森川嘉郎(1978)
	5000mg,iv,q12h(化脓性脑膜炎)	—	24.6	233.0	0.11	副岛林造(1974)
	—,iv	2.0	—	—	<0.03	副岛林造(1974)
	—	2.0	—	—	0.06	Imagawa K(1982)
	5000mg,iv	2.0	10.5	155.0	0.07	今川健司(1982)
脑组织 Brain	200mg/kg,iv(大鼠)	1.0	4.2	70.0	0.06	三木文雄(1971)
	50mg/kg,iv(大鼠)	0.5	0.7	64.4	0.01	荒谷春惠(1974)
房水 Aqueous humour	50mg/kg,iv(家兔)	0～6.0	7.9	95.5	0.08	三国政吉(1971)
	50mg/kg,im(家兔)	1.0	3.8	72.5	0.05	三国政吉(1971)
玻璃体 Vitreous body	50mg/kg,im(家兔)	1.0	9.7	72.5	0.13	三国政吉(1971)
眼睑 Lid	50mg/kg,im(家兔)	1.0	18.1	72.5	0.25	三国政吉(1971)
结膜 Conjunctive	50mg/kg,im(家兔)	1.0	13.0	72.5	0.18	三国政吉(1971)
眼外肌 Extraocular muscle	50mg/kg,im(家兔)	1.0	16.1	72.5	0.22	三国政吉(1971)
角膜 Cornea	50mg/kg,im(家兔)	1.0	2.7	72.5	0.04	三国政吉(1971)
巩膜 Sclera	50mg/kg,im(家兔)	1.0	9.7	72.5	0.13	三国政吉(1971)
虹膜 Iris	50mg/kg,im(家兔)	1.0	13.7	72.5	0.19	三国政吉(1971)
视网膜 Retina	50mg/kg,im(家兔)	1.0	6.6	72.5	0.09	三国政吉(1971)
扁桃体 Tonsil	500mg,iv	术中	1.40	8.00	0.18	岩泽武彦(1974)

续表

部位	给药方案及病理生理状态	取样时间/h	浓度/(μg/g、μg/ml)或曲线下面积/(μg/g·h、μg/ml·h)		C_t/C_p 或 AUC_t/AUC_p	参考文献
			组织或组织液	血浆		
上颌窦黏膜 Maxillary sinus mucous	2000mg,iv	1.0	13.5	60.0～80.0	0.17～0.23	中山荣雄(1980)
	500mg,iv	术中	0.88	6.30	0.14	岩泽武彦(1974)
牙龈 Gingiva	100mg/kg,iv(大鼠)	0.3～1.0	4.3	12.7	0.34	近内寿胜(1972)
牙髓 Dental pulp	100mg/kg,iv(大鼠)	0.3～1.0	4.9	12.7	0.39	近内寿胜(1972)
腮腺 Parotid gland	100mg/kg,iv(大鼠)	0.3～1.0	1.9	12.7	0.15	近内寿胜(1972)
舌 Tongue	100mg/kg,iv(大鼠)	0.3～1.0	4.5	12.7	0.35	近内寿胜(1972)
颌下腺囊肿 Cyst of submaxillary gland	2000mg,iv	1.0	16.6	60.0～80.0	0.21～0.28	中山荣雄(1980)
颌下腺 Submaxillary gland	100mg/kg,iv(大鼠)	0.3～1.0	2.9	12.7	0.23	近内寿胜(1972)
颌下淋巴结 Submaxillary lymph node	100mg/kg,iv(大鼠)	0.3～1.0	2.1	12.7	0.16	近内寿胜(1972)
心脏组织 Cardiac tissue	50mg/kg,iv(大鼠)	0.5	8.9	64.4	0.14	荒谷春惠(1974)
肺组织 Pulmonary tissue	5000mg,iv	0.8	58.0	117.0	0.50	富木经三(1977)
	50mg/kg,iv(家兔)	1.0	6.20	9.40	0.66	三木文雄(1971)
	200mg/kg,iv(大鼠)	1.0	44.0	70.0	0.63	三木文雄(1971)
	500mg/kg,iv(家兔)	0.5	150.0～230.0	377.8±77.4	0.45～0.51	石原阳子(1978)
	50mg/kg,iv(大鼠)	0.5	15.3	64.4	0.24	荒谷春惠(1974)
	20mg/kg,im(小鼠)	0.3～2.0	13.4	30.9	0.43	Tsuchiya K(1972)
	100mg/kg,im(大鼠)	1.0	14.5	62.7	0.23	正下启明(1971)
胸膜 Pleura	5000mg,iv	0.8	35.0	117.0	0.30	富木经三(1977)

续表

部位	给药方案及病理生理状态	取样时间/h	浓度/(μg/g、μg/ml)或曲线下面积/(μg/g·h、μg/ml·h)		C_t/C_p 或 AUC_t/AUC_p	参考文献
			组织或组织液	血浆		
胸淋巴 Thoracic lymph	5000mg,iv	0.8	17.3	117.0	0.15	富木经三(1977)
支气管 Bronchia	500mg/kg,iv(家兔)	0.5	220～470	377.8±77.4	0.58～1.25	石原阳子(1978)
痰液 Sputum	10000mg,iv	3.0	7.5～10.0	420～600	0.02	松本庆藏(1971)
	500mg/kg,iv(家兔)	0.5	14.3	377.8±77.4	0.04	石原阳子(1978)
	2000mg,im	—	3.6	53.3～57.8	0.06	Ripa S(1987)
胸腔积液 Pleural fluid	500mg/kg,iv(家兔)	0.5	345.5±95.7	377.8±77.4	0.91	石原阳子(1978)
脾 Spleen	20mg/kg,im(小鼠)	0.3～2.0	4.9	30.9	0.16	Tsuchiya K(1972)
	50mg/kg,iv(大鼠)	0.5	5.2	64.4	0.08	荒谷春惠(1974)
肝组织 Hepatic tissue	50mg/kg,iv(家兔)	1.0	90.0	9.4	9.57	三木文雄(1971)
	20mg/kg,im(小鼠)	0.3～2.0	121.3	30.9	3.92	Tsuchiya K(1972)
	100mg/kg,im(大鼠)	1.0	415	62.7	6.62	正下启明(1971)
	100mg/kg,im(大鼠)	1.0～2.0	142.5	11.5	12.4	清水喜八郎(1971)
胆囊胆汁 Cystic bile	10000mg,iv	稳态浓度	473.7±212.7	40.8±22.2	11.6	石川羊男(1977)
	20mg/kg,im(家兔)	—	—	—	4.00～10.0	深谷一太(1971)
	50mg/kg,iv(家兔)	1.0～6.0	1235	112.7	11.0	三木文雄(1971)
肾脏 Kidney	20mg/kg,im(小鼠)	0.3～2.0	75.0	30.9	2.42	Tsuchiya K(1972)
	100mg/kg,im(大鼠)	1.0	273.0	62.7	4.35	正下启明(1971)
	200mg/kg,iv(大鼠)	1.0	220.0	70.0	3.14	三木文雄(1971)
	50mg/kg,iv(大鼠)	0.5	173.2	64.4	2.69	荒谷春惠(1974)
脾 Spleen	200mg/kg,iv(大鼠)	1.0	12.4	70.0	0.18	三木文雄(1971)

续表

部位	给药方案及病理生理状态	取样时间/h	浓度/(μg/g、μg/ml)或曲线下面积/(μg/g·h、μg/ml·h)		C_t/C_p 或 AUC_t/AUC_p	参考文献
			组织或组织液	血浆		
脾 Spleen	100mg/kg,im(大鼠)	1.0	14.5	62.7	0.23	正下启明(1971)
	20mg/kg,im(大鼠)	0.3～0.5	9.0	27.5～30.0	0.30	石山俊次(1971)
	20mg/kg,im(小鼠)	0.3～2.0	10.1	30.9	0.33	Tsuchiya K(1972)
前列腺包膜 Prostatic capsule	5000mg,iv	1.5	52.3	116.0	0.45	吉田英机(1980)
前列腺组织 Prostatic tissue	5000mg,iv	1.5	23.9	116.0	0.21	吉田英机(1980)
腹腔积液 Ascitic fluid	5000mg,iv	0～6.0	342.5	493.0	0.69	谷村弘(1978)
椎骨 Vertebra	2000mg,iv	0.3～1.5	7.8	71.4	0.11	茅野仗二(1983)
椎间盘韧带 Intervertebral ligament	2000mg,iv	0.3～1.5	9.4	71.4	0.13	茅野仗二(1983)
髓核 Nucleus pulposus	2000mg,iv	0.3～1.5	5.0	71.4	0.07	茅野仗二(1983)
肌肉组织 Muscular tissue	50mg/kg,iv(家兔)	1.0	4.80	9.40	0.51	三木文雄(1971)
	5000mg,iv	0.8	45.7	117.0	0.40	富木经三(1977)
脂肪组织 Adipose tissue	5000mg,iv	0.8	8.2	117.0	0.07	富木经三(1977)
手术创面渗出液 Surgical wound exudate	5000mg,iv	1.0～6.0	72.2	322.3	0.22	袴田胜(1982)
	5000mg,iv	峰浓度	24.5	154.6	0.16	袴田胜(1982)
羊水 Amniotic fluid	1000mg,iv	0.5～1.5	3.3	8.6～16.2	0.20～0.39	青河宽次(1971)
尿液 Urine	25mg/kg,iv(儿童)	1.0	1680	17.6	95.5	南部春生(1971)
	500mg,im	峰浓度	990.0	20.0	49.5	河田荣人(1971)
	500mg/kg,im	1.0	350～560	5.2	>63.3	正下启明(1971)
	20mg/kg,im(家兔)	—	—	—	≈100	深谷一太(1971)

表 1-16A　^{14}C-替卡西林组织分布(健康受试大鼠,200mg/kg,iv)[a]

部位	AUC_t/AUC_p	组织或组织液浓度 /(μg/g 或 μg/ml)					
		5min	30min	1.0h	4.0h	24.0h	48.0h
血浆 Plasma	1.00	34.9±2.47	7.75±0.34	3.63±0.18	1.50±0.06	0.34±0.02	0.10±0.01
全血 Blood	0.90	24.7±2.02	6.80±0.43	3.92±0.17	1.53±0.14	0.60±0.04	0.24±0.07
脑组织 Brain	0.10	1.00±0.27	0.43±0.04	0.53±0.12	0.47±0.03	0.09±0.01	0.05±0.00
脑垂体 Hypophysis	0.40	7.74±1.15	3.30±0.54	1.81±0.31	1.01±0.08	0.27±0.04	0.18±0.00
眼球 Eye-ball	0.29	4.85±0.50	2.14±0.29	1.46±0.13	0.67±0.06	0.11±0.01	0.07±0.00
泪腺 Harderian gland	0.48	4.57±0.02	2.33±0.27	2.52±0.06	1.95±0.16	1.90±0.33	0.30±0.04
甲状腺 Thyroid	0.31	8.60±0.69	2.50±0.38	1.27±0.13	0.64±0.07	0.24±0.02	0.12±0.02
颌下腺 Submaxillary gland	0.59	8.32±1.44	3.43±0.17	3.19±0.08	1.70±0.14	0.25±0.03	0.14±0.01
心脏组织 Cardiac tissue	0.38	7.23±0.53	2.35±0.33	2.01±0.03	0.92±0.05	0.17±0.02	0.11±0.01
肺组织 Pulmonary tissue	0.65	14.7±0.69	4.77±0.06	3.12±0.18	1.27±0.09	0.42±0.04	0.23±0.01
肝组织 Hepatic tissue	1.38	12.6±0.31	10.7±0.72	8.37±0.66	3.19±0.25	1.69±0.22	0.80±0.03
肾脏 Kidney	4.34	176.1±22.8	29.4±2.08	15.7±1.19	4.46±0.26	1.14±0.07	0.55±0.01
肾上腺 Adrenal	0.45	9.46±1.59	2.90±0.21	2.28±0.28	1.02±0.06	0.44±0.07	0.24±0.01
脾 Spleen	0.44	6.33±0.35	2.86±0.07	2.45±0.10	1.08±0.07	0.38±0.05	0.19±0.01
胰腺组织 Pancreatic tissue	0.62	8.76±0.65	4.40±0.05	3.31±0.25	1.61±0.02	0.32±0.04	0.13±0.01
膀胱 Urinary bladder	8.21	70.5±26.1	60.4±7.55	59.3±26.8	9.22±5.15	4.42±1.26	3.25±1.24
肌肉组织 Muscular tissue	0.75	6.96±0.83	5.57±0.45	5.12±0.21	1.14±0.06	0.20±0.03	0.14±0.00
脂肪 Fat	0.17	4.20±0.74	0.97±0.14	0.75±0.15	0.50±0.09	0.21±0.04	0.21±0.01
棕色脂肪 Brown fat	0.44	8.12±2.23	3.08±0.14	2.31±0.41	0.91±0.06	0.40±0.06	0.22±0.01
骨髓 Bone marrow	0.66	8.92±1.38	3.85±0.26	3.76±0.27	1.71±0.41	0.73±0.05	0.21±0.01
脊髓 Medulla spinalis	0.14	1.60±0.14	0.75±0.02	0.76±0.05	0.45±0.04	0.12±0.01	0.08±0.01

续表

部位	AUC_t/AUC_p	组织或组织液浓度 /(μg/g 或 μg/ml)					
		5min	30min	1.0h	4.0h	24.0h	48.0h
皮肤 Skin	0.55	14.5±1.58	4.73±0.22	2.18±0.50	1.11±0.10	0.42±0.05	0.31±0.02
主动脉 Aorta	0.74	17.2±0.40	6.69±0.32	2.89±0.43	1.76±0.27	0.36±0.07	0.40±0.03
睾丸 Testis	0.24	4.22±0.25	1.40±0.07	1.23±0.14	0.71±0.06	0.15±0.01	0.10±0.02
前列腺组织 Prostatic tissue	0.40	4.69±0.27	2.71±0.28	—	0.87±0.07	0.34±0.05	0.15±0.02

a:熊仓博之,石井隆太郎,西冈佳隆,等. Clavulanic acid およびBRL 28500のラットおよびイヌにおける体内动态. Chemotherapy,1986,34(4):187-201.

表 1-16B 替卡西林组织分布

部位	给药方案及病理生理状态	取样时间 /h	浓度/(μg/g、μg/ml)或曲线下面积/(μg/g · h、μg/ml · h)		C_t/C_p 或 AUC_t/AUC_p	参考文献
			组织或组织液	血浆		
脑脊液 Cerebrospinal fluid	3000mg,iv	1.0~6.0	18.3~36.8	397.7~427.7	0.05~0.09	Mizen L(1989)
	3000mg,iv(脑外科手术)	0~3.0	7.4	232.2	0.03	中川秀光(1994)
	4000mg,iv(无脑膜炎)	2.0	—	—	0.06	Rodriguez V(1973)
	160mg/kg,iv(无脑膜炎)	0~4.0	10.5	325.0	0.03	Syrogiannopoulos GA(1987)
	160mg/kg,iv(大肠杆菌脑膜炎)	0~4.0	31.1	263.0	0.12	Syrogiannopoulos GA(1987)
	160mg/kg,iv(流感嗜血杆菌脑膜炎)	0~4.0	47.1	429.0	0.11	Syrogiannopoulos GA(1987)
房水 Aqueous humour	1000mg/kg,iv(家猪)	2.0	83.0	894	0.09	Federspfl P(1986)
	1600mg,iv(家兔)	0.5	0.5	30.5	0.02	叶田野博(1986)
泪液 Lacrimal fluid	1600mg,iv(家兔)	0.5	13.0	30.5	0.43	叶田野博(1986)
鼻息肉 Nasal polyp	5000mg,iv	1.0	121.0±8.0	102.0	1.19	Federspfl P(1986)

续表

部位	给药方案及病理生理状态	取样时间/h	浓度/(μg/g、μg/ml)或曲线下面积/(μg/g·h、μg/ml·h)		C_t/C_p 或 AUC_t/AUC_p	参考文献
			组织或组织液	血浆		
鼻黏膜 Nasal mucosa	5000mg,iv	1.5	30.0～39.0	70.0～103.0	0.40	Federspfl P(1986)
扁桃体 Tonsil	5000mg,iv	1.5	14.0	75.0	0.19	Federspfl P(1986)
	3000mg,iv	1.0	27.4	122.9	0.22	藤卷丰(1986)
上颌窦黏膜 Maxillary sinus mucous	3000mg,iv	1.0	35.9	143.7	0.25	藤卷丰(1986)
上颌分泌液 Maxillary secretion	5000mg,iv	2.0	24.0±5.0	49.0	0.47	Federspfl P(1986)
颊囊肿 Buccal cyst	3000mg,iv	1.0	13.8	80.1	0.17	藤卷丰(1986)
颌下腺 Submaxillary gland	5000mg,iv	3.0	3.3	13.0	0.25	Federspfl P(1986)
心脏组织 Cardiac tissue	20mg/kg,im	0.3	2.7	18.7	0.14	中山一诚(1986)
	200mg/kg,im(大鼠)	0.5～1.0	12.0～24.0	100.5～160.0	0.12～0.15	石山俊次(1977)
肺组织 Pulmonary tissue	300mg/kg,iv(大鼠)	0.5	147.0	390.0	0.38	Woodnutt G(1987)
	200mg/kg,iv(大鼠)	0.5	24.8	132.8	0.19	Smith GM(1991)
	200mg/kg,iv(大鼠)	1.0	10.2	51.9	0.20	Smith GM(1991)
	200mg/kg,im(大鼠)	0.5～1.0	24.3～32.7	100.5～160.0	0.20～0.24	石山俊次(1977)
	20mg/kg,im	0.25	2.0	18.7	0.10	中山一诚(1986)
	20mg/kg,im	0.5	0.72	5.80	0.12	中山一诚(1986)
痰液 Sputum	3000mg,iv	—	—	77.8～144.0	—	后藤纯(1986)
	6000mg,iv	—	0.7	140.0	0.01	那须胜(1977)
	—	—	—	—	0.03～0.05	Lode H(1978)
	3000mg,iv	2.0	6.8	100.0	0.07	中川圭一(1977)

续表

部位	给药方案及病理生理状态	取样时间/h	浓度/(μg/g、μg/ml)或曲线下面积/(μg/g·h、μg/ml·h)		C_t/C_p 或 AUC_t/AUC_p	参考文献
			组织或组织液	血浆		
痰液 Sputum	3000mg,iv	2.0～4.0	1.40±0.70	—	0.02	井田士朗(1986)
胸腔积液 Pleural fluid	300mg/kg,iv(大鼠)	0～2.0	—	—	0.80～1.03	Woodnutt G(1987)
	—	—	—	—	0.30～0.66	Ervin FR(1976)
肝组织 Hepatic tissue	300mg/kg,iv(大鼠)	0.5	850.0	390.0	2.18	Woodnutt G(1987)
	200mg/kg,im(大鼠)	0.5～1.0	282～516	101～160	2.81～3.23	石山俊次(1977)
	100mg/kg,im(大鼠)	0.5	480.0	127.7	3.76	上田良弘(1977)
胆囊 Gallbladder	3000mg,iv	1.0	36.0±11.0	105.0±10.0	0.34	Brogard JM(1988)
	3000mg,iv	1.0～3.0	26.0～49.0	≈80.0	0.33～0.61	Owen AW(1986)
胆囊胆汁 Cystic bile	3000mg,iv	1.0	72.0±20.0	105.0±10.0	0.69	Brogard JM(1988)
	3000mg,iv	峰浓度	100.0	166.0	0.60	相川直树(1977)
	3000mg,iv	1.0～2.0	107.0～192.9	250.0～284.7	0.43～0.68	酒井克治(1986)
	2000mg,iv	2.0	15.0～30.0	45.0～55.0	0.33～0.55	柴田清人(1977)
	3000mg,iv	峰浓度	52.9	113.0	0.47	横山勋(1986)
	3000mg,iv	1～6	178.6	163.1	1.10	横山勋(1986)
	1500mg,iv	1.0	43.8	31.6	1.39	石川周(1986)
胆总管胆汁 Choledochal bile	3000mg,iv	1.0	386.0±66.0	105.0±10.0	3.68	Brogard JM(1988)
	3000mg,iv	0～2.5	—	—	5.00	Owen AW(1986)
	3000mg,iv	>2.8	—	—	>5.00	Owen AW(1986)
	3000mg,iv(胆管梗阻)	1.0	3.0～37.5	206.1～257.3	0.01～0.18	Owen AW(1986)
肾脏 Kidney	300mg/kg,iv(大鼠)	0.5	1200	390.0	3.08	Woodnutt G(1987)
	200mg/kg,im(大鼠)	0.5～1.0	246～324	101～160	2.03～2.45	石山俊次(1977)

部位	给药方案及病理生理状态	取样时间/h	浓度/(μg/g、μg/ml)或曲线下面积/(μg/g·h、μg/ml·h)		C_t/C_p 或 AUC_t/AUC_p	参考文献
			组织或组织液	血浆		
肾脏 Kidney	100mg/kg,im(大鼠)	0.5	323.3	127.7	2.53	上田良弘(1977)
	20mg/kg,im	0.5	26.0	5.8	4.48	中山一诚(1986)
脾 Spleen	200mg/kg,im(大鼠)	0.5～1.0	8.1～30.9	100.5～160.0	0.1～0.19	石山俊次(1977)
	300mg/kg,iv(大鼠)	0.5	45	390.0	0.12	Woodnutt G(1987)
小肠 Small intestine	300mg/kg,iv(大鼠)	0.5	1020	390.0	2.62	Woodnutt G(1987)
阑尾 Appendix	1500mg,iv	术中	77.4～113.8	35.0～50.0	2.20	中村孝(1986)
前列腺组织 Prostatic tissue	5000mg,iv	1.0	27.9±13.7	83.0±15.6	0.34	Becopoulos T(1990)
	5000mg,iv(多剂)	1.0	60.4±10.3	101.5±32.3	0.60	Becopoulos T(1990)
包皮 Praeputium penis	1000mg,im	1.0	8.4～14.0	>30.0	<0.30	河村信夫(1977)
睾丸 Testis	1000mg,im	0.5	7.2～9.2	>30.0	<0.27	河村信夫(1977)
卵巢 Ovary	5000mg,iv	—	—	—	0.31	Kobyletzki D(1983)
输卵管 Oviduct	5000mg,iv	—	—	—	0.27	Kobyletzki D(1983)
子宫内膜 Endometrium	5000mg,iv	—	—	—	0.22	Kobyletzki D(1983)
子宫肌层 Myometrium	5000mg,iv	—	—	—	0.32	Kobyletzki D(1983)
腹腔积液 Ascitic fluid	3000mg,iv	0～4.5	—	—	0.70	Manek N(1987)
	44mg/kg,iv	—	61.4±29.0	104.3±6.1	0.60	Sweeney CR(1984)
	44mg/kg,im	—	19.2±6.0	28.3±5.5	0.68	Sweeney CR(1984)
	300mg/kg,iv(大鼠)	0～2.0	—	—	0.80～1.03	Woodnutt G(1987)
	375mg/kg,iv(小鼠)	0～3.0	345.0	197.0	1.75	Boon RJ(1986)

续表

部位	给药方案及病理生理状态	取样时间/h	浓度/(μg/g、μg/ml)或曲线下面积/(μg/g·h、μg/ml·h)		C_t/C_p 或 AUC_t/AUC_p	参考文献
			组织或组织液	血浆		
腹腔积液 Ascitic fluid	1500mg,iv	0.5	47.2±24.6	64.3±27.7	0.73	佐藤毅(1986)
	1500mg,iv	术中	140.9	—	>1.00	中村孝(1986)
盆腔积液 Pelvic fluid	1600mg,iv	0～6.0	92.7	206.1	0.45	安永昌子(1986)
骨组织 Bone tissue	5000mg,iv	1.0	32.4	126.0	0.26	Adam D(1987)
	5000mg,iv	1.0	30.5	126.0	0.24	Adam D(1987)
软骨组织 Cartilage	70mg/kg,iv	2.5	6.5～11.0	47.1～54.3	0.17	Meier H(1989)
骨髓 Bone marrow	300mg/kg,iv(大鼠)	0.5	107.0	390.0	0.27	Woodnutt G(1987)
关节腔滑膜液 Synovial fluid	7000mg,iv(马)	1.0	4.5	24.1	0.19	Alanna J(2014)
肌肉组织 Muscular tissue	5000mg,iv	1.0～9.0	48.4	340.5	0.14	Daschner FD(1980)
	100mg/kg,im(大鼠)	0.5	18.7	127.7	0.15	上田良弘(1977)
脂肪组织 Adipose tissue	5000mg,iv	1.0～9.0	64.1	340.5	0.19	Daschner FD(1980)
皮肤 Skin	100mg/kg,iv	0.5	138.1	217.0	0.64	吉田哲宪(1977)
	100mg/kg,iv	1.0	49.8	88.9	0.56	吉田哲宪(1977)
	200mg/kg,iv	≈1.0	49.7	61.5	0.81	池田政身(1986)
	1600mg,iv	0～3.0	36.9	129.1	0.30	本间贤一(1986)
皮肤水疱液 Skin blister	3000mg,po	0～∞	269.0±87.0	454.0±73.0	0.59	Walstad RA(1986)
	3000mg,iv	1.0～12.0	442.6	409.6	1.10	Jaresko GS(1992)
	3000mg,iv	0.5～6.0	273.9	154.9	1.77	Bennett S(1992)
	1000mg,iv	2.0	—	—	1.02	Findlay CD(1981)
	300mg/kg,iv(大鼠)	0～2.0	—	—	1.39	Woodnutt G(1987)

续表

部位	给药方案及病理生理状态	取样时间/h	浓度/(μg/g、μg/ml)或曲线下面积/(μg/g·h、μg/ml·h)		C_t/C_p 或 AUC_t/AUC_p	参考文献
			组织或组织液	血浆		
创面渗出液 Wound exudate	3000mg，po	0～∞	319.0±98.0	454.0±73.0	0.70	Walstad RA(1986)
脓液 Pus	5000mg，iv	1.2	32.0	102.0	0.31	Federspfl P(1986)
	90mg/kg，iv(多剂)	0～3.0	219.0	197.0	1.11	Boon RJ(1986)
外周淋巴液 Peripheral lymph	1000mg/kg，iv(家猪)	0.5～6.0	236.5	327.0	0.72	Federspfl P(1986)
	150mg/kg，iv(家兔)	0～3.0	239.0	306.0	0.78	Woodnutt G(1987)
	3000mg，po	0～6.0	225.4	392.2	0.57	Bergan T(1986)
	3000mg，po	0～∞	236.0±77.0	454.0±73.0	0.52	Walstad RA(1986)
羊水 Amniotic fluid	1600mg，iv	1.0～2.0	7.7	46.1	0.17	安永昌子(1986)
	1000mg，iv	1.0	1.4～1.8	25.5～34.0	0.05	张南薰(1977)

表 1-17　阿帕西林组织分布

部位	给药方案及病理生理状态	取样时间/h	浓度/(μg/g、μg/ml)或曲线下面积/(μg/g·h、μg/ml·h)		C_t/C_p 或 AUC_t/AUC_p	参考文献
			组织或组织液	血浆		
脑脊液 Cerebrospinal fluid	25mg/kg，iv(肺炎链球菌脑膜炎)	0～6.0	23.0	154.0	0.15	Sato K(1984)
	3000mg，iv(细菌性脑膜炎)	2.0	16.0	137.0	0.12	Raoult D(1985)
脑组织 Brain	50mg/kg，iv(大鼠)	1.0	0.22	14.4	0.02	荒谷春惠(1978)
	200mg/kg，iv(大鼠)	1.0	1.30	68.2	0.02	宫胁裕幸(1978)
房水 Aqueous humour	50mg/kg，iv(家兔)	0.5	1.55	48.0	0.03	德田久弥(1978)
	50mg/kg，im(家兔)	1.0	0.90	18.0	0.05	德田久弥(1978)
	50mg/kg，iv(家兔)	0.5	1.99	31.5	0.06	大石正夫(1978)

续表

部位	给药方案及病理生理状态	取样时间/h	浓度/(μg/g、μg/ml)或曲线下面积/(μg/g·h、μg/ml·h)		C_t/C_p 或 AUC_t/AUC_p	参考文献
			组织或组织液	血浆		
玻璃体 Vitreous body	50mg/kg,iv(家兔)	0.5	0.57	80.0	<0.01	德田久弥(1978)
扁桃体 Tonsil	500mg,im	1.0	4.30	27.5	0.16	三边武右卫门(1978)
	250mg,iv	1.0	0.95	9.50	0.10	三边武右卫门(1978)
	500mg,iv	1.0	1.50	23.4	0.06	岩泽武彦(1978)
上颌窦黏膜 Maxillary sinus mucous	1000mg,iv	1.0	1.50	30.0	0.05	三边武右卫门(1978)
	500mg,iv	1.0	1.30	24.2	0.05	岩泽武彦(1978)
唾液腺 Salivary gland	200mg/kg,iv(大鼠)	1.0	14.2	68.2	0.21	宫胁裕幸(1978)
鼻甲 Turbinate	1000mg,iv	1.0	5.50	30.0	0.18	三边武右卫门(1978)
甲状腺 Thyroid	200mg/kg,iv(大鼠)	1.0	13.2	68.2	0.19	宫胁裕幸(1978)
肺组织 Pulmonary tissue	50mg/kg,iv(大鼠)	0.25	14.2	50.0	0.28	入江健二(1978)
	200mg/kg,iv(大鼠)	1.0	26.2	68.2	0.38	宫胁裕幸(1978)
	100mg/kg,im(大鼠)	1.0	9.70	37.0	0.26	松本庆藏(1978)
	50mg/kg,im(大鼠)	0.5	3.10	13.5	0.23	山本俊幸(1978)
支气管 Bronchia	2000mg,iv	2.0	—	—	0.21	Bergogne-Bérézin E (1984)
痰液 Sputum	2000mg,iv	峰浓度	—	—	<0.05	副岛林造(1978)
	2000mg,iv	2.0	0.42～0.60	30.0～46.0	<0.02	松本庆藏(1978)
胸腺 Thymus	200mg/kg,iv(大鼠)	1.0	8.10	68.2	0.12	宫胁裕幸(1978)
胸腔积液 Pleural fluid	1000mg,iv	2.0	12.9	50.0	0.26	副岛林造(1978)
	2000mg,iv	2.0	23.0	64.0	0.36	副岛林造(1978)
心脏组织 Cardiac tissue	50mg/kg,iv(大鼠)	1.0	1.21	14.4	0.08	荒谷春惠(1978)

续表

部位	给药方案及病理生理状态	取样时间/h	浓度/(μg/g、μg/ml)或曲线下面积/(μg/g·h、μg/ml·h)		C_t/C_p 或 AUC_t/AUC_p	参考文献
			组织或组织液	血浆		
肝组织 Hepatic tissue	50mg/kg,iv(大鼠)	0.25	126.3	50.0	2.53	入江健二(1978)
	200mg/kg,iv(大鼠)	1.0	138.7	68.2	2.03	宫胁裕幸(1978)
	50mg/kg,iv(大鼠)	1.0	27.0	14.4	1.87	荒谷春惠(1978)
	50mg/kg,im(大鼠)	0.5	64.2	13.5	4.75	山本俊幸(1978)
胆囊 Gallbladder	1000mg,iv	术中	61.8	105.7	0.58	冈本美穗二(1979)
胆汁 Bile	1000mg,iv	0～6.0	1165	157.2	7.41	中川圭一(1978)
	1000mg,iv	术中	1533	105.7	14.5	冈本美穗二(1979)
	1000mg,iv	峰浓度	270～730	39.0～46.0	11.8	石井哲也(1978)
	1000mg,iv	1.0	—	65.5	>20.0	Brogard JM(1984)
	250mg,im	峰浓度	481～504	24.0～42.3	11.9～20.0	柴田清人(1978)
	250mg,im	1.0～2.0	213～935	17.5	>12.2	山本泰宽(1978)
胃 Stomach	50mg/kg,iv(大鼠)	1.0	28.6	14.4	1.99	荒谷春惠(1978)
肾脏 Kidney	50mg/kg,iv(大鼠)	0.3	78.0	50.0	1.56	入江健二(1978)
	50mg/kg,iv(大鼠)	1.0	20.6	14.4	1.43	荒谷春惠(1978)
	200mg/kg,iv(大鼠)	1.0	152.1	68.2	2.23	宫胁裕幸(1978)
	50mg/kg,im(大鼠)	0.5	34.7	13.5	2.57	山本俊幸(1978)
	100mg/kg,im(大鼠)	1.0	40.0	37.0	1.08	松本庆藏(1978)
肾上腺 Adrenal	200mg/kg,iv(大鼠)	1.0	10.9	68.2	0.16	宫胁裕幸(1978)
脾 Spleen	50mg/kg,iv(大鼠)	0.25	2.60	50.0	0.05	入江健二(1978)
	50mg/kg,iv(大鼠)	1.0	1.03	14.4	0.07	荒谷春惠(1978)
	200mg/kg,iv(大鼠)	1.0	7.70	68.2	0.11	宫胁裕幸(1978)

续表

部位	给药方案及病理生理状态	取样时间/h	浓度/(μg/g、μg/ml)或曲线下面积/(μg/g·h、μg/ml·h)		C_t/C_p 或 AUC_t/AUC_p	参考文献
			组织或组织液	血浆		
胰腺组织 Pancreatic tissue	200mg/kg,iv(大鼠)	1.0	11.3	68.2	0.17	宫胁裕幸(1978)
十二指肠 Duodenum	50mg/kg,iv(大鼠)	1.0	87.8	14.4	6.10	荒谷春惠(1978)
十二指肠液 Duodenal fluid	1000mg,iv	峰浓度	2093	—	>20.0	Brogard JM(1985)
空肠 Jejunum	50mg/kg,iv(大鼠)	1.0	168.0	14.4	11.7	荒谷春惠(1978)
回肠 Ileum	50mg/kg,iv(大鼠)	1.0	83.8	14.4	5.82	荒谷春惠(1978)
	50mg/kg,iv(大鼠)	1.0	30.6	14.4	2.13	荒谷春惠(1978)
大肠 Large intestine	50mg/kg,iv(大鼠)	1.0	9.58	14.4	0.67	荒谷春惠(1978)
睾丸 Testis	50mg/kg,iv(大鼠)	0.3	3.85	50.0	0.08	入江健二(1978)
	50mg/kg,iv(大鼠)	1.0	0.70	14.4	0.05	荒谷春惠(1978)
肌肉组织 Muscular tissue	50mg/kg,iv(大鼠)	0.3	2.61	50.0	0.05	入江健二(1978)
	200mg/kg,iv(大鼠)	1.0	7.50	68.2	0.10	宫胁裕幸(1978)
皮肤 Skin	200mg/kg,iv(大鼠)	1.0	39.1	68.2	0.57	宫胁裕幸(1978)
尿液 Urine	1000mg,iv	1.0	1020	105.7	9.65	冈本美穗二(1979)

表 1-18　阿朴西林组织分布

部位	给药方案及病理生理状态	取样时间/h	浓度/(μg/g、μg/ml)或曲线下面积/(μg/g·h、μg/ml·h)		C_t/C_p 或 AUC_t/AUC_p	参考文献
			组织或组织液	血浆		
脑脊液 Cerebrospinal fluid	100mg/kg,iv(家兔)(葡萄球菌脑膜炎)	0.3～3.0	—	—	0.13	小林裕(1984)
	100mg/kg,iv(大鼠)(肺炎链球菌脑膜炎)	0～∞	12.8	78.8	0.16	奥野哲(1989)
房水 Aqueous humor	50mg/kg,iv(家兔)	4.0	6.9	129.7	0.05	松屋直树(1984)
	50mg/kg,iv(家兔)	0.5	2.7	26.3	0.10	大石正夫(1984)
	50mg/kg,im(家兔)	4.0	4.7	60.7	0.07	松屋直树(1984)
虹膜及睫状体 Iris and ciliary body	50mg/kg,iv(家兔)	0.3	9.8	155.0	0.06	松屋直树(1984)
眼睑 Lid	50mg/kg,iv(家兔)	0.3	86.5	155.0	0.56	松屋直树(1984)
结膜 Conjunctive	50mg/kg,iv(家兔)	0.3	75.1	155.0	0.48	松屋直树(1984)
眼外肌 Extraocular muscle	50mg/kg,iv(家兔)	0.3	49.8	155.0	0.32	松屋直树(1984)
角膜 Cornea	50mg/kg,iv(家兔)	0.3	1.0	155.0	<0.01	松屋直树(1984)
巩膜 Sclera	50mg/kg,iv(家兔)	0.3	32.3	155.0	0.21	松屋直树(1984)
玻璃体 Vitreous body	50mg/kg,iv(家兔)	0.3	0.6	155.0	<0.01	松屋直树(1984)
	50mg/kg,iv(家兔)	0.5	0.4	26.3	<0.01	大石正夫(1984)
视网膜和脉络膜 Retina and choroid	50mg/kg,iv(家兔)	0.25	4.9	155.0	0.03	松屋直树(1984)
视神经 Optic nerve	50mg/kg,iv(家兔)	0.5	5.7	26.3	0.22	大石正夫(1984)
牙龈 Gingiva	1000mg,iv	0～∞	31.8	102.0	0.31	神谷祐二(1985)

续表

部位	给药方案及病理生理状态	取样时间/h	浓度/(μg/g、μg/ml)或曲线下面积/(μg/g·h、μg/ml·h)		C_t/C_p 或 AUC_t/AUC_p	参考文献
			组织或组织液	血浆		
牙龈囊肿壁 Gingival cyst wall	1000mg,iv	0～∞	34.3	102.0	0.34	神谷祐二(1985)
上颌骨 Maxilla	20mg/kg,iv(家兔)(健康受试动物)	0～2.0	7.4	55..5	0.13	足立雅利(1997)
	20mg/kg,iv(家兔)(感染)	0～2.0	7.2	73.7	0.10	足立雅利(1997)
下颌骨 Mandibula	20mg/kg,iv(家兔)(健康受试动物)	0～2.0	6.3	55.5	0.11	足立雅利(1997)
	20mg/kg,iv(家兔)(感染)	0～2.0	6.8	73.7	0.10	足立雅利(1997)
扁桃体 Tonsil	1000mg,iv	1.0	2.6±0.4	16.1±0.6	0.16	木下治二(1994)
	500mg,iv	1.0	4.0±1.7	15.4±8.2	0.26	三边武右卫门(1984)
	1000mg,iv	1.0	6.1±2.3	27.7±6.2	0.22	三边武右卫门(1984)
上颌窦黏膜 Maxillary sinus mucous	1000mg,iv	1.0	8.9±4.4	27.7±6.2	0.32	三边武右卫门(1984)
	2000mg,iv	6.0	—	—	0.52	日吉正明(1994)
咽部黏膜 Pharyngeal mucosa	40mg/kg,iv(豚鼠)	0～2.0	17.1	58.8	0.29	杉田麟也(1985)
	100mg/kg,iv(豚鼠)	0～4.0	80.9	188.4	0.43	杉田麟也(1985)
	40mg/kg,iv(豚鼠)	0～2.0	19.6	46.1	0.43	奥野哲(1989)
腺样体 Adenoid	500mg,iv	1.0	2.5±0.6	15.4±8.2	0.16	三边武右卫门(1984)
鼻息肉 Nasal polyp	500mg,iv	1.0	4.5±3.6	15.6±4.8	0.29	三边武右卫门(1984)
鼻腔组织 Nasal tissue	500mg,iv	1.0	3.1±1.0	15.6±4.8	0.20	三边武右卫门(1984)
	1000mg,iv	1.0	9.7±4.6	30.3±7.5	0.32	三边武右卫门(1984)
耳分泌液 Otorrhea	1000mg,iv	0～4.0	58.0	162.7	0.36	三边武右卫门(1985)
	1000mg,im	0～8.0	19.5	158.4	0.12	三边武右卫门(1985)
中耳分泌液 Middle ear effusion	40mg/kg,iv(豚鼠)	0～2.0	15.3	58.8	0.26	杉田麟也(1985)
	100mg/kg,iv(豚鼠)	0～4.0	60.8	188.4	0.32	杉田麟也(1985)

续表

部位	给药方案及病理生理状态	取样时间/h	浓度/(μg/g、μg/ml)或曲线下面积/(μg/g·h、μg/ml·h)		C_t/C_p 或 AUC_t/AUC_p	参考文献
			组织或组织液	血浆		
中耳分泌液 Middle ear effusion	40mg/kg,iv(豚鼠)(肺炎链球菌性中耳炎)	0～2.0	21.6	46.1	0.47	奥野哲(1989)
心脏组织 Cardiac tissue	20mg/kg,im(大鼠)	0.25	13.8	28.0	0.49	中山一诚(1984)
气管 Trachea	20mg/kg,iv(家兔)(健康受试动物)	0～2.0	17.8	55.5	0.32	足立雅利(1997)
	20mg/kg,iv(家兔)(感染)	0～2.0	22.8	73.7	0.31	足立雅利(1997)
支气管 Bronchia	2000mg,iv	1.0	34.9±16.8	64.4±36.1	0.54	中井勋(1993)
肺组织 Pulmonary tissue	2000mg,iv	1.0	30.3±18.0	64.4±36.1	0.47	中井勋(1993)
	20mg/kg,im(大鼠)	0.3	9.0	28.0	0.32	中山一诚(1984)
痰液 Sputum	1000mg,iv	1.0	0.3	61.3	<0.01	渡边纲一(1984)
乳腺 Mammary gland	1000mg,iv	2.6	7.9±2.0	12.9±1.7	0.61	圆谷博(1985)
乳腺癌组织 Breast cancer tissue	2000mg,iv	3.5	21.7±5.9	19.8±3.1	1.10	圆谷博(1985)
	1000mg,iv	2.6	12.1	12.9±1.7	0.94	圆谷博(1985)
肝组织 Hepatic tissue	20mg/kg,im(大鼠)	0.3	20.1	28.0	0.72	中山一诚(1984)
	20mg/kg,im(大鼠)	1.0	6.90	6.30	1.10	中山一诚(1984)
胆囊 Gallbladder	1000mg,iv	1.0	18.1±13.7	146.2±46.4	0.12	谷村弘(1984)
胆汁 Bile	1000mg,iv	1.0	218.9±201.8	146.2±46.4	1.50	谷村弘(1984)
	1000mg,iv	0～6.0	191.9	106.0	1.81	酒井克治(1984)
脾 Spleen	20mg/kg,im(大鼠)	0.3	12.3	28.0	0.44	中山一诚(1984)
肾脏 Kidney	20mg/kg,im(大鼠)	0.3	43.5	28.0	1.55	中山一诚(1984)
	20mg/kg,im(大鼠)	0.5	42.0	21.0	2.00	中山一诚(1984)

续表

部位	给药方案及病理生理状态	取样时间/h	浓度/(μg/g、μg/ml)或曲线下面积/(μg/g·h、μg/ml·h)		C_t/C_p 或 AUC_t/AUC_p	参考文献
			组织或组织液	血浆		
肾脏 Kidney	20mg/kg,im(大鼠)	1.0	16.8	6.3	2.67	中山一诚(1984)
前列腺组织 Prostatic tissue	2000mg,iv	0～1.5	47.6	158.8	0.30	赤泽信幸(1984)
	2000mg,iv	0.5	43.5	135.0	0.32	和志田裕人(1984)
前列腺分泌液 Prostatic secretion	2000mg,iv	1.0	0.4	47.7	<0.01	铃木惠三(1984)
睾丸 Testis	1000mg,iv	0.5	15.9±1.8	46.6±4.8	0.34	冈田敬司(1984)
附睾组织 Epididymal tissue	1000mg,iv	0.5	23.0±2.1	46.6±4.8	0.49	冈田敬司(1984)
卵巢 Ovary	1000mg,iv	0.5	41.5	102.0	0.41	冈田悦子(1984)
	2000mg,iv	0～∞	80.1	161.4	0.50	高濑善次郎(1979)
	1000mg,iv	0～4.0	26.2	68.2	0.34	张南薫(1984)
	1000mg,iv	0～∞	74.5	187.0	0.40	山元贵雄(1984)
输卵管 Oviduct	1000mg,iv	0.5	46.0	102.0	0.45	冈田悦子(1984)
	2000mg,iv	0～∞	74.1	161.4	0.46	高濑善次郎(1979)
	1000mg,iv	0～4.0	28.2	68.2	0.41	张南薫(1984)
	1000mg,iv	0～∞	56.8	187.0	0.30	山元贵雄(1984)
子宫颈 Cervix uterus	2000mg,iv	0～∞	89.2	161.4	0.55	高濑善次郎(1979)
	1000mg,iv	0～4.0	30.3	68.2	0.44	张南薫(1984)
	1000mg,iv	0～∞	65.5	187.0	0.35	山元贵雄(1984)
子宫浆膜 Perimetrium	1000mg,iv	0～4.0	31.7	68.2	0.46	张南薫(1984)

部位	给药方案及病理生理状态	取样时间/h	浓度/(μg/g、μg/ml)或曲线下面积/(μg/g·h、μg/ml·h)		C_t/C_p 或 AUC_t/AUC_p	参考文献
			组织或组织液	血浆		
子宫内膜 Endomertium	1000mg,iv	0.5	51.7	102.0	0.51	冈田悦子(1984)
	2000mg,iv	0～∞	51.4	161.4	0.32	高濑善次郎(1979)
	1000mg,iv	0～4.0	24.0	68.2	0.35	张南薰(1984)
	1000mg,iv	0～∞	51.9	187.0	0.28	山元贵雄(1984)
子宫肌层 Myometrium	1000mg,iv	0.5	49.3	102.0	0.48	冈田悦子(1984)
	2000mg,iv	0～∞	59.3	161.4	0.37	高濑善次郎(1979)
	1000mg,iv	0～4.0	28.6	68.2	0.42	张南薰(1984)
	1000mg,iv	0～∞	54.6	187.0	0.29	山元贵雄(1984)
阴道部 Portio vaginalis	1000mg,iv	0.5	63.4	102.0	0.62	冈田悦子(1984)
	1000mg,iv	0～4.0	38.1	68.2	0.56	张南薰(1984)
	1000mg,iv	0～∞	91.8	187.0	0.49	山元贵雄(1984)
包皮 Praeputium penis	1000mg,iv	0.5	9.6±2.3	46.6±4.8	0.21	冈田敬司(1984)
腹腔积液 Ascitic fluid	1000mg,iv	1.0～6.0	114.0	—	1.79	山元贵雄(1984)
	2000mg,iv	1.0～6.0	191.0	—	>2.00	山元贵雄(1984)
骨组织 Bone tissue	20mg/kg,iv(家兔)(健康受试动物)	0～2.0	3.6	55.5	0.07	足立雅利(1997)
	20mg/kg,iv(家兔)(感染)	0～2.0	4.9	73.7	0.07	足立雅利(1997)
皮肤 Skin	2000mg,iv	1.0	32.5±18.5	70.5±28.1	0.52	黑川正人(1993)
脓液 Pus	20mg/kg,iv(家兔)(感染)	0～2.0	9.7	73.7	0.13	足立雅利(1997)

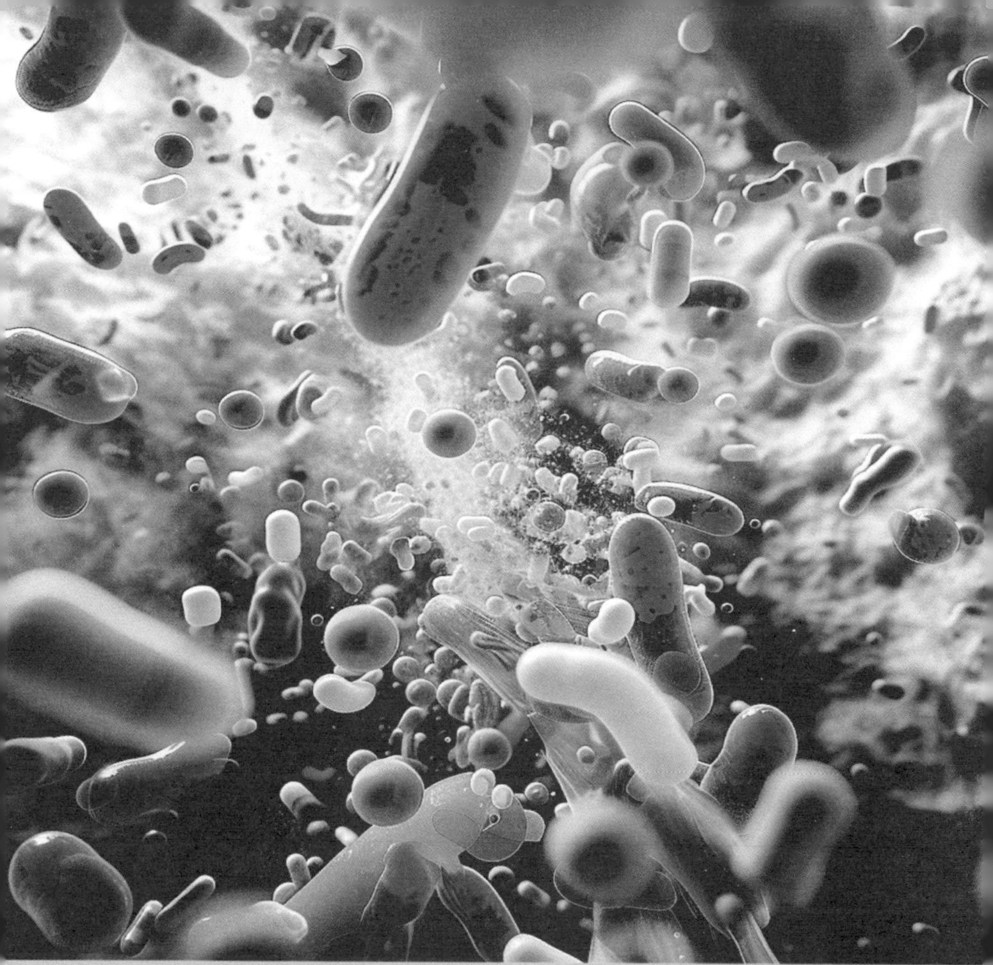

二
头孢菌素类
Cephalosporins

表 2-1　头孢唑林组织分布

部位	给药方案及病理生理状态	取样时间/h	浓度/(μg/g、μg/ml)或曲线下面积/(μg/g·h、μg/ml·h)		C_t/C_p 或 AUC_t/AUC_p	参考文献
			组织或组织液	血浆		
脑组织 Brain	2000mg，iv(健康受试者)	0.5～2.0	2.0	70.0～100.0	0.03	Frame PT(1983)
	40mg/kg，iv(大鼠)	0.3～0.5	0.7～0.9	19.6～28.0	0.03	荒谷春惠(1980)
	20mg/kg，iv(大鼠)	0.3	1.6	46.9	0.03	东平靖雄(1976)
	200mg/kg，im(大鼠)	1.0	2.2	72.0	0.03	石山俊次(1970)
	20mg/kg，im(大鼠)	0.3	1.0	47.0	0.02	东平靖雄(1976)
	20mg/kg，im(大鼠)	0.1～6.0	3.2	80.4	0.04	Intoccia AP(1978)
脑脊液 Cerebrospinal fluid	2000mg，iv(多剂)	稳态浓度	34.0	360.0	0.11	Moore TD(1981)
	2000mg，iv，q8h(重度感染)	0～8.0	—	—	0.04～0.11	Novak AR(2021)
	2000mg，iv，q8h(葡萄球菌脑膜炎)	稳态浓度	2.8	58.1	0.04	Turnier PL(2019)
脑垂体 Hypophysis	20mg/kg，im(大鼠)	0.3	6.5	47.0	0.14	东平靖雄(1976)
房水 Aqueous humour	50mg/kg，iv(家兔)	0～6.0	20.7	264.1	0.08	三国政吉(1970)
	50mg/kg，im(家兔)	1.0	7.0	139.0	0.08	三国政吉(1970)
	1000mg，iv	1.0	0.6～0.9	36.0～73.5	0.02	三国政吉(1970)
玻璃体 Vitreous body	1000mg，iv	1.0	1.5	91.3	0.02	三国政吉(1970)
眼睑 Lid	50mg/kg，im(家兔)	1.0	64.4	139.0	0.46	三国政吉(1970)
结膜 Conjunctive	50mg/kg，im(家兔)	1.0	82.3	139.0	0.59	三国政吉(1970)
眼外肌 Extraocular muscle	50mg/kg，im(家兔)	1.0	45.7	139.0	0.33	三国政吉(1970)
角膜 Cornea	50mg/kg，im(家兔)	1.0	13.3	139.0	0.10	三国政吉(1970)
巩膜 Sclera	50mg/kg，im(家兔)	1.0	31.2	139.0	0.22	三国政吉(1970)

续表

部位	给药方案及病理生理状态	取样时间/h	浓度/(μg/g、μg/ml)或曲线下面积/(μg/g·h、μg/ml·h)		C_t/C_p 或 AUC_t/AUC_p	参考文献
			组织或组织液	血浆		
虹膜及脉络膜 Iris and ciliary body	50mg/kg,im(家兔)	1.0	53.6	139.0	0.39	三国政吉(1970)
视网膜 Retina	50mg/kg,im(家兔)	1.0	26.3	139.0	0.19	三国政吉(1970)
鼻黏膜 Nasal mucosa	2000mg,iv	0.5～1.5	69.0	173.6	0.40	三好丰二(1980)
扁桃体 Tonsil	2000mg,iv	0.75	27.5	126.7	0.22	三好丰二(1980)
颌下腺 Submaxillary gland	100mg/kg,iv(大鼠)	0.5～4.0	24.0	184	0.25	Lee FH(1981)
	40mg/kg,iv	1.0～2.0	6.45～7.61	—	0.18	中尾薫(1979)
	100mg/kg,iv(大鼠)	1.0	6.5	32.0	0.20	水野和生(1983)
	20mg/kg,im(大鼠)	0.3	6.0	47.0	0.13	东平靖雄(1976)
上颌窦黏膜 Maxillary sinus mucosa	2000mg,iv	0.5～1.5	80.4	150.0	0.54	三好丰二(1980)
	500mg,im	1.0	6.0	15.0	0.40	岩泽武彦(1970)
下颌骨 Mandibula	30mg/kg,iv	0.5	11.9	74.7	0.16	吉位尚(2000)
	100mg/kg,iv(大鼠)	1.0	6.1	32.0	0.19	水野和生(1983)
颊黏膜 Buccal mucosa	40mg/kg,iv	1.0～2.0	11.2～15.3	—	0.32～0.35	中尾薫(1979)
舌 Tongue	40mg/kg,iv	1.0～2.0	7.34～9.81	—	0.22	中尾薫(1979)
	20mg/kg,im(大鼠)	0.3	15.5	47.0	0.33	东平靖雄(1976)
	100mg/kg,iv(大鼠)	1.0	10.0	32.0	0.33	水野和生(1983)
牙龈 Gingiva	40mg/kg,iv	1.0～2.0	7.2～22.4	—	0.23～0.47	中尾薫(1979)
	100mg/kg,iv(大鼠)	1.0	15.0	32.0	0.47	水野和生(1983)
	100mg/kg,im(大鼠)	峰浓度	21.2	40.5	0.52	佐佐木次郎(1976)

续表

部位	给药方案及病理生理状态	取样时间/h	浓度/(μg/g、μg/ml)或曲线下面积/(μg/g·h、μg/ml·h)		C_t/C_p 或 AUC_t/AUC_p	参考文献
			组织或组织液	血浆		
牙髓 Dental pulp	40mg/kg,iv	1.0～2.0	16.6～25.5	—	0.53	中尾薰(1979)
	100mg/kg,im(大鼠)	峰浓度	37.2	40.5	0.92	佐佐木次郎(1976)
腮腺 Parotid gland	2000mg,iv	2.0	28.7	77.5	0.37	三好丰二(1980)
	100mg/kg,im(大鼠)	峰浓度	13.1	40.5	0.32	佐佐木次郎(1976)
	40mg/kg,iv	1.0～2.0	9.7～16.6	—	0.32	中尾薰(1979)
	100mg/kg,iv(大鼠)	1.0	6.5	32.0	0.20	水野和生(1983)
颌下淋巴结 Submaxillary lymph node	40mg/kg,iv	1.0～2.0	7.8～12.3	—	0.25	中尾薰(1979)
	100mg/kg,im(大鼠)	峰浓度	15.4	40.5	0.37	佐佐木次郎(1976)
颈部淋巴结 Cervical lymph node	100mg/kg,iv(大鼠)	0.5～4.0	24.0	184.0	0.13	Lee FH(1981)
淋巴液 Lymph	20mg/kg,im(大鼠)	0～2.0	—	—	0.82	村川武雄(1972)
	20mg/kg,im(比格犬)	0～4.0	—	—	1.06	村川武雄(1972)
甲状腺 Thyroid	2000mg,iv	2.0	27.3	79.2	0.34	三好丰二(1980)
胸腺 Thymus	20mg/kg,im(大鼠)	0.3	10.0	47.0	0.21	东平靖雄(1976)
	20mg/kg,iv(大鼠)	0.3	9.9	46.9	0.21	东平靖雄(1976)
肺组织 Pulmonary tissue	100mg/kg,iv(大鼠)	0.50	63.7±7.0	221.0±8.0	0.29	多代友纪(1991)
	100mg/kg,iv(大鼠)	0.5～4.0	46.0	184.0	0.25	Lee FH(1981)
	40mg/kg,iv	1.0～2.0	7.69～9.63	—	0.20～0.30	中尾薰(1979)
	20mg/kg,iv(大鼠)	0.3	13.9	46.9	0.30	东平靖雄(1976)
	20mg/kg,im(大鼠)	0.1～6.0	24.7	80.4	0.31	Intoccia AP(1978)
	200mg/kg,im(大鼠)	0.5	14.8	72.0	0.21	石山俊次(1970)
	50mg/kg,im(大鼠)	1.0	15.2	46.7	0.33	三木文雄(1970)

续表

部位	给药方案及病理生理状态	取样时间/h	浓度/(μg/g、μg/ml)或曲线下面积/(μg/g·h、μg/ml·h)		C_t/C_p 或 AUC_t/AUC_p	参考文献
			组织或组织液	血浆		
气管 Trachea	20mg/kg,im(大鼠)	0.25	24.5	47.0	0.52	东平靖雄(1976)
胸腔积液 Pleural fluid	**1000mg,iv**	0.5～2.0	12.5～36.3	65.7～76.2	0.20～0.48	Cole DR(1977)
	500mg,im	1.0～4.0	79.5	140.6	0.56	Cole DR(1977)
	30mg/kg,im(家兔)	0.3～8.0	37.2	102.4	0.36	Georgopoulos A (1980)
	1000mg,iv	2.0	12.9	63.9	0.20	高本正纸(1980)
	1000mg,iv	0～24.0	186.6	671.1	0.28	高本正纸(1980)
心脏组织 Cardiac tissue	40mg/kg,iv(大鼠)	0.3～0.5	7.4	19.6	0.27	荒谷春惠(1980)
	50mg/kg,im(大鼠)	1.0	10.1	46.7	0.22	三木文雄(1970)
	200mg/kg,im(大鼠)	0.5	18.4	72.0	0.25	石山俊次(1970)
	20mg/kg,im(大鼠)	0.1～6.0	14.1	80.4	0.17	Intoccia AP(1978)
	100mg/kg,iv(大鼠)	0.5～4.0	29.0	184.0	0.16	Lee FH(1981)
	40mg/kg,im(家兔)	0.5	18.4	135.0	0.14	Nishida M(1970)
	—	—	—	—	0.10	Tsuji A(1983)
心包液 Pericardial fluid	30mg/kg,iv	术中	28.2	94.4	0.30	Dudley MN(1984)
心耳组织 Auricle tissue	30mg/kg,iv	术中	26.7	94.4	0.29	Dudley MN(1984)
肝组织 Hepatic tissue	100mg/kg,iv(大鼠)	1.0	27.0	32.0	0.83	水野和生(1983)
	—	—	—	—	0.79	Tsuji A(1983)
	100mg/kg,iv(大鼠)	0.5～4.0	122.0	184.0	0.66	Lee FH(1981)
	20mg/kg,im(大鼠)	0.25	37.0	47.0	0.79	东平靖雄(1976)

续表

部位	给药方案及病理生理状态	取样时间/h	浓度/(μg/g、μg/ml)或曲线下面积/(μg/g·h、μg/ml·h)		C_t/C_p 或 AUC_t/AUC_p	参考文献
			组织或组织液	血浆		
肝组织 Hepatic tissue	20mg/kg,iv(大鼠)	0.25	25.3	46.9	0.54	东平靖雄(1976)
	200mg/kg,im(大鼠)	0.5	38.0	72.0	0.53	石山俊次(1970)
	40mg/kg,iv(大鼠)	0.3～0.5	8.3～13.6	19.6～28.0	0.42～0.49	荒谷春惠(1980)
	40mg/kg,iv	1.0	20.6	—	0.44	中尾薫(1979)
脾 Spleen	40mg/kg,iv(大鼠)	0.3～0.5	2.8～3.9	19.6～28.0	0.14	荒谷春惠(1980)
	200mg/kg,im(大鼠)	0.5	10.8	72.0	0.15	石山俊次(1970)
	20mg/kg,im(大鼠)	0.3	7.0	47.0	0.15	东平靖雄(1976)
	20mg/kg,iv(大鼠)	0.3	7.2	46.9	0.15	东平靖雄(1976)
	40mg/kg,im(家兔)	0.5	9.3	135.0	0.07	Nishida M(1970)
	20mg/kg,im(大鼠)	0.1～6.0	7.9	80.4	0.10	Intoccia AP(1978)
	50mg/kg,im(大鼠)	1.0	4.3	46.7	0.09	三木文雄(1970)
胃黏膜 Stomach mucosa	20mg/kg,iv(大鼠)	0.3	14.6	46.9	0.25	东平靖雄(1976)
胆囊 Gallbladder	1000mg,iv	0.5～2.0	73.6	111.4	0.66	Cunha BA(1982)
	1000mg,iv	1.0	30.1	—	0.62	Berger SA(1988)
	1000mg,iv	1.0～2.0	23.4～28.3	60.5～98.4	0.34	谷村弘(1980)
	2000mg,iv	0.5～2.0	61.3	239.0	0.26	田村隆(1982)
胆囊胆汁 Cystic bile	2000mg,iv	0.5～2.0	76.8	239.0	0.31	田村隆(1982)
	1000mg,iv	1.0	12.3	—	0.24	Berger SA(1988)
	2000mg,iv	0.3～8.0	170	700	0.24	安富徊(1974)
	2000mg,iv	0.5～2.5	31.7	261.9	0.13	川口英弘(1978)

续表

部位	给药方案及病理生理状态	取样时间/h	浓度/(μg/g、μg/ml)或曲线下面积/(μg/g·h、μg/ml·h)		C_t/C_p 或 AUC_t/AUC_p	参考文献
			组织或组织液	血浆		
胆囊胆汁 Cystic bile	2000mg,iv	峰浓度	18.4±2.2	176.0±8.4	0.10	石川羊男(1977)
	2000mg,iv	峰浓度	32.0±8.8	268.0±18.4	0.12	石川羊男(1977)
	1000～2000mg,iv 或 im	—	—	—	0.14	堤敬一郎(1975)
胆总管胆汁 Choledochal bile	2000mg,iv	0.5～2.0	205	239	0.86	田村隆(1982)
胰腺组织 Pancreatic tissue	20mg/kg,im(大鼠)	0.25	10.5	47.0	0.22	东平靖雄(1976)
肾上腺 Adrenal	20mg/kg,im(大鼠)	0.1～6.0	13.7	80.4	0.17	Intoccia AP(1978)
肾脏 Kidney	40mg/kg,iv(大鼠)	0.3～0.5	46.4～50.1	19.6～28.0	1.66～2.57	荒谷春惠(1980)
	—	—	—	—	2.79	Tsuji A(1983)
	20mg/kg,iv(大鼠)	0.3	141.6	46.9	3.02	东平靖雄(1976)
	100mg/kg,iv(大鼠)	1.0	80.5	32.0	2.52	水野和生(1983)
	40mg/kg,im(家兔)	0.5	348.0	135.0	2.58	Nishida M(1970)
	100mg/kg,iv(大鼠)	0.5～4.0	289	184	1.57	Lee FH(1981)
	200mg/kg,im(大鼠)	0.5	96.0	72.0	1.33	石山俊次(1970)
	40mg/kg,iv	1.0	49.6～57.3	—	1.55	中尾薫(1979)
肾组织间隙液 Renal interstitial fluid	30mg/kg,im(家兔)	0.3～8.0	40.0	102.4	0.39	Georgopoulos A (1980)
膀胱 Urinary bladder	20mg/kg,im(大鼠)	0.3	318.5	47	6.78	东平靖雄(1976)
肠道 Intestine	20mg/kg,im(大鼠)	0.1～6.0	36.7	80.4	0.46	Intoccia AP(1978)
	—	—	—	—	0.11	Tsuji A(1983)

续表

部位	给药方案及病理生理状态	取样时间/h	浓度/(μg/g、μg/ml)或曲线下面积/(μg/g·h、μg/ml·h)		C_t/C_p 或 AUC_t/AUC_p	参考文献
			组织或组织液	血浆		
小肠黏膜 Small intestinal mucosa	20mg/kg,im(大鼠)	0.3	11.0	47.0	0.23	东平靖雄(1976)
大肠黏膜 Large intestinal mucosa	20mg/kg,im(大鼠)	0.3	19.0	47.0	0.40	东平靖雄(1976)
腹腔积液 Ascitic fluid	15mg/kg,im	稳态浓度	11.4	—	0.37	Gerding DN(1978)
	30mg/kg,iv	0.5～6.0	28.5	116.6	0.24	Gerding DN(1980)
	50mg/kg,iv	0～∞	88.0	302	0.29	Matsui H(1988)
	30mg/kg,im(家兔)	0.3～8.0	35.4	102.4	0.35	Georgopoulos A (1980)
子宫 Uterus	40mg/kg,iv(大鼠)	0.3～0.5	2.5～5.9	19.6～28.0	0.10～0.21	荒谷春惠(1980)
	500mg,im	1.0～2.0	—	—	0.34	水野重光(1970)
子宫内膜 Endometrium	2000mg,iv	2.0	15.9	40.8	0.39	馆野政也(1980)
子宫肌层 Myometrium	2000mg,iv	2.0	14.3	40.8	0.35	馆野政也(1980)
子宫浆膜 Perimetrium	2000mg,iv	2.0	19.6	40.8	0.45	馆野政也(1980)
卵巢 Ovary	40mg/kg,iv(大鼠)	0.3～0.5	3.9～5.1	19.6～28.0	0.18～0.20	荒谷春惠(1980)
	500mg,im	1.0	—	—	0.21～0.34	水野重光(1970)
睾丸 Testis	40mg/kg,iv(大鼠)	0.3～0.5	3.9～6.5	19.6～28.0	0.20～0.23	荒谷春惠(1980)
	100mg/kg,iv(大鼠)	0.5～4.0	37	184	0.20	Lee FH(1981)
	20mg/kg,iv(大鼠)	0.3	6.6	46.9	0.14	东平靖雄(1976)
精囊 Seminal vesicle	20mg/kg,iv(大鼠)	0.3	17.4	46.9	0.37	东平靖雄(1976)
骨 Bone	10mg/kg,iv	0.5	7.70	—	0.18	Polk R(1983)

续表

部位	给药方案及病理生理状态	取样时间/h	浓度/(μg/g、μg/ml)或曲线下面积/(μg/g·h、μg/ml·h)		C_t/C_p 或 AUC_t/AUC_p	参考文献
			组织或组织液	血浆		
胸骨 Sternum	4000mg,iv	0～10.0	74.2～110.4	1079	0.07～0.10	Andreas M(2013)
股骨 Femur	100mg/kg,iv(大鼠)	0.5～4.0	16.0	184.0	0.09	Lee FH(1981)
	—	—	—	—	0.11	Tsuji A(1983)
	4000mg,iv	0～10.0	140.3	1079	0.13	Andreas M(2013)
膝盖 Knee	10mg/kg,iv	0.5～1.0	3.0	32.9～56.4	0.06～0.10	Hume AL(1983)
关节滑膜组织 Synovium	1000mg,iv	0～12.0	113.3	278.2	0.41	早石泰久(2002)
关节腔滑膜液 Synovial fluid	500mg,im	0.5～6.0	32.4～52.2	54.9～65.9	0.59～0.79	伊丹康人(1972)
	1000mg,im	0.5～6.0	66.7～70.5	81.8～100.4	0.70～0.82	伊丹康人(1972)
	1000mg,iv	0～12.0	191.6	278.2	0.69	早石泰久(2002)
骨髓 Bone marrow	1000mg,im	1.0	59.9±10.3	58.9±12.5	1.01	川嵜真人(1979)
骨骼肌 Skeletal muscle	40mg/kg,iv(大鼠)	0.3～0.5	2.9	19.6～28.0	0.10～0.15	荒谷春惠(1980)
	—	—	—	—	0.08	Tsuji A(1983)
	100mg/kg,iv(大鼠)	0.5～4.0	11.0	184.0	0.06	Lee FH(1981)
	40mg/kg,im(家兔)	0.5	4.1	135.0	0.03	Nishida M(1970)
	—	术中	6.1±3.3	52.8±14.0	0.11	Connors JE(1990)
	20mg/kg,im(大鼠)	0.3	6.0	47.0	0.13	东平靖雄(1976)
	20mg/kg,im(大鼠)	0.1～6.0	7.9	80.4	0.10	Intoccia AP(1978)
髓核组织 Nucleus pulposus	2000mg,iv	0.7	2.3	144.4	0.02	Yan DL(2012)
	2000mg,iv	0.5	2.40～3.10	—	0.03	Walters R(2006)
	15mg/kg,iv(家兔)(健康受试动物)	0.5	1.7	251.3	0.01	Zhang L(2014)
	15mg/kg,iv(家兔)(感染)	0.5	1.9	251.3	0.01	Zhang L(2014)

续表

部位	给药方案及病理生理状态	取样时间/h	浓度/(μg/g、μg/ml)或曲线下面积/(μg/g·h、μg/ml·h)		C_t/C_p 或 AUC_t/AUC_p	参考文献
			组织或组织液	血浆		
椎间盘 Intervertebral disc	2000mg,iv	0.5	8.9～11.1	—	0.10	Walters R(2006)
腹部组织 Abdominal tissue	15～26mg/kg,iv	0.7～2.1	13.5	73.6	0.18	Nahata MC(1991)
脂肪组织 Adipose tissue	2000mg,iv	术中	7.0～11.0	81.0～120.0	0.09	Blum S(2019)
	2000mg,iv	0.5	9.1	105.0	0.09	Grupper M(2016)
	20mg/kg,im(大鼠)	0.1～6.0	7.5	80.4	0.09	Intoccia AP(1978)
胃周脂肪 Peri-gastric fat	2000mg,iv	术中	10.4	160.0	0.07	Chen X(2016)
皮下脂肪 Subcutaneous fat	2000mg,iv	术中	8.8	160.0	0.05	Chen X(2016)
棕色脂肪 Brown fat	20mg/kg,im(大鼠)	0.3	15.5	47.0	0.33	东平靖雄(1976)
皮下组织 Subcutaneous tissue	4000mg,iv	0～12.0	495	1251	0.40	Hutschala D(2007)
皮肤 Skin	20mg/kg,iv(家兔)	0.5～4.0	24.7	90.5	0.27	冲本雄一郎(1980)
	—	—	—	—	0.30	Tsuji A(1983)
组织间隙液 Interstitial fluid	2000mg,iv	0.1～4.0	99.6	330.2	0.30	Brill MJE(2013)
	30mg/kg,im(家兔)	0.3～8.0	34.9	102.4	0.34	Georgopoulos A (1980)
	20mg/kg,iv(比格犬)	0.1～4.0	29.0	57.3	0.50	Waterman NG (1976)
	30mg/kg,im(家兔)	0～8.0	22.3	47.0	0.47	Carbon C(1977)

续表

部位	给药方案及病理生理状态	取样时间/h	浓度/(μg/g、μg/ml)或曲线下面积/(μg/g·h、μg/ml·h)		C_t/C_p 或 AUC_t/AUC_p	参考文献
			组织或组织液	血浆		
皮肤创面渗出液 Skin wound secretion	1000mg,iv	1.0～2.0	42.5	51.0～63.0	0.67～0.83	Rylander M(2016)
	—	0～8.0	—	—	0.51	Rowan MP(2016)
炎性渗出液 Inflammatory exudate	40mg/kg,iv(大鼠)	0.5～5.0	19.3	48.4	0.40	村川武雄(1972)
羊水 Amniotic fluid	500mg,iv	1.0	—	—	0.20	水野重光(1970)
脓液 Pus	30mg/kg,iv(大鼠)	0.3	20.6～41.1	80.0～84.6	0.24～0.51	中尾薫(1979)
	1000mg,iv	1.5	19.0	70.0	0.27	水野重光(1970)
脓肿壁 Abscess wall	1000mg,iv	1.5	8.8	70.0	0.13	水野重光(1970)

表 2-2　头孢替唑组织分布

部位	给药方案及病理生理状态	取样时间/h	浓度/(μg/g、μg/ml)或曲线下面积/(μg/g·h、μg/ml·h)		C_t/C_p 或 AUC_t/AUC_p	参考文献
			组织或组织液	血浆		
脑组织 Brain	20mg/kg,iv(大鼠)	0.3～1.0	0.21	9.83	0.02	东平靖雄(1976)
脑脊液 Cerebrospinal fluid	56mg/kg,iv(儿童)(多剂)	1.0	1.9	54.0	0.04	小林裕(1976)
	20mg/kg,im(大鼠)	峰浓度	1.1	38.0	0.03	小山宪次朗(1976)
	20mg/kg,im(大鼠)(葡萄球菌脑膜炎)	0.5	4.2	38.0	0.11	小山宪次朗(1976)
房水 Aqueous humour	50mg/kg,iv(家兔)	0～2.0	2.6	16.3	0.16	德田久弥(1976)
	50mg/kg,iv(家兔)	0.3～1.0	1.9	18.6	0.10	大石正夫(1976)
角膜 Cornea	50mg/kg,iv(家兔)	0.5	2.4	21.1	0.11	大石正夫(1976)

部位	给药方案及病理生理状态	取样时间/h	浓度/(μg/g、μg/ml)或曲线下面积/(μg/g·h、μg/ml·h)		C_t/C_p 或 AUC_t/AUC_p	参考文献
			组织或组织液	血浆		
扁桃体 Tonsil	500mg,im	0.5～1.0	1.40～1.70	6.40～7.20	0.23	岩泽武彦(1982)
	500mg,im	0.5	—	—	0.20～0.25	本堂润(1976)
	500mg,im	1.0	1.4	13.0	0.11	三边武右卫门(1976)
颌下腺 Submaxillary gland	100mg/kg,im(大鼠)	峰浓度	13.1	43.0	0.30	佐佐木次郎(1976)
上颌窦黏膜 Maxillary sinus mucosa	500mg,im	0.5～1.0	1.60～1.80	7.10～9.00	0.22	岩泽武彦(1982)
舌 Tongue	100mg/kg,im(大鼠)	峰浓度	20.3	43.0	0.47	佐佐木次郎(1976)
牙龈 Gingiva	100mg/kg,im(大鼠)	峰浓度	30.2	43.0	0.70	佐佐木次郎(1976)
牙髓 Dental pulp	100mg/kg,im(大鼠)	峰浓度	46.0	43.0	1.07	佐佐木次郎(1976)
唾液腺 Salivary gland	20mg/kg,iv(大鼠)	0.3	11.0	36.0	0.31	东平靖雄(1976)
腮腺 Parotid gland	100mg/kg,im(大鼠)	峰浓度	11.2	43.0	0.26	佐佐木次郎(1976)
颌下淋巴结 Submaxillary lymph node	100mg/kg,im(大鼠)	峰浓度	13.2	43.0	0.30	佐佐木次郎(1976)
淋巴液 Lymph	20mg/kg,im(大鼠)	0.5	20.7	38.0	0.54	小山宪次朗(1976)
胸腺 Thymus	20mg/kg,iv(大鼠)	0.3～1.0	1.54	9.83	0.16	东平靖雄(1976)
肺组织 Pulmonary tissue	20mg/kg,iv(大鼠)	0.3～1.0	3.61	9.83	0.37	东平靖雄(1976)
	20mg/kg,iv(小鼠)	1.0	4.8	11.0	0.44	正下启明(1976)
	20mg/kg,im(大鼠)	0.5	12.2	38.0	0.32	小山宪次朗(1976)
	20mg/kg,im(大鼠)	0.5	8.7	33.1	0.27	Nishida M(1976)
痰液 Sputum	2000mg,iv	1.0～6.0	9.8	108.8	0.09	菊池英彰(1980)
	2000mg,iv	0～6.0	7.3	74.8	0.10	泽木政好(1981)

续表

部位	给药方案及病理生理状态	取样时间/h	浓度/(μg/g、μg/ml)或曲线下面积/(μg/g·h、μg/ml·h)		C_t/C_p 或 AUC_t/AUC_p	参考文献
			组织或组织液	血浆		
痰液 Sputum	2000mg,iv	0～6.0	5.0～7.0	≈75.0	0.08	Fujii R(1976)
胸腔积液 Pleural fluid	2000mg,iv	0～6.0	54.7	≈75.0	0.73	Fujii R(1976)
心脏组织 Cardiac tissue	20mg/kg,iv(大鼠)	0.3～1.0	2.19	9.83	0.22	东平靖雄(1976)
	20mg/kg,iv(大鼠)	0.25	5.7	54.0	0.11	Harada Y(1976)
	20mg/kg,im(大鼠)	0.5	5.1	33.1	0.15	Nishida M(1976)
	20mg/kg,im(大鼠)	0.5	7.2	38.0	0.19	小山宪次朗(1976)
肝组织 Hepatic tissue	20mg/kg,iv(大鼠)	0.3～1.0	5.86	9.83	0.60	东平靖雄(1976)
	20mg/kg,im(大鼠)	0.25	25.0	54.0	0.46	Harada Y(1976)
	20mg/kg,im(大鼠)	0.5	9.8	29.0	0.34	Nishida M(1976)
	20mg/kg,iv(小鼠)	1.0	3.0	11.0	0.27	正下启明(1976)
	20mg/kg,im(大鼠)	0.5	12.0	38.0	0.32	小山宪次朗(1976)
	20mg/kg,iv(大鼠)	峰浓度	4.1	11.5	0.36	Nasu M(1976)
脾 Spleen	20mg/kg,iv(大鼠)	0.3～1.0	1.28	9.83	0.13	东平靖雄(1976)
	20mg/kg,iv(大鼠)	0.25	3.0	54.0	0.06	Harada Y(1976)
	20mg/kg,im(大鼠)	0.5	2.3	33.1	0.07	Nishida M(1976)
	20mg/kg,im(大鼠)	0.5	2.5	38.0	0.07	小山宪次朗(1976)
胃 Stomach	20mg/kg,iv(大鼠)	0.3～1.0	3.54	9.83	0.36	东平靖雄(1976)
胃黏膜 Stomach mucosa	20mg/kg,iv(大鼠)	0.3	17.0	36.0	0.47	东平靖雄(1976)
胆囊 Gallbladder	2000mg,iv	1.5	18.4	≈35.0	0.53	田村隆(1982)

续表

部位	给药方案及病理生理状态	取样时间/h	浓度/(μg/g、μg/ml)或曲线下面积/(μg/g·h、μg/ml·h)		C_t/C_p 或 AUC_t/AUC_p	参考文献
			组织或组织液	血浆		
胆囊胆汁 Cystic bile	2000mg,iv	1.5	15.8	≈35.0	0.45	田村隆(1982)
	1000mg,iv	—	8.9	23.9	0.37	Ishii T(1976)
	2000mg,iv	0～6.0	31.8	144.1	0.22	谷村弘(1976)
	1000mg,im	1.0～6.0	5.0	20.0	0.25	村山信笃(1976)
	500mg,im	峰浓度	4.4	28.0	0.16	Shibata K(1976)
胆总管胆汁 Choledochal bile	2000mg,iv	1.5	30.8	≈35.0	0.88	田村隆(1982)
	1000mg,iv	0.8	15.5	15.9	0.99	村山信笃(1976)
	2000mg,iv	2.0～3.0	15.0	21.3	0.71	谷村弘(1976)
胰腺组织 Pancreatic tissue	20mg/kg,iv(大鼠)	0.3～1.0	2.27	9.83	0.23	东平靖雄(1976)
胰液 Pancreatic juice	1000mg,iv	0.5～4.0	0.9	76.7	0.01	山本泰宽(1976)
肾脏 Kidney	20mg/kg,iv(大鼠)	0.3～1.0	69.5	9.8	7.07	东平靖雄(1976)
	20mg/kg,iv(小鼠)	1.0	70.0	11.0	6.36	正下启明(1976)
	20mg/kg,iv(大鼠)	峰浓度	57.5	11.5	5.00	Nasu M(1976)
膀胱 Urinary bladder	20mg/kg,iv(大鼠)	0.3～1.0	108.0	16.5	6.55	东平靖雄(1976)
小肠 Small intestine	20mg/kg,iv(大鼠)	0.3～1.0	6.89	9.83	0.70	东平靖雄(1976)
大肠 Large intestine	20mg/kg,iv(大鼠)	0.3～1.0	3.02	9.83	0.31	东平靖雄(1976)
睾丸 Testis	20mg/kg,iv(大鼠)	0.3～1.0	2.98	9.83	0.30	东平靖雄(1976)
精囊 Seminal vesicle	20mg/kg,iv(大鼠)	0.3～1.0	1.82	9.83	0.19	东平靖雄(1976)
骨骼肌 Skeletal muscle	20mg/kg,iv(大鼠)	0.3	6.0	36.0	0.17	东平靖雄(1976)
皮肤 Skin	20mg/kg,im(大鼠)	0.5～4.0	13.6	43.2	0.31	荒田次郎(1976)
	20mg/kg,iv(大鼠)	0.25	20.0	36.0	0.56	东平靖雄(1976)

续表

部位	给药方案及病理生理状态	取样时间/h	浓度/(μg/g、μg/ml)或曲线下面积/(μg/g·h、μg/ml·h)		C_t/C_p 或 AUC_t/AUC_p	参考文献
			组织或组织液	血浆		
羊水 Amniotic fluid	500mg,im	—	1.80～2.40	7.20～9.80	0.25	松田静治(1976)
尿液 Urine	20mg/kg,iv(大鼠)	0.3～1.0	217.5	9.8	22.1	东平靖雄(1976)
	1000mg,iv	0.5～4.0	—	76.7	>50.0	山本泰宽(1976)
	1000mg,iv	1.0	—	11.3	>100	宫本慎一(1976)
	1000mg,iv	1.0	1983	13.5～16.5	>100	Miki F(1976)
	20mg/kg,iv(大鼠)	1.0	2390	25	96.0	Nishida M(1976)

表 2-3　头孢拉定组织分布

部位	给药方案及病理生理状态	取样时间/h	浓度/(μg/g、μg/ml)或曲线下面积/(μg/g·h、μg/ml·h)		C_t/C_p 或 AUC_t/AUC_p	参考文献
			组织或组织液	血浆		
脑脊液 Cerebrospinal fluid	30mg/kg,iv(家兔)(肺炎链球菌脑膜炎)	0～8.0	4.0	57.0	0.07	Sande MA(1978)
	50mg/kg,iv(猫)(×4 剂)	2.0	22.0	611	0.04	Harik SI(1977)
脑组织 Brain	200mg/kg,po(大鼠)	0.3～2.0	1.9	27.7	0.07	服部孝范(1978)
	50mg/kg,po(大鼠)	1.0	1.5	19.8	0.08	Weliky I(1974)
房水 Aqueous humor	250mg,po	2.0	0.10～0.40	4.30	0.02～0.09	三岛惠一郎(1975)
	1000mg,po	0.5～4.0	3.8	42.4	0.09	Judith L(1981)
	50mg/kg,po(家兔)	0.5～8.0	5.9	40.9	0.14	大石正夫(1975)
眼睑 Lid	50mg/kg,po(家兔)	2.0	5.3	12.0	0.44	大石正夫(1975)
结膜 Conjunctive	50mg/kg,po(家兔)	2.0	10.6	12.0	0.88	大石正夫(1975)

续表

部位	给药方案及病理生理状态	取样时间/h	浓度/(μg/g、μg/ml)或曲线下面积/(μg/g·h、μg/ml·h)		C_t/C_p 或 AUC_t/AUC_p	参考文献
			组织或组织液	血浆		
眼外肌 Extraocular muscle	50mg/kg,po(家兔)	2.0	9.9	12.0	0.82	大石正夫(1975)
角膜 Cornea	50mg/kg,po(家兔)	2.0	2.2	12.0	0.18	大石正夫(1975)
巩膜 Sclera	50mg/kg,po(家兔)	2.0	7.1	12.0	0.59	大石正夫(1975)
虹膜 Iris	50mg/kg,po(家兔)	2.0	7.8	12.0	0.65	大石正夫(1975)
视网膜 Retina	50mg/kg,po(家兔)	2.0	5.0	12.0	0.42	大石正夫(1975)
玻璃体 Vitreous body	50mg/kg,po(家兔)	2.0	0.3	12.0	0.02	大石正夫(1975)
牙龈 Gingiva	100mg/kg,po(大鼠)	0.5～8.0	18.8	55.2	0.34	佐佐木次郎(1974)
牙髓 Dental pulp	100mg/kg,po(大鼠)	0.5～8.0	20.0	55.2	0.36	佐佐木次郎(1974)
颌下淋巴结 Submaxillary lymph node	100mg/kg,po(大鼠)	0.5～8.0	12.3	55.2	0.22	佐佐木次郎(1974)
颌下腺 Submaxillary gland	100mg/kg,po(大鼠)	0.5～8.0	10.9	55.2	0.20	佐佐木次郎(1974)
腮腺 Parotid gland	100mg/kg,po(大鼠)	0.5～8.0	8.1	55.2	0.15	佐佐木次郎(1974)
扁桃体 Tonsil	500mg,po	1.0	1.1	12.8	0.09	岩泽武彦(1975)
	500mg,po	2.0	1.9	12.0	0.16	三边武右卫门(1975)
上颌窦黏膜 Maxillary sinus mucous	500mg,po	1.0	0.9	10.2	0.09	岩泽武彦(1975)
	500mg,po	2.0	1.7	11.0	0.15	三边武右卫门(1975)
舌 Tongue	100mg/kg,po(大鼠)	0.5～8.0	18.3	55.2	0.33	佐佐木次郎(1974)
心脏组织 Cardiac tissue	20mg/kg,po(大鼠)	0.5～1.0	2.3～2.7	8.4～10.0	0.27	石山俊次(1975)
心脏瓣膜 Heart valve	1000mg,iv	1.0～2.0	10.4～15.0	16.3～19.3	0.64～0.78	Daschner FD(1979)

续表

部位	给药方案及病理生理状态	取样时间/h	浓度/(μg/g、μg/ml)或曲线下面积/(μg/g·h、μg/ml·h)		C_t/C_p 或 AUC_t/AUC_p	参考文献
			组织或组织液	血浆		
胸腺 Thymus	50mg/kg,po(大鼠)	0.3～6.0	22.7	54.4	0.42	Weliky I(1974)
肺组织 Pulmonary tissue	50mg/kg,po(大鼠)	0.5～6.0	17.7	30.1	0.58	岸川基明(1975)
	20mg/kg,po(大鼠)	1.0	4.50	8.30	0.54	那须胜(1975)
	20mg/kg,po(大鼠)	0.5～4.0	12.8	20.0	0.64	石山俊次(1975)
	500mg,im	0.5～2.0	2.60	6.50	0.40	Kiss IJ(1976)
	50mg/kg,im(大鼠)	0.3～3.0	2.13	7.88	0.27	松本庆藏(1975)
	50mg/kg,im(家兔)	1.0	6.7	30.3	0.22	Steven A(1981)
胸膜 Pleura	50mg/kg,im(家兔)	3.0	2.4	10.1	0.24	Steven A(1981)
胸腔积液 Pleural fluid	50mg/kg,im(家兔)	1.0～3.0	27.1	40.1	0.68	Steven A(1981)
	15mg/kg,im(家兔)	1.0	11.1	18.8	0.60	David A(1980)
胃 Stomach	50mg/kg,po(大鼠)	0.3～6.0	1452	54.4	26.7	Weliky I(1974)
肝组织 Hepatic tissue	50mg/kg,po(大鼠)	0.5～6.0	226.6	53.9	4.20	岸川基明(1975)
	200mg/kg,po(大鼠)	0.3～2.0	152.8	27.7	5.51	服部孝范(1978)
	100mg/kg,po(大鼠)	峰浓度	121.0	28.0	4.37	加藤繁次(1975)
	50mg/kg,po(大鼠)	0.3～6.0	146.3	54.4	2.69	Weliky I(1974)
	20mg/kg,po(大鼠)	0.5～4.0	61.5	20.0	3.08	石山俊次(1975)
	50mg/kg,im(大鼠)	0.3～3	—	—	3.84	松本庆藏(1975)
胆囊 Gallbladder	500mg,po	2.0	6.87	9.23	0.74	Bullen BR(1982)
	1000mg,iv	0.5	23.8	35.4	0.67	Bullen BR(1982)
胆囊胆汁 Cystic bile	500mg,po	峰浓度	10.4	11.7	0.89	石井哲也(1975)
	500mg,po	2.0	16.1	19.4	0.83	Bullen BR(1982)

续表

部位	给药方案及病理生理状态	取样时间/h	浓度/(μg/g、μg/ml)或曲线下面积/(μg/g·h、μg/ml·h)		C_t/C_p 或 AUC_t/AUC_p	参考文献
			组织或组织液	血浆		
胆囊胆汁 Cystic bile	500mg,po	0～6.0	—	—	0.87	那须胜(1975)
	500mg,iv(胆管梗阻)	峰浓度	43.0	121.0	0.36	石井哲也(1976)
	500mg,po(胆管梗阻)	峰浓度	1.5～5.4	12.4～15.0	0.12～0.36	柴田清人(1975)
	500mg,po(黄疸)	峰浓度	1.8～2.6	11.7	0.19	石井哲也(1975)
胆总管胆汁 Choledochal bile	500mg,po	2.0	15.8	9.2	1.71	Bullen BR(1982)
	1000mg,iv	0.5	98.3	35.4	2.78	Bullen BR(1982)
	50mg/kg,po(比格犬)(健康受试动物)	0.5	27.0～74.0	5.7～10.0	4.20～7.50	林了三(1975)
	20mg/kg,po(大鼠)(健康受试动物)	0.5～2.0	62.5	11.6	5.39	石山俊次(1975)
脾 Spleen	200mg/kg,po(大鼠)	0.3～2.0	28.3	27.7	1.02	服部孝范(1978)
	50mg/kg,po(大鼠)	0.3～6.0	49.9	54.4	0.92	Weliky I(1974)
	20mg/kg,po(大鼠)	0.5～2.0	8.3	11.6	0.72	石山俊次(1975)
肾脏 Kidney	2000mg,iv	0.5	214～348	22～159	2.19～9.73	Adam D(1979)
	50mg/kg,im(大鼠)	0.3～3.0	79.8	7.9	10.1	松本庆藏(1975)
	50mg/kg,po(大鼠)	0.5～6.0	273.6	53.9	5.07	岸川基明(1975)
	20mg/kg,po(大鼠)	0.5～6.0	112.9	34.3	3.29	那须胜(1975)
	200mg/kg,po(大鼠)	0.3～2.0	144.9	27.7	5.22	服部孝范(1978)
	50mg/kg,po(大鼠)	0.3～6.0	371.7	54.4	6.84	Weliky I(1974)
	20mg/kg,po(大鼠)	0.5～4.0	94.6	20.0	4.74	石山俊次(1975)
肾上腺 Adrenal	50mg/kg,po(大鼠)	0.3～6.0	54.5	54.4	1.00	Weliky I(1974)
小肠 Small intestine	50mg/kg,po(大鼠)	0.3～6.0	1407	54.4	25.9	Weliky I(1974)
结肠 Colon	50mg/kg,po(大鼠)	0.3～6.0	20.8	54.4	0.38	Weliky I(1974)

续表

部位	给药方案及病理生理状态	取样时间/h	浓度/(μg/g、μg/ml)或曲线下面积/(μg/g·h、μg/ml·h)		C_t/C_p 或 AUC_t/AUC_p	参考文献
			组织或组织液	血浆		
腹腔积液 Ascitic fluid	30mg/kg,im(家兔)	0～4.0	13.8	24.0	0.58	Gurerrero IC(1979)
子宫 Uterus	500mg,im	3.0	10.8	17.4	0.62	Elder LG(1977)
输卵管 Oviduct	500mg,im	3.0	12.1	17.4	0.70	Elder LG(1977)
前列腺组织 Prostatic tissue	2000mg,iv	0.5～1.0	17.1～32.9	51.0～104.8	0.32	Adam D(1979)
睾丸 Testis	50mg/kg,po(大鼠)	0.3～6.0	14.1	54.4	0.26	Weliky I(1974)
皮肤 Skin	50mg/kg,po(大鼠)	0.3～6.0	44.1	54.4	0.81	Weliky I(1974)
	50mg/kg,po(大鼠)	1.0	6.2	11.2	0.55	荒田次郎(1975)
皮下脂肪 Subcutaneous fat	2000mg,iv	0.5～1.0	11.3～13.9	70.5～119.0	0.160	Bullen BR(1980)
	1000mg,iv	0.5～1.0	5.3～5.6	54.5～68.4	0.1～0.10	Matham SS(1978)
肌肉组织 Muscular tissue	2000mg,iv	0.5	14.4～21.5	119.0	0.12～0.18	Bullen BR(1980)
	1000mg,iv	0.5～1.0	12.5	68.4	0.18	Matham SS(1978)
	1000mg,iv	1.0	4.3	19.3	0.22	Daschner FD(1979)
	20～80mg/kg,im	0～2.0	—	—	0.23	Kunst MW(1978)
	50mg/kg,po(大鼠)	0.3～6.0	17.4	54.4	0.32	Weliky I(1974)
骨组织 Bone tissue	1000mg,iv	0.3～1.0	7.0～11.0	32.0～62.0	0.18～0.22	Daries AJ(1986)
	2000mg,iv	0.3	25.3	—	0.21	Cain TJ(1987)
	1000mg,im	0.8～3.3	1.3±0.7	12.4±4.0	0.10	Middlehuest AJ(1989)
髋关节组织 Hip joint tissue	1000mg,iv	0.3～1.0	17.0～24.0	32.0～62.0	0.39～0.53	Daries AJ(1986)

续表

部位	给药方案及病理生理状态	取样时间/h	浓度/(μg/g、μg/ml)或曲线下面积/(μg/g·h、μg/ml·h)		C_t/C_p 或 AUC_t/AUC_p	参考文献
			组织或组织液	血浆		
关节腔滑膜液 Synovial fluid	500mg,po	0.5～6.0	31.5	47.9	0.66	Sattar MA(1983)
皮下组织液 Subcutaneous tissue fluid	1000mg,iv	0.3～6	18.8±9.5	36.5±7.0	0.52	Hoffstedti B(1981)
羊水 Amniotic fluid	250mg,po	1.0～8.0	4.6	14.4	0.32	高濑善次郎(1975)

表 2-4 头孢氨苄组织分布

部位	给药方案及病理生理状态	取样时间/h	浓度/(μg/g、μg/ml)或曲线下面积/(μg/g·h、μg/ml·h)		C_t/C_p 或 AUC_t/AUC_p	参考文献
			组织或组织液	血浆		
房水 Aqueous humour	2000mg,po	1.0～2.0	0.8～2.8	10.0～15.0	0.12	Boyle G(1976)
	50mg/kg,po(家兔)	1.0	2.4	16.1	0.14	Dager WE(1969)
上颌窦黏膜 Maxillary sinus mucosa	500mg,po	1.5	2.1	11.7	0.19	Akimoto Y(1990)
牙龈 Gingiva	500mg,po	1.5	5.6	11.3	0.49	Akimoto Y(1990)
唾液 Saliva	500mg,po	1.0	<2.5	15.4	0.16	Speirs CF(1971)
	1000mg,po	0～6.0	9.3	171.2	0.06	Najjar TA(2009)
咬肌 Masseter	100mg/kg,po(大鼠)	0.5～1.0	9.3	21.1	0.44	荒谷春惠(1980)
肺组织 Pulmonary tissue	25mg/kg,po(大鼠)	2.0～6.0	4.0	15.5	0.26	Chisholm DR(1986)
	100mg/kg,po(大鼠)	0.5～15.0	25.4	140.5	0.18	Yamazaki T(1976)
	100mg/kg,po(小鼠)	0.3～6.0	23.1	120.3	0.19	Yamazaki T(1976)
	100mg/kg,po(大鼠)	0.5～2.0	11.0	38.0	0.29	Sakamoto H(1988)

续表

部位	给药方案及病理生理状态	取样时间/h	浓度/(μg/g、μg/ml)或曲线下面积/(μg/g·h、μg/ml·h)		C_t/C_p 或 AUC_t/AUC_p	参考文献
			组织或组织液	血浆		
肺组织 Pulmonary tissue	500mg,im	1.0	2.60	6.50	0.40	Kiss IJ(1976)
痰液 Sputum	500mg,po,q6h	1.0～2.0	0.4	38.7	0.07	Halprin GM(1973)
心脏组织 Cardiac tissue	100mg/kg,po(大鼠)	0.5～2.0	4.5	38.0	0.12	Sakamoto H(1988)
肝组织 Hepatic tissue	100mg/kg,po(大鼠)	0.5～15.0	310.8	140.5	2.21	Yamazaki T(1976)
	100mg/kg,po(大鼠)	0.5～2.0	110.4	38.0	2.91	Sakamoto H(1988)
	100mg/kg,po(大鼠)	0.5～1.0	34.1	21.1	1.62	荒谷春惠(1980)
脾 Spleen	100mg/kg,po(大鼠)	0.5～15.0	21.2	140.5	0.16	Yamazaki T(1976)
	100mg/kg,po(小鼠)	0.3～6.0	15.1	120.3	0.13	Yamazaki T(1976)
肾脏 Kidney	100mg/kg,po(大鼠)	0.5～15.0	572.5	140.5	4.07	Yamazaki T(1976)
	50mg/kg,po(大鼠)	2.0～3.0	173.8	31.4	5.54	足立望太郎(1978)
前列腺组织 Prostatic tissue	1000mg,po	峰浓度	3.91	9.53	0.41	Symes JM(1974)
	1000mg,po	1.30	9.4	20.4	0.46	足立望太郎(1978)
	50mg/kg,po(大鼠)	2.0～3.0	14.3	31.4	0.46	足立望太郎(1978)
前列腺分泌液 Prostatic secretion	1000mg,po	2.0	1.7	33.3	0.05	足立望太郎(1978)
附睾组织 Epididymal tissue	50mg/kg,po(大鼠)	2.0～3.0	10.8	31.4	0.34	足立望太郎(1978)
精液 Semen	1000mg,po	峰浓度	2.76	9.53	0.29	Symes JM(1974)
子宫 Uterus	500mg,po	3.0	0.90	1.80	0.50	Elder LG(1977)
骨组织 Bone tissue	1000mg,po,q6h	3.0～4.0	2.2	24.0	0.10	Jalava S(1977)

部位	给药方案及病理生理状态	取样时间/h	浓度/(μg/g、μg/ml)或曲线下面积/(μg/g·h、μg/ml·h)		C_t/C_p 或 AUC_t/AUC_p	参考文献
			组织或组织液	血浆		
关节滑膜组织 Synovium	1000mg,po,q6h	3.0～4.0	4.0	24.0	0.17	Jalava S(1977)
关节腔滑膜液 Synovial fluid	1000mg,po,q6h	3.0～4.0	9.3	24.0	0.39	Jalava S(1977)
	25mg/kg,po	1.0	6.5	12.7	0.51	Nelson JD(1978)
软骨 Cartilage	1000mg,po,q6h	3.0～4.0	4.2	24.0	0.17	Jalava S(1977)
组织间隙液 Interstitial fluid	25mg/kg,po(大鼠)	0～24.0	87.8	155.6	0.56	Papich MG(2010)
	25mg/kg,po(马)	0～∞	6.85	8.59	0.80	Davis JL(2005)
炎性渗出液 Inflammatory exudate	1000mg,po	1.0	22.0	32.0	0.69	Gillett AP(1978)
羊水 Amniotic fluid	1000mg,po	峰浓度	13.2	34.0	0.39	Creatsas G(1980)
尿液 Urine	500mg,po	峰浓度	1160～1950	—	>100	Saito A(1977)
	500mg,po	峰浓度	400	14.0	28.6	Reisberg BE(1971)
	250mg,po,q6h	1.0	1003	7.4	>100	Korzeniowski OM (1977)
	1000mg,iv	峰浓度	4980	52.5	95.0	Gower PE(1972)

表 2-5A　^{14}C-头孢羟氨苄组织分布(健康受试大鼠,25mg/kg,po)[a]

部位	AUC_t/AUC_p	组织或组织液浓度 /(μg/g 或 μg/ml)					
		0.5h	1.0h	3.0h	8.0h	10.0h	24.0h
血浆 Plasma	1.00	6.17±0.68	6.49±0.63	4.91±0.62	0.57±0.03	0.26±0.04	0.09±0.02
全血 Blood	0.62	4.56±0.47	4.57±0.38	2.88±0.29	0.37±0.01	0.16±0.02	0.06±0.01
脑组织 Brain	0.04	0.29±0.03	0.17±0.01	0.15±0.03	0.09±0.01	—	—

续表

部位	AUC_t/AUC_p	组织或组织液浓度 /(μg/g 或 μg/ml)					
		0.5h	**1.0h**	**3.0h**	**8.0h**	**10.0h**	**24.0h**
心脏组织 Cardiac tissue	0.23	1.01±0.02	1.56±0.08	0.85±0.13	0.20±0.02	0.15±0.04	—
肺组织 Pulmonary tissue	0.56	2.26±0.21	2.74±0.58	1.66±0.05	0.72±0.01	0.50±0.03	0.12±0.01
肝组织 Hepatic tissue	0.79	5.19±0.34	7.27±0.10	3.13±0.49	0.46±0.07	0.26±0.01	0.08±0.01
肾脏 Kidney	7.09	44.2±8.18	46.0±3.84	27.2±5.19	6.82±0.04	3.31±0.36	1.39±0.25
脾 Spleen	0.59	2.16±0.70	3.79±0.71	1.82±0.14	0.39±0.08	0.20±0.04	—
肾上腺 Adrenal	0.28	1.08±0.03	1.99±0.25	1.24±0.21	0.49±0.16	—	—
胰腺组织 Pancreatic tissue	0.49	3.66±0.50	3.28±0.21	2.38±0.06	0.29±0.06	0.17±0.02	—
胃 Stomach	1.04	13.1±3.26	11.8±1.38	4.07±1.38	0.41±0.06	0.25±0.04	—
肠道 Intestine	21.8	313.9±72.7	360.5±109.5	70.6±25.1	1.35±0.10	0.72±0.16	0.10±0.02
脂肪 Fat	0.39	1.35±0.05	1.93±0.17	2.30±0.77	0.28±0.04	—	—
肌肉组织 Muscular tissue	0.11	0.49±0.11	0.90±0.04	0.49±0.08	0.16±0.01	—	—
血浆 Plasma	1.00	—	23.0±0.34	—	1.05±0.09	—	0.06±0.01
卵巢 Ovary	0.41	—	8.70±0.31	—	0.64±0.02	—	—
子宫 Uterus	0.54	—	10.4±0.53	—	1.05±0.06	—	0.17±0.01
胎儿 Placenta	0.32	—	5.56±0.07	—	0.92±0.04	—	—
羊水 Amniotic fluid	0.16	—	0.15±0.02	—	1.08±0.17	—	0.19±0.03

a:江角凯夫,大槻俊治,三轮明美,等. ^{14}C-Cefadroxil(^{14}C-BL-S578のラットにおける吸收,分布,代谢および排泄. The Japanese Journal of Antibiotics,1979,32(12):1335-1349.

表 2-5B 头孢羟氨苄组织分布

部位	给药方案及病理生理状态	取样时间/h	浓度/(μg/g、μg/ml)或曲线下面积/(μg/g·h、μg/ml·h)		C_t/C_p 或 AUC_t/AUC_p	参考文献
			组织或组织液	血浆		
脑脊液 Cerebrospinal fluid	—,iv	2.0	—	—	0.10	Shen H(2007)
房水 Aqueous humor	50mg/kg,po(家兔)	0.5～6.0	6.0	33.6	0.18	大石正夫(1980)
	50mg/kg,po(家兔)	2.0	2.4	14.0	0.17	大石正夫(1980)
角膜 Cornea	50mg/kg,po(家兔)	2.0	5.0	14.0	0.36	大石正夫(1980)
眼睑 Lid	50mg/kg,po(家兔)	2.0	24.7	14.0	1.76	大石正夫(1980)
结膜 Conjunctiva	50mg/kg,po(家兔)	2.0	16.0	14.0	1.14	大石正夫(1980)
巩膜 Sclera	50mg/kg,po(家兔)	2.0	15.6	14.0	1.11	大石正夫(1980)
眼外肌 Extraocular muscle	50mg/kg,po(家兔)	2.0	10.6	14.0	0.76	大石正夫(1980)
虹膜及睫状体 Iris and ciliary body	50mg/kg,po(家兔)	2.0	8.5	14.0	0.61	大石正夫(1980)
玻璃体 Vitreous body	50mg/kg,po(家兔)	2.0	0.3	14.0	0.02	大石正夫(1980)
视网膜 Retina	50mg/kg,po(家兔)	2.0	3.1	14.0	0.22	大石正夫(1980)
扁桃体 Tonsil	1000mg,po,bid	2.0～4.0	2.0～2.4	15.9～16.2	0.14	Holm SE(1982)
	1000mg,po	2.0	—	—	0.10	三边武右卫门(1980)
	1000mg,po	2.5～5.0	5.5	36.4	0.15	藤森一平(1982)
	1000mg,po	2.0～2.5	3.2	16.4	0.19	Quintiliani R(1982)
	250mg,po	2.0～2.5	1.43	9.48	0.15	和田健二(1980)
	1000mg,po	2.0	2.5	11.0	0.23	Strömberg A(1987)
	500mg,po	2.0	3.3	12.0	0.28	岩泽武彦(1980)

续表

部位	给药方案及病理生理状态	取样时间/h	浓度/(μg/g、μg/ml)或曲线下面积/(μg/g·h、μg/ml·h)		C_t/C_p 或 AUC_t/AUC_p	参考文献
			组织或组织液	血浆		
扁桃体表面黏液 Tonsil surface mucus	1000mg, po	2.0	3.7	11.0	0.34	Strömberg A(1987)
上颌窦黏膜 Maxillary sinus mucosa	500mg, po	2.0	3.6	12.9	0.28	岩泽武彦(1980)
颌骨 Jaw	500mg, po	1.0~4.0	—	—	0.21	Akimoto Y(1994)
	500mg, po	峰浓度	2.7	13.9	0.19	Akimoto Y(1994)
	50mg/kg, po(大鼠)	0.5~4.0	14.8	72.0	0.21	佐佐木次郎(1980)
牙龈 Gingiva	500mg, po	3.0	6.5	12.9	0.54	小俣裕昭(1995)
牙龈创面渗出液 Gingival wound exudate	500mg, po	0.5~2.8	10.6	19.3	0.55	桥本哲朗(1981)
唾液 Saliva	1000mg, po	2.0	1.2	11.0	0.11	Strömberg A(1987)
舌 Tongue	50mg/kg, po(大鼠)	0.5~4.0	17.6	72.0	0.24	佐佐木次郎(1980)
舌下腺 Sublingual gland	50mg/kg, po(大鼠)	0.5~4.0	11.8	72.0	0.16	佐佐木次郎(1980)
颈部淋巴结 Cervical lymph node	50mg/kg, po(大鼠)	0.5~4.0	19.2	72.0	0.27	佐佐木次郎(1980)
心脏组织 Cardiac tissue	—, iv	2.0	—	—	0.54	Shen H(2007)
	50mg/kg, po(大鼠)	0.5~1.0	1.6~6.1	5.2~12.0	0.45	荒谷春惠(1980)
	25mg/kg, po(大鼠)	0.5~8.0	5.4	26.4	0.21	江角凯夫(1979)
肺组织 Pulmonary tissue	1000mg, po	0~5.0	29.1	49.1	0.59	Nightingale CH(1986)
	25mg/kg, po(大鼠)	0.5~8.0	8.0	26.4	0.31	江角凯夫(1979)
	20mg/kg, po(大鼠)	1.0	1.71	5.90	0.29	中山一诚(1980)
	50mg/kg, po(大鼠)	1.0	3.8	12.0	0.32	荒谷春惠(1980)

续表

部位	给药方案及病理生理状态	取样时间/h	浓度/(μg/g、μg/ml)或曲线下面积/(μg/g·h、μg/ml·h)		C_t/C_p 或 AUC_t/AUC_p	参考文献
			组织或组织液	血浆		
痰液 Sputum	1000mg,po	3.0～4.0	1.3±0.3	≈9.0～10.0	0.14	Quintiliani R(1982)
	500mg,po	峰浓度	—	—	0.10	松本庆藏(1980)
胸腔积液 Pleural fluid	1000mg,po	0～12.0	26.6	54.2	0.49	Nightingale CH(1986)
肝组织 Hepatic tissue	1000mg,po	2.0～4.0	12.5～15.2	10.0～11.0	1.30～1.38	Quintiliani R(1982)
	25mg/kg,po(大鼠)	0.5～8.0	19.2	26.4	0.73	江角凯夫(1979)
	50mg/kg,po(大鼠)	0.5～4.0	50.0	72.0	0.69	佐佐木次郎(1980)
	20mg/kg,po(大鼠)	1.0	4.65	6.80	0.68	中山一诚(1980)
	50mg/kg,po(大鼠)	1.0	7.8	12.0	0.65	荒谷春惠(1980)
胆囊 Gallbladder	1000mg,po	2.0～4.0	8.1～9.3	10.0～11.0	0.81～0.85	Quintiliani R(1982)
胆管 Bile duct	1000mg,po	2.0～4.0	6.0～13.0	10.0～11.0	0.60～1.18	Quintiliani R(1982)
胆汁 Bile	1000mg,po	2.0～4.0	8.0～11.0	10.0～11.0	0.80～1.00	Quintiliani R(1982)
	50mg/kg,iv(比格犬)	0～6.0	89.6	162.3	0.55	斋藤玲(1980)
脾 Spleen	20mg/kg,po(大鼠)	1.0	3.94	5.90	0.67	中山一诚(1980)
	25mg/kg,po(大鼠)	0.5～8.0	10.1	26.4	0.38	江角凯夫(1979)
	50mg/kg,po(大鼠)	0.5～4.0	22.5	72.0	0.31	佐佐木次郎(1980)
肾脏 Kidney	50mg/kg,po(大鼠)	1.0	39.3	12.0	3.28	荒谷春惠(1980)
	50mg/kg,po(大鼠)	0.5～4.0	231.8	72.0	3.22	佐佐木次郎(1980)
	25mg/kg,po(大鼠)	0.5～8.0	168.9	26.4	6.40	江角凯夫(1979)
	20mg/kg,po(大鼠)	1.0	27.6	6.8	4.06	中山一诚(1980)
小肠 Small intestine	—,iv	2.0	—	—	4.40	Shen H(2007)
大肠 Large intestine	—,iv	2.0	—	—	1.80	Shen H(2007)

续表

部位	给药方案及病理生理状态	取样时间/h	浓度/(μg/g、μg/ml)或曲线下面积/(μg/g·h、μg/ml·h)		C_t/C_p 或 AUC_t/AUC_p	参考文献
			组织或组织液	血浆		
卵巢 Ovary	—,iv	2.0	—	—	1.02	Shen H(2007)
睾丸 Testis	—,iv	2.0	—	—	1.12	Shen H(2007)
前列腺组织 Prostatic tissue	1000mg,po	2.0	13.5	13.0	1.04	Quintiliani R(1982)
	1000mg,po	2.0	12.2	14.2	0.86	Tanrisever B(1986)
前列腺分泌液 Prostatic secretion	1000mg,po	3.0~4.0	5.7	18.1	0.27	Quintiliani R(1982)
	1000mg,po	2.0	5.6	14.2	0.29	Tanrisever B(1986)
关节滑膜组织 Synovium	1000mg,po	2.0	7.8±1.5	20.5±3.1	0.38	Quintiliani R(1982)
关节腔滑膜液 Synovial fluid	1000mg,po	2.0	11.0±1.7	25.5±2.0	0.43	Quintiliani R(1982)
骨组织 Bone tissue	1000mg,po	2.0	5.0±0.9	21.5±2.8	0.23	Quintiliani R(1982)
肌肉组织 Muscular tissue	1000mg,po	2.0	6.5±0.9	20.7±2.9	0.31	Quintiliani R(1982)
	50mg/kg,po(大鼠)	1.0	4.0	12.0	0.33	荒谷春惠(1980)
	25mg/kg,po(大鼠)	0.5~8.0	3.0	26.4	0.11	江角凯夫(1979)
皮肤 Skin	50mg/kg,po(大鼠)	0.5~4.0	14.5	43.7	0.33	山本康生(1980)
皮肤水疱液 Skin blister fluid	1000mg,po	0~6.0	65.2	94.7	0.69	Quintiliani R(1982)
	1000mg,po	2.5~5.0	64.5	87.6	0.74	藤森一平(1982)
乳汁 Milk	500mg,po	0~10.0	4.2	41.0	0.10	高瀬善次郎(1980)
羊水 Amniotic fluid	500mg,po	1.5~10.0	23.7	41.0	0.58	高瀬善次郎(1980)
尿液 Urine	100mg/kg,po(比格犬)	1.0~6.0	2460	102.0	24.1	斋藤玲(1980)
	500mg,po	峰浓度	—	—	>50.0	冈田敬司(1980)
	500mg,po	峰浓度	—	—	>50.0	金泽裕(1980)

表 2-6　氯碳头孢组织分布

部位	给药方案及病理生理状态	取样时间/h	浓度/(μg/g、μg/ml)或曲线下面积/(μg/g·h、μg/ml·h)		C_t/C_p 或 AUC_t/AUC_p	参考文献
			组织或组织液	血浆		
房水 Aqueous humor	50mg/kg,im(家兔)	0.5～6.0	4.9	50.7	0.10	大石正夫(1993)
	50mg/kg,im(家兔)	2.0	0.90	9.00	0.10	大石正夫(1993)
眼睑 Lid	50mg/kg,im(家兔)	2.0	2.21	9.00	0.25	大石正夫(1993)
结膜 Conjunctive	50mg/kg,im(家兔)	2.0	5.75	9.00	0.64	大石正夫(1993)
眼外肌 Extraocular muscle	50mg/kg,im(家兔)	2.0	2.56	9.00	0.28	大石正夫(1993)
角膜 Cornea	50mg/kg,im(家兔)	2.0	1.20	9.00	0.13	大石正夫(1993)
巩膜 Sclera	50mg/kg,im(家兔)	2.0	2.44	9.00	0.27	大石正夫(1993)
虹膜 Iris	50mg/kg,im(家兔)	2.0	1.54	9.00	0.17	大石正夫(1993)
视网膜 Retina	50mg/kg,im(家兔)	2.0	1.03	9.00	0.11	大石正夫(1993)
晶状体 Lens	50mg/kg,im(家兔)	2.0	<最低检测限	9.00	—	大石正夫(1993)
玻璃体 Vitreous body	50mg/kg,im(家兔)	2.0	<最低检测限	9.00	—	大石正夫(1981)
泪液 Lacrimal fluid	200mg,po	0.5～1.0	0.47～0.76	3.33～8.80	0.09～0.14	吉野启(1993)
腮腺 Parotid	200mg,po	1.5～2.5	0.61	2.38	0.26	大山胜(1994)
	200mg,po	2.0～3.0	0.61～0.64	2.00	0.31	宫本直哉(1993)
扁桃体 Tonsil	200mg,po	1.0	—	—	0.37	Klepser ME(1995)
	200mg,po,tid	1.5	0.27～0.40	1.96	0.14～0.24	椿茂和(1988)
	200mg,po	1.5～2.5	—	—	0.18	大山胜(1994)
	200mg,po	1.0	0.41	2.05	0.20	宫本直哉(1993)

续表

部位	给药方案及病理生理状态	取样时间/h	浓度/(μg/g、μg/ml)或曲线下面积/(μg/g·h、μg/ml·h)		C_t/C_p 或 AUC_t/AUC_p	参考文献
			组织或组织液	血浆		
上颌窦黏膜 Maxillary sinus mucosa	200mg,po,tid	1.5	0.67～1.80	1.96	0.34～0.91	椿茂和(1988)
	200mg,po	1.5～3.0	—	—	0.45	马场骏吉(1994)
	200mg,po	2.0～3.0	0.72～1.19	1.22～3.35	0.36～0.59	宫本直哉(1993)
	200mg,po	2.0～3.0	1.27	2.96	0.43	大西信治郎(1993)
筛窦黏膜 Ethmoid sinus mucosa	200mg,po	1.5～3.0	—	—	0.62	马场骏吉(1994)
	200mg,po	2.0～3.0	1.76	2.09	0.84	宫本直哉(1993)
中耳黏膜 Mucosal membrane of middle ear	200mg,po,tid	2.0～3.0	0.73～1.06	2.48～3.03	0.24～0.43	三宅浩乡(1994)
耳分泌液 Otorrhea	7.5mg/kg,po(儿童)	2.0	2.00	—	0.42	Kusmiesz H(1990)
	15mg/kg,po(儿童)	2.0	2.00	—	0.41	Kusmiesz H(1990)
乳突窦黏膜 Mastoid sinus mucosa	200mg,po,tid	2.0～3.0	1.20～1.90	2.48～3.03	0.46～0.74	三宅浩乡(1994)
鼻息肉 Nasal polyp	200mg,po,tid	1.5	1.03～2.30	1.96	0.52～1.17	椿茂和(1988)
	200mg,po	1.5～3.0	—	—	0.68	马场骏吉(1994)
肺组织 Pulmonary tissue	50mg/kg,po(小鼠)	0.5～3.0	20.3	56.6	0.36	山下锦也(1984)
痰液 Sputum	200mg,po	1.0～2.0	0.1～0.2	6.5～12.0	0.02	Hill SL(1994)
	400mg,po	1.0～2.0	0.3～0.5	13.5～18.0	0.02	Hill SL(1994)
	200mg,po	—	0.15	2.30～7.70	<0.07	宇都宫嘉明(1993)
	200mg,po	2.0	0.02	8.80	0.01	山崎透(1992)
	200mg,po	1.0～6.0	2.2	20.7	0.11	光武耕太郎(1993)
肝组织 Hepatic tissue	50mg/kg,po(小鼠)	0.5～3.0	56.7	56.6	1.00	山下锦也(1984)

续表

部位	给药方案及病理生理状态	取样时间/h	浓度/(μg/g、μg/ml)或曲线下面积/(μg/g·h、μg/ml·h)		C_t/C_p 或 AUC_t/AUC_p	参考文献
			组织或组织液	血浆		
胆囊胆汁 Cystic bile	400mg,po	0～8.0	6.3	11.8	0.54	真下啓二(1993)
脾 Spleen	50mg/kg,po(小鼠)	0.5～3.0	6.9	56.6	0.12	山下锦也(1984)
肾脏 Kidney	50mg/kg,po(小鼠)	0.5～3.0	108.0	56.6	1.91	山下锦也(1984)
前列腺组织 Prostatic tissue	400mg,po	1.0～2.0	4.77	9.94	0.48	桑山雅行(1988)
	200mg,po	1.0～2.0	1.39	3.31	0.46	桑山雅行(1988)
	400mg,po	2.0	3.1	10.7	0.30	兼松稔(1993)
	400mg,po	2.0	3.11	9.20	0.34	斎藤功(1993)
子宫内膜 Endomertium	200mg,po	0～6.0	1.61	7.07	0.23	伊藤邦彦(1993)
	200mg,po	1.0～2.5	0.80	3.18	0.25	馆野政也(1993)
	200mg,po	2.0	0.67	2.71	0.25	松田静治(1989)
	200mg,po	2.0	0.51～0.84	1.83～4.27	0.20～0.29	张南薰(1993)
子宫肌层 Myometrium	200mg,po	0～6.0	2.36	7.07	0.33	伊藤邦彦(1993)
	200mg,po	1.0～2.5	1.21	3.18	0.38	馆野政也(1993)
	200mg,po	2.0	0.62～0.99	1.83～4.27	0.23～0.33	张南薰(1993)
	200mg,po	4.0	0.29	1.05	0.28	保田仁介(1993)
子宫颈 Cervix uterus	200mg,po	0～6.0	4.03	7.07	0.57	伊藤邦彦(1993)
	200mg,po	1.0～2.5	1.01	3.18	0.32	馆野政也(1993)
	200mg,po	2.0	0.72～1.39	1.83～4.27	0.33～0.42	张南薰(1993)
	200mg,po	4.0	0.27	1.05	0.27	保田仁介(1993)
阴道部 Portio vaginalis	200mg,po	0～6.0	3.23	7.07	0.46	伊藤邦彦(1993)
	200mg,po	1.0～2.5	1.21	3.18	0.42	馆野政也(1993)

续表

部位	给药方案及病理生理状态	取样时间/h	浓度/(μg/g、μg/ml)或曲线下面积/(μg/g·h、μg/ml·h)		C_t/C_p 或 AUC_t/AUC_p	参考文献
			组织或组织液	血浆		
阴道部 Portio vaginalis	200mg，po	2.0	0.69～1.48	1.83～4.27	0.35～0.38	张南薰(1993)
	200mg，po	4.0	0.43	1.05	0.41	保田仁介(1993)
输卵管 Oviduct	200mg，po	0～6.0	1.70	7.07	0.24	伊藤邦彦(1993)
	200mg，po	1.0～2.5	0.97	3.18	0.30	馆野政也(1993)
	200mg，po	2.0	0.78	2.71	0.29	松田静治(1989)
卵巢 Ovary	200mg，po	0～6.0	3.23	7.07	0.46	伊藤邦彦(1993)
	200mg，po	1.4	1.23	4.11	0.30	馆野政也(1993)
附睾组织 Epididymal tissue	400mg，po	2.0	1.11	2.42	0.46	斋藤功(1993)
睾丸 Testis	400mg，po	2.0	0.97～1.25	2.42	0.46	斋藤功(1993)
皮肤 Skin	20mg/kg，po(大鼠)	0.5～6.0	3.7	12.7	0.29	池田政身(1993)
	20mg/kg，po(大鼠)	0.5～6.0	4.2	23.2	0.18	乌越利加子(1993)
	400mg，po	1.0～2.0	1.65	6.58	0.25	乌越利加子(1993)
	200mg，po	1.0～2.0	1.97	4.75	0.41	富泽尊仪(1993)
皮肤水疱液 Skin blister	400mg，po	0～24.0	29.5±3.9	33.0±4.0	0.90	Lees AS(1993)
	400mg，po	0～∞	13.8	13.0	1.06	De Sante KA(1992)
	400mg，po(多剂)	0～∞	14.3	13.3	1.08	De Sante KA(1992)
乳汁 Milk	200mg，po	1.0～2.0	<最低检测限	4.70～8.60	—	保田仁介(1993)

表 2-7　头孢呋辛(酯)组织分布

部位	给药方案及病理生理状态	取样时间/h	浓度/(μg/g、μg/ml)或曲线下面积/(μg/g·h、μg/ml·h)		C_t/C_p 或 AUC_t/AUC_p	参考文献
			组织或组织液	血浆		
脑脊液 Cerebrospinal fluid	3000mg,iv(无脑膜炎)	1.0～2.0	0.8	30.2	0.03	仓田和夫(1986)
	250mg,iv(家兔)(健康受试动物)	2.0	0.87	—	0.06	德永胜正(1979)
	250mg,iv(家兔)(大肠杆菌脑膜炎)	2.0	7.80	—	0.47	德永胜正(1979)
眼睑 Lid	50mg/kg,po(家兔)	2.0	8.5	10.3	0.82	大石正夫(1986)
结膜 Conjunctiva	50mg/kg,po(家兔)	2.0	9.1	10.3	0.90	大石正夫(1986)
虹膜及睫状体 Iris and ciliary body	50mg/kg,po(家兔)	2.0	5.8	10.3	0.57	大石正夫(1986)
眼外肌 Extraocular muscle	50mg/kg,po(家兔)	2.0	6.5	10.3	0.63	大石正夫(1986)
巩膜 Sclera	50mg/kg,po(家兔)	2.0	7.7	10.3	0.75	大石正夫(1986)
玻璃体 Vitreous body	50mg/kg,po(家兔)	2.0	0.3	10.3	0.03	大石正夫(1986)
晶状体 Lens	50mg/kg,po(家兔)	2.0	<最低检测限	10.3	—	大石正夫(1986)
角膜 Cornea	50mg/kg,po(家兔)	2.0	3.0	10.3	0.29	大石正夫(1986)
房水 Aqueous humor	50mg/kg,po(家兔)	2.0	0.8	10.3	0.08	大石正夫(1986)
	500mg,po	—	0.50	—	0.13	Ghia M(1997)
泪液 Lacrimal fluid	50mg/kg,po(家兔)	0.5～6.0	7.3	28.6	0.25	叶田野博(1986)
中耳黏膜 Middle ear mucosa	250mg,po	3.5	—	—	0.52	前山拓夫(1986)
耳分泌液 Otorrhea	250mg,po	2.0	1.25	3.31	0.38	小林俊光(1992)
	15mg/kg,po(儿童)	2.0	1.30	—	0.30	Thoroddsen E(1997)
	500mg,po	2.0	3.02	5.30	0.57	小林俊光(1992)

续表

部位	给药方案及病理生理状态	取样时间/h	浓度/(μg/g、μg/ml)或曲线下面积/(μg/g·h、μg/ml·h)		C_t/C_p 或 AUC_t/AUC_p	参考文献
			组织或组织液	血浆		
扁桃体 Tonsil	250mg,po	1.5～3.0	0.38	2.37	0.16	岛田纯一郎(1986)
	250mg,po	2.5～3.5	0.27	1.85	0.15	前山拓夫(1986)
	250mg,po	1.0～6.0	1.64	6.10	0.26	Müller R(2003)
	500mg,po	1.5～3.0	0.27	2.33	0.12	岛田纯一郎(1986)
	750mg,iv	0.5～1.0	26.3	66.7	0.39	杉田麟也(1985)
	1500mg,iv	1.0～2.0	17.6	47.7	0.37	杉田麟也(1985)
上颌窦黏膜 Maxillary sinus mucosa	250mg,po	1.5～3.0	0.73	1.96	0.37	岛田纯一郎(1986)
	250mg,po	2.0～3.0	1.09	2.42	0.45	前山拓夫(1986)
	375mg,po,q12h	2.0～3.0	0.40	1.09	0.38	Stoeckel K(1996)
	500mg,po	1.5～3.0	0.99	1.86	0.40	Tanigaito Y(1986)
	500mg,po	2.5	0.43	0.92	0.43	原田康夫(1986)
	1500mg,iv	1.5～3.0	14.1～22.7	19.5～20.3	0.93	杉田麟也(1985)
	1500mg,iv	1.5	34.9	28.6	1.22	Maier W(1995)
唾液腺 Salivary gland	1500mg,iv	1.5	19.1	20.6	0.93	Maier W(1995)
	20mg/kg,po(家兔)	0～8.0	8.89	7.94	1.12	森鼻健史(1990)
	50mg/kg,po(家兔)	峰浓度	8.6	14.1	0.61	Satoh T(1989)
	50mg/kg,po(家兔)	0～8.0	25.4	32.7	0.78	Satoh T(1989)
	50mg/kg,po(大鼠)	0.3～6.0	29.5	24.9	1.22	椎木一雄(1989)
唾液 Saliva	1500mg,iv	0.5	14.5	55.5	0.26	Venetis G(2012)
腮腺 Parotid gland	20mg/kg,po(家兔)	0～8.0	6.38	7.94	0.80	森鼻健史(1990)
	50mg/kg,po(家兔)	峰浓度	6.9	14.1	0.49	Satoh T(1989)

续表

部位	给药方案及病理生理状态	取样时间/h	浓度/(μg/g、μg/ml)或曲线下面积/(μg/g·h、μg/ml·h)		C_t/C_p 或 AUC_t/AUC_p	参考文献
			组织或组织液	血浆		
鼻息肉 Nasal polyp	250mg,po	2.5	1.40	2.58	0.54	前山拓夫(1986)
颌骨 Jaw	500mg,po	1.5	0.79	4.32	0.18	山本忠(1989)
	50mg/kg,po(大鼠)	峰浓度	1.90	6.95	0.27	椎木一雄(1989)
	50mg/kg,po(大鼠)	0.3～6.0	17.5	24.9	0.70	椎木一雄(1989)
牙龈 Gingiva	20mg/kg,po(家兔)	峰浓度	2.25	4.52	0.50	森鼻健史(1990)
	50mg/kg,po(家兔)	峰浓度	8.6	14.1	0.61	Satoh T(1989)
	50mg/kg,po(大鼠)	0.3～6.0	14.6	24.9	0.58	椎木一雄(1989)
	500mg,po	1.5	1.13	2.64	0.43	山本忠(1989)
	500mg,po	2.0	2.02	5.59	0.36	小俣裕昭(1995)
牙囊 Dental follicle	1500mg,iv	1.0	42.5	37.5～63.0	0.85	Alfer G(1995)
牙龈创面渗出液 Gingival wound exudate	250mg,po	1.0～8.0	7.1	15.3	0.46	Kobayashi S(1990)
舌 Tongue	20mg/kg,po(家兔)	0～8.0	5.63	7.94	0.71	森鼻健史(1990)
	50mg/kg,po(大鼠)	0.3～6.0	17.3	24.9	0.69	椎木一雄(1989)
	50mg/kg,po(家兔)	0～8.0	20.9	32.7	0.64	Satoh T(1989)
	50mg/kg,po(家兔)	峰浓度	6.0	14.1	0.43	Satoh T(1989)
口腔囊肿 Oral cyst	500mg,po	1.5	1.60	4.84	0.33	山本忠(1989)
颈部淋巴结 Cervical lymph node	20mg/kg,po(家兔)	0～8.0	4.78	7.94	0.60	森鼻健史(1990)
	50mg/kg,po(家兔)(感染)	0～8.0	17.0	32.7	0.52	Satoh T(1989)
肺组织 Pulmonary tissue	500mg,im	0～8.0	—	—	0.60	Gros VL(1992)
	750mg,iv	1.0	9.6±3.0	28.5±8.0	0.34	Perea EJ(1988)
	20mg/kg,im(大鼠)	0.3～4.0	71.1	145.5	0.49	大久保滉(1979)

续表

部位	给药方案及病理生理状态	取样时间/h	浓度/(μg/g、μg/ml)或曲线下面积/(μg/g·h、μg/ml·h)		C_t/C_p 或 AUC_t/AUC_p	参考文献
			组织或组织液	血浆		
肺组织 Pulmonary tissue	20mg/kg,iv(家猪)	0～∞	—	—	0.47～0.63	Dergel M(2020)
	750mg,iv(多剂)	1.0	17.1±7.7	19.2±7.5	0.89	Perea EJ(1988)
	100mg/kg,iv(大鼠)	0.5	43.0	76.0	0.57	Ryan DM(1976)
支气管 Bronchia	500mg,im	0～8.0	—	—	0.30	Gros VL(1992)
支气管黏膜 Bronchial mucosa	500mg,po	2.0～3.0	2.18	4.47	0.49	Winter J(1991)
	500mg,po	稳态浓度	—	—	0.42	Wise R(1990)
支气管分泌液 Bronchial exudate	500mg,po	2.0	—	—	0.12	Drewelow B(1993)
	500mg,po(多剂)	2.0	2.30～3.30	—	0.30	Walstad R(1988)
痰液 Sputum	500mg,po	稳态浓度	0.27～0.46	—	0.05～0.08	井手政利(1986)
	500mg,po	峰浓度	0.10～0.96	—	0.05～0.09	重野芳辉(1986)
胸腔积液 Pleural fluid	50mg/kg,im(家兔)	0～2.0	22.9	58.0	0.39	Ryan DM(1976)
心脏组织 Cardiac tissue	10mg/kg,iv(比格犬)	1.3～2.5	0.4～0.5	5.1～12.5	0.05	Jung HH(1979)
	100mg/kg,im(家兔)(金黄色葡萄球菌心内膜炎)	0～6.0	10.3	61.3	0.17	McColm AA(1985)
二尖瓣 Mitral valve	10mg/kg,iv(比格犬)	1.3～2.5	3.2～4.4	5.1～12.5	0.43	Jung HH(1979)
心脏赘生物 Cardiac vegetation	100mg/kg,im(家兔)(金黄色葡萄球菌心内膜炎)	0～6.0	40.2	61.3	0.66	McColm AA(1985)
主动脉 Aorta	100mg/kg,im(家兔)(金黄色葡萄球菌心内膜炎)	0～6.0	36.3	61.3	0.59	McColm AA(1985)
心包液 Pericardial fluid	50mg/kg,im(家兔)	0～2.0	18.1	58.0	0.31	Ryan DM(1976)

续表

部位	给药方案及病理生理状态	取样时间/h	浓度/(μg/g、μg/ml)或曲线下面积/(μg/g·h、μg/ml·h)		C_t/C_p 或 AUC_t/AUC_p	参考文献
			组织或组织液	血浆		
肝组织 Hepatic tissue	25mg/kg,iv(大鼠)	0～1.5	20.0	21.5	0.93	奥村和夫(1979)
	750mg,iv	1.5	29.8	29.2	1.00	Severn M(1979)
	100mg/kg,iv(大鼠)	0.5	134.0	76.0	1.76	Ryan DM(1976)
	20mg/kg,po(家兔)	0～8.0	9.11	7.94	1.15	森鼻健史(1990)
	20mg/kg,im(大鼠)	0.3～4.0	229.3	145.5	1.58	大久保滉(1979)
	20mg/kg,im(大鼠)	0.3～1.0	22.5	15.1	1.49	中山一诚(1979)
	50mg/kg,po(大鼠)	0.3～6.0	43.2	24.9	1.73	椎木一雄(1989)
脾 Spleen	25mg/kg,iv(大鼠)	0～1.5	2.9	21.5	0.13	奥村和夫(1979)
	100mg/kg,iv(大鼠)	0.5	13.6	76.0	0.18	Ryan DM(1976)
	20mg/kg,im(大鼠)	0.3～4.0	15.7	145.5	0.11	大久保滉(1979)
胆囊 Gallbladder	1500mg,iv	2.0～3.0	41.8	36.0～76.4	0.55～1.16	谷村弘(1979)
	750mg,iv	1.5	13.5	29.2	0.46	Severn M(1979)
	500mg,po	3.0～4.0	1.02	2.13	0.48	谷村弘(1986)
	1500mg,iv	0.5	42.8	120.5	0.37	Thomas MH(1981)
胆囊胆汁 Cystic bile	1500mg,iv	0.3～4.0	185.1	212.4	0.87	谷村弘(1979)
	750mg,iv	0.3～4.0	65.8	69.0	0.95	酒皓文雄(1979)
	500mg,po	1.0～6.0	13.1	17.0	0.77	由良二郎(1986)
	500mg,po	峰浓度	5.40	3.40	1.59	上田隆美(1986)
胆总管胆汁 Choledochal bile	1500mg,iv	0.3～4.0	232.7	212.4	1.10	谷村弘(1979)
胰液 Pancreatic juice	1500mg,iv	0.3～4.0	14.6	134.5	0.11	酒皓文雄(1979)

续表

部位	给药方案及病理生理状态	取样时间/h	浓度/(μg/g、μg/ml)或曲线下面积/(μg/g·h、μg/ml·h)		C_t/C_p 或 AUC_t/AUC_p	参考文献
			组织或组织液	血浆		
肾脏 Kidney	25mg/kg,iv(大鼠)	0～1.5	38.1	21.5	1.77	奥村和夫(1979)
	100mg/kg,iv(大鼠)	0.5	158.0	76.0	2.08	Ryan DM(1976)
	20mg/kg,im(大鼠)	0.3～4.0	248.1	145.5	1.71	大久保滉(1979)
	50mg/kg,po(大鼠)	0.3～6.0	47.4	24.9	1.90	椎木一雄(1989)
腹腔积液 Ascitic fluid	50mg/kg,im(家兔)	0～2.0	33.3	58.0	0.57	Ryan DM(1976)
小肠 Small intestine	1500mg,iv	0.5～2.5	14.8	91.3	0.16	Tornqvist A(1985)
子宫肌层 Myometrium	1500mg,iv	1.0	37.1	79.0	0.47	Pritchard JM(1981)
	750mg,iv	1.0	17.5	29.6	0.59	Pritchard JM(1981)
输卵管 Oviduct	1500mg,iv	1.0	39.6	79.0	0.50	Pritchard JM(1981)
	750mg,iv	1.0	15.4	29.6	0.52	Pritchard JM(1981)
前列腺组织 Prostatic tissue	1500mg,iv	0.5～2.5	34.3	150.0	0.23	Adam D(1979)
	500mg,po	2.0	0.89±0.36	2.76±1.09	0.37	公文裕巳(1986)
	500mg,po	2.0～3.0	1.15	2.95	0.39	铃木惠三(1986)
骨组织 Bone tissue	1000mg,po	峰浓度	1.60	6.96	0.23	Renneberg J(1993)
	1500mg,iv	术中	—	—	0.17～0.26	Alvarez Ferrero MM (1993)
	1500mg,iv	术中	17.4	—	0.20	Cain TJ(1987)
	1500mg,iv	0.5～1.0	8.9～9.8	≈40.0～60.0	0.19	Gergs U(2019)
	1500mg,iv	1.0	6.3	37.5	0.17	Alfer G(1995)
	1500mg,iv	0.5	8.0	41.5	0.19	Leigh DA(1989)
皮质骨 Cortical bone	1500mg,iv	1.0	15.0	112.0	0.13	Ketterl R(1993)
	1500mg,iv	0～∞	—	—	0.17	Tøttrup M(2019)

续表

部位	给药方案及病理生理状态	取样时间/h	浓度/(μg/g、μg/ml)或曲线下面积/(μg/g·h、μg/ml·h)		C_t/C_p 或 AUC_t/AUC_p	参考文献
			组织或组织液	血浆		
皮质骨 Cortical bone	1500mg,iv	0～5.0	15.9	140.8	0.11	Tøttrup M(2014)
髓质骨 Cancellous bone	1500mg,iv	1.0	28.0	112.0	0.25	Ketterl R(1993)
	1500mg,iv	0～5.0	37.2	140.8	0.26	Tøttrup M(2014)
关节软骨 Jiont cartilage	1500mg,iv	1.0	44.0	112.0	0.39	Ketterl R(1993)
	10mg/kg,iv(比格犬)	1.3～2.5	2.9～3.4	5.1～12.5	0.36	Jung HH(1979)
关节腔滑膜液 Synovial fluid	1000mg,po	峰浓度	3.36	6.96	0.48	Renneberg J(1993)
	1500mg,iv	术中	14.9～25.3	42.0	0.35～0.60	Sutt J(1992)
	1500mg,iv	峰浓度	57.3	103.0	0.56	Schwameis R(2017)
筋膜组织 Fascial tissue	10mg/kg,iv(比格犬)	1.3～2.5	2.0～2.6	5.1～12.5	0.26	Jung HH(1979)
皮下软组织 Subcutaneous soft tissue	1500mg,iv	1.5	19.7	31.6	0.62	Maier W(1995)
骨骼肌 Skeletal muscle	750mg,iv	1.5	7.7	29.2	0.26	Severn M(1979)
	1500mg,iv	0.5～2.5	11.6	91.3	0.13	Tornqvist A(1985)
	1500mg,iv	术中	5.6	36.2	0.15	Connors JE(1990)
	3000mg,iv	0～12.0	—	—	0.20	Skhirtladze-Dworschak K(2019)
脂肪组织 Adiposetissue	1500mg,iv	0.5～2.5	8.3	91.3	0.09	Tornqvist A(1985)
	1500mg,iv	0.75	12.6～17.1	72.0～101.5	0.12～0.24	Bullen BR(1981)
	1500mg,iv	1.0～2.0	5.0～10.5	25.1～63.0	0.17～0.20	Alfer G(1995)
	1500mg,iv	0.5	15.0	—	0.16	Lovering AM(1997)

续表

部位	给药方案及病理生理状态	取样时间/h	浓度/(μg/g、μg/ml)或曲线下面积/(μg/g·h、μg/ml·h)		C_t/C_p 或 AUC_t/AUC_p	参考文献
			组织或组织液	血浆		
皮下组织 Subcutaneous tissue	1500mg,iv	0.3～2.0	26.7	87.1	0.31	Huizinga WKJ(1989)
	1500mg,iv	0～∞	—	—	0.26～0.35	Tøttrup M(2019)
	1500mg,iv	0～5.0	53.7	140.8	0.38	Tøttrup M(2014)
皮肤 Skin	750mg,iv	1.5	11.1	29.2	0.38	Severn M(1979)
	750mg,iv	0.5	11.4	22.4	0.51	原彻(1988)
	1500mg,iv	0.5	17.1	26.2	0.64	原彻(1988)
	500mg,po	2.0～3.0	1.72	3.76	0.46	下妻道郎(1986)
	500mg,po	2.0～3.0	2.47	4.75	0.52	Tomizawa T(1986)
	500mg,po	2.0～3.0	2.18	4.79	0.46	Kukita A(1986)
	20mg/kg,po(大鼠)	0.5～2.0	2.73	5.90	0.46	池田政身(1986)
	20mg/kg,po(大鼠)	0.5～2.0	1.40	2.99	0.47	Umemeura S(1986)
组织间隙液 Interstitial fluid	1000mg,iv	0～6.0	55.5	88.7	0.63	Wise R(1980)
	20mg/kg,iv(家猪)	0～∞	27.5	59.7	0.46	Dergel M(2020)
	50mg/kg,im(家兔)	0～12.0	60.4	99.4	0.61	Ryan DM(1976)
	750mg,im	0～6.0	47.5	60.3	0.78	Ryan DM(1979)
炎性渗出液 Inflammatory exudate	1000mg,po	1.0	—	—	0.80～0.94	Gillett AP(1978)
	500mg,po	稳态浓度	—	—	0.79	Wise R(1990)
	1000mg,iv	1.0～3.0	—	—	0.77～0.94	Gillett AP(1978)
脓液 Pus	50mg/kg,po(家兔)	0～8.0	13.3	32.7	0.41	Satoh T(1989)
尿液 Urine	250mg,po	3.0	621.8	2.7	226.9	公文裕巳(1986)

表 2-8A ^{14}C-头孢孟多组织分布(健康受试大鼠,20mg/kg,iv)[a]

部位	AUC_t/AUC_p	组织或组织液浓度 /(μg/g 或 μg/ml)			
		5.0min	15min	1.0h	4.0h
血浆 Plasma	1.00	59.6±6.45	26.1±2.21	6.80±0.16	4.72±0.86
全血 Blood	0.64	44.5±4.31	15.7±2.69	4.40±0.12	3.63±0.27
脑组织 Brain	0.01	0.72±0.05	0.34±0.07	0.09±0.01	0.13±0.04
脑垂体 Hypophysis	0.20	7.79±0.69	5.51±0.46	1.68±0.64	1.68±0.39
眼球 Eye-ball	0.05	3.99±0.90	1.34±0.11	0.28±0.07	0.26±0.04
泪腺 Harderian gland	0.10	6.40±1.15	2.46±0.53	0.54±0.06	0.59±0.11
颌下腺 Submaxillary gland	0.14	10.3 ±1.05	3.60±0.64	0.62±0.06	0.62±0.05
甲状腺 Thyroid gland	0.18	11.3±0.44	4.45±1.02	1.16±0.42	1.29±0.27
胸腺 Thymus	0.06	5.19±0.74	1.49±0.30	0.23±0.02	0.33±0.02
心脏组织 Cardiac tissue	0.14	8.66±0.41	3.54±0.45	0.85±0.12	0.85±0.05
肺组织 Pulmonary tissue	0.22	14.0±1.99	5.55±0.81	1.45±0.27	1.85±0.54
肝组织 Hepatic tissue	0.91	75.9±8.31	23.1±2.31	2.04±0.39	1.35±0.08
脾 Spleen	0.08	5.84±0.68	1.99±0.10	0.66±0.02	0.24±0.09
胰腺组织 Pancreatic tissue	0.21	11.7 ±1.45	5.89±2.83	0.86±0.20	0.51±0.08
肾脏 Kidney	3.70	333±51.5	90.8±20.4	6.94±1.76	3.82±0.26
肾上腺 Adrenal	0.16	8.85±1.94	4.09±0.72	1.11±0.10	1.08±0.07
睾丸 Testis	0.11	4.04±0.54	3.26±0.05	0.98±0.06	0.71±0.06
附睾组织 Epididymal tissue	0.20	10.8±0.96	5.83±0.10	1.01±0.12	0.85±0.07
淋巴腺 Lymphatic	0.19	12.2±1.64	4.99±1.09	1.16±0.32	0.85±0.13
脂肪 Fat	0.06	4.43±1.34	1.31±0.29	0.27±0.03	0.20±0.02
骨骼肌 Skeletal muscle	0.06	4.60±0.58	1.35±0.04	0.21±0.17	0.32±0.02

续表

部位	AUC_t/AUC_p	组织或组织液浓度 /(μg/g 或 μg/ml)			
		5.0min	15min	1.0h	4.0h
皮肤 Skin	0.20	18.0±2.28	4.59±0.32	0.58±0.19	0.55±0.02
骨髓 Bone marrow	0.12	6.75±1.16	3.04±0.44	0.79±0.05	0.84±0.04
胃 Stomach	0.29	4.48±0.42	3.15±0.19	10.5±4.26	0.65±0.17
十二指肠 Duodenum	1.16	82.1±65.3	30.7±1.61	4.40±2.30	0.69±0.12
空肠 Jejunum	2.09	14.7±2.83	48.4±22.0	46.8±20.6	0.35±0.06
回肠 Ileum	0.18	4.03±0.48	5.23±1.72	2.22±1.06	2.96±2.18
大肠 Large intestine	0.13	5.78±1.18	4.18±1.17	0.61±0.29	3.86±0.91
胃内容物 contents in stomach	0.26	0.31±0.07	10.8±1.96	0.41±0.06	0.08±0.03
小肠内容物 contents in small intestine	4.13	20.0±3.17	69.6±21.6	126.0±9.24	22.1±16.9
大肠内容物 contents in large intestine	0.05	0.76±0.06	1.49±0.30	0.68±0.42	124.0±11.0
血浆 Plasma	1.00	66.4±11.8	26.9±1.56	7.59±1.59	3.45±0.94
乳腺 Mammary gland	0.12	11.6±3.26	2.74±0.55	0.94±0.51	0.42±0.09
子宫 Uterus	0.34	20.1±1.16	9.69±2.30	2.60±0.01	1.13±0.29
卵巢 Ovary	0.25	15.3±3.24	7.48±0.64	1.47±0.30	0.92±0.25

a:常盘知宣,宇田文昭,藤野明治,等. ^{14}C-Cefamandoleの吸收,排泄,代谢および体内分布について. Chemotherapy,1979,27(5):120-134.

表 2-8B　头孢孟多组织分布

部位	给药方案及病理生理状态	取样时间/h	浓度/(μg/g、μg/ml)或曲线下面积/(μg/g·h、μg/ml·h)		C_t/C_p 或 AUC_t/AUC_p	参考文献
			组织或组织液	血浆		
脑脊液 Cerebrospinal fluid	40mg/kg,im(家兔)(细菌性脑膜炎)	1～8.0	14.7	233.9	0.06	Beam TR(1977)
	2000mg,iv(多剂)	—	0.4	55.0	0.01	Liu C(1979)
	33mg/kg,iv(细菌性脑膜炎)	1.3～2.3	2.1	32.6	0.06	Steinberg EA(1977)
	30mg/kg,iv(家兔)	—	2.7±0.9	83.0±39.0	0.03	Strausbaugh LJ(1977)
	60mg/kg,iv(家兔)	4.0	3.4±1.0	101.0±45.0	0.03	Strausbaugh LJ(1977)
	100mg/kg,iv(家兔)	2.0	—	—	0.01	春田恒和(1990)
	150mg/kg,im(家兔)	0.3～2.0	0.2	321.2	0.01	Beaty HN(1979)
脑组织 Brain	40mg/kg,im(家兔)	1.0～8.0	1.5	233.9	0.01	Beam TR(1977)
	100mg/kg,im(大鼠)	0.3～4.0	0.4	62.0	0.01	大久保滉(1979)
眼 Eye	100mg/kg,sc(大鼠)	0.5～4.0	4.0	42.0	0.10	Lee FH(1981)
颌下腺 Submaxillary gland	100mg/kg,sc(大鼠)	0.5～4.0	7.0	42.0	0.17	Lee FH(1981)
颈部淋巴结 Cervical lymph node	100mg/kg,sc(大鼠)	0.5～4.0	6.0	42.0	0.14	Lee FH(1981)
中耳分泌液 Middle ear effusion	1000mg,iv	0.5～1.0	16.2	37.5	0.43	富山道夫(1987)
心脏组织 Cardiac tissue	20mg/kg,iv(大鼠)	0.3～2.0	1.50	6.39	0.23	吉田正(1979)
	20mg/kg,im(大鼠)	0.3～2.0	6.1	20.6	0.29	中山一诚(1979)
	100mg/kg,sc(大鼠)	0.5～4.0	8.0	42.0	0.19	Lee FH(1981)
心包积液 Pericardial fluid	30mg/kg,iv	1.0	18.1	66.2	0.27	Mullany LD(1982)
	2000mg,iv	0.5	24.0	120.0	0.20	Olson NH(1979)

续表

部位	给药方案及病理生理状态	取样时间/h	浓度/(μg/g、μg/ml)或曲线下面积/(μg/g·h、μg/ml·h)		C_t/C_p 或 AUC_t/AUC_p	参考文献
			组织或组织液	血浆		
心耳组织 Auricle tissue	30mg/kg,iv	1.0	—	—	0.45	Mullany LD(1982)
	2000mg,iv	0.5	52.0	120.0	0.43	Olson NH(1979)
	1000mg,iv	1.0	21.3	71.1	0.30	Bergeron MG(1985)
心脏瓣膜 Heart valves	20mg/kg,im	0.5~2.0	20.8	51.8	0.40	Archer GL(1969)
肺组织 Pulmonary tissue	2000mg,iv	—	77.7	145.2	0.53	Russell AD(2015)
	2000mg,iv	0.5	18.1~41.6	23.1~105.8	0.39~0.78	Daschner F(1979)
	100mg/kg,im(大鼠)	0.3~4.0	25.8	62.0	0.42	大久保滉(1979)
	20mg/kg,im(大鼠)	0.3~2.0	5.9	20.6	0.28	中山一诚(1979)
	100mg/kg,sc(大鼠)	0.5~4.0	12.0	42.0	0.29	Lee FH(1981)
	20mg/kg,iv(大鼠)	0.3~2.0	—	—	1.05	吉田正(1979)
	50mg/kg,iv	0~2.0	85.7	114.2	0.75	Burns GP(1989)
	100mg/kg,sc(大鼠)	0.5~4.0	65.0	42.0	1.55	Francis H Lee(1981)
	100mg/kg,im(大鼠)	0.3~4.0	74.0	62.0	1.20	大久保滉(1979)
胆汁 Bile	2000mg,iv	0~3.0	218.6	141.3	1.55	川口英宏(1979)
	2000mg,iv	—	368.2	228.5	1.60	谷村弘(1979)
	1000mg,iv	0.5~6.0	52.3	29.8	1.75	中間辉次(1979)
	500mg,iv	0.5~6.0	59.2	31.5	1.88	山本泰宽(1979)
	50mg/kg,iv(家兔)	0~3.0	307.7	79.5	1.20	大久保滉(1979)
	1000mg,iv	0.5~6.0	79.0	81.4	0.97	柴田清人(1978)
	1000mg,im	0.5	43.7	40.9	1.07	野野下赖之(1979)

续表

部位	给药方案及病理生理状态	取样时间/h	浓度/(μg/g、μg/ml)或曲线下面积/(μg/g·h、μg/ml·h)		C_t/C_p 或 AUC_t/AUC_p	参考文献
			组织或组织液	血浆		
胆囊 Gallbladder	500mg,im	1.0	5.50	4.50	1.22	户次英一(1979)
脾 Spleen	20mg/kg,iv(大鼠)	0.3～2.0	1.04	6.39	0.15	吉田正(1979)
	20mg/kg,im(大鼠)	0.3～2.0	1.2	20.6	0.06	中山一诚(1979)
	100mg/kg,im(大鼠)	0.3～4.0	6.1	62.0	0.10	大久保滉(1979)
肾脏 Kidney	20mg/kg,iv(大鼠)	0.3～2.0	23.0	6.4	3.60	吉田正(1979)
	20mg/kg,im(大鼠)	0.3～2.0	77.9	20.6	3.78	中山一诚(1979)
	100mg/kg,im(大鼠)	0.3～4.0	250.4	62.0	4.04	大久保滉(1979)
	100mg/kg,sc(大鼠)	0.5～4.0	209.0	42.0	4.98	Lee FH(1981)
肾组织间隙液 Renal interstitial fluid	20mg/kg,iv(比格犬)	1.0～4.0	85.0	12.0	7.08	Waterman NG(1976)
胰腺组织 Pancreatic tissue	50mg/kg,iv	0～2.0	38.6	114.2	0.34	Burns GP(1989)
胰液 Pancreatic juice	50mg/kg,iv	0～2.0	3.7	114.2	0.03	Burns GP(1989)
阑尾 Appendix	500mg,im	1.0	5.4	10.5	0.51	户次英一(1979)
输卵管 Oviduct	2000mg,iv	术中	15.2	36.5	0.42	平林光司(1979)
	2000mg,im	0.5～1.0	47.3	123.6	0.38	草场德雄(1979)
	1000mg,im	0.5～1.0	4.6	20.4	0.23	草场德雄(1979)
卵巢 Ovary	2000mg,iv	术中	14.7	36.5	0.40	平林光司(1979)
	2000mg,im	0.5～1.0	35.7	123.6	0.29	草场德雄(1979)
子宫肌层 Myometrium	2000mg,iv	术中	10.2	36.5	0.28	平林光司(1979)
子宫外膜 Perimetrium	2000mg,iv	术中	14.1	36.5	0.39	平林光司(1979)

续表

部位	给药方案及病理生理状态	取样时间/h	浓度/(μg/g、μg/ml)或曲线下面积/(μg/g·h、μg/ml·h)		C_t/C_p 或 AUC_t/AUC_p	参考文献
			组织或组织液	血浆		
子宫颈 Cervix uterus	2000mg,iv	术中	13.1	36.5	0.36	平林光司(1979)
	2000mg,im	0.5～1.0	5.5	20.4	0.40	草场德雄(1979)
	1000mg,im	0.5～1.0	49.3	123.6	0.27	草场德雄(1979)
前列腺组织 Prostatic tissue	2000mg,iv	0.5～1.0	17.1～32.9	51.0～104.8	0.32	Adam D(1979)
前列腺分泌液 Prostatic secretion	1000mg,iv	1.0	1.05	8.48	0.12	铃木惠三(1980)
睾丸 Testis	100mg/kg,sc(大鼠)	0.5～4.0	5.0	42.0	0.12	Lee FH(1981)
骨 Bone	1000mg,iv	0.3	9.27	—	0.19	Lovering AM(2001)
	1000mg,iv	0.2～1.0	9.8	42.1	0.23	Davies AJ(1986)
	60mg/kg,iv	—	31.0±5.6	187.0±63.9	0.17	Clavey M(1989)
关节腔滑膜液 Synovial fluid	1500～2000mg,iv,q4h	—	15.0	40.0	0.38	Jack L(2015)
肌肉组织 Muscular tissue	1000mg,iv	0～5.0	12.9	190.3	0.07	Daschner FD(1980)
	2000mg,iv	—	16.1±6.8	163.9±55.5	0.10	Bullen BR(1979)
	30mg/kg,iv	0～3.0	26.1	350.0	0.07	Mullany LD(1982)
	100mg/kg,im(大鼠)	0.3～4.0	4.7	62.0	0.08	大久保滉(1979)
	100mg/kg,sc(大鼠)	0.5～4.0	7.0	42.0	0.17	Lee FH(1981)
脂肪组织 Adipose tissue	50mg/kg,iv	0～2.0	14.9	114.2	0.04	Burns GP(1989)
	2000mg,iv	—	11.0±5.7	163.9±55.5	0.07	Bullen BR(1979)
	2000mg,iv,q6h	—	21.8	170.5	0.13	Bullen BR(1979)
	1000mg,iv	0.3	7.77	—	0.16	Lovering AM(2001)

续表

部位	给药方案及病理生理状态	取样时间/h	浓度/(μg/g、μg/ml)或曲线下面积/(μg/g・h、μg/ml・h)		C_t/C_p 或 AUC_t/AUC_p	参考文献
			组织或组织液	血浆		
脂肪组织 Adipose tissue	20mg/kg,iv	0.5～3.5	19.6	109.9	0.19	Weiner B(1988)
皮下组织 Subcutaneous tissue	2000mg,iv	—	23.2	145.2	0.16	Mann HJ(1986)
	60mg/kg,iv	—	24.4±13.3	187.0±63.9	0.13	Clavey M(1989)
	2000mg,iv	0.5	20.8	105.8	0.20	Daschner F(1979)
皮肤水疱液 Skin blister	1000mg,iv	0.3～8.0	67.5	78.4	0.86	Wise R(1981)
组织间隙液 Interstitial fluid	20mg/kg,iv(大鼠)	1.0～4.0	15.9	12.0	1.32	Waterman NG(1976)
	50mg/kg,im(大鼠)	0～4.0	—	—	0.95	Zvi L(1980)
手术创面渗出液 Surgical wound exudate	2000mg,iv	0.5～4.0	122.7	90.6	1.35	池田定伦(1988)
羊水 Amniotic fluid	1000mg,iv	3.0	1.40	5.60	0.25	松田静治(1979)
	1000mg,iv	0～7.0	45.8	81.5	0.56	高濑善次郎(1979)
	1000mg,iv	0～9.0	37.8	58.3	0.65	本村龙太郎(1979)
尿液 Urine	1000mg,iv	0.5～6.0	13525	45.3	298.6	山田良成(1979)
	2000mg,iv	—	17966	228.5	62.3	谷村弘(1979)
	500mg,iv	0.3～6.0	5616	11.6	482.9	铃木惠三(1980)
	20mg/kg,iv(大鼠)	1.0～4.0	7450	12.0	620.8	Waterman NG(1976)
	500mg,im	0.3～6.0	6712	23.3	287.8	中山一诚(1979)

表 2-9　头孢尼西组织分布

部位	给药方案及病理生理状态	取样时间/h	浓度/(μg/g、μg/ml)或曲线下面积/(μg/g·h、μg/ml·h)		C_t/C_p 或 AUC_t/AUC_p	参考文献
			组织或组织液	血浆		
脑组织 Brain	20mg/kg,iv(大鼠)	0～24.0	7.5	441.5	0.02	Intoccia AP(1978)
房水 Aqueous humor	1000mg,iv	0～6.5	1.8	460.0	<0.01	Axelrod JL(1984)
扁桃体 Tonsil	1000mg,im	峰浓度	11.9	94.2	0.13	Scaglione F(1990)
心脏组织 Cardiac tissue	20mg/kg,iv(大鼠)	0～24.0	76.7	441.5	0.17	Intoccia AP(1978)
	1000mg,im	术中	7.5	70.4	0.11	Sterling RP(1983)
	2000mg,im	术中	10.2	110.0	0.09	Sterling RP(1983)
	2000mg,iv	≈1.0	—	—	0.10	Salzman C(1990)
心包液 Pericardial fluid	30mg/kg,iv	稳态浓度	23.3	154.8	0.15	Dudley MN(1984)
	30mg/kg,iv	1.0	18.7	—	0.12	Nightingale CH(1984)
肺组织 Pulmonary tissue	20mg/kg,iv(大鼠)	0～24.0	109.9	441.5	0.25	Intoccia AP(1978)
	1000mg,im	2.0～24.0	141.7	624.4	0.23	Cazzola M(1990)
肺门淋巴结 Hilar lymph node	1000mg,im	2.0～24.0	190.3	624.4	0.30	Cazzola M(1990)
痰液 Sputum	1000mg,iv	1.0	2.60	—	0.02	Wallace RJ(1982)
胸腔积液 Pleural fluid	1000mg,im	1.0	8.0	82.9	0.10	Lou MA(1984)
肝组织 Hepatic tissue	20mg/kg,iv(大鼠)	0～24.0	89.7	441.5	0.20	Intoccia AP(1978)
胆囊 Gallbladder	1000mg,im	2.0～3.0	30.5	—	0.78	Maki DG(1984)
脾 Spleen	20mg/kg,iv(大鼠)	0～24.0	37.4	441.5	0.08	Intoccia AP(1978)
肾脏 Kidney	20mg/kg,iv(大鼠)	0～24.0	291.1	441.5	0.66	Intoccia AP(1978)
肾皮质 Renal cortex	1000mg,im	峰浓度	26.2±8.9	75.0±8.1	0.35	Scaglione F(1989)

续表

部位	给药方案及病理生理状态	取样时间/h	浓度/(μg/g、μg/ml)或曲线下面积/(μg/g·h、μg/ml·h)		C_t/C_p 或 AUC_t/AUC_p	参考文献
			组织或组织液	血浆		
肾髓质 Renal medulla	1000mg,im	峰浓度	25.8±10.1	75.0±8.1	0.34	Scaglione F(1989)
肾上腺 Adrenal	20mg/kg,iv(大鼠)	0～24.0	47.5	441.5	0.11	Intoccia AP(1978)
胃肠道 Gastrointestinal tract	20mg/kg,iv(大鼠)	0～24.0	239.5	441.5	0.54	Intoccia AP(1978)
子宫 Uterine tissue	1000mg,im	1.0	53.5	123.2	0.43	Lou MA(1984)
子宫颈 Cervix uterus	1000mg,im	1.0～24.0	241.1	444.8	0.54	Goisis M(1991)
阴道部 Portio vaginalis	1000mg,im	1.0～24.0	294.1	444.8	0.66	Goisis M(1991)
输卵管 Oviduct	1000mg,im	1.0～24.0	274.8	444.8	0.62	Goisis M(1991)
睾丸 Testis	20mg/kg,iv(大鼠)	0～24.0	63.4	441.5	0.14	Intoccia AP(1978)
前列腺组织 Prostatic tissue	1000mg,im	1.0	13.0	—	0.10	Rajfer J(1982)
腹腔积液 Ascitic fluid	2000mg,iv	—	18.0～23.0	27.0～83.0	0.37	Gomez-Jimenez J (1993)
骨组织 Bone tissue	70mg/kg,iv(家兔)	1.0	0.7～1.6	24.4	0.05	Summersgill JT(1984)
	1000mg,im	1.0	6.8	109.6	0.06	Lou MA(1984)
	30mg/kg,iv	1.0	18.7	—	0.12	Nightingale CH(1984)
肌肉组织 Muscular tissue	20mg/kg,iv(大鼠)	0～24.0	38.3	441.5	0.09	Intoccia AP(1978)
脂肪组织 Adipose tissue	20mg/kg,iv(大鼠)	0～24.0	45.4	441.5	0.10	Intoccia AP(1978)
	1000mg,im	1.0	4.6	64.0	0.07	Lou MA(1984)
炎性渗出液 Inflammatory exudate	20mg/kg,iv(大鼠)	2.0～24.0	169.4	147.7	1.15	Intoccia AP(1978)
手术创面渗出液 Surgical wound fluid	1000mg,im	1.0	35.2	74.4	0.47	Lou MA(1984)

续表

部位	给药方案及病理生理状态	取样时间/h	浓度/(μg/g、μg/ml)或曲线下面积/(μg/g·h、μg/ml·h)		C_t/C_p 或 AUC_t/AUC_p	参考文献
			组织或组织液	血浆		
脓液 Pus	1000mg,im	1.0	11.5	92.2	0.12	Lou MA(1984)
乳汁 Milk	1000mg,im	1.0	0.2	67.4	<0.01	Lou MA(1984)

表 2-10A [14]C-头孢克洛组织分布(健康受试大鼠,25mg/kg,po)[a]

部位	AUC_t/AUC_p	组织或组织液浓度 /(μg/g 或 μg/ml)			
		0.5h	1.0h	4.0h	24.0h
血浆 Plasma	1.00	5.55±0.18	6.85±0.82	1.04±0.32	0.13±0.01
脑组织 Brain	0.10	0.04±0.00	0.37±0.09	0.15±0.01	0.02±0.00
脑垂体 Hypophysis	0.16	0.00±0.00	2.46±0.47	0.00±0.00	0.00±0.00
淋巴结 Lymph node	0.62	1.57±0.19	2.76±0.27	0.91±0.25	0.08±0.01
颌下腺 Submaxillary gland	0.56	1.43±0.10	2.37±0.18	0.84±0.03	0.08±0.01
甲状腺 Thyroid gland	0.57	0.67±0.45	1.44±0.42	0.62±0.14	0.54±0.10
眼球 Eye-ball	0.27	0.62±0.07	1.07±0.10	0.40±0.05	0.06±0.00
胸腺 Thymus	0.38	1.04±0.33	1.62±0.28	0.57±0.09	0.04±0.02
肺组织 Pulmonary tissue	0.73	1.45±0.10	2.71±0.50	1.11±0.06	0.16±0.03
心脏组织 Cardiac tissue	0.45	1.88±0.20	1.84±0.21	0.68±0.09	0.05±0.00
肝组织 Hepatic tissue	6.40	33.7±1.93	39.2±7.90	7.26±0.38	1.00±0.08
肾脏 Kidney	11.3	45.8±5.02	50.4±15.4	16.0±0.90	1.59±0.06
肾上腺 Adrenal gland	2.33	0.98±0.04	2.97±0.32	4.28±0.28	0.73±0.14
脾 Spleen	0.81	3.19±1.83	3.46±0.24	1.16±0.11	0.15±0.02
胰腺组织 Pancreatic tissue	0.65	2.03±0.00	3.14±0.69	0.90±0.15	0.10±0.02

续表

部位	AUC_t/AUC_p	组织或组织液浓度 /(μg/g 或 μg/ml)			
		0.5h	1.0h	4.0h	24.0h
软骨 Cartilage	0.78	1.09±0.33	2.99±0.38	1.23±0.39	0.11±0.03
骨髓 Bone marrow	0.64	2.80±0.38	4.22±1.70	0.79±0.00	0.00±0.00
主动脉 Aorta	6.61	10.0±2.73	24.04±0.00	10.6±0.57	0.97±0.15
睾丸 Testis	0.30	0.60±0.03	1.02±0.03	0.49±0.00	0.05±0.01
附睾组织 Epididymal tissue	0.37	0.92±0.06	1.63±0.28	0.53±0.13	0.08±0.00
皮肤 Skin	1.06	2.66±0.58	4.76±0.56	1.53±0.18	0.16±0.01
脂肪 Fat	0.63	1.07±0.47	1.06±0.16	1.26±0.00	0.02±0.00
骨骼肌 Skeletal muscle	0.70	1.10±0.29	1.13±0.10	1.41±0.96	0.02±0.00
胃 Stomach	2.22	47.4±10.1	17.5±3.11	1.37±0.31	0.10±0.01
十二直肠 Duodenum	7.24	76.9±5.05	67.5±22.9	4.65±0.32	0.22±0.02
空肠 Jejunum	14.3	212.0±56.7	134.0±25.6	7.95±0.71	0.31±0.03
回肠 Ileum	68.5	4.88±0.44	138.9±35.1	137.2±118.8	0.37±0.17
大肠 Large intestine	94.2	2.73±0.19	5.83±2.86	216.2±214.8	1.24±0.98
血浆 Plasma	1.00	14.0±1.07	11.4±1.52	1.85±0.54	0.16±0.02
卵巢 Ovary	0.82	5.69±0.42	6.67±0.65	2.06±0.72	0.11±0.07
子宫 Uterus	1.45	13.7±5.41	18.6±8.59	2.50±0.71	0.23±0.08
羊水 Amniotic fluid	0.16	0.04±0.01	0.10±0.02	0.54±0.31	0.10±0.00

a:栩野义博,菅野浩一,堤内正美. Cefaclorの吸收・分布・代谢・排泄. 第1报ラットにおける吸收・分布・排泄. Chemotherapy,1979,27(7):116-130.

表 2-10B　头孢克洛组织分布

部位	给药方案及病理生理状态	取样时间/h	浓度/(μg/g、μg/ml)或曲线下面积/(μg/g·h、μg/ml·h)		C_t/C_p 或 AUC_t/AUC_p	参考文献
			组织或组织液	血浆		
脑脊液 Cerebrospinal fluid	50mg/kg,po(家兔)	1.0	0.5	22.8	0.05	叶田野博(1979)
	—,po(大鼠)	1.0	0.3	10.0	0.03	Sullivan HR(1976)
脑组织 Brain	—,po(小鼠)	1.0	0.41	6.04	0.07	Sullivan HR(1976)
房水 Aqueous humor	50mg/kg,po(家兔)	0.5～6.0	2.8	33.9	0.08	大石正夫(1979)
	50mg/kg,po(家兔)	1.0	1.8	31.1	0.06	大石正夫(1979)
	—,po(大鼠)	1.0	0.8	10.0	0.08	Sullivan HR(1976)
眼睑 Lid	50mg/kg,po(家兔)	1.0	40.8	31.1	1.31	大石正夫(1979)
结膜 Conjunctive	50mg/kg,po(家兔)	1.0	32.4	31.1	1.04	大石正夫(1979)
眼外肌 Extraocular muscle	50mg/kg,po(家兔)	1.0	15.1	31.1	0.48	大石正夫(1979)
角膜 Cornea	50mg/kg,po(家兔)	1.0	1.6	31.1	0.05	大石正夫(1979)
巩膜 Sclera	50mg/kg,po(家兔)	1.0	8.7	31.1	0.28	大石正夫(1979)
虹膜 Iris	50mg/kg,po(家兔)	1.0	<最低检测限	31.1	—	大石正夫(1979)
视网膜 Retina	50mg/kg,po(家兔)	1.0	3.0	31.1	0.10	大石正夫(1979)
视神经 Nerve optic	50mg/kg,po(家兔)	1.0	2.9	31.1	0.09	大石正夫(1979)
玻璃体 Vitreous body	50mg/kg,po(家兔)	1.0	<最低检测限	31.1	—	大石正夫(1979)
泪液 Lacrimal fluid	50mg/kg,po(家兔)	0.5～1.0	3.2～3.5	22.8	0.15	叶田野博(1979)
舌 Tongue	20mg/kg,po(大鼠)	0.3～6.0	2.5	15.9	0.16	井下万也(1992)
	20mg/kg,po(大鼠)	0.5～4.0	8.1	16.7	0.48	森鼻健史(1984)
腮腺 Parotid gland	20mg/kg,po(大鼠)	0.5～4.0	8.2	16.7	0.49	森鼻健史(1984)

续表

部位	给药方案及病理生理状态	取样时间/h	浓度/(μg/g、μg/ml)或曲线下面积/(μg/g·h、μg/ml·h)		C_t/C_p 或 AUC_t/AUC_p	参考文献
			组织或组织液	血浆		
牙龈 Gingiva	500mg,po	0～3.0	7.2	15.2	0.47	小宫正道(1987)
	500mg,po	2.0	3.71±0.52	7.86±0.89	0.49	Akimoto Y(1992)
	500mg,po	2.0	2.46±0.36	4.20±0.68	0.59	难波良司(1983)
	20mg/kg,po(大鼠)	0.3～6.0	6.4	15.9	0.40	井下万也(1992)
	20mg/kg,po(大鼠)	0.5～4.0	9.1	16.7	0.55	森鼻健史(1984)
	500mg,po	1.5～2.0	3.71	7.58	0.49	Akimoto Y(1994)
	500mg,po	2.0	3.71	7.86	0.47	小俣裕昭(1995)
牙龈囊肿 Gingival cyst	500mg,po	1.0～2.0	2.73	4.20±0.68	0.65	难波良司(1983)
牙囊 Dental follicle	500mg,po	2.0	2.42±0.51	7.61±1.08	0.32	Akimoto Y(1992)
颌骨 Jaw	500mg,po	0～3.0	2.6	15.2	0.17	小宫正道(1987)
	500mg,po	2.0	1.59±0.31	7.61±1.08	0.18	Akimoto Y(1992)
	500mg,po	2.0	0.42	4.20±0.68	0.10	难波良司(1983)
	20mg/kg,po(大鼠)	0.3～6.0	1.0～1.1	15.9	0.07	井下万也(1992)
颌下腺 Submaxillary gland	20mg/kg,po(大鼠)	0.3～6.0	4.3	15.9	0.27	井下万也(1992)
	20mg/kg,po(大鼠)	0.5～4.0	8.5	16.7	0.51	森鼻健史(1984)
颌下淋巴结 Submaxillary lymph node	20mg/kg,po(大鼠)	0.3～6.0	2.1	15.9	0.13	井下万也(1992)
上颌窦黏膜 Maxillary sinus mucosa	500mg,po	2.0	5.20	6.10	0.85	岩泽武彦(1979)
扁桃体 Tonsil	500mg,po,q8h	2.0	7.6	12.0	0.63	青山隆藏(1979)
	500mg,po	2.0	6.00	6.90	0.87	岩泽武彦(1979)
	500mg,po	1.0	1.63	1.43	1.14	和田健二(1979)

续表

部位	给药方案及病理生理状态	取样时间/h	浓度/(μg/g、μg/ml)或曲线下面积/(μg/g·h、μg/ml·h)		C_t/C_p 或 AUC_t/AUC_p	参考文献
			组织或组织液	血浆		
腺样体 Adenoid	20mg/kg,po	0.5～4.0	29.1	101.8	0.29	Ernstson S(1985)
	20mg/kg,po(多剂)	1.0～1.5	9.2±3.0	21.8±9.3	0.41	Ernstson S(1985)
耳分泌液 Otorrhea	20mg/kg,po	0.5	5.1	29.0	0.18	Edén T(1983)
	20mg/kg,po	0.5～4.0	28.6	101.8	0.28	Ernstson S(1985)
	20mg/kg,po(多剂)	1.0～1.5	5.8±2.3	21.8±9.3	0.26	Ernstson S(1985)
颈部淋巴结 Gervical lymph node	20mg/kg,po(大鼠)	0.5～4.0	8.0	16.7	0.48	森鼻健史(1984)
心脏组织 Cardiac tissue	100mg/kg,po(大鼠)	0.5～2.0	5.2	25.2	0.20	坂本博(1985)
	20mg/kg,po(大鼠)	0.5	1.13	3.55	0.32	中山一诚(1979)
	—,po(小鼠)	1.0	1.90	6.04	0.31	Sullivan HR(1976)
	100mg/kg,po(大鼠)	0.5～2.0	3.8	13.8	0.27	Sakamoto H(1988)
肺组织 Pulmonary tissue	20mg/kg,po(家兔)	0.5～2.0	1.95	7.68	0.25	Sakamoto H(1988)
	100mg/kg,po(大鼠)	0.5～2.0	10.9	25.2	0.43	坂本博(1985)
	20mg/kg,po(小鼠)	0.5	3.50	8.80	0.40	中清水弘(1989)
	20mg/kg,po(大鼠)	0.5	1.49	3.55	0.42	中山一诚(1979)
	100mg/kg,po(大鼠)	0.5～2.0	8.4	13.8	0.61	Sakamoto H(1988)
支气管黏膜 Bronchial mucosa	1000mg,po(多剂)	稳态浓度	7.7	14.8	0.52	Marlin GE(1984)
	500mg,po(多剂)	稳态浓度	4.32	9.64	0.45	Marlin GE(1984)
	250mg,po(多剂)	稳态浓度	3.78	3.32	1.14	Marlin GE(1984)
肺泡上皮液 Epithelial lining fluid	750mg,po	4.0	2.71±0.87	3.08±1.70	0.88	Mazzei T(2000)
痰液 Sputum	500mg,po	1.0	0.15	1.90	0.09	重野芳辉(1979)

续表

部位	给药方案及病理生理状态	取样时间/h	浓度/(μg/g、μg/ml)或曲线下面积/(μg/g·h、μg/ml·h)		C_t/C_p 或 AUC_t/AUC_p	参考文献
			组织或组织液	血浆		
肝组织 Hepatic tissue	100mg/kg,po(大鼠)	0.5～2.0	39.2	25.2	1.56	坂本博(1985)
	20mg/kg,po(小鼠)	0.5	10.2	8.8	1.20	中清水弘(1989)
	100mg/kg,po(大鼠)	0.5～2.0	28.7	13.8	2.08	Sakamoto H(1988)
胆汁 Bile	—,po(大鼠)	1.0	25.0	10.0	2.50	Sullivan HR(1976)
	—,po(比格犬)	1.0～4.0	—	—	2.64	Waterman NG(1978)
脾 Spleen	20mg/kg,po(家兔)	0.5～2.0	0.68	7.68	0.09	Sakamoto H(1988)
	20mg/kg,po(小鼠)	0.5	1.10	8.80	0.13	中清水弘(1989)
	—,po(小鼠)	1.0	1.28	6.04	0.21	Sullivan HR(1976)
	20mg/kg,po(大鼠)	0.5	1.28	3.55	0.36	中山一诚(1979)
肾脏 Kidney	20mg/kg,po(家兔)	0.5～2.0	23.9	7.7	3.11	Sakamoto H(1988)
	100mg/kg,po(大鼠)	0.5～2.0	90.0	25.2	3.57	坂本博(1985)
	20mg/kg,po(小鼠)	0.5	33.5	8.8	3.81	中清水弘(1989)
	20mg/kg,po(大鼠)	0.3～6.0	88.1	15.9	5.55	井下万也(1992)
	20mg/kg,po(大鼠)	0.5	10.8	3.6	3.04	中山一诚(1979)
	100mg/kg,po(大鼠)	0.5～2.0	68.1	13.8	4.93	Sakamoto H(1988)
肾上腺 Adrenal	—,po(大鼠)	1.0	5.3	10.0	0.53	Sullivan HR(1976)
胰腺组织 Pancreatic tissue	20mg/kg,po(小鼠)	0.5	2.50	8.80	0.28	中清水弘(1989)
前列腺组织 Prostatic tissue	250mg,po(多剂)	—	0.65	1.70	0.38	Smith RP(1981)
	500mg,po(多剂)	—	—	—	0.46	Smith RP(1981)
关节滑膜组织 Synovium	—,po(大鼠)	1.0	8.9	10.0	0.89	Sullivan HR(1976)

续表

部位	给药方案及病理生理状态	取样时间/h	浓度/(μg/g、μg/ml)或曲线下面积/(μg/g·h、μg/ml·h)		C_t/C_p 或 AUC_t/AUC_p	参考文献
			组织或组织液	血浆		
肌肉组织 Muscular tissue	20mg/kg,po(大鼠)	0.5	0.67	3.55	0.19	中山一诚(1979)
	—,po(小鼠)	1.0	1.40	6.04	0.23	Sullivan HR(1976)
	70mg/kg,po(大鼠)	0~5.0	25.8±9.6	108.4±40.4	0.24	De La Peña A(2001)
皮下脂肪 Subcutaneous fat	—,po(小鼠)	1.0	3.20	6.04	0.53	Sullivan HR(1976)
	500mg,po	0~∞	7.0	13.7	0.51	Barbour A(2009)
皮肤 Skin	50mg/kg,po(大鼠)	0.5~4.0	16.5	44.5	0.37	山本康生(1979)
组织间隙液 Interstitial fluid	—,po(比格犬)	1.0~4.0	—	—	0.39	Waterman NG(1978)
皮肤水疱液 Skin blister	500mg,po	0~12.0	22.7±2.5	21.0±2.6	1.08	Mazzei T(2000)
	750mg,po	0~12.0	25.5±3.2	24.3±3.6	1.05	Mazzei T(2000)
	250mg,po	0~∞	7.7±1.1	8.7±1.4	0.89	Barbhaiya RH(1990)
	500mg,po	0~∞	14.4±3.7	17.5±2.1	0.82	Barbhaiya RH(1990)
尿液 Urine	—,po(大鼠)	1.0	1275	10.0	127.5	Sullivan HR(1976)
	—,po(比格犬)	1.0~4.0	—	—	95.2	Waterman NG(1978)

表 2-11A　^{14}C-头孢丙烯组织分布(健康受试大鼠,20mg/kg,iv)[a]

部位	AUC_t/AUC_p	组织或组织液浓度 /(μg/g 或 μg/ml)				
		0.5h	**1.0h**	**2.0h**	**4.0h**	**8.0h**
血浆 Plasma	1.00	13.3±0.50	12.9±0.43	12.5±1.11	5.02±0.22	1.60±0.28
大脑组织 Cerebrum	0.02	0.15±0.02	0.14±0.01	0.18±0.01	0.10±0.01	0.06±0.01
小脑组织 Cerebellum	0.02	0.19±0.03	0.19±0.02	0.22±0.01	0.14±0.01	0.08±0.01

续表

部位	AUC_t/AUC_p	组织或组织液浓度 /(μg/g 或 μg/ml)				
		0.5h	1.0h	2.0h	4.0h	8.0h
脑垂体 Hypophysis	0.19	2.60±0.15	3.06±0.53	2.53±0.34	0.89±0.07	—
眼球 Eye-ball	0.11	1.04±0.03	1.26±0.04	1.51±0.13	0.67±0.08	0.24±0.04
泪腺 Harderian gland	0.17	1.81±0.18	2.08±0.09	1.96±0.14	0.93±0.08	0.36±0.08
甲状腺 Thyroid	0.22	4.49±0.43	2.72±0.56	2.94±0.07	1.13±0.06	—
颌下腺 Submaxillary gland	0.22	3.05±0.03	2.45±0.04	2.88±0.25	1.14±0.06	0.35±0.06
气管 Trachea	0.60	5.37±0.91	5.74±0.58	7.27±0.42	3.53±0.19	1.46±0.22
胸腺 Thymus	0.15	1.72±0.21	1.70±0.07	2.02±0.21	0.83±0.02	0.22±0.02
心脏组织 Cardiac tissue	0.18	2.34±0.08	2.07±0.07	2.12±0.18	0.95±0.08	0.43±0.15
肺组织 Pulmonary tissue	0.47	4.57±0.22	4.65±0.16	5.37±0.44	2.76±0.09	1.27±0.16
肝组织 Hepatic tissue	1.81	17.8±2.13	18.4±0.89	24.4±2.34	10.2±0.46	2.55±0.34
肾脏 Kidney	4.31	44.4±4.51	50.2±3.62	45.7±2.05	25.8±0.78	10.2±1.68
肾上腺 Adrenal	0.18	3.20±0.75	1.98±0.05	2.44±0.37	0.85±0.09	0.30±0.08
脾 Spleen	0.41	5.71±0.45	3.67±0.16	4.96±0.52	2.37±0.03	0.93±0.18
胰腺组织 Pancreatic tissue	0.32	7.51±1.31	3.49±0.44	4.13±0.59	1.49±0.12	0.53±0.11
脂肪 Fat	0.11	1.48±0.20	1.12±0.11	1.94±0.59	0.44±0.09	0.13±0.03
棕色脂肪 Brown fat	0.21	2.74±0.20	2.42±0.20	2.48±0.20	1.22±0.14	0.40±0.06
肌肉组织 Muscular tissue	0.08	1.13±0.08	0.99±0.06	1.11±0.05	0.41±0.06	0.16±0.02
皮肤 Skin	0.46	4.47±0.25	4.43±0.05	5.44±0.53	2.69±0.14	1.02±0.18
骨髓 Bone marrow	0.24	3.00±0.34	2.88±0.24	2.89±0.25	1.39±0.04	0.39±0.06
主动脉 Aorta	3.49	20.3±1.47	22.1±4.68	32.8±2.29	23.8±2.79	16.1±2.42
睾丸 Testis	0.17	1.35±0.06	1.78±0.03	1.97±0.19	1.00±0.12	0.40±0.06
附睾组织 Epididymal tissue	0.32	2.77±0.04	3.33±0.15	3.74±0.29	1.95±0.06	0.66±0.13

续表

部位	AUC_t/AUC_p	组织或组织液浓度 /(μg/g 或 μg/ml)				
		0.5h	1.0h	2.0h	4.0h	8.0h
前列腺组织 Prostatic tissue	0.13	1.50±0.23	1.50±0.08	1.76±0.24	0.64±0.02	0.28±0.04
膀胱 Urinary bladder	2.67	26.1±3.99	23.89±6.49	29.6±5.78	30.2±8.14	1.82±0.28
胃 Stomach	0.39	7.14±1.80	3.55±0.45	4.64±0.83	2.35±0.34	0.57±0.11
小肠 Small intestine	2.90	56.6±5.71	61.2±5.19	23.1±0.84	15.5±1.70	1.39±0.46
大肠 Large intestine	0.26	2.92±0.13	3.14±0.23	2.66±0.22	1.42±0.19	0.77±0.18

a:斋藤玲. BMY-28100の体内动态に关する研究. Chemotherapy,1989,37(3):168-184.

表 2-11B 头孢丙烯组织分布

部位	给药方案及病理生理状态	取样时间/h	浓度/(μg/g、μg/ml)或曲线下面积/(μg/g·h、μg/ml·h)		C_t/C_p 或 AUC_t/AUC_p	参考文献
			组织或组织液	血浆		
脑组织 Brain	50mg/kg,po(大鼠)	0.3～6.0	1.7	68.0	0.03	平野实(1989)
房水 Aqueous humor	50mg/kg,po(家兔)	0.5～6.0	2.6	54.7	0.05	大石正夫(1989)
	50mg/kg,po(家兔)	2.0	1.12	8.38	0.13	大石正夫(1989)
眼睑 Lid	50mg/kg,po(家兔)	2.0	4.22	8.38	0.50	大石正夫(1989)
结膜 Conjunctive	50mg/kg,po(家兔)	2.0	7.51	8.38	0.90	大石正夫(1989)
眼外肌 Extraocular muscle	50mg/kg,po(家兔)	2.0	4.53	8.38	0.54	大石正夫(1989)
角膜 Cornea	50mg/kg,po(家兔)	2.0	5.30	8.38	0.63	大石正夫(1989)
巩膜 Sclera	50mg/kg,po(家兔)	2.0	11.3	8.4	1.35	大石正夫(1989)
虹膜 Iris	50mg/kg,po(家兔)	2.0	4.21	8.38	0.50	大石正夫(1989)
视网膜 Retina	50mg/kg,po(家兔)	2.0	4.67	8.38	0.56	大石正夫(1989)

部位	给药方案及病理生理状态	取样时间/h	浓度/(μg/g、μg/ml)或曲线下面积/(μg/g·h、μg/ml·h)		C_t/C_p 或 AUC_t/AUC_p	参考文献
			组织或组织液	血浆		
视神经 Nerve optic	50mg/kg,po(家兔)	2.0	8.95	8.38	1.07	大石正夫(1989)
玻璃体 Vitreous body	50mg/kg,po(家兔)	2.0	<最低检测限	8.38	—	大石正夫(1989)
泪液 Lacrimal fluid	250mg,po	1.0~6.0	3.0	13.7	0.22	河合佳江(1989)
上颌窦黏膜 Maxillary sinus mucosa	250mg,po	2.0	2.22±0.48	4.56±1.16	0.49	新川敦(1989)
扁桃体 Tonsil	7.5mg/kg,po	1.0~3.0	0.71	2.35	0.30	Shyu WC(1993)
	20mg/kg,po	1.0~3.0	2.51	7.92	0.32	Shyu WC(1993)
	250mg,po	2.0	1.73±0.62	4.56±1.16	0.38	新川敦(1989)
腺样体 Adenoid	7.5mg/kg,po	1.0~3.0	1.31	2.35	0.56	Shyu WC(1993)
	20mg/kg,po	1.0~3.0	2.76	7.92	0.35	Shyu WC(1993)
颌下腺 Submaxillary gland	33mg/kg,po(家兔)	1.0~8.0	6.6	15.7	0.42	植松正孝(1989)
下颌骨 Mandibula	33mg/kg,po(家兔)	1.0~8.0	3.4	15.7	0.22	植松正孝(1989)
牙龈 Gingvia	33mg/kg,po(家兔)	1.0~8.0	9.4	15.7	0.60	植松正孝(1989)
舌 Tongue	33mg/kg,po(家兔)	1.0~8.0	7.3	15.7	0.46	植松正孝(1989)
中耳黏膜 Middle ear mucosa	250mg,po	2.0	1.97±0.07	4.56±1.16	0.43	新川敦(1989)
耳分泌液 Otorrhea	15mg/kg,po	0.5~6.0	17.2	22.3	0.77	Jang CH(2003)
	15mg/kg,po,bid	0~10.0	10.3	36.9	0.28	Nicolau DP(2007)
腮腺 Parotid gland	33mg/kg,po(家兔)	1.0~8.0	8.9	15.7	0.57	植松正孝(1989)
颈部淋巴结 Cervical lymph node	33mg/kg,po(家兔)	1.0~8.0	9.2	15.7	0.59	植松正孝(1989)

续表

部位	给药方案及病理生理状态	取样时间/h	浓度/(μg/g、μg/ml)或曲线下面积/(μg/g·h、μg/ml·h)		C_t/C_p 或 AUC_t/AUC_p	参考文献
			组织或组织液	血浆		
肺组织 Pulmonary tissue	50mg/kg,po(大鼠)	0.3～6.0	15.6	68.0	0.23	平野实(1989)
痰液 Sputum	500mg,po	0～8.0	2.7	39.4	0.07	后藤阳一郎(1989)
	250mg,po	2.0	0.30～0.42	5.05～7.10	0.06	三浦康子(1989)
	500mg,po	2.0	1.4	14.9	0.09	笹山一夫(1989)
心脏组织 Cardiac tissue	50mg/kg,po(大鼠)	0.3～6.0	11.3	68.0	0.17	平野实(1989)
肝组织 Hepatic tissue	50mg/kg,po(大鼠)	0.3～6.0	103.6	68.0	1.52	平野实(1989)
脾 Spleen	50mg/kg,po(大鼠)	0.3～6.0	23.0	68.0	0.34	平野实(1989)
肾脏 Kidney	50mg/kg,po(大鼠)	0.3～6.0	259.2	68.0	3.81	平野实(1989)
子宫颈 Cervix uterus	500mg,po	0～8.0	23.3	49.0	0.48	张南薰(1989)
	250mg,po	2.0	3.72	5.19	0.70	山元贵雄(1989)
子宫肌层 Myometrium	500mg,po	0～8.0	22.5	49.0	0.46	张南薰(1989)
	250mg,po	2.0	3.00	5.19	0.57	山元贵雄(1989)
子宫内膜 Endometrium	500mg,po	0～8.0	24.8	49.0	0.51	张南薰(1989)
	250mg,po	2.0	2.94	5.19	0.56	山元贵雄(1989)
卵巢 Ovary	500mg,po	0～8.0	20.3	49.0	0.41	张南薰(1989)
	250mg,po	2.0	3.04	5.19	0.57	山元贵雄(1989)
输卵管 Oviduct	500mg,po	0～8.0	35.3	49.0	0.72	张南薰(1989)
	250mg,po	2.0	2.86	5.19	0.54	山元贵雄(1989)

续表

部位	给药方案及病理生理状态	取样时间/h	浓度/(μg/g、μg/ml)或曲线下面积/(μg/g・h、μg/ml・h)		C_t/C_p 或 AUC_t/AUC_p	参考文献
			组织或组织液	血浆		
阴道部 Portio vaginalis	500mg,po	0～8.0	25.4	49.0	0.52	张南薰(1989)
	250mg,po	2.0	3.72	5.19	0.70	山元贵雄(1989)
肌肉组织 Muscular tissue	50mg/kg,po(大鼠)	0.3～6.0	5.4	68.0	0.08	平野实(1989)
皮肤 Skin	500mg,po	1.0～3.0	2.2～4.7	5.5～10.2	0.39～0.46	富泽尊仪(1989)
	500mg,po	2.0	2.24	9.16	0.26	太田みどり(1989)
	50mg/kg,po(大鼠)	0.3～6.0	15.4	68.0	0.23	平野实(1989)
	50mg/kg,po(大鼠)	1.0～4.0	10.7	23.3	0.46	山本康生(1989)
	20mg/kg,po(大鼠)	1.0～2.0	2.70～3.80	5.50～7.00	0.49～0.54	金本昭纪子(1989)
皮肤水疱液 Skin blister	500mg,po	0～8.0	19.7	26.1	0.75	Nye K(1990)
	250mg,po	0～9.0	13.4±2.5	16.1±2.1	0.83	Barbhaiya RH(1990)
	500mg,po	0～9.0	27.3±2.9	32.0±3.8	0.85	Barbhaiya RH(1990)
炎性渗出液 Inflammatory exudate	500mg,po	1.0～8.0	—	—	0.80	Wise R(1994)

表 2-12　头孢他美酯组织分布

部位	给药方案及病理生理状态	取样时间/h	浓度/(μg/g、μg/ml)或曲线下面积/(μg/g・h、μg/ml・h)		C_t/C_p 或 AUC_t/AUC_p	参考文献
			组织或组织液	血浆		
牙龈 Gingiva	20mg/kg,po(家兔)	0～10.0	12.5	26.8	0.47	森鼻健史(1990)
扁桃体 Tonsil	500mg,po	2.0～4.0	1.71	5.12	0.33	加藤真二(1990)
	1000mg,po	2.0～12.0	6.1	15.4	0.40	Blouin RA(1993)

续表

部位	给药方案及病理生理状态	取样时间/h	浓度/(μg/g、μg/ml)或曲线下面积/(μg/g·h、μg/ml·h)		C_t/C_p 或 AUC_t/AUC_p	参考文献
			组织或组织液	血浆		
上颌窦 Maxillary sinus	500mg,po	2.0～4.0	2.06	3.53	0.58	加藤真二(1990)
	500mg,po	2.0	1.31	2.33	0.55	Stoeckel K(1996)
下颌骨 Mandibula	20mg/kg,po(家兔)	0～10.0	4.0	26.8	0.15	森鼻健史(1990)
颌下腺 Submaxillary gland	20mg/kg,po(家兔)	0～10.0	7.3	26.8	0.27	森鼻健史(1990)
腮腺 Parotid gland	20mg/kg,po(家兔)	0～10.0	6.9	26.8	0.26	森鼻健史(1990)
舌 Tongue	20mg/kg,po(家兔)	0～10.0	8.8	26.8	0.33	森鼻健史(1990)
耳分泌液 Otorrhea	500mg,po	2.0～4.0	0.95	5.09	0.19	加藤真二(1990)
颈部淋巴结 Cervical lymph node	20mg/kg,po(家兔)	0～10.0	9.4	26.8	0.35	森鼻健史(1990)
肺组织 Pulmonary tissue	1000mg,—	5.0	0.96	2.60	0.37	Blouin RA(1993)
	2000mg,—	5.0	3.20	7.00	0.46	Blouin RA(1993)
痰液 Sputum	500mg,po	峰浓度	0.36～0.68	5.40～6.20	0.09	后藤纯(1990)
	500mg,po	峰浓度	0.29～0.62	6.67～9.31	0.06	安冈彰(1990)
	500mg,po	峰浓度	<最低检测限	3.70	—	田中宏史(1990)
肝组织 Hepatic tissue	20mg/kg,po(家兔)	0～10.0	9.2	26.8	0.34	森鼻健史(1990)
肾脏 Kidney	20mg/kg,po(家兔)	0～10.0	43.8	26.8	1.63	森鼻健史(1990)
子宫内膜 Endometrium	500mg,po	1.0～9.0	9.8	22.0	0.45	伊藤邦彦(1990)
	500mg,po	2.0～5.0	0.80	2.54	0.31	安部政彦(1990)
	500mg,po	2.0～7.5	5.5	16.2	0.34	长南熏(1990)

续表

部位	给药方案及病理生理状态	取样时间/h	浓度/(μg/g、μg/ml)或曲线下面积/(μg/g·h、μg/ml·h)		C_t/C_p 或 AUC_t/AUC_p	参考文献
			组织或组织液	血浆		
子宫肌层 Myometrium	500mg,po	1.0～9.0	10.0	22.0	0.45	伊藤邦彦(1990)
	500mg,po	2.0～5.0	1.15	2.54	0.45	安部政彦(1990)
	500mg,po	2.0～7.5	6.9	16.2	0.43	长南熏(1990)
子宫颈 Cervix uterus	500mg,po	1.0～9.0	10.0	22.0	0.45	伊藤邦彦(1990)
	500mg,po	2.0～5.0	1.20	2.54	0.47	安部政彦(1990)
	500mg,po	2.0～7.5	8.9	16.2	0.55	长南熏(1990)
阴道部 Portio vaginalis	500mg,po	1.0～9.0	12.4	22.0	0.56	伊藤邦彦(1990)
	500mg,po	2.0～5.0	1.14	2.54	0.45	安部政彦(1990)
	500mg,po	2.0～7.5	9.0	16.2	0.56	长南熏(1990)
卵巢 Ovary	500mg,po	1.0～9.0	11.3	22.0	0.51	伊藤邦彦(1990)
	500mg,po	2.0～5.0	1.00	2.54	0.39	安部政彦(1990)
	500mg,po	2.0～7.5	9.8	16.2	0.60	长南熏(1990)
输卵管 Oviduct	500mg,po	1.0～9.0	12.2	22.0	0.55	伊藤邦彦(1990)
	500mg,po	2.0～5.0	1.17	2.54	0.46	安部政彦(1990)
	500mg,po	2.0～7.5	8.7	16.2	0.53	长南熏(1990)
前列腺分泌液 Prostatic secretion	500mg,po	2.0～3.0	0.38～0.41	6.78～7.56	0.06	何昭仁(1990)
皮肤水疱液 Skin blister	500mg,po	峰浓度	4.80±1.70	5.10±2.10	0.94	Zimmerli W(1996)
	500mg,po	0～∞	39.3	30.3	1.30	Zimmerli W(1996)
尿液 Urine	500mg,po	峰浓度	1055	5.8	181.3	谷村正信(1990)
	500mg,po	峰浓度	293.0～973.0	6.2	102.0	稻松孝思(1990)

表 2-13A ^{14}C-头孢特伦新戊酯组织分布(健康受试大鼠,10mg/kg,po)[a]

部位	AUC_t/AUC_p	组织或组织液浓度 /(μg/g 或 μg/ml)				
		30min	60min	120min	240min	360min
血浆 Plasma	1.00	7.40±0.50	8.70±1.60	2.70±0.10	1.40±0.20	0.30±0.10
全血 Blood	0.61	4.70±0.30	5.10±1.00	1.60±0.10	0.90±0.20	0.20±0.00
脑组织 Brain	0.02	0.20±0.00	0.10±0.00	0.10±0.00	—	—
眼球 Eye-ball	0.06	0.40±0.10	0.30±0.10	0.20±0.00	0.10±0.00	0.10±0.00
心脏组织 Cardiac tissue	0.15	1.30±0.20	1.20±0.20	0.40±0.10	0.20±0.00	0.10±0.00
肺组织 Pulmonary tissue	0.22	1.70±0.20	1.90±0.30	0.40±0.00	0.40±0.00	0.10±0.00
肝组织 Hepatic tissue	0.19	1.60±0.10	1.50±0.30	0.50±0.00	0.30±0.00	0.10±0.00
胃 Stomach	1.37	9.80±2.30	5.00±1.80	4.70±2.20	3.50±0.30	1.00±0.40
脾 Spleen	0.07	0.60±0.10	0.60±0.10	0.20±0.00	0.10±0.00	—
胰腺组织 Pancreatic tissue	0.11	1.00±0.20	0.80±0.20	0.30±0.00	0.20±0.00	—
肾脏 Kidney	1.28	10.1±2.80	8.30±1.60	4.30±0.40	2.10±0.30	0.40±0.10
肾上腺 Adrenal	0.23	2.20±0.30	1.20±0.20	0.60±0.10	0.50±0.00	0.20±0.00
肠道 Intestine	0.63	11.8±3.00	3.30±1.10	1.60±0.50	0.80±0.10	0.30±0.10
膀胱 Urinary bladder	1.86	16.6±4.40	7.60±3.60	6.90±2.10	3.80±1.10	1.10±0.70
睾丸 Testis	0.14	0.50±0.10	0.80±0.20	0.50±0.10	0.30±0.00	0.10±0.00
脂肪 Fat	0.10	0.80±0.10	0.50±0.10	0.30±0.10	0.20±0.00	0.10±0.00
肌肉组织 Muscular tissue	0.11	0.60±0.00	0.60±0.10	0.30±0.10	0.30±0.10	—
皮肤 Skin	0.20	1.40±0.10	1.60±0.30	0.60±0.00	0.30±0.10	0.10±0.00

a:才川勇,前田丰男,中岛良文,等. 全身オートラジオグラフィーによる^{14}C标识 Pivaloyloxymethyl(+)-(6R,7R)-7-[(Z)-2-(2-amino-4-thiazolyl)-2-methoxyiminoacetamido]-3-[(5-methyl-^{2}H-tetrazol-2-yl) methyl]-8-oxo-5-thia-1-azabicyclo[4.2.0] oct-2-ene-2-carboxylate(^{14}C-T-2588のマウスにおける体内动态の研究. The Japanese Journal of Antibiotics,1986,39(4):991-995.

表 2-13B　头孢特伦新戊酯组织分布

部位	给药方案及病理生理状态	取样时间/h	浓度/(μg/g、μg/ml)或曲线下面积/(μg/g·h、μg/ml·h)		C_t/C_p 或 AUC_t/AUC_p	参考文献
			组织或组织液	血浆		
房水 Aqueous humor	50mg/kg,po(家兔)	1.0	0.2	35.0	0.01	大石正夫(1988)
眼睑 Lid	50mg/kg,po(家兔)	1.0	8.0	16.8	0.48	大石正夫(1988)
结膜 Conjunctive	50mg/kg,po(家兔)	1.0	4.8	16.8	0.29	大石正夫(1988)
眼外肌 Extraocular muscle	50mg/kg,po(家兔)	1.0	9.8	16.8	0.58	大石正夫(1988)
角膜 Cornea	50mg/kg,po(家兔)	1.0	2.0	16.8	0.12	大石正夫(1988)
巩膜 Sclera	50mg/kg,po(家兔)	1.0	8.2	16.8	0.49	大石正夫(1988)
虹膜 Iris	50mg/kg,po(家兔)	1.0	3.8	16.8	0.23	大石正夫(1988)
视网膜 Retina	50mg/kg,po(家兔)	1.0	4.4	16.8	0.26	大石正夫(1988)
晶状体 Lens	50mg/kg,po(家兔)	1.0	<0.1	16.8	<0.01	大石正夫(1988)
玻璃体 Vitreous body	50mg/kg,po(家兔)	1.0	<0.1	16.8	<0.01	大石正夫(1988)
鼻黏膜 Nasal mucosa	200mg,po	2.0～3.0	0.68～1.60	1.34	0.51～1.20	大西信治郎(1986)
	100mg,po	1.5～3.0	—	—	0.62～1.43	大堀八洲一(1986)
中耳黏膜 Middle ear mucosa	200mg,po	0.5～4.0	6.3	13.7	0.46	藤卷丰(1986)
颌下腺 Submaxillary gland	20mg/kg(家兔)	0.3～6.0	6.4	13.6	0.47	井下万也(1992)
舌 Tongue	20mg/kg(家兔)	0.3～6.0	7.1	13.6	0.52	井下万也(1992)
牙龈 Gingiva	20mg/kg(家兔)	0.3～6.0	8.9	13.6	0.66	井下万也(1992)
下颌骨 Mandibula	20mg/kg(家兔)	0.3～6.0	4.7	13.6	0.35	井下万也(1992)
上颌骨 Maxilla	20mg/kg(家兔)	0.3～6.0	5.0	13.6	0.37	井下万也(1992)

续表

部位	给药方案及病理生理状态	取样时间/h	浓度/(μg/g、μg/ml)或曲线下面积/(μg/g·h、μg/ml·h)		C_t/C_p 或 AUC_t/AUC_p	参考文献
			组织或组织液	血浆		
腮腺 Parotid gland	20mg/kg(家兔)	0.3～6.0	6.3	13.6	0.46	井下万也(1992)
扁桃体 Tonsil	200mg,po	2.5～4.0	0.48	1.04	0.46	藤卷丰(1986)
	200mg,po	2.0～3.0	0.28	1.54	0.19	铃木贤二(1986)
	100mg,po	1.5～3.0	—	—	0.24	大堀八洲一(1986)
上颌窦黏膜 Maxillary sinus mucosa	200mg,po	2.0～3.0	0.49	1.34	0.37	大西信治郎(1986)
	200mg,po	2.5～4.0	0.54	1.06	0.51	藤卷丰(1986)
	200mg,po	2.0～3.0	1.18	2.17	0.54	铃木贤二(1986)
筛窦黏膜 Ethmoid sinus mucosa	200mg,po	2.0～3.0	1.20～1.30	1.34	0.90～0.97	大西信治郎(1986)
淋巴结 Lymph node	20mg/kg(家兔)	0.3～6.0	4.1	13.6	0.30	井下万也(1992)
肝组织 Hepatic tissue	20mg/kg(家兔)	0.3～6.0	7.9	13.6	0.58	井下万也(1992)
肾脏 Kidney	20mg/kg(家兔)	0.3～6.0	41.9	13.6	3.09	井下万也(1992)
皮肤 Skin	50mg/kg,po	0.5～4.0	2.6	19.1	0.14	山本康生(1988)
乳汁 Milk	200mg,po	2.0	<0.02	0.30～1.20	<0.05	伊藤俊哉(1986)
	200mg,po	2.0～4.0	<0.02	0.57	<0.04	馆野政也(1986)
恶露 Lochia	200mg,po	峰浓度	0.35	1.92	0.18	伊藤俊哉(1986)
尿液 Urine	200mg,po	2.0～4.0	138.0	1.5	91.4	野野村光生(1986)
	100mg,po	2.0～4.0	164.0	1.2	142.6	野野村光生(1986)

表 2-14A ^{14}C-头孢泊肟酯组织分布(健康受试大鼠,13mg/kg,po)[a]

部位	AUC_t/AUC_p	组织或组织液浓度 /(μg/g 或 μg/ml)							
		0.5h	1.0h	2.0h	4.0h	6.0h	10.0h	24.0h	48.0h
血浆 Plasma	1.00	7.40±1.36	8.07±2.49	5.93±0.92	2.78±0.45	1.14±0.41	0.10±0.01	0.07±0.01	0.02±0.01
全血 Blood	0.56	3.90±0.68	4.08±0.87	3.29±0.47	1.47±0.24	0.62±0.25	0.07±0.01	0.07±0.02	0.01±0.00
脑组织 Brain	0.02	0.18±0.04	0.14±0.03	0.10±0.01	0.05±0.01	0.03±0.01	0.02±0.01	<0.01	<0.01
眼球 Eye-ball	0.18	1.05±0.24	0.08±0.11	0.66±0.11	0.46±0.14	0.32±0.17	0.09±0.02	0.04±0.01	0.02±0.01
唾液腺 Salivary gland	0.30	1.75±0.36	1.80±0.40	1.57±0.49	0.71±0.14	0.54±0.22	0.06±0.01	0.04±0.01	<0.01
甲状腺 Thyroid gland	0.45	2.21±0.43	1.82±0.33	1.50±0.22	0.66±0.07	0.64±0.16	0.28±0.06	0.10±0.03	0.08±0.05
心脏组织 Cardiac tissue	0.17	1.01±0.18	1.21±0.30	0.88±0.16	0.43±0.05	0.18±0.07	0.04±0.00	0.03±0.01	0.01±0.00
胸腺 Thymus	0.13	0.48±0.09	0.56±0.15	0.48±0.07	0.22±0.03	0.13±0.04	0.09±0.05	0.03±0.01	0.01±0.00
肺组织 Pulmonary tissue	0.37	1.92±0.36	2.39±0.77	2.02±0.38	0.92±0.08	0.38±0.12	0.09±0.02	0.05±0.01	0.04±0.00
肝组织 Hepatic tissue	0.65	4.30±0.86	4.31±1.42	2.46±0.39	1.54±0.22	0.71±0.15	0.23±0.03	0.12±0.02	0.06±0.00
胰腺组织 Pancreatic tissuen	0.20	0.91±0.17	1.25±0.34	0.98±0.05	0.42±0.04	0.41±0.17	0.05±0.01	0.03±0.01	<0.01
脾 Splee	0.11	0.62±0.11	0.50±0.11	0.39±0.04	0.21±0.04	0.16±0.05	0.05±0.01	0.03±0.01	0.01±0.00
胃 Stomach	2.77	60.6±5.47	26.3±3.77	16.1±5.20	4.83±1.07	1.38±0.47	0.29±0.04	0.13±0.06	0.03±0.01
肾脏 Kidney	1.56	9.50±1.53	10.2±2.31	8.02±1.04	4.63±1.04	1.77±0.83	0.32±0.04	0.19±0.04	0.08±0.00
肾上腺 Adrenal	0.50	1.77±0.35	1.45±0.30	0.95±0.12	0.71±0.11	0.58±0.16	0.43±0.03	0.16±0.05	0.08±0.03
小肠 Small intestine	6.25	119.0±21.4	59.6±6.63	40.4±4.67	15.4±6.84	2.56±1.79	0.15±0.03	0.11±0.06	<0.01

续表

部位	AUC_t/AUC_p	组织或组织液浓度 /(μg/g 或 μg/ml)							
		0.5h	**1.0h**	**2.0h**	**4.0h**	**6.0h**	**10.0h**	**24.0h**	**48.0h**
十二指肠 Duodenum	8.61	150.6±17.8	75.7±8.72	59.9±31.4	23.4±11.5	2.90±1.91	0.18±0.06	0.09±0.05	0.01±0.00
大肠 Large intestine	1.32	4.12±2.90	1.51±0.51	0.88±0.15	1.34±0.81	2.92±1.51	2.00±0.31	0.19±0.03	0.06±0.02
盲肠 Caecum	5.31	1.69±0.47	2.13±0.05	2.04±0.76	5.43±1.96	5.95±1.01	10.8±6.60	0.85±0.26	0.24±0.10
白色脂肪 White fat	0.12	0.62±0.10	0.73±0.22	0.57±0.11	0.27±0.03	0.15±0.05	0.08±0.05	<0.01	<0.01
睾丸 Testis	0.12	0.44±0.08	0.79±0.16	0.64±0.10	0.37±0.11	0.15±0.06	0.05±0.01	0.01±0.00	<0.01
骨骼肌 Skeletal muscle	0.15	0.84±0.15	0.76±0.24	0.79±0.19	0.36±0.07	0.18±0.10	0.08±0.01	0.02±0.01	<0.01
淋巴结 Lymph node	0.33	1.72±0.16	0.96±0.14	1.01±0.09	0.45±0.10	0.34±0.14	0.18±0.05	0.14±0.05	0.04±0.02

a:驹井亨,河合贤司,椿秀美,等. 経口用セフェム剤 CS-807の実验动物における体内动态について. Chemotherapy,1988,36(1):229-240.

表 2-14B　头孢泊肟酯组织分布

部位	给药方案及病理生理状态	取样时间/h	浓度/(μg/g、μg/ml)或曲线下面积/(μg/g·h、μg/ml·h)		C_t/C_p 或 AUC_t/AUC_p	参考文献
			组织或组织液	血浆		
脑组织 Brain	10mg/kg,po(大鼠)	1.5	0.06	3.19	0.02	江角凯夫(1988)
脑垂体 Hypophysis	10mg/kg,po(大鼠)	1.5	<最低检测限	3.19	—	江角凯夫(1988)
眼球 Eye-ball	10mg/kg,po(大鼠)	1.5	0.48	3.19	0.15	江角凯夫(1988)
房水 Aqueous humor	50mg/kg,po(家兔)	2.0	1.0	26.9	0.04	大石正夫(1988)
	50mg/kg,po(家兔)	0.5～6.0	4.2	73.9	0.06	大石正夫(1988)

续表

部位	给药方案及病理生理状态	取样时间/h	浓度/(μg/g、μg/ml)或曲线下面积/(μg/g·h、μg/ml·h)		C_t/C_p 或 AUC_t/AUC_p	参考文献
			组织或组织液	血浆		
眼睑 Lid	50mg/kg,po(家兔)	2.0	8.1	26.9	0.30	大石正夫(1988)
结膜 Conjunctive	50mg/kg,po(家兔)	2.0	12.4	26.9	0.46	大石正夫(1988)
眼外肌 Extraocular muscle	50mg/kg,po(家兔)	2.0	8.3	26.9	0.31	大石正夫(1988)
角膜 Cornea	50mg/kg,po(家兔)	2.0	6.1	26.9	0.22	大石正夫(1988)
巩膜 Sclera	50mg/kg,po(家兔)	2.0	6.5	26.9	0.24	大石正夫(1988)
虹膜 Iris	50mg/kg,po(家兔)	2.0	6.7	26.9	0.25	大石正夫(1988)
视网膜 Retina	50mg/kg,po(家兔)	2.0	3.1	26.9	0.11	大石正夫(1988)
晶状体 Lens	50mg/kg,po(家兔)	2.0	<0.1	26.9	<0.01	大石正夫(1988)
玻璃体 Vitreous body	50mg/kg,po(家兔)	2.0	0.1	26.9	<0.01	大石正夫(1988)
外耳 Concha	200mg,po	4.0	1.94	3.10	0.63	Theopold HM(1991)
耳分泌液 Otorrhea	4mg/kg,po(儿童)	3.0	0.87	2.45	0.36	Fulton B(2001)
鼻黏膜 Nasal mucosa	200mg,po	4.0	1.60	3.10	0.52	Theopold HM(1991)
	100mg,po	4.0	0.83	1.75	0.55	与田顺一(1993)
鼻息肉 Nasal polyp	100mg,po	2.0～2.5	1.40	3.13	0.45	深水浩三(1988)
牙龈 Gingiva	20mg/kg,po(家兔)	0.3～6.0	—	—	0.70～1.01	山口昌彦(1994)
	20mg/kg,po(家兔)	1.0	14.0	13.8	1.00	坂本春生(1988)
牙槽骨 Alveolar bone	200mg,po	3.0	0.57	3.22	0.18	山本英雄(1993)
牙囊 Dental follicle	200mg,po	3.0	0.97	3.22	0.30	山本英雄(1993)
颌骨 Jaw	20mg/kg,po(家兔)	0.3～6.0	—	—	0.20～0.35	山口昌彦(1994)
囊肿壁 Cyst wall	200mg,po	3.0	1.01	3.22	0.31	山本英雄(1993)

续表

部位	给药方案及病理生理状态	取样时间/h	浓度/(μg/g、μg/ml)或曲线下面积/(μg/g·h、μg/ml·h)		C_t/C_p 或 AUC_t/AUC_p	参考文献
			组织或组织液	血浆		
牙龈创面组织(拔牙后) Gingival wound tissue	200mg,po	3.0	1.49	3.22	0.67	山本英雄(1993)
扁桃体 Tonsil	100mg,po,bid	2.0～4.0	0.35	2.63	0.13	畑山尚生(1988)
	100mg,po	2.0～3.5	0.14	1.05	0.13	岛田纯一郎(1988)
	100mg,po	2.0～3.0	0.19	1.11	0.17	深水浩三(1988)
	130mg,po	3.0	0.24±0.06	1.25±0.23	0.22	Gehanno P(1990)
	100mg,po	3.0	0.30	1.22	0.25	新川敦(1988)
	100mg,po	4.0	0.53	1.75	0.30	与田顺一(1993)
上颌窦黏膜 Maxillary sinus mucosa	100mg,po	3.0	0.48～0.92	1.31～2.15	0.37～0.42	深水浩三(1988)
	100mg,po	3.0	—	—	0.46	新川敦(1988)
	100mg,po	3.0	0.34	—	0.53	Shinkawa A(1988)
腮腺 Parotid gland	200mg,po	3.3	0.48	3.34	0.14	Theopold HM(1991)
	20mg/kg,po(家兔)	0.3～6.0	—	—	0.31	山口昌彦(1994)
颌下腺 Submaxillary gland	200mg,po	2.0	0.14	0.52	0.26	新川敦(1988)
	200mg,po	0.3～6.0	—	—	0.28～0.38	山口昌彦(1994)
	10mg/kg,po(大鼠)	1.5	0.89	3.19	0.28	江角凯夫(1988)
颌下淋巴结 Submaxillary lymph node	20mg/kg,po(家兔)	0.3～6.0	—	—	0.30～0.35	山口昌彦(1994)
	10mg/kg,po(大鼠)	1.5	0.95	3.19	0.30	江角凯夫(1988)
舌 Tongue	20mg/kg,po(家兔)	0.3～6.0	—	—	0.45	山口昌彦(1994)
甲状腺 Thyroid	10mg/kg,po(大鼠)	1.5	1.07	3.19	0.34	江角凯夫(1988)
胸腺 Thymus	10mg/kg,po(大鼠)	1.5	0.43	3.19	0.13	江角凯夫(1988)

续表

部位	给药方案及病理生理状态	取样时间/h	浓度/(μg/g、μg/ml)或曲线下面积/(μg/g·h、μg/ml·h)		C_t/C_p 或 AUC_t/AUC_p	参考文献
			组织或组织液	血浆		
心脏组织 Cardiac tissue	10mg/kg,po(大鼠)	1.5	0.86	3.19	0.26	江角凯夫(1988)
肺组织 Pulmonary tissue	100mg,po,bid	3.0～6.0	0.52～0.63	0.91～1.05	0.70～0.78	Gouraud L(1990)
	6.0mg/kg,po,bid	稳态浓度	7.6	16.2	0.47	Liu P(2002)
	10mg/kg,po(大鼠)	1.5	1.79	3.19	0.56	江角凯夫(1988)
	200mg,po	3.0	0.63±0.16	1.05±0.39	0.78	Couraud L(1990)
	200mg,po	3.0～6.0	0.84～0.89	1.05～1.87	0.54～0.85	Bergogne-Bérézin E (1991)
支气管黏膜 Bronchial mucosa	200mg,po	1.0～7.0	0.91	1.92	0.47	Baldwin DR(1990)
	200mg,po	2.1	0.9±0.2	1.7±0.4	0.54	Baldwin DR(1992)
肺泡上皮液 Epithelial lining fluid	260mg,po	3.0～6.0	0.1～0.2	1.3～1.4	0.06～0.10	Bergogne-Bérézin E (1991)
痰液 Sputum	200mg,po	4.0	0.18	2.85～6.49	0.03～0.06	增山泰治(1988)
	200mg,po,bid	4.0	0.15	3.55	0.04	丹野恭夫(1988)
胸腔积液 Pleural fluid	200mg,po	3.0	0.62±0.19	2.73±0.34	0.23	Dumont R(1990)
	200mg,po	3.0～12.0	11.6	18.7	0.62	Dumont R(1990)
心脏组织 Cardiac tissue	10mg/kg,po(大鼠)	1.5	0.86	3.19	0.27	江角凯夫(1988)
胃 Stomach	10mg/kg,po(大鼠)	1.5	20.1	3.2	6.30	江角凯夫(1988)
肝组织 Hepatic tissue	10mg/kg,po(大鼠)	1.5	2.33	3.19	0.73	江角凯夫(1988)
	10mg/kg,po	2.0	4.51	5.72	0.79	江角凯夫(1988)
脾 Spleen	10mg/kg,po(大鼠)	1.5	0.55	3.19	0.17	江角凯夫(1988)

续表

部位	给药方案及病理生理状态	取样时间/h	浓度/(μg/g、μg/ml)或曲线下面积/(μg/g·h、μg/ml·h)		C_t/C_p 或 AUC_t/AUC_p	参考文献
			组织或组织液	血浆		
胆囊 Gallbladder	200mg，po	4.0	0.84	2.27	0.37	桥本伊久雄(1988)
胆囊胆汁 Cystic bile	200mg，po	4.0	6.3～11.3	3.2	2.01～3.54	山本博(1988)
	200mg，po	4.0～6.0	—	—	1.00～1.30	酒井克治(1988)
	200mg，po	4.0～6.0	4.15	3.54	1.17	中津乔义(1988)
	200mg，po	4.0～6.0	3.05	2.98	1.02	岩井重富(1988)
	200mg，po	峰浓度	4.35	3.28	1.33	由良二郎(1988)
	200mg，po	4.0	3.00	2.27	1.32	桥本伊久雄(1988)
	200mg，po	1.0	0.42	—	1.02	Yura J(1988)
	200mg，po	6.0	3.00	—	1.05	Yura J(1988)
胆总管胆汁 Choledochal bile	200mg，po	4.0	11.1	2.3	4.88	桥本伊久雄(1988)
肾脏 Kidney	10mg/kg，po(大鼠)	1.5	11.7	3.2	3.65	江角凯夫(1988)
	10mg/kg，po	2.0	14.4	5.7	2.52	江角凯夫(1988)
肾上腺 Adrenal	10mg/kg，po(大鼠)	1.5	0.93	3.19	0.29	江角凯夫(1988)
前列腺组织 Prostatic tissue	100mg，po，bid	2.0～3.0	0.34～0.38	0.80～1.00	0.41	西村一男(1988)
	200mg，po	2.0	0.60±0.17	0.87±0.20	0.68	岸干雄(1988)
	200mg，po	3.0～6.0	0.36～0.68	0.85～1.72	0.37～0.41	Naber KG(1991)
	10mg/kg，po(大鼠)	1.5	0.86	3.19	0.27	江角凯夫(1988)
前列腺分泌液 Prostatic secretion	100mg，po，bid	2.0～3.0	1.09～1.60	0.80～1.00	1.35～1.69	西村一男(1988)
	200mg，po	3.0～12.0	—	—	>3.00	Naber KG(1991)
腹腔积液 Ascitic fluid	10mg/kg，po，q12h(马)	2.0	0.53±0.09	0.58±0.14	0.91	Carrillo NA(2005)
小肠 Small intestine	10mg/kg，po(大鼠)	1.5	31.4	3.2	9.84	江角凯夫(1988)

续表

部位	给药方案及病理生理状态	取样时间/h	浓度/(μg/g、μg/ml)或曲线下面积/(μg/g・h、μg/ml・h)		C_t/C_p 或 AUC_t/AUC_p	参考文献
			组织或组织液	血浆		
大肠 Large intestine	10mg/kg,po(大鼠)	1.5	1.34	3.19	0.42	江角凯夫(1988)
盲肠 Caecum	10mg/kg,po(大鼠)	1.5	1.18	3.19	0.37	江角凯夫(1988)
肌肉组织 Muscular tissue	400mg,po	4.0	2.40	3.90	0.62	Liu P(2005)
	6.0mg/kg,po,bid	稳态浓度	7.4	16.2	0.46	Liu P(2002)
	400mg,po	0～∞	15.4	22.4	0.69	Barbour A(2009)
脂肪组织 Adipose tissue	10mg/kg,po(大鼠)	1.5	0.22	3.19	0.07	江角凯夫(1988)
褐色脂肪 Brown fat	10mg/kg,po(大鼠)	1.5	0.70	3.19	0.22	江角凯夫(1988)
软骨 Cartilage	200mg,po	4.0	1.24	3.10	0.40	Theopold HM(1991)
骨组织 Bone tissue	200mg,po	4.0	0.72	3.10	0.23	Theopold HM(1991)
骨髓 Bone marrow	10mg/kg,po(大鼠)	1.5	0.67	3.19	0.21	江角凯夫(1988)
主动脉 Aorta	10mg/kg,po(大鼠)	1.5	2.43	3.19	0.76	江角凯夫(1988)
关节腔滑膜液 Synovial fluid	10mg/kg,po,q12h(马)	2.0	0.42±0.15	0.58±0.14	0.72	Carrillo NA(2005)
皮肤 Skin	100mg,po	3.0～4.0	0.31	1.46	0.21	富泽尊仪(1988)
	200mg,po(大鼠)	1.0	0.83	4.26	0.20	赤木理(1988)
	10mg/kg,po(比格犬)	0～24.0	19.3	107.7	0.18	Kumar V(2010)
	10mg/kg,po(大鼠)	1.5	1.62	3.19	0.50	江角凯夫(1988)
皮肤水疱液 Skin blister	200mg,po	0～12.0	11.4	11.2	1.02	Borin MT(1990)
	400mg,po	4.5	2.94	—	0.71	Borin MT(1990)
	200mg,po	3.5	1.70	—	0.81	O'Neill P(1990)
	200mg,po	0～24.0	12.8±2.4	12.4±2.3	1.03	O'Neill P(1990)

续表

部位	给药方案及病理生理状态	取样时间/h	浓度/(μg/g、μg/ml)或曲线下面积/(μg/g·h、μg/ml·h)		C_t/C_p 或 AUC_t/AUC_p	参考文献
			组织或组织液	血浆		
子宫 Uterus	200mg,po	3.0～12.0	7.25	8.74	0.84	Takasugi N(1996)
	10mg/kg,po	2.0	3.19	5.72	0.56	江角凯夫(1988)
子宫内膜 Endomertium	200mg,po	2.0～4.0	0.29	1.16	0.25	小原达也(1988)
	200mg,po	3.0～4.0	0.48	2.14	0.22	张南薰(1988)
	200mg,po	4.0	0.44	1.85	0.24	山元贵雄(1988)
子宫肌层 Myometrium	200mg,po	2.0～4.0	0.38	1.16	0.32	小原达也(1988)
	200mg,po	3.0～4.0	0.63	2.14	0.29	张南薰(1988)
	200mg,po	4.0	0.62	1.85	0.34	山元贵雄(1988)
子宫颈 Cervix uterus	200mg,po	2.0～4.0	0.46	1.16	0.40	小原达也(1988)
	200mg,po	3.0～4.0	0.75	2.14	0.35	张南薰(1988)
	200mg,po	4.0	0.69	1.85	0.37	山元贵雄(1988)
阴道部 Portio vaginalis	200mg,po	2.0～4.0	0.46	1.16	0.39	小原达也(1988)
	200mg,po	3.0～4.0	0.92	2.14	0.43	张南薰(1988)
	200mg,po	4.0	0.80	1.85	0.43	山元贵雄(1988)
	200mg,po	3.0～5.0	0.50～1.27	1.60	0.31～0.80	Takasugi N(1996)
输卵管 Oviduct	200mg,po	2.0～4.0	0.42	1.16	0.36	小原达也(1988)
	200mg,po	3.0～4.0	0.58	2.14	0.27	张南薰(1988)
	200mg,po	4.0	0.63	1.85	0.35	山元贵雄(1988)
卵巢 Ovary	200mg,po	2.0～4.0	0.41	1.16	0.35	小原达也(1988)
	200mg,po	3.0～4.0	0.55	2.14	0.27	张南薰(1988)
	200mg,po	4.0	0.77	1.85	0.41	山元贵雄(1988)

续表

部位	给药方案及病理生理状态	取样时间/h	浓度/(μg/g、μg/ml)或曲线下面积/(μg/g·h、μg/ml·h)		C_t/C_p 或 AUC_t/AUC_p	参考文献
			组织或组织液	血浆		
卵巢 Ovary	10mg/kg,po	2.0	1.51	5.72	0.26	江角凯夫(1988)
睾丸 Testis	10mg/kg,po(大鼠)	1.5	0.65	3.19	0.20	江角凯夫(1988)
精液 Semen	200mg,po	6.0	0.95	—	0.68～0.81	Naber KG(1991)
炎性渗出液 Inflammatory exudate	200mg,po	3.5	1.7±0.7	2.1±0.4	0.81	O'Neill P(1990)
	400mg,po	3.5	2.84±0.88	4.20±0.95	0.71	Borin MT(1990)
脓液 Pus	20mg/kg,po(家兔)	0.3～6.0	—	—	0.44	山口昌彦(1994)
尿液 Urine	10mg/kg,po,q12h(马)	2.0	15.6±8.2	0.6±0.1	26.9	Carrillo NA(2005)
	200mg,po	3.0～6.0	55.0～110.0	1.0～2.3	24.1	Naber KG(1991)
羊水 Amniotic fluid	10mg/kg,po	2.0	0.13	5.72	0.02	江角凯夫(1988)
乳汁 Milk	200mg,po	4.0	0.05～0.12	1.90～2.11	0.02～0.06	山元贵雄(1988)

表 2-15A ^{14}C-头孢托仑匹酯组织分布(健康受试大鼠,20mg/kg,po)[a]

部位	AUC_t/AUC_p	组织或组织液浓度/(μg/g 或 μg/ml)					
		15min	30min	1.0h	4.0h	8.0h	24.0h
血浆 Plasma	1.00	13.2±1.56	17.0±2.01	11.1±0.97	3.03±0.31	0.74±0.21	0.09±0.01
全血 Blood	0.60	7.44±0.89	9.72±1.25	6.26±0.84	1.83±0.17	0.49±0.11	0.14±0.02
大脑组织 Cerebrum	0.01	0.10±0.02	0.15±0.02	0.12±0.01	0.05±0.01	0.02±0.00	0.01±0.00
小脑组织 Cerebellum	0.02	0.14±0.02	0.20±0.02	0.14±0.01	0.05±0.00	0.03±0.00	0.01±0.00
脑垂体 Hypophysis	0.14	1.98±0.25	2.41±0.62	1.37±0.40	0.49±0.12	0.12±0.02	—
眼球 Eye-ball	0.07	0.38±0.07	0.74±0.15	0.58±0.05	0.23±0.04	0.08±0.03	0.03±0.01
泪腺 Harderian gland	0.10	0.94±0.09	1.39±0.16	0.81±0.08	0.31±0.06	0.12±0.02	0.07±0.01

续表

部位	AUC_t/AUC_p	组织或组织液浓度 /(μg/g 或 μg/ml)					
		15min	30min	1.0h	4.0h	8.0h	24.0h
颌下腺 Submaxillary gland	0.11	1.18±0.14	1.50±0.10	1.08±0.13	0.32±0.04	0.12±0.02	0.06±0.01
甲状腺 Thyroid gland	0.18	1.68±0.34	2.51±0.23	0.95±0.15	0.63±0.15	0.22±0.03	0.14±0.03
胸腺 Thymus	0.11	0.62±0.04	0.85±0.09	0.68±0.06	0.29±0.03	0.20±0.03	0.09±0.01
心脏组织 Cardiac tissue	0.13	1.48±0.18	1.98±0.20	1.27±0.11	0.37±0.03	0.13±0.02	0.05±0.01
肺组织 Pulmonary tissue	0.32	2.28±0.35	126.0±0.40	2.26±0.13	0.88±0.06	0.47±0.02	0.26±0.01
肝组织 Hepatic tissue	0.45	5.15±0.41	5.50±0.51	3.67±0.37	1.23±0.09	0.56±0.07	0.28±0.02
肾脏 Kidney	0.58	5.92±0.81	6.52±0.48	4.44±0.70	1.67±0.16	0.74±0.06	0.44±0.07
肾上腺 Adrenal gland	0.18	1.44±0.18	1.73±0.24	1.17±0.07	0.4310.01	0.17±0.08	0.16±0.04
脾 Spleen	0.08	0.83±0.09	1.05±0.13	0.66±0.06	0.22±0.03	0.10±0.01	0.06±0.01
胰腺组织 Pancreatic tissue	0.09	0.93±0.12	1.16±0.09	0.80±0.03	0.26±0.03	0.11±0.02	0.05±0.01
睾丸 Testis	0.14	0.4610.12	1.14±0.13	1.61±0.19	0.60±0.04	0.17±0.03	0.04±0.01
附睾组织 Epididymal tissue	0.14	0.81±0.11	1.34±0.09	1.41±0.09	0.55±0.10	0.17±0.03	0.05±0.01
膀胱 Urinary bladder	0.56	2.10±0.26	4.42±1.08	5.47±0.89	1.89±0.44	0.93±0.39	0.12±0.01
胃 Stomach	0.49	3.59±0.10	2.90±0.38	4.00±1.00	1.83±1.26	0.70±0.41	0.34±0.28
小肠 Small intestine	0.23	4.49±1.53	6.92±5.53	0.93±0.57	0.85±0.28	0.54±0.34	0.03±0.01
盲肠 Caecum	3.39	0.99±0.21	1.82±0.77	1.24±0.11	6.16±1.04	13.2±5.48	1.93±1.40
大肠 Large intestine	1.01	0.70±0.20	1.70±0.63	0.91±0.09	0.33±0.07	3.57±0.52	1.35±0.63
脂肪组织 Adipose tissue	0.02	0.23±0.03	0.39±0.09	0.25±0.05	0.08±0.01	0.02±0.01	—
棕色脂肪 Brown fat	0.12	0.96±0.09	1.22±0.08	0.95±0.11	0.36±0.05	0.16±0.01	0.09±0.00
骨骼肌 Skeletal muscle	0.05	0.50±0.05	0.66±0.03	0.42±0.05	0.13±0.03	0.06±0.01	0.04±0.01
皮肤 Skin	0.19	1.83±0.37	2.66±0.31	1.83±0.25	0.60±0.08	0.18±0.02	0.07±0.01
骨髓 Bone marrow	0.15	1.71±0.16	2.03±0.24	1.27±0.12	0.47±0.09	0.16±0.03	0.07±0.01

部位	AUC_t/AUC_p	组织或组织液浓度 /(μg/g 或 μg/ml)					
		15min	30min	1.0h	4.0h	8.0h	24.0h
主动脉 Artery	0.13	1.26±0.12	2.13±0.36	1.29±0.10	0.32±0.10	0.14±0.03	0.04±0.01

a:松元隆,小宫泉,江角凯夫,等. 新经口セフェム剂,ME1207のラットにおける体内动态-(Aminothiazole-2-^{14}C)ME1207 经口单回投与试验. 药物动态,1992,40(2):131-141.

表 2-15B 头孢托仑匹酯组织分布

部位	给药方案及病理生理状态	取样时间 /h	浓度/(μg/g、μg/ml)或曲线下面积/(μg/g·h、μg/ml·h)		C_t/C_p 或 AUC_t/AUC_p	参考文献
			组织或组织液	血浆		
脑组织 Brain	100mg/kg,po(比格犬)	0～6.0	<0.1	26.0	<0.01	泉政明(1992)
脑脊液 Cerebrospinal fluid	200mg,po	2.0～4.0	<最低检测限	—	—	Package insert of Spectracef
	100mg/kg,po(比格犬)	1.0	<0.1	10.3	<0.01	泉政明(1992)
房水 Aqueous humor	50mg/kg,po(家兔)	2.0	1.4	23.9	0.06	大石正夫(1992)
	200mg,po	2.0～6.0	<0.05	1.47	<0.03	原二郎(1992)
	100mg/kg,po(比格犬)	1.0	<0.1	10.3	<0.01	泉政明(1992)
眼睑 Lid	50mg/kg,po(家兔)	2.0	4.8	23.9	0.20	大石正夫(1992)
晶状体 Lens	50mg/kg,po(家兔)	2.0	<0.1	23.9	<0.01	大石正夫(1992)
结膜 Conjunctiva	50mg/kg,po(家兔)	2.0	4.7	23.9	0.19	大石正夫(1992)
眼外肌 Extraocular muscle	50mg/kg,po(家兔)	2.0	4.8	23.9	0.21	大石正夫(1992)
视网膜 Retina	50mg/kg,po(家兔)	2.0	3.2	23.9	0.13	大石正夫(1992)
巩膜 Sclera	50mg/kg,po(家兔)	2.0	2.3	23.9	0.10	大石正夫(1992)
角膜 Cornea	50mg/kg,po(家兔)	2.0	0.8	23.9	0.03	大石正夫(1992)
玻璃体 Vitreous body	50mg/kg,po(家兔)	2.0	<0.1	23.9	<0.01	大石正夫(1992)

续表

部位	给药方案及病理生理状态	取样时间/h	浓度/(μg/g、μg/ml)或曲线下面积/(μg/g·h、μg/ml·h)		C_t/C_p 或 AUC_t/AUC_p	参考文献
			组织或组织液	血浆		
视神经 Optic nerve	50mg/kg,po(家兔)	2.0	2.9	23.9	0.12	大石正夫(1992)
虹膜及睫状体 Iris and ciliary body	50mg/kg,po(家兔)	2.0	4.9	23.9	0.21	大石正夫(1992)
泪液 Lacrimal fluid	200mg,po	2.0	0.32	1.88	0.17	大石正夫(1992)
上颌窦黏膜 Maxillary sinus mucosa	200mg,po	3.0	0.27	1.15	0.24	西园浩文(1992)
	200mg,po	1.0～2.0	0.32	1.47	0.22	新川敦(1992)
	200mg,po	1.7	0.16	0.75	0.21	宫本直哉(1992)
筛窦黏膜 Ethmoid sinus mucosa	200mg,po	1.5	0.19	1.10	0.17	宫本直哉(1992)
扁桃体 Tonsil	200mg,po	2.0～4.0	0.18	—	0.12	Package insert of Spectracef
	200mg,po	3.0	0.18	1.62	0.11	西园浩文(1992)
	200mg,po	1.5	0.08	1.03	0.08	宫本直哉(1992)
	100mg/kg,po(比格犬)	0～6.0	2.7	26.0	0.11	泉政明(1992)
腮腺 Parotid gland	**100mg/kg,po(比格犬)**	0～6.0	3.8	26.0	0.15	泉政明(1992)
牙龈 Gingiva	200mg,po	2.0	0.76	1.89	0.40	小俣裕昭(2005)
牙床 Gum	100mg/kg,po(比格犬)	0～6.0	5.0	26.0	0.19	泉政明(1992)
牙囊 Dental follicle	200mg,po	2.0	0.38	1.89	0.20	小俣裕昭(2005)
颌下腺 Submaxillary gland	**100mg/kg,po(比格犬)**	0～24.0	1.1	26.0	0.04	泉政明(1992)
	20mg/kg,po(大鼠)(多剂)	1.0	1.4±0.1	13.6±1.5	0.10	松元隆(1992)
胸腺 Thymus	**100mg/kg,po(比格犬)**	0～6.0	1.8	26.0	0.07	泉政明(1992)

续表

部位	给药方案及病理生理状态	取样时间/h	浓度/(μg/g、μg/ml)或曲线下面积/(μg/g·h、μg/ml·h)		C_t/C_p 或 AUC_t/AUC_p	参考文献
			组织或组织液	血浆		
心脏组织 Cardiac tissue	20mg/kg,po(大鼠)	1.0～24.0	7.2	52.5	0.14	松元隆(1992)
	100mg/kg,po(比格犬)	0～6.0	1.7	26.0	0.07	泉政明(1992)
心包液 Pericardial fluid	100mg/kg,po(比格犬)	1.0	1.1	10.3	0.11	泉政明(1992)
肺组织 Pulmonary tissue	20mg/kg,po(大鼠)	1.0～24.0	14.0	52.5	0.27	松元隆(1992)
	100mg/kg,po(比格犬)	0～6.0	5.6	26.0	0.21	泉政明(1992)
	20mg/kg,po(大鼠)(多剂)	1.0	2.7±0.4	13.6±1.5	0.20	松元隆(1992)
	20mg/kg,po(家兔)	0.5～2.0	3.3～3.9	10.8～13.5	0.29	木村靖雄(1993)
气管 Trachea	100mg/kg,po(比格犬)	0～6.0	6.2	26.0	0.24	泉政明(1992)
痰液 Sputum	200mg,po	4.0	—	—	≈0.01	青木信树(1992)
	200mg,po	4.0	<0.02	0.61～1.86	<0.03	后藤元(1992)
支气管黏膜 Bronchial mucosa	400mg,po	2.0～3.0	0.98	1.33	0.74	Kinzig-Schippers M (2001)
肺泡上皮液 Epithelial lining fluid	400mg,po	2.0～3.0	0.34	1.33	0.26	Kinzig-Schippers M (2001)
肝组织 Hepatic tissue	20mg/kg,po(大鼠)	1.0～24.0	19.0	52.5	0.36	松元隆(1992)
	20mg/kg,po(大鼠)(多剂)	1.0	3.9±0.5	13.6±1.5	0.29	松元隆(1992)
	20mg/kg,po(家兔)	0.5～2.0	2.8～3.5	10.8～13.5	0.26	木村靖雄(1993)
胆囊 Gallbladder	200mg,po	2.0～3.0	0.72	1.11	0.70	由良二郎(1993)
胆汁 Bile	200mg,po	2.0～3.0	30.1	1.1	27.1	由良二郎(1993)
	200mg,po	4.0	20.0	0.9	22.2	由良二郎(1992)
	100mg/kg,po(比格犬)	1.0	682.5	10.3	66.3	泉政明(1992)

续表

部位	给药方案及病理生理状态	取样时间/h	浓度/(μg/g、μg/ml)或曲线下面积/(μg/g·h、μg/ml·h)		C_t/C_p 或 AUC_t/AUC_p	参考文献
			组织或组织液	血浆		
胆汁 Bile	200mg,po(胆管梗阻)	4.0	6.90	1.70	4.06	由良二郎(1992)
	200mg,po(胆管梗阻)	4.0	10.0	1.7	5.85	正宗良知(1992)
脾 Spleen	100mg/kg,po(比格犬)	0～6.0	1.2	26.0	0.05	泉政明(1992)
	20mg/kg,po(大鼠)(多剂)	1.0	0.8±0.1	13.6±1.5	0.06	松元隆(1992)
	20mg/kg,po(家兔)	0.5～2.0	0.9～1.1	10.8～13.5	0.08	木村靖雄(1993)
胃 Stomach	100mg/kg,po(比格犬)	0～6.0	56.6	26.0	2.18	泉政明(1992)
肾脏 Kidney	20mg/kg,po(大鼠)	1.0～24.0	61.2	52.5	1.17	松元隆(1992)
	100mg/kg,po(比格犬)	0～6.0	36.7	26.0	1.41	泉政明(1992)
膀胱 Urinary bladder	100mg/kg,po(比格犬)	0～6.0	15.6	26.0	0.60	泉政明(1992)
肾上腺 Adrenal	20mg/kg,po(大鼠)(多剂)	1.0	1.5±0.1	13.6±1.5	0.11	松元隆(1992)
小肠 Small intestine	100mg/kg,po(比格犬)	0～6.0	28.3	26.0	1.09	泉政明(1992)
胰腺组织 Pancreatic tissue	100mg/kg,po(比格犬)	0～6.0	1.8	26.0	0.07	泉政明(1992)
	20mg/kg,po(大鼠)(多剂)	1.0	1.0±0.2	13.6±1.5	0.07	松元隆(1992)
子宫 Uterus	20mg/kg,po(大鼠)	1.0～24.0	16.6	52.5	0.32	松元隆(1992)
	100mg/kg,po(比格犬)	0～6.0	7.8	26.0	0.30	泉政明(1992)
卵巢 Ovary	20mg/kg,po(大鼠)	1.0～24.0	10.0	52.5	0.19	松元隆(1992)
	200mg,po	2.50	0.20	1.00	0.20	平林光司(1992)
	200mg,po	2.5	0.22	0.95	0.23	伊藤邦彦(1992)
	200mg,po	4.0	0.17	0.71	0.24	保田仁介(1992)
	100mg/kg,po(比格犬)	0～6.0	8.5	26.0	0.32	泉政明(1992)
子宫内膜 Endometrium	200mg,po	1.5～2.3	0.16	0.83	0.19	千石一雄(1992)

续表

部位	给药方案及病理生理状态	取样时间/h	浓度/(μg/g、μg/ml)或曲线下面积/(μg/g·h、μg/ml·h)		C_t/C_p 或 AUC_t/AUC_p	参考文献
			组织或组织液	血浆		
子宫内膜 Endometrium	200mg，po	2.5	0.18	1.00	0.18	平林光司(1992)
	200mg，po	2.5	0.24	0.95	0.25	伊藤邦彦(1992)
	200mg，po	4.0	0.17	0.71	0.24	保田仁介(1992)
子宫肌层 Myometrium	200mg，po	1.5～2.3	0.13	0.83	0.16	千石一雄(1992)
	200mg，po	2.5	0.22	1.00	0.22	平林光司(1992)
	200mg，po	2.5	0.19	0.95	0.20	伊藤邦彦(1992)
	200mg，po	4.0	0.16	0.71	0.23	保田仁介(1992)
子宫颈 Cervix uterus	200mg，po	1.5～2.3	0.15	0.83	0.18	千石一雄(1992)
	200mg，po	2.5	0.22	1.00	0.22	平林光司(1992)
	200mg，po	2.5	0.24	0.95	0.25	伊藤邦彦(1992)
	200mg，po	4.0	0.19	0.71	0.27	保田仁介(1992)
阴道部 Portio vaginalis	200mg，po	1.5～2.3	0.15	0.83	0.18	千石一雄(1992)
	200mg，po	2.5	0.25	0.95	0.26	伊藤邦彦(1992)
	100mg/kg，po(比格犬)	1.0	3.4	10.3	0.33	泉政明(1992)
	200mg，po	4.0	0.19	0.71	0.27	保田仁介(1992)
输卵管 Oviduct	200mg，po	1.5～2.3	0.14	0.83	0.17	千石一雄(1992)
	200mg，po	2.5	0.23	0.95	0.24	伊藤邦彦(1992)
	200mg，po	4.0	0.15	0.71	0.21	保田仁介(1992)
睾丸 Testis	20mg/kg，po(大鼠)(多剂)	1.0	1.1±0.1	13.6±1.5	0.08	松元隆(1992)
附睾组织 Epididymal tissue	20mg/kg，po(大鼠)(多剂)	1.0	1.4±0.2	13.6±1.5	0.10	松元隆(1992)

续表

部位	给药方案及病理生理状态	取样时间/h	浓度/(μg/g、μg/ml)或曲线下面积/(μg/g·h、μg/ml·h)		C_t/C_p 或 AUC_t/AUC_p	参考文献
			组织或组织液	血浆		
前列腺组织 Prostatic tissue	300mg,po	2.0	0.24	0.88	0.27	小野宪昭(1992)
前列腺分泌液 Prostatic secretion	300mg,po	2.0	—	—	<0.05	小野宪昭(1992)
肌肉组织 Muscular tissue	100mg/kg,po(比格犬)	0～6.0	0.7	26.0	<0.01	泉政明(1992)
	20mg/kg,po(大鼠)(多剂)	1.0	0.5±0.1	13.6±1.5	0.04	松元隆(1992)
脂肪组织 Adipose tissue	20mg/kg,po(大鼠)(多剂)	1.0	0.3±0.1	13.6±1.5	0.02	松元隆(1992)
皮肤 Skin	50mg/kg,po(大鼠)	0～6.0	9.2	108.9	0.08	秋山尚范(1992)
	200mg,po	2.0	0.18	1.37	0.13	秋山尚范(1992)
	20mg/kg,po(大鼠)(多剂)	1.0	2.4±0.3	13.6±1.5	0.17	松元隆(1992)
皮肤水疱液 Skin blister	400mg,po	0～12.0	6.3	11.4	0.55	Mayer M(2000)
羊水 Amniotic fluid	20mg/kg,po(大鼠)	1.0～24.0	8.6	52.5	0.16	松元隆(1992)
尿液 Urine	6mg/kg,po	2.0～4.0	100.6	2.2～2.4	43.4	丰永义清(1993)
	200mg,po	1.0	131.0	2.6	51.0	谷村正信(1992)
	6mg/kg,po	峰浓度	111.0～234.0	1.5～4.8	48.5～74.0	本广孝(1994)
	200mg,po	4.0	54.7	1.9	28.3	青木信树(1992)

表 2-16 头孢替胺(酯)组织分布

部位	给药方案及病理生理状态	取样时间/h	浓度/(μg/g、μg/ml)或曲线下面积/(μg/g·h、μg/ml·h)		C_t/C_p 或 AUC_t/AUC_p	参考文献
			组织或组织液	血浆		
脑脊液 Cerebrospinal fluid	100mg/kg,iv(家兔)(葡萄球菌脑膜炎)	0.5～2.0	5.5	24.7	0.22	小林裕(1979)
	1000～2000mg,iv(细菌性脑膜炎)	峰浓度	>17.3	—	0.38～0.46	小岛精(1982)
	1000mg,iv(细菌性脑膜炎)	0.5～4.0	5.6	22.3	0.25	德力康彦(1982)
	1000mg,iv(脑膜炎)	1.0	3.2	25.5	0.13	伊藤治英(1982)
	1000～2000mg,iv(无脑膜炎)	峰浓度	>17.3	—	<0.04	小岛精(1982)
	2000mg,iv(无脑膜炎)	0.5～6.0	6.6	119.9	0.06	江口恒良(1983)
	3000mg,iv(无脑膜炎)	2.0	0.6	28.3	0.02	儿玉芳重(1984)
	1000mg,iv(无脑膜炎)	0.3～4.0	—	—	0.02～0.08	德力康彦(1982)
房水 Aqueous humor	50mg/kg,im(家兔)	0.5～6.0	10.0	70.9	0.14	大石正夫(1979)
	50mg/kg,iv(家兔)	0.5～6.0	8.9	33.5	0.26	大石正夫(1979)
	50mg/kg,iv(家兔)	0.5	7.6	39.0	0.19	大石正夫(1979)
	50mg/kg,po(家兔)	0.5～6.0	1.3	24.4	0.05	大石正夫(1988)
	50mg/kg,po(家兔)	2.0	0.45	1.70	0.26	大石正夫(1988)
眼睑 Lid	50mg/kg,iv(家兔)	0.5	29.1	39.0	0.75	大石正夫(1979)
	50mg/kg,po(家兔)	2.0	1.95	1.70	1.15	大石正夫(1988)
结膜 Conjunctive	50mg/kg,iv(家兔)	0.5	69.9	39.0	1.79	大石正夫(1979)
	50mg/kg,po(家兔)	2.0	2.45	1.70	1.44	大石正夫(1988)
眼外肌 Extraocular muscle	50mg/kg,iv(家兔)	0.5	34.7	39.0	0.89	大石正夫(1979)
	50mg/kg,po(家兔)	2.0	2.30	1.70	1.35	大石正夫(1988)

续表

部位	给药方案及病理生理状态	取样时间/h	浓度/(μg/g、μg/ml)或曲线下面积/(μg/g·h、μg/ml·h)		C_t/C_p 或 AUC_t/AUC_p	参考文献
			组织或组织液	血浆		
角膜 Cornea	1000mg,iv	1.0	3.4	40.1	0.09	井上幸次(1984)
	50mg/kg,iv(家兔)	0.5	6.6	39.0	0.17	大石正夫(1979)
巩膜 Sclera	50mg/kg,iv(家兔)	0.5	26.5	39.0	0.68	大石正夫(1979)
	50mg/kg,po(家兔)	2.0	7.55	1.70	4.44	大石正夫(1988)
虹膜 Iris	50mg/kg,iv(家兔)	0.5	10.7	39.0	0.27	大石正夫(1979)
	50mg/kg,po(家兔)	2.0	1.75	1.70	1.03	大石正夫(1988)
视网膜 Retina	50mg/kg,iv(家兔)	0.5	8.1	39.0	0.21	大石正夫(1979)
	50mg/kg,po(家兔)	2.0	1.85	1.70	1.09	大石正夫(1988)
视神经 Nerve optic	50mg/kg,po(家兔)	2.0	3.30	1.70	1.94	大石正夫(1988)
玻璃体 Vitreous body	50mg/kg,iv(家兔)	0.5	0.6	39.0	0.02	大石正夫(1979)
	50mg/kg,po(家兔)	2.0	<最低检测限	1.70	—	大石正夫(1988)
舌 Tongue	200mg/kg,iv(小鼠)	0.1～1.0	19.9	39.3	0.51	服部孝范(1983)
鼻窦分泌液 Sinonasal secretion	200mg,po,bid	2.0～6.0	—	—	1.15	Cherrier P(1993)
	200mg,po	1.0～7.0	10.1	10.8	0.94	荻野仁(1988)
鼻息肉 Nasal polyp	200mg,po	2.0～3.0	0.80	1.10	0.73	新川敦(1988)
上颌窦黏膜 Maxillary sinus mucosa	1000mg,iv	0.3～0.8	20.5～31.6	21.6～84.9	0.66	久保田彰(1983)
	1000mg,iv	2.0～3.0	3.93	5.87	0.67	杉田麟也(1983)
	1000mg,iv	0.5～1.0	9.5	18.8	0.51	杉田麟也(1983)
	1000mg,iv	1.0	16.5	20.8	0.79	中岛干夫(1983)
	1000mg,iv	1.0	13.9	17.7	0.79	竹林脩文(1983)
	500mg,iv	1.0	—	—	0.60	古田茂(1983)

续表

部位	给药方案及病理生理状态	取样时间/h	浓度/(μg/g、μg/ml)或曲线下面积/(μg/g·h、μg/ml·h)		C_t/C_p 或 AUC_t/AUC_p	参考文献
			组织或组织液	血浆		
上颌窦黏膜 Maxillary sinus mucosa	1000mg,iv	1.5～2.0	5.6～8.6	8.1～13.1	0.67	高须贺信夫(1982)
	200mg/kg,iv(小鼠)	0.1～1.0	26.0	39.3	0.66	服部孝范(1983)
	200mg,po	2.0～3.0	—	—	0.54	新川敦(1988)
	200mg,po	1.0～2.0	0.34	1.03	0.33	古田茂(1988)
上颌窦脓液 Pus of maxillary sinus	1000mg,iv	1.0	3.8	20.8	0.18	中岛干夫(1983)
上颌囊肿壁 Maxillary cyst wall	1000mg,iv	1.0	13.3	20.8	0.64	中岛干夫(1983)
上颌骨 Maxilla	200mg/kg,iv(小鼠)	0.1～1.0	15.4	39.3	0.39	服部孝范(1983)
颌下腺 Submaxillary gland	200mg/kg,iv(小鼠)	0.1～1.0	16.2	39.3	0.41	服部孝范(1983)
扁桃体 Tonsil	250mg,im	1.0	1.20	8.90	0.13	岩泽武彦(1982)
	2000mg,iv	1.0	5.7	33.7	0.17	中村正(1989)
	500mg,iv	0.5	8.1	35.2	0.23	杉田麟也(1983)
	1000mg,iv	1.0	2.4	10.5	0.23	杉田麟也(1983)
	1000mg,im	0.5	6.1	20.3	0.15	波多野努(1979)
	1000mg,iv	1.0	6.41	—	0.20	中村正(1984)
	500～1000mg,iv	1.0	—	—	0.24	古田茂(1983)
	1000mg,iv	1.5～2.0	1.3～2.4	8.1～13.1	0.17	高须贺信夫(1982)
	1000mg,iv	1.0	5.6	14.1	0.39	竹林脩文(1983)
	200mg,po	2.0～3.0	1.10	4.93	0.22	新川敦(1988)

续表

部位	给药方案及病理生理状态	取样时间/h	浓度/(μg/g、μg/ml)或曲线下面积/(μg/g·h、μg/ml·h)		C_t/C_p 或 AUC_t/AUC_p	参考文献
			组织或组织液	血浆		
中耳黏膜 Middle ear mucosa	1000mg,iv	0.5	25.8±3.6	35.1±6.5	0.74	久保武(1983)
	1000mg,iv	1.0	11.6±1.8	19.8±2.8	0.59	久保武(1983)
	200mg,po	2.0～3.0	0.50	—	0.50～1.25	新川敦(1988)
耳分泌液 Otorrhea	200mg,po	1.0～7.0	1.95	4.60	0.42	荻野仁(1988)
	1000mg,iv	1.0～4.0	10.2	21.6	0.47	久保武(1983)
肺组织 Pulmonary tissue	1000mg,iv	0.3～5.0	60.8	67.3	0.90	藤本祐三郎(1985)
	1000mg,iv	0.5～3.0	83.8	101.8	0.82	大久田和弘(1991)
	1000mg,iv	1.0～2.0	25.4	52.3	0.48	清水信义(1983)
	2000mg,iv	1.0	48.6	112.4	0.43	小山明(1986)
	2000mg,iv	1.0	33.0	71.3	0.46	冈本交二(1992)
	1000mg,iv	峰浓度	27.5	65.3	0.42	小林哲郎(1984)
	1000mg,iv	0.5～4.5	21.7	73.5	0.30	今泉宗久(1982)
	20mg/kg,iv(小鼠)	0.25	6.6±2.3	12.8±4.3	0.54	Tsuchiya K(1978)
	200mg,po	3.0～4.0	0.25	0.54	0.46	Mignot A(1994)
	400mg,po	3.0～4.0	0.35	0.69	0.51	Mignot A(1994)
	20mg/kg,im(比格犬)	0.5	13.2	33.0	0.40	土屋院司(1979)
	10mg/kg,im(大鼠)	0.25	4.0	10.5	0.40	大久保滉(1979)
肺淋巴液 Lung lymph	20mg/kg,iv(山羊)	0.3～6.0	43.6	57.9	0.75	平井一也(1988)
胸腔积液 Pleural fluid	2000mg,iv	1.0～10.0	103.1	60.6	1.70	柴田和男(1986)
	2000mg,iv	2.0	21.3	19.8	1.07	柴田和男(1986)

续表

部位	给药方案及病理生理状态	取样时间/h	浓度/(μg/g、μg/ml)或曲线下面积/(μg/g·h、μg/ml·h)		C_t/C_p 或 AUC_t/AUC_p	参考文献
			组织或组织液	血浆		
支气管分泌液 Bronchial exudate	1000mg,iv	1.0～2.0	5.7	65.3	0.09	小林哲郎(1984)
痰液 Sputum	400mg,po	0.5～6.0	0.13	1.00～3.10	0.04～0.10	吉田俊昭(1988)
	1000mg,iv	—	0～0.15	—	<0.05	中富昌夫(1979)
	400mg,po	1.0～2.0	—	—	<0.10	重野秀明(1988)
心肌 Myocardium	1000mg,iv	1.0	9.4	26.1	0.36	日比道昭(1983)
	1000mg,iv	1.5	4.8	13.5	0.36	日比道昭(1983)
心包液 Pericardial fluid	2000mg,iv	2.0～3.0	16.7～24.9	16.5～25.7	1.00	田中劝(1982)
乳房组织 Breast	1000mg,iv	峰浓度	27.7	65.3	0.42	小林哲郎(1984)
肝组织 Hepatic tissue	20mg/kg,iv(小鼠)	0.3	39.8±10.8	12.8±4.3	3.11	Tsuchiya K(1978)
	20mg/kg,im(比格犬)	0.5	91.0	33.0	2.76	土屋院司(1979)
	10mg/kg,im(大鼠)	0.3	27.5	10.5	2.62	大久保滉(1979)
胆囊 Gallbladder	1000mg,iv	1.0	43.2	25.0	1.73	正田裕一(1987)
	1000mg,iv(胆管梗阻)	1.0	20.5	25.0	0.82	正田裕一(1987)
	1000mg,iv	0.5～1.0	30.3～47.8	68.6	0.44～0.70	盐崎秀郎(1986)
	1000mg,iv	1.0～2.0	25.7	65.3	0.40	小林哲郎(1984)
	1000mg,iv	1.0～3.0	20.7	17.1～58.4	0.35～1.21	八板朗(1985)
胆汁 Bile	1000mg,iv	1.0	211.0	25.0	8.44	正田裕一(1987)
	1000mg,iv	0.5	813.7	81.9	9.94	Satake K(1982)
	1000mg,iv	峰浓度	529.3	54.2	9.77	田中一诚(1983)
	1000mg,iv	峰浓度	309.7	65.3	4.74	小林哲郎(1984)

续表

部位	给药方案及病理生理状态	取样时间/h	浓度/(μg/g、μg/ml)或曲线下面积/(μg/g·h、μg/ml·h)		C_t/C_p 或 AUC_t/AUC_p	参考文献
			组织或组织液	血浆		
胆汁 Bile	1000mg,iv	0.5～6.0	521.6	89.7	5.81	八板朗(1985)
	1000mg,iv	0.5	100～300	48	2.08～6.25	西村兴亚(1984)
	1000mg,iv	0～5.0	133.5	72.6	1.84	盐崎秀郎(1986)
	1000mg,iv	0.5～1.0	98.7～279.5	68.6	1.44～4.07	盐崎秀郎(1986)
	1000mg,iv(胆管梗阻)	1.0	24.6	25.0	0.98	正田裕一(1987)
	1000mg,iv(胆管梗阻)	0.5～6.0	61.4	78.5	0.78	Satake K(1982)
	1000mg,iv(胆管梗阻)	0.5	10.0～50.0	48.0	0.20～1.02	西村兴亚(1984)
	2000mg,iv(胆管梗阻)	峰浓度	22.5	90.5	0.25	小短道雄(1979)
脾 Spleen	20mg/kg,iv(小鼠)	0.25	0.8	12.8±4.3	0.06	Tsuchiya K(1978)
	20mg/kg,im(比格犬)	0.5	4.4	33.0	0.13	土屋院司(1979)
	10mg/kg,im(大鼠)	0.3	0.7	10.5	0.07	大久保滉(1979)
肾脏 Kidney	20mg/kg,iv(大鼠)	0.3～2.0	23.8	4.3	5.55	Matsumoto K(1983)
	20mg/kg,iv(小鼠)	0.25	65.3±18.6	12.8±4.3	5.10	Tsuchiya K(1978)
	20mg/kg,iv(家兔)	0.5	69.2	11.0	6.29	长田惠弘(1982)
	20mg/kg,im(比格犬)	0.5	90.2	33.0	2.73	土屋院司(1979)
	10mg/kg,im(大鼠)	0.25	42.0	10.5	4.00	大久保滉(1979)
前列腺组织 Prostatic tissue	1000mg,iv	0～6.0	49.9	89.2	0.56	越户克和(1984)
前列腺分泌液 Prostatic secretion	200mg,po	1.0	0.05	—	<0.06	铃木惠三(1988)
腹膜 Peritoneum	40mg/kg,iv	0.5～2.0	96.3	49.4	1.95	小幡和也(1989)

续表

部位	给药方案及病理生理状态	取样时间/h	浓度/(μg/g、μg/ml)或曲线下面积/(μg/g·h、μg/ml·h)		C_t/C_p 或 AUC_t/AUC_p	参考文献
			组织或组织液	血浆		
腹腔积液 Ascitic fluid	2000mg,iv	0～5.0	106.4	154.1	0.70	中口和则(1983)
	2000mg,iv	0～6.0	104.8	90.1	1.16	栗原正典(1982)
	1000mg,iv	0～6.0	69.3	77.3	0.90	田中一诚(1983)
	1000mg,iv	0～∞	86.5±22.6	100.1±26.7	0.87	Ikawa K(2016)
	1000mg,iv	0～12.0	162.9	155.2	1.05	Ito K(1990)
	1000mg,iv	峰浓度	31.7	65.3	0.49	小林哲郎(1984)
子宫体 Uterine body	1000mg,iv	2.5	10.1	19.7	0.51	馆野政也(1982)
子宫颈 Cervix uterus	1000mg,iv	1.0	12.7	26.4	0.48	二宫敬宇(1982)
	2000mg,iv	1.0	36.6	71.5	0.51	二宫敬宇(1982)
	1000mg,iv	2.5	12.9	19.7	0.66	馆野政也(1982)
	1000mg,iv	峰浓度	27.0	65.3	0.41	小林哲郎(1984)
子宫底 Uterine fundus	1000mg,iv	峰浓度	23.3	65.3	0.36	小林哲郎(1984)
子宫肌层 Myometrium	2000mg,iv	1.0	34.7	71.5	0.48	二宫敬宇(1982)
子宫内膜 Endometrium	1000mg,iv	1.0	10.6	26.4	0.40	二宫敬宇(1982)
	2000mg,iv	1.0	21.5	71.5	0.30	二宫敬宇(1982)
卵巢 Ovary	1000mg,iv	1.0	6.7	16.2	0.41	二宫敬宇(1982)
	2000mg,iv	1.0	22.5	71.5	0.31	二宫敬宇(1982)
	1000mg,iv	2.5	10.7	19.7	0.55	馆野政也(1982)
	1000mg,iv	峰浓度	13.2	65.3	0.20	小林哲郎(1984)

续表

部位	给药方案及病理生理状态	取样时间/h	浓度/(μg/g、μg/ml)或曲线下面积/(μg/g·h、μg/ml·h)		C_t/C_p 或 AUC_t/AUC_p	参考文献
			组织或组织液	血浆		
输卵管 Oviduct	1000mg,iv	1.0	5.7	16.2	0.35	二宫敬宇(1982)
	2000mg,iv	1.0	17.4	71.5	0.24	二宫敬宇(1982)
	1000mg,iv	2.5	11.7	19.7	0.59	馆野政也(1982)
	1000mg,iv	峰浓度	13.7	65.3	0.21	小林哲郎(1984)
精囊 Seminal vesicle	500mg,iv	0.5	—	—	0.36	长田惠弘(1982)
睾丸 Testis	1000mg,iv	0.5	11.9	28.0	0.43	长田惠弘(1982)
	20mg/kg,iv(家兔)	0.5	8.6	11.0	0.78	长田惠弘(1982)
附睾组织 Epididymal tissue	1000mg,iv	0.5	12.6～27.4	8.9～29.7	0.92～1.42	长田惠弘(1982)
膀胱 Urinary bladder	1000mg,iv	0～6.0	73.9	89.2	0.83	越户克和(1984)
包皮 Praeputium penis	500mg,iv	0.5	4.1	13.3	0.31	长田惠弘(1982)
胸肌 Pectorales	2000mg,iv	1.0	13.0	71.3	0.18	冈本交二(1992)
骨组织 Bone tissue	2000mg,iv	0.3～2.0	28.3	119.9	0.24	熊野修(1984)
	1000mg,iv	0.5～2.0	8.7	35.6	0.24	菊地臣一(1982)
骨髓 Bone marrow	2000mg,iv	0.3～2.0	148.4	119.9	1.24	熊野修(1984)
	1000mg,iv	0.5～2.0	37.2	35.6	1.04	菊地臣一(1982)
	1000mg,iv	1.0～2.0	10.8～49.4	—	0.86～1.11	樱井案(1979)
	1000mg,iv	1.0	18.6±3.8	15.2±2.9	1.22	伊藤邦成(1982)
	1000mg,iv	1.0	24.9±3.6	21.2±0.9	1.17	井上明生(1982)
皮肤 Skin	20mg/kg,im(大鼠)	0.25	7.6	21.7	0.35	荒田次郎(1979)
	20mg/kg,im(大鼠)	0.5	2.13	7.65	0.28	荒田次郎(1979)

部位	给药方案及病理生理状态	取样时间 /h	浓度/(μg/g、μg/ml)或曲线下面积/(μg/g·h、μg/ml·h)		C_t/C_p 或 AUC_t/AUC_p	参考文献
			组织或组织液	血浆		
皮肤 Skin	20mg/kg,po(大鼠)	0.5～1.0	0.44～0.78	1.09～1.84	0.42	池田政身(1988)
	400mg,po	1.5	0.80	2.80	0.33	朝田康夫(1988)
	400mg,po	1.5	1.70	3.80	0.44	朝田康夫(1988)
皮肤水疱液 Skin blister	400mg,po	0～8.0	5.30～6.30	5.80	1.00	Korting HC(1990)
	200mg,iv	0～8.0	5.50～9.00	6.40	1.13	Korting HC(1990)
创面渗出液 Wound exudate	1000mg,iv	0～10.0	58.5±7.7	63.3±14.5	0.92	花谷勇治(1991)
	2000mg,iv	0～10.0	152.0±26.8	163.0±45.6	0.93	花谷勇治(1991)
羊水 Amniotic fluid	1000mg,iv	0～24.0	64.1	44.3	1.45	山元贵雄(1986)
尿液 Urine	2000mg,iv	峰浓度	1274～2704	90.5	14.1～29.9	小短道雄(1979)
	500mg,iv	峰浓度	529.0～2900	27.6	19.2～105.1	山本泰宽(1979)
	200mg,po	0～7.0	660.9	5.8	113.8	古田茂(1988)

表 2-17A ^{14}C-头孢西丁组织分布(健康受试大鼠,40mg/kg,iv)[a]

部位	AUC_t/AUC_p	组织或组织液浓度 /(μg/g 或 μg/ml)					
		5min	15min	0.5h	1.0h	2.0h	4.0h
全血 Blood	1.00	62.5	38.8	21.0	12.2	6.32	3.82
脑组织 Brain	0.04	2.50±0.61	1.55±0.10	0.96±0.04	0.60±0.14	0.25±0.03	0.07±0.01
脑垂体 Hypophysis	0.42	26.3±3.61	27.1±2.88	8.57±1.51	6.56±1.29	1.10±1.05	0.47±0.00
甲状腺 Thyroid gland	0.69	48.7±9.27	32.8±4.78	16.7±4.16	11.5±1.88	2.17±0.54	1.01±0.27
心脏组织 Cardiac tissue	0.30	23.0±2.88	10.8±1.02	6.94±0.92	4.87±1.77	1.42±0.04	0.74±0.07

续表

部位	AUC_t/AUC_p	组织或组织液浓度 /(μg/g 或 μg/ml)					
		5min	**15min**	**0.5h**	**1.0h**	**2.0h**	**4.0h**
胸腺 Thymus	0.17	11.4±0.83	7.05±0.45	4.12±0.24	2.10±0.29	0.88±0.04	0.45±0.05
肺组织 Pulmonary tissue	0.48	35.2±2.66	16.9±1.24	12.7±2.05	5.99±0.27	2.50±0.08	1.62±0.38
肺淋巴结 Pulmonary lymph node	0.97	34.1±5.60	79.9±41.2	22.0±13.7	11.5±4.79	3.55±1.65	0.49±0.18
肝组织 Hepatic tissue	5.14	252.5±4.63	285.9±2.36	220.5±3.77	67.1±6.72	5.25±0.21	2.57±0.03
肾脏 Kidney	5.96	676.1±116.9	313.1±58.1	121.5±23.2	61.7±4.59	20.6±0.43	15.8±0.27
肾上腺 Adrenal	0.40	22.0±1.37	14.2±0.50	7.79±1.75	8.49±2.12	1.75±0.15	0.69±0.06
脾 Spleen	0.22	13.5±0.56	8.44±0.40	4.19±0.23	3.85±1.03	1.15±0.02	0.64±0.00
胰腺组织 Pancreatic tissue	0.38	22.9±2.65	13.5±1.44	6.30±0.35	8.80±2.95	1.50±0.07	0.76±0.06
睾丸 Testis	0.25	13.2±1.69	8.50±1.46	5.64±1.17	3.44±1.37	1.53±0.16	0.84±0.14
附睾组织 Epididymal tissue	0.31	21.5±0.97	19.2±2.18	8.35±2.33	1.45±1.09	1.66±0.26	1.21±0.10
肌肉组织 Muscular tissue	0.17	12.4±0.39	6.01±0.48	3.55±0.74	2.55±0.68	1.20±0.66	0.27±0.03
全血 Blood	1.00	96.5±16.2	—	—	10.2±1.19	4.97±0.44	3.56±0.19
卵巢 Ovary	0.46	41.7±6.75	—	—	4.88±0.61	2.65±0.40	1.83±0.20
子宫 Uterus	0.73	58.9±1.21	—	—	7.49±0.99	6.26±3.34	3.62±0.62
羊水 Amniotic fluid	0.07	2.37±0.52	—	—	1.14±0.64	1.25±0.48	0.43±0.06

a:佐佐野博,立泽晴男,齐藤熏,等. Cefoxitinのラットにおける生体内动态. Chemotherapy,1978,26(1):120-134.

表 2-17B　头孢西丁组织分布

部位	给药方案及病理生理状态	取样时间/h	浓度/(μg/g、μg/ml)或曲线下面积/(μg/g·h、μg/ml·h)		C_t/C_p 或 AUC_t/AUC_p	参考文献
			组织或组织液	血浆		
脑脊液 Cerebrospinal fluid	4000mg,iv(细菌性脑膜炎)	1.0～1.5	27.4	122.0	0.22	Nair SR(1979)
	225mg/kg,iv,q6h(婴儿)(细菌性脑膜炎)	1.0	4.90～6.10	—	0.15～0.25	Feldman WE(1982)
	2000mg,iv(化脓性脑膜炎)	2.0	4.5	15.2	0.30	Galvao PA(1980)
	100mg/kg,iv(家兔)(葡萄球菌脑膜炎)	0.3～3.0	9.0	84.5	0.11	小林裕(1981)
	50～100mg/kg,iv(比格犬)(葡萄球菌脑膜炎)	1.0～1.5	10.0	—	0.10	Massip P(1979)
	2000mg,iv(联用丙磺舒)	2.0	8.4	39.6	0.21	Humbert G(1980)
	50～100mg/kg,iv(比格犬)(健康受试动物)	1.0	1.0～1.5	120.0	<0.01	Massip P(1979)
	4000mg,iv(无细菌性脑膜炎)	1.0～1.5	—	—	0.07	Nair SR(1979)
	2000mg,iv(无细菌性脑膜炎)	—	<最低检测限	>30	—	Humbert G(1980)
房水 Aqueous humor	50mg/kg,iv(家兔)	0.5	1.9	32.5	0.06	大石正夫(1978)
	2000mg,iv	1.3～2.5	6.2±1.0	112.9±25.6	0.05	Kanski JJ(1982)
眼睑 Lid	50mg/kg,iv(家兔)	0.5	39.4	32.5	1.23	大石正夫(1978)
结膜 Conjunctiva	50mg/kg,iv(家兔)	0.5	82.3	32.5	2.53	大石正夫(1978)
角膜 Conea	50mg/kg,iv(家兔)	0.5	4.9	32.5	0.15	大石正夫(1978)
巩膜 Sclera	50mg/kg,iv(家兔)	0.5	28.9	32.5	0.89	大石正夫(1978)
虹膜 Iris	50mg/kg,iv(家兔)	0.5	15.4	32.5	0.47	大石正夫(1978)
颌下腺 Submaxillary gland	100mg/kg,iv(大鼠)	0.5	14.7±1.6	87.7±22.7	0.17	斋藤健一(1982)

续表

部位	给药方案及病理生理状态	取样时间/h	浓度/(μg/g、μg/ml)或曲线下面积/(μg/g·h、μg/ml·h)		C_t/C_p 或 AUC_t/AUC_p	参考文献
			组织或组织液	血浆		
牙龈 Gingiva	100mg/kg,iv(大鼠)	0.5	34.7±9.0	87.7±22.7	0.40	斋藤健一(1982)
上颌窦黏膜 Maxillary sinus mucosa	2000mg,iv	0.5	27.9±12.3	69.3±30.3	0.40	斋藤健一(1982)
	2000mg,iv	1.5	32.9±10.4	37.3±13.6	0.88	斋藤健一(1982)
口腔黏膜 Oral mucosa	2000mg,iv	0.5	24.3	69.3±30.3	0.35	斋藤健一(1982)
	2000mg,iv	1.5	23.1	37.3±13.6	0.62	斋藤健一(1982)
唾液腺 Salivary gland	2000mg,iv	0.5	18.8	69.3±30.3	0.27	斋藤健一(1982)
	2000mg,iv	2.0	12.1	19.2±6.5	0.63	斋藤健一(1982)
舌 Tongue	100mg/kg,iv(大鼠)	0.5	17.4±7.5	87.7±22.7	0.20	斋藤健一(1982)
心肌 Myocardium	250mg/kg,im(家兔)	1.0	4.0±0.5	35.0±5.0	0.11	Webb D(1979)
肺组织 Pulmonary tissue	2000mg,iv	1.0	6.5	20.4	0.32	Webb D(1979)
	1000mg,iv	1.0	12.6±0.7	38.5±1.9	0.33	Perea EJ(1983)
	1000mg,iv	2.0	10.1±0.4	23.7±2.6	0.43	Perea EJ(1983)
	40mg/kg,iv(大鼠)	0.5	6.6	13.4	0.49	藤元辉男(1978)
	80mg/kg,iv(大鼠)	0.5	21.0	48.9	0.43	藤元辉男(1978)
支气管分泌液 Bronchial exudate	2000mg,iv	—	—	—	0.20	Pennington JE(1981)
胸腔积液 Pleural fluid	2000mg,iv	—	—	—	0.50	Webb D(1979)
	30mg/kg,iv	0～10.0	105.3	236.6	0.44	Otero MJ(1984)
脓液(肺)Purulent	2000mg,iv	1.0	7.0	20.4	0.34	Webb D(1979)
肝组织 Hepatic tissue	20mg/kg,iv(大鼠)	0～2.0	26.6	12.9	2.06	石山俊次(1978)
	40mg/kg,iv(大鼠)	0.5	62.3	13.4	4.65	藤元辉男(1978)

续表

部位	给药方案及病理生理状态	取样时间/h	浓度/(μg/g、μg/ml)或曲线下面积/(μg/g·h、μg/ml·h)		C_t/C_p 或 AUC_t/AUC_p	参考文献
			组织或组织液	血浆		
肝组织 Hepatic tissue	80mg/kg,iv(大鼠)	0.5	223.0	48.9	4.56	藤元辉男(1978)
胆汁 Bile	2000mg,iv	0.5～2.0	135.0	52.8	2.56	Hansbrough JF(1982)
	20mg/kg,iv(家兔)	0～6.0	39.9	18.7	2.13	柴田清人(1978)
	2000mg,iv	2.0	56.3±15.8	10.1±1.6	5.57	藤野龙一(1978)
	20mg/kg,iv(大鼠)	0～3.0	64.7	12.9	5.04	石山俊次(1978)
	30mg/kg,iv(大鼠)	1.0	≈400	60.2±20.0	6.64	Wu PC(2004)
	2000mg,iv(无胆管梗阻)	2.0	34.0～150.0	25.8	1.32～5.81	谷村弘(1978)
	2000mg,iv(完全胆管梗阻)	2.0	<3.2	25.8	0.12	谷村弘(1978)
脾 Spleen	40mg/kg,iv(大鼠)	0.5	2.1	13.4	0.16	藤元辉男(1978)
	80mg/kg,iv(大鼠)	0.5	5.8	48.9	0.12	藤元辉男(1978)
肾脏 Kidney	20mg/kg,iv(大鼠)	0～2.0	64.1	12.9	4.99	石山俊次(1978)
	30mg/kg,iv(大鼠)	1.0	212±112	60.2±20.0	3.52	Wu PC(2004)
	40mg/kg,iv(大鼠)	0.5	43.3	13.4	3.23	藤元辉男(1978)
	80mg/kg,iv(大鼠)	0.5	277.0	48.9	5.66	藤元辉男(1978)
胰腺组织 Pancreatic tissue	30mg/kg,iv(大鼠)	1.0	7.4±4.6	60.2±20.0	0.12	Wu PC(2004)
胰液 Pancreatic juice	20mg/kg,iv(大鼠)	0.5	1.4	16.3	0.09	石山俊次(1978)
	1000mg,iv	—	<3.0	39.7	0.08	Gregg JA(1985)
	—,iv	0.5～8.0	—	—	0.05	Brattström C(1988)
	20mg/kg,iv	—	2.4±1.2	60.0±6.1	0.04	Bums GP(1986)

续表

部位	给药方案及病理生理状态	取样时间/h	浓度/(μg/g、μg/ml)或曲线下面积/(μg/g·h、μg/ml·h)		C_t/C_p 或 AUC_t/AUC_p	参考文献
			组织或组织液	血浆		
肠黏膜 Intestinal mucous	2000mg,iv	0.5	45.6	≈120.0	0.38	Kager K(1982)
	2000mg,iv	1.0	25.9	76.0	0.36	Kager K(1982)
	—	稳态浓度	—	—	0.40	Malmborg AS(1985)
结直肠 Colorectum	2000mg,iv	1.3	15.0	34.0	0.44	Malmborg AS(1985)
腹腔积液 Ascitic fluid	30mg/kg,iv(家猪)	0～6.0	57.5	62.5	0.92	Shek PN(1998)
	2000mg,iv	—	56.9	50.6～67.2	0.97	荒木京二郎(1983)
	2000mg,iv	—	—	—	0.86	Wise R(1981)
	2000mg,iv	0.3～6.0	107.5	149.3	0.72	荒木京二郎(1983)
	2000mg,iv	0～3.0	86.0	65.8	1.30	唐木一守(1981)
	30mg/kg,iv	1.0～2.0	28.8～32.8	28.0～47.5	0.61～1.17	Garcia MJ(1981)
	1000mg,iv	0～12.0	138.7	141.1	0.98	Ito K(1990)
子宫 Uterus	2000mg,iv	0.2～1.0	31.1	80.2	0.39	QuinUliani R(1988)
	2000mg,iv	1.0	30～50	50～80	0.60～0.65	White RL(1988)
	2000mg,iv	2.0	11.9±8.6	21.2±10.9	0.56	Bawdon RE(1982)
子宫肌层 Myometrium	2000mg,iv	0.3	66.0	101.0	0.65	QuinUliani R(1988)
	2000mg,iv	2.0	12.0±4.6	21.2±10.9	0.57	Bawdon RE(1982)
	2000mg,iv	1.0～2.0	15.2±5.6	17.9±5.9	0.85	Daschner F(1982)
	2000mg,iv	1.0	41.6	55.9	0.74	Garrido R(1997)
输卵管 Oviduct	2000mg,iv	1.0～2.0	14.9±5.6	17.9±5.9	0.83	Bawdon RE(1982)
盆腔渗出液 Pelvic exudate	2000mg,iv	0～12.0	115.6	79.1	1.46	伊藤邦彦(1985)

续表

部位	给药方案及病理生理状态	取样时间/h	浓度/(μg/g、μg/ml)或曲线下面积/(μg/g·h、μg/ml·h)		C_t/C_p 或 AUC_t/AUC_p	参考文献
			组织或组织液	血浆		
盆腔渗出液 Pelvic exudate	4000mg,iv	0～12.0	226.6	126.9	1.79	伊藤邦彦(1985)
骨组织 Bone tissue	100mg/kg,im(家兔)	1.0～1.5	1.7～2.2	33.0	0.05～0.07	Webb D(1979)
	2000mg,iv	1.0	12.0	63.0	0.19	Schurman DJ(1982)
肩胛骨 Scapula	40mg/kg,iv	0.5	2.6	17.1	0.15	Summersgill JT(1982)
股骨 Femur	40mg/kg,iv	0.5	1.9	17.1	0.11	Summersgill JT(1982)
关节腔滑膜液 Synovial fluid	2000mg,iv	0.5	72.0	191.0	0.38	Schurman DJ(1982)
	20mg/kg,im(马)	—	11.4	23.1	0.49	Brown MP(1986)
肌肉组织 Muscular tissue	15mg/kg,iv	≈1.0	11.0	41.5～104.0	0.10～0.26	Dipiro JT(1989)
	2000mg,iv	0～6.0	25.7	112.5	0.23	Herlitz V(1980)
肌肉-脂肪组织 Muscle-adipose tissue	40mg/kg,iv	1.0	6.3±2.0	93.1±23.7	0.07	Moine P(2016)
	40mg/kg,iv	3.0	4.3±1.8	37.6±24.3	0.11	Moine P(2016)
脂肪组织 Adipose tissue	2000mg,iv	0～6.0	16.4	112.5	0.15	Herlitz V(1980)
	1000mg,iv	0.3	7.8±7.3	124.0±40.0	0.06	Toma O(2011)
	1000mg,iv	2.5	2.7±1.4	22.0±12.0	0.12	Toma O(2011)
皮下组织 Subcutaneous tissue	2000mg,iv	0～8.0	16.0±13.0	178.0±40.0	0.09	Toma O(2011)
皮肤水疱液 Skin blister	1000mg,iv	1.0～8.0	21.1	27.9	0.80	Jaresko GS(1992)
组织间隙液 Interstitial fluid	50mg/kg,iv(大鼠)	0～4.0	55.9	72.5	0.77	Landau Z(1980)
	2000mg,iv(感染)	1.0	17.1±3.8	31.2±5.6	0.55	Hoffstedt B(1981)
脓液 Pus	400mg/kg,iv(小鼠)	—	19.0±6.0	93.0±6.0	0.21	Bartlett JG(1982)

续表

部位	给药方案及病理生理状态	取样时间/h	浓度/(μg/g、μg/ml)或曲线下面积/(μg/g·h、μg/ml·h)		C_t/C_p 或 AUC_t/AUC_p	参考文献
			组织或组织液	血浆		
脓液 Pus	400mg/kg,iv(小鼠)(感染)	—	15.0±1.0	93.0±6.0	0.16	Bartlett JG(1982)

表 2-18 头孢美唑组织分布

部位	给药方案及病理生理状态	取样时间/h	浓度/(μg/g、μg/ml)或曲线下面积/(μg/g·h、μg/ml·h)		C_t/C_p 或 AUC_t/AUC_p	参考文献
			组织或组织液	血浆		
脑脊液 Cerebrospinal fluid	2000mg,iv	1.0～8.0	12.4	121.5	0.10	吉野公博(1988)
	100mg/kg,iv(家兔)(葡萄球菌脑膜炎)	0.3～1.5	8.9	89.7	0.10	小林裕(1979)
脑组织 Brain	50mg/kg,im(猴)	0.25	1.2	98.7	0.02	Shindo H(1982)
	50mg/kg,im(猴)	1.0	0.3	17.7	0.02	Shindo H(1982)
房水 Aqueous humor	50mg/kg,iv(家兔)	0.5	3.5	52.0	0.07	大石正夫(1981)
	50mg/kg,im(家兔)	1.0	1.5	22.2	0.07	大石正夫(1981)
	40mg/kg,iv(家兔)	1.0	0.30	9.23	0.03	友野法子(1984)
眼睑 Lid	50mg/kg,iv(家兔)	0.5	36.2	52.0	0.70	大石正夫(1981)
	50mg/kg,im(家兔)	1.0	7.2	22.2	0.32	大石正夫(1981)
结膜 Conjunctiva	50mg/kg,iv(家兔)	0.5	42.1	52.0	0.81	大石正夫(1981)
	50mg/kg,im(家兔)	1.0	8.8	22.2	0.40	大石正夫(1981)
扁桃体 Tonsil	500mg,iv(儿童)	1.0	15.4	60.0	0.26	三边武右卫门(1982)
	1000mg,iv(成人)	1.0	9.6	40.5	0.24	三边武右卫门(1982)
	1000mg,iv	0.5	30.0	124.0	0.24	藤卷丰(1982)
	500mg,iv	1.0	11.4	65.7	0.18	藤卷丰(1982)

续表

部位	给药方案及病理生理状态	取样时间/h	浓度/(μg/g、μg/ml)或曲线下面积/(μg/g·h、μg/ml·h)		C_t/C_p 或 AUC_t/AUC_p	参考文献
			组织或组织液	血浆		
扁桃体 Tonsil	2000mg,iv	0.5～2.5	13.1	79.3	0.17	山本英一(1985)
牙龈 Gingiva	1000mg,iv	1.0～1.5	15.9	52.2	0.30	Minami Y(1982)
	200mg/kg,im(大鼠)	0.5～5.0	3.5	17.3	0.20	加藤弘直(1982)
	100mg/kg,im(大鼠)	0.5	8.4±3.5	70.0±11.5	0.12	古田广(1982)
脓液(口腔)Pus	1000mg,iv	0.5～1.5	15.8±10.1	39.9±19.4	0.40	南良尚(1982)
上颌窦黏膜 Maxillary sinus mucosa	1000mg,iv	1.0～2.0	12.0～22.0	22.0～60.0	0.37～0.55	Minami Y(1982)
	200mg/kg,im(大鼠)	0.5～5.0	4.9	17.3	0.29	加藤弘直(1982)
颊黏膜 Buccal mucosa	1000mg,iv	1.5	16.2	42.0	0.39	Minami Y(1982)
颌下腺 Submaxillary gland	200mg/kg,im(大鼠)	0.5～5.0	2.9	17.3	0.17	加藤弘直(1982)
	100mg/kg,im(大鼠)	0.5	4.3±0.6	70.0±11.5	0.06	古田广(1982)
颌下淋巴结 Submaxillary lymph node	1000mg,iv	1.0～1.5	12.4～12.8	40.0～67.0	0.24	Minami Y(1982)
耳分泌液 Otorrhea	1000～2000mg,iv	0.5～5.0	56.8～61.9	95.3～167.8	0.37～0.60	三边武右卫门(1982)
心脏组织 Cardiac tissue	20mg/kg,im(大鼠)	0.5	2.1±1.1	14.5±1.0	0.14	Murakawa T(1980)
胸腺 Thymus	40mg/kg,iv(家兔)	1.0	2.17	9.23	0.24	友野法子(1984)
肺组织 Pulmonary tissue	40mg/kg,iv(家兔)	1.0	3.76	9.23	0.41	友野法子(1984)
	100mg/kg,iv(家兔)(健康受试动物)	0.5	44.0	95.0	0.46	石井芳树(1987)
	100mg/kg,iv(家兔)(肺炎)	0.5	75.0	95.0	0.78	石井芳树(1987)
	100mg/kg,im(大鼠)	0.25	35.6	82.8	0.43	Okamoto K(1978)
	20mg/kg,im(大鼠)	0.25	5.0±0.2	21.5±0.5	0.23	Murakawa T(1980)

续表

部位	给药方案及病理生理状态	取样时间/h	浓度/(μg/g、μg/ml)或曲线下面积/(μg/g·h、μg/ml·h)		C_t/C_p 或 AUC_t/AUC_p	参考文献
			组织或组织液	血浆		
肺组织 Pulmonary tissue	20mg/kg,im(大鼠)	0.5	3.7±0.4	14.5±1.0	0.26	Murakawa T(1980)
	20mg/kg,im(大鼠)	0.5	2.10	9.40	0.22	石山俊次(1978)
气管及主支气管 Trachea and main bronchus	100mg/kg,iv(家兔)(健康受试动物)	0.5	97.0	95.0	1.01	石井芳树(1987)
	40mg/kg,iv(家兔)	1.0	6.81	9.23	0.74	友野法子(1984)
痰液 Sputum	1000mg,iv	0～6.0	8.8	117.5	0.07	志摩清(1978)
	1000mg,iv	1.0～8.0	18.5	339.0	0.05	中富昌夫(1978)
	1000mg,iv(多剂)	稳态浓度	3.0	≈50.0	0.06	松本庆藏(1978)
肝组织 Hepatic tissue	100mg/kg,im(大鼠)	0.25	214.5	82.8	2.59	Okamoto K(1978)
	20mg/kg,im(大鼠)	0.5	53.5±3.0	14.5±1.0	3.67	Murakawa T(1980)
	50mg/kg,im(小鼠)	0.1～1.0	76.2	25.6	2.98	河田幸道(1979)
	50mg/kg,im(大鼠)	0.1～2.0	144.2	33.5	4.30	近藤英世(1978)
	20mg/kg,im(大鼠)	0.5	21.6	9.4	2.30	石山俊次(1978)
	50mg/kg,im(猴)	0.25	170.2	98.7	1.72	Shindo H(1982)
胆汁 Bile	40mg/kg,iv(家兔)	1.0	128.5～164.4	9.2～10.8	14.6	友野法子(1984)
	1000mg,iv	—	310.1	76.9	4.03	Ito MK(1988)
	500mg,im	0.5～4.0	298.9	52.2	5.73	Shibata K(1978)
	—(无胆管梗阻)	1.0～2.0	46.0～276.0	37.5	1.23～7.36	宫野武(1981)
	—(部分胆管梗阻)	1.0～2.0	10.0～25.0	37.5	≈0.50	宫野武(1981)
	—(完全胆管梗阻)	1.0～2.0	≈10.0	37.5	0.27	宫野武(1981)
胆囊 Gallbladder	1000mg,iv	—	130.6	76.9	1.70	Ito MK(1988)
脾 Spleen	40mg/kg,iv(家兔)	1.0	1.1	10.8	0.10	友野法子(1984)

续表

部位	给药方案及病理生理状态	取样时间/h	浓度/(μg/g、μg/ml)或曲线下面积/(μg/g·h、μg/ml·h)		C_t/C_p 或 AUC_t/AUC_p	参考文献
			组织或组织液	血浆		
脾 Spleen	50mg/kg,im(小鼠)	0.1～1.0	4.4	34.8	0.13	河田幸道(1979)
	50mg/kg,im(大鼠)	0.1～2.0	5.2	33.5	0.15	近藤英世(1978)
	20mg/kg,im(大鼠)	0.3～3.0	0.8	14.7	0.06	石山俊次(1978)
肾脏 Kidney	100mg/kg,im(大鼠)	0.3	291.3	82.8	3.52	Okamoto K(1978)
	50mg/kg,im(猴)	1.0	77.1	17.7	4.36	Shindo H(1982)
	50mg/kg,im(小鼠)	0.5	76.6	25.6	3.00	河田幸道(1979)
	50mg/kg,im(大鼠)	0.1～2.0	93.4	33.5	2.79	近藤英世(1978)
	20mg/kg,im(大鼠)	0.5	35.5±1.7	14.5±1.0	2.45	Murakawa T(1980)
胰腺组织 Pancreatic tissue	40mg/kg,iv(家兔)	1.0	8.32	9.23	0.90	友野法子(1984)
	50mg/kg,im(大鼠)	0.1～2.0	16.6	33.5	0.49	近藤英世(1978)
腹腔积液 Ascitic fluid	20mg/kg,im	0～5.0	20.7±3.6	36.4±5.1	0.57	久冈正史(1981)
前列腺组织 Prostatic tissue	2000mg,iv	1.0	23.5±8.7	116.6±37.7	0.21	高崎登(1986)
	2000mg,iv	1.0	15.9±3.5	108.1±22.2	0.15	Fujita K(1984)
	2000mg,iv	3.0	7.5±2.5	41.0±17.1	0.18	Fujita K(1984)
卵巢 Ovary	40mg/kg,iv(家兔)	1.0	4.5	9.2～10.8	0.41～0.49	友野法子(1984)
	1000mg,iv	2.0～3.0	—	—	0.32	平林光司(1978)
	2000mg,iv	1.0	26.5	87.0	0.30	土光文夫(1982)
子宫 Uterus	1000mg,iv	1.7	4.3	10.8	0.40	松田静治(1978)
	25～30mg/kg,iv(家兔)	0.5～1.0	5.1～10.1	5.7～26.1	0.48	森崎纯子(1990)
子宫内膜 Endometrium	2000mg,iv	0.5	29.5	118.0	0.25	土光文夫(1982)

续表

部位	给药方案及病理生理状态	取样时间/h	浓度/(μg/g、μg/ml)或曲线下面积/(μg/g·h、μg/ml·h)		C_t/C_p 或 AUC_t/AUC_p	参考文献
			组织或组织液	血浆		
子宫肌层 Myometrium	50mg/kg,iv(家兔)	0.5	10.2	27.2	0.38	森崎纯子(1990)
输卵管 Oviduct	2000mg,iv	0.5	45.3	118.0	0.38	土光文夫(1982)
子宫颈 Cervix uterus	2000mg,iv	0.5	31.7	118.0	0.27	土光文夫(1982)
羊水 Amniotic fluid	1000mg,iv	2.0	1.6	14.2	0.11	松田静治(1978)
	1000mg,iv	1.0～2.0	4.1	32.0	0.13	Cho N(1981)
盆腔渗出液 Pelvic exudate	1000mg,iv	峰浓度	19.1	42.4	0.45	久保田武美(1983)
	2000mg,iv	峰浓度	33.5	67.8	0.49	久保田武美(1983)
	2000mg,iv	1.0～8.0	421.0	262.5	1.60	吉田幸洋(1987)
骨髓 Bone marrow	1000mg,im	1.0	30.5±10.7	29.1±8.3	1.05	川岛真人(1982)
	2000mg,iv	1.0	81.5±21.5	66.8±12.9	1.22	樱井实(1982)
骨骼肌 Skeletal muscle	100mg/kg,im(大鼠)	0.25	5.6	82.8	0.07	Okamoto K(1978)
	50mg/kg,im(大鼠)	0.1～2.0	3.9	33.5	0.12	近藤英世(1978)
	50mg/kg,im(猴)	0.25	6.6	98.7	0.07	Shindo H(1982)
	50mg/kg,im(猴)	1.0	1.4	17.7	0.08	Shindo H(1982)
腹部肌肉 Abdominal muscle	30mg/kg,iv	0.5～1.5	12.8～14.8	63.4～171.9	0.11	Joseph T(1989)
	15mg/kg,iv	0.5～1.5	5.1～7.8	25.9～92.9	0.11	Joseph T(1989)
皮肤 Skin	20mg/kg,im(大鼠)	0.3～4.0	5.5	19.6	0.28	洲胁正雄(1982)
	1000mg,iv	0.5～4.0	12.3	44.8	0.28	渡边靖(1982)
皮肤创面渗出液 Skin wound exudate	1000mg,iv	0～6.0	106.0	160.0	0.66	Tan JS(1989)

续表

部位	给药方案及病理生理状态	取样时间/h	浓度/(μg/g、μg/ml)或曲线下面积/(μg/g·h、μg/ml·h)		C_t/C_p 或 AUC_t/AUC_p	参考文献
			组织或组织液	血浆		
手术创面渗出液 Surgical wound exudate	2000mg,iv	0～8.0	130±27	180～200	0.65～0.72	吉田幸洋(1987)
组织渗出液 Tissue exudate	2000mg,iv	0～6.0	73.9	161.0	0.47	Tan JS(1989)
	1000mg,iv	0.5～4.0	39.0	44.8	0.87	渡边靖(1982)
	80mg/kg,im(大鼠)	≈1.0	8.8	33.5	0.26	久冈正史(1981)
	40mg/kg,im(大鼠)	≈1.0	4.5	18.8	0.24	久冈正史(1981)
脂肪组织 Adipose tissue	1000mg,iv	1.0	3.2	77.0	0.04	Minami Y(1982)
淋巴液 Lymph	20mg/kg,im(大鼠)(胸部)	0～3.0	21.2	17.6	1.20	久冈正史(1981)
	20mg/kg,im(比格犬)(胸部)	0～4.0	58.5	51.0	1.15	久冈正史(1981)
	20mg/kg,im(比格犬)(腹腔部)	0～4.0	22.1	21.0	1.05	久冈正史(1981)

表 2-19A　头孢米诺组织分布(比格犬,40mg/kg,iv)[a]

部位	AUC_t/AUC_p	组织或组织液浓度/(μg/g 或 μg/ml)			
		10min	1.0h	2.0h	24.0h
血浆 Plasma	1.00	102.3±6.04	24.2±1.23	6.26±0.96	1.42±0.53
脑脊液 Cerebrospinal fluid	0.01	0.28±0.49	0.76±0.21	—	—
房水 Aqueous humor	0.08	3.18±1.58	2.78±1.32	1.64±0.63	0.43±0.39
胸腺 Thymus	0.10	13.2±5.61	4.41±1.05	—	—
扁桃体 Tonsil	0.11	13.5±1.43	4.72±0.39	—	—
腮腺 Parotid gland	0.24	24.8±7.26	7.29±0.50	1.62±1.46	—
肺组织 Pulmonary tissue	0.33	30.7±0.54	8.80±1.16	2.42±0.26	0.38±0.66

续表

部位	AUC_t/AUC_p	组织或组织液浓度 /(μg/g 或 μg/ml)			
		10min	1.0h	2.0h	24.0h
气管 Trachea	0.43	39.5±1.21	11.2±2.66	3.49±0.32	0.47±0.82
心脏组织 Cardiac tissue	0.10	13.8±1.62	3.58±0.37	—	—
心包液 Pericardiac fluid	1.14	40.0±14.9	40.3±4.89	20.45±1.70	7.05±2.71
肝组织 Hepatic tissue	1.45	94.0±37.1	53.2±11.1	14.7±3.59	2.01±0.48
胆囊 Gallbladder	0.95	10.4±1.65	24.8±12.8	21.4±13.7	19.6±10.69
肾脏 Kidney	2.41	204.5±74.7	62.8±13.7	23.0±12.4	7.73±3.00
脾 Spleen	0.07	8.81±0.45	2.73±0.55	—	—
胰腺组织 Pancreatic tissue	0.05	7.80±0.68	0.90±0.80	—	—
卵巢 Ovary	0.39	39.0±2.45	11.9±0.98	4.58±1.47	—
子宫 Uterus	0.82	42.1±7.67	21.3±8.18	16.4±20.1	3.31±3.33
阴道部 Portio vaginalis	1.86	51.6±13.2	50.4±25.0	34.3±32.6	32.5±32.0
膀胱 Urinary bladder	3.16	119.5±90.3	79.1±60.2	69.8±63.0	28.1±32.1

a:千叶文子,小宫泉,藤田正敏,等. Cefminoxのイヌにおける组织内移行性. The Japanese Journal of Antibiotics,1985,38(7):1769-1775.

表 2-19B ^{14}C-头孢米诺组织分布(健康受试大鼠,40mg/kg,im)[a]

部位	AUC_t/AUC_p	组织或组织液浓度 /(μg/g 或 μg/ml)			
		10min	1.0h	2.0h	24.0h
血浆 Plasma	1.00	79.1±2.87	17.3±0.30	1.19±0.02	0.27±0.01
脑组织 Brain	0.02	1.33±0.32	0.32±0.02	0.12±0.01	—
脑垂体 Hypophysis	0.09	15.6±1.80	4.09±0.45	—	—
甲状腺 Thyroid	0.13	21.5±0.68	4.72±0.32	—	—

续表

部位	AUC_t/AUC_p	组织或组织液浓度 /(μg/g 或 μg/ml)			
		10min	1.0h	2.0h	24.0h
眼球 Eye-ball	0.13	9.30±0.65	3.00±0.30	0.52±0.09	—
颌下腺 Submaxillary gland	0.23	16.5±1.34	3.30±0.17	0.39±0.01	0.14±0.02
气管 Trachea	0.33	33.6±1.05	6.58±0.89	0.64±0.01	—
胸腺 Thymus	0.14	7.48±0.52	1.75±0.11	0.31±0.03	0.17±0.02
心脏组织 Cardiac tissue	0.18	13.1±0.49	2.81±0.16	0.28±0.01	0.10±0.01
肺组织 Pulmonary tissue	0.43	25.1±0.93	6.68±0.29	0.83±0.05	0.19±0.02
肝组织 Hepatic tissue	1.05	67.4±4.45	19.4±1.11	1.54±0.06	0.29±0.01
肾脏 Kidney	30.0	886.2±87.6	654.4±40.3	55.0±5.65	16.62±0.39
肾上腺 Adrenal	0.18	19.9±5.19	3.17±0.04	0.37±0.07	—
脾 Spleen	0.21	11.1±1.67	2.94±0.27	0.43±0.00	0.19±0.01
胰腺组织 Pancreatic tissue	0.24	14.5±1.94	3.56±0.14	0.49±0.04	0.11±0.01
脂肪 Fat	0.05	4.39±0.25	1.29±0.13	0.10±0.01	—
肌肉组织 Muscular tissue	0.07	6.49±0.22	1.58±0.08	0.21±0.04	—
皮肤 Skin	0.42	29.3±2.11	6.69±0.24	0.64±0.01	0.24±0.01
骨髓 Bone marrow	0.13	11.9±0.69	2.68±0.27	0.38±0.05	—
主动脉 Aorta	0.35	33.7±3.24	7.37±0.45	0.78±0.04	—
前列腺组织 Prostatic tissue	0.18	11.0±1.06	2.75±0.71	0.32±0.06	0.12±0.01
睾丸 Testis	0.21	11.1±0.69	4.11±0.96	0.29±0.03	0.11±0.02
胃 Stomach	0.24	16.9±0.82	3.34±0.05	0.44±0.04	0.13±0.01
小肠 Small intestine	0.56	25.0±4.95	13.6±4.06	0.72±0.18	0.11±0.02
大肠 Large intestine	1.12	26.3±15.6	3.21±0.72	5.55±2.53	0.82±0.28

a:小宫泉,石冢恒雄,西尾元宏,等. ラットにおける14C-MT-141の生体内动态(第1报)单回投与后の分布,代谢及び排泄. The Japanese Journal of Antibiotics, 1984,37(5):927-937.

表 2-19C　头孢米诺组织分布

部位	给药方案及病理生理状态	取样时间/h	浓度/(μg/g、μg/ml)或曲线下面积/(μg/g·h、μg/ml·h)		C_t/C_p 或 AUC_t/AUC_p	参考文献
			组织或组织液	血浆		
脑脊液 Cerebrospinal fluid	1000mg,iv	1.0～2.0	—	45.5～53.4	0.01	仓田和夫(1986)
	50mg/kg,iv	—	1.1	119.1	0.01	西村忠史(1985)
	40mg/kg,iv(家兔)	1.0	1.5	73.5	0.02	Tomono N(1984)
	100mg/kg,iv(家兔)(葡萄球菌脑膜炎)	0～2.0	—	—	0.12	春田恒和(1991)
房水 Aqueous humor	50mg/kg,iv(家兔)	0.5	5.4	34.7	0.16	大石正夫(1984)
	40mg/kg,iv(家兔)	1.0	6.9	73.5	0.09	Tomono N(1984)
眼睑 Lid	50mg/kg,iv(家兔)	0.5	62.4	32.5	1.92	大石正夫(1978)
结膜 Conjunctiva	50mg/kg,iv(家兔)	0.5	59.3	32.5	1.82	大石正夫(1978)
角膜 Conea	50mg/kg,iv(家兔)	0.5	11.3	32.5	0.35	大石正夫(1978)
巩膜 Sclera	50mg/kg,iv(家兔)	0.5	27.2	32.5	0.84	大石正夫(1978)
虹膜 Iris	50mg/kg,iv(家兔)	0.5	30.6	32.5	0.94	大石正夫(1978)
视网膜 Retina	50mg/kg,iv(家兔)	0.5	12.1	32.5	0.37	大石正夫(1978)
玻璃体 Vitreous body	50mg/kg,iv(家兔)	0.5	<最低检测限	32.5	—	大石正夫(1978)
扁桃体 Tonsil	400～1000mg,iv(儿童)	1.0	18.0	120.2	0.17	小林泰辅(1991)
	1000mg,iv	1.0～1.5	6.8	27.5	0.24	石田博义(1993)
	2000mg,iv	1.0～1.5	13.3	83.7	0.18	石田博义(1993)
	500mg,iv	0.5	14.9±3.5	147.2±16.0	0.10	坂本邦彦(1984)
	1000mg,iv	0.8～1.0	9.5±2.9	77.6±8.2	0.12	坂本邦彦(1984)
	1000mg,iv,bid	0.5	9.0	83.6	0.11	藤卷丰(1984)

续表

部位	给药方案及病理生理状态	取样时间/h	浓度/(μg/g、μg/ml)或曲线下面积/(μg/g·h、μg/ml·h)		C_t/C_p 或 AUC_t/AUC_p	参考文献
			组织或组织液	血浆		
上颌窦黏膜 Maxillary sinus mucosa	1000mg,iv,bid	0.5～1.0	26.1	83.6	0.31	藤卷丰(1984)
上颌骨 Maxilla	1000mg,iv	1.0～1.5	—	27.5	0.13	石田博义(1993)
	2000mg,iv	1.0～1.5	19.5	83.7	0.19	石田博义(1993)
	1000mg,iv	1.0	7.3	47.7	0.15	野尻孝司(1989)
牙龈 Gingiva	1000mg,iv	1.0	18.5	47.7	0.39	野尻孝司(1989)
	1000mg,iv	1.0	18.5	47.7	0.39	野尻孝司(1989)
鼻中隔软骨 Nasal septal cartilage	1000mg,iv	1.0～1.5	5.8	27.5	0.29	石田博义(1993)
	2000mg,iv	1.0～1.5	17.6	83.7	0.21	石田博义(1993)
心脏组织 Cardiac tissue	40mg/kg,iv(家兔)	1.0	13.2	73.5	0.18	Tomono N(1984)
心包液 Pericardiac fluid	40mg/kg,iv(家兔)	1.0	43.4	73.5	0.59	Tomono N(1984)
胸腺 Thymus	40mg/kg,iv(家兔)	1.0	4.8	73.5	0.07	Tomono N(1984)
肺组织 Pulmonary tissue	2000mg,iv	2.0～4.0	57.1	134.7	0.42	船越尚哉(1993)
	1000mg,iv	0.5～6.0	—	—	0.35～0.60	今泉宗久(1992)
	20mg/kg,im	0.3～1.0	10.8	18.1	0.60	中山一诚(1984)
气管 Trachea	40mg/kg,iv(家兔)	1.0	22.4	73.5	0.31	Tomono N(1984)
细支气管 Bronchiolar tissue	1000mg,iv	3.0	18.4±0.4	25.9±6.5	0.71	今泉宗久(1992)
肺门淋巴结 Hilar lymph node	1000mg,iv	3.0	12.4±0.9	25.9±6.5	0.48	今泉宗久(1992)
痰液 Sputum	1000mg,iv	峰浓度	0.4～1.8	48.8～92.6	0.01～0.02	Matumoto K(1984)

续表

部位	给药方案及病理生理状态	取样时间/h	浓度/(μg/g、μg/ml)或曲线下面积/(μg/g·h、μg/ml·h)		C_t/C_p 或 AUC_t/AUC_p	参考文献
			组织或组织液	血浆		
痰液 Sputum	1000mg,iv	0～3.0	—	35.5～80.3	<0.03	泷上正(1984)
	1000mg,iv	峰浓度	0.38～0.48	—	<0.01	重野芳辉(1984)
肝组织 Hepatic tissue	20mg/kg,im	0.5	18.6	22.2	0.84	中山一诚(1984)
胆囊 Gallbladder	1000mg,iv	≈2.0	15.4	47.9	0.32	小岛诚一(1984)
	1000mg,iv	1.0～2.0	—	53.7	0.40～0.60	中村孝(1984)
胆囊胆汁 Cystic bile	1000mg,iv	≈2.0	15.9	47.9	0.33	小岛诚一(1984)
	1000mg,iv	峰浓度	7.4～26.0	44.0～56.0	0.17～0.46	Yura J(1984)
	1000mg,iv	0～8.0	70.7	276.5	0.26	酒井克治(1984)
	40mg/kg,iv(家兔)	1.0	16.7	73.5	0.23	Tomono N(1984)
	1000mg,iv	1.0～2.0	20.5～42.5	53.7	0.38～0.79	中村孝(1984)
	1000mg,iv(胆管梗阻)	1.0～2.0	2.8～4.0	45.9～82.0	0.05	中村孝(1984)
胆总管胆汁 Choledochal bile	1000mg,iv	≈2.0	21.2	47.9	0.44	小岛诚一(1984)
	1000mg,iv	1.0～2.0	20.5～42.5	53.7	0.38～0.79	中村孝(1984)
	1000mg,iv(胆管梗阻)	1.0～2.0	10.8	45.9～82.0	0.15	中村孝(1984)
脾 Spleen	20mg/kg,im	0.5	1.9	22.2	0.09	中山一诚(1984)
	40mg/kg,iv(家兔)	1.0	7.7	73.5	0.10	Tomono N(1984)
胃 Stomach	1000mg,iv	1.5	24.5	35.8	0.68	中村孝(1984)
肾脏 Kidney	20mg/kg,im	0.5	34.9	22.2	1.57	中山一诚(1984)
	20mg/kg,iv(家兔)	1.0	163.9	73.5	2.23	Tomono N(1984)
十二指肠 Duodenum	1000mg,iv	1.0～2.0	38.7	53.7	0.72	中村孝(1984)
胰腺组织 Pancreatic tissue	40mg/kg,iv(家兔)	1.0	12.2	73.5	0.17	Tomono N(1984)

部位	给药方案及病理生理状态	取样时间/h	浓度/(μg/g、μg/ml)或曲线下面积/(μg/g·h、μg/ml·h)		C_t/C_p 或 AUC_t/AUC_p	参考文献
			组织或组织液	血浆		
胰液 Pancreatic juice	2000mg,iv	—	4.8±3.7	121.0±41.0	0.04	藤井秀树(1994)
结肠 Colon	1000mg,iv	1.0～2.0	37.7	34.9～59.2	0.80	中村孝(1984)
阑尾 Appendix	1000mg,iv	0～1.0	47.2	50.9	0.67	中村孝(1985)
	1000mg,iv(化脓性)	0～1.0	24.4±6.5	50.2±10.4	0.50	中村孝(1985)
	1000mg,iv	1.0～2.0	31.1	53.7	0.58	中村孝(1984)
	—	≈1.0	15.1	39.0	0.39	板垣和夫(1990)
	—	≈2.0	12.1	30.0	0.40	板垣和夫(1990)
脓性腹水 Purulent ascites	1000mg,iv	0～1.0	47.2	50.9	0.93	中村孝(1985)
	—	≈1.0	55.9	39.0	1.43	板垣和夫(1990)
	—	≈2.0	46.6	30.0	1.56	板垣和夫(1990)
输卵管 Oviduct	1000mg,iv	1.3～3.8	18.2±6.4	35.5±12.7	0.51	堀井高久(1985)
	1000mg,iv	1.0	25.2±5.8	50.8±5.3	0.50	福田俊子(1984)
	1000mg,iv	2.0	17.2±2.4	37.6±7.2	0.46	福田俊子(1984)
	1000mg,iv	1.0	46.0	76.0	0.61	Majima H(1985)
	1000mg,iv	2.0	24.9	49.4	0.50	Majima H(1985)
	1000mg,iv	术中	25.1	49.3	0.51	Kosakai H(1985)
	1000mg,iv	0～4.0	93.7	254.4	0.39	山元贵雄(1984)
	1000mg,iv	1.8～6.2	52.9	104.4	0.51	Shimizu T(1985)
卵巢 Ovary	1000mg,iv	1.3～3.8	20.1±9.3	35.5±12.7	0.57	堀井高久(1985)
	1000mg,iv	1.0	25.5±3.5	50.8±5.3	0.50	福田俊子(1984)
	1000mg,iv	2.0	20.3±3.1	37.6±7.2	0.54	福田俊子(1984)

续表

部位	给药方案及病理生理状态	取样时间/h	浓度/(μg/g、μg/ml)或曲线下面积/(μg/g·h、μg/ml·h)		C_t/C_p 或 AUC_t/AUC_p	参考文献
			组织或组织液	血浆		
卵巢 Ovary	1000mg,iv	1.0	38.0	76.0	0.50	Majima H(1985)
	1000mg,iv	2.0	25.5	49.4	0.52	Majima H(1985)
	1000mg,iv	术中	25.4	49.3	0.52	Kosakai H(1985)
	1000mg,iv	0～4.0	110.7	254.4	0.45	山元贵雄(1984)
	1000mg,iv	1.8～6.2	56.1	104.4	0.54	Shimizu T(1985)
子宫 Uterus	40mg/kg,iv(家兔)	1.0	31.7	73.5	0.43	Tomono N(1984)
子宫内膜 Endometrium	1000mg,iv	1.3～3.8	16.5±7.6	35.5±12.7	0.46	堀井高久(1985)
	1000mg,iv	1.0	25.2±4.9	50.8±5.3	0.50	福田俊子(1984)
	1000mg,iv	2.0	14.8±4.0	37.6±7.2	0.40	福田俊子(1984)
	1000mg,iv	2.0	23.4	49.4	0.47	Majima H(1985)
	1000mg,iv	术中	25.3	49.3	0.47	Kosakai H(1985)
	1000mg,iv	0～4.0	78.0	254.4	0.32	山元贵雄(1984)
	1000mg,iv	1.8～6.2	59.6	104.4	0.57	Shimizu T(1985)
子宫肌层 Myometrium	1000mg,iv	1.3～3.8	14.2±5.8	35.5±12.7	0.40	堀井高久(1985)
	1000mg,iv	1.0	35.0	76.0	0.46	Majima H(1985)
	1000mg,iv	2.0	15.2	49.4	0.31	Majima H(1985)
	1000mg,iv	术中	27.8	49.3	0.56	Kosakai H(1985)
	1000mg,iv	0～4.0	89.6	254.4	0.36	山元贵雄(1984)
	1000mg,iv	1.8～6.2	42.9	104.4	0.41	Shimizu T(1985)
子宫颈 Gervix uteri	1000mg,iv	1.3～3.8	20.4±8.5	35.5±12.7	0.57	堀井高久(1985)
	1000mg,iv	术中	27.6	49.3	0.56	Kosakai H(1985)

续表

部位	给药方案及病理生理状态	取样时间/h	浓度/(μg/g、μg/ml)或曲线下面积/(μg/g·h、μg/ml·h)		C_t/C_p 或 AUC_t/AUC_p	参考文献
			组织或组织液	血浆		
子宫颈 Gervix uteri	1000mg,iv	1.0	20.6±5.1	50.8±5.3	0.40	福田俊子(1984)
	1000mg,iv	2.0	17.3±5.1	37.6±7.2	0.46	福田俊子(1984)
	1000mg,iv	1.0	37.0	76.0	0.48	Majima H(1985)
	1000mg,iv	2.0	17.9	49.4	0.36	Majima H(1985)
	1000mg,iv	0~4.0	112.4	254.4	0.46	山元贵雄(1984)
阴道部 Portio vaginalis	1000mg,iv	1.3~3.8	23.1±13.4	35.5±12.7	0.65	堀井高久(1985)
	1000mg,iv	1.0	21.4±4.6	50.8±5.3	0.42	福田俊子(1984)
	1000mg,iv	2.0	20.5±3.1	37.6±7.2	0.55	福田俊子(1984)
	1000mg,iv	1.0	39.0	76.0	0.52	Majima H(1985)
	1000mg,iv	2.0	29.9	49.4	0.60	Majima H(1985)
	1000mg,iv	术中	32.2	49.3	0.65	Kosakai H(1985)
	1000mg,iv	0~4.0	125.1	254.4	0.51	山元贵雄(1984)
	1000mg,iv	1.8~6.2	52.7	104.4	0.50	Shimizu T(1985)
前列腺组织 Prostatic tissue	2000mg,iv(前列腺炎)	1.0	7.4±5.5	72.3±21.1	0.11	Sasagawa I(1991)
	2000mg,iv(无前列腺炎)	1.0	6.2±3.5	72.0±55.8	0.09	Sasagawa I(1991)
盆腔渗出液 Pelvic exudate	1000mg,iv	0.5~12.0	267.3	220.6	1.21	Ito K(1990)
	1000mg,iv	0.5~12.0	306.9	278.6	1.10	Kosakai H(1985)
	1000mg,iv	0.5~12.0	260.1	150.4	1.73	高村慎一(1985)
	1000mg,iv	0~8.0	174.7	196.2	0.89	堀井高久(1985)
	1000mg,iv	0~6.0	247.1	237.0	1.04	土光文夫(1985)
	1000mg,iv	1.0~12.0	260.5	170.4	1.53	伊藤邦彦(1984)

续表

部位	给药方案及病理生理状态	取样时间/h	浓度/(μg/g、μg/ml)或曲线下面积/(μg/g·h、μg/ml·h)		C_t/C_p 或 AUC_t/AUC_p	参考文献
			组织或组织液	血浆		
盆腔渗出液 Pelvic exudate	1000mg,iv	0～12.0	295.6	217.8	1.36	伊藤邦彦(1985)
	1000mg,iv	1.0～2.0	47.5～56.0	45.0～50.0	0.95～1.24	山元贵雄(1984)
肌肉组织 Muscular tissue	40mg/kg,iv(家兔)	1.0	2.9	73.5	0.04	Tomono N(1984)
尿液 Urine	1000mg,iv	1.0	4084	109.3	37.3	Yamasake F(1984)
	1000mg,iv	1.0～2.0	3406	46.0～76.0	55.8	荒川创一(1984)
	1000mg,iv	0～2.0	1900～3000	44.3	55.3	Kondo K(1984)
	1000mg,iv	1.0	3572	63.8	56.0	Okada K(1984)

表 2-20A ^{14}C-头孢替坦组织分布(健康受试大鼠,20mg/kg,iv)[a]

部位	AUC_t/AUC_p	组织或组织液浓度 /(μg/g 或 μg/ml)			
		5min	30min	60min	240min
血浆 Plasma	1.00	62.2±2.80	20.2±1.10	11.0±0.50	3.60±0.10
全血 Blood	0.58	34.3±1.10	11.4±0.70	6.60±0.50	2.10±0.10
脑组织 Brain	0.01	0.80±0.10	0.30±0.00	0.10±0.00	0.00±0.00
甲状腺 Thyroid	0.23	16.9±1.80	4.20±0.20	2.30±0.10	0.90±0.10
胸腺 Thymus	0.07	4.50±0.60	1.50±0.10	0.90±0.10	0.20±0.10
扁桃体 Tonsil	0.13	6.50±1.00	3.60±0.30	1.40±0.20	0.50±0.10
唾液腺 Salivary gland	0.16	11.3±0.90	3.00±0.10	1.70±0.10	0.60±0.10
心脏组织 Cardiac tissue	0.16	9.70±0.60	3.20±0.20	1.70±0.10	0.60±0.10
肝组织 Hepatic tissue	0.49	45.5±1.90	11.4±0.90	4.20±0.20	0.70±0.00

续表

部位	AUC_t/AUC_p	组织或组织液浓度 /(μg/g 或 μg/ml)			
		5min	30min	60min	240min
胃 Stomach	0.19	12.7±0.80	3.70±0.60	2.00±0.20	0.70±0.10
肾脏 Kidney	2.41	114.2±9.80	40.1±4.10	26.0±2.90	16.8±1.30
肾上腺 Adrenal	0.15	9.20±0.60	3.10±0.40	1.70±0.10	0.60±0.00
脾 Spleen	0.11	6.10±0.40	1.90±0.10	1.10±0.10	0.70±0.30
胰腺组织 Pancreatic tissue	0.12	7.80±1.10	2.60±0.20	1.30±0.10	0.50±0.10
小肠 Small intestine	0.40	16.1±0.90	19.2±0.90	3.50±0.70	0.40±0.10
脂肪 Fat	0.05	3.10±0.10	1.50±0.70	0.50±0.10	0.20±0.00
肌肉组织 Muscular tissue	0.08	6.00±0.40	1.80±0.10	0.70±0.10	0.30±0.10
皮肤 Skin	0.45	23.8±1.40	10.9±1.40	5.40±0.60	1.00±0.10
血浆 Plasma	1.00	94.3±8.60	17.7±0.60	10.0±0.50	4.30±0.30
乳腺 Mammary gland	0.24	14.0±1.90	5.90±0.20	2.90±0.40	1.10±0.20
卵巢 Ovary	0.34	24.4±5.20	6.30±0.40	3.80±0.20	1.90±0.10
子宫 Uterus	0.38	12.7±0.20	8.20±0.60	5.00±1.50	2.90±0.80
羊水 Amniotic fluid	0.01	0.00±0.00	0.10±0.00	0.10±0.00	0.10±0.00
胎盘 Placenta	0.28	15.2±1.70	5.90±0.30	3.30±0.10	1.90±0.10
胎儿 Fetus	0.01	0.20±0.10	0.20±0.10	0.10±0.00	0.10±0.00

a:渡边隆,圆城寺四方弘,小宫正行,等. ^{14}C-Cefotetan(^{14}C-YM09330)のラットにおける体内动态. Chemotherapy,1982,30(1):119-136.

表 2-20B　头孢替坦组织分布

部位	给药方案及病理生理状态	取样时间/h	浓度/(μg/g、μg/ml)或曲线下面积/(μg/g·h、μg/ml·h)		C_t/C_p 或 AUC_t/AUC_p	参考文献
			组织或组织液	血浆		
脑组织 Brain	20mg/kg,im(大鼠)	0.5	0.8	18.0	0.05	中山一诚(1982)
脑脊液 Cerebrospinal fluid	750～1500mg,iv	1.0～1.5	1.1～4.8	108～350	0.02	岩田敏(1983)
	100mg/kg,iv(家兔)(葡萄球菌脑膜炎)	1.0	5.0	103.0	0.05	小林裕(1982)
房水 Aqueous humor	50mg/kg,iv(家兔)	0.3～6.0	7.0	31.4	0.22	大石正夫(1982)
眼睑 Lid	50mg/kg,iv(家兔)	0.5	92.2	24.2	3.81	大石正夫(1982)
结膜 Conjunctive	50mg/kg,iv(家兔)	0.5	98.5	24.2	4.07	大石正夫(1982)
眼外肌 Extraocular muscle	50mg/kg,iv(家兔)	0.5	43.3	24.2	1.79	大石正夫(1982)
角膜 Cornea	50mg/kg,iv(家兔)	0.5	7.1	24.2	0.29	大石正夫(1982)
巩膜 Sclera	50mg/kg,iv(家兔)	0.5	41.3	24.2	1.71	大石正夫(1982)
虹膜 Iris	50mg/kg,iv(家兔)	0.5	27.5	24.2	1.14	大石正夫(1982)
视网膜 Retina	50mg/kg,iv(家兔)	0.5	6.7	24.2	0.28	大石正夫(1982)
视神经 Optic nerve	50mg/kg,iv(家兔)	0.5	8.1	24.2	0.33	大石正夫(1982)
晶状体 Lens	50mg/kg,iv(家兔)	0.5	<0.1	24.2	<0.01	大石正夫(1982)
玻璃体 Vitreous body	50mg/kg,iv(家兔)	0.5	<0.1	24.2	<0.01	大石正夫(1982)
腮腺 Parotid gland	20mg/kg,iv(家兔)	1.0～2.0	6.6～14.3	15.3～21.1	0.43～0.67	山田善雄(1982)
扁桃体 Tonsil	1000mg,iv	1.0	17.1	95.1	0.18	三边武右卫门(1982)
	500mg,iv	0.3～1.0	17.7	89.3	0.20	藤卷丰(1983)
	1000mg,iv	1.0～3.0	12.9	58.2	0.22	藤卷丰(1983)
	500～1000mg,iv	0.5	12.0～24.0	64～141	0.19	和田健二(1982)

续表

部位	给药方案及病理生理状态	取样时间/h	浓度/(μg/g、μg/ml)或曲线下面积/(μg/g·h、μg/ml·h)		C_t/C_p 或 AUC_t/AUC_p	参考文献
			组织或组织液	血浆		
扁桃体 Tonsil	1000mg,iv	1.0	5.0	41.5	0.10	岩泽武彦(1982)
上颌窦黏膜 Maxillary sinus mucosa	2000mg,iv	0.5	91.9	191.3	0.49	大矢良人(1988)
	2000mg,iv	1.0	71	149	0.48	大矢良人(1988)
	1000～2000mg,iv	0.5	47.9	91.8	0.52	和田健二(1982)
	1000mg,iv	2.0～2.5	18.9	70.3	0.29	藤卷丰(1983)
	1000mg,iv	2.0	21.4	60.0	0.36	藤卷丰(1983)
	2000mg,iv	11.0	23.5	45.0～54.0	0.44～0.51	丰川哲郎(1987)
	2000mg,iv	0.5	14.7	29.0	0.51	野村城二(1988)
上颌窦分泌液 Maxillary sinus secretion	1000mg,iv	1.5～3.0	1.6	63.0	0.02	藤卷丰(1983)
口腔囊肿 Oral cyst	2000mg,iv	11.0	7.60	—	0.15～0.25	丰川哲郎(1987)
颌下腺 Submaxillary gland	20mg/kg,iv(家兔)	1.0～2.0	7.6～14.1	15.3～21.1	0.50～0.67	山田善雄(1982)
	100mg/kg,iv(大鼠)	0.5	—	—	0.32	水野和生(1982)
颌下淋巴结 Submaxillary lymph node	20mg/kg,iv(家兔)	1.0～2.0	8.0～13.9	15.3～21.1	0.52～0.66	山田善雄(1982)
上颌骨 Maxilla	2000mg,iv	11.0	4.4	26.6	0.17	丰川哲郎(1987)
下颌骨 Mandibula	100mg/kg,iv(大鼠)	0.5	12.5	88.3	0.14	水野和生(1982)
	2000mg,iv	11.0	3.0	26.6	0.12	丰川哲郎(1987)
	2000mg,iv	0.50	5.0	29.0	0.16	野村城二(1988)
牙槽骨 Alveolar bone	2000mg,iv	0.3～1.5	—	—	0.10～0.14	野村城二(1988)
	100mg/kg,iv(大鼠)	0.5	11.7	88.3	0.13	水野和生(1982)

续表

部位	给药方案及病理生理状态	取样时间/h	浓度/(μg/g、μg/ml)或曲线下面积/(μg/g·h、μg/ml·h)		C_t/C_p 或 AUC_t/AUC_p	参考文献
			组织或组织液	血浆		
耳分泌液 Otorrhea	2000mg,iv	0.5～5.0	33.0	380.8	0.09	三边武右卫门(1982)
鼻息肉 Nasal polyp	2000mg,iv	0.5～1.0	50.9～79.5	118.1～172.3	0.44～0.47	石田稔(1988)
舌 Tongue	20mg/kg,iv(家兔)	1.0～2.0	9.4～11.4	15.3～21.1	0.54～0.61	山田善雄(1982)
	100mg/kg,iv(大鼠)	0.5	22.2	88.3	0.25	水野和生(1982)
	2000mg,iv	0.5	9.5	29.0	0.33	野村城二(1988)
唾液 Saliva	1000mg,iv	1.0～2.0	0.1	89.0～131.0	<0.01	藤卷丰(1983)
牙龈 Gingiva	100mg/kg,iv(大鼠)	0.5	28.8	88.3	0.33	水野和生(1982)
	2000mg,iv	11.0	6.6	12.6	0.52	丰川哲郎(1987)
	2000mg,iv	0.3～1.5	—	—	0.38～0.65	野村城二(1988)
心脏组织 Cardiac tissue	20mg/kg,po(小鼠)	0.25	3.0	17.7	0.17	小宫正行(1982)
	20mg/kg,iv(比格犬)	0.5～2.0	2.5	28.0	0.09	Komiya M(1981)
肺组织 Pulmonary tissue	1000mg,iv	0～24.0	191.1	506.3	0.38	石川正昭(1988)
	1000mg,iv	1.0～2.0	22.7～31.0	51.4～80.9	0.38～0.44	石川正昭(1988)
	1000mg,iv	0.5～2.0	49.4	133.0	0.37	龙村俊树(1986)
	1000mg,iv	1.0～2.0	22.5～39.7	63.4～104.1	0.35～0.39	今泉宗久(1988)
	20mg/kg,po(小鼠)	0.3	6.4	17.7	0.36	小宫正行(1982)
	20mg/kg,im(大鼠)	0.5	5.0～16.5	12.5～18.0	0.40	中山一诚(1982)
	100mg/kg,im(大鼠)	1.0	16.5	29.4	0.56	大久保滉(1982)
	20mg/kg,iv(比格犬)	0.5～2.0	9.7	28.0	0.35	Komiya M(1981)
痰液 Sputum	500～1000mg,iv	峰浓度	—	—	0.01～0.12	Matsumoto K(1982)
	2000mg,iv	峰浓度	—	—	0.07～0.15	Motta G(1987)

部位	给药方案及病理生理状态	取样时间/h	浓度/(μg/g、μg/ml)或曲线下面积/(μg/g・h、μg/ml・h)		C_t/C_p 或 AUC_t/AUC_p	参考文献
			组织或组织液	血浆		
痰液 Sputum	2000mg,iv	1.0	—	—	<0.05	井田士朗(1988)
	2000mg,iv	1.0～3.0	1.1～2.2	95.0～220.0	<0.05	松本行雄(1986)
	500mg,iv	—	0.2	10.9	0.02	松本庆藏(1982)
肝组织 Hepatic tissue	20mg/kg,po(小鼠)	0.25	18.6	17.7	1.05	小宫正行(1982)
	20mg/kg,im(大鼠)	0.5	18.0～40.5	12.5～18.0	1.44～2.35	中山一诚(1982)
	100mg/kg,im(大鼠)	1.0	20.0	29.4	0.68	大久保滉(1982)
	20mg/kg,iv(大鼠)	0.5	14.0±1.6	16.3±1.2	0.86	立花章男(1982)
	20mg/kg,iv(比格犬)	0.5～2.0	29.9	28.0	1.01	Komiya M(1981)
	20mg/kg,iv(家兔)	2.0	20.4～39.4	15.3～21.1	0.97～2.57	山田善雄(1982)
	100mg/kg,iv(大鼠)	0.5	45.4	88.3	0.51	水野和生(1982)
	2000mg,iv	0.5	20.0	29.0	0.69	野村城二(1988)
胆囊 Gallbladder	1000mg,iv	2.0	87.6	90.8	0.96	谷村弘(1982)
胆囊胆汁 Cystic bile	500mg,iv	0～9.0	1567	218.3	7.18	由良二郎(1982)
	1000mg,iv	2.0	1414.9	90.8	15.6	谷村弘(1982)
	1000mg,iv(胆管梗阻)	2.0	67.0	90.8	0.74	谷村弘(1982)
	1000mg,iv(阻塞性黄疸)	2.0	0.6	90.8	0.01	谷村弘(1982)
胆总管胆汁 Choledochal bile	1000mg,iv	峰浓度	171.0～408.0	—	>100	Fujimoto M(1982)
	2000mg,iv	峰浓度	179.0～719.0	—	>100	Owen AWM(1983)
	1000～2000mg,iv	—	>1587	—	>100	Tanimura H(1982)
脾 Spleen	20mg/kg,po(小鼠)	0.25	1.4	17.7	0.08	小宫正行(1982)
	20mg/kg,iv(比格犬)	0.5～2.0	3.2	28.0	0.12	Komiya M(1981)

续表

部位	给药方案及病理生理状态	取样时间/h	浓度/(μg/g、μg/ml)或曲线下面积/(μg/g·h、μg/ml·h)		C_t/C_p 或 AUC_t/AUC_p	参考文献
			组织或组织液	血浆		
脾 Spleen	20mg/kg,im(大鼠)	0.5	2.6	12.5	0.20	中山一诚(1982)
	100mg/kg,im(大鼠)	1.0	5.0	29.4	0.17	大久保滉(1982)
肾脏 Kidney	20mg/kg,po(小鼠)	0.25	22.5	17.7	1.27	小宫正行(1982)
	20mg/kg,im(大鼠)	0.5	51.0～96.0	12.5～18.0	4.08～5.33	中山一诚(1982)
	20mg/kg,iv(家兔)	2.0	88.0～106.0	15.3～21.1	5.02～5.75	山田善雄(1982)
	100mg/kg,im(大鼠)	1.0	56.5	29.4	1.92	大久保滉(1982)
	20mg/kg,iv(大鼠)	0.5	37.1±1.3	16.3±1.2	2.28	立花章男(1982)
	20mg/kg,iv(比格犬)	0.5～2.0	44.8	28.0	1.60	Komiya M(1981)
	100mg/kg,iv(大鼠)	0.5	158.0	88.3	1.79	水野和生(1982)
	2000mg,iv	0.5	55.0	29.0	1.90	野村城二(1988)
前列腺组织 Prostatic tissue	1000mg,iv	0.5～1.0	38.0	111.0	0.34	藤村宣夫(1982)
前列腺分泌液 Prostatic secretion	1000mg,iv	—	—	—	0.80	Suzuki K(1982)
结肠 Colon	2000mg,iv	术中	33.3±6.0	73.1±34.0	0.46	Martin C(1992)
	2000mg,iv	3.0～6.0	13.5～21.4	28.0～47.2	0.47	Mazzei T(1994)
腹腔积液 Ascitic fluid	1000～2000mg,iv	峰浓度	48.0～80.0	—	0.85	Donovan IA(1983)
	1000mg,iv	峰浓度	32.3	—	1.15	Wittke RR(1985)
	2000mg,iv	峰浓度	120.0	—	1.10	Gruwez JA(1988)
子宫 Uterus	1000mg,iv	1.0	46.2	138.0	0.33	Orr JW(1988)
	1000mg,iv	—	—	—	0.35	西野英男(1983)

续表

部位	给药方案及病理生理状态	取样时间/h	浓度/(μg/g、μg/ml)或曲线下面积/(μg/g·h、μg/ml·h)		C_t/C_p 或 AUC_t/AUC_p	参考文献
			组织或组织液	血浆		
子宫附属结构 Uterine appendage	1000mg,iv	1.0	63.0	138.0	0.46	Orr JW(1988)
筋膜组织 Fascial tissue	1000mg,iv	1.5	44.0	—	≈0.35	Orr JW(1988)
子宫内膜 Endomertium	2000mg,iv	1.0～2.0	43.0±5.5	101.1±12.3	0.43	Just HM(1984)
	2000mg,iv	2.0～3.0	24.8	62.0～69.0	0.38	本村龙太郎(1982)
	1000mg,iv	1.0	22.6	98.4	0.23	张南薰(1982)
子宫浆膜 Perimetrium	1000mg,iv	1.0	32.4	98.4	0.33	张南薰(1982)
子宫肌层 Myometrium	2000mg,iv	1.0～2.0	45.8±4.4	101.1±12.3	0.45	Just HM(1984)
	2000mg,iv	2.0～3.0	24.4	62.0～69.0	0.37	本村龙太郎(1982)
	1000mg,iv	—	—	—	0.38	西野英男(1983)
	1000mg,iv	1.0	27.6	98.4	0.28	张南薰(1982)
子宫颈 Cervix uterus	2000mg,iv	1.0～2.0	65.9	184.6	0.36	本村龙太郎(1982)
	1000mg,iv	—	—	—	0.49	西野英男(1983)
	1000mg,iv	1.0	29.4	98.4	0.30	张南薰(1982)
阴道部 Portio vaginalis	1000mg,iv	—	—	—	0.60	西野英男(1983)
	1000mg,iv	1.0	33.3	98.4	0.34	张南薰(1982)
输卵管 Oviduct	2000mg,iv	2.0～3.0	57.6±12.1	80.2±16.9	0.72	Just HM(1984)
	2000mg,iv	2.0～3.0	32.8	62.0～69.0	0.49	本村龙太郎(1982)
	1000mg,iv	—	—	—	0.48	西野英男(1983)
	1000mg,iv	1.0	33.2	98.4	0.34	张南薰(1982)
卵巢 Ovary	2000mg,iv	2.0～3.0	27.4	62.0～69.0	0.42	本村龙太郎(1982)
	1000mg,iv	—	—	—	0.50	西野英男(1983)

续表

部位	给药方案及病理生理状态	取样时间/h	浓度/(μg/g、μg/ml)或曲线下面积/(μg/g·h、μg/ml·h)		C_t/C_p 或 AUC_t/AUC_p	参考文献
			组织或组织液	血浆		
卵巢 Ovary	1000mg,iv	1.0	25.8	98.4	0.26	张南薰(1982)
盆腔积液 Pelvic fluid	2000mg,iv	2.0	13.3±4.5	98.0±6.2	0.14	本村龙太郎(1982)
	1000mg,iv	**0～12.0**	**166.1**	**400.7**	**0.41**	**Ito K(1990)**
羊水 Amniotic fluid	500～1000mg,iv	峰浓度	8.60～19.10	—	0.10～0.12	Cho N(1982)
	1000mg,iv	1.0～2.0	3.2～4.6	53.5	0.06～0.08	本村龙太郎(1982)
皮质骨 Cortical bone	**2000mg,iv**	**0.3～1.5**	—	—	**0.02～0.10**	**野村城二(1988)**
肌肉组织 Muscular tissue	20mg/kg,im(大鼠)	1.0	2.4	12.5	0.19	中山一诚(1982)
	100mg/kg,im(大鼠)	1.0	5.5	29.4	0.19	大久保滉(1982)
皮肤 Skin	**2000mg,iv**	**0～6.0**	**77.8**	**254.1**	**0.31**	**Mazzei T(1994)**
皮肤创面渗出液 Skin wound exudate	**50mg/kg,iv**	**0.5～8.0**	**517.1**	**762.4**	**0.68**	**杉山博子(1986)**
	50mg/kg,iv	2.0	122.1±47.6	157.0±31.5	0.78	杉山博子(1986)
脂肪组织 Adipose tissue	1000mg,iv	1.5	17.5	—	≈0.15	Orr JW(1988)
腹壁脂肪 Abdominal wall fat	2000mg,iv	术中	14.2	163.0	0.09	Martin C(1992)
网膜脂肪 Epiploic fat	2000mg,iv	术中	16.4	163.0	0.10	Martin C(1992)
皮肤水疱液 Skin blister	**2000mg,iv**	**0～∞**	**732.7**	**599.1**	**1.22**	**Mazzei T(1994)**
创面渗出液 Wound exudate	2000mg,iv	峰浓度	61.8	—	0.94	Wittke RR(1985)
脓液(肝脓肿)Pus	500mg,iv	2.0	2.5	50.9	0.05	由良二郎(1982)
尿液 Urine	1000mg,iv	峰浓度	4513	—	>100	Guibert J(1983)
	1000mg,iv	0～1.0	2410	108.0～137.0	17.6～22.3	长泽正夫(1982)

部位	给药方案及病理生理状态	取样时间/h	浓度/(μg/g、μg/ml)或曲线下面积/(μg/g·h、μg/ml·h)		C_t/C_p 或 AUC_t/AUC_p	参考文献
			组织或组织液	血浆		
羊水 Amniotic fluid	1000mg,iv	1.0	2.2	86.7	0.03	高瀬善次郎(1982)
乳汁 Milk	1000mg,iv	1.0	<最低检测限	86.7	—	高瀬善次郎(1982)

表 2-21 头孢地尼组织分布

部位	给药方案及病理生理状态	取样时间/h	浓度/(μg/g、μg/ml)或曲线下面积/(μg/g·h、μg/ml·h)		C_t/C_p 或 AUC_t/AUC_p	参考文献
			组织或组织液	血浆		
房水 Aqueous humor	50mg/kg,po(家兔)	0.5～6.0	6.7	37.0	0.18	大石正夫(1989)
	50mg/kg,po(家兔)	2.0	0.4±0.1	11.1±1.7	0.04	大石正夫(1989)
眼睑 Lid	50mg/kg,po(家兔)	2.0	3.5±0.7	11.1±1.7	0.32	大石正夫(1989)
结膜 Conjunctive	50mg/kg,po(家兔)	2.0	3.1±0.4	11.1±1.7	0.27	大石正夫(1989)
眼外肌 Extraocular muscle	50mg/kg,po(家兔)	2.0	2.6±0.4	11.1±1.7	0.24	大石正夫(1989)
角膜 Cornea	50mg/kg,po(家兔)	2.0	0.4±0.1	11.1±1.7	0.04	大石正夫(1989)
巩膜 Sclera	50mg/kg,po(家兔)	2.0	1.9±0.4	11.1±1.7	0.17	大石正夫(1989)
虹膜 Iris	50mg/kg,po(家兔)	2.0	2.0±1.0	11.1±1.7	0.18	大石正夫(1989)
视网膜 Retina	50mg/kg,po(家兔)	2.0	1.5±0.5	11.1±1.7	0.13	大石正夫(1989)
视神经 Nerve optic	50mg/kg,po(家兔)	2.0	1.6±0.4	11.1±1.7	0.15	大石正夫(1989)
玻璃体 Vitreous body	50mg/kg,po(家兔)	2.0	<0.1	11.1±1.7	—	大石正夫(1989)
泪液 Lacrimal fluid	100mg,po	2.0～8.0	0.20	2.50	0.09	川岛尚平(1989)
上颌窦黏膜 Maxillary sinus mucosa	100mg,po	3.0～5.0	0.38	1.09	0.35	河村正三(1989)
	100mg,po	3.0～4.0	0.22	0.70	0.31	征矢野薫(1989)

续表

部位	给药方案及病理生理状态	取样时间/h	浓度/(μg/g、μg/ml)或曲线下面积/(μg/g·h、μg/ml·h)		C_t/C_p 或 AUC_t/AUC_p	参考文献
			组织或组织液	血浆		
扁桃体 Tonsil	100mg,po	3.0～5.0	0.16	0.70	0.23	河村正三(1989)
	100mg,po	3.0～4.0	0.18±0.10	0.99±0.26	0.18	征矢野薫(1989)
颌下淋巴结 Submaxillary lymph node	20mg/kg,po(家兔)	0～6.0	5.8	21.7	0.27	佐藤田鹤子(1993)
颌骨 Jaw	200mg,po	3.5	0.25	1.39	0.18	小俣裕昭(2004)
	20mg/kg,po(家兔)	0～6.0	4.1	21.7	0.19	佐藤田鹤子(1993)
牙龈 Gingvia	100mg,po	2.5～4.0	0.28	0.46	0.61	Sasaki J(1992)
	200mg,po	3.5	0.60	1.39	0.43	小俣裕昭(2004)
	20mg/kg,po(家兔)	0～6.0	7.6	21.7	0.35	佐藤田鹤子(1993)
口腔囊肿 Oral cyst	100mg,po	2.5～4.0	0.37	—	>0.66	Sasaki J(1992)
牙囊 Dental follicle	200mg,po	3.5	0.51	1.39	0.37	小俣裕昭(2004)
	200mg,po	3.0～4.0	0.69	1.94	0.36	小俣裕昭(2005)
腮腺 Parotid gland	20mg/kg,po(家兔)	0～6.0	8.9	21.7	0.41	佐藤田鹤子(1993)
耳分泌液 Otorrhea	100mg,po	4.0	—	—	0.13	河村正三(1989)
	5mg/kg,iv	0～10.0	—	—	0.49～0.69	Sawchuk RJ(2005)
肺组织 Pulmonary tissue	100mg/kg,po(大鼠)	0.5～2.0	1.95	7.68	0.25	Sakamoto H(1988)
	20mg/kg,po(家兔)	0.5～2.0	2.95	6.00	0.49	Sakamoto H(1988)
支气管黏膜 Bronchial mucosa	300mg,po	3.0～4.0	0.78	2.00	0.39	Cook PJ(1996)
	600mg,po	3.0～4.0	1.24	4.20	0.31	Cook PJ(1996)
肺泡上皮液 Epithelial lining fluid	300mg,po	3.0～4.0	0.29	2.00	0.15	Cook PJ(1996)
	600mg,po	3.0～4.0	0.49	4.20	0.12	Cook PJ(1996)

部位	给药方案及病理生理状态	取样时间/h	浓度/(μg/g、μg/ml)或曲线下面积/(μg/g·h、μg/ml·h)		C_t/C_p 或 AUC_t/AUC_p	参考文献
			组织或组织液	血浆		
痰液 Sputum	100mg,po	4.0	0.02	1.08	0.02	石冈伸一(1989)
	200mg,po	3.0～4.0	0.03	0.70	0.04	林敏明(1989)
	200mg,po,tid(×7～14d)	稳态浓度	0.03	0.44	0.07	中西洋一(1989)
	200mg,po	峰浓度	0.06～0.09	0.85	0.09	松本文夫(1989)
	200mg,po	3.0	<0.10	0.91	<0.11	吉田俊昭(1989)
	200mg,po	3.0	0.08	0.84	0.09	Irabu Y(1989)
心脏组织 Cardiac tissue	20mg/kg,po(家兔)	0.5～2.0	1.30	5.98	0.22	坂本博(1989)
	100mg/kg,po(大鼠)	0.5～2.0	1.18	7.68	0.15	Sakamoto H(1988)
肝组织 Hepatic tissue	20mg/kg,po(家兔)	0.5～2.0	3.05	5.98	0.51	坂本博(1989)
	100mg/kg,po(大鼠)	0.5～2.0	2.10	7.68	0.27	Sakamoto H(1988)
胆汁 Bile	100mg,po	—	0.10～0.33	0.33～0.57	0.47	酒井克治(1989)
脾 Spleen	100mg/kg,po(大鼠)	0.5～2.0	0.68	7.68	0.09	Sakamoto H(1988)
	20mg/kg,po(家兔)	0.5～2.0	0.89	5.98	0.15	坂本博(1989)
肾脏 Kidney	100mg/kg,po(大鼠)	0.5～2.0	23.4	7.7	3.11	Sakamoto H(1988)
	20mg/kg,po(家兔)	0.5～2.0	67.3	6.0	11.3	坂本博(1989)
子宫颈 Cervix uterus	200mg,po	2.0～4.5	—	1.41～2.28	0.34	松田静治(1989)
	200mg,po	3.0～4.0	0.52±0.24	1.49±0.70	0.35	山元贵雄(1989)
	200mg,po	5.0	0.33	0.72	0.45	张南薰(1989)
子宫肌层 Myometrium	200mg,po	2.0～4.5	—	1.41～2.28	0.30	松田静治(1989)
	200mg,po	3.0～4.0	0.51±0.21	1.49±0.70	0.34	山元贵雄(1989)
	200mg,po	5.0	0.30	0.72	0.41	张南薰(1989)

续表

部位	给药方案及病理生理状态	取样时间/h	浓度/(μg/g、μg/ml)或曲线下面积/(μg/g·h、μg/ml·h)		C_t/C_p 或 AUC_t/AUC_p	参考文献
			组织或组织液	血浆		
子宫内膜 Endometrium	200mg，po	2.0～4.5	—	1.41～2.28	0.26	松田静治(1989)
	200mg，po	3.0～4.0	0.38±0.16	1.49±0.70	0.26	山元贵雄(1989)
	200mg，po	5.0	0.26	0.72	0.36	张南薰(1989)
卵巢 Ovary	200mg，po	2.0～4.5	—	1.41～2.28	0.29	松田静治(1989)
	200mg，po	3.0～4.0	0.50±0.24	1.49±0.70	0.34	山元贵雄(1989)
	200mg，po	5.0	0.27	0.72	0.38	张南薰(1989)
输卵管 Oviduct	200mg，po	2.0～4.5	—	1.41～2.28	0.33	松田静治(1989)
	200mg，po	3.0～4.0	0.50±0.22	1.49±0.70	0.34	山元贵雄(1989)
	200mg，po	5.0	0.30	0.72	0.41	张南薰(1989)
阴道部 Portio vaginalis	200mg，po	2.0～4.5	—	1.41～2.28	0.41	松田静治(1989)
	200mg，po	3.0～4.0	0.59±0.28	1.49±0.70	0.40	山元贵雄(1989)
	200mg，po	5.0	0.38	0.72	0.52	张南薰(1989)
皮肤 Skin	100mg，po	3.0～4.0	0.26	1.01	0.26	赤木理(1989)
	100mg，po	3.0～4.0	0.24	0.63	0.38	山本康生(1989)
	100mg，po	3.0～4.0	0.23	0.55	0.42	乃木田俊辰(1989)
皮肤水疱液 Skin blister	300mg，po	0～12.0	5.54±2.31	6.53±2.73	0.86	Richer M(1995)
	600mg，po	0～12.0	9.55±3.09	9.84±3.36	0.97	Richer M(1995)
脓液 Pus	20mg/kg，po(家兔)	0～6.0	11.9	21.7	0.55	佐藤田鹤子(1993)
乳汁 Milk	200mg，po	3.0～4.0	<最低检测限	1.49±0.70	—	山元贵雄(1989)
尿液 Urine	200mg，po	0～12.0	430.6	8.7	49.7	松本文夫(1989)
	200mg，po	3.0	187.9	1.3	150.3	松本文夫(1989)

续表

部位	给药方案及病理生理状态	取样时间/h	浓度/(μg/g、μg/ml)或曲线下面积/(μg/g·h、μg/ml·h)		C_t/C_p 或 AUC_t/AUC_p	参考文献
			组织或组织液	血浆		
尿液 Urine	200mg,po	峰浓度	181.0	1.4	134.0	Maeda H(1989)
	4.3～6.0mg/kg,po	峰浓度	53～701	<1.08	>100	Kibayashi M(1990)
	6.0mg/kg,po	3.0	160.0	1.0	>100	Nakao Y(1990)
	100mg,po	3.0	130.8	0.8	>100	山作房之辅(1989)

表 2-22　头孢他啶组织分布

部位	给药方案及病理生理状态	取样时间/h	浓度/(μg/g、μg/ml)或曲线下面积/(μg/g·h、μg/ml·h)		C_t/C_p 或 AUC_t/AUC_p	参考文献
			组织或组织液	血浆		
脑脊液 Cerebrospinal fluid	2000mg,iv(细菌性脑膜炎)	—	9.7	70.0	0.14	Modai J(1983)
	40～50mg/kg,iv(儿童)(细菌性脑膜炎)	0～8.0	38.0	363.5	0.10	Blumer JL(1985)
	100mg/kg,iv(大鼠)(流感嗜血杆菌脑膜炎)	峰浓度	8.5	80.2	0.11	McColm AA(1984)
	100mg/kg,iv(家兔)(葡萄球菌脑膜炎)	0.3～3.0	20.0	103.4	0.19	小林裕(1983)
	40mg/kg,iv(家兔)(葡萄球菌脑膜炎)	0～∞	14.0±2.7	99.3±6.1	0.14	Sakamoto H(1993)
	100mg/kg,iv(家兔)(葡萄球菌脑膜炎)	0～2.0	—	—	0.16	春田恒和(1991)
脑组织 Brain	20mg/kg,iv(大鼠)	0.3	2.3	36.0	0.06	中山一诚(1983)
	20mg/kg,iv(大鼠)	0.5	0.7	38.0	0.04	平野实(1991)
房水 Aqueous humor	2000mg,iv	0～5.0	44.0	236.0	0.19	Walstad RA(1983)

续表

部位	给药方案及病理生理状态	取样时间/h	浓度/(μg/g、μg/ml)或曲线下面积/(μg/g·h、μg/ml·h)		C_t/C_p 或 AUC_t/AUC_p	参考文献
			组织或组织液	血浆		
房水 Aqueous humor	50mg/kg,iv(家兔)	0～∞	22.0	224.0	0.10	Walstad RA(1987)
	30mg/kg,iv(大鼠)	0～3.0	7.2	47.0	0.17	Miglioli PA(1991)
玻璃体 Vitreous body	1000mg,iv	—	1.8	127.0	0.01～0.02	Ahmed S(2014)
	50mg/kg,iv(家兔)	0～∞	2.0	224.0	0.01	Walstad RA(1987)
	50mg/kg,iv(家兔)(眼内炎)	0～∞	10.0	224.0	0.05	Walstad RA(1987)
中耳黏膜 Middle ear mucosa	1000mg,iv	0.5	26.1	56.8	0.46	马场骏吉(1989)
	1000mg,iv	0.5～2.5	20.2	39.9	0.50	马场骏吉(1989)
耳分泌液 Otorrhea	1000mg,iv	1.0	18.5	38.6	0.48	马场骏吉(1989)
	1000mg,iv	2.0	7.1	15.8	0.49	马场骏吉(1989)
	50mg/kg,iv(儿童)(中耳炎)	0.5～4.0	30.9～39.6	112.7	0.27～0.35	Bégué P(1998)
扁桃体 Tonsil	1000mg,iv	1.0	20.6	49.7	0.41	马场骏吉(1988)
	1000mg,iv	2.0	11.0	27.7	0.40	马场骏吉(1988)
上颌窦黏膜 Maxillary sinus mucosa	1000mg,iv	1.0	31.8	43.2	0.74	岛田纯一郎(1989)
	1000mg,iv	0.5～3.0	62.8	71.2	0.88	岛田纯一郎(1989)
颌骨 Jaw	1000mg,iv	0～4.0	16.8	116.5	0.14	辻雅明(1988)
牙龈 Gingiva	1000mg,iv	0～4.0	38.2	116.5	0.33	辻雅明(1988)
囊肿壁 Cyst wall	1000mg,iv	0～4.0	43.1	116.5	0.37	辻雅明(1988)
心脏组织 Cardiac tissue	20mg/kg,iv(大鼠)	0.50	7.2	27.5	0.26	中山一诚(1983)
	—	1.5	—	—	0.22	Granero L(1998)
	20mg/kg,iv(大鼠)	0～1.0	6.5	20.5	0.32	奥村和夫(1983)
	25mg/kg,iv(大鼠)	0～1.0	13.1	—	0.36	Adam D(1983)

续表

部位	给药方案及病理生理状态	取样时间/h	浓度/(μg/g、μg/ml)或曲线下面积/(μg/g·h、μg/ml·h)		C_t/C_p 或 AUC_t/AUC_p	参考文献
			组织或组织液	血浆		
心脏组织 Cardiac tissue	20mg/kg,iv(大鼠)	0.5	7.4～14.0	38.0～57.0	0.28	平野实(1991)
	100mg/kg,im(家兔)(金黄色葡萄球菌心内膜炎)	0～6.0	42.6	254.9	0.17	McColm AA(1985)
心脏赘生物 Cardiac vegetation	100mg/kg,im(家兔)(金黄色葡萄球菌心内膜炎)	0.5～8.0	236.3	269.0	0.88	McColm AA(1985)
	100mg/kg,im(家兔)(金黄色葡萄球菌心内膜炎)	0～6.0	206.2	254.9	0.77	McColm AA(1985)
主动脉 Aorta	100mg/kg,im(家兔)(金黄色葡萄球菌心内膜炎)	0～6.0	111.0	254.9	0.45	McColm AA(1985)
血凝块 Fibrin clots	100mg/kg,im(家兔)(金黄色葡萄球菌心内膜炎)	0.5～8.0	297.4	269.0	1.11	McColm AA(1985)
	20mg/kg,iv(家兔)	0～24.0	337.0～380.0	230.3	1.47～1.65	Turcotte A(1997)
心包液 Pericardial fluid	28mg/kg,iv	0.5～2.0	9.5	59.3	0.16	Benoni G(1984)
心脏瓣膜 Heart valves	2000mg,iv	1.0～8.0	141.3	169.3	0.83	Frank U(1987)
肺组织 Pulmonary tissue	1000mg,iv	0～10.0	82.9	172.8	0.48	中井勋(1993)
	1000mg,iv	1.0	16.3～23.3	34.1～42.6	0.37～0.54	Perea EJ(1988)
	1000mg,iv	2.0	8.5～10.0	26.4～28.4	0.32～0.50	Perea EJ(1988)
	—	1.5	—	—	0.44	Granero L(1998)
	20mg/kg,iv(大鼠)	0～1.0	10.6	20.5	0.52	奥村和夫(1983)
	20mg/kg,iv(大鼠)	0.5	12.3	22.2	0.55	Okumura K(1983)
	20mg/kg,iv(大鼠)	0.5	14.0～25.0	38.0～57.0	0.41	平野实(1991)
	20mg/kg,iv(大鼠)	0.3～0.5	6.9～15.0	27.5～36.0	0.30～0.42	中山一诚(1983)
	30mg/kg,iv(大鼠)	0～3.0	30.0±4.0	47.0	0.61	Miglioli PA(1991)

续表

部位	给药方案及病理生理状态	取样时间/h	浓度/(μg/g、μg/ml)或曲线下面积/(μg/g·h、μg/ml·h)		C_t/C_p 或 AUC_t/AUC_p	参考文献
			组织或组织液	血浆		
气管 Trachea	100mg/kg,im(家兔)	0～4.0	21.8～35.0	80.0	0.27～0.43	McColm AA(1986)
支气管 Bronchia	1000mg,iv	0～10.0	64.3	172.8	0.37	中井勋(1993)
	100mg/kg,iv(小鼠)	0～3.0	35.0	80.0	0.44	McColm AA(1986)
	100mg/kg,im(家兔)	0～4.0	53.4	238.1	0.23	McColm AA(1986)
	1000mg,im	1.0～12.0	52.5	140.0	0.38	Cazzola M(1995)
肺泡上皮液 Epithelial lining fluid	2000mg,iv,q8h	0～8.0	92.3	295.0	0.31	Falcone M(2018)
	3000mg,iv,q8h	0～8.0	147.0	454.0	0.32	Falcone M(2018)
	4000mg,iv,qd	稳态浓度	8.2	39.5	0.21	Boselli E(2004)
	2000mg,iv	0～24.0	92.3	295.0	0.31	Nicolau DP(2015)
	2000mg,iv	0～6.0	15.5	68.5	0.23	Berkhout J(2015)
痰液 Sputum	—	0～24.0	—	—	0.02	Byl B(2001)
支气管分泌液 Bronchial exudate	2000mg,iv	1.0～2.0	2.00	—	<0.05	Berthelot G(1985)
	1000mg,iv	0～8.0	7.9	65.5	0.12	Langer M(1991)
	2000mg,iv	0～8.0	15.8	118.7	0.13	Langer M(1991)
胸腔积液 Pleural fluid	100mg/kg,iv(小鼠)	0～4.0	58.5	80.0	0.73	McColm AA(1986)
	30mg/kg,iv(大鼠)	0～3.0	33.0～44.0	47.0	0.70～0.94	Miglioli PA(1991)
乳腺 Mammary gland	2000mg,iv	1.0	—	—	0.37	Loebis LH(1986)
肝组织 Hepatic tissue	—	1.5	—	—	0.25	Granero L(1998)
	20mg/kg,iv(大鼠)	0.5	5.8	22.2	0.26	Okumura K(1983)
	20mg/kg,iv(大鼠)	0.5	6.5～10.0	38.0～57.0	0.18	平野实(1991)
	20mg/kg,iv(大鼠)	0～1.0	5.0	20.5	0.24	奥村和夫(1983)

续表

部位	给药方案及病理生理状态	取样时间/h	浓度/(μg/g、μg/ml)或曲线下面积/(μg/g·h、μg/ml·h)		C_t/C_p 或 AUC_t/AUC_p	参考文献
			组织或组织液	血浆		
肝组织 Hepatic tissue	20mg/kg,iv(大鼠)	0.3～0.5	4.0～6.0	27.5～36.0	0.17	中山一诚(1983)
	30mg/kg,iv(大鼠)	0～3.0	10.7	47.0	0.24	Miglioli PA(1991)
	1000mg,iv(家兔)	2.0	—	—	0.25	冈田敬司(1983)
	—	1.5	—	—	0.25	Granero L(1998)
	20mg/kg,iv(大鼠)	0.5	5.8	22.2	0.26	Okumura K(1983)
	20mg/kg,iv(大鼠)	0.5	6.5～10.0	38.0～57.0	0.18	平野实(1991)
	20mg/kg,iv(大鼠)	0～1.0	5.0	20.5	0.24	奥村和夫(1983)
	20mg/kg,iv(大鼠)	0.3～0.5	4.0～6.0	27.5～36.0	0.17	中山一诚(1983)
	30mg/kg,iv(大鼠)	0～3.0	10.7	47.0	0.24	Miglioli PA(1991)
	1000mg,iv(家兔)	2.0	—	—	0.25	冈田敬司(1983)
脾 Spleen	20mg/kg,iv(大鼠)	0～1.0	8.6	20.5	0.42	奥村和夫(1983)
	20mg/kg,iv(大鼠)	0.5	11.0～12.0	38.0～57.0	0.35	平野实(1991)
	20mg/kg,iv(大鼠)	0.25	7.2	36.0	0.20	中山一诚(1983)
胆囊 Gallbladder	1000mg,iv	0.5～2.0	27.7	27.6	1.01	中村孝(1983)
	1000mg,iv	1.0	32.5	53.0～62.0	0.52～0.61	Saito A(1983)
	2000mg,iv	1.0	—	—	0.41	Loebis LH(1986)
胆汁 Bile	1000mg,iv	1.0	25.3	38.4	0.66	山田好则(1983)
	1000mg,iv	0.3～3.0	43.5	64.5	0.67	山田好则(1983)
	1000mg,iv	0.5～6.0	92.8	176.3	0.53	山良二郎(1983)
	1000mg,iv	0.5～2.0	13.3	27.6	0.48	中村孝(1983)
	1000mg,iv	1.0	31.8±3.7	36.1±2.2	0.88	Shiramatsu K(1988)

续表

部位	给药方案及病理生理状态	取样时间/h	浓度/(μg/g、μg/ml)或曲线下面积/(μg/g·h、μg/ml·h)		C_t/C_p 或 AUC_t/AUC_p	参考文献
			组织或组织液	血浆		
胆汁 Bile	1000mg,iv	0～8.0	219.5	226.0	0.97	Saito A(1983)
胰腺组织 Pancreatic tissue	2000mg,iv,tid(急性坏死性胰腺炎)	3.0～6.0	3.0	14.5	0.21	Drewelow B(1993)
	2000mg,iv,tid(胰腺炎)	2.0	12.3	25.0	0.50	Drewelow B(1993)
	2000mg,iv,tid(健康受试者)	3.0	1.2	16.4	0.07	Drewelow B(1993)
胰液 Pancreatic juice	1000mg,iv	1.0～6.0	18.1	134.2	0.13	山田好则(1983)
	35mg/kg,iv(胰腺炎)	0～4.0	22.6	92.0	0.24	Drewelow B(1993)
肾脏 Kidney	—	1.5	—	—	4.84	Granero L(1998)
	20mg/kg,iv(大鼠)	0～1.0	82.2	20.5	4.02	奥村和夫(1983)
	20mg/kg,iv(大鼠)	0.5	107～152	38～57	2.73	平野实(1991)
	20mg/kg,iv(大鼠)	0.3～0.5	76.5～135.0	27.5～36.0	2.78～3.75	中山一诚(1983)
	30mg/kg,iv(大鼠)	0～3.0	340.0	47.0	7.23	Miglioli PA(1991)
	1000mg,iv(家兔)	2.0	—	—	2.70	冈田敬司(1983)
膀胱 Urinary bladder	1000mg,iv(家兔)	2.0	—	—	1.59	冈田敬司(1983)
胃肠道 Gastrointestinal tract	—	1.5	—	—	0.41	Granero L(1998)
阑尾 Appendix	1000mg,iv	0.5～2.0	23.7	27.6	0.86	中村孝(1983)
脓液(化脓性阑尾炎) Pus in appendix	1000mg,iv	0.5～2.0	4.7	27.6	0.17	中村孝(1983)
腹膜 Peritoneum	2000mg,iv	1.0	—	—	0.31	Loebis LH(1986)
腹腔积液 Ascitic fluid	1000mg,iv,bid	1.0～3.0	20.4	51.0	0.40	奥泽星二郎(1983)
	1000mg,iv	0～24.0	126.6	189.0	0.68	Benoni G(1985)
	1000mg,iv	峰浓度	66.7	106.0	0.63	Corbett CRR(1985)

部位	给药方案及病理生理状态	取样时间/h	浓度/(μg/g、μg/ml)或曲线下面积/(μg/g·h、μg/ml·h)		C_t/C_p 或 AUC_t/AUC_p	参考文献
			组织或组织液	血浆		
腹腔积液 Ascitic fluid	50mg/kg,iv(山羊)	0～12.0	150.5	—	0.61	Rule R(1991)
	2000mg,iv	1.0～2.0	39.0～50.0	51.0～68.0	0.75	Wittman DH(1983)
	1000mg,iv	1.0	18.9	31.1	0.61	Kaplan O(1989)
脓性腹水 Purulent ascites	1000mg,iv	0.5～2.0	31.5	27.6	1.14	中村孝(1983)
子宫内膜 Endomertium	1000mg,iv	1.0～2.5	10.2	14.9	0.68	新谷雅史(1984)
	1000mg,iv	—	7.1	11.2	0.63	Ogawa E(1983)
	2000mg,iv	1.0～6.0	63.9	151.6	0.43	Daschner FD(1983)
	1000mg,iv	2.0	10.9	25.6	0.43	青河宽次(1984)
	1000mg,iv	1.0～2.0	18.3	34.9	0.53	张南薰(1983)
子宫肌层 Myometrium	1000mg,iv	1.0～2.5	10.3	14.9	0.69	新谷雅史(1984)
	1000mg,iv	—	7.7	11.2	0.68	Ogawa E(1983)
	2000mg,iv	1.0	—	—	0.63	Loebis LH(1986)
	1000mg,iv	2.0	9.5	25.6	0.37	青河宽次(1984)
	1000mg,iv	1.0～2.0	20.3	34.9	0.58	张南薰(1983)
子宫颈 Cervix uterus	1000mg,iv	1.0～2.5	10.8	14.9	0.72	新谷雅史(1984)
	1000mg,iv	—	8.6	11.2	0.77	Ogawa E(1983)
	1000mg,iv	2.0	10.3	25.6	0.42	青河宽次(1984)
	1000mg,iv	1.0～2.0	24.6	34.9	0.70	张南薰(1983)
输卵管 Oviduct	1000mg,iv	1.0～2.5	9.8	14.9	0.66	新谷雅史(1984)
	1000mg,iv	—	6.4	11.2	0.57	Ogawa E(1983)
	2000mg,iv	1.0～6.0	61.1	151.6	0.42	Daschner FD(1983)

续表

部位	给药方案及病理生理状态	取样时间/h	浓度/(μg/g、μg/ml)或曲线下面积/(μg/g·h、μg/ml·h)		C_t/C_p 或 AUC_t/AUC_p	参考文献
			组织或组织液	血浆		
输卵管 Oviduct	1000mg,iv	2.0	7.5	25.6	0.30	青河宽次(1984)
	1000mg,iv	1.0～2.0	24.8	34.9	0.71	张南薰(1983)
卵巢 Ovary	1000mg,iv	1.0～2.5	11.4	14.9	0.76	新谷雅史(1984)
	1000mg,iv	—	7.8	11.2	0.70	Ogawa E(1983)
	1000mg,iv	1.0～2.0	24.7	34.9	0.71	张南薰(1983)
阴道部 Portio vaginalis	1000mg,iv	1.0～2.5	11.2	14.9	0.76	新谷雅史(1984)
	1000mg,iv	—	9.4	11.2	0.84	Ogawa E(1983)
	1000mg,iv	1.0～2.0	29.5	34.9	0.84	张南薰(1983)
盆腔积液 Pelvic fluid	1000mg,iv	0～12.0	149.1	139.8	1.07	伊藤邦彦(1984)
	1000mg,iv	0～8.0	175.3	126.5	1.39	新谷雅史(1984)
	1000mg,iv	0.5～6.5	125.3	99.5	1.25	张南薰(1983)
	1000mg,iv	0～12.0	138.5	133.0	1.04	Ito K(1990)
睾丸 Testis	30mg/kg,iv(大鼠)	0～3.0	10.7	47.0	0.22	Miglioli PA(1991)
	1000mg,iv(家兔)	2.0	—	—	0.24	冈田敬司(1983)
前列腺组织 Prostatic tissue	2000mg,iv	1.0	—	—	0.58	Loebis LH(1986)
	1000mg,iv(家兔)	2.0	—	—	0.52	冈田敬司(1983)
	1000mg,iv	1.0	23.4±7.4	45.0±15.9	0.58	森田昌良(1991)
	1000mg,iv	2.0	18.0±8.2	39.8±21.3	0.53	森田昌良(1991)
前列腺分泌液 Prostatic secretion	2000mg,iv	1.0	1.5	43.7	0.04	铃木惠三(1983)
	1000mg,iv	1.0	0.2～0.7	35.4	0.01	铃木惠三(1983)
骨 Bone	1000mg,iv	稳态浓度	3.2	22.0	0.15	Lozano-Alonso S (2015)

续表

部位	给药方案及病理生理状态	取样时间/h	浓度/(μg/g、μg/ml)或曲线下面积/(μg/g·h、μg/ml·h)		C_t/C_p 或 AUC_t/AUC_p	参考文献
			组织或组织液	血浆		
骨 Bone	2000mg,iv	1.0	3.90	—	0.09	Raymakers JT(2001)
骨骼肌 Skeletal muscle	—	1.5	—	—	0.19	Granero L(1998)
	2000mg,iv	1.5～2.0	10.7	—	0.26	Adam D(1983)
	1000mg,iv	稳态浓度	6.0	22.0	0.27	Lozano-Alonso S (2015)
	20mg/kg,iv(大鼠)	0.3	6.0	36.0	0.16	中山一诚(1983)
	20mg/kg,iv(大鼠)	0.5	3.7～6.0	38.0～57.0	0.11	平野实(1991)
髓核 Nucleus pulposus	2000mg,iv	—	3.7	127.2	0.03	Yan DL(2012)
脂肪组织 Adipose tissue	—	1.5	—	—	0.18	Granero L(1998)
	2000mg,iv	1.5～2.0	9.20	—	0.24	Adam D(1983)
	2000mg,iv	1.0	—	—	0.24	Loebis LH(1986)
	30mg/kg,iv(大鼠)	0～3.0	10.0	47.0	0.21	Miglioli PA(1991)
皮下组织 Subcutaneous tissue	2000mg,iv	1.0～3.0	15.5	88.7	0.17	Daschner FD(1983)
	1000mg,iv	3.0	4.4～4.7	11.0～20.0	0.24～0.44	Walstad RA(1988)
	2000mg,iv	1.0～8.0	59.5	169.3	0.35	Frank U(1987)
	1000mg,iv	0～8.0	64.0	142.0	0.45	Ryan DM(1981)
	1000mg,iv	0.2～8.0	56.7	137.0	0.41	Ryan DM(1982)
皮肤 Skin	2000mg,iv	1.0	28.3	67.8	0.42	Raymakers JT(2001)
	—	1.5	—	—	0.46	Granero L(1998)
	2000mg,iv	1.0	—	—	0.44	Loebis LH(1986)
	20mg/kg,iv(大鼠)	0.5	18.0～25.0	38.0～57.0	0.46	平野实(1991)

续表

部位	给药方案及病理生理状态	取样时间/h	浓度/(μg/g、μg/ml)或曲线下面积/(μg/g・h、μg/ml・h)		C_t/C_p 或 AUC_t/AUC_p	参考文献
			组织或组织液	血浆		
真皮层 Dermis	1000mg,iv	2.0	13.1	19.5	0.67	Walstad RA(1988)
皮肤水疱液 Skin blister	1000mg,iv	0～24.0	101.0	127	0.80	Walstad RA(1983)
	1000mg,iv	3.0	9.5	14.7	0.65	Walstad RA(1988)
	1000mg,iv	0.5～1.0	36.2～44.7	40.9～60.9	0.59～1.09	Wise R(1981)
	1000mg,iv	0～∞	148.5	153.5	0.97	Wise R(1981)
	1000mg,iv	0.2～8.0	149.8	137.0	1.09	Ryan DM(1982)
	2000mg,iv	0～12.0	241.1	156.0	1.54	Kalman D(1992)
炎性渗出液 Inflammatory exudate	20mg/kg,iv(大鼠)	0～∞	33.9	34.6	0.98	Sakamoto H(1993)
羊水 Amniotic fluid	1000mg,iv	1.0～2.0	4.4	18.3	0.24	高瀬善次郎(1983)
胎盘组织 Placental tissue	2000mg,iv	0～4.0	48.8	231.8	0.21	Jørgensen NP(1987)
乳汁 Milk	10mg/kg,iv(山羊)	0～12.0	—	—	0.14	Rule R(2011)
	1000mg,iv	1.0～2.0	1.2	18.3	0.06	高瀬善次郎(1983)
淋巴液 Lymph	1000mg,iv	0～24.0	98.0	127.0	0.77	Walstad RA(1983)
脓液 Pus	1000mg,iv(脑脓肿)	—	10.0	—	0.15～0.20	Green HT(1989)

表 2-23　头孢甲肟组织分布

部位	给药方案及病理生理状态	取样时间/h	浓度/(μg/g、μg/ml)或曲线下面积/(μg/g・h、μg/ml・h)		C_t/C_p 或 AUC_t/AUC_p	参考文献
			组织或组织液	血浆		
脑脊液 Cerebrospinal fluid	200mg/(kg・d),iv(儿童)(流感嗜血杆菌脑膜炎)	1.5～3.0	5.0	47.3	0.11	Eicken A(1991)

续表

部位	给药方案及病理生理状态	取样时间/h	浓度/(μg/g、μg/ml)或曲线下面积/(μg/g·h、μg/ml·h)		C_t/C_p 或 AUC_t/AUC_p	参考文献
			组织或组织液	血浆		
脑脊液 Cerebrospinal fluid	200mg/(kg·d),iv(儿童)(链球菌脑膜炎)	2.5～3.0	2.4	16.5	0.14	Eicken A(1991)
	200mg/(kg·d),iv(儿童)(病毒性脑膜炎)	1.5～3.0	0.4～1.0	29.7～31.6	0.02	Eicken A(1991)
	30mg/kg,iv,q6h(无细菌性脑膜炎)	1.0～4.0	0.7	23.4	0.03	Rolston KV(1983)
	2000mg,iv(无细菌性脑膜炎)	2.0	1.5	123.2	0.01	柴田裕次(1985)
	2000mg,iv(健康受试者)	2.0	—	—	0.01	Cherubin C(1984)
脑组织 Brain	20mg/kg,im	0～2.0	1.1	26.6	0.04	中山一诚(1981)
房水 Aqueous humor	50mg/kg,iv(家兔)	0.5	5.2	38.4	0.14	大石正夫(1981)
眼睑 Lid	50mg/kg,iv(家兔)	0.5	48.2	38.4	1.26	大石正夫(1981)
结膜 Conjunctive	50mg/kg,iv(家兔)	0.5	23.9	38.4	0.62	大石正夫(1981)
眼外肌 Extraocular muscle	50mg/kg,iv(家兔)	0.5	41.4	38.4	1.09	大石正夫(1981)
角膜 Cornea	50mg/kg,iv(家兔)	0.5	6.3	38.4	0.16	大石正夫(1981)
巩膜 Sclera	50mg/kg,iv(家兔)	0.5	33.2	38.4	0.86	大石正夫(1981)
虹膜 Iris	50mg/kg,iv(家兔)	0.5	44.2	38.4	1.15	大石正夫(1981)
视网膜 Retina	50mg/kg,iv(家兔)	0.5	31.8	38.4	0.83	大石正夫(1981)
玻璃体 Vitreous body	50mg/kg,iv(家兔)	0.5	1.2	38.4	0.03	大石正夫(1981)
晶状体 Lens	50mg/kg,iv(家兔)	0.5	3.0	38.4	0.08	大石正夫(1981)
视神经 Optical nerve	50mg/kg,iv(家兔)	0.5	5.6	38.4	0.15	大石正夫(1981)
扁桃体 Tonsil	1000mg,iv	1.0	5.8	25.4	0.23	藤田和寿(1986)
	20mg/kg,iv	<1.0	8.5	48.1	0.19	松本和彦(1983)

续表

部位	给药方案及病理生理状态	取样时间/h	浓度/(μg/g、μg/ml)或曲线下面积/(μg/g·h、μg/ml·h)		C_t/C_p 或 AUC_t/AUC_p	参考文献
			组织或组织液	血浆		
扁桃体 Tonsil	500mg,iv	1.0	1.90	7.70	0.25	岩泽武彦(1981)
上颌窦黏膜 Maxillary sinus mucosa	1000mg,iv	1.0	15.8	25.4	0.62	藤田和寿(1986)
	1000mg,iv	0～6.0	21.8	48.2	0.45	樋渡章二(1986)
	2000mg,iv	0～6.0	85.9	126.7	0.68	樋渡章二(1986)
鼻黏膜 Nasal mucosa	1000mg,iv	0.5～0.8	15.5	27.9	0.56	石田稔(1982)
鼻息肉 Nasal polyp	1000mg,iv	0.5～1.0	15.2	32.4	0.47	石田稔(1982)
唾液腺 Salivary gland	1000mg,iv	1.5	10.3	23.1	0.45	野村雅久(1985)
牙龈 Gingiva	1000mg,iv	1.0	11.9	26.8	0.44	野村雅久(1985)
心脏组织 Cardiac tissue	20mg/kg,im	0～2.0	3.9	26.6	0.15	中山一诚(1981)
心内赘生物 Endocardial vegetation	30mg/kg,iv,qd	1.0	13.0	12.4	1.05	Pangon B(1987)
	15mg/kg,iv,bid	1.0	7.20	8.10	0.89	Pangon B(1987)
肺组织 Pulmonary tissue	2000mg,iv	0.5～2.0	29.7	89.1	0.33	永江宣明(1985)
	2000mg,iv	0.5	49.4	—	0.44	Teranishi Y(1986)
	20mg/kg,im(比格犬)	0～6.0	9.8	23.4	0.42	Tsuchiya K(1980)
	20mg/kg,im	0～2.0	6.6	26.6	0.25	中山一诚(1981)
肺泡 Pulmonary alveoli	1000mg,iv	峰浓度	8.70	—	0.15	今泉宗久(1987)
肺淋巴结 Pulmonary lymph node	20mg/kg,iv	0～5.0	32.7	41.7	0.78	平井一也(1988)
	40mg/kg,iv	0～6.0	101.7	124.6	0.82	平井一也(1988)
支气管 Bronchia	1000mg,iv	峰浓度	12.1	—	0.21	今泉宗久(1987)
痰液 Sputum	1000mg,iv	峰浓度	—	45.2	0.03	Matsumoto K(1983)

续表

部位	给药方案及病理生理状态	取样时间/h	浓度/(μg/g、μg/ml)或曲线下面积/(μg/g · h、μg/ml · h)		C_t/C_p 或 AUC_t/AUC_p	参考文献
			组织或组织液	血浆		
痰液 Sputum	1000mg,iv	1.0	—	—	0.04	Serieys C(1986)
	1000mg,iv(多剂)	1.0	—	—	0.03	Serieys C(1986)
	1000mg,iv	峰浓度	0.1～0.6	63.0～110.0	0.01	张景弘(1981)
	1000mg,iv	0～6.0	13.0	270.0	0.05	中川圭一(1981)
	2000mg,iv	峰浓度	1.5～2.1	127.2	0.02	井田士朗(1986)
胸腔积液 Pleural fluid	1000mg,iv(多剂)	1.0	29.7	54.0	0.55	今泉宗久(1987)
	1000mg,iv(多剂)	0～6.0	98.7	100.0	0.99	今泉宗久(1987)
乳腺 Mammary gland	1000mg,iv	1.0	13.4～16.0	29.6	0.45～0.54	Kasai Y(1981)
肝组织 Hepatic tissue	2000mg,iv	术中	59.0	—	2.22	石山秀一(1985)
	20mg/kg,im(比格犬)	0～6.0	101.1	23.4	4.32	Tsuchiya K(1980)
胆囊 Gallbladder	2000mg,iv(健康受试者或动物)	2.0	120.6±39.8	25.3±4.6	4.80	圆谷博(1986)
	2000mg,iv(感染)	2.0	128.3±52.3	25.3±4.6	5.10	圆谷博(1986)
	2000mg,iv	2.0	100.7	25.5	3.95	Tsuburaya H(1985)
胆总管胆汁 Choledochal bile	2000mg,iv	2.0	948.8±213.5	25.3±4.6	37.5	圆谷博(1986)
胆汁 Bile	1000mg,iv	1.0	156.7	22.4	6.99	Smith BR(1983)
	1000mg,iv	3.0	169.7	6.3	27.0	Smith BR(1983)
	2000mg,iv	2.0	565.9±167.3	25.3±4.6	22.4	圆谷博(1986)
	2000mg,iv	2.7	565.9±167.3	25.3±4.6	22.4	圆谷博(1986)
	1000mg,iv	0.5～6.0	1463	47.4	30.9	山本泰宽(1981)
	2000mg,iv	2.0	812～1051	25.5	36.5	Tsuburaya H(1985)

续表

部位	给药方案及病理生理状态	取样时间/h	浓度/(μg/g、μg/ml)或曲线下面积/(μg/g·h、μg/ml·h)		C_t/C_p 或 AUC_t/AUC_p	参考文献
			组织或组织液	血浆		
脾 Spleen	20mg/kg,im	0～2.0	2.3	26.6	0.09	中山一诚(1981)
	20mg/kg,im(比格犬)	0～6.0	2.7	23.4	0.11	Tsuchiya K(1980)
肾脏 Kidney	1000mg,iv	<1.0	372.6	62.3	5.98	和志田裕人(1985)
	1000mg,iv	0～12.0	418.0	90.7	4.61	和志田裕人(1985)
	1000mg,iv	1.0～2.0	24～389	32	2.01～9.48	Matsumoto A(1984)
	1000mg,iv	2.0	34.8	8.2	4.26	Kamada H(1985)
	20mg/kg,im	0～2.0	63.8	26.6	2.40	中山一诚(1981)
胰腺组织 Pancreatic tissue	2000mg,iv	2.0	13.9	—	≈0.33	石山秀一(1985)
胰液 Pancreatic juice	1000mg,iv	1.0～6.0	6.8	79.3	0.09	花谷勇治(1981)
小肠 Small intestine	1000mg,iv	1.0	17.2	31.5	0.55	Kasai Y(1981)
结肠 Colon	1000mg,iv	1.0	15.6	31.5	0.50	Kasai Y(1981)
阑尾 Appendix	1000mg,iv	0.5～1.0	17.9	31.5	0.57	Kasai Y(1981)
网膜组织 Omentum tissue	2000mg,iv	1.0～2.0	5.1～10.1	21.5～38.8	0.25	Doi R(1992)
腹膜 Peritoneum	2000mg,iv	1.0～2.0	7.2～12.0	21.5～38.8	0.32	Doi R(1992)
腹腔积液 Ascitic fluid	2000mg,iv	1.0	57.9	72.4	0.79	Wittke RR(1984)
	2000mg,iv	1.0～6.0	216.3	136.7	1.58	Wittke RR(1984)
	1000mg,iv	0.5～1.5	29.5	—	1.72	Hori K(1994)
阴道部 Portio vaginalis	1000mg,iv	1.0～2.0	10.7	32.4	0.33	岩砂真一(1981)
	1000mg,iv	1.3	19.3	38.3	0.50	张南薰(1981)

续表

部位	给药方案及病理生理状态	取样时间/h	浓度/(μg/g、μg/ml)或曲线下面积/(μg/g·h、μg/ml·h)		C_t/C_p 或 AUC_t/AUC_p	参考文献
			组织或组织液	血浆		
卵巢 Ovary	1000mg,iv	1.0～2.0	11.3	32.4	0.35	岩砂真一(1981)
	1000mg,iv	0～12.0	32.9	71.7	0.46	高濑善次郎(1985)
子宫颈 Cervix uterus	1000mg,iv	1.3	18.5	38.3	0.48	张南薰(1981)
	1000mg,iv	0～12.0	39.5	71.7	0.49	高濑善次郎(1985)
子宫浆膜 Perimetrium	1000mg,iv	1.3	18.5	38.3	0.48	张南薰(1981)
子宫肌层 Myometrium	1000mg,iv	1.0～2.0	9.9	32.4	0.31	岩砂真一(1981)
	1000mg,iv	1.25	14.6	38.3	0.38	张南薰(1981)
输卵管 Oviduct	1000mg,iv	1.0～2.0	15.6	32.4	0.48	岩砂真一(1981)
	1000mg,iv	0～12.0	30.6	71.7	0.43	高濑善次郎(1985)
盆腔积液 Pelvic fluid	1000mg,iv	1.0～2.0	30.2	37.3	0.81	岩砂真一(1981)
	2000mg,iv	1.0	45.1	48.8	0.92	山元贵雄(1988)
	2000mg,iv	0.5～6.0	165.4	106.1	1.56	山元贵雄(1988)
	1000mg,iv	0～12.0	117.0	71.7	1.63	高濑善次郎(1985)
前列腺组织 Prostatic tissue	1000mg,iv	0～6.0	79.0	179.4	0.44	宫川征男(1984)
	1000mg,iv	0.5～1.0	18.7±3.0	48.9±5.4	0.40	Matsumoto A(1984)
	1000mg,iv	<1.0	29.3	62.3	0.47	和志田裕人(1985)
	1000mg,iv	0～12.0	89.8	90.7	0.99	和志田裕人(1985)
前列腺分泌液 Prostatic secretion	1000mg,iv	1.0～6.0	1.5	86.0	0.02	铃木惠三(1981)
睾丸 Testis	1000mg,iv	1.0	11.6	21.3	0.54	Kamada H(1985)
附睾组织 Epididymal tissue	1000mg,iv	1.0	11.7	21.3	0.55	Kamada H(1985)

续表

部位	给药方案及病理生理状态	取样时间/h	浓度/(μg/g、μg/ml)或曲线下面积/(μg/g·h、μg/ml·h)		C_t/C_p 或 AUC_t/AUC_p	参考文献
			组织或组织液	血浆		
尿道黏膜 Urethral mucosa	1000mg,iv	1.0	17.3	34.4	0.50	Kamada H(1985)
膀胱 Urinary bladder	1000mg,iv	0～6.0	130.8	179.4	0.73	宫川征男(1984)
	1000mg,iv	<1.0	29.6	62.3	0.48	和志田裕人(1985)
	1000mg,iv	0～12.0	118.0	90.7	1.30	和志田裕人(1985)
骨组织 Bone tissue	1000mg,iv	0.5～1.0	3.1～4.9	13.4～30.3	0.22～0.24	中野哲雄(1988)
	2000mg,iv	1.0	11.8	48.1	0.25	熊野修(1984)
皮质骨 Cortical bone	2000mg,iv	1.0	16.5	52.4	0.31	Robens W(1984)
髓质骨 Cancellous bone	2000mg,iv	1.0	18.1	52.4	0.34	Robens W(1984)
关节腔滑膜液 Synovial fluid	2000mg,iv	1.0	26.4	52.4	0.50	Robens W(1984)
肌肉组织 Muscular tissue	1000mg,iv	1.0	6.6	29.6	0.22	Kasai Y(1981)
	2000mg,iv	1.0	13.0	52.4	0.25	Robens W(1984)
脂肪组织 Adipose tissue	1000mg,iv	0.5	7.2	40.0	0.18	野村雅久(1985)
皮肤 Skin	1000mg,iv	0.5～1.5	16.9	44.9	0.38	野村雅久(1985)
皮肤水疱液 Skin blister	50mg/kg,iv	0.3～8.0	140.9	290.8	0.48	Nishizaki A(1987)
	1000mg,iv	0～9.0	—	—	0.55	Korting HC(1984)
	25mg/kg,iv	0.5～8.0	47.9	83.5	0.57	西崎昭(1984)
	50mg/kg,iv	0.5～8.0	140.5	168.7	0.83	西崎昭(1984)

续表

部位	给药方案及病理生理状态	取样时间/h	浓度/(μg/g、μg/ml)或曲线下面积/(μg/g·h、μg/ml·h)		C_t/C_p 或 AUC_t/AUC_p	参考文献
			组织或组织液	血浆		
创面渗出液 Wound exudate	2000mg,iv	1.0	54.7	72.4	0.76	Wittke RR(1984)
	50mg/kg,iv	0.3～8.0	146.7	310.6	0.47	Nishizaki A(1987)
压疮渗出液 Bedsore exudate	500mg,im	0.5～6.0	10.6	24.0	0.44	东禹彦(1982)
溃疡渗出液 Ulcer exudate	1000mg,iv	0.5～6.0	53.3	51.5	1.03	东禹彦(1982)
	1000mg,iv	峰浓度	18.4	51.1	0.36	东禹彦(1982)
乳汁 Milk	1000mg,iv	1.0～4.0	1.3	32.0	0.04	高濑善次郎(1981)
羊水 Amniotic fluid	1000mg,iv	1.0～10.0	39.9	32.0	1.24	高濑善次郎(1981)
尿液 Urine	1000mg,iv	1.0～6.0	5876	19.5	301.3	铃木惠三(1981)
	1000mg,iv	0～6.0	8426	82.6	102.0	中山一诚(1981)

表 2-24　头孢唑肟组织分布

部位	给药方案及病理生理状态	取样时间/h	浓度/(μg/g、μg/ml)或曲线下面积/(μg/g·h、μg/ml·h)		C_t/C_p 或 AUC_t/AUC_p	参考文献
			组织或组织液	血浆		
脑脊液 Cerebrospinal fluid	29mg/kg,iv(细菌性脑膜炎)	1.5	3.8	26.9	0.14	Gerding DN(1982)
	100mg/kg,iv(家兔)(细菌性脑膜炎)	2.0	—	—	0.09	春田恒和(1991)
	100mg/kg,iv(家兔)(葡萄球菌脑膜炎)	0.3～3.0	13.0	114.5	0.11	小林裕(1980)
	29mg/kg,iv(健康受试者)	1.5	0.4	42.0	0.01	Gerding DN(1982)
房水 Aqueous humor	1000mg,iv	1.5	1.5	28.5	0.05	Gerding DN(1982)
腮腺 Parotid gland	1000mg,iv	1.0	11.0	29.2	0.38	樋渡章二(1985)

续表

部位	给药方案及病理生理状态	取样时间/h	浓度/(μg/g、μg/ml)或曲线下面积/(μg/g·h、μg/ml·h)		C_t/C_p 或 AUC_t/AUC_p	参考文献
			组织或组织液	血浆		
中耳黏膜 Middle ear mucosa	2000mg,iv	0.5～2.0	41.0	112.4	0.36	铃木贤二(1991)
	1000mg,iv	1.5	7.9	27.1	0.29	岩泽武彦(1981)
口腔黏膜 Oral mucosa	1000mg,iv	1.0	16.2±3.1	43.8±8.2	0.37	三宫庆邦(1989)
	2000mg,iv	1.0	48.4±16.8	55.2±28.5	0.83	三宫庆邦(1989)
牙龈 Gingiva	1000mg,iv	0.5～6.0	26.7	88.2	0.72	津岛哲也(1982)
扁桃体 Tonsil	1000mg,iv	0.5～1.0	17.2	35.0	0.49	坂本邦彦(1988)
	1000mg,iv	2.0	7.7	14.7	0.53	坂本邦彦(1988)
	2000mg,iv	1.0～2.0	8.4	39.9	0.21	田中弘之(1987)
	10mg/kg,iv(儿童)	0.5～1.5	1.59～2.82	5.56	0.32	木下治二(1985)
	1000mg,iv	1.0～2.0	5.4～10.0	14.8～38.5	0.26～0.37	户冢元吉(1984)
	500mg,iv	0.5	5.9	18.0	0.33	波多野努(1981)
	1000mg,iv	0.5	9.6	30.0	0.32	波多野努(1981)
	500mg,iv	1.0	3.0	14.5	0.21	岩泽武彦(1981)
颌下腺 Submaxillary gland	1000mg,iv	1.0	10.8	33.5	0.32	樋渡章二(1985)
上颌窦黏膜 Maxillary sinus mucosa	2000mg,iv	1.0～2.0	19.1	39.9	0.48	田中弘之(1987)
	1000mg,iv	1.0～2.0	16.5～27.3	22.3～44.7	0.61	户冢元吉(1984)
筛窦黏膜 Ethmoid sinus mucosa	1000mg,iv	1.5～2.0	6.3	18.5	0.33	三轮高喜(1997)
下颌骨 Mandibula	2000mg,iv	1.0	7.8	66.2	0.12	久保谊修(1987)
	2000mg,iv	2.0	3.3	22.3	0.15	久保谊修(1987)
	2000mg,iv	1.0	7.0～11.0	38.6～92.4	0.12～0.18	小若纯久(1988)

续表

部位	给药方案及病理生理状态	取样时间/h	浓度/(μg/g、μg/ml)或曲线下面积/(μg/g·h、μg/ml·h)		C_t/C_p 或 AUC_t/AUC_p	参考文献
			组织或组织液	血浆		
下颌骨 Mandibula	1000mg,iv	0.5～6.0	13.6	88.2	0.15	津岛哲也(1982)
	2000mg,iv	0.5～1.0	—	—	0.06	桥本贤二(1984)
颈部淋巴结 Cervical lymph node	2000mg,iv	1.0	25.5±6.9	65.0±27.7	0.39	田中久夫(1988)
颈部肌肉 Anterior neck muscle	1000mg,iv	1.0	16.5	32.0	0.52	樋渡章二(1985)
甲状腺 Thyroid gland	1000mg,iv	1.0	15.7	31.8	0.49	樋渡章二(1985)
肺组织 Pulmonary tissue	2000mg,iv	1.0～3.0	35.3	62.2	0.57	正冈昭(1984)
	2000mg,iv	1.0	—	—	0.36～0.63	正冈昭(1984)
	20mg/kg,im(大鼠)	0.25	4.2	11.5	0.37	正冈昭(1984)
	20mg/kg,iv(大鼠)	0.3～0.5	6.4～7.0	14.0～22.4	0.31～0.46	Murakawa T(1980)
	100mg/kg,im(大鼠)	1.0	18.5	32.0	0.58	大久保滉(1980)
	20mg/kg,im(大鼠)	0.5	8.0	21.0	0.38	中山一诚(1980)
支气管 Bronchia	1000mg,iv	1.5	14.7	33.0	0.44	今泉宗久(1985)
肺泡 Pulmonary alveoli	1000mg,iv	1.5	17.1±2.0	33.0±2.0	0.52	今泉宗久(1985)
痰液 Sputum	1000mg,iv	峰浓度	3.2	64.0	0.05	Gerding DN(1982)
	500mg,iv	峰浓度	—	25.3～54.9	0.04	松本庆藏(1980)
	2000mg,iv	2.0～4.0	4.9～7.2	32.4～85.0	0.10～0.15	中川圭一(1980)
胸腔积液 Pleural fluid	1000mg,iv	峰浓度	7.9±2.2	24.1±4.4	0.32	Gerding DN(1982)
	1000mg,iv	1.0～2.0	6.6～7.8	16.3～24.0	0.36	高本正纸(1980)
	1000mg,iv	0～6.0	37.6	81.0	0.46	高本正纸(1980)

续表

部位	给药方案及病理生理状态	取样时间/h	浓度/(μg/g、μg/ml)或曲线下面积/(μg/g·h、μg/ml·h)		C_t/C_p 或 AUC_t/AUC_p	参考文献
			组织或组织液	血浆		
心脏组织 Cardiac tissue	20mg/kg,iv(大鼠)	0.3～0.5	2.7～3.2	14.0～22.4	0.14～0.19	Murakawa T(1980)
心房 Atrium	1300mg,iv	2.0	7.9	35.9	0.22	Gerding DN(1982)
心肌 Myocardium	2000mg,iv	1.0～2.0	21.1～29.9	34.5～54.5	0.54	金泽宏(1985)
肝组织 Hepatic tissue	20mg/kg,im(大鼠)	0.25	10.5	11.5	0.91	正冈昭(1984)
	20mg/kg,iv(大鼠)	0.3～0.5	7.7～12.6	14.0～22.4	0.56	Murakawa T(1980)
	100mg/kg,im(大鼠)	0.5～1.0	—	—	1.50	大久保滉(1980)
	20mg/kg,im(大鼠)	0.5	19.8	21.0	0.94	中山一诚(1980)
胆囊 Gallbladder	2000mg,iv	1.0	27.9±8.0	38.8±2.5	0.72	吉川澄(1987)
	2000mg,iv	5.0	10.3±1.8	11.9±3.0	0.87	吉川澄(1987)
	2000mg,iv	2.0	31.9±6.9	48.8±5.6	0.65	及川干夫(1982)
	1000mg,iv	1.0～2.0	20.3～39.0	25.0～47.6	0.75	谷村弘(1980)
	1000mg,iv	峰浓度	13.8	30.6	0.45	Gerding DN(1982)
	1000mg,iv	1.3	11.6	28.7	0.40	Gerding DN(1982)
	1000mg,iv	1.0	17.5	46.0	0.38	Cunha BA(1982)
胆汁 Bile	2000mg,iv	1.0	58.9±11.3	38.8±2.5	1.52	吉川澄(1987)
	1000mg,iv	峰浓度	39.0	47.6	0.82	Gerding DN(1982)
	1000mg,iv	1.0～2.0	66.6	25.0～47.6	1.84	谷村弘(1980)
	1000mg,iv	0.5～6.0	173.5	108.5	1.60	山本泰宽(1980)
	2000mg,iv	2.0	159.4±47.6	48.8±5.6	3.27	及川干夫(1982)
	1000mg,iv(胆管梗阻)	1.0～2.0	5.5	25.0～47.6	0.15	谷村弘(1980)
	1000mg,iv(胆管梗阻)	0.5～1.0	4.7	71.3	0.07	Cunha BA(1982)

续表

部位	给药方案及病理生理状态	取样时间/h	浓度/(μg/g、μg/ml)或曲线下面积/(μg/g・h、μg/ml・h)		C_t/C_p 或 AUC_t/AUC_p	参考文献
			组织或组织液	血浆		
胆总管胆汁 Choledochal bile	2000mg,iv	1.0	110.0±26.7	38.8±2.5	2.84	吉川澄(1987)
	2000mg,iv	5.0	85.1±42.1	11.9±3.0	7.15	吉川澄(1987)
脾 Spleen	100mg/kg,im(大鼠)	0.5～1.0	—	—	0.10～0.23	大久保滉(1980)
	20mg/kg,im(大鼠)	0.5	1.6	21.0	0.08	中山一诚(1980)
肾脏 Kidney	2000mg,iv	0.5～6.0	329.5	191.4	1.72	Westenfelder M(1984)
	2000mg,iv	1.0～2.0	76.5	51.0	1.50	Westenfelder M(1984)
	20mg/kg,iv(大鼠)	0.3～0.5	43.6～68.6	14.0～22.4	3.10	Murakawa T(1980)
	20mg/kg,im(大鼠)	0.25	52.5	11.5	4.57	正冈昭(1984)
	100mg/kg,im(大鼠)	1.0	139.0	32.0	4.34	大久保滉(1980)
	20mg/kg,im(大鼠)	0.5	67.5	21.0	3.21	中山一诚(1980)
前列腺组织 Prostatic tissue	1000mg,iv	1.0～2.0	11.9	31.6	0.38	伊藤康久(1985)
	1000mg,iv	3.0～4.0	7.1	13.3	0.53	伊藤康久(1985)
	1000mg,iv	1.0	16.0	34.6	0.46	Gerding DN(1982)
	1000mg,iv	0.5～4.0	43.7	80.2	0.54	若月晶(1985)
	2000mg,iv	2.0～5.0	15.7	35.1	0.45	Ikeda S(1984)
	2000mg,iv	0.5～9.0	110.1	197.2	0.55	星宣次(1985)
胰腺组织 Pancreatictissue	2000mg,iv	2.0	7.90	—	0.32	Büchler M(1992)
胰液 Pancreatic juice	1000mg,iv	—	1.7	35.9	0.05	铃木惠三(1980)
	2000mg,iv	1.0	5.6	64.1	0.09	铃木惠三(1980)
子宫 Uterus	1000mg,iv	1.0	11.3	33.2	0.34	Gerding DN(1982)
输卵管 Oviduct	1000mg,iv	1.0	24.0	38.0	0.63	张南薰(1980)

续表

部位	给药方案及病理生理状态	取样时间/h	浓度/(μg/g、μg/ml)或曲线下面积/(μg/g·h、μg/ml·h)		C_t/C_p 或 AUC_t/AUC_p	参考文献
			组织或组织液	血浆		
输卵管 Oviduct	1000mg,iv	2.0	12.3±5.5	20.7±2.4	0.59	早崎源基(1982)
	1000mg,iv	1.0	20.9±7.4	40.9±11.8	0.51	中村英世(1980)
	2000mg,iv	2.0	19.6	34.3	0.57	本村龙太郎(1980)
卵巢 Ovary	1000mg,iv	1.0	27.0	35.1	0.77	张南薰(1980)
	1000mg,iv	2.0	12.7±5.1	20.7±2.4	0.61	早崎源基(1982)
	1000mg,iv	1.0	18.6±7.8	40.9±11.8	0.45	中村英世(1980)
	2000mg,iv	2.0	24.6	34.3	0.72	本村龙太郎(1980)
子宫内膜 Endometrium	1000mg,iv	1.0	14.6	35.1	0.42	张南薰(1980)
	1000mg,iv	1.0	17.4	40.9±11.8	0.43	中村英世(1980)
	1000mg,iv	0.5	32.7	88.3	0.37	Daschner F(1983)
	2000mg,iv	2.0	19.0	34.3	0.55	本村龙太郎(1980)
子宫肌层 Myometrium	1000mg,iv	1.0	20.2	35.1	0.58	张南薰(1980)
	1000mg,iv	2.0	7.9±3.0	20.7±2.4	0.38	早崎源基(1982)
	1000mg,iv	1.0	14.3±6.1	40.9±11.8	0.35	中村英世(1980)
	2000mg,iv	2.0	19.0	34.3	0.55	本村龙太郎(1980)
子宫颈 Cervix uterus	1000mg,iv	1.0	26.7	35.1	0.76	张南薰(1980)
	1000mg,iv	1.0	21.3±7.2	40.9±11.8	0.65	中村英世(1980)
	2000mg,iv	2.0	28.6	34.3	0.83	本村龙太郎(1980)
子宫浆膜 Perimetrium	1000mg,iv	1.0	24.7	35.1	0.70	张南薰(1980)
阴道部 Portio vaginalis	1000mg,iv	2.0	11.5±3.6	20.7±2.4	0.56	早崎源基(1982)
	500mg,iv	1.0	7.60	8.33	0.91	山元贵雄(1986)

续表

部位	给药方案及病理生理状态	取样时间/h	浓度/(μg/g、μg/ml)或曲线下面积/(μg/g·h、μg/ml·h)		C_t/C_p 或 AUC_t/AUC_p	参考文献
			组织或组织液	血浆		
盆腔积液 Pelvic fluid	1000mg,iv	2.0	30.8	47.8	0.65	伊藤邦彦(1988)
	1000mg,iv	1.0～12.0	240.4	222.8	1.08	伊藤邦彦(1988)
	1000mg,iv	1.0～7.0	68.8	62.5	1.10	早崎源基(1982)
	1000mg,iv	0～12.0	92.3	95.8	0.96	Ito K(1990)
	2000mg,iv	0.5～12.0	232.0	128.3	1.80	本村龙太郎(1980)
骨骼肌 Skeletal muscle	2000mg,iv	0.5～6.0	63.9	191.4	0.33	Westenfelder M(1984)
	2000mg,iv	1.0～2.0	15.0	51.0	0.29	Westenfelder M(1984)
	20mg/kg,im(大鼠)	0.3	2.6	11.5	0.23	正冈昭(1984)
	100mg/kg,im(大鼠)	0.5	16.5	70.0	0.24	大久保滉(1980)
	20mg/kg,im(大鼠)	0.5	4.1	21.0	0.20	中山一诚(1980)
骨组织 Bone tissue	1000mg,iv	1.0	5.1	43.8	0.12	三宫庆邦(1989)
	1000mg,iv	1.0	5.7	35.0	0.16	Gerding DN(1982)
	2000mg,iv	1.0	15.0	55.2	0.26	三宫庆邦(1989)
皮质骨 Cortical bone	1000mg,iv	2.0	3.6	47.3	0.08	佐藤荣修(1994)
髓质骨 Cancellous bone	2000mg,iv	1.0～3.0	17.2	87.6	0.20	宫近信彦(1986)
	2000mg,iv	1.0	12.5	69.3	0.18	宫近信彦(1986)
	1000mg,iv	2.0	7.6	47.3	0.16	佐藤荣修(1994)
骨髓 Bone marrow	2000mg,iv	1.0～3.0	69.5	87.6	0.79	宫近信彦(1986)
	2000mg,iv	1.0	58.7	69.3	0.85	宫近信彦(1986)
	1000mg,iv	2.0	41.6	47.3	0.88	佐藤荣修(1994)
	1000mg,iv	1.0	—	39.9	1.01	小熊忠教(1981)

续表

部位	给药方案及病理生理状态	取样时间/h	浓度/(μg/g、μg/ml)或曲线下面积/(μg/g·h、μg/ml·h)		C_t/C_p 或 AUC_t/AUC_p	参考文献
			组织或组织液	血浆		
关节腔滑膜液 Synovial fluid	1000mg,iv	2.0	36.5±11.2	34.4±8.9	1.06	佐藤荣修(1994)
组织间隙液 Interstitial fluid	20mg/kg,iv(山羊)	0～6.0	47.3	73.3	0.65	Rule R(2000)
脂肪组织 Adipose tissue	1000mg,iv	1.0	—	—	0.09	津岛哲也(1982)
皮肤 Skin	1000mg,iv	1.0	13.5	30.0	0.45	津岛哲也(1982)
	1000mg,iv	1.0	21.0	28.5	0.74	冲本雄一郎(1980)
	20mg/kg,iv(家兔)	0.5～4.0	34.2	33.5	1.02	冲本雄一郎(1980)
血肿 Hematoma	2000mg,iv	2.0	41.4±4.8	36.8±4.5	1.12	吉井次郎(1984)
羊水 Amniotic fluid	1000mg,iv	0.3～5.5	78.7	81.1	0.97	松田静治(1980)
	1000mg,iv	2.0	8.4～10.0	7.2～10.6	0.80～1.39	张南薰(1980)
	1000mg,iv	2.0	13.2	14.8	0.89	冈田悦子(1980)
	1000mg,iv	4.0	18.0	4.0	4.50	冈田悦子(1980)
	1000mg,iv	0～16.0	196.8	89.5	2.20	山元贵雄(1988)
	2000mg,iv	2.0	10.0	10.5	0.95	本村龙太郎(1980)
乳汁 Milk	1000mg,iv	1.0	0.2	26.5	0.01	Gerding DN(1982)
	1000mg,iv	2.0	<0.6	47.8	0.01	伊藤邦彦(1988)
	2000mg,iv	2.0	0.3～0.4	10.5	0.03	本村龙太郎(1980)
尿液 Urine	2000mg,iv	1.0	—	—	>64.00	铃木惠三(1980)

表 2-25　头孢克肟组织分布

部位	给药方案及病理生理状态	取样时间/h	浓度/(μg/g、μg/ml)或曲线下面积/(μg/g·h、μg/ml·h)		C_t/C_p 或 AUC_t/AUC_p	参考文献
			组织或组织液	血浆		
脑脊液 Cerebrospinal fluid	400mg，po	4.0	0.06	3.90	0.02	MacGowan AP(1993)
	8mg/kg，po(婴儿)(流感嗜血杆菌脑膜炎)	3.5	0.20	2.90	0.07	Nahata MC(1993)
脑组织 Brain	86mg/kg，po(大鼠)	0.3～10.0	6.3	203.9	0.03	德间洋二(1987)
唾液 Saliva	200mg，po	4.0～6.0	0.55	—	0.32～0.36	Najjar TA(2009)
上颌部手术创面 Maxillary surgical wound	200mg，po	5.0	0.95	2.42	0.43	元地茂树(1992)
	200mg，po	1.0～8.0	4.3	10.2	0.42	元地茂树(1992)
上颌窦黏膜 Maxillary sinus mucosa	200mg，po	2.0～4.0	1.50	2.28	0.66	木下治二(1985)
	100mg，po	3.0～4.0	0.81	1.97	0.41	藤卷丰(1985)
扁桃体 Tonsil	4mg/kg，po(儿童)	术中	0.53	1.24	0.43	Bégué P(1989)
	100mg，po	3.0～4.0	0.54	1.49	0.36	藤卷丰(1985)
	200mg，po	4.0	0.42±0.15	1.69±0.47	0.25	木下治二(1985)
中耳黏膜 Middle ear mucosa	100mg，po	0.5～6.0	4.2	12.4	0.34	藤卷丰(1985)
耳分泌液 Otorrhea	200mg，po	2.0～2.5	1.46	2.53	0.58	木下治二(1985)
心脏组织 Cardiac tissue	100mg/kg，po(大鼠)	1.0～4.0	18.9	88.4	0.31	坂本博(1985)
	86mg/kg，po(大鼠)	0.3～10.0	40.1	203.9	0.20	德间洋二(1987)
	100mg/kg，po(大鼠)	0.5～2.0	8.0	44.7	0.18	Sakamoto H(1988)
	100mg/kg，po(大鼠)	2.0	7.0	30.1	0.23	Sakamoto H(1985)
肺组织 Pulmonary tissue	100mg/kg，po(大鼠)	1.0～4.0	18.9	88.4	0.21	坂本博(1985)
	86mg/kg，po(大鼠)	0.3～10.0	64.6	203.9	0.32	德间洋二(1987)

续表

部位	给药方案及病理生理状态	取样时间/h	浓度/(μg/g、μg/ml)或曲线下面积/(μg/g・h、μg/ml・h)		C_t/C_p 或 AUC_t/AUC_p	参考文献
			组织或组织液	血浆		
肺组织 Pulmonary tissue	100mg/kg,po(大鼠)	0.5～2.0	9.9	44.7	0.22	Sakamoto H(1988)
	100mg/kg,po(大鼠)	2.0	10.8	30.1	0.36	Sakamoto H(1985)
支气管黏膜 Bronchial mucosa	200mg,po	3.9	1.50	3.90	0.38	Baldwin DR(1990)
	400mg,po	4.0	2.40	6.60	0.36	Baldwin DR(1990)
	200mg,po,bid	—	—	—	0.37	Wise R(1990)
痰液 Sputum	200mg,po,qd	2.5	0.02	2.30	0.01	Baldwin DR(1990)
	400mg,po,qd	2.7	0.07	4.20	0.02	Baldwin DR(1990)
	100mg,po	4.0～6.0	<0.03	0.37～0.48	<0.06	松本文夫(1985)
	200mg,po	4.0～6.0	—	—	0.01～0.07	小山优(1985)
肝组织 Hepatic tissue	100mg/kg,po(大鼠)	1.0～4.0	36.9	88.4	0.42	坂本博(1985)
	86mg/kg,po(大鼠)	0.3～10.0	91.9	203.9	0.45	德间洋二(1987)
	100mg/kg,po(大鼠)	0.5～2.0	16.1	44.7	0.36	Sakamoto H(1988)
	100mg/kg,po(大鼠)	2.0	13.6	30.1	0.45	Sakamoto H(1985)
胆囊 Gallbladder	100mg,po	6.0	1.58	1.36	1.16	平山隆(1985)
胆汁 Bile	200mg,po	0～∞	—	—	20.4	Westphal JF(1992)
	200mg,po	峰浓度	56.9	2.3	24.7	Westphal JF(1992)
	200mg,po	0～24.0	420.8	17.7	23.8	Westphal JF(1993)
	200mg,po	4.0	17.3	1.2	14.1	清水武昭(1985)
	200mg,po	4.0～6.0	20.0	1.5	13.1	Shimizu T(1985)
	100mg,po(胆管梗阻)	6.0	7.12	1.36	5.24	平山隆(1985)
脾 Spleen	100mg/kg,po(大鼠)	1.0～4.0	9.0	88.4	0.10	坂本博(1985)

续表

部位	给药方案及病理生理状态	取样时间/h	浓度/(μg/g、μg/ml)或曲线下面积/(μg/g·h、μg/ml·h)		C_t/C_p 或 AUC_t/AUC_p	参考文献
			组织或组织液	血浆		
脾 Spleen	86mg/kg,po(大鼠)	0.3～10.0	25.5	203.9	0.13	德间洋二(1987)
	100mg/kg,po(大鼠)	0.5～2.0	3.0	44.7	0.07	Sakamoto H(1988)
	100mg/kg,po(大鼠)	2.0	3.2	30.1	0.11	Sakamoto H(1985)
肾脏 Kidney	100mg/kg,po(大鼠)	1.0～4.0	60.9	88.4	0.69	坂本博(1985)
	86mg/kg,po(大鼠)	0.3～10.0	219.5	203.9	1.08	德间洋二(1987)
	100mg/kg,po(大鼠)	2.0	23.6	30.1	0.78	Sakamoto H(1985)
肾皮质 Renal cortex	200mg,po,bid(×2d)	4.0	5.72±3.00	3.41±0.43	1.69	Leroy A(1995)
肾髓质 Renal medulla	200mg,po,bid(×2d)	4.0	6.38±3.78	3.41±0.43	1.88	Leroy A(1995)
前列腺组织 Prostatic tissue	200mg,po	1.0～2.0	0.50±0.16	0.79±0.37	0.63	铃木惠三(1985)
	200mg,po,bid	5.5	1.08±0.47	3.18±1.28	0.35	森田昌良(1991)
关节腔滑膜液 Synovial fluid	400mg,po	4.0	2.02	2.80	0.72	Somekh E(1996)
肌肉组织 Muscular tissue	400mg,po	0～8.0	7.3±2.2	25.6±7.8	0.29	Liu P(2005)
	400mg,po	峰浓度	0.90	3.40	0.26	Liu P(2005)
炎性渗出液 Inflammatory exudate	400mg,po	0～∞	36.5±10.4	30.4±11.0	1.20	Stone JW(1989)
羊水 Amniotic fluid	100mg,po	4.0～5.0	0.03	0.81	0.04	高濑善次郎(1985)
尿液 Urine	200mg,po	4.0	118.0	2.1	55.7	荒川创一(1985)
	3mg/kg,po	峰浓度	105.5	1.2	91.7	Motohiro T(1986)

表 2-26A [14]C-头孢布烯组织分布(健康受试大鼠,20mg/kg,po)[a]

部位	AUC_t/AUC_p	组织或组织液浓度 /(μg/g 或 μg/ml)			
		15min	30min	4.0h	24.0h
血浆 Plasma	1.00	7.25±0.35	9.18±1.01	0.75±0.11	0.03±0.00
全血 Blood	0.56	4.11±0.35	5.23±0.66	0.40±0.07	0.01±0.01
脑组织 Brain	0.03	0.12±0.01	0.18±0.02	0.04±0.01	0.01±0.01
脑垂体 Hypophysis	0.32	2.01±0.31	2.36±0.30	0.33±0.09	0.02±0.01
甲状腺 Thyroid	0.47	6.08±2.66	3.86±0.39	0.40±0.07	0.02±0.02
淋巴结 Lymph node	0.36	2.84±0.86	2.65±0.68	0.35±0.05	0.03±0.02
胸腺 Thymus	0.15	0.94±0.14	1.27±0.12	0.12±0.01	0.01±0.00
心脏组织 Cardiac tissue	0.24	1.80±0.24	2.18±0.39	0.17±0.03	0.01±0.01
肺组织 Pulmonary tissue	0.55	3.83±0.79	5.28±1.61	0.38±0.12	0.01±0.01
肝组织 Hepatic tissue	0.80	5.40±1.04	6.76±0.95	0.67±0.17	0.05±0.03
肾脏 Kidney	6.12	33.10±2.35	49.85±3.96	5.45±0.87	0.51±0.14
肾上腺 Adrenal	0.23	1.51±0.34	1.85±0.46	0.21±0.05	0.01±0.01
脾 Spleen	0.22	1.60±0.71	2.00±0.14	0.17±0.06	0.01±0.00
胰腺组织 Pancreatic tissue	0.20	1.41±0.57	1.87±0.26	0.13±0.02	0.02±0.01
睾丸 Testis	0.15	0.66±0.05	1.12±0.13	0.16±0.02	0.00±0.01
精囊 Seminal vesicle	1.13	1.68±0.63	2.07±0.18	2.21±1.17	0.06±0.04
骨骼肌 Skeletal muscle	0.18	1.08±0.20	1.68±0.61	0.12±0.03	0.02±0.02
骨髓 Bone marrow	0.26	1.46±0.06	2.24±0.42	0.21±0.04	0.01±0.02
皮肤 Skin	0.40	2.50±0.31	3.66±0.43	0.28±0.08	0.03±0.01
血浆 Plasma	1.00	—	10.17±0.80	0.79±0.39	0.05±0.01

续表

部位	AUC_t/AUC_p	组织或组织液浓度 /(μg/g 或 μg/ml)			
		15min	30min	4.0h	24.0h
卵巢 Ovary	0.40	—	3.78±1.37	0.34±0.13	0.04±0.00
子宫 Uterus	0.59	—	6.03±2.12	0.43±0.15	0.06±0.01
乳腺 Mammary gland	0.49	—	4.06±0.42	0.48±0.14	0.09±0.08

a:沟尻显尔,高岛彰,汤川忠彦,等. Cephem 系抗生物质 7432-Sのラットにおける体内动态(第 2 报)[14]C-7432-S 经口 1 回および连续投与后の组织分布,胎仔および乳汁移行性. Chemotherapy,1989,37(1):783-795.

表 2-26B　头孢布烯组织分布

部位	给药方案及病理生理状态	取样时间/h	浓度/(μg/g、μg/ml)或曲线下面积/(μg/g·h、μg/ml·h)		C_t/C_p 或 AUC_t/AUC_p	参考文献
			组织或组织液	血浆		
脑脊液 Cerebrospinal fluid	100mg/kg,sc(大鼠)	0～4.0	28.0	295.2	0.09	中清水弘(1989)
扁桃体 Tonsil	400mg,po	2.0～24.0	35.7	58.8	0.61	Scaglione F(1996)
	400mg,po	2.0～4.0	5.3	7.4～14.1	0.38～0.72	Scaglione F(1996)
耳分泌液 Otorrhea	9mg/kg,po	0～12.0	43.2	60.7	0.71	Lin C(1996)
	9mg/kg,po	峰浓度	14.3	14.5	0.98	Lin C(1996)
	4.5mg/kg,po	峰浓度	4.03	6.72	0.60	Barr WH(1995)
	4.5mg/kg,po	2.0～12.0	14.4	—	0.52	Barr WH(1995)
	200mg,po(急性中耳炎)	峰浓度	—	—	0.70	Barr WH(1995)
	200mg,po(慢性中耳炎)	峰浓度	—	—	0.10	Barr WH(1995)
鼻黏膜分泌液 Nasal mucosal secretion	200mg,po	0～7.0	10.1	21.3	0.47	Krumpe P(1999)
	200mg,po	峰浓度	3.05	7.50	0.41	Krumpe P(1999)

续表

部位	给药方案及病理生理状态	取样时间/h	浓度/(μg/g、μg/ml)或曲线下面积/(μg/g·h、μg/ml·h)		C_t/C_p 或 AUC_t/AUC_p	参考文献
			组织或组织液	血浆		
肺组织 Pulmonary tissue	20mg/kg,po(小鼠)	0.5	5.3±1.2	16.4±2.6	0.32	中清水弘(1989)
	200mg,po	0～∞	9.4	24.0	0.39	Krumpe P(1999)
	200mg,po	峰浓度	2.95	7.05	0.42	Krumpe P(1999)
支气管 Bronchia	400mg,po	2.0～4.0	5.7	15.3	0.40	Andrewsa JM(1995)
肺泡灌洗液 Bronchoalveolar lavage fluid	200mg,po	0～∞	16.5	20.4	0.81	Krumpe P(1999)
气管分泌液 Tracheal secretion	200mg,po	0～∞	11.3	22.3	0.51	Krumpe P(1999)
	200mg,po	峰浓度	3.50	7.10	0.49	Krumpe P(1999)
支气管分泌液 Bronchial exudate	400mg,po	0～24.0	79.8	84.3	0.95	Scaglione F(1995)
	400mg,po	峰浓度	9.2	18.1	0.51	Scaglione F(1995)
	200mg,po	0～∞	—	—	0.30	Krumpe P(1999)
痰液 Sputum	200mg,po	0～12.0	3.8	56.7	0.07	隆杉正和(1989)
肝组织 Hepatic tissue	20mg/kg,po(小鼠)	0.5	6.7±3.1	16.4±2.6	0.41	中清水弘(1989)
胆囊 Gallbladder	200mg,po	4.0	2.70	5.70	0.47	谷村弘(1989)
胆汁 Bile	200mg,po	4.0	2.30	5.70	0.40	谷村弘(1989)
脾 Spleen	20mg/kg,po(小鼠)	0.5	1.5±0.2	16.4±2.6	0.09	中清水弘(1989)
肾脏 Kidney	20mg/kg,po(小鼠)	0.5	36.2±9.8	16.4±2.6	2.21	中清水弘(1989)
胰腺组织 Pancreatic tissue	20mg/kg,po(小鼠)	0.5	2.6±0.6	16.4±2.6	0.16	中清水弘(1989)
子宫内膜 Endometrium	100mg,po	1.0～10.0	5.3	15.5	0.34	小幡功(1989)
	200mg,po	2.0～3.0	2.17	7.80	0.28	张南薰(1989)
	200mg,po	2.0	2.45	7.65	0.32	Ito K(1989)

部位	给药方案及病理生理状态	取样时间/h	浓度/(μg/g、μg/ml)或曲线下面积/(μg/g・h、μg/ml・h)		C_t/C_p 或 AUC_t/AUC_p	参考文献
			组织或组织液	血浆		
子宫肌层 Myometrium	100mg,po	1.0～10.0	5.2	15.5	0.34	小幡功(1989)
	200mg,po	2.0～3.0	2.45	7.80	0.31	张南薰(1989)
子宫颈 Cervix uterus	100mg,po	1.0～10.0	6.5	15.5	0.42	小幡功(1989)
	200mg,po	2.0～3.0	3.38	7.80	0.43	张南薰(1989)
阴道部 Portio vaginalis	100mg,po	1.0～10.0	7.4	15.5	0.48	小幡功(1989)
	200mg,po	2.0～3.0	3.52	7.80	0.45	张南薰(1989)
卵巢 Ovary	100mg,po	1.0～10.0	8.1	15.5	0.52	小幡功(1989)
	200mg,po	2.0～3.0	2.78	7.80	0.36	张南薰(1989)
	200mg,po	2.0	2.80	7.65	0.37	Ito K(1989)
输卵管 Oviduct	100mg,po	1.0～10.0	7.2	15.5	0.47	小幡功(1989)
	200mg,po	2.0～3.0	3.58	7.80	0.46	张南薰(1989)
	200mg,po	2.0	2.50	7.65	0.33	Ito K(1989)
前列腺分泌液 Prostatic secretion	200mg,po	1.0	0.06	1.53	0.04	铃木惠三(1989)
脂肪组织 Adipose tissue	20mg/kg,po(大鼠)	0～24.0	11.3	21.5	0.53	沟尻显尔(1988)
肉芽肿渗出液 Exudate of granuloma pouch	20mg/kg,po(大鼠)	0～8.0	6.2±1.3	10.8±0.2	0.57	沟尻显尔(1988)
炎性渗出液 Inflammatory exudate	200mg,po,bid	0～12.0	72.1±14.1	63.7±5.2	1.13	Wise R(1990)
	200mg,po,bid	峰浓度	9.2	10.9	0.84	Wise R(1990)
乳汁 Milk	20mg/kg,po(大鼠)(×3 剂)	1.0	2.02	8.05	0.25	沟尻显尔(1988)
	200mg,po,bid	4.0	<最低检测限	4.73	—	山元贵雄(1989)

续表

部位	给药方案及病理生理状态	取样时间/h	浓度/(μg/g、μg/ml)或曲线下面积/(μg/g・h、μg/ml・h)		C_t/C_p 或 AUC_t/AUC_p	参考文献
			组织或组织液	血浆		
羊水 Amniotic fluid	20mg/kg，po(大鼠)(×3 剂)	0.5～24.0	8.7	67.3	0.13	沟尻显尔(1988)
尿液 Urine	100mg，po	峰浓度	263.2±86.5	5.6±0.1	47.0	Nakashima M(1988)
	200mg，po	峰浓度	523.2±230.0	11.6±2.0	45.1	Nakashima M(1988)

表 2-27A　^{14}C-头孢地嗪组织分布(健康受试大鼠，15mg/kg，iv)

部位	AUC_t/AUC_p	组织或组织液浓度 /(μg/g 或 μg/ml)				
		5min	0.5h	2.0h	6.0h	24.0h
血浆 Plasma	1.00	102.4±2.52	60.0±2.33	30.5±2.84	9.38±0.81	1.47±0.06
全血 Blood	0.66	68.3±2.05	40.8±1.96	19.6±1.76	6.02±0.52	1.09±0.10
大脑组织 Cerebrum	0.02	1.13±0.14	0.75±0.08	0.39±0.04	0.13±0.02	0.02±0.02
小脑组织 Cerebellum	0.02	1.47±0.19	0.93±0.17	0.51±0.03	0.16±0.01	0.02±0.02
颌下腺 Submaxillary gland	0.13	12.1±1.18	7.42±0.58	3.82±0.52	1.14±0.07	0.37±0.02
舌下腺 Sublingual gland	0.12	11.4±1.84	7.63±2.66	3.30±0.36	1.13±0.12	0.41±0.07
甲状腺 Thyroid	0.16	14.0±1.70	7.73±1.53	4.18±1.23	1.56±0.07	0.71±0.09
眼球 Eye-ball	0.05	2.47±0.40	2.37±0.55	1.13±0.17	0.52±0.10	0.11±0.02
气管 Trachea	0.37	35.8±11.7	18.0±4.18	10.2±1.56	3.90±0.75	0.78±0.17
胸腺 Thymus	0.08	5.85±0.46	3.50±0.15	1.91±0.17	0.90±0.22	0.23±0.02
心脏组织 Cardiac tissue	0.16	15.0±1.61	8.36±0.55	4.62±0.47	1.60±0.05	0.35±0.04
肺组织 Pulmonary tissue	0.29	23.8±3.26	16.0±2.11	7.27±0.65	2.98±0.54	0.92±0.13
肝组织 Hepatic tissue	0.18	21.8±3.46	10.2±1.00	4.52±0.49	1.69±0.09	0.58±0.06
肾脏 Kidney	1.29	83.8±6.25	37.1±7.32	21.6±2.72	14.0±0.81	10.3±0.61

续表

部位	AUC_t/AUC_p	组织或组织液浓度 /(μg/g 或 μg/ml)				
		5min	0.5h	2.0h	6.0h	24.0h
肾上腺 Adrenal	0.18	15.8±1.05	11.5±2.55	4.68±0.46	1.55±0.13	0.62±0.04
脾 Spleen	0.08	7.35±0.51	4.24±0.25	2.14±0.21	0.78±0.05	0.37±0.05
胰腺组织 Pancreatic tissue	0.11	9.00±0.58	5.46±0.30	2.96±0.23	1.06±0.09	0.31±0.04
胃 Stomach	0.09	7.80±0.50	4.51±0.70	2.30±0.21	0.92±0.17	0.34±0.06
小肠 Small intestine	0.17	28.0±14.9	12.1±8.84	4.60±1.44	1.33±0.55	0.28±0.04
大肠 Large intestine	0.16	5.76±1.03	4.56±1.27	2.27±0.57	12.2±5.80	1.05±0.31
肠系膜淋巴结 Mesenteric lymph node	0.11	10.7±1.19	6.22±0.70	3.11±0.39	1.11±0.07	0.34±0.03
睾丸 Testis	0.15	2.60±0.43	4.78±0.72	4.72±0.61	1.82±0.24	0.32±0.02
精囊 Seminal vesicle	0.12	6.21±0.82	5.56±1.06	3.84±1.09	1.25±0.06	0.30±0.06
前列腺组织 Prostatic tissue	0.11	9.45±0.86	5.95±1.22	2.94±0.18	1.14±0.22	0.31±0.08
脂肪 Fat	0.05	4.01±0.78	2.47±0.34	1.44±0.32	0.52±0.11	0.14±0.02
皮肤 Skin	0.18	13.5±0.66	9.86±0.83	5.38±0.93	1.67±0.07	0.55±0.06
肌肉组织 Muscular tissue	0.07	6.78±1.17	4.15±0.31	2.09±0.23	0.66±0.12	0.19±0.02
血浆 Plasma	1.00	115.2±2.11	64.5±2.88	29.6±2.21	8.65±0.90	1.64±0.09
子宫 Uterus	0.50	26.8±2.16	22.5±1.61	14.8±0.96	5.39±0.50	1.23±0.08
卵巢 Ovary	0.23	18.7±1.54	12.9±0.60	6.55±0.53	2.24±0.25	0.65±0.04
胎盘 Placenta	0.44	16.1±1.41	17.7±1.48	12.5±1.03	4.96±0.66	1.33±0.10
胎膜 Fetal membrane	0.29	14.4±0.98	10.9±0.95	6.77±0.68	3.00±0.17	1.73±0.17
胎儿 Fetus	0.04	0.91±0.49	1.27±0.24	0.93±0.38	0.47±0.24	0.08±0.10

a:松下仁,吉田昌彦,川口安郎,等. ^{14}C-Cefodizime sodium(THR-221)のマウスラットにおける体内動態. Chemotherapy,1988,36(5):203-217.

表 2-27B　头孢地嗪组织分布

部位	给药方案及病理生理状态	取样时间/h	浓度/(μg/g、μg/ml)或曲线下面积/(μg/g·h、μg/ml·h)		C_t/C_p 或 AUC_t/AUC_p	参考文献
			组织或组织液	血浆		
脑脊液 Cerebrospinal fluid	100mg/kg,iv(家兔)(链球菌脑膜炎)	0.3～3.0	17.3	495	0.03	春田恒和(1989)
脑组织 Brain	20mg/kg,im(大鼠)	0.3～6.0	2.0	26.3	0.08	宇田文昭(1982)
房水 Aqueous humor	20mg/kg,im(家兔)	0.5～6.0	6.18	26.33	0.23	大石正夫(1981)
	20mg/kg,im(家兔)	1.0	2.2	21.3	0.10	大石正夫(1981)
眼睑 Lid	20mg/kg,im(家兔)	1.0	4.9	21.3	0.23	大石正夫(1981)
结膜 Conjunctive	20mg/kg,im(家兔)	1.0	3.4	21.3	0.16	大石正夫(1981)
眼外肌 Extraocular muscle	20mg/kg,im(家兔)	1.0	2.7	21.3	0.13	大石正夫(1981)
角膜 Cornea	20mg/kg,im(家兔)	1.0	1.5	21.3	0.07	大石正夫(1981)
巩膜 Sclera	20mg/kg,im(家兔)	1.0	5.7	21.3	0.27	大石正夫(1981)
虹膜 Iris	20mg/kg,im(家兔)	1.0	1.9	21.3	0.09	大石正夫(1981)
视网膜 Retina	20mg/kg,im(家兔)	1.0	1.0	21.3	0.05	大石正夫(1981)
晶状体 Lens	20mg/kg,im(家兔)	1.0	<最低检测限	21.3	—	大石正夫(1981)
玻璃体 Vitreous body	20mg/kg,im(家兔)	1.0	1.0	21.3	0.05	大石正夫(1981)
牙龈 Gingiva	1000mg,iv	0～15.0	43.3	345.9	0.13	足立守安(1994)
颌骨 Jaw	1000mg,iv	0～15.0	11.3	345.9	0.03	足立守安(1994)
囊肿壁 Cyst wall	1000mg,iv	0～15.0	28.5	345.9	0.08	足立守安(1994)
扁桃体 Tonsil	500mg,iv	1.0	9.9	57.6	0.17	松永信也(1988)
	1000mg,iv	1.0	12.5	97.9	0.13	松永信也(1988)
	1000mg,iv	1.0	11.6	88.0	0.13	岛田纯一郎(1988)

续表

部位	给药方案及病理生理状态	取样时间/h	浓度/(μg/g、μg/ml)或曲线下面积/(μg/g·h、μg/ml·h)		C_t/C_p 或 AUC_t/AUC_p	参考文献
			组织或组织液	血浆		
上颌窦黏膜 Maxillary sinus mucosa	500mg,iv	1.0	12.7	44.3	0.29	松永信也(1988)
	1000mg,iv	1.0	20.3	73.4	0.28	松永信也(1988)
额窦组织 Frontal sinus tissue	1000mg,iv	1.0	14.8	85.4	0.17	岛田纯一郎(1988)
肺组织 Pulmonary tissue	50mg/kg,iv	0.5～1.0	26.3～31.7	56.2～61.4	0.47～0.52	Klesel N(1984)
	40mg/kg,iv	—	33.4～56.9	141.7	0.24～0.42	宫北英司(1988)
痰液 Sputum	2000mg,iv	峰浓度	3.1	225.0	0.01	丹野恭夫(1988)
	1000mg,iv	峰浓度	2.2	115.0	0.02	丹野恭夫(1988)
	1000mg,iv	峰浓度	1.6	95.7	0.02	须山尚史(1988)
	1000mg,iv	峰浓度	1.3～3.7	116.7～148.1	<0.02	松本行雄(1988)
	1000mg,iv	峰浓度	1.9	73.3	0.03	大石和德(1988)
心脏组织 Cardiac tissue	50mg/kg,iv	0.5～1.0	16.4～20.0	56.2～61.4	0.27～0.33	Klesel N(1984)
	40mg/kg,iv	—	26.3	141.7	0.19	宫北英司(1988)
肝组织 Hepatic tissue	1000mg,iv	2.0～4.0	22.3	42.5	0.52	谷村弘(1988)
	50mg/kg,iv	0.5～1.0	23.7～55.2	56.2～61.4	0.42～0.89	Klesel N(1984)
脾 Spleen	50mg/kg,iv	0.5～1.0	5.1～10.1	56.2～61.4	0.09～0.16	Klesel N(1984)
胆囊 Gallbladder	1000mg,iv	2.0～4.0	72.1	58.6	1.23	谷村弘(1988)
	1000mg,iv	1.0～2.0	54.7	57.6	0.95	中村孝(1988)
	40mg/kg,iv	—	300.6	141.7	2.12	宫北英司(1988)
胆囊胆汁 Cystic bile	1000mg,iv	0～24.0	1520	464.0	3.28	加藤繁次(1988)
	1000mg,iv	2.0	89.6	25.0～35.0	2.56～3.58	藤本干夫(1989)
	1000mg,iv	1.0	72.3	57.9	1.25	中村孝(1988)

续表

部位	给药方案及病理生理状态	取样时间/h	浓度/(μg/g、μg/ml)或曲线下面积/(μg/g·h、μg/ml·h)		C_t/C_p 或 AUC_t/AUC_p	参考文献
			组织或组织液	血浆		
胆总管胆汁 Choledochal bile	1000mg,iv	1.0	1855	57.9	32.0	中村孝(1988)
肾脏 Kidney	50mg/kg,iv	0.5～1.0	61.3～66.8	56.2～61.4	1.10	Klesel N(1984)
	40mg/kg,iv	—	241.9	141.7	1.70	宫北英司(1988)
前列腺组织 Prostatic tissue	40mg/kg,iv	—	66.7	141.7	0.47	宫北英司(1988)
腹腔积液 Ascitic fluid	1000mg,iv	6.0	12.0	10.0	1.20	Touny M(1991)
	1000mg,iv	6.0	16.4～22.4	21.4	0.77～1.05	菊山成博(1988)
	1000mg,iv	0～6.0	125.0～199.6	171.8～193.0	0.65～1.16	加藤繁次(1988)
脓性腹水 Purulent ascites	1000mg,iv	1.0～2.0	55.2	57.6	0.96	中村孝(1988)
肌肉组织 Muscular tissue	**2000mg,iv**	0～∞	153.0	463.5	0.35	Müller M(1997)
	50mg/kg,iv	0.5～1.0	6.9～10.7	56.2～61.4	0.12～0.17	Klesel N(1984)
皮下脂肪组织 Subcutaneous adipose tissue	**2000mg,iv**	0～∞	48.7	463.5	0.11	Müller M(1997)
皮质骨 Cortical bone	2000mg,iv	2.0	13.4	121.0	0.11	Scaglione F(1997)
髓质骨 Cancellous bone	2000mg,iv	2.0	24.4	121.0	0.20	Scaglione F(1997)
创面组织 Wound tissue	1000mg,iv	1.0	12.5	32.2	0.39	横山勋(1988)
	1000mg,iv	1.0	39.5	125.5	0.31	松浦喜美夫(1994)
	1000mg,iv	2.0	22.9	59.4	0.39	松浦喜美夫(1994)
皮肤水疱液 Skin blister	**1000mg,iv**	0～3.0	—	—	0.11～0.19	Korting HC(1987)
阑尾 Appendix	1000mg,iv	1.0～2.0	13.8	57.6	0.24	中村孝(1988)

续表

部位	给药方案及病理生理状态	取样时间/h	浓度/(μg/g、μg/ml)或曲线下面积/(μg/g·h、μg/ml·h)		C_t/C_p 或 AUC_t/AUC_p	参考文献
			组织或组织液	血浆		
化脓性阑尾脓液 Pus in appendix	1000mg,iv	1.0～2.0	2.2	57.6	0.04	中村孝(1988)
子宫内膜 Endomertium	1000mg,iv	0～20.0	92.0	220.0	0.42	张南薰(1988)
	1000mg,iv	0～4.0	153.0	304.0	0.50	松田静治(1988)
	1000mg,iv	1.0～2.0	11.0～15.5	24.0～34.0	0.46	柳泽隆(1989)
	1000mg,iv	0～4.0	109.0	185.0	0.59	山元贵雄(1988)
子宫肌层 Myometrium	1000mg,iv	0～20.0	102.0	2200	0.46	张南薰(1988)
	1000mg,iv	0～4.0	236.0	304.0	0.77	松田静治(1988)
	1000mg,iv	1.0～2.0	19～21	24～34	0.60～0.77	柳泽隆(1989)
	1000mg,iv	0～4.0	115.0	185.0	0.62	山元贵雄(1988)
	1000mg,iv	0～5.0	90.9	138.3	0.66	伊藤邦彦(1989)
子宫颈 Cervix uterus	1000mg,iv	0～20.0	143.0	220.0	0.65	张南薰(1988)
	1000mg,iv	1.0～1.5	30.8	72.9	0.42	松田静治(1988)
	1000mg,iv	1.0～2.0	17～22	24～34	0.65～0.70	柳泽隆(1989)
	1000mg,iv	0～4.0	131.2	185.0	0.71	山元贵雄(1988)
	1000mg,iv	0～5.0	103.4	138.3	0.75	伊藤邦彦(1989)
阴道部 Portio vaginalis	1000mg,iv	0～20.0	148.0	220.0	0.67	张南薰(1988)
	1000mg,iv	1.5	29.7～39.1	—	0.41～0.53	松田静治(1988)
	1000mg,iv	1.0～2.0	17.5～21.5	24.0～34.0	0.65～0.70	柳泽隆(1989)
	1000mg,iv	0～4.0	117	185.0	0.63	山元贵雄(1988)
	1000mg,iv	0～5.0	135.3	138.3	0.98	伊藤邦彦(1989)

续表

部位	给药方案及病理生理状态	取样时间/h	浓度/(μg/g、μg/ml)或曲线下面积/(μg/g·h、μg/ml·h)		C_t/C_p 或 AUC_t/AUC_p	参考文献
			组织或组织液	血浆		
盆腔渗出液 Pelvic exudate	1000mg,iv	0～20.0	147.0	220.0	0.67	张南薰(1988)
	1000mg,iv	1.0～6.0	78.9	135.8	0.58	山元贵雄(1988)
	1000mg,iv	0.5～12.0	86.6	127.1	0.68	伊藤邦彦(1989)
输卵管 Oviduct	1000mg,iv	0～4.0	109.0	304.0	0.36	松田静治(1988)
	1000mg,iv	1.0～2.0	15.0～18.0	24.0～34.0	0.53	柳泽隆(1989)
	1000mg,iv	0～4.0	110.7	185.0	0.59	山元贵雄(1988)
	1000mg,iv	0～5.0	117.6	138.3	0.85	伊藤邦彦(1989)
卵巢 Ovary	1000mg,iv	0～4.0	216.0	304	0.71	松田静治(1988)
	1000mg,iv	1.0～2.0	14.0～21.5	24.0～34.0	0.62	柳泽隆(1989)
	1000mg,iv	0～4.0	107.1	185.0	0.58	山元贵雄(1988)
	1000mg,iv	1.0～2.0	16.0	47.4	0.34	伊藤邦彦(1989)
附睾组织 Epididymal tissue	40mg/kg,iv	—	48.8	230.0	0.21	宫北英司(1988)
睾丸 Testis	40mg/kg,iv	—	19.5～51.3	142.0～230.0	0.14～0.22	宫北英司(1988)
尿液 Urine	1000mg,iv	1.0	3750	32.2	116.2	横山勋(1988)
乳汁 Milk	1000mg,iv	峰浓度	0.6	77.6	0.01	三鸭广繁(1993)
	2000mg,iv	峰浓度	1.2	153.1	0.01	三鸭广繁(1993)

表 2-28A ^{14}C-头孢唑南组织分布(健康受试大鼠,20mg/kg,iv)[a]

部位	AUC_t/AUC_p	组织或组织液浓度 /(μg/g 或 μg/ml)			
		5min	30min	2.0h	6.0h
血浆 Plasma	1.00	94.6±1.79	22.7±1.43	1.70±0.36	0.44±0.01
全血 Blood	0.56	52.9±1.91	12.6±0.74	0.98±0.21	0.28±0.00
脑组织 Brain	0.01	0.95±0.01	0.24±0.01	0.02±0.01	0.00±0.00
脑垂体 Hypophysis	0.15	15.9±0.83	3.79±0.34	0.00±0.00	0.00±0.00
眼球 Eye-ball	0.06	4.49±0.06	1.67±0.13	0.18±0.04	0.00±0.00
颌下腺 Submaxillary gland	0.14	12.2±0.68	3.22±0.33	0.23±0.05	0.08±0.00
颌下淋巴结 Submaxillary lymph node	0.18	14.7±0.80	4.81±0.51	0.25±0.10	0.00±0.00
甲状腺 Thyroid	0.12	13.7±0.94	2.76±0.93	0.00±0.00	0.00±0.00
胸腺 Thymus	0.08	6.59±0.27	1.66±0.19	0.17±0.02	0.08±0.01
心脏组织 Cardiac tissue	0.15	14.2±0.59	3.39±0.21	0.28±0.05	0.08±0.00
肺组织 Pulmonary tissue	0.22	17.9±1.43	4.81±0.54	0.55±0.09	0.24±0.04
肝组织 Hepatic tissue	0.91	92.2±6.36	19.7±0.35	1.46±0.29	0.29±0.01
肾脏 Kidney	0.97	111.2±7.16	14.2±0.58	2.25±0.24	1.43±0.05
肾上腺 Adrenal	0.10	9.17±0.81	2.67±0.26	0.17±0.10	0.00±0.00
脾 Spleen	0.08	7.10±0.33	1.88±0.18	0.18±0.02	0.07±0.00
胰腺组织 Pancreatic tissue	0.12	9.13±0.26	2.90±0.28	0.26±0.04	0.08±0.00
睾丸 Testis	0.12	3.43±0.29	2.79±0.09	0.72±0.12	0.08±0.00
精囊 Seminal vesicle	0.13	5.73±0.19	1.77±0.21	1.16±0.03	0.06±0.00
前列腺组织 Prostatic tissue	0.13	11.6±1.58	2.60±0.25	0.25±0.08	0.17±0.06
胃 Stomach	0.15	9.56±0.13	2.08±0.15	1.11±0.43	0.12±0.02

续表

部位	AUC_t/AUC_p	组织或组织液浓度 /(μg/g 或 μg/ml)			
		5min	30min	2.0h	6.0h
十二指肠 Duodenum	1.55	130.9±9.29	42.1±8.07	1.81±0.64	0.23±0.03
小肠 Small intestine	1.71	5.07±0.78	0.75±0.16	25.5±8.48	4.28±2.81
大肠 Large intestine	0.84	7.76±0.65	1.48±0.20	0.78±0.33	17.2±9.55
肌肉组织 Muscular tissue	0.07	6.81±0.62	1.45±0.20	0.14±0.04	0.05±0.00
脂肪组织 Adipose tissue	0.05	3.51±0.19	1.35±0.33	0.09±0.05	0.00±0.00
皮肤 Skin	0.20	15.8±0.57	4.79±0.67	0.43±0.09	0.18±0.01
脊髓 Spinal cord	0.01	1.17±0.09	0.33±0.02	0.00±0.00	0.00±0.00
膀胱 Urinary bladder	0.27	28.3±6.93	5.49±0.65	0.52±0.13	0.04±0.04
血浆 Plasma	1.00	76.7±2.95	9.66±0.49	1.25±0.05	0.74±0.01
卵巢 Ovary	0.27	17.2±0.91	2.97±0.24	0.41±0.02	0.23±0.01
子宫 Uterus	0.31	21.9±2.11	3.49±0.45	0.36±0.05	0.17±0.01

a:山下宪昭,水村光男,井之川芳之,等. ^{14}C-L-105のラットにおける体内动态. Chemotherapy,1986,34(3):119-132.

表 2-28B 头孢唑南组织分布

部位	给药方案及病理生理状态	取样时间 /h	浓度/(μg/g、μg/ml)或曲线下面积/(μg/g·h、μg/ml·h)		C_t/C_p 或 AUC_t/AUC_p	参考文献
			组织或组织液	血浆		
脑组织 Brain	100mg/kg,iv(大鼠)	0～2.0	1.5	135.2	0.01	Inokawa Y(1986)
脑脊液 Cerebrospinal fluid	1000mg,iv	0～6.0	1.5	108.3	0.02	安本幸正(1993)
	1000mg,iv	1.0	2.17	—	0.02	冈田隆滋(1987)
	1000mg,iv	1.0	0.8	24.5	0.03	本广孝(1987)

部位	给药方案及病理生理状态	取样时间/h	浓度/(μg/g、μg/ml)或曲线下面积/(μg/g·h、μg/ml·h)		C_t/C_p 或 AUC_t/AUC_p	参考文献
			组织或组织液	血浆		
房水 Aqueous humor	50mg/kg,iv(家兔)	0.5～6.0	2.5	48.0	0.05	叶田野博(1986)
泪液 Lacrimal fluid	50mg/kg,iv(家兔)	0.5～6.0	4.1	48.0	0.08	叶田野博(1986)
	1000mg,iv	0～6.0	—	—	0.06～0.11	德田久弥(1986)
扁桃体 Tonsil	33mg/kg,iv(家兔)	2.0	6.5	21.6	0.30	Kaneko A(1986)
	1000mg,iv	0.3～2.0	7.5	37.7	0.20	森庆人(1986)
	1000mg,iv	0.5～1.0	4.3	24.8	0.17	藤卷丰(1986)
上颌窦黏膜 Maxillary sinus mucosa	1000mg,iv	1.0	11.4±3.6	15.0±8.3	0.76	室木俊美(1992)
	1000mg,iv	1.0	9.1	14.1	0.64	森庆人(1986)
	1000mg,iv	0.5～1.0	18.1	24.8	0.73	藤卷丰(1986)
舌 Tongue	33mg/kg,iv(家兔)	2.0	9.9	21.6	0.46	Kaneko A(1986)
口腔囊肿 Oral cyst	1000mg,iv	1.0	18.8±5.3	25.1±9.1	0.75	牧正启(1992)
	1000mg,iv(口腔感染)	1.0	11.6	12.0	0.97	室木俊美(1992)
	1000mg,iv(无口腔感染)	1.0	11.2	13.4	0.84	室木俊美(1992)
舌下腺 Sublingual gland	33mg/kg,iv(家兔)	2.0	7.6	21.6	0.35	Kaneko A(1986)
中耳黏膜 Middle ear mucosa	1000mg,iv	0.5～2.0	13.2	25.8	0.51	马场骏吉(1990)
耳分泌液 Otorrhea	1000mg,iv	0.5～4.0	5.8	51.1	0.11	横山道明(1990)
	2000mg,iv	0.5～4.0	9.4	90.3	0.10	横山道明(1990)
腮腺 Parotid gland	33mg/kg,iv(家兔)	2.0	6.9	21.6	0.32	Kaneko A(1986)
颈部淋巴结 Cervical lymph node	33mg/kg,iv(家兔)	2.0	3.1	21.6	0.14	Kaneko A(1986)

续表

部位	给药方案及病理生理状态	取样时间/h	浓度/(μg/g、μg/ml)或曲线下面积/(μg/g·h、μg/ml·h)		C_t/C_p 或 AUC_t/AUC_p	参考文献
			组织或组织液	血浆		
心脏组织 Cardiac tissue	100mg/kg,iv(大鼠)	0～2.0	20.7	135.2	0.15	Inokawa Y(1986)
	2000mg,iv	1.3	48.9	110.5	0.44	樋上哲哉(1989)
	2000mg,iv	4.3	20.8	51.5	0.43	樋上哲哉(1989)
肺组织 Pulmonary tissue	100mg/kg,iv(大鼠)	0～2.0	34.3	135.2	0.25	Inokawa Y(1986)
	1000mg,iv	峰浓度	12.7	41.5	0.31	今泉宗久(1989)
痰液 Sputum	1000mg,iv	峰浓度	—	45.2	0.03	宍户春美(1986)
	1000mg,iv	0.5～1.0	0.5	16.7～27.2	0.02～0.03	那须胜(1986)
支气管 Bronchia	1000mg,iv(健康受试者)	峰浓度	5.1	41.5	0.12	今泉宗久(1989)
肝组织 Hepatic tissue	100mg/kg,iv(大鼠)	0～2.0	138.0	135.2	1.02	Inokawa Y(1986)
胆囊 Gallbladder	1000mg,iv	1.0～2.0	313.4	25.8	12.1	稻垣宏(1986)
	1000mg,iv	1.0～2.0	192.7	≈10.0～20.0	9.64～19.3	谷村弘(1986)
胆汁 Bile	1000mg,iv	1.0～2.0	1990.0	25.8	77.1	稻垣宏(1986)
	1000mg,iv	1.0～2.0	1440.0	25.8	58.8	稻垣宏(1986)
	1000mg,iv	0～6.0	1436～6995	49.1～96.0	29.2～72.9	Yura J(1986)
	1000mg,iv	2.0	581.0	6.8	84.1	Yura J(1986)
	1000mg,iv	0～6.0	3476	52.8	65.8	上田隆美(1986)
	1000mg,iv	0～6.0	8261	47.1	175.4	Hirano M(1991)
	1000mg,iv	1.0～2.0	2173	≈10.0～20.0	144.8	谷村弘(1986)
脾 Spleen	100mg/kg,iv(大鼠)	0～2.0	11.3	135.2	0.08	Inokawa Y(1986)
肾脏 Kidney	100mg/kg,iv(大鼠)	0～2.0	260.1	135.2	1.92	Inokawa Y(1986)
阑尾 Appendix	1000mg,iv	1.0	5.60	—	0.32	小村顺一(1991)

续表

部位	给药方案及病理生理状态	取样时间/h	浓度/(μg/g、μg/ml)或曲线下面积/(μg/g·h、μg/ml·h)		C_t/C_p 或 AUC_t/AUC_p	参考文献
			组织或组织液	血浆		
阑尾 Appendix	38mg/kg,iv	1.0	8.8	31.1	0.28	鹤知光(1991)
	1000mg,iv	1.0～2.0	4.8	14.7	0.33	平山隆(1991)
腹腔积液 Ascitic fluid	1000mg,iv	0～6.0	86.8	60.5	1.43	品川长夫(1991)
	2000mg,iv	0～6.0	167.5	138.7	1.21	品川长夫(1991)
	1000mg,iv	0.5～8.0	163.8	95.1	1.72	Hori K(1994)
	1000mg,iv	0～8.0	81.3～139.0	64.8	1.3～2.13	花井拓美(1990)
阴道部 Portio vaginalis	1000mg,iv	0.5	15.2	34.9	0.44	山元贵雄(1986)
	1000mg,iv	0～6.0	19.5	36.5	0.53	本乡基弘(1988)
	1000mg,iv	0～7.0	18.0	26.7	0.67	张南薰(1987)
	2000mg,iv	0～6.0	41.7	79.0	0.53	张南薰(1987)
卵巢 Ovary	1000mg,iv	0.5	15.6	34.9	0.45	山元贵雄(1986)
	1000mg,iv	0～6.0	16.6	25.8	0.64	平林光司(1988)
	1000mg,iv	0～6.0	24.7	36.5	0.68	本乡基弘(1988)
	1000mg,iv	0～7.0	15.6	26.7	0.58	张南薰(1987)
	2000mg,iv	0～6.0	51.3	79.0	0.65	张南薰(1987)
子宫颈 Cervix uterus	1000mg,iv	0.5	15.3	34.9	0.44	山元贵雄(1986)
	1000mg,iv	0～6.0	9.9	25.8	0.38	平林光司(1988)
	1000mg,iv	0～6.0	17.9	36.5	0.47	本乡基弘(1988)
	1000mg,iv	0～7.0	14.7	26.7	0.50	张南薰(1987)
	2000mg,iv	0～6.0	38.5	79.0	0.49	张南薰(1987)
子宫肌层 Myometrium	1000mg,iv	0.5	15.8	34.9	0.45	山元贵雄(1986)

续表

部位	给药方案及病理生理状态	取样时间/h	浓度/(μg/g、μg/ml)或曲线下面积/(μg/g·h、μg/ml·h)		C_t/C_p 或 AUC_t/AUC_p	参考文献
			组织或组织液	血浆		
子宫肌层 Myometrium	1000mg,iv	0～6.0	9.5	25.8	0.37	平林光司(1988)
	1000mg,iv	0～6.0	12.4	36.5	0.34	本乡基弘(1988)
	1000mg,iv	0～7.0	10.3	26.7	0.35	张南薰(1987)
	2000mg,iv	0～6.0	23.6	79.0	0.30	张南薰(1987)
子宫内膜 Endometrium	1000mg,iv	0.5	14.8	34.9	0.42	山元贵雄(1986)
	1000mg,iv	0～6.0	12.6	25.8	0.49	平林光司(1988)
	1000mg,iv	0～6.0	20.7	36.5	0.57	本乡基弘(1988)
	2000mg,iv	0～6.0	26.6	79.0	0.34	张南薰(1987)
输卵管 Oviduct	1000mg,iv	0.5	15.8	34.9	0.45	山元贵雄(1986)
	1000mg,iv	0～6.0	12.4	25.8	0.48	平林光司(1988)
	1000mg,iv	0～7.0	18.2	26.7	0.69	张南薰(1987)
	2000mg,iv	0～6.0	52.3	79.0	0.66	张南薰(1987)
盆腔积液 Pelvic fluid	1000mg,iv	1.0～6.0	67.9	19.7	3.54	山元贵雄(1986)
	1000mg,iv	0～5.0	143.9	46.4	3.10	高冈波留人(1988)
	1000mg,iv	1.0	36.4	15.3	2.38	山元贵雄(1986)
	1000mg,iv	0～12.0	97.0	46.7	2.08	平林光司(1988)
	1000mg,iv	1.0～10.0	66.1	36.1	1.83	伊藤邦彦(1987)
	1000mg,iv	0～12.0	77.9	65.6	1.19	Ito K(1990)
前列腺组织 Prostatic tissue	1000mg,iv	0.5～1.0	—	21.0～39.4	0.12	Minami Y(1986)
骨髓 Bone marrow	1000mg,iv	1.0	27.3	26.7	1.02	樱井实(1987)
皮肤 Skin	1000mg,iv	0.5～2.0	6.0	17.4	0.34	渡边晋一(1986)

部位	给药方案及病理生理状态	取样时间/h	浓度/(μg/g、μg/ml)或曲线下面积/(μg/g·h、μg/ml·h)		C_t/C_p 或 AUC_t/AUC_p	参考文献
			组织或组织液	血浆		
皮肤 Skin	20mg/kg,iv(大鼠)	0.25	10.0	43.7	0.23	池田政身(1986)
	20mg/kg,iv(大鼠)	0～4.0	3.0	13.5	0.22	梅村茂夫(1986)
乳汁 Milk	1000mg,iv	1.0～4.0	0.6	11.6	0.05	高濑善次郎(1986)
羊水 Amniotic fluid	1000mg,iv	1.0～4.0	17.3	11.6	1.49	高濑善次郎(1986)
尿液 Urine	20mg/kg,iv	峰浓度	2123	50.3	42.2	本广孝(1987)
	1000mg,iv	峰浓度	1980～2533	37.1	60.8	花井拓美(1990)
	1000mg,iv	峰浓度	3100～6400	98.1	31.5～65.2	谷村弘(1986)

表 2-29　头孢磺啶组织分布

部位	给药方案及病理生理状态	取样时间/h	浓度/(μg/g、μg/ml)或曲线下面积/(μg/g·h、μg/ml·h)		C_t/C_p 或 AUC_t/AUC_p	参考文献
			组织或组织液	血浆		
脑组织 Brain	20mg/kg,im(大鼠)	0.3	0.9	47.0	0.02	Tanayama S(1978)
房水 Aqueous humor	50mg/kg,iv(家兔)	0.5	7.5	56.3	0.13	大石正夫(1979)
	1000mg,iv	0.5～4.0	8.2	104.5	0.08	百濑皓(1982)
眼睑 Lid	50mg/kg,iv(家兔)	0.5	119.0	56.3	2.11	大石正夫(1979)
晶状体 Lens	50mg/kg,iv(家兔)	0.5	0.1	56.3	<0.01	大石正夫(1979)
结膜 Conjunctiva	50mg/kg,iv(家兔)	0.5	141.8	56.3	2.52	大石正夫(1979)
眼外肌 Extraocular muscle	50mg/kg,iv(家兔)	0.5	125.1	56.3	2.22	大石正夫(1979)
视网膜 Retina	50mg/kg,iv(家兔)	0.5	49.4	56.3	0.88	大石正夫(1979)
巩膜 Sclera	50mg/kg,iv(家兔)	0.5	57.8	56.3	1.03	大石正夫(1979)

续表

部位	给药方案及病理生理状态	取样时间/h	浓度/(μg/g、μg/ml)或曲线下面积/(μg/g·h、μg/ml·h)		C_t/C_p 或 AUC_t/AUC_p	参考文献
			组织或组织液	血浆		
角膜 Cornea	50mg/kg,iv(家兔)	0.5	8.0	56.3	0.14	大石正夫(1979)
	1000mg,iv	0.5	2.9	38.3	0.08	百濑皓(1982)
玻璃体 Vitreous body	50mg/kg,iv(家兔)	0.5	0.2	56.3	<0.01	大石正夫(1979)
视神经 Optic nerve	50mg/kg,iv(家兔)	0.5	18.4	56.3	0.33	大石正夫(1979)
虹膜及睫状体 Iris and ciliary body	50mg/kg,iv(家兔)	0.5	42.1	56.3	0.75	大石正夫(1979)
上颌窦黏膜 Maxillary sinus mucosa	500mg,iv	0.5～0.8	12.1	18.2	0.66	古田茂(1982)
	1000mg,iv	1.3	22.3	25.4	0.88	古田茂(1982)
扁桃体 Tonsil	500mg,iv	1.0	8.9	26.1	0.34	古田茂(1982)
	250mg,im	1.0	2.0	11.2	0.18	岩泽武彦(1982)
鼻息肉 Nasal polyp	1000mg,iv	1.3	16.2	25.4	0.64	古田茂(1982)
肉芽组织 Granulation tissue	1000mg,iv	1.0	17.4	25.4	0.69	古田茂(1982)
中耳黏膜 Middle ear mucosa	1000mg,iv	1.0～2.0	16.3～30.4	17.7～30.2	≈1.00	久保武(1984)
耳分泌液 Otorrhea	1000mg,iv	2.0	4.3±1.5	24.9±1.5	0.17	牧岛和见(1982)
	1000mg,iv	1.0～2.0	4.2～4.7	22.0～39.6	0.11～0.20	古田茂(1983)
胸腺 Thymus	20mg/kg,im(大鼠)	0.3	8.9	47.0	0.19	Tanayama S(1978)
心脏组织 Cardiac tissue	20mg/kg,im(大鼠)	0.3	10.5	47.0	0.22	Tanayama S(1978)
肺组织 Pulmonary tissue	20mg/kg,im(大鼠)	0.3	17.6	47.0	0.37	Tanayama S(1978)
	20mg/kg,im(比格犬)	0.5	12.8±3.0	38.6±3.9	0.33	Tsuchiya K(1978)
	10mg/kg,im(大鼠)	0.5	6.2	16.0	0.39	大久保滉(1979)

续表

部位	给药方案及病理生理状态	取样时间/h	浓度/(μg/g、μg/ml)或曲线下面积/(μg/g·h、μg/ml·h)		C_t/C_p 或 AUC_t/AUC_p	参考文献
			组织或组织液	血浆		
心脏瓣膜 Heart valve	2000mg,iv	1.0～2.0	21.1	171.2	0.12	Daschner FD(1980)
痰液 Sputum	1000mg,iv	峰浓度	1.0	17.2	0.06	中富昌夫(1979)
	2000mg,iv	峰浓度	4.0～5.3	54.0～96.0	0.06	三木文雄(1983)
肝组织 Hepatic tissue	20mg/kg,im(大鼠)	0.3	6.9	47.0	0.15	Tanayama S(1978)
	10mg/kg,im(大鼠)	0.3	2.2	14.5	0.15	大久保滉(1979)
	20mg/kg,im(比格犬)	0.5	2.3±1.3	38.6±3.9	0.06	Tsuchiya K(1978)
胆汁 Bile	1000mg,iv	2.0	5.9	25.6	0.23	中村孝(1986)
	250mg,im	峰浓度	3.4～4.8	14.3～16.4	0.24～0.29	柴田清人(1979)
脾 Spleen	20mg/kg,im(大鼠)	0.3	5.3	47.0	0.11	Tanayama S(1978)
	20mg/kg,im(比格犬)	0.5	3.1±2.0	38.6±3.9	0.08	Tsuchiya K(1978)
	10mg/kg,im(大鼠)	0.3	2.3	14.5	0.16	大久保滉(1979)
胃 Stomach	20mg/kg,im(大鼠)	0.3	10.2	47.0	0.22	Tanayama S(1978)
肾脏 Kidney	20mg/kg,im(大鼠)	0.3	115.0	47.0	2.45	Tanayama S(1978)
	20mg/kg,im(比格犬)	0.5	82.6±27.3	38.6±3.9	2.14	Tsuchiya K(1978)
	10mg/kg,im(大鼠)	0.3	34.3	14.5	2.37	大久保滉(1979)
肾上腺 Adrenal	20mg/kg,im(大鼠)	0.3	25.2	47.0	0.54	Tanayama S(1978)
肠道 Intestine	20mg/kg,im(大鼠)	0.3	7.2	47.0	0.15	Tanayama S(1978)
胰腺组织 Pancreatic tissue	20mg/kg,im(大鼠)	0.3	4.4	47.0	0.09	Tanayama S(1978)
卵巢 Ovary	1000mg,iv	0～8.0	62.9	123.0	0.51	高濑善次郎(1982)
子宫肌层 Myometrium	1000mg,iv	0～8.0	61.4	123.0	0.50	高濑善次郎(1982)

续表

部位	给药方案及病理生理状态	取样时间/h	浓度/(μg/g、μg/ml)或曲线下面积/(μg/g·h、μg/ml·h)		C_t/C_p 或 AUC_t/AUC_p	参考文献
			组织或组织液	血浆		
子宫颈 Cervix uterus	1000mg,iv	0～8.0	79.6	123.0	0.65	高瀬善次郎(1982)
输卵管 Oviduct	1000mg,iv	0～8.0	66.1	123.0	0.54	高瀬善次郎(1982)
腹腔渗出液 Peritoneal exudate	1000mg,iv	2.0	12.8～14.5	15.4	0.89	中村孝(1986)
盆腔积液 Pelvic fluid	1000mg,iv	0～8.0	69.8	116.0	0.60	高瀬善次郎(1982)
睾丸 Testis	20mg/kg,im(大鼠)	0.3	4.8	47.0	0.10	Tanayama S(1978)
前列腺组织 Prostatic tissue	500mg,iv	0.5～1.0	6.1	14.0	0.44	高本均(1979)
肌肉组织 Muscular tissue	20mg/kg,im(大鼠)	0.3	4.5	47.0	0.10	Tanayama S(1978)
	2000mg,iv	0.5～4.5	31.5	245.7	0.13	Daschner FD(1980)
	10mg/kg,im(大鼠)	0.5	0.7	16.0	0.04	大久保滉(1979)
脂肪组织 Adipose tissue	20mg/kg,im(大鼠)	0.3	5.0	47.0	0.11	Tanayama S(1978)
	2000mg,iv	0.5～4.5	19.0	245.7	0.08	Daschner FD(1980)
皮肤水疱液 Skin blister	1000mg,iv	2.0	20.5	31.2	0.66	Findlay CD(1981)
	—	0～6.0	55.8	158.0	0.35	Wise R(1980)
组织间隙液 Interstitial fluid	100mg/kg,im(大鼠)	0～4.0	—	—	1.15	Landau Z(1981)
	100mg/kg,im(大鼠)	峰浓度	—	—	0.74	Landau Z(1981)
羊水 Amniotic fluid	250mg,iv	1.0	3.20	8.80	0.36	张南薰(1979)
尿液 Urine	1000mg,iv	0～2.0	2185	31.2～71.0	42.8	Durham SR(1980)
	1000mg,iv	峰浓度	354.0	17.2	20.6	中富昌夫(1979)
	500mg,iv	峰浓度	1100	12.0	91.7	高本均(1979)
	500mg,im	1.0	>1800	10.1～11.0	>100	宫本慎一(1979)

表 2-30A ^{14}C-头孢哌酮组织分布(健康受试大鼠,50mg/kg,im)[a]

部位	AUC_t/AUC_p	组织或组织液浓度 /(μg/g 或 μg/ml)			
		15min	30min	1.0h	2.0h
血浆 Plasma	1.00	53.3±3.20	20.7±0.90	6.00±0.80	3.60±0.50
全血 Blood	0.70	35.2±1.90	15.2±1.60	4.20±0.50	2.60±0.30
脑组织 Brain	0.02	1.40±0.50	0.30±0.20	0.10±0.10	0.20±0.00
眼球 Eye-ball	0.12	5.80±1.20	2.70±0.80	0.60±0.10	0.70±0.10
心脏组织 Cardiac tissue	0.23	11.9±1.60	5.20±0.50	1.30±0.00	0.80±0.10
肺 Lung	0.42	22.4±2.30	9.40±1.10	2.10±0.10	1.50±1.30
肝组织 Hepatic tissue	1.70	63.0±7.00	41.2±2.00	12.2±1.80	5.50±1.10
脾 Spleen	0.13	5.70±0.60	2.70±0.20	0.80±0.00	0.60±0.10
胃 Stomach	0.33	23.0±7.30	6.30±0.40	1.40±0.10	1.10±0.00
肾脏 Kidney	3.62	150.1±26.0	70.4±4.20	22.5±1.50	25.8±2.20
肾上腺 Adrenal	0.07	11.4±1.90	0.00±0.00	0.30±0.20	0.80±0.00
肠道 Intestine	1.72	41.0±11.1	26.9±7.10	22.4±6.00	7.10±2.30
胰腺组织 Pancreatic tissue	0.18	8.90±0.50	3.70±0.30	1.00±0.10	0.90±0.20
膀胱 Urinary bladder	1.38	76.5±31.8	30.4±10.3	8.30±0.80	2.70±0.60
睾丸 Testis	0.14	7.30±0.70	1.90±0.30	1.20±0.20	0.80±0.10
脂肪 Fat	0.05	2.80±0.30	0.80±0.80	0.30±0.20	0.50±0.20
肌肉组织 Muscular tissue	0.13	6.50±1.00	3.10±0.50	0.70±0.10	0.40±0.10

a:才川勇,高井明,中岛良文,等.^{14}C 标识 Sodium 7-[D-(—)-α-(4-ethyl-2,3-dioxo-1-piperazinecarboxamido)-α-(4-hydroxyphenyl) acetamido]-3-[(1-methyl-1 H-tetrazol-5-yl) thiomethyl]-3-cephem-4-carboxylate(^{14}C-Cefoperazone)のラットおよびマウスにおける吸收,分布および排泄. The Japanese Journal of Antibiotics, 1980,33(10):1084-1096.

表 2-30B　^{14}C-头孢哌酮组织分布(健康受试大鼠,50mg/kg,iv)[a]

部位	AUC_t/AUC_p	组织或组织液浓度 /(μg/g 或 μg/ml)			
		15min	30min	1.0h	2.0h
血浆 Plasma	1.00	134.0	11.9	3.40	0.70
全血 Blood	0.64	87.1	7.50	2.20	0.30
脑组织 Brain	0.01	1.80	0.20	0.00	0.10
眼球 Eye-ball	0.13	13.0	3.30	0.40	0.20
心脏组织 Cardiac tissue	0.24	33.0	2.40	0.60	0.20
肺组织 Pulmonary tissue	0.44	60.5	5.40	1.20	0.30
肝组织 Hepatic tissue	1.89	251.1	26.4	5.20	0.70
脾 Spleen	0.19	26.7	1.70	0.60	0.20
胃 Stomach	0.33	44.5	3.80	1.10	0.30
肾脏 Kidney	4.62	550.2	77.7	17.2	8.70
肾上腺 Adrenal	0.21	23.9	3.00	0.40	2.10
肠道 Intestine	1.57	33.0	85.9	14.3	0.60
胰腺组织 Pancreatic tissue	0.23	26.6	1.90	2.60	0.30
膀胱 Urinary bladder	1.83	55.5	82.1	22.6	0.90
睾丸 Testis	0.11	5.10	3.00	1.80	0.10
脂肪 Fat	0.11	16.8	0.30	0.20	0.40
肌肉组织 Muscular tissue	0.13	16.1	1.40	1.00	0.10
血浆 Plasma	1.00	79.0	—	2.00	—
子宫 Uterus	0.64	50.3	—	1.50	—
卵巢 Ovary	0.41	31.5	—	1.50	—

a:才川勇,高井明,中岛良文,等. ^{14}C 标识 Sodium7-[D-(-)-α-(4-ethyl-2,3-dioxo-1-piperazinecarboxamido)-α-(4-hydroxyphenyl) acetamido]-3-[(1-methyl-^{1}H-tetrazol-5-yl) thiomethyl]-3-cephem-4-carboxylate(^{14}C-Cefoperazone)のラットおよびマウスにおける吸收,分布および排泄. The Japanese Journal of Antibiotics,1980,33(10):1084-1096.

表 2-30C　头孢哌酮组织分布

部位	给药方案及病理生理状态	取样时间/h	浓度/(μg/g、μg/ml)或曲线下面积/(μg/g·h、μg/ml·h)		C_t/C_p 或 AUC_t/AUC_p	参考文献
			组织或组织液	血浆		
脑脊液 Cerebrospinal fluid	4000mg,iv(脑外科手术)	1.0～6.0	21.2	883.8	0.02	朝日茂树(1985)
	1000mg,iv(脑外科手术)	2.0～4.0	2.0～3.6	60.8～95.7	0.04	喜多村孝一(1986)
	2000mg,iv(脑外科手术)	1.0～3.0	3.6～4.6	125.8～253.1	0.02	本田英一郎(1988)
	50～100mg/kg,iv(细菌性脑膜炎)	稳态浓度	1.5～3.1	85.0～100.0	0.02～0.03	Cable D(1981)
	100mg/kg,iv(家兔)(葡萄球菌脑膜炎)	0～3.0	11.1	81.0	0.13	小林裕(1980)
	2000mg,iv(细菌性脑膜炎)	峰浓度	21.6	—	0.11	Ito H(1984)
脑组织 Brain	50mg/kg,iv(大鼠)	0～0.5	0.2	17.5	0.01	Kano H(1984)
房水 Aqueous humor	50mg/kg,im(家兔)	1.0	2.8	43.0	0.07	大石正夫(1980)
	50mg/kg,iv(家兔)	0.5	3.6	46.2	0.08	大石正夫(1980)
眼睑 Lid	50mg/kg,im(家兔)	1.0	30.1	43.0	0.70	大石正夫(1980)
结膜 Conjunctive	50mg/kg,im(家兔)	1.0	26.9	43.0	0.63	大石正夫(1980)
眼外肌 Extraocular muscle	50mg/kg,im(家兔)	1.0	38.4	43.0	0.89	大石正夫(1980)
角膜 Cornea	50mg/kg,im(家兔)	1.0	3.1	43.0	0.07	大石正夫(1980)
巩膜 Sclera	50mg/kg,im(家兔)	1.0	36.6	43.0	0.85	大石正夫(1980)
虹膜 Iris	50mg/kg,im(家兔)	1.0	22.3	43.0	0.52	大石正夫(1980)
视网膜 Retina	50mg/kg,im(家兔)	1.0	11.4	43.0	0.27	大石正夫(1980)
晶状体 Lens	50mg/kg,im(家兔)	1.0	<最低检测限	43.0	—	大石正夫(1980)
玻璃体 Vitreous body	50mg/kg,im(家兔)	1.0	<最低检测限	43.0	—	大石正夫(1980)
扁桃体 Tonsil	500mg,iv	1.0	5.1	31.3	0.16	岩泽武彦(1980)

续表

部位	给药方案及病理生理状态	取样时间/h	浓度/(μg/g、μg/ml)或曲线下面积/(μg/g·h、μg/ml·h)		C_t/C_p 或 AUC_t/AUC_p	参考文献
			组织或组织液	血浆		
扁桃体 Tonsil	500～1000mg,iv(儿童)	1.0	3.4～6.0	31.5～65.0	0.10	Sambe B(1980)
	40mg/kg,iv(家兔)	1.0～2.0	11.9	66.6	0.17	Nakao K(1980)
颊黏膜 Buccal mucosa	40mg/kg,iv(家兔)	1.0～2.0	7.5	66.6	0.11	Nakao K(1980)
颌下腺 Submaxillary gland	20mg/kg,iv	1.0～2.0	10.0～12.5	47.3～115.4	0.14	Nakao K(1980)
	100mg/kg,iv(大鼠)	0.5	2.7	14.0	0.19	风冈宜晓(1986)
	40mg/kg,iv(家兔)	1.0～2.0	7.2	66.6	0.11	Nakao K(1980)
颌下淋巴结 Submaxillary lymph node	40mg/kg,iv(家兔)	1.0～2.0	9.0	66.6	0.14	Nakao K(1980)
上颌窦黏膜 Maxillary sinus mucosa	1000mg,iv	1.5	21.8	42.1	0.52	风冈宜晓(1986)
	4000mg,iv	2.5	73.0	140.0	0.52	吉田淳一(1986)
鼻黏膜 Nasal mucosa	1000mg,iv	1.5	12.3	42.1	0.29	风冈宜晓(1986)
	20mg/kg,iv	0.5～1.0	22.0～31.0	68.1～115.3	0.29	Nakao K(1980)
牙龈 Gingiva	1000mg,iv	1.0～1.5	20.5	42.1～51.4	0.44	风冈宜晓(1986)
	1000mg,iv	0.5～8.0	73.1	163.5	0.45	神谷祐二(1982)
	100mg/kg,iv(大鼠)	0.5	5.9	14.0	0.42	风冈宜晓(1986)
	20mg/kg,iv	1.0～1.5	32.8	64.8～115.4	0.40	Nakao K(1980)
牙囊 Dental follicle	1000mg,iv	1.0～1.5	17.7	42.1～51.4	0.38	风冈宜晓(1986)
	1000mg,iv	0.5～8.0	71.1	163.5	0.43	神谷祐二(1982)
唾液腺 Salivary gland	50mg/kg,iv(大鼠)	0～0.5	1.7	17.5	0.10	Kano H(1984)
咬肌 Masseter	100mg/kg,im(大鼠)	0.3～1.0	8.7	20.3	0.43	玉井健三(1980)
颌骨 Jaw	1000mg,iv	1.0～1.5	4.9	42.1～51.4	0.11	风冈宜晓(1986)

续表

部位	给药方案及病理生理状态	取样时间/h	浓度/(μg/g、μg/ml)或曲线下面积/(μg/g·h、μg/ml·h)		C_t/C_p 或 AUC_t/AUC_p	参考文献
			组织或组织液	血浆		
颌骨 Jaw	100mg/kg,iv(大鼠)	0.5	1.6～2.1	14.0	0.11～0.15	风冈宜晓(1986)
	1000mg,iv	0.5～8.0	16.2	163.5	0.10	神谷祐二(1982)
舌 Tongue	100mg/kg,iv(大鼠)	0.5	5.9	14.0	0.42	风冈宜晓(1986)
耳分泌液 Otorrhea	2000mg,iv	1.0	3.2	185.0	0.02	Sambe B(1980)
	2000mg,iv(轻症中耳炎)	1.0	6.0	104.8	0.06	Eura S(1986)
	2000mg,iv(中重症中耳炎)	1.0	16.3	104.8	0.16	Eura S(1986)
	2000mg,iv(重症中耳炎)	1.0～2.5	5.1～18.8	59.4～124.2	0.15	河村正三(1985)
腮腺 Parotid gland	40mg/kg,iv(家兔)	1.0～2.0	14.3	66.6	0.21	Nakao K(1980)
	4000mg,iv(腮腺炎)	2.5	—	—	0.27	吉田淳一(1986)
	4000mg,iv	2.5	16.6	140.0	0.10	吉田淳一(1986)
咽黏膜 Pharyngeal mucosa	4000mg,iv	2.0～3.0	65.0	155.0	0.42	吉田淳一(1986)
淋巴结 Lymph node	4000mg,iv	2.0～3.0	35.8	178.5	0.28	吉田淳一(1986)
心脏组织 Cardiac tissue	50mg/kg,iv(大鼠)	0～0.5	2.3	17.5	0.13	Kano H(1984)
	20mg/kg,im(大鼠)	0.3～0.5	3.0～4.1	15.8～26.4	0.17	中山一诚(1980)
心耳组织 Auricletissue	1000mg,iv	1.0～2.0	21.8	—	0.36	Abe T(1986)
心包积液 Pericardial fluid	1000mg,iv	1.0～2.0	4.71	—	0.09	Abe T(1986)
胸腺 Thymus	50mg/kg,iv(大鼠)	0～0.5	1.9	17.5	0.11	Kano H(1984)
肺组织 Pulmonary tissue	2000mg,iv	1.0～2.0	47.9～72.2	96.5～118.8	0.48～0.72	Wartenberg K(1983)
	2000mg,iv	3.0	54.6	—	>0.50	Monden Y(1986)

续表

部位	给药方案及病理生理状态	取样时间/h	浓度/(μg/g、μg/ml)或曲线下面积/(μg/g·h、μg/ml·h)		C_t/C_p 或 AUC_t/AUC_p	参考文献
			组织或组织液	血浆		
肺组织 Pulmonary tissue	2000mg,iv	峰浓度	103.3	195.0	0.53	Monden Y(1986)
	2000mg,iv	0.3～5	268.8	531.8	0.51	门田康正(1986)
	50mg/kg,iv(大鼠)	0～0.5	8.2	17.5	0.47	Kano H(1984)
	20mg/kg,im(家兔)	0.3～2.0	12.6	22.3	0.56	才川勇(1980)
	50mg/kg,sc(大鼠)	0.5～2.0	7.8	21.2	0.38	山本俊幸(1984)
痰液 Sputum	2000mg,iv	峰浓度	5.6	71.0～130.0	0.06	铃山洋司(1984)
	1000～2000mg,iv	峰浓度	—	—	0.02～0.05	Oyama K(1980)
	1000mg,iv	1.0～2.0	1.20	—	<0.02	中富昌夫(1980)
支气管黏膜 Bronchial mucosa	4000mg,iv	2.0～3.0	36.0	149.8	0.24	吉田淳一(1986)
胸腔积液 Pleural fluid	1000mg,iv	0～24.0	148.4	441.1	0.34	Kajiki A(1990)
	2000mg,iv	0～24.0	499.0	774.6	0.64	Kajiki A(1983)
	25mg/kg,iv(家兔)	0～8.0	68.1	102.8	0.66	Kumano K(1987)
肝组织 Hepatic tissue	100mg/kg,iv(大鼠)	0.5	85.0	14.0	6.07	风冈宜晓(1986)
	20mg/kg,im(大鼠)	0.5	38.7	15.8	2.45	中山一诚(1980)
	50mg/kg,im(小鼠)	0.5	13.4	5.4	2.48	荒谷春惠(1980)
	50mg/kg,sc(大鼠)	0.5～2.0	45.5	21.2	2.15	山本俊幸(1984)
胆囊 Gallbladder	2000mg,iv	0.5～2.0	50.0～200.0	100.0～200.0	0.50～1.00	国友一史(1985)
	1000mg,iv	1.0	71.7	99.8	0.72	Shima K(1984)
	1000mg,iv	3.0	21.7	—	0.66	Orda R(1992)
	2000mg,iv	2.0	62.4	—	>0.60	加部吉男(1983)
	500mg,iv	0.5～1.5	—	45.2	>0.50	中西昌美(1984)

续表

部位	给药方案及病理生理状态	取样时间/h	浓度/(μg/g、μg/ml)或曲线下面积/(μg/g·h、μg/ml·h)		C_t/C_p 或 AUC_t/AUC_p	参考文献
			组织或组织液	血浆		
胆囊 Gallbladder	1000mg,iv	术中	91.0	—	≈0.50	Berger SA(1988)
胆总管胆汁 Choledochal bile	1000mg,iv	2.0～4.0	360～1920	—	>20.0	Ishii T(1986)
	1000mg,iv	0.5～6.0	2914	126.9	23.0	由良二郎(1980)
	1000～2000mg,iv	2.0	1258～5046	—	>20.0	Kishikawa H(1980)
	2000mg,iv	1.0～12.0	16355	462.8	35.3	Suwa T(1985)
	2000mg,iv(经皮肝穿刺胆道引流术后)	0.5～10.0	—	—	>10.0	松本俊彦(1986)
	2000mg,iv	0.5～2.0	1538.1	—	>10.0	国友一史(1985)
	2000mg,iv	1.5	2855.5	—	>20.0	加部吉男(1983)
	40mg/kg,im(大鼠)	峰浓度	3774	82.0	46.0	Mashimo K(1980)
	500mg,iv	0.5～1.5	1010～2087	45.2	34.3	中西昌美(1984)
	50mg/kg,iv(大鼠)(健康受试动物)	峰浓度	1958	93.5	20.9	Kano H(1984)
	1000mg,iv(无胆管梗阻)	0.7～1.0	2550～3180	139.0	20.6	桥本伊久雄(1981)
	1000mg,iv	1.0	1880～3100	—	17.9	Nakamura T(1980)
	2000mg,iv(胆管梗阻)	0.5～10.0	3127	867.6	3.60	松本俊彦(1986)
	1000mg,iv(胆管梗阻)	0～6.0	93.0	112.4	0.83	Koizumi M(1986)
	1000mg,iv(胆管梗阻)	0.5～6.0	78.9	383.5	0.21	由良二郎(1980)
胆囊胆汁 Cystic bile	1000mg,iv	0.7～1.0	680.0	139.0	4.89	桥本伊久雄(1981)
	1000mg,iv	术中	≈400.0	—	≈2.00	Berger SA(1988)
脾 Spleen	40mg/kg,iv(家兔)	1.0～2.0	4.2	66.6	0.06	Nakao K(1980)
	50mg/kg,iv(大鼠)	0～0.5	1.8	17.5	0.10	Kano H(1984)
肾脏 Kidney	100mg/kg,iv(大鼠)	0.5	33.5	14.0	2.39	风冈宜晓(1986)

续表

部位	给药方案及病理生理状态	取样时间/h	浓度/(μg/g、μg/ml)或曲线下面积/(μg/g·h、μg/ml·h)		C_t/C_p 或 AUC_t/AUC_p	参考文献
			组织或组织液	血浆		
肾脏 Kidney	50mg/kg,iv(大鼠)	0～0.5	45.6	17.5	2.61	Kano H(1984)
	20mg/kg,im(大鼠)	0.5	39.9	15.8	2.52	中山一诚(1980)
	20mg/kg,im(家兔)	0.3～2.0	80.5	22.3	3.61	才川勇(1980)
	50mg/kg,sc(大鼠)	0.5～2.0	64.6	21.2	3.05	山本俊幸(1984)
胃壁 Gastric wall	500mg,iv	—	7.3	45.2	0.16	中西昌美(1984)
肠道 Intestine	500mg,iv	—	11.3	45.2	0.25	中西昌美(1984)
胰液 Pancreatic juice	1000mg,iv	—	—	—	0.17	Jiang L(1997)
阑尾 Appendix	1000mg,iv	—	39.5～68.8	147.1	0.37	桥本伊久雄(1981)
	500mg,iv	0.5～1.0	11.7	45.2	0.26	中西昌美(1984)
腹腔积液 Ascitic fluid	1000mg,iv	0.5～4.0	140.5	208.1	0.68	Seiga K(1980)
	2000mg,iv	0.5～4.0	290.7	409.3	0.71	Seiga K(1980)
	500mg,iv	0.5	36.8	45.2	0.81	中西昌美(1984)
尿道息肉 Polyp of urethra	1000mg,iv	1.5～2.0	23.7	59.0	0.40	Kamada H(1986)
膀胱 Urinary bladder	1000mg,iv	1.5～2.0	15.1～22.3	56.2～71.3	0.30	Kamada H(1986)
前列腺组织 Prostatic tissue	2000mg,iv	1.0	14.9	58.0	0.26	冈村廉晴(1989)
	1000mg,iv	0～8.0	93.7	355.7	0.26	Fukushima S(1989)
	1000mg,iv	0.3～2.0	30.1	86.4	0.34	赤泽信幸(1985)
	1000mg,iv	1.0～5.0	77.0	259.0	0.30	Ito Y(1985)
	1000mg,iv	1.0～3.0	12.0	42.1	0.29	Kamada H(1986)
睾丸 Testis	1000mg,iv	1.5～2.0	21.6	53.6	0.40	Kamada H(1986)

续表

部位	给药方案及病理生理状态	取样时间/h	浓度/(μg/g、μg/ml)或曲线下面积/(μg/g·h、μg/ml·h)		C_t/C_p 或 AUC_t/AUC_p	参考文献
			组织或组织液	血浆		
附睾组织 Epididymal tissue	1000mg,iv	1.5～2.0	22.0	53.6	0.41	Kamada H(1986)
子宫内膜 Endometrium	1000mg,iv	0.5～4.0	49.8	208.1	0.24	Seiga K(1980)
	2000mg,iv	0.5～4.0	91.3	409.3	0.22	Seiga K(1980)
	2000mg,iv	2.0	14.9	61.8	0.25	馆野政也(1980)
	500mg,iv	0～6.0	27.4	103.0	0.27	张南薰(1984)
	1000mg,iv	0～4.0	44.7	123.2	0.36	山元贵雄(1984)
	1000mg,iv	0～3.5	65.6	166.6	0.39	中村英世(1984)
子宫浆膜 Perimetrium	2000mg,iv	2.0	21.6	61.8	0.35	馆野政也(1980)
	500mg,iv	0～6.0	35.2	103.0	0.34	张南薰(1984)
	1000mg,iv	0.5	69.0	154.7	0.44	桥本伊久雄(1981)
子宫肌层 Myometrium	1000mg,iv	0.5～4.0	59.5	208.1	0.29	Seiga K(1980)
	2000mg,iv	0.5～4.0	91.3	409.3	0.22	Seiga K(1980)
	2000mg,iv	2.0	18.2	61.8	0.28	馆野政也(1980)
	500mg,iv	0～6.0	28.6	103.0	0.28	张南薰(1984)
	1000mg,iv	0～4.0	47.3	123.2	0.38	山元贵雄(1984)
	1000mg,iv	0.5	60.3	154.7	0.38	桥本伊久雄(1981)
	2000mg,im	2.5	20.3	67.1	0.30	Bawdon R(1982)
子宫颈 Cervix uterus	1000mg,iv	0～4.0	54.5	123.2	0.44	山元贵雄(1984)
	1000mg,iv	0～3.5	69.8	166.6	0.42	中村英世(1984)
	500mg,iv	0～6.0	37.3	103.0	0.36	张南薰(1984)

续表

部位	给药方案及病理生理状态	取样时间/h	浓度/(μg/g、μg/ml)或曲线下面积/(μg/g·h、μg/ml·h)		C_t/C_p 或 AUC_t/AUC_p	参考文献
			组织或组织液	血浆		
输卵管 Oviduct	1000mg,iv	0.5～4.0	52.0	208.1	0.25	Seiga K(1980)
	2000mg,iv	0.5～4.0	108.1	409.3	0.26	Seiga K(1980)
	1000mg,iv	0～4.0	45.8	123.2	0.37	山元贵雄(1984)
	500mg,iv	0～6.0	33.1	103.0	0.32	张南薰(1984)
	1000mg,iv	0～3.5	76.4	166.6	0.46	中村英世(1984)
	2000mg,im	2.5	25.6	67.1	0.38	Bawdon R(1982)
卵巢 Ovary	1000mg,iv	0.5～4.0	47.3	208.1	0.23	Seiga K(1980)
	2000mg,iv	0.5～4.0	101.9	409.3	0.25	Seiga K(1980)
	1000mg,iv	0～3.5	64.5	166.6	0.39	中村英世(1984)
	500mg,iv	0～6.0	32.2	103.0	0.31	张南薰(1984)
阴道部 Portio vaginalis	1000mg,iv	0.5～4.0	53.5	208.1	0.26	Seiga K(1980)
	2000mg,iv	0.5～4.0	121.0	409.3	0.30	Seiga K(1980)
	500mg,iv	0～6.0	43.4	103.0	0.42	张南薰(1984)
盆腔渗出液 Pelvic exudate	1000mg,iv	0～12.0	296.9	277.3	1.07	张南薰(1984)
	1000mg,iv	0.5～8.0	—	—	0.85	平林光司(1984)
	500mg,iv	0～6.0	147.2	197.3	0.75	张南薰(1984)
	1000mg,iv	0～12.0	176.2	324.3	0.52	伊藤邦彦(1984)
骨组织 Bone tissue	20mg/kg,iv	1.0	6.8～10.7	—	0.07～0.11	Yoshii T(2000)
髓质骨 Cancellous	2000mg,iv	1.0～2.0	27.7	118.0	0.23	冈元勉(1986)
骨髓 Bone marrow	2000mg,iv	1.0～2.0	123.0	118.0	1.04	冈元勉(1986)
肌肉组织 Muscular tissue	2000mg,iv	2.0～3.0	8.4	75.1	0.11	Muder R(1984)

续表

部位	给药方案及病理生理状态	取样时间/h	浓度/(μg/g、μg/ml)或曲线下面积/(μg/g·h、μg/ml·h)		C_t/C_p 或 AUC_t/AUC_p	参考文献
			组织或组织液	血浆		
肌肉组织 Muscular tissue	2000mg,iv	2.0	9.3～20.7	48.0～120.0	0.18	Muder R(1982)
	50mg/kg,iv(大鼠)	0～0.5	1.5	17.5	0.09	Kano H(1984)
	20mg/kg,im(大鼠)	0.3～0.5	2.2～2.4	15.8～26.4	0.11	中山一诚(1980)
皮肤 Skin	1000mg,iv	0.5	16.5	170.0	0.10	桥本伊久雄(1981)
	500mg,iv(健康受试者)	—	2.9	45.2	0.06	中西昌美(1984)
皮下脂肪 Subcutaneous fat	1000mg,iv	0.5	7.2	170.0	0.04	桥本伊久雄(1981)
	50mg/kg,iv(大鼠)	0～0.5	1.7	17.5	0.10	Kano H(1984)
创面渗出液 Wound exudate	2000mg,iv,q8h	1.0～12.0	333.2	351.0	0.95	Muder R(1984)
	2000mg,iv	2.0～3.0	54.2	75.1	0.72	Muder R(1984)
皮肤水疱液 Skin blister	50mg/kg,iv	0.5～8.0	194.0	—	1.09	Aoyama H(1988)
尿液 Urine	1000～2000mg,iv	1.0～12.0	10910	462.8	23.6	Suwa T(1985)
	1000mg,iv	0～6.0	6257	276.0	22.7	中山一诚(1980)
	1000mg,iv	0～10.0	3398	—	>20.0	中山一诚(1984)
	1000mg,iv	0.5～1.0	1800～4080	140.0～185.0	18.1	中富昌夫(1980)

表 2-31A ^{14}C-头孢曲松组织分布(健康受试大鼠,20mg/kg,iv)[a]

部位	AUC_t/AUC_p	组织或组织液浓度 /(μg/g 或 μg/ml)			
		0.5h	2.0h	6.0h	24.0h
全血 Blood	1.00	37.2±1.30	11.1±0.30	3.35±0.18	1.08±0.08
脑组织 Brain	0.02	0.64±0.05	0.20±0.02	0.12±0.01	0.03±0.01

续表

部位	AUC_t/AUC_p	组织或组织液浓度 /(μg/g 或 μg/ml)			
		0.5h	**2.0h**	**6.0h**	**24.0h**
脑垂体 Hypophysis	0.16	5.06	1.12	0.60	0.32
眼球 Eye-ball	0.09	2.16±0.36	0.95±0.09	0.37±0.06	0.15±0.02
甲状腺 Thyroid	0.25	6.57	2.26	0.83	0.63
胸腺 Thymus	0.15	3.37±0.20	1.33±0.08	0.60±0.02	0.30±0.02
心脏组织 Cardiac tissue	0.25	9.13±0.40	1.68±0.16	0.98±0.03	0.39±0.01
肺组织 Pulmonary tissue	0.62	16.5±1.20	6.38±0.97	2.16±0.08	1.28±0.25
肝组织 Hepatic tissue	0.46	15.6±0.90	5.03±0.27	1.40±0.08	0.77±0.05
脾 Spleen	0.20	4.04±0.39	1.56±0.07	0.90±0.06	0.45±0.06
胃 Stomach	0.24	3.28±0.36	2.49±0.39	0.86±0.13	0.69±0.04
肾上腺 Adrenal	0.24	5.41±0.37	2.07±0.14	0.95±0.11	0.52±0.05
肾脏 Kidney	3.26	48.4±1.60	17.7±0.80	15.0±0.30	10.2±0.80
胰腺组织 Pancreatic tissue	0.21	6.11±1.16	1.93±0.12	0.80±0.06	0.40±0.04
肠道 Intestine	24.0	96.1±4.30	119.4±5.30	133.8±4.7	71.9±17.3
睾丸 Testis	0.27	6.97±0.31	3.92±0.26	0.83±0.08	0.38±0.02
脊髓 Spinal cord	0.06	0.97±0.42	0.56±0.17	0.26±0.02	0.10±0.02
肌肉组织 Muscular tissue	0.11	4.00±0.33	1.31±0.09	0.32±0.02	0.16±0.01
脂肪组织 Adipose tissue	0.09	3.29±1.35	0.71±0.08	0.31±0.03	0.15±0.01
全血 Blood	1.00	39.5±1.70	—	—	1.38±0.05
卵巢 Ovary	0.33	12.9±0.90	—	—	0.81±0.09
子宫 Uterus	0.46	18.2±0.30	—	—	1.03±0.08

a:深泽英雄,田原整,市原成泰,等. ラットにおけるCeftriaxone(Ro 13-9904の体内动态に关する研究. Chemotherapy,1984,32(7):136-147.

表 2-31B 头孢曲松组织分布

部位	给药方案及病理生理状态	取样时间/h	浓度/(μg/g、μg/ml)或曲线下面积/(μg/g·h、μg/ml·h)		C_t/C_p 或 AUC_t/AUC_p	参考文献
			组织或组织液	血浆		
脑脊液 Cerebrospinal fluid	1000～2000mg,iv	—	2.10～7.20	—	0.02～0.07	Cherubin CE(1989)
	2000mg,iv	2.0～4.0	2.0	106.7	0.02	Chandrasekar PH (1984)
	2000mg,iv	0.5～24.0	40.9	1190	0.03	服部达明(1996)
	50mg/kg,iv	0.5～6.0	0.3～7.2	120.0～375.0	0.03	Rio MD(1982)
	75mg/kg,iv	稳态浓度	2.4～7.2	98.0～158.0	0.02～0.07	Billstein SA(1988)
	50mg/kg,iv(新生儿)(无细菌性脑膜炎)	0～36.0	103.2	—	0.03～0.07	Martin E(1983)
	50mg/kg,iv(新生儿)(细菌性脑膜炎)	0～36.0	251.0	—	0.17	Martin E(1983)
	2000mg,iv(急性细菌性脑膜炎)	稳态浓度	4.0～5.0	40.0～50.0	0.10	Buke AC(2003)
	负荷剂量:75mg/kg,iv 维持剂量:50mg/kg,iv (细菌性脑膜炎)	稳态浓度	3.7±1.8	31.3±7.8	0.12	Nahata MC(1986)
	50mg/kg,iv,q12h (急性细菌性脑膜炎)	3.0	6.6	54.0	0.12	Klugman KP(1988)
	100mg/kg,iv(家兔) (葡萄球菌脑膜炎)	0～2.0	—	—	0.14	春田恒和(1991)
脑组织 Brain	20mg/kg,iv(大鼠)	0.3～24.0	1.7	42.4	0.04	中山一诚(1984)
	2000mg,iv	2.0～4.0	<4.9	58.0～170.0	0.02	Lucht F(1990)
房水 Aqueous humor	50mg/kg,iv(家兔)	0.5～6.0	9.4	46.6	0.20	叶田野博(1984)
	50mg/kg,iv(家兔)	0.3～6.0	9.7	73.4	0.13	大石正夫(1984)
眼睑 Lid	50mg/kg,iv(家兔)	0.5	39.9	32.6	1.22	大石正夫(1984)
结膜 Conjunctiva	50mg/kg,iv(家兔)	0.5	21.8	32.6	0.67	大石正夫(1984)

续表

部位	给药方案及病理生理状态	取样时间/h	浓度/(μg/g、μg/ml)或曲线下面积/(μg/g·h、μg/ml·h)		C_t/C_p 或 AUC_t/AUC_p	参考文献
			组织或组织液	血浆		
眼外肌 Extraocular muscle	50mg/kg,iv(家兔)	0.5	58.2	32.6	1.79	大石正夫(1984)
角膜 Cornea	50mg/kg,iv(家兔)	0.5	7.1	32.6	0.22	大石正夫(1984)
巩膜 Sclera	50mg/kg,iv(家兔)	0.5	16.0	32.6	0.49	大石正夫(1984)
虹膜及睫状体 Iris and ciliary body	50mg/kg,iv(家兔)	0.5	13.4	32.6	0.41	大石正夫(1984)
晶状体 Lens	50mg/kg,iv(家兔)	0.5	0.4	32.6	0.01	大石正夫(1984)
玻璃体 Vitreous body	50mg/kg,iv(家兔)	0.5	8.7	32.6	0.27	大石正夫(1984)
视网膜和脉络膜 Retina and choroid	50mg/kg,iv(家兔)	0.5	5.2	32.6	0.16	大石正夫(1984)
视神经 Optic nerve	50mg/kg,iv(家兔)	0.5	39.9	32.6	1.22	大石正夫(1984)
泪液 Lacrimal fluid	50mg/kg,iv(家兔)	0.5～6.0	23.2	46.6	0.50	叶田野博(1984)
上颌窦黏膜 Maxillary sinus mucosa	1000mg,iv	1.0～5.0	104.5	405.3	0.26	中川千尋(1994)
	2000mg,iv	2.3～3.3	26.1～32.7	127.0～171.0	0.20	中川千尋(1994)
	1000mg,iv	1.0	40.8	136.0	0.30	山下敏康(1988)
扁桃体 Tonsil	1000mg,iv	0.5～6.0	43.1	274.9	0.16	木下治二(1984)
	1000mg,iv	1.0	11.3	63.9	0.18	米井洁(1987)
	1000mg,im	3.0～24.0	97.8	586.3	0.17	Fraschini F(1986)
	500mg,iv	1.0	7.5	66.3	0.11	岩泽武彦(1986)
	1000mg,im	峰浓度	11.5	70.3	0.16	Rondanelli R(1992)
颌下腺 Submaxillary gland	1000mg,iv	2.0～3.0	17.9～34.5	95.8	0.27	木下治二(1984)

部位	给药方案及病理生理状态	取样时间/h	浓度/(μg/g、μg/ml)或曲线下面积/(μg/g·h、μg/ml·h)		C_t/C_p 或 AUC_t/AUC_p	参考文献
			组织或组织液	血浆		
鼻黏膜 Nasal mucosa	1000mg,im	3.0～24.0	193.0	586.3	0.33	Fraschini F(1986)
中耳黏膜 Middle ear mucosa	1000mg,iv	1.0	9.9	38.0	0.26	河村正三(1988)
	1000mg,im	3.0～24.0	61.9	586.3	0.11	Fraschini F(1986)
牙龈 Gingiva	1000mg,iv	0～30.0	346.0	1095	0.32	山下敏康(1988)
	1000mg,iv	1.0～4.0	21.7	74.8	0.29	森鼻健史(1988)
牙囊 Dental follicle	1000mg,iv	0～30.0	585.7	1095	0.53	山下敏康(1988)
	1000mg,iv	—	17.8	52.5～139.0	0.25	森鼻健史(1988)
唾液 Saliva	1000mg,iv	0.3～12.0	—	1251	<0.05	森鼻健史(1988)
颌骨 Jaw	1000mg,iv	0～30.0	103.8	1095	0.09	山下敏康(1988)
	1000mg,iv	1.5～3.0	9.7	83.6	0.12	森鼻健史(1988)
腮腺 Parotid gland	1000mg,iv	2.0～8.0	81.8	225.7	0.36	Hotz T(1994)
心脏组织 Cardiac tissue	20mg/kg,iv(大鼠)	0.3～24.0	21.9	42.4	0.52	中山一诚(1984)
	50mg/kg,sc(小鼠)	0.5～1.0	10.2～15.2	33.7～41.6	0.30～0.36	Klesel T(1984)
肺组织 Pulmonary tissue	2000mg,iv	1.5～4.5	130.1	324.7	0.40	Billstein BA(1988)
	1000mg,iv	术中	27.0	71.1	0.40	Martin C(1992)
	1000mg,iv	1.0～4.0	130.3	324.0	0.40	Just HM(1984)
	20mg/kg,iv(家兔)	4.0	21.6	59.4	0.36	Klesel T(1984)
	50mg/kg,sc(小鼠)	1.0	15.1	33.7	0.45	Klesel T(1984)
痰液 Sputum	500mg,iv	0～8.0	1.5	50.5	0.03	铃山洋司(1984)
	2000mg,iv	8.0～12.0	4.5～7.5	92.0～105.0	0.06	Ishioka S(1991)
	1000～2000mg,iv	峰浓度	1.3～1.9	110.0～135.0	<0.02	桑原正雄(1989)

续表

部位	给药方案及病理生理状态	取样时间/h	浓度/(μg/g、μg/ml)或曲线下面积/(μg/g·h、μg/ml·h)		C_t/C_p 或 AUC_t/AUC_p	参考文献
			组织或组织液	血浆		
痰液 Sputum	2000mg,iv	—	3.67	—	0.02～0.03	松本庆藏(1984)
	1000mg,im	0～24.0	16.6	778.5	0.02	Fraschini F(1986)
支气管分泌物 Bronchial exudate	1000mg,im	2.0～24.0	20.5	668.2	0.03	Fraschini F(1989)
胸腔积液 Pleural fluid	1000mg,iv	1.0～24.0	282.0	1570	0.27	Goonetilleke AKE (1996)
	1000mg,im	1.0～24.0	353.0	1225	0.29	Goonetilleke AKE (1996)
	1000mg,iv	0.5～24.0	132.4	554.3	0.24	Benoni G(1986)
	1000mg,iv	0.5～6.0	64.6	399.1	0.16	Scaglione F(1990)
	2000mg,iv	6.0	27.0	111.0	0.14	Klmura M(1992)
	30mg/kg,iv(家兔)	峰浓度	41.6	172.0	0.20	Teixeira LR(2000)
肝组织 Hepatic tissue	20mg/kg,iv(大鼠)	0.3～24.0	22.3	42.4	0.53	中山一诚(1984)
胆囊 Gallbladder	1000mg,iv	3.0	25.1±8.6	59.5±13.0	0.78	Orda R(1992)
	1000mg,iv	2.0～4.0	56.8	51.7	1.10	中村孝(1984)
胆总管胆汁 Choledochal bile	1000mg,iv	3.0～4.0	304.5	51.7	5.89	中村孝(1984)
胆汁 Bile	1000mg,iv	3.0	44.5±16.0	59.5±13.0	1.58	Orda R(1992)
	1000mg,iv	3.0～4.0	95.4	51.7	1.85	中村孝(1984)
	1000mg,iv(T形管引流术后)	峰浓度	213.9～326.9	118.1～135.7	1.81～2.41	酒井克治(1984)
	1000mg,iv(T形管引流术后)	0～24.0	1230	993.0	1.24	Yura J(1984)
	1000mg,iv(胆管梗阻)	0～24.0	147.2	1032	0.14	Yura J(1984)

续表

部位	给药方案及病理生理状态	取样时间/h	浓度/(μg/g、μg/ml)或曲线下面积/(μg/g・h、μg/ml・h)		C_t/C_p 或 AUC_t/AUC_p	参考文献
			组织或组织液	血浆		
胆汁 Bile	1000mg,iv(胆管梗阻)	1.0～2.0	33.8	80.6	0.42	谷村弘(1984)
	1000mg,iv(胆管梗阻)	0～6.0	214.0	411.6	0.52	加藤繁次(1984)
脾 Spleen	20mg/kg,iv(大鼠)	0.3～24.0	9.2	42.4	0.22	中山一诚(1984)
胃壁 Gastric wall	1000mg,iv	2.0	37.5	57.8	0.65	中村孝(1984)
肾脏 Kidney	20mg/kg,iv(大鼠)	0.3～24.0	102.9	42.4	2.43	中山一诚(1984)
肾皮质 Renal cortex	1000mg,iv	2.2	110.0	67.0	1.64	Leone M(2003)
肾髓质 Renal medulla	1000mg,iv	2.2	78.0	67.0	1.16	Leone M(2003)
胰腺组织 Pancreatic tissue	1000mg,iv	2.5	6.0	68.0	0.11	Martin C(1997)
胰液 Pancreatic juice	1000mg,iv	2.5	2.1	68.0	0.03	Martin C(1997)
肠道 Intestine	1000mg,iv	2.0	40.6～53.1	57.8	0.81	中村孝(1984)
阑尾 Appendix	1000mg,iv	2.0～4.0	31.7	32.8～62.5	0.66	中村孝(1984)
腹腔积液 Ascitic fluid	1000mg,iv	0～24.0	—	435.1	0.64	Benoni G(1985)
	2000mg,iv	—	29.0～64.0	55.0～201.0	0.36	Gomez-Jimenez J (1993)
	15mg/kg,iv	1.0～12.0	250.3	653.5	0.38	Regamey C(1985)
	1000mg,iv	0～24.0	255.1	956.0	0.27	Hary L(1989)
	1000mg,iv	—	19.4	—	0.25	Beger SA(1989)
	1000mg,iv	2.0～4.0	17.2	78.1	0.22	中村孝(1984)
	1000mg,iv	2.0	25.0	—	0.20～0.40	铃本启一郎(1984)
	25mg/kg,iv(马)	0～24.0	—	—	0.38	Alonso JM(2018)

续表

部位	给药方案及病理生理状态	取样时间/h	浓度/(μg/g、μg/ml)或曲线下面积/(μg/g·h、μg/ml·h)		C_t/C_p 或 AUC_t/AUC_p	参考文献
			组织或组织液	血浆		
前列腺组织 Prostatic tissue	2000mg,iv	0.5～24.0	486.9	2153	0.23	Billstein SA(1988)
	2000mg,iv	0.5～24.0	395.2	1698	0.23	Adam D(1984)
	1000mg,iv	术中	34.0	93.0	0.37	Martin C(1996)
附睾组织 Epididymal tissue	1000mg,iv	0.7	27.2±6.0	89.3±18.0	0.31	Geny F(1993)
输卵管 Oviduct	1000mg,iv	0.5～24.0	407.0	996.9	0.41	坂仓启一(1984)
	1000mg,iv	1.0～24.0	386.1	909.0	0.42	松井幸雄(1984)
	1000mg,iv	1.5～12.0	293.4	663.4	0.44	福田宰(1984)
	1000mg,iv	1.5～24.0	412.1	864.1	0.48	宫川勇生(1984)
	1000mg,iv	0.3～24.0	411.7	1142	0.36	佐藤卓(1984)
	2000mg,iv	1.0～6.0	185.9	503.4	0.37	Daschner FD(1983)
	1000mg,iv	0.3～18.0	315.3	969.4	0.33	平林光司(1984)
	1000mg,iv	0.5～24.0	513.5	996.3	0.52	本乡基弘(1984)
	1000mg,iv	2.0	40.0	97.0	0.52	久保田健二(1984)
	2000mg,iv	2.0～3.0	44.6	123.2	0.36	Billstein SA(1988)
卵巢 Ovary	1000mg,iv	0.5～24.0	409.6	996.9	0.41	坂仓启一(1984)
	1000mg,iv	1.0～24.0	427.2	909	0.47	松井幸雄(1984)
	1000mg,iv	1.5～12.0	234.9	663.4	0.35	福田宰(1984)
	1000mg,iv	1.5～24.0	363.3	864.1	0.42	宫川勇生(1984)
	1000mg,iv	0.3～24.0	466.7	1142	0.41	佐藤卓(1984)
	1000mg,iv	0～18.0	333.2	969.4	0.34	平林光司(1984)
	1000mg,iv	0.5～24.0	420.8	996.3	0.42	本乡基弘(1984)

续表

部位	给药方案及病理生理状态	取样时间/h	浓度/(μg/g、μg/ml)或曲线下面积/(μg/g·h、μg/ml·h)		C_t/C_p 或 AUC_t/AUC_p	参考文献
			组织或组织液	血浆		
卵巢 Ovary	1000mg,iv	2.0	30	97	0.42	久保田健二(1984)
子宫内膜 Endomertium	1000mg,iv	0～24.0	326.8	996.9	0.33	坂仓启一(1984)
	2000mg,iv	2.0～3.0	31.8	123.2	0.26	Billstein SA(1988)
	2000mg,iv	1.0～6.0	117.8	503.4	0.23	Daschner FD(1983)
	1000mg,iv	1.0～24.0	290.9	909.0	0.32	松井幸雄(1984)
	1000mg,iv	16.9	11.0	48.0	0.23	二宫敬宇(1984)
	1000mg,iv	2.0	15.0	78.0	0.19	福田宰(1984)
	1000mg,iv	1.5～24.0	245.8	864.1	0.28	宫川勇生(1984)
	1000mg,iv	0.3～18.0	286.3	969.4	0.30	平林光司(1984)
	1000mg,iv	0.5～24.0	442.5	996.3	0.44	本乡基弘(1984)
子宫肌层 Myometrium	1000mg,iv	0～24.0	288.3	996.9	0.29	坂仓启一(1984)
	1000mg,iv	1.0～24.0	242.4	909.0	0.27	松井幸雄(1984)
	2000mg,iv	1.0～6.0	137.3	503.4	0.27	Daschner FD(1983)
	1000mg,iv	4.0	26	75	0.35	二宫敬宇(1984)
	1000mg,iv	1.5～12.0	220.9	663.4	0.33	福田宰(1984)
	1000mg,iv	1.5～24.0	245.8	864.1	0.28	宫川勇生(1984)
	1000mg,iv	0～24.0	270.2	1142	0.24	佐藤卓(1984)
	1000mg,iv	0.3～18.0	265.5	969.4	0.27	平林光司(1984)
	1000mg,iv	0.5～24.0	318.8	996.3	0.32	本乡基弘(1984)
	1000mg,iv	2.3	23.0	97.0	0.32	久保田健二(1984)
	2000mg,iv	2.0～3.0	37.8	123.2	0.31	Billstein SA(1988)

续表

部位	给药方案及病理生理状态	取样时间/h	浓度/(μg/g、μg/ml)或曲线下面积/(μg/g·h、μg/ml·h)		C_t/C_p 或 AUC_t/AUC_p	参考文献
			组织或组织液	血浆		
子宫颈 Cervix uterus	1000mg,iv	0～24.0	384.5	996.9	0.39	坂仓启一(1984)
	1000mg,iv	0.3～4.0	108.9	193.8	0.56	张南薰(1984)
	1000mg,iv	1.0～24.0	373.3	909.0	0.41	松井幸雄(1984)
	1000mg,iv	4.0	34.0	75.0	0.45	二宫敬宇(1984)
	1000mg,iv	1.5～12.0	257.8	663.4	0.39	福田宰(1984)
	1000mg,iv	1.5～24.0	317.3	864.1	0.37	宫川勇生(1984)
	1000mg,iv	0.3～18.0	311.5	969.4	0.32	平林光司(1984)
	1000mg,iv	0.5～24.0	401.5	996.3	0.40	本乡基弘(1984)
	1000mg,iv	2.0	32.0	97.0	0.40	久保田健二(1984)
阴道部 Portio vaginalis	1000mg,iv	0～24.0	442.0	996.9	0.44	坂仓启一(1984)
	1000mg,iv	0～4.0	106.9	193.8	0.55	张南薰(1984)
	1000mg,iv	1.0～24.0	436.3	909.0	0.48	松井幸雄(1984)
	1000mg,iv	4.0	41.0	75.0	0.55	二宫敬宇(1984)
	1000mg,iv	1.5～12.0	289.1	663.4	0.44	福田宰(1984)
	1000mg,iv	1.67～24.0	417.1	864.1	0.48	宫川勇生(1984)
	1000mg,iv	0.5～24.0	457.0	996.3	0.46	本乡基弘(1984)
盆腔积液 Pelvic fluid	1000mg,iv	0.5～24.0	1029	829.7	1.24	坂仓启一(1984)
	2000mg,iv	0～24.0	1214	1265	0.96	坂仓启一(1984)
	1000mg,iv	0～24.0	990.4	1055	0.94	松井幸雄(1984)
	1000mg,iv	0～24.0	1019	1219	0.84	久保田健二(1984)
	1000mg,iv	1.0～24.0	1075	1097	0.98	伊藤邦彦(1984)

续表

部位	给药方案及病理生理状态	取样时间/h	浓度/(μg/g、μg/ml)或曲线下面积/(μg/g·h、μg/ml·h)		C_t/C_p 或 AUC_t/AUC_p	参考文献
			组织或组织液	血浆		
盆腔积液 Pelvic fluid	1000mg,iv	0～24.0	1455	1517	0.96	平林光司(1984)
髓核 Nucleus pulposus	2000mg,iv	0.5～1.0	2.2±1.9	227.8±51.5	0.01	Yan D(2012)
骨 Bone	1000mg,iv	0.2～8.0	5.8～20.9	39.8～153.7	0.11～0.17	Lovering AM(2001)
	1000mg,iv	2.0	4.7	67.3	0.07	Bryan CS(1984)
	2000mg,iv	1.0～2.0	9.1～17.8	≈150.0	0.09	Gergs U(2014)
	2000mg,iv	2.0	17.0	≈150.0	0.11	Papaioannou N(1994)
皮质骨 Cortical bone	1000mg,iv(多剂)	稳态浓度	9.6	128.4	0.08	Garazzino S(2011)
	2000mg,iv	2.0～6.0	45.0	392.0	0.11	Scaglione F(1997)
	2000mg,iv	2.0～24.0	68.2	—	0.05	Soudry B(1986)
髓质骨 Cancellous bone	1000mg,iv(多剂)	稳态浓度	30.8	128.4	0.24	Garazzino S(2011)
	2000mg,iv	2.0～6.0	74.0	392.0	0.19	Scaglione F(1997)
	2000mg,iv	2.0～24.0	249.4	—	0.14	Soudry B(1986)
关节腔滑膜液 Synovial fluid	1000mg,iv	1.0～24.0	1050	1278	0.82	Morgan JR(1985)
	1000mg,iv	1.0	141.0	—	>0.80	Billstein SA(1988)
肌肉组织 Muscular tissue	50mg/kg,sc(小鼠)	0.5～1.0	4.8～9.9	33.7～41.6	0.14～0.23	Klesel T(1984)
	20mg/kg,iv(大鼠)	0.3～24.0	8.2	42.4	0.19	中山一诚(1984)
	2000mg,iv	2.0	27.0	≈150.0	0.18	Papaioannou N(1994)
	1000mg,iv	2.0～8.0	58.8	225.7	0.26	Hotz T(1994)
脂肪组织 Adipose tissue	1000mg,iv	0.17～0.5	11.8～17.1	103.7～153.7	0.09～0.17	Lovering AM(2001)
	1000mg,iv	0.5	15.0	80.0	0.18	Leone M(2003)

续表

部位	给药方案及病理生理状态	取样时间/h	浓度/(μg/g、μg/ml)或曲线下面积/(μg/g·h、μg/ml·h)		C_t/C_p 或 AUC_t/AUC_p	参考文献
			组织或组织液	血浆		
脂肪组织 Adipose tissue	1000mg,iv	术中	13.5～15.0	54.0～105.0	0.17	Martin C(1992)
	1000mg,iv	术中	11.0～13.0	113.0	0.10	Martin C(1996)
	2000mg,iv	2.0	13.0	≈150.0	0.09	Papaioannou N(1994)
	1000mg,iv	4.5	2.5	56.0	0.07	Martin C(1997)
	1000mg,iv	0.5～5.0	22.2	290.6	0.08	Steib A(1993)
皮肤 Skin	2000mg,iv	2.0	34.0	≈150.0	0.23	Papaioannou N(1994)
	1000mg,iv	2.0～8.0	58.8	225.7	0.26	Hotz T(1994)
皮肤水疱液 Skin blister	1000mg,iv,q12h	0～48.0	513.2	1218	0.39	Lebel M(1985)
	2000mg,iv,qd	0～36.0	767.4	1989	0.42	Lebel M(1985)
	2000mg,qd	—	—	—	0.51	Yuk JH(1989)
组织间隙液 Interstitial fluid	40mg/kg,iv(家兔)	4.0～8.0	15.0～32.0	54.0～130.0	0.28～0.30	Henning C(1981)
	1000mg,iv	2.0～6.0	3.6～5.5	38.5～69.5	0.09	Gerstner GJ(1990)
羊水 Amniotic fluid	1000mg,iv	0～8.0	96.3	460.8	0.21	张南薰(1984)
	1000mg,iv	1.0～12.0	117.8	338.1	0.35	松和静治(1984)
	1000mg,iv	0.5～24.0	186.2	485.6	0.38	平林光司(1987)
	2000mg,iv	0～24.0	256.1	651.9	0.39	Dimitris A(1983)
膀胱 Urinary bladder	1000mg,iv	术中	37.0～42.0	83.0～109.0	0.41	Martin C(1996)
尿液 Urine	1000mg,iv	2.0	615.0	69.0	9.30	Leona JM(2003)
	12～16mg/kg,iv	0～48.0	9801	996.0	9.84	中山一诚(1984)
	2000mg,iv	8.0～12.0	2150	172.0	12.5	Ishioka S(1991)
	1000mg,iv	—	501.0	—	>10.0	加藤繁次(1984)

续表

部位	给药方案及病理生理状态	取样时间/h	浓度/(μg/g、μg/ml)或曲线下面积/(μg/g·h、μg/ml·h)		C_t/C_p 或 AUC_t/AUC_p	参考文献
			组织或组织液	血浆		
尿液 Urine	1000～2000mg,iv	峰浓度	1700	135.0	12.6	桑原正雄(1989)
	1000mg,iv	1.0～2.0	1500	80.6～231.1	6.49～18.6	谷村弘(1984)
	1000mg,iv	2.2	615.0	69.0	8.91	Leone M(2003)
	10mg/kg,iv(山羊)	0.5～72.0	956.9	77.1	12.4	Goudah A(2006)
	10mg/kg,im(山羊)	0.5～72.0	1981	67.6	29.3	Goudah A(2006)

表 2-32A　^{14}C-头孢噻肟组织分布(健康受试大鼠,40mg/kg,iv)[a]

部位	AUC_t/AUC_p	组织或组织液浓度 /(μg/g 或 μg/ml)				
		15min	0.5h	1.0h	2.0h	4.0h
血浆 Plasma	1.00	21.8±0.43	21.7±0.83	15.9±1.25	10.3±0.60	2.61±0.20
脑组织 Brain	0.01	0.09±0.01	0.24±0.11	0.16±0.08	—	—
心脏组织 Cardiac tissue	0.07	1.50±0.29	2.93±0.28	1.52±0.22	0.49±0.06	0.15±0.02
肺组织 Pulmonary tissue	0.33	7.00±0.89	3.09±0.39	4.10±0.68	2.30±0.37	2.28±0.37
肝组织 Hepatic tissue	0.32	7.04±0.50	2.22±0.03	2.52±0.12	2.25±0.10	2.03±0.05
脾 Spleen	0.01	0.25±0.25	0.49±0.10	0.51±0.16	—	—
肾脏 Kidney	0.56	12.1±0.10	6.66±0.92	13.3±2.08	5.03±0.82	3.46±0.42
肌肉组织 Muscular tissue	0.18	3.80±0.88	1.40±0.14	1.88±0.21	1.45±0.12	1.28±0.10
睾丸 Testis	0.07	1.57±0.80	0.37±0.05	1.03±0.14	0.78±0.05	0.22±0.02
血浆 Plasma	1.00	19.0±5.10	21.2±2.65	14.4±1.78	9.11±0.32	2.80±1.33
子宫 Uterus	0.19	3.63±0.50	0.64±0.08	3.46±0.29	1.49±0.31	0.76±0.06
卵巢 Ovary	0.03	0.68±0.25	—	1.82±0.12	—	—

a:荒谷春惠,建石英树,祢宜田纯子,等. Cefotaximeの体内动态に关する研究補遺臟器内移行について. Chemotherapy,1980,28(8):1053-1059.

表 2-32B　头孢噻肟组织分布

部位	给药方案及病理生理状态	取样时间/h	浓度/(μg/g、μg/ml)或曲线下面积/(μg/g·h、μg/ml·h)		C_t/C_p 或 AUC_t/AUC_p	参考文献
			组织或组织液	血浆		
脑脊液 Cerebrospinal fluid	100mg/kg,iv(家兔)(葡萄球菌脑膜炎)	0.3～3.0	6.7	54.2	0.12	小林裕(1980)
	100mg/kg,iv(家兔)(葡萄球菌脑膜炎)	0.5～2.0	10.8	86.9	0.12	小林裕(1980)
	50mg/kg,iv(细菌性脑膜炎)	1.0	6.2	61.4	0.10	Trang JM(1985)
	2000mg,iv(细菌性脑膜炎)	0～∞	11.9	113.3	0.11	Nau R(1993)
	50mg/kg,iv(家兔)(大肠杆菌脑膜炎)	4.0	2.8	31.9	0.09	Nolan CM(1982)
	—	0～6.0	12.0	94.0	0.13	Tsai YH(1990)
	2000mg,iv(无脑膜炎)	1.0	0.5	44.8	0.01	尾家种治(1985)
脑组织 Brain	20mg/kg,po(大鼠)	0～5.0	—	—	0.07	Tsai TH(2000)
	20mg/kg,iv(大鼠)	0.5	1.0	20.5	0.05	荒谷春惠(1980)
房水 Aqueous humor	1000mg,iv	1.0	1.9	23.0	0.08	Quentin CD(1983)
	2000mg,iv	1.0	4.0	85.0	0.05	Quentin CD(1983)
	50mg/kg,iv(家兔)	0.5	2.1	32.0	0.07	大石正夫(1980)
眼睑 Lid	50mg/kg,iv(家兔)	0.5	42.2	32.0	1.38	大石正夫(1980)
结膜 Conjunctive	50mg/kg,iv(家兔)	0.5	50.3	32.0	1.57	大石正夫(1980)
眼外肌 Extraocular muscle	50mg/kg,iv(家兔)	0.5	58.4	32.0	1.82	大石正夫(1980)
角膜 Cornea	50mg/kg,iv(家兔)	0.5	3.5	32.0	0.11	大石正夫(1980)
巩膜 Sclera	50mg/kg,iv(家兔)	0.5	16.8	32.0	0.53	大石正夫(1980)
虹膜 Iris	50mg/kg,iv(家兔)	0.5	12.3	32.0	0.38	大石正夫(1980)

部位	给药方案及病理生理状态	取样时间/h	浓度/(μg/g、μg/ml)或曲线下面积/(μg/g·h、μg/ml·h)		C_t/C_p 或 AUC_t/AUC_p	参考文献
			组织或组织液	血浆		
视网膜 Retina	50mg/kg,iv(家兔)	0.5	3.4	32.0	0.10	大石正夫(1980)
晶状体 Lens	50mg/kg,iv(家兔)	0.5	<最低检测限	32.0	—	大石正夫(1980)
玻璃体 Vitreous body	50mg/kg,iv(家兔)	0.5	0.1	32.0	<0.02	大石正夫(1980)
扁桃体 Tonsil	500mg,iv	1.0	3.00	7.10	0.42	岩泽武彦(1983)
上颌窦黏膜 Maxillary sinus mucosa	500mg,iv	1.0	2.90	6.40	0.45	岩泽武彦(1983)
颌下腺 Submaxillary gland	25mg/kg,iv(大鼠)	0～1.0	14.9	35.5	0.42	服部孝范(1984)
颌骨 Jaw	25mg/kg,iv(大鼠)	0～1.0	14.3	35.5	0.40	服部孝范(1984)
	1000mg,im	2.5	7.0	18.0	0.39	山本康一(1980)
舌 Tongue	25mg/kg,iv(大鼠)	0～1.0	19.3	35.5	0.53	服部孝范(1984)
肺组织 Pulmonary tissue	2000mg,iv	1.0	33.0	71.3	0.46	冈本交二(1982)
	1000mg,iv	1.0～3.0	13.0	22.3	0.58	森田纯二(1989)
	20mg/kg,iv(家兔)	1.0	3.90	8.20	0.48	重栖干夫(1980)
	20mg/kg,iv(大鼠)	0.3～4.0	2.68	5.27	0.51	Matsumoto K(1983)
	20mg/kg,iv(大鼠)	0.3～0.5	5.5～7.7	14.0～22.4	0.39	村川武雄(1980)
胸膜 Pleura	2000mg,iv	0.3	20.2	89.0	0.23	冈本交二(1982)
痰液 Sputum	500mg,iv	2.0	<0.1	10.7	<0.02	Kosmidis J(1980)
	1000mg,iv	2.0	<0.1	17.2	<0.02	Kosmidis J(1980)
	1000mg,iv	0～7.0	—	—	<0.02	副岛林造(1980)
	2000mg,iv	1.0	0.2	49.7	<0.02	中富昌夫(1980)

续表

部位	给药方案及病理生理状态	取样时间/h	浓度/(μg/g、μg/ml)或曲线下面积/(μg/g·h、μg/ml·h)		C_t/C_p 或 AUC_t/AUC_p	参考文献
			组织或组织液	血浆		
支气管分泌液 Bronchial exudate	2000mg,iv	2.0	2.6	26.7	0.10	Bergogne-Bérézin E (1982)
	1000mg,im	2.0	0.81	8.70	0.09	Bergogne-Bérézin E (1982)
	1000mg,im,bid	2.0	1.4	37.8	0.04	Fraschini F(1989)
	2000mg,iv,q6h	2.0	—	44.4	0.09	Fick RB(1987)
	2000mg,iv	0.5~4.0	7.5	74.4	0.10	Morel C(1980)
胸腔积液 Pleural fluid	20mg/kg,iv(儿童)	1.0~4.0	34.2	21.5	1.59	本广孝(1980)
	1000mg,iv	0.5~6.0	39.2	68.8	0.57	Scaglione F(1990)
	1000mg,iv	1.0~9.0	49.7	56.0	0.89	Novick WJ(1982)
心脏组织 Cardiac tissue	20mg/kg,iv(大鼠)	0.5	2.1	14.0	0.15	荒谷春惠(1980)
	1000mg,iv	1.0	3.6	24.5	0.15	司尾和纪(1984)
	20mg/kg,iv(大鼠)	0.3~0.5	3.7~4.0	14.0~22.4	0.17~0.26	村川武雄(1980)
心脏瓣膜 Heart valves	2000mg,iv	0.1~8.0	33.8	119.5	0.28	Just HM(1984)
肝组织 Hepatic tissue	20mg/kg,iv(家兔)	1.0	1.30	8.20	0.16	重栖干夫(1980)
	20mg/kg,im(比格犬)	0.5~4.0	4.6	39.0	0.12	Tsuchiya K(1980)
	20mg/kg,iv(大鼠)	0.3~0.5	1.6~2.4	7.0~14.0	0.14~0.28	荒谷春惠(1980)
	20mg/kg,iv(大鼠)	0.3~0.5	4.4~4.9	14.0~22.4	0.19~0.35	村川武雄(1980)
脾 Spleen	20mg/kg,im(比格犬)	0.5~4.0	1.5	39.0	0.04	Tsuchiya K(1980)
胆囊 Gallbladder	2000mg,iv	1.5	10.9±1.2	63.9±10.0	0.17	Papenborgf R(1990)
	1000mg,iv	0.5~1.0	4.8	28.3	0.17	葛西洋一(1980)
胆囊胆汁 Cystic bile	2000mg,iv	1.5	57.9±15.0	63.9±10.0	0.91	Papenborgf R(1990)

部位	给药方案及病理生理状态	取样时间/h	浓度/(μg/g、μg/ml)或曲线下面积/(μg/g·h、μg/ml·h)		C_t/C_p 或 AUC_t/AUC_p	参考文献
			组织或组织液	血浆		
胆囊胆汁 Cystic bile	1000mg,iv	0～8.0	69.1	44.7	1.55	Kosmidis J(1980)
	2000mg,iv	0～8.0	90.1	73.7	1.22	Kosmidis J(1980)
	1000mg,iv	0.5～6.0	22.6	35.4	0.64	由良二郎(1980)
	1000mg,iv	0～6.0	27.5	65.1	0.43	山本泰宽(1980)
	1000mg,iv	0.5	23.2	51.0	0.45	葛西洋一(1980)
肾脏 Kidney	20mg/kg,im(比格犬)	0.5～4.0	113.7	39.0	2.91	Tsuchiya K(1980)
	20mg/kg,iv(大鼠)	0.3～4.0	10.7	5.3	2.02	Matsumoto K(1983)
	20mg/kg,iv(大鼠)	0.5	15.5	14.0	1.10	村川武雄(1980)
胰腺组织 Pancreatic tissue	2000mg,iv	1.5	2.8±0.2	63.9±10.0	0.04	Papenborgf R(1990)
	2000mg,iv(家猪)	0.5～2.0	1.4	35.2	0.04	Papenborgf R(1990)
	33mg/kg,po(大鼠)	稳态浓度	6.3	51.0	0.12	Foitzik T(1997)
小肠 Small intestine	20mg/kg,iv(家兔)	1.0	1.0～2.3	8.2	0.12～0.21	重栖干夫(1980)
	1000mg,iv	1.3	2.7	21.1	0.13	葛西洋一(1980)
阑尾 Appendix	1000mg,iv	0.5	—	—	≈0.10	葛西洋一(1980)
腹腔积液 Ascitic fluid	2000mg,iv(家猪)	0.5～2.0	16.9	35.2	0.48	Papenborgf R(1990)
	1000mg,iv	1.0	—	—	0.52	Berger SA(1989)
	1000mg,iv	0.5	16.3	28.3	0.58	葛西洋一(1980)
	2000mg,iv,q6h(腹膜炎)	稳态浓度	38.2	40.0	0.96	Runyon BA(1991)
子宫 Uterus	2000mg,iv	1.0	11.5	114.0	0.10	White RL(1988)
	1000mg,iv	1.0	3.0～4.2	34.2	0.11	石川睦男(1981)
子宫内膜 Endomertium	2000mg,iv	2.0～4.0	4.5	19.0	0.24	本村龙太郎(1981)

续表

部位	给药方案及病理生理状态	取样时间/h	浓度/(μg/g、μg/ml)或曲线下面积/(μg/g·h、μg/ml·h)		C_t/C_p 或 AUC_t/AUC_p	参考文献
			组织或组织液	血浆		
子宫内膜 Endomertium	1000mg,iv	1.0	2.1±0.3	24.3±3.6	0.09	石井良夫(1981)
	2000mg,iv	1.0	—	—	0.17	二宫敬宇(1981)
	1000mg,iv	1.0	1.67	7.67～9.36	0.18～0.22	宫本尚彦(1981)
子宫肌层 Myometrium	2000mg,iv	2.0～4.0	3.1	19.0	0.16	本村龙太郎(1981)
	1000mg,iv	1.0	1.5±0.1	24.3±3.6	0.06	石井良夫(1981)
	2000mg,iv	1.0	—	—	0.09	二宫敬宇(1981)
子宫颈 Cervix uterus	2000mg,iv	2.0～4.0	3.6	15.6	0.23	本村龙太郎(1981)
	1000mg,iv	0.5～1.0	16.7	49.8	0.34	金尾昌明(1981)
	2000mg,iv	1.0	—	—	0.18	二宫敬宇(1981)
	1000mg,iv	1.0	2.26	7.67～9.36	0.24～0.29	宫本尚彦(1981)
输卵管 Oviduct	2000mg,iv	2.0～4.0	3.2	15.6	0.21	本村龙太郎(1981)
	1000mg,iv	0.5～1.0	19.5	49.8	0.39	金尾昌明(1981)
	1000mg,iv	1.0	2.8±0.4	24.3±3.6	0.12	石井良夫(1981)
	2000mg,iv	1.0	—	—	0.25	二宫敬宇(1981)
	1000mg,iv	1.0	1.89	7.67～9.36	0.20～0.26	宫本尚彦(1981)
卵巢 Ovary	2000mg,iv	2.0～4.0	4.9	15.6	0.32	本村龙太郎(1981)
	1000mg,iv	0.5～1.0	16.6	49.8	0.33	金尾昌明(1981)
	1000mg,iv	1.0	2.4±0.3	24.3±3.6	0.10	石井良夫(1981)
	2000mg,iv	1.0	—	—	0.18	二宫敬宇(1981)
	1000mg,iv	1.0	2.07	7.67～9.36	0.22～0.27	宫本尚彦(1981)
阴道部 Portio vaginalis	2000mg,iv	1.0	—	—	0.22	二宫敬宇(1981)

续表

部位	给药方案及病理生理状态	取样时间/h	浓度/(μg/g、μg/ml)或曲线下面积/(μg/g·h、μg/ml·h)		C_t/C_p 或 AUC_t/AUC_p	参考文献
			组织或组织液	血浆		
盆腔积液 Pelvic fluid	2000mg,iv	0.5～6.0	84.1	63.2	1.33	本村龙太郎(1981)
	1000mg,iv	1.0	30.3	18.3	1.66	金尾昌明(1981)
	1000mg,iv	0.5～4.0	91.7	36.4	2.52	金尾昌明(1981)
	1000mg,iv	1.0	10.0～15.0	7.7～9.4	1.33～1.63	宫本尚彦(1981)
前列腺组织 Prostatic tissue	2000mg,iv	0.5～2.0	22.4	71.7	0.31	Schalhäuser K(1980)
	2000mg,iv	0.5～6.0	24.9	101.1	0.25	Genov A(1988)
	2000mg,iv	峰浓度	12.7	52.0	0.24	Genov A(1988)
	1000mg,iv	1.0～2.0	6.83	—	0.30	藤田公生(1983)
前列腺分泌液 Prostatic secretion	1000mg,iv	1.0	1.05	8.48	0.12	铃木惠三(1980)
股骨 Femur	25mg/kg,iv(大鼠)	0～1.0	13.3	35.5	0.37	服部孝范(1984)
骨骼肌 Skeletal muscle	20mg/kg,iv(家兔)	1.0	1.80	8.20	0.22	重栖干夫(1980)
	20mg/kg,iv(大鼠)	0.5	1.25	7.01	0.18	荒谷春惠(1980)
	2000mg,iv	1.0	13.0	71.3	0.18	冈本交二(1982)
骨髓 Bone marrow	2000mg,iv	1.0	28.9±7.9	39.1±7.4	0.71	岩森洋(1986)
	2000mg,iv	2.0	—	—	0.50～0.80	樱井实(1986)
脂肪组织 Adipose tissue	1000mg,iv	稳态浓度	2.1	63.3	0.03	Robbs JV(1984)
主动脉 Aorta	1000mg,iv	稳态浓度	7.3	63.3	0.12	Robbs JV(1984)
皮下组织 Subcutaneous tissue	2000mg,iv	0.1～4.0	11.6	92.0	0.13	Daschner FD(1981)
	2000mg,iv	0.1～8.0	11.7	119.5	0.10	Just HM(1984)
皮肤 Skin	1000mg,iv	0～4.0	9.3	43.2	0.26	吉田哲宪(1986)

续表

部位	给药方案及病理生理状态	取样时间/h	浓度/(μg/g、μg/ml)或曲线下面积/(μg/g·h、μg/ml·h)		C_t/C_p 或 AUC_t/AUC_p	参考文献
			组织或组织液	血浆		
组织间隙液 Interstitial fluid	10mg/kg,iv(牛)	0～6.0	48.2	—	0.37	Rule R(1994)
	10mg/kg,im(牛)	0～6.0	51.3	—	0.47	Rule R(1994)
	2000mg,iv	0.3～6.0	39.8	131.1	0.30	Hoffstedt B(1981)
皮肤水疱液 Skin blister	1000mg,iv	0.3～6.0	32.6	39.6	0.73	Wise R(1980)
	1000mg,iv	0～8.0	23.0	42.8	0.54	Bergan T(1982)
羊水 Amniotic fluid	1000mg,iv	0.5～1.0	0.7～1.4	20.5～32.0	0.04	高濑善次郎(1980)
	1000mg,iv	1.0	1.8	17.4	0.10	松田静治(1980)
乳汁 Milk	1000mg,iv	1.0	0.32	9.40	0.04	Kafetzis DA(1980)
淋巴 Lymph	1000mg,iv	1.4	4.6	10.6	0.43	葛西洋一(1980)
脓液 Pus	2000mg,iv	0.5～6.0	15.5	63.2	0.24	本村龙太郎(1981)
	3000mg,iv	4.0	—	—	<0.25	Sjolin J(1991)
	1000mg,iv	1.3	2.7	21.1	0.13	葛西洋一(1980)
脓肿壁 Abscess wall	1000mg,iv	1.3	6.4	21.1	0.30	葛西洋一(1980)
尿液 Urine	1000mg,iv	0.3～2.0	4180	9.4	446.6	铃木惠三(1980)
	1000mg,iv	0～6.0	2874	65.1	44.2	山本泰宽(1980)
	1000mg,iv	1.0～2.0	2010	25.0	80.4	Kosmidis J(1980)
	2000mg,iv	2.0～4.0	2360	11.7	201.7	Kosmidis J(1980)

表 2-33A　^{14}C-头孢匹胺组织分布(健康受试大鼠,20mg/kg,iv)[a]

部位	AUC_t/AUC_p	组织或组织液浓度 /(μg/g 或 μg/ml)				
		5min	30min	1.0h	4.0h	24.0h
血浆 Plasma	1.00	66.6	20.5	5.40	2.40	0.20
脑组织 Brain	0.01	1.30	0.10	0.20	—	—
心脏组织 Cardiac tissue	0.15	17.0	1.70	0.80	0.30	—
肺组织 Pulmonary tissue	0.44	17.9	10.0	1.90	1.40	—
胸腺 Thymus	0.13	5.80	2.70	0.60	0.40	—
肝组织 Hepatic tissue	0.65	63.7	10.1	4.60	1.20	0.10
胃 Stomach	0.24	15.7	4.40	1.10	0.40	0.30
脾 Spleen	0.16	7.60	1.80	0.50	0.60	—
肾脏 Kidney	3.59	160.4	53.2	13.0	10.3	2.50
肾上腺 Adrenal	0.20	10.5	2.70	1.10	0.60	—
睾丸 Testis	0.18	5.50	2.40	1.80	0.50	—
皮肤 Skin	0.61	18.1	10.1	4.50	1.80	0.10
脂肪组织 Adipose tissue	0.05	7.20	1.10	0.50	—	—
胰腺组织 Pancreatic tissue	0.12	5.90	2.80	0.80	0.30	—
骨骼肌 Muscle	0.12	8.10	1.80	0.70	0.30	—
膀胱 Urinary bladder	1.70	127.5	18.1	16.9	3.50	0.10
小肠 Small intestine	1.59	15.1	17.1	30.8	2.90	0.10
大肠 Large intestine	1.17	12.9	3.80	1.70	3.70	2.30
盲肠 Caecum	1.56	16.3	2.70	1.80	4.90	3.30
小肠内容物 contents in small intestine	2.54	9.52	23.2	43.6	5.47	0.67
大肠内容物 contents in large intestine	1.51	0.03	4.37	11.8	4.67	1.82

续表

部位	AUC_t/AUC_p	组织或组织液浓度 /(μg/g 或 μg/ml)				
		5min	30min	1.0h	4.0h	24.0h
盲肠内容物 Contents in caecum	3.50	0.05	0.06	2.83	13.5	5.86

a: Imasaki H, Enjoji Y, Matsui H, et al. Metabolic fate of [14C]SM-1652, a new antipseudomonal cephalosporin, after parenteraladministration to rats. Antimicrob Agents Chemother, 1983, 24(1): 42-47.

表 2-33B　头孢匹胺组织分布

部位	给药方案及病理生理状态	取样时间/h	浓度/(μg/g、μg/ml)或曲线下面积/(μg/g·h、μg/ml·h)		C_t/C_p 或 AUC_t/AUC_p	参考文献
			组织或组织液	血浆		
脑脊液 Cerebrospinal fluid	100mg/kg, iv(家兔)(葡萄球菌脑膜炎)	0.3～2.0	5.9	61.7	0.09	小林裕(1983)
	50mg/kg, iv(儿童)(脑膜炎)	1.0～2.0	2.6	68.4	0.04	岩井直一(1983)
	50mg/kg, iv(脑膜炎)	1.0	<3.1	127.0	<0.02	西村忠史(1983)
	2000mg, iv	0～12.0	24.0～36.4	1957～2079	0.02	大上史朗(1989)
扁桃体 Tonsil	500mg, iv	0.5	7.0～12.5	94.3	0.10	三边武右卫门(1983)
	500mg, iv	1.0	7.0	64.5	0.11	岩泽武彦(1983)
	1000mg, iv	1.0	9.6	76.8	0.12	木下治二(1983)
	500mg, iv	2.0	6.4	51.2	0.13	杉田麟也(1983)
	1000mg, iv	1.0	12.9	145.0	0.09	杉田麟也(1983)
外耳 Concha	500mg, iv	0.5	5.6	94.3	0.06	三边武右卫门(1983)
耳分泌液 Otorrhea	500mg, iv	1.0	5.0	76.3	0.07	三边武右卫门(1983)
	1000mg, iv	1.0	10.5	110.0	0.10	三边武右卫门(1983)
颌下腺 Submaxillary gland	1000mg, iv	术中	6.7～13.5	100.0～133.0	0.07～0.14	水野和生(1983)

续表

部位	给药方案及病理生理状态	取样时间/h	浓度/(μg/g、μg/ml)或曲线下面积/(μg/g·h、μg/ml·h)		C_t/C_p 或 AUC_t/AUC_p	参考文献
			组织或组织液	血浆		
颌下腺 Submaxillary gland	100mg/kg,iv(大鼠)	0.5	17.0	74.0	0.23	水野和生(1983)
	33mg/kg,iv(家兔)	0.5～6.0	42.6	445.8	0.10	椎木一雄(1983)
颌下淋巴结 Submaxillary lymph node	500mg,iv	0.5	6.8～7.8	94.3	0.08	三边武右卫门(1983)
	1000mg,iv	术中	6.7～11.6	100.0～133.0	0.07～0.12	水野和生(1983)
	33mg/kg,iv(家兔)	0.5～6.0	54.6	445.8	0.12	椎木一雄(1983)
上颌窦黏膜 Maxillary sinus mucosa	500mg,iv	1.0	9.5	63.1	0.15	岩泽武彦(1983)
	500mg,iv	1.5	7.2	52.4	0.14	杉田麟也(1983)
	1000mg,iv	2.0	15.6	73.0	0.21	杉田麟也(1983)
	1000mg,iv	术中	11.6～15.4	56.5～75.5	0.20	水野和生(1983)
筛窦黏膜 Ethmoid sinus mucosa	1000mg,iv	1.0	10.0	145.0	0.07	三边武右卫门(1983)
牙龈 Gingiva	1000mg,iv	术中	10.7～25.9	56.5～105.0	0.25	水野和生(1983)
	33mg/kg,iv(家兔)	0.5～6.0	62.8	445.8	0.14	椎木一雄(1983)
口腔底脓肿 Abscess of the mouth floor	1000mg,iv	3.0	6.9	67.3	0.10	杉田麟也(1983)
口腔囊肿 Oral cyst	1000mg,iv	术中	9.8～17.6	40.0～105.0	0.18	水野和生(1983)
舌 Tongue	1000mg,iv	术中	11.5～18.8	85.0～108.0	0.16	水野和生(1983)
	33mg/kg,iv(家兔)	2.0～3.0	13.9～22.9	110.0～195.0	0.12	椎木一雄(1983)
下颌骨 Mandibula	1000mg,iv	术中	3.5～7.3	94.0	0.06	水野和生(1983)
腮腺 Parotid gland	100mg/kg,iv(大鼠)	0.5	17.0	74.0	0.23	水野和生(1983)
	33mg/kg,iv(家兔)	2.0～3.0	18.1～20.0	110.0～195.0	0.10～0.16	椎木一雄(1983)

续表

部位	给药方案及病理生理状态	取样时间/h	浓度/(μg/g、μg/ml)或曲线下面积/(μg/g·h、μg/ml·h)		C_t/C_p 或 AUC_t/AUC_p	参考文献
			组织或组织液	血浆		
肺组织 Pulmonary tissue	1000mg,iv	1.0～2.0	28.9～32.8	71.9～81.2	0.40	池田高明(1987)
	20mg/kg,im(大鼠)	0.5	8.7	22.0	0.40	中山一诚(1983)
	100mg/kg,im(大鼠)	0.5	—	—	0.38	大久保滉(1983)
	20mg/kg,iv(比格犬)	0.5	10.2	31.1	0.33	松井秀文(1983)
肺泡 Pulmonary alveoli	1000mg,iv	术中	8.7	84.8	0.10	水野和生(1983)
	100mg/kg,iv(大鼠)	0.5	12.0	74.0	0.16	水野和生(1983)
痰液 Sputum	3000mg,iv	0.7	4.1～6.2	304.0～897.0	<0.04	松本庆藏(1983)
	1000mg,iv	2.0	<1.4	72.0	<0.02	伊藤直美(1983)
细支气管分泌液 Intrabronchiolar secretion	3000mg,iv	0.7	—	—	0.1～0.12	松本庆藏(1983)
心脏组织 Cardiac tissue	20mg/kg,im(大鼠)	0.5	6.5	22.0	0.30	中山一诚(1983)
	20mg/kg,iv(比格犬)	1.0	2.5	21.1	0.12	松井秀文(1983)
肝组织 Hepatic tissue	20mg/kg,im(大鼠)	0.5	17.4	22.0	0.79	中山一诚(1983)
	100mg/kg,im(大鼠)	0.5	—	—	0.52	大久保滉(1983)
	20mg/kg,iv(比格犬)	0.5	22.8	31.1	0.73	松井秀文(1983)
	100mg/kg,iv(大鼠)	0.5	57.0	74.0	0.79	水野和生(1983)
	500mg,iv(家兔)	0.5	—	—	0.75	冈田敬司(1983)
脾 Spleen	20mg/kg,im(大鼠)	0.5	2.8	22.0	0.13	中山一诚(1983)
	20mg/kg,iv(比格犬)	0.5	4.5	31.1	0.14	松井秀文(1983)
胆囊 Gallbladder	500mg,iv	1.0～3.0	26.7	109.4	0.24	西代博之(1983)
	1000mg,iv	1.0	50.0～150.0	196.6	0.30～0.76	品川长夫(1986)
	1000mg,iv	—	43.8	135.6	0.32	谷村弘(1983)

续表

部位	给药方案及病理生理状态	取样时间/h	浓度/(μg/g、μg/ml)或曲线下面积/(μg/g·h、μg/ml·h)		C_t/C_p 或 AUC_t/AUC_p	参考文献
			组织或组织液	血浆		
胆囊胆汁 Cystic bile	500mg,iv	1.5～2.0	436.0	109.4	4.00	西代博之(1983)
	1000mg,iv	0.5～18.0	4150	1934	2.15	品川长夫(1986)
	1000mg,iv	2.0	395.0	173.0	2.28	品川长夫(1986)
	500mg,iv	1.0～2.0	157.0	62.7	2.51	由良二郎(1983)
胆总管胆汁 Choledochal bile	1000mg,iv	1.0	2326	196.6	11.83	品川长夫(1986)
	1000mg,iv	1.0～2.0	1400～2500	135.6	10.3～18.4	谷村弘(1983)
	1000mg,iv	1.0～2.9	1140	51.0～53.0	21.9	上田隆美(1983)
肾脏 Kidney	20mg/kg,im(大鼠)	0.5	66.0	22.0	3.00	中山一诚(1983)
	20mg/kg,iv(比格犬)	0.5	42.1	31.1	1.35	松井秀文(1983)
	100mg/kg,iv(大鼠)	0.5	174.0	74.0	2.35	水野和生(1983)
	500mg,iv(家兔)	0.5	—	—	2.78	冈田敬司(1983)
前列腺组织 Prostatic tissue	500mg,iv(家兔)	0.5	—	—	0.7～0.8	冈田敬司(1983)
前列腺分泌液 Prostatic secretion	1000mg,iv	1.0	0.5～1.0	100.0～124.0	<0.01	铃木惠三(1983)
下消化道 Lower digestive tract	1000mg,iv	1.0	35.2	135.9	0.26	高桥爱树(1988)
	2000mg,iv	1.0～2.0	64.2～112.8	2.5～24.0	0.33～0.46	高桥爱树(1988)
阑尾 Appendix	500mg,iv(轻症)	2.0	5.5	103.0	0.05	西代博之(1983)
	500mg,iv(化脓性阑尾炎)	1.0	12.7	119.0	0.11	西代博之(1983)
网膜 Omentum	500mg,iv(化脓性腹膜炎)	1.0	11.7	119.0	0.10	西代博之(1983)
腹腔积液 Ascitic fluid	500mg,iv	0.8～1.0	4.0～7.8	106.0	0.04～0.07	西代博之(1983)
	500mg,iv	—	7.6～14.4	—	0.11	露木建(1983)

续表

部位	给药方案及病理生理状态	取样时间/h	浓度/(μg/g、μg/ml)或曲线下面积/(μg/g·h、μg/ml·h)		C_t/C_p 或 AUC_t/AUC_p	参考文献
			组织或组织液	血浆		
皮质骨 Cortical bone	2000mg,iv	1.0～3.0	30.8	150.0	0.21	樋口富士男(1987)
	2000mg,iv	1.0～2.0	16.1～20.3	119.7～165.0	0.10～0.18	长谷川壮八(1990)
髓质骨 Cancellous bone	2000mg,iv	1.0～3.0	44.8	150.0	0.30	樋口富士男(1987)
	2000mg,iv	1.0～2.0	25.3	119.7～165.0	0.15～0.21	长谷川壮八(1990)
骨髓 Bone marrow	2000mg,iv	1.0～3.0	143.9	150.0	0.96	樋口富士男(1987)
	2000mg,iv	1.0～2.0	120.0～179.0	119.7～165.0	0.99～1.09	长谷川壮八(1990)
关节腔滑膜液 Synovial fluid	2000mg,iv	1.0～3.0	36.6	150.0	0.24	樋口富士男(1987)
骨骼肌 Skeletal muscle	20mg/kg,im(大鼠)	0.5	3.3	22.0	0.15	中山一诚(1983)
皮肤 Skin	1000mg,iv	0～5.0	91.5	681.0	0.14	吉田哲宪(1992)
	1000mg,iv	2.0	23.1±8.6	139.1±50.6	0.17	吉田哲宪(1992)
	1000mg,iv	术中	21.9	123.0	0.17	水野和生(1983)
手术创面渗出液 Surgical wound exudate	1000mg,iv	0～24.0	184.0	≈1200	0.15	花谷勇治(1991)
子宫 Uterus	20mg/kg,iv(大鼠)	0.5	10.7±2.4	33.2±1.8	0.32	今崎一(1983)
子宫内膜 Endometrium	1000mg,iv	1.0～15.0	100.6	802.0	0.13	新谷雅史(1985)
	1000mg,iv	0.3～4.0	81.7	394.2	0.21	平林光司(1985)
	1000mg,iv	2.0	26.5	80.4	0.33	山元贵雄(1984)
	2000mg,iv	1.0～3.3	84.3	360.0	0.23	本村龙太郎(1985)
	1000mg,iv	1.5～3.0	13.0±0.7	74.6±2.7	0.17	张南薰(1983)
子宫肌层 Myometrium	1000mg,iv	1.0～15.0	93.2	802.0	0.12	新谷雅史(1985)

续表

部位	给药方案及病理生理状态	取样时间/h	浓度/(μg/g、μg/ml)或曲线下面积/(μg/g·h、μg/ml·h)		C_t/C_p 或 AUC_t/AUC_p	参考文献
			组织或组织液	血浆		
子宫肌层 Myometrium	1000mg,iv	2.0	18.6	80.4	0.23	山元贵雄(1984)
	2000mg,iv	1.0～3.3	78.5	360.0	0.22	本村龙太郎(1985)
	1000mg,iv	1.5～3.0	13.6±1.0	74.6±2.7	0.18	张南薰(1983)
子宫颈 Cervix uterus	1000mg,iv	0.3～4.0	94.0	394.2	0.24	平林光司(1985)
	1000mg,iv	2.0	30.7	80.4	0.38	山元贵雄(1984)
	2000mg,iv	1.0～3.3	96.2	360.0	0.27	本村龙太郎(1985)
	1000mg,iv	1.0～15.0	110.3	802.0	0.14	新谷雅史(1985)
	1000mg,iv	1.5～3.0	20.2±1.0	74.6±2.7	0.27	张南薰(1983)
阴道部 Portio vaginalis	1000mg,iv	2.0	17.6	80.4	0.22	山元贵雄(1984)
	1000mg,iv	1.5～3.0	24.7±2.6	74.6±2.7	0.33	张南薰(1983)
	1000mg,iv	1.0	15.9	116.0	0.14	二宫敬宇(1985)
输卵管 Oviduct	1000mg,iv	0.3～4.0	119.2	394.2	0.30	平林光司(1985)
	1000mg,iv	2.0	31.2	80.4	0.39	山元贵雄(1984)
	2000mg,iv	1.0～3.3	102.8	360.0	0.29	本村龙太郎(1985)
	1000mg,iv	1.5～3.0	20.5±1.7	74.6±2.7	0.27	张南薰(1983)
	1000mg,iv	1.0～15.0	111.3	802.0	0.14	新谷雅史(1985)
卵巢 Ovary	20mg/kg,iv(大鼠)	0.5	11.4±3.2	33.2±1.8	0.34	今崎一(1983)
	2000mg,iv	1.0～3.3	92.0	360.0	0.26	本村龙太郎(1985)
	1000mg,iv	0.3～4.0	85.3	394.2	0.22	平林光司(1985)
	1000mg,iv	2.0	20.7	80.4	0.26	山元贵雄(1984)
	1000mg,iv	1.0～15.0	131.2	802.0	0.16	新谷雅史(1985)

续表

部位	给药方案及病理生理状态	取样时间/h	浓度/(μg/g、μg/ml)或曲线下面积/(μg/g·h、μg/ml·h)		C_t/C_p 或 AUC_t/AUC_p	参考文献
			组织或组织液	血浆		
卵巢 Ovary	1000mg,iv	1.5～3.0	18.5±1.3	74.6±2.7	0.25	张南薰(1983)
绒毛膜 Serosa	2000mg,iv	1.0～3.3	82.0	360.0	0.23	本村龙太郎(1985)
	1000mg,iv	1.5～3.0	16.8±0.9	74.6±2.7	0.22	张南薰(1983)
盆腔积液 Pelvic fluid	1000mg,iv	1.0～8.0	28.5	320.5	0.09	新谷雅史(1985)
	1000mg,iv	1.0～14.0	94.9	705.5	0.13	山元贵雄(1984)
	1000mg,iv	2.0	8.2	103.0	0.08	山元贵雄(1984)
	2000mg,iv	0.3～12.0	140.0	1409	0.10	本村龙太郎(1985)
	2000mg,iv	2.0	19.5	160.0	0.12	本村龙太郎(1985)
	1000mg,iv	1.0～12.0	141.0	1485	0.09	伊藤邦彦(1985)
	1000mg,iv	0～12.0	104.8	1110	0.09	Ito K(1990)
睾丸 Testis	500mg,iv(家兔)	0.5	—	—	0.21～0.24	冈田敬司(1983)
附睾组织 Epididymal tissue	500mg,iv(家兔)	0.5	—	—	0.21～0.33	冈田敬司(1983)
乳汁 Milk	20mg/kg,iv(大鼠)	1.0	—	—	0.14	今崎一(1983)
	1000mg,iv	3.0～4.0	8.4	70.0～85.0	0.10	高濑善次郎(1983)
羊水 Amniotic fluid	1000mg,iv	1.0～2.0	—	—	0.20	高濑善次郎(1983)
	500mg,iv	0.3～8.0	33.0	242.9	0.14	高濑善次郎(1983)
脓液 Pus	1000mg,iv	术中	2.3	87.0	0.03	水野和生(1983)
尿液 Urine	500mg,iv	0～24.0	3536	861.8	4.10	中山一诚(1983)
	1000mg,iv	1.0～12.0	1633	509.1	3.21	铃木惠三(1983)
	50mg/kg,iv(儿童)	1.0	294.0	57.8	5.08	岩井直一(1983)
	2000mg,iv	2.0～4.0	562.5	148.5	3.79	畑地康助(1983)

表 2-34A ^{14}C-头孢卡品酯组织分布(健康受试大鼠,20mg/kg,po)[a]

部位	AUC_t/AUC_p	组织或组织液浓度 /(μg/g 或 μg/ml)					
		0.5h	1.0h	2.0h	4.0h	8.0h	24.0h
血浆 Plasma	1.00	2.25±1.42	3.01±0.91	1.75±0.45	0.75±0.21	0.20±0.01	0.12±0.01
全血 Blood	0.68	1.25±0.80	1.75±0.60	1.00±0.24	0.50±0.17	0.17±0.02	0.11±0.02
大脑组织 Cerebrum	0.11	—	—	—	—	—	—
脊髓 Spinal cord	0.19	—	0.17±0.21	—	—	—	—
眼球 Eye-ball	0.17	0.22±0.20	0.34±0.12	0.24±0.02	0.12±0.03	0.05±0.01	0.04±0.01
泪腺 Harderian gland	0.19	0.31±0.22	0.36±0.10	0.26±0.04	0.14±0.04	0.09±0.02	—
甲状腺 Thyroid	0.55	—	0.63±0.19	0.46±0.06	—	—	—
淋巴结 Lymph node	0.28	0.41±0.29	0.60±0.19	0.35±0.08	0.18±0.03	0.10±0.02	0.05±0.02
颌下腺 Submaxillary gland	0.38	0.50±0.36	0.66±0.20	0.40±0.04	0.20±0.05	0.10±0.01	0.06±0.01
胸腺 Thymus	0.26	0.23±0.15	0.32±0.07	0.26±0.05	0.16±0.02	0.10±0.02	0.07±0.02
心脏组织 Cardiac tissue	0.27	0.37±0.25	0.48±0.13	0.32±0.08	0.17±0.03	0.10±0.01	0.06±0.01
肺组织 Pulmonary tissue	0.60	0.73±0.49	1.24±0.37	0.72±0.09	0.39±0.10	0.19±0.01	0.14±0.02
肝组织 Hepatic tissue	1.65	2.64±1.58	3.59±0.73	2.13±0.29	1.07±0.10	0.50±0.03	0.35±0.08
肾脏 Kidney	6.06	12.6±11.4	15.2±4.16	12.9±4.92	5.51±1.91	1.02±0.14	0.50±0.10
脾 Spleen	0.20	0.24±0.16	0.34±0.12	0.25±0.05	0.15±0.01	0.10±0.00	—
胰腺组织 Pancreatic tissue	0.32	0.48±0.25	0.64±0.22	0.40±0.05	0.23±0.09	0.11±0.01	0.05±0.00
肾上腺 Adrenal	0.13	0.38±0.12	0.34±0.07	0.31±0.03	0.19±0.05	—	—
睾丸 Testis	0.24	0.19±0.11	0.36±0.09	0.29±0.03	0.13±0.02	0.09±0.01	0.07±0.02
附睾组织 Epididymal tissue	0.32	0.40±0.27	0.63±0.15	0.52±0.03	0.22±0.06	0.09±0.01	0.06±0.01
前列腺组织 Prostatic tissue	0.31	0.24±0.16	0.63±0.09	0.44±0.33	0.16±0.03	0.12±0.06	0.05±0.02

续表

部位	AUC_t/AUC_p	组织或组织液浓度 /(μg/g 或 μg/ml)					
		0.5h	1.0h	2.0h	4.0h	8.0h	24.0h
胃 Stomach	5.76	42.5±27.3	8.22±1.72	11.3±6.50	7.32±1.27	0.48±0.40	0.12±0.06
小肠 Small intestine	3.70	13.4±9.07	16.3±12.3	6.23±2.10	2.70±1.43	0.59±0.48	0.07±0.03
结肠 Colon	11.6	0.32±0.14	0.82±0.42	0.53±0.13	5.50±2.90	9.35±2.38	1.56±0.76
大肠 Large intestine	5.95	0.56±0.28	0.78±0.61	0.39±0.12	0.36±0.17	4.90±7.69	1.50±0.56
骨髓 Bone marrow	0.25	—	0.37±0.19	0.20±0.02	—	—	—
皮肤 Skin	0.56	0.93±0.76	1.31±0.25	0.90±0.27	0.47±0.14	0.14±0.02	0.08±0.02
脂肪 Fat	0.16	0.10±0.06	0.21±0.21	0.13±0.03	—	—	—
棕色脂肪 Brown fat	0.28	0.34±0.28	0.46±0.14	0.35±0.03	0.18±0.04	0.09±0.02	0.07±0.02
骨骼肌 Skeletal muscle	0.18	0.20±0.15	0.31±0.14	0.19±0.03	0.11±0.03	0.07±0.01	0.04±0.01
血浆 Plasma	1.00	—	6.85±3.39	—	0.60±0.10	0.55±0.36	0.15±0.04
子宫 Uterus	0.90	—	3.75±1.34	—	0.78±0.29	0.58±0.27	0.37±0.08
卵巢 Ovary	0.37	—	2.00±0.83	—	0.26±0.04	0.24±0.13	0.10±0.00
乳腺 Mammary gland	0.28	—	1.11±0.57	—	0.18±0.06	0.20±0.12	0.13±0.02
羊水 Amniotic fluid	0.32	—	—	—	0.14±0.02	0.26±0.13	0.36±0.12

a:沟尻显尔,田中日出男,乘鞍良,等. 新規エステル型经ロセフェム剤,S-1108の实验动物における体内动态. Chemotherapy,1993,41(1):189-200.

表 2-34B　头孢卡品酯组织分布

部位	给药方案及病理生理状态	取样时间/h	浓度/(μg/g、μg/ml)或曲线下面积/(μg/g·h、μg/ml·h)		C_t/C_p 或 AUC_t/AUC_p	参考文献
			组织或组织液	血浆		
房水 Aqueous humor	20mg/kg,po(家兔)	1.0～6.0	0.40	7.56	0.05	大石正夫(1993)
	20mg/kg,po(家兔)	0.5～24.0	0.43	9.90	0.04	北川和子(1993)
眼睑 Lid	20mg/kg,po(家兔)	2.0	0.41	1.27	0.32	大石正夫(1993)
晶状体 Lens	20mg/kg,po(家兔)	2.0	0.04	1.27	0.03	大石正夫(1993)
结膜 Conjunctiva	20mg/kg,po(家兔)	2.0	0.59	1.27	0.46	大石正夫(1993)
	20mg/kg,po(家兔)	0.5～6.0	3.78	5.44	0.69	北川和子(1993)
眼外肌 Extraocular muscle	20mg/kg,po(家兔)	2.0	0.58	1.27	0.46	大石正夫(1993)
视网膜 Retina	20mg/kg,po(家兔)	2.0	1.68	1.27	1.32	大石正夫(1993)
巩膜 Sclera	20mg/kg,po(家兔)	2.0	4.15	1.27	3.27	大石正夫(1993)
角膜 Cornea	20mg/kg,po(家兔)	2.0	1.07	1.27	0.84	大石正夫(1993)
玻璃体 Vitreous body	20mg/kg,po(家兔)	2.0	0.17	1.27	0.13	大石正夫(1993)
视神经 Optic nerve	20mg/kg,po(家兔)	2.0	6.83	1.27	5.38	大石正夫(1993)
虹膜及睫状体 Iris and ciliary body	20mg/kg,po(家兔)	2.0	0.50	1.27	0.39	大石正夫(1993)
泪液 Lacrimal fluid	20mg/kg,po(家兔)	0.5～6.0	3.37	5.44	0.62	北川和子(1993)
上颌窦黏膜 Maxillary sinus mucosa	100mg,po	2.5～3.0	0.19	0.27	0.70	新川敦(1993)
	150mg,po	3.0	0.55	0.71	0.75	远藤史郎(1993)
	100mg,po	3.5	0.35	0.41	0.85	宫本直哉(1993)
	150mg,po	3.5	0.48	0.61	0.71	宫本直哉(1993)
	100mg,po	2.5～3.0	0.19	0.27	0.70	新川敦(1993)

续表

部位	给药方案及病理生理状态	取样时间/h	浓度/(μg/g、μg/ml)或曲线下面积/(μg/g·h、μg/ml·h)		C_t/C_p 或 AUC_t/AUC_p	参考文献
			组织或组织液	血浆		
筛窦黏膜 Ethmoid sinus mucosa	100mg,po	1.0	—	—	1.13	宫本直哉(1993)
颌下腺 Submaxillary gland	20mg/kg,po(家兔)	峰浓度	3.39	2.75	1.23	佐藤田鹤子(1994)
扁桃体 Tonsil	150mg,po	2.0～4.0	0.16	0.44	0.36	宫崎康博(1993)
	100mg,po	2.4	0.21	0.55	0.37	宫本直哉(1993)
囊肿壁 Cyst wall	200mg,po	2.0～4.0	0.42	0.96	0.44	佐佐木次郎(1993)
肉芽组织 Granulation tissue	150mg,po	3.0	0.49	0.63	0.78	远藤史郎(1993)
	100mg,po	3.0～4.0	—	—	0.37	新川敦(1993)
耳分泌液 Otorrhea	100mg,po	3.5	0.26	0.39	0.67	宫本直哉(1993)
	150mg,po	3.5	0.32	0.62	0.52	宫本直哉(1993)
腮腺 Parotid gland	100mg,po	3.0	0.25	0.38	0.66	鹤田至宏(1993)
舌 Tongue	20mg/kg,po(家兔)	峰浓度	3.02	2.75	1.10	佐藤田鹤子(1994)
心脏组织 Cardiac tissue	20mg/kg,po(家兔)	0.5～2.0	0.31～0.50	2.18～4.10	0.14	木村靖雄(1993)
肺组织 Pulmonary tissue	20mg/kg,po(家兔)	0.5～2.0	0.67～1.23	2.18～4.10	0.30	木村靖雄(1993)
	200mg,po	—	0.16	0.42	0.44	井上文之(1993)
	26mg/kg,po(比格犬)	1.0～4.0	60.0	109.2	0.55	Mizojiri K(1995)
胸腔积液 Pleural fluid	200mg,po	峰浓度	0.92	1.05	0.88	小桥吉博(1993)
痰液 Sputum	200mg,po	峰浓度	0.26	2.50	0.10	保泽总一郎(1993)
	200mg,po	峰浓度	0.11～0.20	2.40	0.07	山崎透(1993)

续表

部位	给药方案及病理生理状态	取样时间/h	浓度/(μg/g、μg/ml)或曲线下面积/(μg/g·h、μg/ml·h)		C_t/C_p 或 AUC_t/AUC_p	参考文献
			组织或组织液	血浆		
痰液 Sputum	200mg,po	峰浓度	—	—	0.04	渡边彰(1993)
	200mg,po	峰浓度	0.04	0.91	0.04	力富直人(1993)
肝组织 Hepatic tissue	20mg/kg,po(家兔)	2.0	2.06～2.72	2.18～4.10	0.66～0.94	木村靖雄(1993)
胆囊 Gallbladder	200mg,po	2.0～4.0	0.87	1.76	0.49	森本健(1993)
	200mg,po	2.0～4.0	0.43	0.50	0.86	清水武昭(1993)
胆汁 Bile	200mg,po	3.0～4.0	2.90	0.96	3.02	由良二郎(1993)
	200mg,po	—	2.96	0.75	3.94	井上文之(1993)
	200mg,po	2.0～4.0	1.68	0.50	3.36	清水武昭(1993)
	200mg,po	2.0～4.0	2.63	1.76	1.49	森本健(1993)
脾 Spleen	20mg/kg,po(家兔)	0.5～2.0	0.32	2.18～4.10	0.10	木村靖雄(1993)
肾脏 Kidney	20mg/kg,po(家兔)	0.5～2.0	7.88～8.18	2.18～4.10	1.92～3.75	木村靖雄(1993)
	26mg/kg,po(比格犬)	1.0～4.0	460.5	109.2	4.22	Mizojiri K(1995)
肾上腺 Adrenal gland	26mg/kg,po(比格犬)	1.0～4.0	44.7	109.2	0.41	Mizojiri K(1995)
卵巢 Ovary	200mg,po	3.5	0.26	0.45	0.58	藤井哲哉(1993)
	200mg,po	2.0～4.0	0.36	0.50	0.72	长南熏(1993)
	100mg,po	2.0～4.0	0.09	0.20	0.45	松田静治(1993)
	100mg,po	峰浓度	0.24	0.34	0.70	高杉信义(1993)
子宫内膜 Endometrium	200mg,po	2.5～3.5	0.27	0.63	0.43	藤井哲哉(1993)
	100mg,po	2.0～4.0	0.08	0.20	0.40	松田静治(1993)
	200mg,po	2.0～4.0	0.20	0.50	0.40	长南熏(1993)
	150mg,po	2.0～4.0	0.19	0.42	0.45	山中惠(1993)

续表

部位	给药方案及病理生理状态	取样时间/h	浓度/(μg/g、μg/ml)或曲线下面积/(μg/g·h、μg/ml·h)		C_t/C_p 或 AUC_t/AUC_p	参考文献
			组织或组织液	血浆		
子宫内膜 Endometrium	100mg，po	峰浓度	0.16	0.34	0.47	高杉信义(1993)
子宫肌层 Myometrium	200mg，po	2.5～3.5	0.26	0.63	0.41	藤井哲哉(1993)
	100mg，po	2.0～4.0	0.10	0.20	0.50	松田静治(1993)
	200mg，po	2.0～4.0	0.23	0.50	0.46	长南熏(1993)
	150mg，po	2.0～4.0	0.20	0.42	0.48	山中惠(1993)
	100mg，po	峰浓度	0.18	0.34	0.53	高杉信义(1993)
子宫颈 Cervix uterus	200mg，po	2.5～3.5	0.30	0.63	0.48	藤井哲哉(1993)
	100mg，po	2.0～4.0	0.10	0.20	0.50	松田静治(1993)
	200mg，po	2.0～4.0	0.31	0.50	0.62	长南熏(1993)
	150mg，po	2.0～4.0	0.27	0.42	0.64	山中惠(1993)
	100mg，po	峰浓度	0.19	0.34	0.56	高杉信义(1993)
输卵管 Oviduct	200mg，po	3.5	0.19	0.45	0.42	藤井哲哉(1993)
	100mg，po	2.0～4.0	0.11	0.20	0.55	松田静治(1993)
	200mg，po	2.0～4.0	0.31	0.50	0.62	长南熏(1993)
	100mg，po	峰浓度	0.21	0.34	0.62	高杉信义(1993)
阴道部 Portio vaginalis	100mg，po	2.0～4.0	0.12	0.20	0.60	松田静治(1993)
	200mg，po	2.0～4.0	0.36	0.50	0.72	长南熏(1993)
	150mg，po	2.0～4.0	0.28	0.42	0.67	山中惠(1993)
	100mg，po	峰浓度	0.24	0.34	0.70	高杉信义(1993)
前列腺分泌液 Prostatic secretion	200mg，po	2.0	0.07	1.32	0.05	铃木惠三(1993)

部位	给药方案及病理生理状态	取样时间/h	浓度/(μg/g、μg/ml)或曲线下面积/(μg/g·h、μg/ml·h)		C_t/C_p 或 AUC_t/AUC_p	参考文献
			组织或组织液	血浆		
关节腔滑膜液 Synovial fluid	200mg,po	0～6.0	1.23	4.66	0.26	兼子隆次(1999)
	200mg,po	1.5	0.45	1.72	0.26	兼子隆次(1999)
肌肉组织 Muscular tissue	26mg/kg,po(比格犬)	1.0～4.0	23.6	109.2	0.22	Mizojiri K(1995)
脂肪组织 Adipose tissue	26mg/kg,po(比格犬)	1.0～4.0	1.8	109.2	0.02	Mizojiri K(1995)
皮肤 Skin	75mg,po	1.5	0.11	0.58	0.19	池亨仁(1993)
	150mg,po	1.5	0.22	0.83	0.27	渡边晋一(1993)
	150mg,po	2.0	0.18	0.70	0.26	山本康生(1993)
	20mg/kg,po(大鼠)	0.5～4.0	1.61	4.93	0.33	秋山尚范(1993)
	26mg/kg,po(比格犬)	1.0～4.0	41.6	109.2	0.38	Mizojiri K(1995)
	75mg,po	2.0～3.0	0.29	0.72	0.40	富泽尊仪(1993)
	150mg,po	2.0～3.0	0.40	1.53	0.28	富泽尊仪(1993)
乳汁 Milk	20mg/kg,po(大鼠)	1.0～8.0	2.07	8.16	0.25	沟尻显尔(1993)

表 2-35 头孢唑兰组织分布

部位	给药方案及病理生理状态	取样时间/h	浓度/(μg/g、μg/ml)或曲线下面积/(μg/g·h、μg/ml·h)		C_t/C_p 或 AUC_t/AUC_p	参考文献
			组织或组织液	血浆		
脑脊液 Cerebrospinal fluid	50mg/kg,iv(婴儿)	1.5	8.7	63.5	0.14	Fujii R(1996)
	42.5mg/kg,iv(婴儿)	1.0	8.8	36.6	0.24	岩井直一(1994)
	50mg/kg,iv(儿童)(×4 次)	1.5	9.7	60.6	0.16	Ikeda K(2009)

续表

部位	给药方案及病理生理状态	取样时间/h	浓度/(μg/g、μg/ml)或曲线下面积/(μg/g·h、μg/ml·h)		C_t/C_p 或 AUC_t/AUC_p	参考文献
			组织或组织液	血浆		
脑脊液 Cerebrospinal fluid	50mg/kg,iv(婴儿)	1.0	10.5	92.1	0.11	秋田博伸(1994)
	100mg/kg,iv(家兔)	0.3～3.0	32.9	290.6	0.11	小林裕(1996)
	100mg/kg,iv(家兔)	峰浓度	16.8	293.0	0.06	小林裕(1996)
房水 Aqueous	50mg/kg,iv(家兔)	0～6.0	17.9	162.0	0.11	大石正夫(1993)
	50mg/kg,iv(家兔)	0.5	5.5	100.1	0.05	大石正夫(1993)
角膜 Cornea	50mg/kg,iv(家兔)	0.5	11.0	100.1	0.11	大石正夫(1993)
结膜 Conjunctiva	50mg/kg,iv(家兔)	0.5	70.6	100.1	0.70	大石正夫(1993)
巩膜 Sclera	50mg/kg,iv(家兔)	0.5	37.5	100.1	0.38	大石正夫(1993)
眼外肌 Extraocular muscle	50mg/kg,iv(家兔)	0.5	37.9	100.1	0.38	大石正夫(1993)
虹膜及睫状体 Iris and ciliary body	50mg/kg,iv(家兔)	0.5	28.9	100.1	0.29	大石正夫(1993)
晶状体 Lens	50mg/kg,iv(家兔)	0.5	0.5	100.1	<0.01	大石正夫(1993)
玻璃体 Vitreous body	50mg/kg,iv(家兔)	0.5	0.5	100.1	<0.01	大石正夫(1993)
视神经 Optic nerve	50mg/kg,iv(家兔)	0.5	28.8	100.1	0.29	大石正夫(1993)
视网膜 Retina	50mg/kg,iv(家兔)	0.5	15.4	100.1	0.15	大石正夫(1993)
泪水 Lacrimal fluid	50mg/kg,iv(家兔)	0～3.0	12.6	146.6	0.09	大石正夫(1993)
上颌窦黏膜 Maxillary sinus mucosa	1000mg,iv	0～8.0	81.2	116.0	0.70	新川敦(1991)
	1000mg,iv	1.0	28.2	39.5	0.71	大山胜(1994)
	1000mg,iv	—	21.4	28.2	0.76	宫本直哉(1993)
	1000mg,iv	6.0	5.05	4.90	1.03	大山胜(1994)
扁桃体 Tonsil	1000mg,iv	2.5	5.7	24.0	0.24	新川敦(1991)

续表

部位	给药方案及病理生理状态	取样时间/h	浓度/(μg/g、μg/ml)或曲线下面积/(μg/g·h、μg/ml·h)		C_t/C_p 或 AUC_t/AUC_p	参考文献
			组织或组织液	血浆		
扁桃体 Tonsil	1000mg,iv	1.0～3.0	5.8～16.2	17.6～63.1	0.26～0.33	三宅浩乡(1994)
唾液腺 Salivary gland	1000mg,iv	—	21.9	34.8	0.63	宫本直哉(1993)
颌下腺 Submaxillary gland	1000mg,iv	2.0	16.6	37.5	0.44	三宅浩乡(1994)
	1000mg,iv	2.0	16.4	37.3	0.44	松崎勉(1993)
中耳黏膜 Middle ear mucosa	1000mg,iv	3.0	13.2	16.0	0.83	新川敦(1991)
	1000mg,iv	3.5	16.2	15.1	1.10	马场骏吉(1994)
	1000mg,iv	2.5	32.6	29.1	1.10	马场骏吉(1994)
	1000mg,iv	—	29.7	19.9	1.49	宫本直哉(1993)
耳分泌液 Otorrhea	1000mg,iv	1.0～6.0	70.0	98.5	0.71	原田保(1991)
	1000mg,iv	2.5	8.7	22.3	0.39	马场骏吉(1994)
	1000mg,iv	—	6.4	16.4	0.39	宫本直哉(1993)
腮腺 Parotid	1000mg,iv	2.5	15.3	38.9	0.39	三宅浩乡(1994)
	1000mg,iv	2.5	12.9	40.6	0.32	松崎勉(1993)
鼻黏膜 Nasal mucosa	1000mg,iv	3.0	15.2	27.7	0.55	大山胜(1994)
	1000mg,iv	—	9.3	16.3	0.57	宫本直哉(1993)
鼻息肉 Nasal polyp	1000mg,iv	—	15.4	15.3	1.01	宫本直哉(1993)
鼻分泌液 Nasal discharge	1000mg,iv	0～8.0	63.5	92.2	0.69	新川敦(1991)
	1000mg,iv	3.0	9.4	22.6	0.42	大山胜(1994)
肺组织 Pulmonary tissue	1000mg,iv	1.0	33.8	37.0	0.91	泉孝英(1992)
	20mg/kg,iv(家兔)	0.3～6.0	56.6	99.6	0.57	喜多八洲男(1993)
	20mg/kg,iv(比格犬)	0.3～6.0	35.4	85.9	0.40	喜多八洲男(1993)

续表

部位	给药方案及病理生理状态	取样时间/h	浓度/(μg/g、μg/ml)或曲线下面积/(μg/g·h、μg/ml·h)		C_t/C_p 或 AUC_t/AUC_p	参考文献
			组织或组织液	血浆		
肺组织 Pulmonary tissue	20mg/kg,iv(猴)	0.3～6.0	67.8	172.3	0.39	喜多八洲男(1993)
痰液 Sputum	2000mg,iv	0～8.0	36.7	314.3	0.12	小田切繁树(1993)
	1000mg,iv	0～9.0	11.1	132.7	0.11	东山康仁(1993)
	1000mg,iv	0～10.0	16.3	180.5	0.09	杉本勇二(1993)
肝组织 Hepatic tissue	20mg/kg,iv(家兔)	0.3～6.0	43.2	99.6	0.43	喜多八洲男(1993)
	20mg/kg,iv(比格犬)	0.3～6.0	68.9	85.9	0.80	喜多八洲男(1993)
	20mg/kg,iv(猴)	0.3～6.0	102.7	172.3	0.60	喜多八洲男(1993)
胆汁 Bile	1000mg,iv	0～6.0	35.0	128.6	0.27	谷村弘(1991)
	1000mg,iv	5.0	5.0	10.5	0.48	松本文夫(1991)
	1000mg,iv	0.5～6.0	61.3	129.1	0.47	田中日出和(2011)
	1000mg,iv	0～6.0	110.8	143.4	0.77	由良二郎(1990)
胆囊 Gallbladder	1000mg,iv	0～3.0	38.0	107.3	0.35	谷村弘(1991)
	1000mg,iv	5.0	7.9	10.5	0.75	松本文夫(1991)
脾 Spleen	20mg/kg,iv(家兔)	0.3～6.0	17.8	99.6	0.18	喜多八洲男(1993)
	20mg/kg,iv(比格犬)	0.3～6.0	14.7	85.9	0.17	喜多八洲男(1993)
	20mg/kg,iv(猴)	0.3～6.0	23.8	172.3	0.14	喜多八洲男(1993)
肾脏 Kidney	20mg/kg,iv(家兔)	0.3～6.0	281.9	99.6	2.80	喜多八洲男(1993)
	20mg/kg,iv(比格犬)	0.3～6.0	191.2	85.9	2.20	喜多八洲男(1993)
	20mg/kg,iv(猴)	0.3～6.0	770.2	172.3	4.50	喜多八洲男(1993)
腹膜 Peritoneum	1000mg,iv	1.0	10.0	35.0	0.29	谷村弘(1991)

续表

部位	给药方案及病理生理状态	取样时间/h	浓度/(μg/g、μg/ml)或曲线下面积/(μg/g·h、μg/ml·h)		C_t/C_p 或 AUC_t/AUC_p	参考文献
			组织或组织液	血浆		
腹腔积液 Ascitic fluid	1000mg,iv	0.5	174.1	189.9	0.92	Ikawa K(2007)
	1000mg,iv	0.3～12.0	190.9	120.1	1.59	高杉信义(1993)
	1000mg,iv	0～8.0	194.6	206.3	0.94	Ikeda K(2009)
前列腺组织 Prostatic tissue	1000mg,iv	1.0～2.0	15.6～22.0	32.4～45.8	0.48	片山泰弘(1993)
输卵管 Oviduct	1000mg,iv	4.0	8.0	14.0	0.57	千石一雄(1991)
	1000mg,iv	1.0	23.0	44.4	0.52	山元贵雄(1993)
	1000mg,iv	3.5	13.4	17.6	0.76	长南熏(1993)
	1000mg,iv	2.5	15.3	26.3	0.58	高杉信义(1993)
卵巢 Ovary	500mg,iv	0～8.0	79.5	131.3	0.61	山中惠(1993)
	1000mg,iv	4.0	10.6	14.0	0.76	千石一雄(1991)
	1000mg,iv	1.0	23.4	44.4	0.53	山元贵雄(1993)
	1000mg,iv	3.5	15.3	17.6	0.87	长南熏(1993)
	1000mg,iv	4.0	10.1	15.5	0.65	松田静治(1993)
	1000mg,iv	2.5	15.2	26.3	0.58	高杉信义(1993)
子宫内膜 Endometrium	500mg,iv	0～8.0	86.3	131.3	0.66	山中惠(1993)
	1000mg,iv	4.0	7.7	14.0	0.55	千石一雄(1991)
	1000mg,iv	1.0	19.9	44.4	0.45	山元贵雄(1993)
	1000mg,iv	3.5	10.7	17.6	0.60	长南熏(1993)
	1000mg,iv	4.0	7.6	15.5	0.43	松田静治(1993)
	1000mg,iv	2.5	12.5	26.3	0.48	高杉信义(1993)

续表

部位	给药方案及病理生理状态	取样时间/h	浓度/(μg/g、μg/ml)或曲线下面积/(μg/g·h、μg/ml·h)		C_t/C_p 或 AUC_t/AUC_p	参考文献
			组织或组织液	血浆		
子宫肌层 Myometrium	1000mg,iv	4.0	9.2	14.0	0.66	千石一雄(1991)
	1000mg,iv	1.0	24.5	44.4	0.55	山元贵雄(1993)
	1000mg,iv	3.5	11.0	17.6	0.62	长南熏(1993)
	1000mg,iv	4.0	7.0	15.5	0.45	松田静治(1993)
	1000mg,iv	2.5	13.2	26.3	0.50	高杉信义(1993)
子宫颈 Cervix uterus	1000mg,iv	4.0	9.7	14.0	0.69	千石一雄(1991)
	1000mg,iv	1.0	25.2	44.4	0.57	山元贵雄(1993)
	1000mg,iv	3.5	13.3	17.6	0.76	长南熏(1993)
	1000mg,iv	4.0	10.7	15.5	0.69	松田静治(1993)
	1000mg,iv	2.5	16.8	26.3	0.64	高杉信义(1993)
阴道部 Portio vaginalis	500mg,iv	0～8.0	112.5	131.3	0.86	山中惠(1993)
	1000mg,iv	4.0	10.2	14.0	0.73	千石一雄(1991)
	1000mg,iv	1.0	23.6	44.4	0.53	山元贵雄(1993)
	1000mg,iv	3.5	14.8	17.6	0.84	长南熏(1993)
	1000mg,iv	4.0	9.5	15.5	0.62	松田静治(1993)
	1000mg,iv	2.5	17.7	26.3	0.67	高杉信义(1993)
盆腔积液 Pelvic fluid	1000mg,iv	0.5～8.0	138.0	137.6	1.00	伊藤邦彦(1993)
	1000mg,iv	0～8.0	99.4	133.0	0.75	Ikawa K(2008)
创面渗出液 Wound exudate	20mg/kg,iv(家兔)	0～6.0	29.3	36.3	0.81	喜多八洲男(1993)
皮下脂肪 Subcutaneous fat	1000mg,iv	1.0	8.0	35.0	0.23	谷村弘(1991)

续表

部位	给药方案及病理生理状态	取样时间/h	浓度/(μg/g、μg/ml)或曲线下面积/(μg/g·h、μg/ml·h)		C_t/C_p 或 AUC_t/AUC_p	参考文献
			组织或组织液	血浆		
尿液 Urine	10mg/kg,iv	0.3～6.0	1885	64.5	29.2	Fujii R(1996)
	20mg/kg,iv	0.3～6.0	5497	108.8	50.5	Fujii R(1996)
	40mg/kg,iv	0.3～6.0	2794	167.1	16.7	Fujii R(1996)
	20mg/kg,iv(儿童)	0～8.0	5369	82.6	65.0	戒能幸一(1994)
	20mg/kg,iv	0～6.0	7960	86.4	92.2	藤井良知(1994)

表 2-36　头孢吡肟组织分布

部位	给药方案及病理生理状态	取样时间/h	浓度/(μg/g、μg/ml)或曲线下面积/(μg/g·h、μg/ml·h)		C_t/C_p 或 AUC_t/AUC_p	参考文献
			组织或组织液	血浆		
脑脊液 Cerebrospinal fluid	150mg/kg,iv(大鼠)	0～24.0	21.9	111.3	0.19	Avedissian SN(2019)
	2000mg,iv	0～8.0	—	—	0.23	Lodise TP(2006)
	20mg/kg,ip(新生大鼠)	0～6.0	42.0	116.0	0.36	Tsai YH(1990)
	20mg/kg,iv(儿童)	0.5～8.0	29.3	130.6	0.22	Blumer JL(2001)
	1000mg,iv	1.0	9.6	57.9	0.16	Tauber MG(1985)
脑组织 Brain	20mg/kg,iv(大鼠)	0.1～2.0	0.4	21.6	0.02	平野实(1991)
	20mg/kg,ip(新生大鼠)	0～6.0	9.0	116.0	0.08	Tsai YH(1990)
大脑组织 Cerebrum	20mg/kg,iv(大鼠)	0.3	0.7	57.5	0.01	中名生宏(1992)
小脑组织 Cerebellum	20mg/kg,iv(大鼠)	0.3	1.0	57.5	0.02	中名生宏(1992)
脑垂体 Hypophysis	20mg/kg,iv(大鼠)	0.3	12.2	57.5	0.21	中名生宏(1992)
泪腺 Lacrimal gland	20mg/kg,iv(大鼠)	0.3	7.0	57.5	0.12	中名生宏(1992)

续表

部位	给药方案及病理生理状态	取样时间/h	浓度/(μg/g、μg/ml)或曲线下面积/(μg/g・h、μg/ml・h)		C_t/C_p 或 AUC_t/AUC_p	参考文献
			组织或组织液	血浆		
眼球 Eye-ball	20mg/kg,iv(大鼠)	0.3	5.8	57.5	0.10	中名生宏(1992)
	20mg/kg,iv(大鼠)	0.1～2.0	4.3	21.6	0.20	平野实(1991)
玻璃体 Vitreous body	1000mg,iv	0.5～12.0	14.0	114.4	0.12	Arasc C(2002)
	2000mg,iv	0.5～12.0	21.3	255.5	0.08	Arasc C(2002)
房水 Aqueous humor	1000mg,iv	峰浓度	5.2	≈50.0～60.0	0.09	Ozdamar A(2001)
上颌窦黏膜 Maxillary sinus mucous	1000mg,iv	1.5	18.8	32.4	0.58	原田康夫(1991)
	1000mg,iv	2.0～3.0	20.9	26.4	0.79	鹤丸浩士(1991)
	1000mg,iv	1.0～1.5	27.8	28.5	0.97	入船盛弘(1991)
颌下腺 Submaxillary gland	20mg/kg,iv(大鼠)	0.3	10.5	57.5	0.18	中名生宏(1992)
扁桃体 Tonsil	1000mg,iv	2.0～3.0	5.8	17.5	0.33	鹤丸浩士(1991)
	1000mg,iv	1.0～1.5	15.9	45.4	0.35	入船盛弘(1991)
中耳黏膜 Middle ear mucosa	1000mg,iv	2.0	43.2	25.5	1.69	宫本直哉(1991)
	1000mg,iv	1.5	25.7	47.5	0.54	原田康夫(1991)
耳分泌液 Otorrhea	1000mg,iv	2.0	8.9	25.5	0.35	宫本直哉(1991)
甲状腺 Thyroid gland	20mg/kg,iv(大鼠)	0.3	13.2	57.5	0.23	中名生宏(1992)
胸腺 Thymus	20mg/kg,iv(大鼠)	0.3	4.2	57.5	0.07	中名生宏(1992)
气管 Trachea	20mg/kg,iv(大鼠)	0.3	31.4	57.5	0.55	中名生宏(1992)
肺组织 Pulmonary tissue	2000mg,iv	0.5	119.3	127.9	0.93	Breilh D(2001)
	2000mg,iv	2.0	50.8±15.1	71.4±13.9	0.71	Breilh D(2001)
	20mg/kg,iv(大鼠)	0.3	19.7	57.5	0.34	中名生宏(1992)
	20mg/kg,iv(大鼠)	0.1～2.0	14.2	21.6	0.66	平野实(1991)

续表

部位	给药方案及病理生理状态	取样时间/h	浓度/(μg/g、μg/ml)或曲线下面积/(μg/g·h、μg/ml·h)		C_t/C_p 或 AUC_t/AUC_p	参考文献
			组织或组织液	血浆		
肺组织 Pulmonary tissue	100mg/kg,iv(大鼠)	0.5	57.2	92.0	0.62	Gloor B(2003)
支气管黏膜 Bronchial mucosa	2000mg,iv	1.0～2.0	29.7	49.8	0.60	Chadha D(1990)
肺泡上皮液 Epithelial lining fluid	30mg/kg,iv(比格犬)	稳态浓度	—	—	0.95	Bayat S(2004)
	1000mg,iv	稳态浓度	14.1±2.8	13.5±3.3	1.00	Boselli E(2003)
	2000mg,iv	0～8.0	131.4	331.3	0.40	Rodvold KA(2018)
	100mg/kg,iv(小鼠)	0～8.0	40.0	79.0	0.51	Lepak AJ(2019)
肺泡灌洗液 Bronchoalveolar lavage fluid	1000mg,iv	1.0	3.44	—	0.05	新井千冬(1997)
痰液 Sputum	1000mg,iv	2.0	1.8	≈25.0	0.07	后藤阳一郎(1991)
	1000mg,iv	3.0	1.5	20.7	0.07	大石和德(1991)
	—	—	<0.50	28.2	0.02	Klekner A(2006)
	1000mg,iv	1.0～6.0	8.2	39.7	0.21	光武耕太郎(1991)
心脏组织 Cardiac tissue	20mg/kg,iv(大鼠)	0.25	8.6	57.5	0.15	中名生宏(1992)
	20mg/kg,iv(大鼠)	0.1～2.0	6.7	21.6	0.31	平野实(1991)
心肌 Myocardium	2000mg,iv	1.0～2.0	19.5	36.7	0.53	Kanellakopoulou K (2008)
心包 Pericardium	2000mg,iv	1.0～2.0	16.3	36.7	0.44	Kanellakopoulou K (2008)
心脏瓣膜 Heart valves	2000mg,iv	1.0～2.0	43.7	36.7	1.19	Kanellakopoulou K (2008)
胃 Stomach	20mg/kg,iv(大鼠)	0.25	11.5	57.5	0.20	中名生宏(1992)
	20mg/kg,iv(大鼠)	0.1～2.0	6.1	21.6	0.28	平野实(1991)

续表

部位	给药方案及病理生理状态	取样时间/h	浓度/(μg/g、μg/ml)或曲线下面积/(μg/g·h、μg/ml·h)		C_t/C_p 或 AUC_t/AUC_p	参考文献
			组织或组织液	血浆		
肝组织 Hepatic tissue	20mg/kg,iv(大鼠)	0.25	7.1	57.5	0.12	中名生宏(1992)
	20mg/kg,iv(大鼠)	0.1~2.0	4.8	21.6	0.22	平野实(1991)
胆囊 Gallbladder	1000mg,iv	2.0	13.5	27.0	0.50	Okamoto MP(1992)
	2000mg,iv	1.0~2.0	6.6~8.1	12.1~16.3	0.52	Petrikkos G(2006)
胆汁 Bile	1000mg,iv	1.0	16.7	25.4	0.66	古畑久(1991)
	1000mg,iv	0.1~6.0	53.4	92.4	0.58	古畑久(1991)
	50mg/kg,iv(家兔)	1.0	20.8	45.2	0.46	Papagoras D(2003)
	50mg/kg,iv(家兔)	1.0~3.0	25.7~29.8	69.7~73.1	0.39	Papagoras D(2003)
	1000mg,iv	1.0~2.0	13.1	33.1~46.5	0.28~0.40	森本健(1991)
	1000mg,iv	0.5~6.0	61.4	157.5	0.39	森本健(1991)
	1000mg,iv	1.0~2.0	12.2	25.1	0.48	渊本定仪(1991)
肾脏 Kidney	20mg/kg,iv(大鼠)	0.25	149.4	57.5	2.60	中名生宏(1992)
	20mg/kg,iv(大鼠)	0.1~2.0	104.0	21.6	4.81	平野实(1991)
肾上腺 Adrenal gland	20mg/kg,iv(大鼠)	0.25	7.6	57.5	0.13	中名生宏(1992)
脾 Spleen	20mg/kg,iv(大鼠)	0.25	6.9	57.5	0.12	中名生宏(1992)
	20mg/kg,iv(大鼠)	0.1~2.0	6.2	21.6	0.29	平野实(1991)
胰腺组织 Pancreatic tissue	2000mg,iv(胰腺炎)	0.1~8.0	61.4	146.0	0.42	Delcenserie R(2001)
	2000mg,iv(胰腺炎)	1.0~2.0	7.5~11.0	25.5~42.0	0.28	Delcenserie R(2001)
	100mg/kg,iv(大鼠)(急性胰腺炎)	0.5	75.2~113.0	151.0~185.0	0.50~0.61	Gloor B(2003)
	20mg/kg,iv(大鼠)(急性胰腺炎)	1.0	19.6	50.3	0.39	Sagulamkaya U(2002)
	100mg/kg,iv(大鼠)	0.5	30.7	92.0	0.33	Gloor B(2003)

续表

部位	给药方案及病理生理状态	取样时间/h	浓度/(μg/g、μg/ml)或曲线下面积/(μg/g·h、μg/ml·h)		C_t/C_p 或 AUC_t/AUC_p	参考文献
			组织或组织液	血浆		
胰腺组织 Pancreatic tissue	50mg/kg,iv(家兔)	1.0	12.7	45.2	0.28	Papagoras D(2003)
小肠 Small intestine	20mg/kg,iv(大鼠)	0.25	5.7	57.5	0.10	中名生宏(1992)
	20mg/kg,iv(大鼠)	0.1～2.0	3.0	21.6	0.14	平野实(1991)
盲肠 Caecum	20mg/kg,iv(大鼠)	0.3	7.8	57.5	0.14	中名生宏(1992)
	20mg/kg,iv(大鼠)	0.1～2.0	4.1	21.6	0.19	平野实(1991)
大肠 Large intestine	20mg/kg,iv(大鼠)	0.3	9.2	57.5	0.16	中名生宏(1992)
阑尾 Appendix	2000mg,iv	—	4.8	16.3	0.30	Okamoto MP(1991)
腹腔积液 Ascitic fluid	1000mg,iv	2.0	30.0	27.0	1.11	Okamoto MP(1992)
	2000mg,iv	—	14.4	16.3	0.89	Okamoto MP(1991)
	1000mg,iv	0～∞	141.6±30.9	158.1±36.7	0.90	Higuchi K(2008)
	1000mg,iv	1.0	58.0	44.2	1.31	Ikawa K(2008)
输卵管 Oviduct	1000mg,iv	1.0～2.5	15.0	30.7	0.49	山元贵雄(1991)
	1000mg,iv	1.0～2.0	12.3	20.0	0.61	松田静治(1991)
	1000mg,iv	1.5	20.2±2.3	32.2±3.9	0.67	中桐善康(1991)
	1000mg,iv	2.0	19.3	31.4	0.61	伊藤邦彦(1991)
卵巢 Ovary	1000mg,iv	1.0～2.5	16.9	30.7	0.55	山元贵雄(1991)
	1000mg,iv	1.0～2.0	12.4	20.0	0.60	松田静治(1991)
	1000mg,iv	1.5	25.3±2.3	32.2±3.9	0.84	中桐善康(1991)
	1000mg,iv	2.0	19.6	31.4	0.62	伊藤邦彦(1991)
子宫内膜 Endometrium	1000mg,iv	1.0～2.5	13.8	30.7	0.45	山元贵雄(1991)
	1000mg,iv	1.0～2.0	5.1	20.0	0.25	松田静治(1991)

续表

部位	给药方案及病理生理状态	取样时间/h	浓度/(μg/g、μg/ml)或曲线下面积/(μg/g·h、μg/ml·h)		C_t/C_p 或 AUC_t/AUC_p	参考文献
			组织或组织液	血浆		
子宫内膜 Endometrium	1000mg,iv	1.5	16.3±1.9	32.2±3.9	0.50	中桐善康(1991)
	1000mg,iv	2.0	12.7	31.4	0.40	伊藤邦彦(1991)
子宫肌层 Myometrium	1000mg,iv	1.0～2.5	15.9	30.7	0.52	山元贵雄(1991)
	1000mg,iv	1.0～2.0	9.7	20.0	0.48	松田静治(1991)
	1000mg,iv	1.5	15.3±1.9	32.2±3.9	0.48	中桐善康(1991)
	1000mg,iv	2.0	17.2	31.4	0.55	伊藤邦彦(1991)
子宫颈 Cervix uterus	1000mg,iv	1.0～2.5	18.3	30.7	0.60	山元贵雄(1991)
	1000mg,iv	1.0～2.0	12.0	20.0	0.60	松田静治(1991)
	1000mg,iv	1.5	20.6±2.9	32.2±3.9	0.64	中桐善康(1991)
	1000mg,iv	2.0	24.6	31.4	0.78	伊藤邦彦(1991)
阴道部 Portio vaginalis	1000mg,iv	1.0～2.5	19.4	30.7	0.63	山元贵雄(1991)
	1000mg,iv	1.0～2.0	16.3	20.0	0.81	松田静治(1991)
	1000mg,iv	1.5	21.9±4.0	32.2±3.9	0.68	中桐善康(1991)
	1000mg,iv	2.0	18.7	31.4	0.60	伊藤邦彦(1991)
盆腔积液 Pelvic fluid	**1000mg,iv**	**0.5～6.0**	**155.3**	**78.2**	**1.98**	**山元贵雄(1991)**
	1000mg,iv	1.0～2.0	13.6～29.5	29.3～40.3	1.37～2.15	山元贵雄(1991)
	1000mg,iv	1.5	23.5±3.7	16.6±1.8	1.42	中桐善康(1991)
	1000mg,iv	**0～8.0**	**179.7**	**112.2**	**1.60**	**伊藤邦彦(1991)**
睾丸 Testis	20mg/kg,iv(大鼠)	0.25	7.6	57.5	0.13	中名生宏(1992)
	20mg/kg,iv(大鼠)	**0.1～2.0**	**3.2**	**21.6**	**0.15**	**平野实(1991)**
附睾组织 Epididymal tissue	20mg/kg,iv(大鼠)	0.3	13.1	57.5	0.23	中名生宏(1992)

续表

部位	给药方案及病理生理状态	取样时间/h	浓度/(μg/g、μg/ml)或曲线下面积/(μg/g·h、μg/ml·h)		C_t/C_p 或 AUC_t/AUC_p	参考文献
			组织或组织液	血浆		
膀胱 Urinary bladder	20mg/kg,iv(大鼠)	0.3	334.6	57.5	5.82	中名生宏(1992)
前列腺组织 Prostatic tissue	2000mg,iv	1.0～3.0	19.7～25.6	—	0.42～0.51	Arkell A(1992)
	1000mg,iv	1.0～2.0	16.5	47.0	0.35	Saxby MF(1990)
	1000mg,iv	6.0	6.7	17.2	0.39	Saxby MF(1990)
	—	—	—	—	0.30～0.50	Wise R(1996)
前列腺分泌液 Prostatic secretion	1000mg,iv	0.1～6.0	3.7	92.4	0.04	古畑久(1991)
骨髓 Bone marrow	20mg/kg,iv(大鼠)	0.3	8.2	57.5	0.14	中名生宏(1992)
骨组织 Bone tissue	2000mg,iv	1.0～2.0	8.6	36.7	0.23	Kanellakopoulou K (2008)
骨骼肌 Skeletal muscle	20mg/kg,iv(大鼠)	0.3	4.7	57.5	0.08	中名生宏(1992)
	20mg/kg,iv(大鼠)	0.1～2.0	4.7	21.6	0.22	平野实(1991)
组织间隙液 Interstitial fluid	2000mg,iv	0～12.0	229.4	233.5	0.98	Kuti JL(2016)
	1000mg,iv	0～12.0	53.3～130.7	83.1～140.1	0.60～0.90	Kuti JL(2016)
脂肪组织 Adipose tissue	20mg/kg,iv(大鼠)	0.3	2.4	57.5	0.04	中名生宏(1992)
纵隔脂肪 Mediastinal fat	2000mg,iv	1.0～2.0	2.9	36.7	0.08	Kanellakopoulou K (2008)
棕色脂肪 Brown fat	20mg/kg,iv(大鼠)	0.3	8.3	57.5	0.14	中名生宏(1992)
皮肤 Skin	2000mg,iv	3.0	33.0	—	>0.42	Sampol E(2000)
	1000mg,iv	0.2～0.5	17.6～38.2	59.4～81.5	0.30～0.47	池田政身(1991)
	20mg/kg,iv(大鼠)	0.3	22.1	57.5	0.39	中名生宏(1992)

续表

部位	给药方案及病理生理状态	取样时间/h	浓度/(μg/g、μg/ml)或曲线下面积/(μg/g·h、μg/ml·h)		C_t/C_p 或 AUC_t/AUC_p	参考文献
			组织或组织液	血浆		
皮肤 Skin	20mg/kg,iv(大鼠)	0～2.0	11.8	19.5	0.61	秋山尚范(1991)
皮肤水疱液 Skin blister	2000mg,iv	0～∞	296.1	366.8	0.80	Nye KJ(1989)
	2000mg,iv	2.0	79.1	58.8	1.34	Nye KJ(1989)
	2000mg,iv	2.0	27.0	20.5	1.32	Barbhaiya RH(1990)
	2000mg,iv	0～12.0	150.2	189.2	0.79	Kalman D(1992)
乳汁 Milk	1000mg,iv	0～8.0	5.6	112.2	0.05	伊藤邦彦(1991)

表 2-37 头孢匹罗组织分布

部位	给药方案及病理生理状态	取样时间/h	浓度/(μg/g、μg/ml)或曲线下面积/(μg/g·h、μg/ml·h)		C_t/C_p 或 AUC_t/AUC_p	参考文献
			组织或组织液	血浆		
脑脊液 Cerebrospinal fluid	50mg/kg,iv(细菌性脑膜炎)	2.0	10.8	37.2	0.28	Friedland I(1998)
	2000mg,iv(化脓性脑膜炎)	2.0～12.0	34.3	145.7	0.23	Wolff M(1992)
	2000mg,iv(细菌性脑膜炎)	1.0～10.0	35.2	191.4	0.18	宗本滋(1996)
	700mg,iv(儿童)(化脓性脑膜炎)	1.0	—	—	0.18	古川正强(1991)
	700mg,iv(儿童)(细菌性脑膜炎)	1.0	7.4	59.3	0.13	春田恒和(1991)
	100mg/kg,iv(家兔)(葡萄球菌脑膜炎)	0.3～3.0	30.8	290.6	0.11	春田恒和(1991)
	10mg/kg,iv(家兔)(肺炎链球菌脑膜炎)	0～7.0	6.4	32.0	0.19	Tauber MG(1985)
	40mg/kg,iv(家兔)(葡萄球菌脑膜炎)	0～∞	14.1±2.8	97.8±17.4	0.15	Sakamoto H(1993)
	2000mg,iv(无脑膜炎)	1.0～8.0	4.3	147.1	0.03	Nix DE(1992)

续表

部位	给药方案及病理生理状态	取样时间/h	浓度/(μg/g、μg/ml)或曲线下面积/(μg/g·h、μg/ml·h)		C_t/C_p 或 AUC_t/AUC_p	参考文献
			组织或组织液	血浆		
房水 Aqueous humour	50mg/kg,iv(家兔)	0～6.0	10.7	154.2	0.07	大石正夫(1991)
	50mg/kg,iv(家兔)	0.5	1.5	90.3	0.02	大石正夫(1991)
	1000mg,iv	0.5	0.8	56.5	0.01	大石正夫(1991)
玻璃体 Vitreous body	50mg/kg,iv(家兔)	0.5	0.4	90.3	<0.01	大石正夫(1991)
眼睑 Lid	50mg/kg,iv(家兔)	0.5	24.1	90.3	0.27	大石正夫(1991)
结膜 Conjunctive	50mg/kg,iv(家兔)	0.5	48.9	90.3	0.54	大石正夫(1991)
眼外肌 Extraocular muscle	50mg/kg,iv(家兔)	0.5	31.3	90.3	0.34	大石正夫(1991)
角膜 Cornea	50mg/kg,iv(家兔)	0.5	11.2	90.3	0.12	大石正夫(1991)
巩膜 Sclera	50mg/kg,iv(家兔)	0.5	35.3	90.3	0.39	大石正夫(1991)
虹膜及脉络膜 Iris and ciliary body	50mg/kg,iv(家兔)	0.5	21.7	90.3	0.24	大石正夫(1991)
视网膜 Retina	50mg/kg,iv(家兔)	0.5	8.8	90.3	0.09	大石正夫(1991)
视神经 Optic nerve	50mg/kg,iv(家兔)	0.5	16.9	90.3	0.19	大石正夫(1991)
扁桃体 Tonsil	1000mg,iv	1.0	5.1	39.9	0.13	马场骏吉(1991)
筛窦黏膜 Ethmoid sinus mucosa	1000mg,iv	0.8	10.3	68.8	0.15	马场骏吉(1991)
中耳黏膜 Middle ear mucosa	1000mg,iv	2.0	9.4	19.5	0.48	马场骏吉(1991)
牙龈 Gingiva	1000mg,iv	1.0	6.8	42.1	0.16	兼子隆次(1998)
	1000mg,iv	0.5～2.0	8.5	33.5	0.25	秋月弘道(1991)
颌骨 Jaw	1000mg,iv	1.0～2.0	3.62～6.10	—	0.07～0.15	兼子隆次(1998)

续表

部位	给药方案及病理生理状态	取样时间/h	浓度/(μg/g、μg/ml)或曲线下面积/(μg/g·h、μg/ml·h)		C_t/C_p 或 AUC_t/AUC_p	参考文献
			组织或组织液	血浆		
颌骨 Jaw	1000mg,iv	0.5～2.0	3.1	46.4	0.07	秋月弘道(1991)
口腔软组织 Oral soft tissue	1000mg,iv	1.0～2.0	17.0～23.9	—	0.28～0.79	兼子隆次(1998)
甲状腺 Thyroid	1000mg,iv	3.0	3.90～9.31	—	0.32	谷村弘(1991)
肺组织 Pulmonary tissue	2000mg,iv	0～4.0	174.0	261.0	0.67	Herkner H(2001)
	2000mg,iv	1.0	59.2	80.1	0.74	Herkner H(2001)
	30mg/kg,iv(健康受试者)	0～4.0	117.0	188.0	0.62	Lindenmann J(2010)
	30mg/kg,iv(感染)	0～4.0	92.0	188.0	0.49	Lindenmann J(2010)
	20mg/kg,iv(家兔)	0.5	16.6	39.4	0.42	Klesel N(1983)
	50mg/kg,iv(小鼠)	0.5	14.1	25.0	0.56	Klesel N(1983)
支气管黏膜 Bronchial mucosa	1000mg,iv	峰浓度	—	—	0.57	Wise R(1990)
	1000mg,iv	1.0～2.0	19.3±1.9	35.4±3.3	0.56	Baldwin DR(1991)
肺泡上皮液 Epithelial lining fluid	1000mg,iv	1.0～2.0	7.2±1.1	35.4±3.3	0.36	Baldwin DR(1991)
痰液 Sputum	1000mg,iv	0～6.0	6.0	93.3	0.06	山木健市(1991)
	1000mg,iv	2.0	1.26～1.76	—	0.05	吉田俊昭(1991)
	1000mg,iv	1.0～6.0	6.7	68.4	0.10	山田洋(1991)
	1000mg,iv	1.0～2.0	1.4～1.5	18.0～48.0	0.03～0.08	山田洋(1991)
	1000mg,iv	1.0～2.0	1.5～2.0	25.3～53.7	0.04	后藤阳一郎(1991)
	1000mg,iv	2.0～3.0	1.0～1.1	20.0～34.0	0.04	普久原浩(1991)
心脏组织 Cardiac tissue	20mg/kg,iv(家兔)	0.5	8.8	39.4	0.22	Klesel N(1983)
	50mg/kg,iv(小鼠)	0.5	7.2	25.0	0.29	Klesel N(1983)

续表

部位	给药方案及病理生理状态	取样时间/h	浓度/(μg/g、μg/ml)或曲线下面积/(μg/g·h、μg/ml·h)		C_t/C_p 或 AUC_t/AUC_p	参考文献
			组织或组织液	血浆		
肝组织 Hepatic tissue	20mg/kg,iv(家兔)	0.5	12.2	39.4	0.31	Klesel N(1983)
	50mg/kg,iv(小鼠)	0.5	7.5	25.0	0.30	Klesel N(1983)
脾 Spleen	1000mg,iv	峰浓度	11.4	72.0	0.16	谷村弘(1991)
胆囊 Gallbladder	1000mg,iv	峰浓度	44.6	72.0	0.62	谷村弘(1991)
	1000mg,iv	2.0	15.0	35.0～40.0	0.41	山田好则(1991)
	1000mg,iv	1.0～2.0	20.4	32.3	0.63	小林展章(1991)
	1000mg,iv	1.0	15.8±2.5	31.9±11.7	0.50	横山勋(1991)
胆汁 Bile	1000mg,iv	1.0～2.0	13.5～18.0	28.5～40.0	0.46	山本博(1991)
	1000mg,iv	0～6.0	163.3	112.0	1.46	加藤繁次(1991)
	1000mg,iv	1.0～4.0	34.4	55.0	0.63	冈村健二(1991)
	1000mg,iv	0.5～6.0	197.3	161.4	1.22	森本健(1991)
	1000mg,iv	峰浓度	61.2	72.0	0.85	谷村弘(1991)
	1000mg,iv	2.0	22.8	35.0～40.0	0.62	山田好则(1991)
	1000mg,iv	2.0～3.0	30.0～35.0	—	>0.80	小林展章(1991)
	1000mg,iv	2.0～3.0	13.1～18.1	20.0～34.0	0.58	稻松孝思(1991)
胰腺组织 Pancreatic tissue	1000mg,iv	峰浓度	15.9	72.0	0.22	谷村弘(1991)
肾脏 Kidney	20mg/kg,iv(家兔)	0.5	82.0	39.4	2.08	Klesel N(1983)
	50mg/kg,iv(小鼠)	0.5	49.2	25.0	1.97	Klesel N(1983)
肾皮质 Renal cortex	1000mg,iv	1.0	107.0～148.0	30.0～50.0	2.70～3.70	Saito I(1993)
肾髓质 Renal medulla	1000mg,iv	1.0	80.6～88.6	30.0～50.0	2.00～2.20	Saito I(1993)

续表

部位	给药方案及病理生理状态	取样时间/h	浓度/(μg/g、μg/ml)或曲线下面积/(μg/g·h、μg/ml·h)		C_t/C_p 或 AUC_t/AUC_p	参考文献
			组织或组织液	血浆		
前列腺组织 Prostatic tissue	1000mg,iv	1.0～12.0	69.9	213.6	0.33	Saxby MF(1990)
	1000mg,iv	1.0	12.5	48.4	0.26	Saxby MF(1990)
	1000mg,iv	1.0	18.4	52.1	0.34	植木哲裕(1991)
	1000mg,iv	1.0	17.9	30.0～50.0	0.44	Saito I(1993)
阑尾 Appendix	1000mg,iv	1.0	11.7～23.9	30.7	0.38～0.78	中村孝(1991)
	1000mg,iv	1.0～2.0	—	—	0.75	山田好则(1991)
腹膜 Peritoneum	1000mg,iv	峰浓度	22.8	72.0	0.32	谷村弘(1991)
网膜 Omentum	1000mg,iv	峰浓度	11.1	72.0	0.16	谷村弘(1991)
腹腔积液 Ascitic fluid	1000mg,iv	1.0～2.0	44.4±9.2	—	0.98	Kavi J(1989)
	1000mg,iv	1.0～12.0	58.9	70.5	0.82	壬生隆一(1991)
	1000mg,iv	1.0～2.0	17.0～23.6	35.0～55.0	0.43～0.49	谷村弘(1991)
	1000mg,iv	1.0～2.0	—	—	0.95	山田好则(1991)
子宫内膜 Endometrium	1000mg,iv	0.2～7.0	40.2	110.9	0.36	长南熏(1991)
	1000mg,iv	0.5～3.0	19.6	40.3	0.49	伊藤邦彦(1991)
	1000mg,iv	1.0～3.0	6.1	18.0	0.34	井谷嘉男(1992)
	1000mg,iv	1.3～1.5	11.5±5.9	30.4±9.5	0.38	花田征治(1991)
	1000mg,iv	1.0	12.1	34.5	0.35	山元贵雄(1991)
子宫肌层 Myometrium	1000mg,iv	0.2～7.0	57.6	110.9	0.52	长南熏(1991)
	1000mg,iv	0.5～3.0	23.2	40.3	0.58	伊藤邦彦(1991)
	1000mg,iv	1.0～3.0	12.0	18.0	0.66	井谷嘉男(1992)
	1000mg,iv	1.3～1.5	15.9±5.5	30.4±9.5	0.52	花田征治(1991)

续表

部位	给药方案及病理生理状态	取样时间/h	浓度/(μg/g、μg/ml)或曲线下面积/(μg/g·h、μg/ml·h)		C_t/C_p 或 AUC_t/AUC_p	参考文献
			组织或组织液	血浆		
子宫肌层 Myometrium	1000mg,iv	1.0	21.1	34.5	0.61	山元贵雄(1991)
子宫颈 Cervix uterus	1000mg,iv	0.2～7.0	70.3	110.9	0.63	长南熏(1991)
	1000mg,iv	0.5～3.0	28.3	40.3	0.58	伊藤邦彦(1991)
	1000mg,iv	1.0～3.0	13.0	18.0	0.72	井谷嘉男(1992)
	1000mg,iv	1.3～1.5	15.8±5.8	30.4±9.5	0.52	花田征治(1991)
	1000mg,iv	1.0	20.1	34.5	0.58	山元贵雄(1991)
阴道部 Portio vaginalis	1000mg,iv	0.2～7.0	82.8	110.9	0.75	长南熏(1991)
	1000mg,iv	0.5～3.0	25.9	40.3	0.64	伊藤邦彦(1991)
	1000mg,iv	1.0～3.0	10.9	18.0	0.61	井谷嘉男(1992)
	1000mg,iv	1.3～1.5	15.2±5.0	30.4±9.5	0.50	花田征治(1991)
	1000mg,iv	1.0	19.9	34.5	0.58	山元贵雄(1991)
输卵管 Oviduct	1000mg,iv	0.2～7.0	64.2	110.9	0.58	长南熏(1991)
	1000mg,iv	0.5～3.0	30.6	40.3	0.76	伊藤邦彦(1991)
	1000mg,iv	1.0～3.0	9.6	18.0	0.53	井谷嘉男(1992)
	1000mg,iv	1.3～1.5	17.3±2.8	30.4±9.5	0.57	花田征治(1991)
	1000mg,iv	1.0	18.6	34.5	0.54	山元贵雄(1991)
卵巢 Ovary	1000mg,iv	0.2～7.0	65.3	110.9	0.59	长南熏(1991)
	1000mg,iv	0.5～3.0	27.7	40.3	0.69	伊藤邦彦(1991)
	1000mg,iv	1.0～3.0	11.2	18.0	0.62	井谷嘉男(1992)
	1000mg,iv	1.3～1.5	17.3±5.8	30.4±9.5	0.57	花田征治(1991)
	1000mg,iv	1.0	24.1	34.5	0.70	山元贵雄(1991)

续表

部位	给药方案及病理生理状态	取样时间/h	浓度/(μg/g、μg/ml)或曲线下面积/(μg/g·h、μg/ml·h)		C_t/C_p 或 AUC_t/AUC_p	参考文献
			组织或组织液	血浆		
盆腔积液 Pelvic fluid	1000mg,iv	0.5～12.0	209.8	104.3	2.01	长南熏(1991)
	1000mg,iv	0.5～8.0	145.0	142.6	1.01	伊藤邦彦(1991)
	500mg,iv	0～12.0	48.2	39.4	1.22	堀井高久(1991)
	1000mg,iv	0.5～10.0	89.9	80.8	1.12	井谷嘉男(1992)
	1000mg,iv	1.0	—	—	0.42～1.30	花田征治(1991)
	500mg,iv	1.0～2.0	5.86～7.00	6.25～9.46	0.62～1.12	堀井高久(1991)
	1000mg,iv	0～6.0	46.8	91.6	0.51	加藤繁次(1991)
	1000mg,iv	1.0～6.0	75.8	83.2	0.91	山元贵雄(1991)
	1000mg,iv	0.3～8.0	88.0	101.1	0.87	高杉信义(1991)
骨骼肌 Skeletal muscle	1000mg,iv(持续输注)	0～8.0	80.0	175.0	0.46	Hollenstein U(1999)
	1000mg,iv	0～8.0	130.0	230.0	0.57	Hollenstein U(1999)
	2000mg,iv	0～∞	130.0	230.7	0.56	Barbour A(2009)
	2000mg,iv	0～3.0	—	—	0.82	Steiner IM(2004)
	2000mg,iv	0～4.0	—	—	0.63～0.83	Joukhadar C(2002)
	2000mg,iv	1.0～2.0	48.0～53.0	61.0～82.0	0.66～0.78	Joukhadar C(2002)
	2000mg,iv	0～∞	194.3	220.0	0.90	Müller M(1997)
皮下脂肪 Subcutaneous fat	2000mg,iv	0～4.0	6.9±2.6	16.2±4.1	0.43	Sauermann R(2005)
	2000mg,iv	0～∞	117.0	230.7	0.51	Barbour A(2009)
	2000mg,iv	0～4.0	13.1±5.2	16.5±5.2	0.79	Sauermann R(2005)
	2000mg,iv	0～3.0	—	—	0.76～0.81	Steiner IM(2004)
	2000mg,iv	0～∞	312.3	220.0	1.44	Müller M(1997)

续表

部位	给药方案及病理生理状态	取样时间/h	浓度/(μg/g、μg/ml)或曲线下面积/(μg/g·h、μg/ml·h)		C_t/C_p 或 AUC_t/AUC_p	参考文献
			组织或组织液	血浆		
皮下脂肪 Subcutaneous fat	1000mg,iv	峰浓度	14.1	72.0	0.20	谷村弘(1991)
皮下组织 Subcutaneous tissue	1000mg,iv(持续输注)	0～8.0	87.2	175.0	0.50	Hollenstein U(1999)
	1000mg,iv	0～8.0	117.0	230.0	0.51	Hollenstein U(1999)
皮肤水疱液 Skin blister	1000mg,iv	0～∞	200.0±80.5	156.3±27.8	1.28	Kavi J(1988)
	1000mg,iv	1.0～2.0	30.3～34.4	20.0～36.8	0.82～1.72	Kavi J(1988)
手术创面渗出液 Surgical wound exudate	1000mg,iv	0.3～6.0	118.1	133.3	0.89	横山勋(1991)
炎性渗出液 Inflammatory exudate	20mg/kg,iv(大鼠)	0～∞	30.3	33.3	0.91	Sakamoto H(1993)
	1000mg,iv	1.0～4.0	88.0	96.6	0.91	山田良成(1991)
	1000mg,iv	2.0	30.2	33.0	0.92	山田良成(1991)
脓液 Pus	2000mg,iv	0～∞	153.0	220.0	0.70	Sauermann R(2012)
	2000mg,iv	0～12.0	73.0	219.0	0.33	Sauermann R(2012)
乳汁 Milk	1000mg,iv	0.5～2.0	0.6	32.2～62.8	0.02	伊藤邦彦(1991)
尿液 Urine	10mg/kg,iv	0.5～1.0	834.7	<43.2	>19.3	丰永义清(1991)

表 2-38A　^{14}C-头孢噻利组织分布(健康受试大鼠,20mg/kg,iv)[a]

部位	AUC_t/AUC_p	组织或组织液浓度 /(μg/g 或 μg/ml)			
		5min	1.0h	8.0h	24.0h
血浆 Plasma	1.00	51.1±1.09	6.79±0.48	0.31±0.03	0.18±0.01
全血 Blood	0.62	28.7±0.61	4.06±0.31	0.24±0.00	0.18±0.01
大脑组织 Cerebrum	0.03	0.66±0.04	0.16±0.01	0.04±0.01	—
小脑组织 Cerebellum	0.02	0.71±0.08	0.15±0.01	—	—
脑垂体 Hypophysis	0.21	8.99±2.02	1.81±0.47	—	—
眼球 Eye-ball	0.26	5.59±0.20	1.74±0.11	0.22±0.04	0.09±0.00
泪腺 Harderian gland	0.20	6.98±0.58	1.21±0.09	0.14±0.01	0.10±0.01
甲状腺 Thyroid gland	0.44	13.2±0.90	2.09±0.17	0.68±0.03	—
腮腺 Parotid gland	0.36	15.4±0.66	1.93±0.16	0.28±0.01	0.18±0.01
舌下腺 Sublingual gland	0.28	10.1±0.59	1.51±0.16	0.22±0.03	0.15±0.02
颌下腺 Submaxillary gland	0.27	9.96±0.37	1.51±0.15	0.22±0.01	0.12±0.01
胸腺 Thymus	0.18	5.27±0.51	0.92±0.11	0.20±0.00	0.10±0.01
心脏组织 Cardiac tissue	0.21	9.40±0.40	1.22±0.10	0.13±0.01	0.09±0.01
肺 Lung	0.60	21.9±0.41	3.53±0.27	0.47±0.02	0.25±0.01
肝组织 Hepatic tissue	0.50	6.57±0.55	3.16±0.07	0.53±0.02	0.24±0.01
胃 Stomach	0.38	12.5±0.97	2.43±0.42	0.26±0.01	0.17±0.01
肾脏 Kidney	3.57	99.6±1.31	21.9±0.68	2.76±0.11	1.97±0.20
肾上腺 Adrenal gland	0.29	9.19±0.52	1.52±0.06	0.26±0.01	0.18±0.02
脾 Spleen	0.29	5.90±0.53	1.44±0.13	0.38±0.02	0.18±0.01
小肠 Small intestine	0.26	6.62±0.83	1.53±0.14	0.23±0.04	0.13±0.01
大肠 Large intestine	0.64	11.6±1.24	1.67±0.02	1.43±0.46	0.24±0.05

续表

部位	AUC_t/AUC_p	组织或组织液浓度 /(μg/g 或 μg/ml)			
		5min	1.0h	8.0h	24.0h
胰腺组织 Pancreatic tissue	0.27	5.64±1.72	1.80±0.16	0.23±0.03	0.10±0.01
睾丸 Testis	0.20	5.28±0.44	1.39±0.11	0.12±0.02	0.09±0.02
前列腺组织 Prostatic tissue	0.42	16.0±2.90	2.57±1.22	0.32±0.04	0.11±0.01
肠系膜淋巴结 Mesenteric lymph node	0.47	15.4±0.34	2.68±0.11	0.45±0.03	0.15±0.02
膀胱 Urinary bladder	3.74	70.2±23.3	35.7±9.20	0.74±0.17	0.25±0.07
脂肪组织 Adipose tissue	0.09	2.81±0.84	0.48±0.10	0.09±0.00	0.04±0.01
棕色脂肪 Brown fat	0.27	9.41±2.11	1.32±0.06	0.26±0.03	0.16±0.02
骨骼肌 Skeletal muscle	0.13	4.54±0.07	0.64±0.06	0.13±0.04	0.06±0.01
皮肤 Skin	0.98	25.2±0.54	4.93±0.16	1.01±0.05	0.76±0.05
骨髓 Bone marrow	0.18	8.90±1.25	1.51±0.04	—	—
血浆 Plasma	1.00	61.5±2.45	8.43±0.49	—	0.16±0.03
子宫 Uterus	0.62	30.3±0.65	5.56±0.64	—	0.12±0.01
卵巢 Ovary	0.35	18.2±0.70	3.10±0.29	—	0.07±0.01
羊水 Amniotic fluid	0.03	0.11±0.04	0.28±0.02	—	0.08±0.01

a:户冢善三郎,丹羽俊朗,坂本博,等. FK037の体内动态(第2报):ラットにおける反復投与后の体内动态.药物动态,1995,10(1):129-141.

表 2-38B　头孢噻利组织分布

部位	给药方案及病理生理状态	取样时间/h	浓度/(μg/g、μg/ml)或曲线下面积/(μg/g·h、μg/ml·h)		C_t/C_p 或 AUC_t/AUC_p	参考文献
			组织或组织液	血浆		
脑脊液 Cerebrospinal fluid	20mg/kg,iv(大鼠)	1.0～2.0	4.1～5.6	20.1～38.5	0.15～0.20	Sakamoto H(1993)
	20mg/kg,iv(大鼠)	0～6.0	19.0	119.0	0.16	Sakamoto H(1993)
房水 Aqueous humor	50mg/kg,iv(家兔)	0.3～6.0	27.3	231.3	0.12	大石正夫(1994)
	50mg/kg,po(家兔)	1.0	8.7	113.5	0.08	大石正夫(1994)
	1000mg,iv	2.0	1.91	39.04	0.05	大石正夫(1994)
眼睑 Lid	50mg/kg,iv(家兔)	1.0	22.8	113.5	0.20	大石正夫(1994)
结膜 Conjunctive	50mg/kg,iv(家兔)	1.0	110.3	113.5	0.97	大石正夫(1994)
眼外肌 Extraocular muscle	50mg/kg,iv(家兔)	1.0	109.5	113.5	0.96	大石正夫(1994)
角膜 Cornea	50mg/kg,iv(家兔)	1.0	10.8	113.5	0.10	大石正夫(1994)
巩膜 Sclera	50mg/kg,iv(家兔)	1.0	59.9	113.5	0.53	大石正夫(1994)
虹膜 Iris	50mg/kg,iv(家兔)	1.0	31.3	113.5	0.28	大石正夫(1994)
视网膜 Retina	50mg/kg,iv(家兔)	1.0	22.6	113.5	0.20	大石正夫(1994)
晶状体 Lens	50mg/kg,iv(家兔)	1.0	0.5	113.5	<0.01	大石正夫(1994)
玻璃体 Vitreous body	50mg/kg,iv(家兔)	1.0	0.5	113.5	<0.01	大石正夫(1994)
视神经 Optic nerve	50mg/kg,iv(家兔)	1.0	16.8	113.5	0.15	大石正夫(1994)
泪液 Lacrimal fluid	1000mg,iv	0.5～8.0	12.7	128.2	0.10	大石正夫(1994)
颌下腺 Submaxillary gland	1000mg,iv	5.0	12.4	22.1	0.56	佐佐木次郎(1994)
舌 Tongue	1000mg,iv	5.0	9.9	22.1	0.45	佐佐木次郎(1994)
牙龈 Gingiva	1000mg,iv	0.4	17.3	32.6	0.53	中川清昌(2000)

续表

部位	给药方案及病理生理状态	取样时间/h	浓度/(μg/g、μg/ml)或曲线下面积/(μg/g·h、μg/ml·h)		C_t/C_p 或 AUC_t/AUC_p	参考文献
			组织或组织液	血浆		
牙囊 Dental follicle	1000mg,iv	1.0～2.0	25.6	68.2	0.67	佐佐木次郎(1994)
颌骨 Jaw	1000mg,iv	0.4	2.8	32.6	0.09	中川清昌(2000)
	1000mg,iv	1.0	17.7	104.0	0.17	佐佐木次郎(1994)
腮腺 Parotid gland	1000mg,iv	2.0	3.0	36.6	0.08	马场骏吉(1994)
	1000mg,iv	1.0	9.7	74.6	0.13	佐佐木次郎(1994)
扁桃体 Tonsil	1000mg,iv	1.8	12.2	37.7	0.31	马场骏吉(1994)
鼓膜 Tympanum	1000mg,iv	3.0	5.4～13.9	21.8～34.0	0.3～0.40	马场骏吉(1994)
鼓室肉芽组织 Granulation in tympanum	1000mg,iv	2.5～3.0	7.0	24.3	0.27	马场骏吉(1994)
上颌窦黏膜 Maxillary sinus mucosa	1000mg,iv	2.2	14.8	25.9	0.57	马场骏吉(1994)
上颌窦分泌液 Maxillary sinus secretion	1000mg,iv	2.5	8.6	25.6	0.34	马场骏吉(1994)
心脏组织 Cardiac tissue	20mg/kg,iv(大鼠)	1.0	1.44±0.17	7.64±0.90	0.19	丹羽俊朗(1995)
	20mg/kg,iv(大鼠)	0.3～2.0	4.1	22.5	0.18	Sakamoto H(1993)
肺组织 Pulmonary tissue	20mg/kg,iv(大鼠)	1.0	3.43±0.26	7.64±0.90	0.45	丹羽俊朗(1995)
	20mg/kg,iv(大鼠)	0.3～2.0	9.3	22.5	0.41	Sakamoto H(1993)
痰液 Sputum	1000mg,iv	—	—	—	0.03	Sano Y(1994)
	1000mg,iv	1.0～8.0	4.8	58.8	0.08	山崎透(1994)
	500～2000mg,iv	峰浓度	—	—	<0.07	渡边浩(1994)
胸腔积液 Pleural fluid	1000mg,iv	0～8.0	220.0	221.0	1.00	木村丹(1994)

续表

部位	给药方案及病理生理状态	取样时间/h	浓度/(μg/g、μg/ml)或曲线下面积/(μg/g·h、μg/ml·h)		C_t/C_p 或 AUC_t/AUC_p	参考文献
			组织或组织液	血浆		
肝组织 Hepatic tissue	20mg/kg,iv(大鼠)	1.0	4.75±0.17	7.64±0.90	0.62	丹羽俊朗(1995)
肾脏 Kidney	20mg/kg,iv(大鼠)	1.0	23.8±4.8	7.6±0.9	3.11	丹羽俊朗(1995)
	20mg/kg,iv(大鼠)	0.3～2.0	50.7	22.5	2.25	Sakamoto H(1993)
胆囊 Gallbladder	1000mg,iv	1.0～3.5	35.5	73.0	0.49	谷村弘(1994)
胆汁 Bile	1000mg,iv	1.0～3.5	25.5	73.0	0.35	谷村弘(1994)
	1000mg,iv	1.0～7.0	89.2	279.0	0.32	Sano Y(1994)
脾 Spleen	20mg/kg,iv(大鼠)	1.0	1.36±0.14	7.64±0.90	0.18	丹羽俊朗(1995)
	20mg/kg,iv(大鼠)	0.3～2.0	3.2	22.5	0.14	Sakamoto H(1993)
腹腔积液 Ascitic fluid	1000mg,iv	0～6.0	135.2	130.7	1.03	谷村弘(1994)
前列腺组织 Prostatic tissue	1000mg,iv	1.0	14.6	37.5	0.43	牧之濑信一(1994)
卵巢 Ovary	1000mg,iv	2.0～6.0	28.9	43.0	0.67	长南熏(1994)
	1000mg,iv	0～5.0	58.9	120.1	0.50	三鸭广繁(1994)
	1000mg,iv	0.5～5.0	69.5	155.2	0.45	冈田弘二(1994)
输卵管 Oviduct	1000mg,iv	2.0～6.0	35.1	43.0	0.82	长南熏(1994)
	1000mg,iv	0～5.0	71.7	120.1	0.60	三鸭广繁(1994)
	1000mg,iv	0.5～5.0	94.9	155.2	0.61	冈田弘二(1994)
子宫内膜 Endometrium	1000mg,iv	2.0～6.0	20.6	43.0	0.48	长南熏(1994)
	1000mg,iv	0～5.0	50.9	120.1	0.42	三鸭广繁(1994)
	1000mg,iv	0.5～5.0	68.3	155.2	0.44	冈田弘二(1994)
子宫肌层 Myometrium	1000mg,iv	2.0～6.0	19.3	43.0	0.45	长南熏(1994)
	1000mg,iv	0～5.0	71.1	120.1	0.59	三鸭广繁(1994)

续表

部位	给药方案及病理生理状态	取样时间/h	浓度/(μg/g、μg/ml)或曲线下面积/(μg/g·h、μg/ml·h)		C_t/C_p 或 AUC_t/AUC_p	参考文献
			组织或组织液	血浆		
子宫肌层 Myometrium	1000mg,iv	0.5～5.0	93.8	155.2	0.60	冈田弘二(1994)
子宫颈 Cervix uterus	1000mg,iv	2.0～6.0	28.6	43.0	0.67	长南熏(1994)
	1000mg,iv	0～5.0	68.0	120.1	0.57	三鸭广繁(1994)
	1000mg,iv	0.5～5.0	86.7	155.2	0.56	冈田弘二(1994)
阴道部 Portio vaginalis	1000mg,iv	2.0～6.0	25.7	43.0	0.60	长南熏(1994)
	1000mg,iv	0～5.0	70.8	120.1	0.59	三鸭广繁(1994)
	1000mg,iv	0.5～5.0	84.4	155.2	0.54	冈田弘二(1994)
盆腔渗出液 Pelvic exudate	1000mg,iv	0～∞	154.0	163.0	0.94	三鸭广繁(1994)
	1000mg,iv	0.5～9.0	130.1	132.5	0.98	冈田弘二(1994)
	1000mg,iv	0.5～9.0	136.6	120.3	1.13	Yamamoto T(1994)
乳汁 Milk	20mg/kg,iv(大鼠)	0～4.0	3.3	32.6	0.10	户冢善三郎(1995)
髓质骨 Cancellous bone	1000mg,iv	2.0	7.6	47.3	0.16	Satoh S(1994)
皮质骨 Cortical bone	1000mg,iv	2.0	5.3	47.3	0.11	Satoh S(1994)
骨髓 Bone marrow	1000mg,iv	2.0	41.6	47.3	0.88	Satoh S(1994)
关节腔滑膜液 Synovial fluid	1000mg,iv	2.0	36.5	34.4	1.06	Satoh S(1994)
血肿 Seroma	1000mg,iv	0～24.0	160.4	166.0	0.97	森本健(1994)
肌肉组织 Muscular tissue	1000mg,iv	5.0	5.8	22.1	0.26	佐佐木次郎(1994)
皮肤 Skin	1000mg,iv	3.0	8.0～10.7	22.7～23.2	0.35～0.46	Arata J(1994)
	1000mg,iv	2.0	22.7	46.0	0.49	佐佐木次郎(1994)

续表

部位	给药方案及病理生理状态	取样时间/h	浓度/(μg/g、μg/ml)或曲线下面积/(μg/g·h、μg/ml·h)		C_t/C_p 或 AUC_t/AUC_p	参考文献
			组织或组织液	血浆		
皮肤渗出液 Skin exudate	1000mg,iv	3.0	15.4～23.7	22.7～23.2	1.05～1.27	Arata J(1994)
炎性渗出液 Inflammatory exudate	1000mg,iv	0～12.0	176.3	159.7	1.10	Wise R(1994)
	2000mg,iv	0～12.0	316.8	303.7	1.04	Wise R(1994)
尿液 Urine	500mg,iv,bid	1.0～2.0	1240	20.4	60.8	石原哲(1994)
	1000mg,iv	峰浓度	2825	68.1	41.5	今井健郎(1986)

表 2-39A　^{14}C-头孢克定组织分布(健康受试大鼠,25mg/kg,po)[a]

部位	AUC_t/AUC_p	组织或组织液浓度/(μg/g 或 μg/ml)			
		0.5h	1.0h	4.0h	24.0h
血浆 Plasma	1.00	123.1	49.4	2.23	0.91
红细胞 Red blood cell	0.20	16.8	9.94	0.57	0.21
脑组织 Brain	0.11	2.03	4.14	0.58	0.13
脑垂体 Hypophysis	0.19	15.5	5.71	0.77	0.6
心脏组织 Cardiac tissue	0.31	18.4	8.63	2.06	0.33
肺组织 Pulmonary tissue	0.48	44.9	19.2	1.88	0.71
支气管 Bronchia	0.49	38.2	22.7	1.41	0.85
肝组织 Hepatic tissue	0.27	14.2	7.31	1.31	1.02
胰腺组织 Pancreatic tissue	0.18	13.3	7.66	0.62	0.35
脾 Spleen	0.23	17.1	7.09	1.02	0.68
肾上腺 Adrenal gland	0.23	15.[illegible]	8.07	1.00	0.57

续表

部位	AUC_t/AUC_p	组织或组织液浓度 /(μg/g 或 μg/ml)			
		0.5h	**1.0h**	**4.0h**	**24.0h**
肾皮质 Renal cortex	9.84	207.3	328.5	45.8	33.0
肾髓质 Renal medulla	13.3	379.2	989.9	5.18	2.52
膀胱 Urinary bladder	1.07	26.2	58.0	3.10	1.31
眼球 Eye-ball	0.16	13.1	7.26	0.57	0.17
坐骨神经 Sciatic nerve	0.27	12.4	9.05	1.41	0.56
骨髓 Bone marrow	0.29	26.8	9.16	1.61	0.41
颌下腺 Submaxillary gland	0.23	19.1	9.61	0.86	0.40
甲状腺 Thyroid gland	0.44	29.5	15.4	1.73	1.32
胸腺 Thymus	0.11	8.13	4.09	0.50	0.25
淋巴结 Lymph node	0.24	13.9	8.46	1.11	0.60
精囊 Seminal vesicle	0.31	11.2	19.3	0.47	0.30
睾丸 Testis	0.20	11.2	9.52	0.55	0.35
骨骼肌 Skeletal muscle	0.10	10.3	4.50	0.31	0.18
脂肪组织 Adipose tissue	0.04	3.63	1.85	0.14	0.10
皮肤 Skin	0.47	20.2	22.7	1.36	1.02
胃 Stomach	0.27	22.3	13.2	0.68	0.50
十二直肠 Duodenum	0.22	17.0	9.09	0.75	0.47
盲肠 Caecum	1.22	23.0	26.3	10.5	1.34
主动脉 Aorta	0.52	24.9	24.3	1.53	1.15
泪腺 Lacrimal gland	0.16	11.7	5.99	0.60	0.37
前列腺组织 Prostatic tissue	0.31	7.48	18.8	0.64	0.33

续表

部位	AUC_t/AUC_p	组织或组织液浓度 /(μg/g 或 μg/ml)			
		0.5h	**1.0h**	**4.0h**	**24.0h**
血浆 Plasma	1.00	81.5	34.2	1.04	0.22
子宫 Uterus	0.66	32.6	23.7	3.68	0.79
卵巢 Ovary	0.25	23.4	11.4	0.79	0.31
乳腺 Mammary gland	0.17	9.95	6.39	0.77	0.3
羊水 Amniotic fluid	0.07	0.14	0.17	0.48	0.48

a:水尾均,堀江透,杠辉昭,等. ^{14}C-Cefclidinのラットにおける体内动态. Chemotherapy,1992,40(4):223-239.

表 2-39B 头孢克定组织分布

部位	给药方案及病理生理状态	取样时间/h	浓度/(μg/g、μg/ml)或曲线下面积/(μg/g·h、μg/ml·h)		C_t/C_p 或 AUC_t/AUC_p	参考文献
			组织或组织液	血浆		
房水 Aqueous humor	50mg/kg,iv(家兔)	0.3～6.0	27.2	247.6	0.11	大石正夫(1992)
	50mg/kg,po(家兔)	0.5	6.6	197.3	0.03	大石正夫(1979)
眼睑 Lid	50mg/kg,po(家兔)	0.5	105.5	197.3	0.53	大石正夫(1979)
结膜 Conjunctive	50mg/kg,po(家兔)	0.5	100.7	197.3	0.51	大石正夫(1979)
眼外肌 Extraocular muscle	50mg/kg,po(家兔)	0.5	61.7	197.3	0.31	大石正夫(1979)
角膜 Cornea	50mg/kg,po(家兔)	0.5	12.3	197.3	0.06	大石正夫(1979)
巩膜 Sclera	50mg/kg,po(家兔)	0.5	47.6	197.3	0.24	大石正夫(1979)
虹膜 Iris	50mg/kg,po(家兔)	0.5	21.5	197.3	0.11	大石正夫(1979)
视网膜 Retina	50mg/kg,po(家兔)	0.5	15.5	197.3	0.08	大石正夫(1979)
视神经 Nerve optic	50mg/kg,po(家兔)	0.5	21.2	197.3	0.11	大石正夫(1979)

续表

部位	给药方案及病理生理状态	取样时间/h	浓度/(μg/g、μg/ml)或曲线下面积/(μg/g·h、μg/ml·h)		C_t/C_p 或 AUC_t/AUC_p	参考文献
			组织或组织液	血浆		
上颌窦黏膜 Maxillary sinus mucosa	1000mg,iv,bid	0～6.0	66.5	133.7	0.53	新川敦(1992)
	1000mg,iv	1.0	23.1	52.0±3.9	0.44	白石孝之(1992)
	1000mg,iv	1.0～2.0	9.3	24.4	0.38	原田康夫(1992)
	1000mg,iv	0.5	23.8	36.4	0.66	椿茂和(1992)
	1000mg,iv	1.0～3.0	13.7	—	0.47	宫本直哉(1992)
	1000mg,iv	1.0～2.0	9.5	23.5	0.40	大山胜(1992)
扁桃体 Tonsil	1000mg,iv,bid	1.0	7.6	39.4	0.19	新川敦(1992)
	1000mg,iv	0.5	7.3～7.6	36.4	0.21	椿茂和(1992)
	1000mg,iv	1.0～3.0	4.9	22.3	0.22	宫本直哉(1992)
筛窦黏膜 Ethmoid sinus mucosa	1000mg,iv	1.0～3.0	11.1	—	0.44	宫本直哉(1992)
唾液腺 Salivary gland	1000mg,iv	0.5	24.7	55.1	0.48	大山胜(1992)
鼻息肉 Nasal polyp	1000mg,iv	1.0	23.3	52.0±3.9	0.45	白石孝之(1992)
中耳黏膜 Middle ear mucosa	1000mg,iv,bid	0～6.0	47.6	133.7	0.36	新川敦(1992)
	1000mg,iv	2.0	5.8	23.9	0.24	白石孝之(1992)
	1000mg,iv	3.0	5.4	19.5	0.28	大山胜(1992)
耳分泌液 Otorrhea	1000mg,iv	1.0	13.3	36.4	0.37	椿茂和(1992)
肺组织 Pulmonary tissue	20mg/kg,iv(小鼠)	0.5	5.00±0.70	8.60±0.80	0.58	森山めぐみ(1992)
	20mg/kg,iv(大鼠)	0.5	8.7±0.5	25.0±1.2	0.35	森山めぐみ(1992)
痰液 Sputum	1000mg,iv	峰浓度	2.9	68.0	0.04	高桥淳(1992)
	1000mg,iv	峰浓度	2.4	59.8	0.04	高桥淳(1992)

续表

部位	给药方案及病理生理状态	取样时间/h	浓度/(μg/g、μg/ml)或曲线下面积/(μg/g·h、μg/ml·h)		C_t/C_p 或 AUC_t/AUC_p	参考文献
			组织或组织液	血浆		
肝组织 Hepatic tissue	20mg/kg,iv(小鼠)	0.5	1.70±0.20	8.60±0.80	0.19	森山めぐみ(1992)
	20mg/kg,iv(大鼠)	0.5	2.9±0.1	25.0±1.2	0.12	森山めぐみ(1992)
胆囊 Gallbladder	1000mg,iv	1.0	22.4±9.7	55.8±12.2	0.40	泽田康夫(1992)
	1000mg,iv	2.0	13.4	35.5	0.38	谷村弘(1992)
胆汁 Bile	1000mg,iv	1.0	14.8±7.4	55.8±12.2	0.27	泽田康夫(1992)
	1000mg,iv	1.0～6.0	29.0	97.1	0.30	小野成夫(1992)
	1000mg,iv	1.0	9.0～10.6	—	0.20～0.30	石引久弥(1992)
	1000mg,iv	2.0	7.9	35.5	0.22	谷村弘(1992)
	1000mg,iv	0～8.0	54.4±13.5	196.5±24.1	0.28	由良二郎(1992)
脾 Spleen	20mg/kg,iv(小鼠)	0.5	1.20±0.10	8.60±0.80	0.14	森山めぐみ(1992)
	20mg/kg,iv(大鼠)	0.5	2.9±0.1	25.0±1.2	0.12	森山めぐみ(1992)
	1000mg,iv	2.0	3.6	33.0	0.11	谷村弘(1992)
肾脏 Kidney	20mg/kg,iv(小鼠)	0.5	26.1±1.0	8.6±0.8	3.03	森山めぐみ(1992)
	20mg/kg,iv(大鼠)	0.5	71.0±7.3	25.0±1.2	2.84	森山めぐみ(1992)
胰液 Pancreatic juice	1000mg,iv	2.0	7.0	49.3	0.14	谷村弘(1992)
子宫颈 Cervix uterus	1000mg,iv	1.0～2.0	17.9±7.3	30.1±13.8	0.60	玉舍辉彦(1992)
	1000mg,iv	0～2.0	51.0	98.0	0.52	保田仁介(1992)
	1000mg,iv	1.0～2.0	10.5	24.9	0.42	高杉信义(1992)
子宫肌层 Myometrium	1000mg,iv	1.0～2.0	14.4±7.0	30.1±13.8	0.48	玉舍辉彦(1992)
	1000mg,iv	0～2.0	33.6	98.0	0.34	保田仁介(1992)
	1000mg,iv	1.0～2.0	7.6	24.9	0.31	高杉信义(1992)

续表

部位	给药方案及病理生理状态	取样时间/h	浓度/(μg/g、μg/ml)或曲线下面积/(μg/g·h、μg/ml·h)		C_t/C_p 或 AUC_t/AUC_p	参考文献
			组织或组织液	血浆		
子宫内膜 Endometrium	1000mg,iv	1.0～2.0	13.7±3.3	30.1±13.8	0.46	玉舍辉彦(1992)
	1000mg,iv	0～2.0	44.6	98.0	0.46	保田仁介(1992)
	1000mg,iv	1.0～2.0	7.8	24.9	0.31	高杉信义(1992)
卵巢 Ovary	1000mg,iv	1.0～2.0	18.0±5.7	30.1±13.8	0.60	玉舍辉彦(1992)
	1000mg,iv	0～2.0	37.4	98.0	0.39	保田仁介(1992)
	1000mg,iv	1.0～2.0	10.7	24.9	0.43	高杉信义(1992)
输卵管 Oviduct	1000mg,iv	1.0～2.0	17.6±6.7	30.1±13.8	0.59	玉舍辉彦(1992)
	1000mg,iv	0～2.0	56.9	98.0	0.39	保田仁介(1992)
	1000mg,iv	1.0～2.0	9.5	24.9	0.43	高杉信义(1992)
阴道部 Portio vaginalis	1000mg,iv	1.0～2.0	18.0±6.3	30.1±13.8	0.60	玉舍辉彦(1992)
	1000mg,iv	0～2.0	43.9	98.0	0.45	保田仁介(1992)
	1000mg,iv	1.0～2.0	12.1	24.9	0.48	高杉信义(1992)
盆腔积液 Pelvic fluid	1000mg,iv	0～8.0	184.2	121.0	1.51	玉舍辉彦(1992)
	1000mg,iv	1.0～6.0	130.2	62.3	2.09	保田仁介(1992)
	1000mg,iv	0～6.0	123.3	125.8	0.98	北川道弘(1992)
	1000mg,iv	0～8.0	154.8	130.0	1.19	北川道弘(1992)
腹腔积液 Ascitic fluid	1000mg,iv	1.0	40.9±2.5	55.8±12.2	0.73	泽田康夫(1992)
	1000mg,iv	1.0～6.0	117.5	93.2	1.26	小野成夫(1992)
	1000mg,iv	1.0～6.0	104.5	87.3	1.20	由良二郎(1992)
前列腺组织 Prostatic tissue	1000mg,iv	1.0～2.0	8.0±3.0	23.1±9.4	0.35	藤田公生(1992)
皮质骨 Cortical bone	1000mg,iv	1.0～2.0	12.6	43.8	0.29	伊藤克(1992)

续表

部位	给药方案及病理生理状态	取样时间/h	浓度/(μg/g、μg/ml)或曲线下面积/(μg/g·h、μg/ml·h)		C_t/C_p 或 AUC_t/AUC_p	参考文献
			组织或组织液	血浆		
髓质骨 Cancellous bone	1000mg,iv	1.0～2.0	9.3	43.8	0.21	伊藤克(1992)
骨髓 Bone marrow	1000mg,iv	1.0～2.0	45.0	43.8	1.03	伊藤克(1992)
关节滑膜组织 Synovium	1000mg,iv	1.0	36.9	49.2	0.75	伊藤克(1992)
皮下脂肪 Subcutaneous fat	1000mg,iv	4.0	1.5～4.8	18.0～21.0	0.16	谷村弘(1992)
	1000mg,iv	1.0	10.2	48.0	0.21	谷村弘(1992)
皮肤 Skin	50mg/kg,iv(大鼠)	1.0	27.9±0.8	52.5±4.6	0.53	相川直树(1992)
痂 Callus	50mg/kg,iv(大鼠)	1.0	26.6	52.5±4.6	0.51	相川直树(1992)
创面渗出液 Wound exudate	1000mg,iv	0.1～8.0	79.3	133.3	0.59	横山勋(1992)
乳汁 Milk	1000mg,iv	0～6.0	6.0～7.0	121.0	0.05	玉舍辉彦(1992)

表 2-40A　^{14}C-拉氧头孢组织分布(健康受试大鼠,40mg/kg,iv)[a]

部位	AUC_t/AUC_p	组织或组织液浓度 /(μg/g 或 μg/ml)			
		5min	30min	2.0h	6.0h
血浆 Plasma	1.00	117.7±9.90	37.8±5.20	8.40±0.10	5.30±0.50
脑组织 Brain	0.04	10.3±1.70	3.40±0.80	0.50±0.50	0.30±0.00
脑垂体 Hypophysis	0.17	32.4±10.0	10.7±0.50	2.50±0.40	2.70±1.20
颌下腺 Submaxillary gland	0.22	47.7±4.00	17.0±1.80	2.70±0.20	1.80±0.30
淋巴结 Lymph node	0.19	43.9±12.0	14.1±1.40	2.40±0.20	1.70±0.10
甲状腺 Thyroid	0.14	30.5±11.0	9.8±1.70	1.70±0.10	2.00±0.60

续表

部位	AUC_t/AUC_p	组织或组织液浓度 /(μg/g 或 μg/ml)			
		5min	30min	2.0h	6.0h
气管 Trachea	0.22	45.0±26.0	14.9±5.20	3.60±0.40	2.30±1.10
胸腺 Thymus	0.09	22.0±5.50	6.40±0.70	1.00±0.20	0.80±0.20
心脏组织 Cardiac tissue	0.21	45.2±2.90	14.4±1.30	2.90±0.30	2.00±0.20
肺组织 Pulmonary tissue	0.52	108.8±8.60	37.5±1.90	7.20±1.50	5.00±0.60
肝组织 Hepatic tissue	0.28	64.2±17.0	28.0±9.00	2.30±0.50	1.10±0.20
脾 Spleen	0.13	24.3±4.20	8.70±0.60	1.80±0.70	2.00±0.60
胰腺组织 Pancreatic tissue	0.25	35.1±13.0	27.3±20.0	1.90±0.20	2.00±1.60
肾脏 Kidney	1.86	344.1±82.0	185.5±17.0	19.1±3.40	8.50±0.70
肾上腺 Adrenal	0.18	36.3±7.90	13.4±2.10	2.70±1.30	1.40±0.30
脂肪 Fat	0.05	6.9±3.50	2.20±0.50	0.60±0.20	1.90±1.10
前列腺组织 Prostatic tissue	0.18	24.0±3.90	15.3±4.20	3.10±0.10	1.60±0.60
睾丸 Testis	0.12	18.9±4.90	9.70±2.40	1.80±0.20	1.30±0.10
骨骼肌 Muscle	0.08	18.3±3.50	6.30±1.00	1.00±0.20	0.70±0.00
皮肤 Skin	0.24	43.0±12.0	23.1±2.10	2.20±0.20	1.60±0.10
血浆 Plasma	1.00	110.6±6.30	38.5±7.60	23.1±1.70	8.40±0.70
乳腺 Mammary gland	0.10	9.8±3.40	4.60±1.30	2.40±0.90	0.90±0.20
卵巢 Ovary	0.15	10.3±2.50	5.80±1.30	2.40±1.10	1.60±0.30
子宫 Uterus	0.46	19.3±1.60	19.3±12.2	11.0±6.70	7.30±2.00
胎儿 Placenta	0.20	15.1±2.70	7.30±0.60	4.80±0.00	2.70±0.20
羊水 Amniotic fluid	0.15	1.60±0.50	2.30±0.80	5.50±0.50	2.30±1.10

a:菅野浩一,冈部博,田中日出男,等. 6059-Sのラット,イヌ,サルにおける体内挙動. Chemotherapy,1980,28(7):207-235.

表 2-40B 拉氧头孢组织分布

部位	给药方案及病理生理状态	取样时间/h	浓度/(μg/g、μg/ml)或曲线下面积/(μg/g·h、μg/ml·h)		C_t/C_p 或 AUC_t/AUC_p	参考文献
			组织或组织液	血浆		
脑脊液 Cerebrospinal fluid	50mg/kg,iv,q6h(儿童)(细菌性脑膜炎)	稳态浓度	3.80	—	0.19	Kaplan SL(1982)
	12.5～25mg/kg,iv(大肠杆菌脑膜炎)	4.0	5.5～6.2	23.6～46.0	0.10～0.23	Charles M(1982)
	—(大肠杆菌脑膜炎)	—	18.5±1.3	96.6±4.2	0.19	Schaad UB(1981)
	负荷剂量:25mg/kg,iv 维持剂量:25mg/(kg·h),iv(大肠杆菌脑膜炎)	—	19.5～24.0	88.5～110.5	0.22	Schaad UB(1980)
	100mg/kg,iv(家兔)(葡萄球菌脑膜炎)	0.3～3.0	—	—	0.19	春田恒和(1991)
	50mg/kg,iv(无脑膜炎)	1.0～4.0	5.0±2.6	48.9±27.7	0.10	Sheldon L(1981)
	25mg/kg,iv(无脑膜炎)	—	4.5～13.6	98.9～103.0	0.04～0.14	George H(1982)
	2000mg,iv,q4h(无脑膜炎)	0～4.0	—	—	0.09±0.02	Richard J(1985)
脑组织 Brain	20mg/kg,im	0.5	1.4	33.0	0.05	中山一诚(1980)
房水 Aqueous humor	25mg/kg,iv	0.5～3.0	8.2	171.2	0.05	Manthey KF(1983)
	50mg/kg,iv	0～4.0	15.7±1.8	—	0.08	Kitaura T(1988)
	2000mg,iv	2.0	2.3±1.3	72.5±25.6	0.03	Marwan M(1982)
	1000mg,iv	1.0～5.0	—	—	0.06	Kitaura T(1989)
	2000mg,iv	0.5～6.0	9.4	302.0	0.03	Judith L(1982)
中耳黏膜 Middle ear mucosa	2000mg,iv	1.0	44.9±1.8	111.3±23.2	0.40	石田稔(1986)
	2000mg,iv	2.0	30.5±12.9	63.6±10.8	0.48	石田稔(1986)

续表

部位	给药方案及病理生理状态	取样时间/h	浓度/(μg/g、μg/ml)或曲线下面积/(μg/g·h、μg/ml·h)		C_t/C_p 或 AUC_t/AUC_p	参考文献
			组织或组织液	血浆		
唾液腺 Salivary gland	1000mg,iv	1.0	18.1	48.5	0.37	神均(1988)
	2000mg,iv	1.0～1.2	28.4	102.0～106.0	0.28	神均(1988)
鼻甲黏膜 Turbinate mucosa	100mg/kg,iv(感染)	1.0	28.1	41.7	0.67	小川敬(1983)
鼻黏膜 Nasal mucosa	1000mg,iv	0.8	14.5±6.9	47.3±0.6	0.31	神均(1988)
	2000mg,iv	0.5～1.2	44.3±12.6	116.3±21.9	0.38	神均(1988)
	1000mg,iv	1.0	23.4	52.4	0.45	南良尚(1984)
扁桃体 Tonsil	500～1000mg,iv	0.4	—	—	0.28～0.30	Shimada J(1982)
	1000mg,iv	1.0	10.4～12.7	47.7～53.7	0.24～0.27	由良和代(1987)
	1000mg,iv	2.0	5.1～9.4	29.2～52.2	0.18	由良和代(1987)
	1000mg,iv	0.7	30.2	149.0	0.20	神均(1988)
上颌窦黏膜 Maxillary sinus mucosa	100mg/kg,iv(感染)	1.0	24.5	41.7	0.59	小川敬(1983)
上颌软组织 Maxillary soft tissue	1000mg,iv	0.5～4.0	54.7	111.4	0.49	山本学(1987)
下颌软组织 Mandibular soft tissue	1000mg,iv	0.5～4.0	45.5	111.4	0.41	山本学(1987)
上下颌脓液 Maxillary and mandibular pus	1000mg,iv	0.5～4.0	55.6	111.4	0.50	山本学(1987)
牙龈 Gingiva	1000mg,iv	0.5～1.0	18.2	41.0～57.0	0.32～0.44	南良尚(1984)
	2000mg,iv	0～6.0	126.5	417.0	0.30	道田章仁(1989)
下颌骨 Mandibula	1000mg,iv	0.5～4.0	22.9	111.4	0.21	山本学(1987)
	2000mg,iv	0～6.0	52.6	417.0	0.13	道田章仁(1989)

续表

部位	给药方案及病理生理状态	取样时间/h	浓度/(μg/g、μg/ml)或曲线下面积/(μg/g·h、μg/ml·h)		C_t/C_p 或 AUC_t/AUC_p	参考文献
			组织或组织液	血浆		
上颌骨 Maxilla	2000mg,iv	1.0	14.8	92.4	0.16	由良和代(1987)
	1000mg,iv	0.5～1.0	4.8	41.0～57.0	0.10～0.12	南良尚(1984)
	2000mg,iv	0～6.0	38.5	417.0	0.09	道田章仁(1989)
舌 Tongue	1000mg,iv	1.0	48.6	106.0	0.46	神均(1988)
心脏组织 Cardiac tissue	20mg/kg,im	0.5	11.4	33.0	0.35	中山一诚(1980)
心耳组织 Auricle tissue	10mg/kg,iv	0.5～0.8	19.2	40.2	0.48	Polk RE(1982)
	10mg/kg,im	0.5～1.0	8.3	17.9	0.46	Polk RE(1982)
	1000mg,iv	1.0	29.8	30.5	0.98	高本真一(1989)
心肌组织 Myocardial tissue	20mg/kg,iv	0.7～2.0	17.9±4.9	63.1±20.4	0.28	佐藤良智(1984)
	30mg/kg,iv	0.6～2.0	38.9±7.0	103.2±39.5	0.38	佐藤良智(1984)
	20mg/kg,iv(家兔)	0.3	11.1±4.4	47.5±12.3	0.23	Brain C(1984)
瓣膜 Valves	20mg/kg,iv(家兔)	0.3	29.3±6.8	47.5±12.3	0.62	Brain C(1984)
主动脉瓣赘生物 Aortic vegetation	20mg/kg,iv(家兔)	0.3	20.6±7.2	47.5±12.3	0.43	Brain C(1984)
心包液 Pericardial fluid	20mg/kg,iv	0.7～2.0	2.4±0.4	63.0～108.0	0.02～0.04	佐藤良智(1984)
	30mg/kg,iv	0.6～2.0	—	103.0～309.0	<0.10	佐藤良智(1984)
肺组织 Pulmonary tissue	20mg/kg,im	0.5	8.3	33.0	0.25	中山一诚(1980)
	40mg/kg,iv(大鼠)	0.5	17.0±2.8	47.6±7.4	0.36	吉田正(1980)
肺泡组织 Alveoli tissue	1000mg,iv(健康受试者)	0.5～4.0	55.7	125.1	0.45	今泉宗久(1983)
	1000mg,iv(健康受试者)	1.0	34.5±8.5	77.4±29.6	0.45	今泉宗久(1983)
	2000mg,iv(健康受试者)	0.5～6.0	154.9	266.2	0.58	妹尾纪具(1985)
	2000mg,iv(感染)	0.5～6.0	130.8	266.2	0.49	妹尾纪具(1985)

续表

部位	给药方案及病理生理状态	取样时间/h	浓度/(μg/g、μg/ml)或曲线下面积/(μg/g·h、μg/ml·h)		C_t/C_p 或 AUC_t/AUC_p	参考文献
			组织或组织液	血浆		
肺泡组织 Alveoli tissue	1000mg,iv(感染)	0.5～4.0	49.9	125.1	0.40	今泉宗久(1983)
	1000mg,iv(感染)	1.0	24.8±9.8	77.4±29.6	0.32	今泉宗久(1983)
支气管 Bronchia	1000mg,iv	2.0	18.4～26.1	33.0±8.7	0.56～0.79	今泉宗久(1983)
	2000mg,iv	0.5～6.0	120.7	266.2	0.45	妹尾纪具(1985)
	1000mg,iv	1.0	19.2	37.3	0.51	市谷迪雄(1987)
	1000mg,iv	4.0	3.50	7.40	0.46	市谷迪雄(1987)
痰液 Sputum	1000mg,iv	峰浓度	2.0	97.0	0.02	Shimada J(1982)
	2000mg,iv	0.5～6.0	18.3	266.2	0.07	妹尾纪具(1985)
	33mg/kg,iv(囊性纤维化)	0～6.0	6.9	260.3	0.03	Laferriere C(1985)
胸腔积液 Pleural fluid	2000mg,iv(肺癌)	1.0～12.0	275.0～310.0	292.0～408.0	0.76～0.94	Yamada H(1985)
	2000mg,iv	0～24.0	380.8	360.5	1.06	Yamada H(1988)
	2000mg,iv	峰浓度	44.2	116.0	0.38	Yamada H(1988)
肝组织 Hepatic tissue	40mg/kg,iv(大鼠)	0.5	16.6±3.8	47.6±7.4	0.35	吉田正(1980)
胆囊 Gallbladder	1000mg,iv(×3剂)	1.0	22.4	30.0	0.75	野野下赖之(1980)
胆汁 Bile	2000mg,iv(经皮肝穿刺胆道引流术后)	0.5～4.0	188.6	234.7	0.80	炭山嘉伸(1984)
	2000mg,iv	0.5～4.0	168.0	234.5	0.72	炭山嘉伸(1982)
	1000mg,iv	0～6.0	247.2	170.0	1.45	Shimada J(1982)
	1000mg,iv	0.5～4.0	179.4	107.3	1.67	炭山嘉伸(1984)
	15mg/kg,iv	0～8.0	267.5	151.7	1.76	Mueller O(1982)
	25mg/kg,iv	0～8.0	515.8	261.2	1.97	Mueller O(1982)
	1000mg,iv	1.0～4.0	128.0	70.3	1.82	Shimada J(1982)

续表

部位	给药方案及病理生理状态	取样时间/h	浓度/(μg/g、μg/ml)或曲线下面积/(μg/g·h、μg/ml·h)		C_t/C_p 或 AUC_t/AUC_p	参考文献
			组织或组织液	血浆		
胆汁 Bile	1000mg,iv(×3 剂)(无胆管梗阻)	1.0	69.6	30.0	2.32	野野下赖之(1980)
	1000mg,iv(×3 剂)(胆管梗阻)	1.0	0.7	30.0	0.03	野野下赖之(1980)
肾脏 Kidney	20mg/kg,im	0.5	93.0	33.0	2.82	中山一诚(1980)
	40mg/kg,iv(大鼠)	0.5	112.0±16.1	47.6±7.4	2.35	吉田正(1980)
肾囊肿液 Renal cyst fluid	1000mg,iv	0.3～0.7	0.5±0.2	43.0±10.2	0.01	高桥义人(1986)
胰液 Pancreatic juice	100mg/kg,iv	—	2.5	98.2±14.4	0.03	Bums GP(1986)
肠道 Intestine	1000mg,iv	1.0～2.5	10.5～14.8	26.3～37.5	0.40	森芳正(1983)
腹腔积液 Ascitic fluid	2000mg,iv	—	65.0	149.0	0.44	Dietmar H(1983)
	2000mg,iv	0～12.0	266.4	427.2	0.62	Dietmar H(1982)
卵巢 Ovary	1000mg,iv	0～12.0	48.3	198.0	0.24	新藤邦雄(1987)
	1000mg,iv	1.0	16.9±6.3	54.7±11.6	0.31	中村英世(1980)
输卵管 Oviduct	1000mg,iv	0～12.0	69.5	198.0	0.35	新藤邦雄(1987)
	1000mg,iv	1.0	23.4±11.0	54.7±11.6	0.43	中村英世(1980)
子宫 Uterus	1000mg,iv	—	9.6	62.0	0.15	Roger E(1982)
子宫内膜 Endometrium	1000mg,iv	0～12.0	71.1	198.0	0.36	新藤邦雄(1987)
	1000mg,iv	1.0	33.3±9.7	54.7±11.6	0.61	中村英世(1980)
子宫肌层 Myometrium	1000mg,iv	0～12.0	58.5	198.0	0.30	新藤邦雄(1987)
	1000mg,iv	1.0	16.7±8.6	54.7±11.6	0.31	中村英世(1980)
子宫颈 Cervix uterus	1000mg,iv	0～12.0	77.7	198.0	0.39	新藤邦雄(1987)
	1000mg,iv	1.0	25.2	54.7±11.6	0.46	中村英世(1980)
子宫浆膜 Perimetrium	1000mg,iv	0～12.0	89.7	198.0	0.45	新藤邦雄(1987)

续表

部位	给药方案及病理生理状态	取样时间/h	浓度/(μg/g、μg/ml)或曲线下面积/(μg/g·h、μg/ml·h)		C_t/C_p 或 AUC_t/AUC_p	参考文献
			组织或组织液	血浆		
前列腺组织 Prostatic tissue	1000mg,iv	1.0～3.0	8.9～17.4	30.4～39.4	0.29～0.44	高尾雅也(1985)
	1000mg,iv	0.5～1.0	28.0～36.9	85.2～105.0	0.33～0.35	竹内宜久(1986)
	1000mg,iv	1.0	19.8±2.6	53.5±2.9	0.38	中田康信(1987)
	2000mg,iv	1.0	46.5±4.6	109.0±6.7	0.44	中田康信(1987)
	500mg,iv,q12h	1.0～2.0	5.2±1.5	19.9±4.3	0.26	Smith RP(1983)
前列腺分泌液 Prostatic secretion	1000mg,iv	1.0	1.6±1.9	52.2±17.5	0.03	Shimada J(1982)
	2000mg,iv	1.0	1.2	100.0	0.01	Shimada J(1982)
肉芽组织 Granulation	1000mg,iv	1.0	19.5±10.0	61.1±36.2	0.32	长宽正(1986)
骨组织 Bone tissue	2000mg,iv	1.0	19.4±1.4	83.0～85.0	0.23	Dietmar H(1982)
	2000mg,iv	2.0	19.1±1.2	61.0～73.0	0.26～0.31	Dietmar H(1982)
	1000mg,iv	1.0	13.3±9.8	61.1±36.2	0.22	长宽正(1986)
	2000mg,iv	1.5	15.8±8.3	57.4±11.8	0.28	饭野ゆき子(1987)
	10mg/kg,iv	0.5	—	—	0.18	Polk R(1983)
	10mg/kg,iv	0.5	—	—	0.18	Polk R(1983)
骨髓 Bone marrow	1000mg,iv	1.0	5.9±2.5	77.4±29.6	0.08	今泉宗久(1983)
	1000mg,iv	1.0	14.3	83.3	0.16	吉位尚(2000)
	1000mg,iv	1.5	9.5	58.5	0.17	吉位尚(2000)
皮下肌层 Subcutaneous muscular	负荷剂量:1000mg,iv 维持剂量:500mg,iv,q8h	2.0	4.1～4.8	31.3	0.10～0.15	Stewart J(1984)
肌肉组织 Muscular tissue	1000mg,iv	1.0	3.3	36.6	0.09	神均(1988)
	2000mg,iv	0.7～1.5	13.9±5.4	93.0±15.7	0.15	神均(1988)
	20mg/kg,im	0.5	6.3	33.0	0.19	中山一诚(1980)

续表

部位	给药方案及病理生理状态	取样时间/h	浓度/(μg/g、μg/ml)或曲线下面积/(μg/g·h、μg/ml·h)		C_t/C_p 或 AUC_t/AUC_p	参考文献
			组织或组织液	血浆		
皮下脂肪 Subcutaneous fat	负荷剂量:1000mg,iv 维持剂量:500mg,iv,q8h	2.0	3.2～4.3	31.3	0.10～0.14	Stewart J(1984)
	1000mg,iv	0.5	11.5	141.0	0.08	神均(1988)
	2000mg,iv	1.0～2.0	10.7	88.9	0.12	神均(1988)
皮肤水疱液 Skin blister	1000mg,iv	0.5～8.0	100.4	162.7	0.62	Wise R(1980)
	1000mg,iv	0～24.0	261.0	293.0	0.89	Wise R(1983)
	1000mg,iv	0.5～8.0	425.0	463.7	0.92	铃木生世(1985)
	1000mg,iv	2.0	85.4±19.6	90.3±21.4	0.94	铃木生世(1985)
组织间隙液 Interstitial fluid	100mg/kg,iv	0～24.0	70.0±12.0	240.0±23.0	0.29	Michel G(1986)
	25mg/kg,q6h(×4 剂)	0～24.0	180.0±21.0	507.0±14.0	0.36	Michel G(1986)
	100mg/kg,iv	0～24.0	241.0±37.0	371.0±22.0	0.65	Michel G(1986)
创面引流液 Wound drainage	负荷剂量:1000mg,iv 维持剂量:500mg,iv,q8h	2.0	15.4±8.9	40.2±16.6	0.38	Stewart J(1984)
脓液 Pus	200mg/kg,iv(小鼠)(无菌性)	—	53.0±8.0	197.0±23.0	0.27	John G(1982)
	200mg/kg,iv(小鼠)(细菌性)	—	40.0±12.0	197.0±23.0	0.20	John G(1982)
羊水 Amniotic fluid	2000mg,iv	0～6.0	93.8±47.1	266.5±83.2	0.36	山元贵雄(1983)
乳汁 Milk	1000mg,iv	1.0～6.0	3.4	≈170.0	0.02	Shimada J(1982)
膀胱 Urinary bladder	1000mg,iv	1.0	33.4±4.4	53.5±2.9	0.62	中田康信(1987)
	2000mg,iv	1.0	66.3±5.7	109.0±6.7	0.61	中田康信(1987)
尿液 Urine	1000mg,iv	0～6.0	11640	136.3	85.4	中山一诚(1980)

表 2-41A ^{14}C-氟氧头孢组织分布(健康受试大鼠,20mg/kg,iv)[a]

部位	AUC_t/AUC_p	组织或组织液浓度 /(μg/g 或 μg/ml)				
		5min	0.5h	1.0h	4.0h	24.0h
血浆 Plasma	1.00	78.3±5.28	16.7±2.82	5.65±0.69	2.37±0.13	0.69±0.06
全血 Blood	0.70	49.8±4.07	11.3±1.63	3.97±0.41	1.70±0.04	0.53±0.05
脑组织 Brain	0.07	1.30±0.08	0.64±0.05	0.35±0.01	0.24±0.00	0.08±0.01
脑垂体 Hypophysis	0.23	14.2±0.97	4.09±0.58	1.20±0.10	0.53±0.05	0.25±0.13
颌下腺 Submaxillary gland	0.24	15.7±1.05	3.25±0.54	1.26±0.10	0.60±0.01	0.26±0.01
淋巴结 Lymph node	0.26	16.8±1.05	3.58±0.58	1.51±0.15	0.63±0.03	0.27±0.03
甲状腺 Thyroid gland	0.30	19.1±1.01	5.41±1.11	1.46±0.19	0.62±0.02	0.42±0.06
胸腺 Thymus	0.23	17.5±0.54	4.06±0.65	1.17±0.13	0.49±0.01	0.22±0.01
心脏组织 Cardiac tissue	0.26	14.7±1.06	3.55±0.52	1.47±0.14	0.71±0.02	0.26±0.01
肺组织 Pulmonary tissue	0.49	35.3±4.54	8.33±1.14	2.86±0.39	1.13±0.06	0.42±0.03
肝组织 Hepatic tissue	0.78	78.1±9.12	21.2±5.32	4.26±0.50	1.25±0.07	0.50±0.04
脾 Spleen	0.21	8.96±0.74	3.48±1.23	1.16±0.08	0.53±0.01	0.24±0.02
胰腺组织 Pancreatic tissue	0.43	19.7±1.67	12.5±7.56	3.40±1.21	0.88±0.06	0.31±0.05
肾脏 Kidney	2.93	384.7±45.7	74.8±4.92	15.6±1.54	3.47±0.19	1.79±0.20
肾上腺 Adrenal	0.25	11.8±0.50	3.26±0.55	1.28±0.06	0.67±0.02	0.31±0.03
脂肪 Fat	0.06	3.37±0.43	1.30±0.13	0.51±0.11	0.13±0.04	0.04±0.00
肌肉组织 Muscular tissue	0.11	5.89±0.69	1.38±0.23	0.54±0.04	0.29±0.02	0.11±0.01
皮肤 Skin	0.28	21.9±1.63	6.21±1.01	1.45±0.18	0.52±0.03	0.29±0.01
骨髓 Bone marrow	0.19	10.7±0.77	3.83±0.61	1.26±0.22	0.49±0.15	0.08±0.02
子宫 Uterus	2.10	33.6	17.4±4.36	19.0±2.25	6.87±0.47	1.57±0.30
卵巢 Ovary	0.40	16.2±0.97	6.41±1.71	3.26±0.67	0.96±0.07	0.40±0.01

续表

部位	AUC_t/AUC_p	组织或组织液浓度 /(μg/g 或 μg/ml)				
		5min	0.5h	1.0h	4.0h	24.0h
乳腺 Mammary gland	0.19	12.3±1.04	2.99±0.61	1.08±0.13	0.42±0.03	0.23±0.01
羊水 Amniotic fluid	0.20	0.08±0.02	0.17±0.03	0.18±0.01	0.59±0.10	0.66±0.10

a:沟尻显尔,乘鞍良,吉森丈夫,等. 6315-S(Flomoxef)のラットにおける体内动态(第 2 报)^{14}C-6315-Sの静脈内投与后の组织分布,胎仔移行性および乳汁中濃度. Chemotherapy,1987,35(1):187-198.

表 2-41B　氟氧头孢组织分布

部位	给药方案及病理生理状态	取样时间/h	浓度/(μg/g、μg/ml)或曲线下面积/(μg/g·h、μg/ml·h)		C_t/C_p 或 AUC_t/AUC_p	参考文献
			组织或组织液	血浆		
脑脊液 Cerebrospinal fluid	100mg/kg,iv(化脓性脑膜炎)	1.0	4.4±1.3	110.4±23.2	0.04	冈田隆滋(1987)
	50mg/kg,iv(婴儿)	1.0	1.0	38.5	<0.01	黑木茂一(1987)
	20mg/kg,iv	1.0	1.0±0.6	27.6±6.8	0.04	由良二郎(1991)
	100mg/kg,iv(家兔)	0.3～3.0	9.8	216.3	0.05	春田恒和(1987)
房水 Aqueous humor	50mg/kg,iv(家兔)	0.5	3.9	193.0	0.02	大石正夫(1989)
虹膜及睫状体 Iris and ciliary body	50mg/kg,iv(家兔)	0.5	29.9	193.0	0.15	大石正夫(1989)
眼睑 Lid	50mg/kg,iv(家兔)	0.5	76.5	193.0	0.40	大石正夫(1989)
结膜 Bulbar conjunctova	50mg/kg,iv(家兔)	0.5	71.8	193.0	0.37	大石正夫(1989)
眼外肌 Extraocular muscle	50mg/kg,iv(家兔)	0.5	51.2	193.0	0.27	大石正夫(1989)
角膜 Cornea	50mg/kg,iv(家兔)	0.5	12.7	193.0	0.07	大石正夫(1989)
巩膜 Sclera	50mg/kg,iv(家兔)	0.5	38.2	193.0	0.20	大石正夫(1989)

续表

部位	给药方案及病理生理状态	取样时间/h	浓度/(μg/g、μg/ml)或曲线下面积/(μg/g·h、μg/ml·h)		C_t/C_p 或 AUC_t/AUC_p	参考文献
			组织或组织液	血浆		
晶状体 Lens	50mg/kg,iv(家兔)	0.5	<0.8	193.0	<0.01	大石正夫(1989)
玻璃体 Vitreous body	50mg/kg,iv(家兔)	0.5	0.5	193.0	<0.01	大石正夫(1989)
视网膜和脉络膜 Retina and choroid	50mg/kg,iv(家兔)	0.5	16.9	193.0	0.09	大石正夫(1989)
视神经 Optic nerve	50mg/kg,iv(家兔)	0.5	34.4	193.0	0.18	大石正夫(1989)
中耳黏膜 Middle ear mucosa	1000mg,iv	0～1.0	19.7～30.3	34.8～57.8	0.52～0.64	Saito H(1990)
	1000mg,iv	0～6.0	76.4	112.0	0.68	马场骏吉(1989)
	1000mg,iv	0.5	24.7	40.2	0.61	清水喜八郎(1988)
扁桃体 Tonsil	1000mg,iv	0～6.0	15.6	112.0	0.14	马场骏吉(1989)
鼻黏膜 Nasal mucosa	1000mg,iv	0～6.0	60.7	112.0	0.54	马场骏吉(1989)
上颌窦黏膜 Maxillary sinus mucosa	1000mg,iv	0～6.0	63.0	112.0	0.56	马场骏吉(1989)
	1000mg,iv	0.25	55.8	67.0	0.83	清水喜八郎(1988)
上颌窦分泌液 Maxillary sinus secretion	1000mg,iv	0～6.0	21.6	112.0	0.19	马场骏吉(1989)
颌骨 Jaw	2000mg,iv	0.5	27.4	149.0	0.18	安川和夫(1990)
	1000mg,iv	—	7.4	66.8	0.11	锻冶昌孝(1994)
上颌骨 Maxilla	2000mg,iv	0～∞	38.2	417.0	0.09	道田章仁(1989)
下颌骨 Mandibula	2000mg,iv	0～∞	52.6	417.0	0.13	道田章仁(1989)
	1000mg,iv	0～6.0	6.6	50.8	0.13	锻冶昌孝(1994)
牙龈 Gingiva	2000mg,iv	0～∞	126.5	417.9	0.30	道田章仁(1989)
	1000mg,iv	1.0	8.5±4.0	14.7±6.1	0.58	高冢茂行(1990)
	1000mg,iv	0.5～1.0	24.8	36.7	0.68	锻冶昌孝(1994)

续表

部位	给药方案及病理生理状态	取样时间/h	浓度/(μg/g、μg/ml)或曲线下面积/(μg/g·h、μg/ml·h)		C_t/C_p 或 AUC_t/AUC_p	参考文献
			组织或组织液	血浆		
齿骨 Dentary bone	1000mg,iv	1.0	4.0±3.1	14.7±6.1	0.27	高冢茂行(1990)
	1000mg,iv	—	3.0±1.8	17.7±8.3	0.17	安川和夫(1989)
	2000mg,iv	—	6.5±2.6	31.3±6.4	0.21	安川和夫(1989)
牙龈囊肿 Gingival cyst	2000mg,iv	0.5	66.0	149.0	0.44	安川和夫(1990)
	2000mg,iv	0～∞	158.8	417.0	0.38	道田章仁(1989)
	1000mg,iv	—	8.9±4.7	17.7±8.3	0.50	安川和夫(1989)
	2000mg,iv	—	15.7±5.5	31.3±6.4	0.50	安川和夫(1989)
囊肿液 Cyst fluid	2000mg,iv	0.5	52.9	149.0	0.36	安川和夫(1990)
	1000mg,iv	—	3.5±2.5	17.7±8.3	0.20	安川和夫(1989)
	2000mg,iv	—	9.1±7.9	31.3±6.4	0.29	安川和夫(1989)
肺组织 Pulmonary tissue	1000mg,iv	1.0	12.8±2.3	32.6±8.0	0.40	伊藤亚司(1987)
	1000mg,iv	0.5～6.0	51.8	65.9	0.78	今泉宗久(1991)
	1000mg,iv	2.0	10.1	14.2	0.71	今泉宗久(1991)
支气管 Bronchia	1000mg,iv	2.0	11.8	14.2	0.83	今泉宗久(1991)
痰液 Sputum	1000mg,iv	0～24.0	16.1	255.3	0.06	林泉(1987)
	1000mg,iv	0～6.0	1.4	46.4	0.03	那须胜(1987)
	1000mg,iv	—	2.0	79.3	0.03	永武毅(1987)
	2000mg,iv	—	1.0～1.4	53.6～157.0	≈0.02	森贤治(1987)
淋巴结 Lymph node	1000mg,iv	2.0	3.9	14.2	0.27	今泉宗久(1991)
胸腔积液 Pleural fluid	2000mg,iv	0～24.0	224.5	157.5	1.43	Yamada H(1988)

部位	给药方案及病理生理状态	取样时间/h	浓度/(μg/g、μg/ml)或曲线下面积/(μg/g·h、μg/ml·h)		C_t/C_p 或 AUC_t/AUC_p	参考文献
			组织或组织液	血浆		
肝组织 Hepatic tissue	20mg/kg,iv(大鼠)	0.5	19.0±3.8	12.9±2.8	1.47	木村靖雄(1987)
胆囊胆汁 Cystic bile	1000mg,iv	1.0	54.0±14.8	24.3±2.0	2.22	谷村弘(1984)
	1000mg,iv	0.5~6.0	148.9	79.7	1.87	由良二郎(1987)
胆总管胆汁 Choledochal bile	2000mg,iv	1.0	282.0±59.5	25.2±4.4	11.19	谷村弘(1984)
	1000mg,iv	1.0~2.0	312.2	22.8	13.69	由良二郎(1987)
胆囊 Gallbladder	1000mg,iv	1.0	18.6±6.6	24.3±2.0	0.77	谷村弘(1984)
	2000mg,iv	1.0	18.9±6.2	25.2±4.4	0.75	谷村弘(1984)
胰腺组织 Pancreatic tissue	2000mg,iv	—	4.7	140.3	0.03	藤井秀树(1997)
腹膜 Peritoneum	1000mg,iv	0.5	7.0~10.0	35.7	0.20~0.28	儿玉节(1994)
腹腔渗出液 Peritoneal exudate	1000mg,iv	0.5	32.5	35.7	0.88	儿玉节(1994)
	1000mg,iv	1.0	20.7	32.5	0.64	原田和则(1987)
	1000mg,iv	1.0	118.3	64.8	1.83	山元贵雄(1987)
	1000mg,iv	0~6.0	36.4	25.6	1.42	横山隆(1987)
	1000mg,iv	0~6.0	73.2	56.2	1.30	Ikawa K(2008)
前列腺组织 Prostatic tissue	1000mg,iv	0~4.5	28.8	96.4	0.30	星宣次(1987)
	1000mg,iv	1.0	14.6±2.4	37.5±14.2	0.43	牧之濑信一(1994)
	500mg,iv	0~1.5	16.8±2.3	31.1±6.9	0.58	Nakamura K(2019)
	500mg,iv	0~∞	23.3±5.4	53.1±15.8	0.48	Nakamura K(2019)
	1000mg,iv	0~1.5	31.3±4.9	62.6±12.0	0.54	Nakamura K(2019)
	1000mg,iv	0~∞	41.9±6.5	111.9±30.1	0.42	Nakamura K(2019)

续表

部位	给药方案及病理生理状态	取样时间/h	浓度/(μg/g、μg/ml)或曲线下面积/(μg/g·h、μg/ml·h)		C_t/C_p 或 AUC_t/AUC_p	参考文献
			组织或组织液	血浆		
前列腺组织 Prostatic tissue	1000mg,iv	0.5	18.6	40.2	0.46	清水喜八郎(1988)
前列腺分泌液 Prostatic secretion	1000mg,iv	—	0.20～0.68	—	<0.05	铃木惠三(1984)
	2000mg,iv	—	0.93～4.26	—	<0.05	铃木惠三(1984)
子宫内膜 Endomertium	1000mg,iv	1.0	4.00	8.30	0.48	平林光司(1984)
	2000mg,iv	1.3	4.9±1.2	12.7±5.7	0.39	平林光司(1984)
	1000mg,iv	0.5	2.04	3.78	0.54	堀井高久(1987)
	1000mg,iv	2.0	2.60	7.20	0.36	冲利贵(1987)
	1000mg,iv	1.0	10.4±3.9	35.1±10.0	0.30	花田征治(1987)
	1000mg,iv	—	34.3	83.8	0.41	早崎源基(1987)
子宫肌层 Myometrium	1000mg,iv	1.0	4.00	8.30	0.48	平林光司(1984)
	1000mg,iv	0.5	1.87	3.78	0.49	堀井高久(1987)
	1000mg,iv	2.0	4.30	7.20	0.60	冲利贵(1987)
	1000mg,iv	1.0	7.3±1.4	13.7±3.3	0.53	本乡基弘(1987)
	1000mg,iv	1.0	13.1±6.9	35.1±10.0	0.37	花田征治(1987)
	2000mg,iv	—	87.5	159.3	0.55	原铁晃(1987)
子宫颈 Cervix uterus	1000mg,iv	1.0	4.00	8.30	0.48	平林光司(1984)
	2000mg,iv	1.3	4.0±1.0	12.7±5.7	0.31	平林光司(1984)
	1000mg,iv	2.0	4.40	7.20	0.61	冲利贵(1987)
	1000mg,iv	1.0	7.9±1.0	13.7±3.3	0.58	本乡基弘(1987)
	1000mg,iv	2.0	5.0±2.2	12.3±6.5	0.41	松田静治(1987)
	1000mg,iv	1.0	12.8±7.4	35.1±10.0	0.36	花田征治(1987)

续表

部位	给药方案及病理生理状态	取样时间/h	浓度/(μg/g、μg/ml)或曲线下面积/(μg/g·h、μg/ml·h)		C_t/C_p 或 AUC_t/AUC_p	参考文献
			组织或组织液	血浆		
子宫颈 Cervix uterus	2000mg,iv	1.0	35.8±7.7	103.2±51.7	0.35	小畑义(1987)
	2000mg,iv	—	86.2	159.3	0.54	原铁晃(1987)
子宫腔 Uterine cavity	2000mg,iv	1.0	37.2±18.2	103.2±51.7	0.36	小畑义(1987)
子宫底 Uterine fundus	1000mg,iv	—	31.3	83.8	0.37	早崎源基(1987)
卵巢 Ovary	1000mg,iv	1.0	6.00	8.30	0.72	平林光司(1984)
	2000mg,iv	1.3	6.7±2.7	12.7±5.7	0.53	平林光司(1984)
	1000mg,iv	2.0	4.50	7.20	0.63	冲利贵(1987)
	1000mg,iv	1.0	10.3±1.8	13.7±3.3	0.75	本乡基弘(1987)
	1000mg,iv	1.0	17.0±6.0	35.1±10.0	0.48	花田征治(1987)
	1000mg,iv	—	37.1	83.8	0.44	早崎源基(1987)
	2000mg,iv	—	97.9	159.3	0.83	原铁晃(1987)
输卵管 Oviduct	1000mg,iv	1.0	3.40	8.30	0.41	平林光司(1984)
	1000mg,iv	0.5	1.64	3.78	0.43	堀井高久(1987)
	1000mg,iv	2.0	4.70	7.20	0.65	冲利贵(1987)
	1000mg,iv	1.0	12.7±6.0	35.1±10.0	0.36	花田征治(1987)
	1000mg,iv	—	30.6	83.8	0.37	早崎源基(1987)
阴道部 Portio vaginalis	1000mg,iv	2.0	4.50	7.20	0.63	冲利贵(1987)
	1000mg,iv	—	36.5	83.8	0.44	早崎源基(1987)
	1000mg,iv	1.0	10.9±4.2	35.1±10.0	0.31	花田征治(1987)
骨盆液 Pelvic fluid	2000mg,iv	12.0	201.0	147.0	1.37	小畑义(1987)
	1000mg,iv	1.0	108.0	78.5	1.38	早崎源基(1987)

续表

部位	给药方案及病理生理状态	取样时间/h	浓度/(μg/g、μg/ml)或曲线下面积/(μg/g·h、μg/ml·h)		C_t/C_p 或 AUC_t/AUC_p	参考文献
			组织或组织液	血浆		
骨盆液 Pelvic fluid	1000mg,iv	1.0～6.0	36.4	25.6	1.42	横山隆(1987)
	1000mg,iv	0～6.0	65.6	38.3	1.71	出口晴彦(1987)
	1000mg,iv	0～12.0	105.8	78.8	1.34	Ito K(1990)
髓质骨 Cancellous bone	40mg/kg,iv(比格犬)	1.0	8.9	50.3	0.18	山下守昭(1987)
皮质骨 Cortical bone	40mg/kg,iv(比格犬)	1.0	5.0	50.3	0.10	山下守昭(1987)
羊水 Amniotic fluid	1000mg,iv	0～24.0	204.0	47.0	4.34	松田静治(1993)
	2000mg,iv	0～24.0	299.0	93.0	3.22	松田静治(1993)
	1000mg,iv	0～12.0	—	52.6	>3.00	牧野田知(1996)
	1000mg,iv	0～5.0	35.2	27.9	1.26	松田静治(1991)

表 2-42　头孢拉宗组织分布

部位	给药方案及病理生理状态	取样时间/h	浓度/(μg/g、μg/ml)或曲线下面积/(μg/g·h、μg/ml·h)		C_t/C_p 或 AUC_t/AUC_p	参考文献
			组织或组织液	血浆		
脑脊液 Cerebrospinal fluid	2000mg,iv(脑外科手术)	0～6.0	—	346.1	<0.05	中田宗朝(1990)
	100mg/kg,iv(家兔)(葡萄球菌脑膜炎)	0.3～3.0	13.8	106.1	0.13	小林裕(1982)
房水 Aqueous humor	50mg/kg,iv(家兔)	0.3～6.0	5.4	49.3	0.11	大石正夫(1982)
	50mg/kg,iv(家兔)	0.5	3.6	58.0	0.06	大石正夫(1982)
上颌窦黏膜 Maxillary sinus mucosa	1000mg,iv	1.5	21.0	—	0.40	森鼻健史(1982)
	2000mg,iv	1.0	42.4	—	0.48	荻野仁(1988)
	1000mg,iv	2.0～4.0	12.9～22.0	21.8～32.5	0.64	风冈宜晓(1986)

续表

部位	给药方案及病理生理状态	取样时间/h	浓度/(μg/g、μg/ml)或曲线下面积/(μg/g·h、μg/ml·h)		C_t/C_p 或 AUC_t/AUC_p	参考文献
			组织或组织液	血浆		
上颌窦黏膜 Maxillary sinus mucosa	1000mg,iv	1.0	17.4	24.2	0.72	村井兼孝(1982)
扁桃体 Tonsil	1000mg,iv	1.0	7.0～7.5	68.0	0.11	Sanbe B(1982)
	2000mg,iv	1.0	21.1	94.3	0.21	荻野仁(1988)
牙龈 Gingiva	1000mg,iv	1.0	22.3	—	0.52	森鼻健史(1982)
	1000mg,iv	1.0	20.5	50.1	0.41	风冈宜晓(1986)
	100mg/kg,iv(大鼠)	0.25	34.0	84.0	0.40	风冈宜晓(1986)
	33mg/kg,iv(家兔)	峰浓度	36.5	65.7	0.55	山田善雄(1982)
囊肿壁 Cyst wall	1000mg,iv	1.5～2.0	16.1	32.5～42.1	0.43	风冈宜晓(1986)
颌骨 Jaw	1000mg,iv	1.0	5.40	—	0.12	森鼻健史(1982)
	1000mg,iv	1.0	4.3	50.1	0.09	风冈宜晓(1986)
	100mg/kg,iv(大鼠)	0.25	7.5～13.0	84.0	0.12	风冈宜晓(1986)
颌下腺 Submaxillary gland	33mg/kg,iv(家兔)	峰浓度	27.3	65.7	0.42	山田善雄(1982)
	100mg/kg,iv(大鼠)	0.25	22.0	84.0	0.26	风冈宜晓(1986)
舌 Tongue	33mg/kg,iv(家兔)	峰浓度	21.7	65.7	0.33	山田善雄(1982)
	100mg/kg,iv(大鼠)	0.25	30.0	84.0	0.36	风冈宜晓(1986)
腮腺 Parotid gland	33mg/kg,iv(家兔)	峰浓度	38.4	65.7	0.58	山田善雄(1982)
鼻黏膜 Nasal mucosa	1000mg,iv	1.5	12.3	42.1	0.29	风冈宜晓(1986)
颈部淋巴结 Cervical lymph node	33mg/kg,iv(家兔)	峰浓度	16.9	65.7	0.26	山田善雄(1982)
心脏组织 Cardiac tissue	20mg/kg,iv(大鼠)	峰浓度	6.7～7.1	34.8～41.8	0.18	才川勇(1982)

续表

部位	给药方案及病理生理状态	取样时间/h	浓度/(μg/g、μg/ml)或曲线下面积/(μg/g·h、μg/ml·h)		C_t/C_p 或 AUC_t/AUC_p	参考文献
			组织或组织液	血浆		
肺组织 Pulmonary tissue	1000mg,iv	1.0～8.0	85.6	167.1	0.51	今泉宗久(1988)
	20mg/kg,im(大鼠)	0.3～2.0	7.1	11.3	0.62	中山一诚(1982)
	20mg/kg,im(大鼠)	0～2.0	13.8	20.7	0.66	荒谷春惠(1982)
支气管 Bronchia	1000mg,iv	3.0～5.0	7.87	—	0.40	今泉宗久(1988)
痰液 Sputum	1000mg,iv	峰浓度	0.79～1.55	—	0.02	松本庆藏(1982)
	1000～2000mg,iv	峰浓度	—	—	<0.06	重野芳辉(1982)
	1000mg,iv	0～4.0	4.8	175.3	0.03	渡边昌平(1985)
	2000mg,iv	0～4.0	9.3	329.6	0.03	渡边昌平(1985)
肺门淋巴结 Hilar lymph node	1000mg,iv	2.0～4.0	6.0～10.2	—	0.41	今泉宗久(1988)
胸腔积液 Pleural fluid	1000mg,iv	0～24.0	103.9	325.5	0.32	加治木章(1989)
	2000mg,iv	0～24.0	190.0	601.5	0.32	加治木章(1989)
胸腺 Thymus	20mg/kg,iv(大鼠)	峰浓度	2.40	—	<0.10	才川勇(1982)
肝组织 Hepatic tissue	20mg/kg,iv(大鼠)	峰浓度	79.1	34.8～41.8	2.06	才川勇(1982)
	20mg/kg,im(大鼠)	0.3～2.0	21.3	11.3	1.89	中山一诚(1982)
	20mg/kg,im(大鼠)	0～2.0	51.5	20.7	2.49	荒谷春惠(1982)
胆囊 Gallbladder	1000mg,iv	0.5	26.1	96.7	0.27	Tanaka H(1987)
	1000mg,iv	2.0～3.0	22.7	—	0.25	谷村弘(1982)
	50mg/kg,iv(家兔)	0.5～6.0	53.7	94.8	0.57	龟山仁一(1987)
胆汁 Bile	1000mg,iv	0.3～6.0	995.7～1513.0	134.2	7.42～11.3	由良二郎(1982)
	1000mg,iv	峰浓度	—	—	>10.0	谷村弘(1982)
	50mg/kg,iv(家兔)	0.5～6.0	628.8	124.5	5.06	荒谷春惠(1982)

续表

部位	给药方案及病理生理状态	取样时间/h	浓度/(μg/g、μg/ml)或曲线下面积/(μg/g·h、μg/ml·h)		C_t/C_p 或 AUC_t/AUC_p	参考文献
			组织或组织液	血浆		
胆汁 Bile	50mg/kg,iv(家兔)	0.5～6.0	631.8	94.8	6.66	龟山仁一(1987)
	500mg,iv	1.0～2.0	—	—	≈6.00	谷村弘(1982)
	1000mg,iv(胆管梗阻)	0.5	26.1	96.7	0.27	Tanaka H(1987)
	1000mg,iv(胆管梗阻)	0.3～6.0	13.1～64.4	134.2	0.10～0.48	由良二郎(1982)
脾 Spleen	20mg/kg,iv(大鼠)	峰浓度	3.2～5.0	34.8～41.8	0.11	才川勇(1982)
	20mg/kg,im(大鼠)	0～2.0	3.2	20.7	0.15	荒谷春惠(1982)
胃 Stomach	20mg/kg,iv(大鼠)	峰浓度	11.5	34.8～41.8	0.30	才川勇(1982)
肾脏 Kidney	33mg/kg,iv(家兔)	峰浓度	115.3	65.7	1.75	山田善雄(1982)
	20mg/kg,iv(大鼠)	峰浓度	122.1～148.9	34.8～41.8	3.54	才川勇(1982)
	20mg/kg,im(大鼠)	0.3～2.0	29.7	11.3	2.63	中山一诚(1982)
	20mg/kg,im(大鼠)	0～2.0	54.9	20.7	2.65	荒谷春惠(1982)
肾上腺 Adrenal	20mg/kg,iv(大鼠)	峰浓度	4.4～8.1	34.8～41.8	0.16	才川勇(1982)
胰腺组织 Pancreatic tissue	20mg/kg,iv(大鼠)	峰浓度	4.3～6.2	34.8～41.8	0.14	才川勇(1982)
胰液 Pancreatic juice	1000mg,iv	1.0	—	—	<0.04	由良二郎(1982)
肠道 Intestine	20mg/kg,iv(大鼠)	峰浓度	30.2～80.7	34.8～41.8	1.45	才川勇(1982)
腹腔积液 Ascitic fluid	1000mg,iv	0.5～6.0	75.7	141.6	0.53	渡部洋三(1984)
膀胱 Urinary bladder	20mg/kg,iv(大鼠)	峰浓度	61.7～63.7	34.8～41.8	1.64	才川勇(1982)
子宫颈 Cervix uterus	1000mg,iv	2.0～4.0	9.8	19.2	0.51	池田正典(1983)
	1000mg,iv	0～6.0	58.4	143.3	0.41	本乡基弘(1983)
	1000mg,iv	0.5～2.0	24.0	58.8	0.41	高村慎一(1983)

续表

部位	给药方案及病理生理状态	取样时间/h	浓度/(μg/g、μg/ml)或曲线下面积/(μg/g·h、μg/ml·h)		C_t/C_p 或 AUC_t/AUC_p	参考文献
			组织或组织液	血浆		
子宫颈 Cervix uterus	1000mg,iv	1.0	16.8	49.6	0.34	张南薰(1983)
子宫肌层 Myometrium	1000mg,iv	2.0～4.0	8.9	19.2	0.46	池田正典(1983)
	1000mg,iv	0～6.0	39.5	143.3	0.28	本乡基弘(1983)
	1000mg,iv	0.5～2.0	18.8	58.8	0.32	高村慎一(1983)
	1000mg,iv	1.0	16.8	49.6	0.34	张南薰(1983)
子宫内膜 Endometrium	1000mg,iv	2.0～4.0	10.6	19.2	0.55	池田正典(1983)
	1000mg,iv	0～6.0	76.4	143.3	0.53	本乡基弘(1983)
	1000mg,iv	1.0	21.2	49.6	0.43	张南薰(1983)
	1000mg,iv	0.5～2.0	24.7	58.8	0.42	高村慎一(1983)
子宫浆膜 Perimetrium	1000mg,iv	1.0	24.5	49.6	0.49	张南薰(1983)
卵巢 Ovary	1000mg,iv	2.0～4.0	10.5	19.2	0.55	池田正典(1983)
	1000mg,iv	0～6.0	53.1	143.3	0.37	本乡基弘(1983)
	1000mg,iv	0.5～2.0	22.4	58.8	0.38	高村慎一(1983)
	1000mg,iv	1.0	22.0	49.6	0.44	张南薰(1983)
输卵管 Oviduct	1000mg,iv	2.0～4.0	9.7	19.2	0.51	池田正典(1983)
	1000mg,iv	0～6.0	72.4	143.3	0.51	本乡基弘(1983)
	1000mg,iv	0.5～2.0	23.0	58.8	0.40	高村慎一(1983)
	1000mg,iv	1.0	22.9	49.6	0.46	张南薰(1983)
阴道部 Portio vaginalis	1000mg,iv	0～6.0	55.3	143.3	0.39	本乡基弘(1983)
盆腔积液 Pelvic fluid	1000mg,iv	0～12.0	111.8	103.7	1.08	Ito K(1990)
	1000mg,iv	0～8.0	119.0	129.8	0.92	土光文夫(1983)

续表

部位	给药方案及病理生理状态	取样时间/h	浓度/(μg/g、μg/ml)或曲线下面积/(μg/g·h、μg/ml·h)		C_t/C_p 或 AUC_t/AUC_p	参考文献
			组织或组织液	血浆		
盆腔积液 Pelvic fluid	1000mg,iv	1.0～12.0	111.7	123.8	0.90	伊藤邦彦(1983)
	1000mg,iv	0～12.0	158.9	152.3	1.04	池田正典(1983)
	1000mg,iv	0.5～8.0	—	—	0.80～1.10	高村慎一(1983)
	2000mg,iv	0～6.0	154.9	263.3	0.59	二宫敬宇(1983)
睾丸 Testis	20mg/kg,im(大鼠)	0～2.0	5.3	20.7	0.26	荒谷春惠(1982)
	20mg/kg,iv(小鼠)	0.16	5.9±1.5	23.0±1.8	0.27	才川勇(1982)
前列腺组织 Prostatic tissue	1000mg,iv	0.3～3.0	29.8	88.1	0.34	泉博一(1987)
手术创面渗出液 Surgical wound exudate	2000mg,iv	0～6.0	303.6	323.3	0.94	佐佐木文章(1988)
	2000mg,iv	0～6.0	283.8	289.4	0.98	佐佐木文章(1988)
肌肉组织 Muscular tissue	20mg/kg,iv(大鼠)	峰浓度	5.0	34.8～41.8	0.07	才川勇(1982)
	20mg/kg,iv(小鼠)	0.16	—	—	0.12	才川勇(1982)
皮肤 Skin	20mg/kg,iv(大鼠)	0.5	11.4	20.6	0.55	Suwaki M(1982)
脂肪组织 Adipose tissue	20mg/kg,iv(大鼠)	峰浓度	2.4～2.8	34.8～41.8	0.07	才川勇(1982)

表 2-43　头孢吡普组织分布

部位	给药方案及病理生理状态	取样时间/h	浓度/(μg/g、μg/ml)或曲线下面积/(μg/g·h、μg/ml·h)		C_t/C_p 或 AUC_t/AUC_p	参考文献
			组织或组织液	血浆		
脑脊液 Cerebrospinal fluid	40mg/kg,iv(家兔)(细菌性脑膜炎)	0～8.0	—	—	0.16	Stucki A(2011)
	40mg/kg,iv(家兔)(无细菌性脑膜炎)	0～8.0	—	—	0.02	Stucki A(2011)

续表

部位	给药方案及病理生理状态	取样时间/h	浓度/(μg/g、μg/ml)或曲线下面积/(μg/g·h、μg/ml·h)		C_t/C_p 或 AUC_t/AUC_p	参考文献
			组织或组织液	血浆		
脑组织 Brain	500mg,iv	—	—	—	0.01	Zeftera product monograph(2008)
瓣膜组织 Valvular tissue	500mg,iv	术中	2.3	16.4	0.14	Boni S(2022)
肺组织 Pulmonary tissue	—,iv(小鼠)	0～4.0	—	—	0.25	Laohavaleeson S (2008)
肺泡上皮液 Epithelial lining fluid	—(小鼠)(葡萄球菌肺炎)	0～8.0	—	—	0.69	Rodvold KA(2009)
	—(小鼠)(健康受试动物)	0～8.0	25.2	98.7	0.29	Rodvold KA(2009)
	—,iv(小鼠)	0～4.0	—	—	>0.50	Laohavaleeson S (2008)
肾脏 Kidney	500mg,iv	—	—	—	1.30	Zeftera product monograph(2008)
骨组织 Bone tissue	500mg,iv	—	—	—	0.15～0.30	Landersdorfer CB (2009)
	20～80mg/kg,iv(家兔)	1.0	—	—	0.15～0.23	Yin LY(2008)
骨髓 Bone marrow	20～80mg/kg,iv(家兔)	1.0	—	—	0.51～1.12	Yin LY(2008)
皮下脂肪 Subcutaneus fat	500mg,iv	0～∞	36.5±19.4	98.0±10.5	0.49	Barbour A(2009)
肌肉组织 Muscular tissue	500mg,iv	0～∞	53.2±11.5	98.0±10.5	0.69	Barbour A(2009)

表 2-44　头孢洛林组织分布

部位	给药方案及病理生理状态	取样时间/h	浓度/(μg/g、μg/ml)或曲线下面积/(μg/g·h、μg/ml·h)		C_t/C_p 或 AUC_t/AUC_p	参考文献
			组织或组织液	血浆		
脑脊液 Cerebrospinal fluid	40mg/kg,iv(家兔)(细菌性脑膜炎)	0～4.0	—	—	0.14	Cottagnoud P(2013)
	40mg/kg,iv(家兔)(细菌性脑膜炎)	0～8.0	16.7±2.8	111.0±18.0	0.15	Stucki A(2013)
	40mg/kg,iv(家兔)(无细菌性脑膜炎)	0～8.0	3.6±1.8	113.0±12.0	0.03	Stucki A(2013)
	600mg,iv	0～24.0	—	—	<0.05	Stein GE(2015)
	600mg,iv,q12h(多剂)(无脑膜炎)	0.5	2.3	44.0	0.05	Cies JJ(2020)
	600mg,iv,q12h(多剂)(脑外科术后)	0.3～4.8	10.0	195.5	0.05	Cies JJ(2020)
	600mg,iv(脑室炎)	0～∞	3.1	47.7	0.06	Chauzy A(2018)
	600mg,iv,q12h(无细菌性脑膜炎)	1.5	0.5	11.3	0.04	Kuriakose SS(2014)
	600mg,iv,q12h(脑室造瘘术相关感染)	稳态浓度	0.4～0.5	8.3～19.0	0.03～0.05	Roujansky A(2020)
眼球 Eye-ball	10mg/kg,iv	0～∞	14.3	230.7	0.06	Teflaro package insert(2010)
肺组织 Pulmonary tissue	600mg,iv,q8h	0～8.0	40.1	77.7	0.52	Edlinger-Stanger M (2021)
肺泡上皮液 Epithelial lining fluid	600mg,iv,q12h(多剂)	0～12.0	8.1	45.0	0.18	Riccobene T(2016)
	600mg,iv,q12h	峰浓度	3.4	19.7	0.17	Riccobene T(2016)
	600mg,iv,q8h(多剂)	0～8.0	9.4	53.0	0.18	Riccobene T(2016)
肌肉组织 Muscular tissue	600mg,iv	0～24.0	39.6±7.1	102.7±13.2	0.39	Matzneller P(2016)
	600mg,iv,q12h(多剂)	0～24.0	52.2±18.3	101.3±24.2	0.51	Matzneller P(2016)
	600mg,iv,q8h(多剂)	0～24.0	69.5±31.6	137.4±24.3	0.51	Matzneller P(2016)

续表

部位	给药方案及病理生理状态	取样时间/h	浓度/(μg/g、μg/ml)或曲线下面积/(μg/g·h、μg/ml·h)		C_t/C_p 或 AUC_t/AUC_p	参考文献
			组织或组织液	血浆		
皮肤 Skin	10mg/kg,iv	0～∞	134.2	230.7	0.58	Teflaro package insert(2010)
皮下组织 Subcutaneous tissue	600mg,iv	0～24.0	42.7±12.7	102.7±13.2	0.42	Matzneller P(2016)
	600mg,iv,q12h(多剂)	0～24.0	59.5±18.2	101.3±24.2	0.59	Matzneller P(2016)
	600mg,iv,q8h(多剂)	0～24.0	79.6±19.6	137.4±24.3	0.58	Matzneller P(2016)

表 2-45　头孢地尔组织分布

部位	给药方案及病理生理状态	取样时间/h	浓度/(μg/g、μg/ml)或曲线下面积/(μg/g·h、μg/ml·h)		C_t/C_p 或 AUC_t/AUC_p	参考文献
			组织或组织液	血浆		
脑脊液 Cerebrospinal fluid	2000mg,iv,q8h 或 q6h(泛耐药鲍曼不动杆菌脑膜炎)(多剂)	—	—	—	0.24～0.27	Kufel WD(2021)
	2000mg,iv,q6h(多剂)(细菌性脑膜炎)	谷浓度	13.0	105.0	0.12	Meschiari M(2021)
	50mg/kg,iv(大鼠)(细菌性脑膜炎)	0～5.0	—	—	0.15～0.18	Takemura M(2021)
	50mg/kg,iv(大鼠)(无细菌性脑膜炎)	0～5.0	—	—	0.05～0.06	Takemura M(2021)
肺组织 Pulmonary tissue	2000mg,iv,q8h(肺炎)	—	—	—	0.34	Kawaguchi N(2022)
	2000mg,iv,q8h(健康受试者)	—	—	—	0.24	Kawaguchi N(2022)
肺泡上皮液 Epithelial lining fluid	2000mg,iv,q8h	3.0-5.0	10.0～10.4	61.0～83.0	0.13～0.17	Katsube T(2021)
	2000mg,iv,q6h	0～8.0	33.1	328.5	0.11	Katsube T(2019)
	2000mg,iv(肺炎)	稳态浓度	—	—	0.14	Kawaguchi N(2022)
	2000mg,iv	—	—	—	0.10	Jorda A(2021)

部位	给药方案及病理生理状态	取样时间/h	浓度/(μg/g、μg/ml)或曲线下面积/(μg/g·h、μg/ml·h)		C_t/C_p 或 AUC_t/AUC_p	参考文献
			组织或组织液	血浆		
肺泡上皮液 Epithelial lining fluid	2000mg,iv(重症肺炎)	—	—	—	0.12～0.32	Jorda A(2021)
尿液 Urine	2000mg,iv	峰浓度	≈6000	141.0	42.6	Saisho Y(2018)

表 2-46A　舒巴坦组织分布(健康受试大鼠,120mg/kg,iv)[a]

部位	AUC_t/AUC_p	组织或组织液浓度 /(μg/g 或 μg/ml)					
		5min	10min	30min	1.0h	2.0h	4.0h
血浆 Plasma	1.00	56.0	28.3	13.9	3.86	0.88	0.14
脑组织 Brain	0.03	1.14	0.86	0.40	0.12	—	—
眼球 Eye-ball	0.32	11.8	7.45	4.32	1.96	0.40	—
唾液腺 Salivary gland	0.64	27.4	18.1	7.84	2.32	1.28	—
心脏组织 Cardiac tissue	0.39	18.2	10.1	5.12	1.89	0.44	0.08
肺组织 Pulmonary tissue	0.61	28.0	16.1	7.79	2.86	0.81	0.15
胸腺 Thymus	0.27	14.5	6.61	4.36	1.10	0.26	—
肝组织 Hepatic tissue	2.05	102.0	64.3	29.5	7.01	1.37	0.30
肾脏 Kidney	6.20	389.0	223.0	80.7	16.9	2.99	0.48
脾 Spleen	0.47	14.5	13.2	6.58	2.53	0.47	—
睾丸 Testis	0.20	7.80	4.77	2.69	0.97	0.32	0.06
肌肉组织 Muscular tissue	0.19	8.76	5.50	2.49	0.93	0.19	0.01
脂肪组织 Adipose tissue	0.29	13.4	7.24	4.35	1.00	0.43	0.11
皮肤 Skin	0.78	44.1	24.7	10.2	2.85	0.69	—

a:下冈釿雄,伊藤俊彦,伊藤正实,等. Sulbactam · Ampicillinの实验动物における吸收,分布,代谢及び排泄. Chemotherapy,1988,36(8):66-80.

表 2-46B 舒巴坦组织分布

部位	给药方案及病理生理状态	取样时间/h	浓度/(μg/g、μg/ml)或曲线下面积/(μg/g·h、μg/ml·h)		C_t/C_p 或 AUC_t/AUC_p	参考文献
			组织或组织液	血浆		
脑脊液 Cerebrospinal fluid	1000mg,iv(轻症脑膜炎)	2.0～3.0	—	—	<0.10	Stahl JP(1986)
	1000mg,iv(重症脑膜炎)	2.0～3.0	—	—	0.48	Stahl JP(1986)
	50mg/kg,iv(儿童)(细菌性脑膜炎)	—	5.50	—	0.34	Foulds G(1987)
	1000mg,iv(脑外科术后脑膜炎)	1.0～18.0	—	—	>0.25	Wang Q(2015)
唾液腺 Salivary gland	20mg/kg,iv(大鼠)	峰浓度	20.8	107.0	0.19	加纳弘(1984)
扁桃体 Tonsil	1000mg,iv(扁桃体炎)	1.0	23.3	45.5	0.51	Wildfeuer A(1991)
中耳黏膜 Middle ear mucosa	1000mg,iv(中耳炎)	1.0	72.8	38.8	1.88	Wildfeuer A(1991)
	1000mg,iv(无中耳炎)	1.0	7.5	38.8	0.19	Wildfeuer A(1991)
乳突黏膜 Mastoid mucosa	1000mg,iv	1.0	16.0～34.0	32.6～52.0	0.49～0.65	Wildfeuer A(1991)
上颌窦黏膜 Maxillary sinus mucosa	1000mg,iv	1.0	19.1	24.7	0.77	Wildfeuer A(1991)
筛窦黏膜 Ethmoid sinus mucosa	1000mg,iv	1.0	25.8	24.7	1.04	Wildfeuer A(1991)
颌下腺 Submaxillary gland	1000mg,iv	1.0	12.9～19.3	22.6～37.6	0.51～0.57	Wildfeuer A(1991)
咬肌 Masseter	1000mg,iv	1.0	11.7	28.7	0.41	Wildfeuer A(1991)
腮腺 Parotid gland	1000mg,iv	1.0	12.8	22.8	0.56	Wildfeuer A(1991)
心肌 Myocardium	1000mg,iv	0.5～1.0	15.2	40.0～50.0	0.33	Wildfeuer A(1991)
心内膜 Endocardium	1000mg,iv	0.5～1.0	10.2	40.0～50.0	0.23	Wildfeuer A(1991)
心包 Pericardium	1000mg,iv	0.5～1.0	19.6	40.0～50.0	0.44	Wildfeuer A(1991)

续表

部位	给药方案及病理生理状态	取样时间/h	浓度/(μg/g、μg/ml)或曲线下面积/(μg/g·h、μg/ml·h)		C_t/C_p 或 AUC_t/AUC_p	参考文献
			组织或组织液	血浆		
肺组织 Pulmonary tissue	1000mg,iv	1.0～1.5	8.3～8.6	23.4～25.3	0.35	Frank U(1990)
	20mg/kg,iv(大鼠)	0.3	12.0	35.8	0.34	加纳弘(1984)
痰液 Sputum	1000mg,iv	峰浓度	0.8	47.0	0.02	松本庆藏(1984)
支气管分泌液 Bronchial exudate	1000mg,iv	0.5	0.3±0.1	37.6±3.8	0.01	Wildfeuer A(1994)
支气管黏膜 Bronchial mucosa	1000mg,iv	0.5	28.1±5.2	37.6±3.8	0.75	Wildfeuer A(1994)
胸腔积液 Pleural fluid	1000mg,iv	0～24.0	79.6	84.4	0.98	加治木章(1990)
肝组织 Hepatic tissue	20mg/kg,iv(大鼠)	0.3	37.0	35.8	1.03	加纳弘(1984)
	20mg/kg,im(大鼠)	0.5	25.0	12.0	2.08	中山一诚(1984)
脾 Spleen	20mg/kg,iv(大鼠)	峰浓度	14.8	107.0	0.14	加纳弘(1984)
胆囊 Gallbladder	500mg,iv	—	6.3	19.9	0.32	Morris DL(1986)
	500mg,iv	0.5～1.0	10.0	18.1	0.55	中西昌美(1984)
胆汁 Bile	500mg,iv	1.0～2.0	2.7～4.9	8.1～14.8	0.21～0.43	由良二郎(1988)
	500mg,iv	峰浓度	25.0	68.0	0.37	Morris DL(1986)
	500mg,iv	0.5～1.0	6.7	18.1	0.37	中西昌美(1984)
肾脏 Kidney	20mg/kg,iv(大鼠)	0.3	140.5	35.8	3.92	加纳弘(1984)
	20mg/kg,im(大鼠)	0.5	25.0	12.0	2.08	中山一诚(1984)
结肠 Colon	500mg,iv	0.7～2.5	16.7	29.8	0.56	Wenzel M(1996)
肠黏膜 Intestinal mucosa	1000mg,iv	1.0～2.0	6.9～17.1	12.8～33.1	0.53	Kager L(1983)

续表

部位	给药方案及病理生理状态	取样时间/h	浓度/(μg/g、μg/ml)或曲线下面积/(μg/g·h、μg/ml·h)		C_t/C_p 或 AUC_t/AUC_p	参考文献
			组织或组织液	血浆		
阑尾 Appendix	500mg,iv	—	13.2～20.0	27.5～45.6	0.45	中西昌美(1984)
腹腔积液 Ascitic fluid	1000mg,iv	1.0	—	—	0.96	Wise R(1983)
	1000mg,iv	0.5～2.0	18.1	18.3	0.99	Houang ET(1985)
	500mg,iv	0.5	15.3～24.0	—	0.80～1.20	中西昌美(1984)
前列腺组织 Prostatic tissue	500mg,iv	—	7.4	29.6	0.25	Bawdon RE(1986)
	500mg,iv	0～∞	21.7±6.4	56.6±19.8	0.42	Onita T(2021)
	1000mg,iv	0～∞	30.1±15.0	96.7±35.6	0.35	Onita T(2021)
	1000mg,iv	0.5	19.7	32.2	0.61	Klotz T(1999)
附睾组织 Epididymal tissue	1000mg,iv	0.5～1.0	19.8±5.2	38.5±15.9	0.78	Klotz T(1996)
子宫内膜 Endometrium	1000mg,iv	0～3.5	16.8	34.2	0.49	中村英世(1984)
	500mg,iv	0.3～1.3	8.0	12.0	0.67	张南薰(1988)
子宫肌层 Myometrium	1000mg,iv	1.0～1.5	8.4～15.1	15.4～25.6	0.54～0.59	Schwiersch U(1986)
	500mg,iv	0.3～1.3	6.6	12.0	0.55	张南薰(1988)
子宫颈 Cervix uterus	1000mg,iv	0～3.5	19.2	34.2	0.56	中村英世(1984)
	500mg,iv	0.3～1.3	8.0	12.0	0.67	张南薰(1988)
阴道部 Portio vaginalis	500mg,iv	0.3～1.3	7.8	12.0	0.65	张南薰(1988)
卵巢 Ovary	1000mg,iv	1.0～1.5	14.5～17.8	15.4～25.6	0.79	Schwiersch U(1986)
	500mg,iv	0.3～1.3	5.7	12.0	0.48	张南薰(1988)
	1000mg,iv	0～3.5	13.8	34.2	0.40	中村英世(1984)
输卵管 Oviduct	1000mg,iv	1.0～1.5	17.7～25.3	15.4～25.6	0.99	Schwiersch U(1986)
	1000mg,iv	0～3.5	17.5	34.2	0.51	中村英世(1984)

续表

部位	给药方案及病理生理状态	取样时间/h	浓度/(μg/g、μg/ml)或曲线下面积/(μg/g·h、μg/ml·h)		C_t/C_p 或 AUC_t/AUC_p	参考文献
			组织或组织液	血浆		
输卵管 Oviduct	500mg,iv	0.3～1.3	6.7	12.0	0.56	张南薰(1988)
盆腔积液 Pelvic fluid	1000mg,iv	0～8.0	—	—	1.00～2.00	中村英世(1984)
	1000mg,iv	1.0～12.0	83.8	75.0	1.12	伊藤邦彦(1984)
	500mg,iv	0.3～1.3	—	—	>1.00	张南薰(1988)
	500mg,iv	0.5	15.3～24.0	—	>1.00	中西昌美(1984)
脂肪组织 Adipose tissue	500mg,iv	峰浓度	3.6	28.6	0.12	Wildfeuer A(1997)
	20mg/kg,iv(大鼠)	峰浓度	10.0	107.0	0.09	加纳弘(1984)
腹壁脂肪 Abdominal wall fat	1000mg,iv	0.6	3.1～4.0	47.0～55.0	0.07	Martin C(1998)
	1000mg,iv	3.0	1.7～2.7	32.0～38.0	0.06	Martin C(1998)
网膜脂肪 Epiploic fat	1000mg,iv	0.6	3.1～3.4	47.0～55.0	0.06	Martin C(1998)
	1000mg,iv	3.0	1.8～3.0	32.0～38.0	0.07	Martin C(1998)
肌肉组织 Muscular tissue	20mg/kg,im(大鼠)	0.2	6.0	31.0	0.19	中山一诚(1984)
	500mg,iv	峰浓度	5.9	28.6	0.21	Wildfeuer A(1997)
	20mg/kg,iv(大鼠)	峰浓度	28.0	107.0	0.26	加纳弘(1984)
骨组织 Bone tissue	500mg,iv	峰浓度	5.7	28.6	0.21	Wildfeuer A(1997)
胸骨 Sternum	1000mg,iv	0.5～1.0	8.8	40.0～50.0	0.20	Wildfeuer A(1991)
软骨组织 Cartilage	16.7mg/kg,iv(儿童)	0.8～2.0	21.3±4.0	73.2±8.6	0.29	Meier H(1994)
皮肤 Skin	500mg,iv	峰浓度	9.7	28.6	0.34	Wildfeuer A(1997)
	500mg,iv	0.7～2.5	15.6	29.8	0.52	Wenzel M(1996)
皮肤水疱液 Skin blister	500mg,iv	0.5～1.0	13.7～19.2	12.5～198.8	0.97～1.10	Brown RM(1982)
	500mg,iv	0～∞	42.1	43.7	0.96	Brown RM(1982)

续表

部位	给药方案及病理生理状态	取样时间/h	浓度/(μg/g、μg/ml)或曲线下面积/(μg/g·h、μg/ml·h)		C_t/C_p 或 AUC_t/AUC_p	参考文献
			组织或组织液	血浆		
皮肤水疱液 Skin blister	25mg/kg,iv	0.5～8.0	66.8	78.4	0.85	青山久(1988)
	500mg,iv	0～∞	23.7	46.3	0.51	Hoffstedt B(1984)
乳汁 Milk	1000mg,iv	2.0	0.52	—	<0.03	松田静治(1985)
	500mg,iv	2.0	<0.25	—	<0.03	松田静治(1985)
	500mg,iv	1.0～6.0	—	—	<0.01	高濑善次郎(1984)
羊水 Amniotic fluid	500mg,iv	0～8.0	—	—	>1.00	松田静治(1984)
	500mg,iv	0.5～11.0	—	—	>1.00	高濑善次郎(1984)
脓液 Pus	1000mg,iv	0～8.0	25.8±8.0	49.7±6.9	0.52	Wildfeuer A(1994)
尿液 Urine	500mg,iv	—	415.9	29.6	14.1	Bawdon RE(1986)
	250mg,iv	峰浓度	2612	18.7	>50.0	柴孝也(1988)
	500mg,iv	峰浓度	4418	40.0	>50.0	柴孝也(1988)
	30～60mg/kg,iv	峰浓度	4560～11191	—	>50.0	西村忠史(1989)
	80mg/kg,iv	1.0	1583	—	>50.0	本广孝(1984)
	1000mg,iv	峰浓度	5925～6509	30.9～50.9	>50.0	冈田敬司(1984)
	500mg,iv	峰浓度	1661.0	—	>50.0	早崎源基(1984)

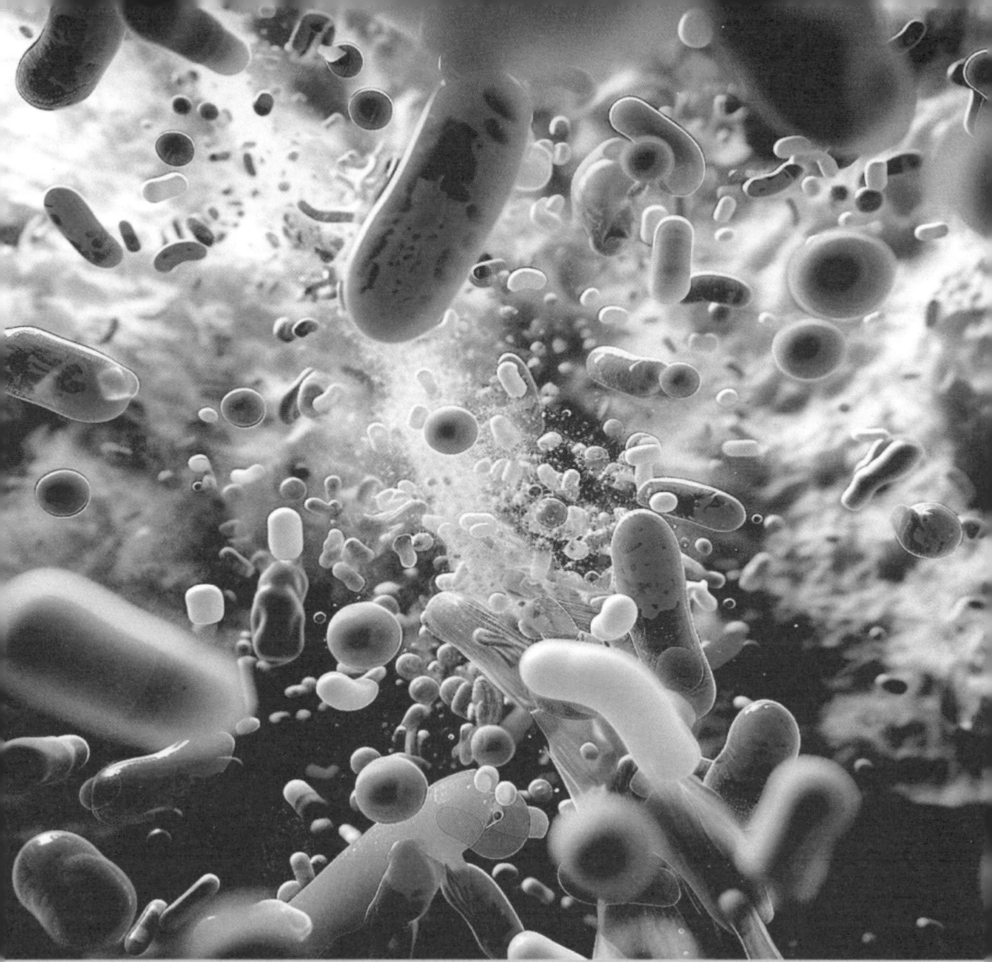

三

单环内酰胺类

Monobactams

表 3-1A ^{14}C-氨曲南组织分布(健康受试大鼠,50mg/kg,iv)[a]

部位	AUC_t/AUC_p	组织或组织液浓度 /(μg/g 或 μg/ml)		
		0.5h	**2.0h**	**24.0h**
血浆 Plasma	1.00	121.0	17.0	1.90
脑组织 Brain	0.03	2.42	0.34	0.48
脑脊膜 Meninx	0.88	65.3	26.9	2.47
眼球 Eye-ball	0.10	8.47	2.55	0.44
唾液腺 Salivary gland	0.19	20.6	3.40	0.89
心脏组织 Cardiac tissue	0.15	18.2	2.21	0.65
肺组织 Pulmonary tissue	0.27	31.5	4.59	0.86
肝组织 Hepatic tissue	3.48	159.7	107.6	51.2
脾 Spleeen	0.09	7.26	1.87	0.89
胃 Stomach	0.58	19.4	25.0	1.56
肾脏 Kidney	2.34	228.7	46.6	18.8
肾上腺 Adrenal gland	0.15	14.5	3.06	0.76
胰腺组织 Pancreatic tissue	0.11	8.47	3.06	0.86
睾丸 Testis	0.11	7.26	3.06	1.08
膀胱 Urinary bladder	15.9	248.1	751.1	71.8
卵巢 Ovary	0.28	27.1	6.67	1.12
子宫 Uterus	0.38	39.6	8.51	0.99
小肠 Small intestine	4.58	24.2	218.5	38.7
大肠 Large intestine	1.55	15.7	3.74	110.4
小肠内容物 Contents in small intestine	4.94	9.68	166.8	148.1

续表

部位	AUC_t/AUC_p	组织或组织液浓度 /(μg/g 或 μg/ml)		
		0.5h	**2.0h**	**24.0h**
大肠内容物 Contents in large intestine	1.47	0.00	0.17	116.2
淋巴结 Lymph node	0.27	26.6	5.44	1.67
皮肤 Skin	0.26	27.8	5.44	0.87
骨骼肌 Muscle	0.09	8.47	1.87	0.49
骨组织 Bone tissue	0.06	8.47	0.34	0.21
骨髓 Bone marrow	0.19	24.2	2.21	1.35

a:Singhvi SM,Ita CE,Shaw JM,et al. Distribution of [14C]aztreonam in rat 组织或组织液. Antimicrob Agents Chemother,1984,26(2):127-131.

表 3-1B　氨曲南组织分布

部位	给药方案及病理生理状态	取样时间/h	浓度/(μg/g、μg/ml)或曲线下面积/(μg/g·h、μg/ml·h)		C_t/C_p 或 AUC_t/AUC_p	参考文献
			组织或组织液	血浆		
脑脊液 Cerebrospinal fluid	100mg/kg,iv(家兔)(金黄色葡萄球菌脑膜炎)	0~3.0	18.2	233.1	0.08	春田恒和(1985)
	100mg/kg,iv(家兔)(葡萄球菌脑膜炎)	0~3.0	—	—	0.07~0.09	大仓完悦(1985)
	30mg/kg,iv(细菌性脑膜炎)	—	1.4	20.1	0.07	Ayroza-Galvao PA (1989)
	30mg/kg,iv(细菌性脑膜炎)	1.0~1.5	7.1~18.4	57.5~81.5	0.14~0.18	Modai J(1986)
	100mg/kg,iv(家兔)(细菌性脑膜炎)	2.0	10.2	68.0	0.15	Strausbaugh LJ (1986)
房水 Aqueous humor	50mg/kg,iv(家兔)	0.5~6.0	1.6	14.8	0.11	叶田野博(1985)
	50mg/kg,iv(家兔)	0.5~4.0	10.4	50.4	0.21	大石正夫(1985)

续表

部位	给药方案及病理生理状态	取样时间/h	浓度/(μg/g、μg/ml)或曲线下面积/(μg/g・h、μg/ml・h)		C_t/C_p 或 AUC_t/AUC_p	参考文献
			组织或组织液	血浆		
房水 Aqueous humor	50mg/kg,iv(家兔)	0.5	5.9	43.5	0.14	大石正夫(1985)
	50mg/kg,iv(家兔)	2.0	—	—	0.06	富井隆夫(1985)
眼睑 Lid	50mg/kg,iv(家兔)	0.5	63.6	43.5	1.46	大石正夫(1985)
结膜 Conjunctiva	50mg/kg,iv(家兔)	0.5	36.5	43.5	0.84	大石正夫(1985)
眼外肌 Extraocular muscle	50mg/kg,iv(家兔)	0.5	41.0	43.5	0.94	大石正夫(1985)
角膜 Cornea	50mg/kg,iv(家兔)	0.5	9.9	43.5	0.23	大石正夫(1985)
巩膜 Sclera	50mg/kg,iv(家兔)	0.5	35.1	43.5	0.81	大石正夫(1985)
虹膜及睫状体 Iris and ciliary body	50mg/kg,iv(家兔)	0.5	12.3	43.5	0.28	大石正夫(1985)
晶状体 Lens	50mg/kg,iv(家兔)	0.5	<最低检测限	43.5	—	大石正夫(1985)
玻璃体 Vitreous body	50mg/kg,iv(家兔)	0.5	0.3	43.5	0.01	大石正夫(1985)
视网膜 Retina	50mg/kg,iv(家兔)	0.5	18.4	43.5	0.42	大石正夫(1985)
视神经 Optic nerve	50mg/kg,iv(家兔)	0.5	22.2	43.5	0.51	大石正夫(1985)
泪液 Lacrimal fluid	50mg/kg,iv(家兔)	0.5～6.0	0.6	14.8	0.04	叶田野博(1985)
上颌窦囊肿 Maxillary cyst	1000mg,iv	1.0	3.3	62.5	0.05	花牟礼丰(1985)
扁桃体 Tonsil	1000mg,iv	1.0	3.1	34.4	0.09	花牟礼丰(1985)
	1000mg,iv	1.0	2.5	38.3	0.06	森庆人(1985)
上颌窦黏膜 Maxillary sinus mucosa	1000mg,iv	1.0	3.3	38.3	0.10	森庆人(1985)
鼻息肉 Nasal polyp	1000mg,iv	0.5	11.3	96.9	0.12	花牟礼丰(1985)

续表

部位	给药方案及病理生理状态	取样时间/h	浓度/(μg/g、μg/ml)或曲线下面积/(μg/g·h、μg/ml·h)		C_t/C_p 或 AUC_t/AUC_p	参考文献
			组织或组织液	血浆		
肺组织 Pulmonary tissue	20mg/kg,iv(比格犬)	0.5	13.5	49.1	0.27	喜多八洲男(1987)
	20mg/kg,iv(猴)	0.5	15.1	65.0	0.23	喜多八洲男(1987)
	2000mg,iv	1.0~2.0	22.0	61.0	0.36	Beam TR(1986)
	20mg/kg,iv(大鼠)	0.5	9.0±1.4	28.5±4.9	0.32	Kita Y(1986)
	20mg/kg,im(大鼠)	0.5	6.1	28.1	0.22	中山一诚(1985)
支气管黏膜 Bronchial mucosa	2000mg,iv	1.0~2.0	6.8	47.0~61.0	0.11~0.15	Boccazzi A(1989)
	2000mg,iv	2.0	4.4	39.0	0.11	Bechard DL(1985)
肺泡灌洗液 Bronchoalveolar lavage fluid	1000mg,iv	1.0	0.3	62.0	0.01	宫井正博(1991)
痰液 Sputum	1000mg,iv	0.5~9.0	10.5	271.7	0.04	林泉(1985)
	1000mg,iv	1.0~2.0	0.9~1.2	13.0~19.0	0.06	那须胜(1985)
	1000mg,iv	1.0~6.0	14.5	180.2	0.08	铃山洋司(1985)
胸腔积液 Pleural fluid	2000mg,iv	1.0~2.0	36.1~38.5	73.7~99.1	0.39~0.49	堀本仁士(1993)
	2000mg,iv	0.5~4.0	131.4	254.4	0.52	堀本仁士(1993)
	2000mg,iv	1.0~2.0	51.0	64.0	0.69	Beam TR(1986)
	1000mg,iv	0~8.0	51.0~200.4	205.0~251.0	0.56	Miglioli PA(1990)
	1000mg,iv	1.5	20.7	51.8	0.40	Miglioli PA(1990)
胸骨 Sternum	2000mg,iv	1.0~2.0	5.0~6.0	78.5	0.06	Beam TR(1986)
心脏组织 Cardiac tissue	20mg/kg,im(大鼠)	0.5	5.2	28.1	0.19	中山一诚(1985)
心包液 Pericardial fluid	2000mg,iv	1.0~2.0	24.0~33.0	70.0~87.0	0.38	Beam TR(1986)
心耳组织 Auricle tissue	2000mg,iv	1.0~2.0	19.0~22.0	55.0~76.0	0.29~0.35	Beam TR(1986)
肝组织 Hepatic tissue	20mg/kg,iv(比格犬)	0.5	41.0	49.1	0.84	喜多八洲男(1987)

续表

部位	给药方案及病理生理状态	取样时间/h	浓度/(μg/g、μg/ml)或曲线下面积/(μg/g·h、μg/ml·h)		C_t/C_p 或 AUC_t/AUC_p	参考文献
			组织或组织液	血浆		
肝组织 Hepatic tissue	20mg/kg,iv(大鼠)	0.5	68.4±6.4	28.5±4.9	2.40	Kita Y(1986)
	20mg/kg,iv(猴)	0.5	203.0	65.0	3.12	喜多八洲男(1987)
	20mg/kg,im(大鼠)	0.5	27.7	28.1	0.98	中山一诚(1985)
胆囊 Gallbladder	2000mg,iv	0.5～4.5	17.5	74.3	0.24	Mosley JG(1990)
	1000mg,iv	1.0～2.0	13.4	61.0	0.22	谷村弘(1985)
	1000mg,iv	1.0～2.0	9.7	34.9	0.28	由良二郎(1985)
胆汁 Bile	1000mg,iv	1.0～2.0	22.6～25.0	28.1～40.6	0.56～0.62	山本博(1985)
	2000mg,iv	0.5～4.5	33.7～48.7	74.3	0.55	Mosley JG(1990)
	1000mg,iv	1.0～2.0	84.6	61.0	1.39	谷村弘(1985)
	40mg/kg,iv	1.0～2.0	16.9	32.3	0.52	下村洋(1990)
	1000mg,iv	2.0	19.0	37.0～44.0	0.47	横山隆(1985)
	1000mg,iv	1.0～2.0	29.8	34.9	0.85	由良二郎(1985)
胆总管胆汁 Choledochal bile	1000mg,iv	1.0～2.0	70.9	34.9	2.03	由良二郎(1985)
脾 Spleen	20mg/kg,iv(比格犬)	0.5	6.7	49.1	0.13	喜多八洲男(1987)
	20mg/kg,iv(猴)	0.5	3.8	65.0	0.06	喜多八洲男(1987)
	20mg/kg,iv(大鼠)	0.5	2.2	28.5±4.9	0.08	Kita Y(1986)
肾脏 Kidney	20mg/kg,iv(比格犬)	0.5	121.0	49.1	2.46	喜多八洲男(1987)
	20mg/kg,iv(猴)	0.5	123.0	65.0	1.89	喜多八洲男(1987)
	20mg/kg,iv(大鼠)	0.5	61.5±10.6	28.5±4.9	2.16	Kita Y(1986)
膀胱壁 Urinary bladder wall	2000mg,iv	1.0	46.6	65.4	0.71	铃木泉(1990)

续表

部位	给药方案及病理生理状态	取样时间/h	浓度/(μg/g、μg/ml)或曲线下面积/(μg/g·h、μg/ml·h)		C_t/C_p 或 AUC_t/AUC_p	参考文献
			组织或组织液	血浆		
胰液 Pancreatic juice	1000mg,iv	1.0	3.5	40.6	0.09	山本博(1985)
肠黏膜 Intestinal mucosa	1000mg,iv	1.5~2.0	18.3	38.9	0.47	Kager L(1985)
腹腔积液 Ascitic fluid	100mg/kg,iv(大鼠)	0~2.0	150.6	180.6	0.83	Chauzy A(2018)
	2000mg,iv	0~8.0	—	—	1.05	Winslade NE(1985)
	2000mg,iv(脓性)	0~8.0	—	—	0.21	Winslade NE(1985)
	50mg/kg,iv(大鼠)(脓性)	0.5~8.0	113.3	222.0	0.51	Youngs DJ(1989)
输卵管 Oviduct	2000mg,iv	1.0	12.0	62.0	0.19	Beam TR(1986)
	1000mg,iv	1.0~2.0	4.5	16.9	0.27	平林光司(1985)
	1000mg,iv	1.0	11.8	42.2	0.28	高林晴夫(1985)
	1000mg,iv	0~6.0	56.5	255.0	0.22	小幡功(1985)
卵巢 Ovary	2000mg,iv	1.0	13.0	59.0	0.22	Beam TR(1986)
	1000mg,iv	1.0	—	42.2	0.18~0.28	高林晴夫(1985)
	1000mg,iv	0~6.0	52.6	255.0	0.21	小幡功(1985)
子宫内膜 Endometrium	1000mg,iv	1.0~2.0	4.4	16.9	0.26	平林光司(1985)
	1000mg,iv	1.0	—	42.2	0.25	高林晴夫(1985)
	1000mg,iv	1.0	9.3	35.0	0.27	二宫敬宇(1985)
	1000mg,iv	0~6.0	29.4	255.0	0.12	小幡功(1985)
	1000mg,iv	1.0	22.3±6.3	30.3±6.2	0.15	本乡基弘(1985)
	2000mg,iv	1.0	9.0	63.0	0.14	Beam TR(1986)
子宫肌层 Myometrium	2000mg,iv	1.0	11.0	63.0	0.17	Beam TR(1986)
	1000mg,iv	1.0	7.6	35.0	0.22	二宫敬宇(1985)

续表

部位	给药方案及病理生理状态	取样时间/h	浓度/(μg/g、μg/ml)或曲线下面积/(μg/g·h、μg/ml·h)		C_t/C_p 或 AUC_t/AUC_p	参考文献
			组织或组织液	血浆		
子宫肌层 Myometrium	1000mg,iv	1.0～2.0	5.5	16.9	0.32	平林光司(1985)
	1000mg,iv	1.0	—	42.2	0.10～0.20	高林晴夫(1985)
	1000mg,iv	0～6.0	38.5	255.0	0.22	小幡功(1985)
子宫颈 Cervix uterus	1000mg,iv	1.0～2.0	4.8	16.9	0.28	平林光司(1985)
	1000mg,iv	1.0	12.4	42.2	0.29	高林晴夫(1985)
	1000mg,iv	1.0	12.0	35.0	0.34	二宫敬宇(1985)
	1000mg,iv	0～6.0	72.0	255.0	0.28	小幡功(1985)
阴道部 Portio vaginalis	1000mg,iv	1.0	28.0±10.5	30.3±6.2	0.92	本乡基弘(1985)
	1000mg,iv	1.0～2.0	11.0	15.0	0.73	堀井高久(1985)
	1000mg,iv	1.0	20.9	42.2	0.49	高林晴夫(1985)
	1000mg,iv	1.0	15.0	35.0	0.43	二宫敬宇(1985)
盆腔积液 Pelvic fluid	1000mg,iv	0.5～8.0	88.8	90.0	1.00	高村慎一(1985)
	1000mg,iv	1.0～2.0	13.5～15.2	16.3～27.5	0.55～0.93	高村慎一(1985)
	1000mg,iv	1.0～2.0	18.0～22.7	11.7～18.8	1.33	吉田裕(1985)
	1000mg,iv	1.0～2.0	24.2～32.8	24.2～37.5	0.87～1.00	上石光(1985)
	1000mg,iv	2.0	18.8±6.0	29.0±11.9	0.65	平林光司(1985)
前列腺组织 Prostatic tissue	1000mg,iv	1.5	6.0±1.6	38.9±4.1	0.15	Whitby M(1989)
	1000mg,iv	1.5	7.9	31.4	0.25	Madsen PO(1984)
	1000mg,iv	1.0～2.0	20.3	74.2	0.27	藤田公生(1985)
前列腺分泌液 Prostatic secretion	2000mg,iv	1.0	1.3	75.0	0.02	铃木惠三(1985)
海绵体 Cavernous tissue	1000mg,iv	1.0～2.0	8.9	31.9	0.28	Walters FP(1992)

续表

部位	给药方案及病理生理状态	取样时间/h	浓度/(μg/g、μg/ml)或曲线下面积/(μg/g·h、μg/ml·h)		C_t/C_p 或 AUC_t/AUC_p	参考文献
			组织或组织液	血浆		
精液 Semen	1000mg,iv	2.0	<0.2	26.3	0.01	冈田敬司(1985)
骨骼肌 Skeletal muscle	2000mg,iv	0.5～4.5	12.0	74.3	0.16	Mosley JG(1990)
	2000mg,iv	1.0～2.0	10.0～14.0	74.0～82.0	0.14～0.17	Beam TR(1986)
骨组织 Bone tissue	1000mg,iv	1.0	3.3	40.0	0.08	Fracasso ME(1989)
髓质骨 Cancellous	2000mg,iv	1.5	16.0±4.3	77.8±5.1	0.20	Macleod CM(1986)
关节腔滑膜液 Synovial fluid	2000mg,iv	1.5	83.0±9.2	77.8±5.1	1.07	Macleod CM(1986)
组织间隙液 Interstitial fluid	100mg/kg,iv(大鼠)	0～2.0	169.9	180.6	0.94	Chauzy A(2018)
	100mg/kg,iv(大鼠)	0～24.0	231.5	300.3	0.77	Lavoie GY(1985)
皮下软组织 Subcutaneous soft tissue	1000mg,iv	1.0	9.5	40.0	0.24	Fracasso ME(1989)
脂肪 Fat	2000mg,iv	0.5～4.5	5.5	74.3	0.07	Mosley JG(1990)
皮肤 Skin	2000mg,iv	0.5～4.5	43.9	74.3	0.59	Mosley JG(1990)
	2000mg,iv	1.5	10.3	20.0	0.51	Mosley JG(1990)
皮肤水疱液 Skin blister	1000mg,iv	0.3～8.0	114.2	132.9	0.86	Wise R(1982)
	1000mg,iv	2.0	21.8	24.1	0.90	Wise R(1982)
血凝块 Fibrin clots	100mg/kg,iv(大鼠)	0～24.0	294.0	300.3	0.98	Lavoie GY(1985)
羊水 Amniotic fluid	1000mg,iv	1.0～2.0	4.2	13.8	0.30	山元贵雄(1990)
	1000mg,iv	2.0	9.1	31.6	0.29	牧野田知(1990)
	2000mg,iv	2.0	18.6	52.3	0.36	千石一雄(1990)
	1000mg,iv	1.0～2.0	4.2～7.4	16.3～27.5	0.26	高村慎一(1985)
尿液 Urine	500mg,iv	1.0	1400±200	23.0	60.9	Swabb EA(1985)

续表

部位	给药方案及病理生理状态	取样时间/h	浓度/(μg/g、μg/ml)或曲线下面积/(μg/g·h、μg/ml·h)		C_t/C_p 或 AUC_t/AUC_p	参考文献
			组织或组织液	血浆		
尿液 Urine	20mg/kg,iv(猴)	0.5	665.0	65.3	10.0	Kita Y(1986)
	20mg/kg,iv(大鼠)	1.0	—	—	62.8	中山一诚(1985)
	1000mg,iv	0～2.0	2461	52.0～72.0	31.2～47.3	冈田敬司(1985)

表 3-2　卡芦莫南组织分布

部位	给药方案及病理生理状态	取样时间/h	浓度/(μg/g、μg/ml)或曲线下面积/(μg/g·h、μg/ml·h)		C_t/C_p 或 AUC_t/AUC_p	参考文献
			组织或组织液	血浆		
脑脊液 Cerebrospinal fluid	20mg/kg,im(大鼠)	0～8.0	2.9	29.6	0.09	Yoshida K(1986)
脑组织 Brain	20mg/kg,im(大鼠)	0～8.0	1.1	29.6	0.04	Yoshida K(1986)
房水 Aqueous humor	50mg/kg,iv(家兔)	0.3～6.0	16.7	98.4	0.17	大石正夫(1987)
	50mg/kg,iv(家兔)	1.0	5.8	46.5	0.12	大石正夫(1987)
玻璃体 Vitreous body	50mg/kg,iv(家兔)	1.0	0.4	46.5	0.01	大石正夫(1987)
眼睑 Lid	50mg/kg,iv(家兔)	1.0	17.9	46.5	0.38	大石正夫(1987)
结膜 Conjunctiva	50mg/kg,iv(家兔)	1.0	44.3	46.5	0.95	大石正夫(1987)
眼外肌 Extraocular muscle	50mg/kg,iv(家兔)	1.0	20.8	46.5	0.45	大石正夫(1987)
角膜 Conea	50mg/kg,iv(家兔)	1.0	8.7	46.5	0.19	大石正夫(1987)
巩膜 Sclera	50mg/kg,iv(家兔)	1.0	48.9	46.5	1.05	大石正夫(1987)
虹膜 Iris	50mg/kg,iv(家兔)	1.0	10.7	46.5	0.23	大石正夫(1987)
视网膜 Retina	50mg/kg,iv(家兔)	1.0	16.9	46.5	0.36	大石正夫(1987)

续表

部位	给药方案及病理生理状态	取样时间/h	浓度/(μg/g、μg/ml)或曲线下面积/(μg/g·h、μg/ml·h)		C_t/C_p 或 AUC_t/AUC_p	参考文献
			组织或组织液	血浆		
视神经 Optic nerve	50mg/kg,iv(家兔)	1.0	17.1	46.5	0.37	大石正夫(1987)
中耳黏膜 Middle ear mucosa	1000mg,iv	0.5~2.0	23.4	49.0	0.48	马场骏吉(1990)
胸腺 Thymus	20mg/kg,im(大鼠)	0~8.0	3.4	29.6	0.11	Yoshida K(1986)
心脏组织 Cardiac tissue	20mg/kg,im(大鼠)	0~8.0	6.4	29.6	0.22	Yoshida K(1986)
肺组织 Pulmonary tissue	1000mg,iv	0.5~3.0	19.7	63.5	0.32	井上文之(1990)
	20mg/kg,im(大鼠)	0~8.0	12.4	29.6	0.42	Yoshida K(1986)
	20mg/kg,iv(猴)	0.5	20.0	67.0	0.30	喜多八洲男(1987)
	20mg/kg,iv(比格犬)	0.5	17.8	41.0	0.43	喜多八洲男(1987)
痰液 Sputum	1000mg,iv	—	0.51~1.52	—	0.03	青沼清一(1987)
	1000~2000mg,iv	稳态浓度	1.9~5.3	32.3~78.4	0.03~0.09	力富直人(1987)
	1000mg,iv	1.0~2.0	<1.5	23.0~26.0	0.06	那须胜(1987)
	1000mg,iv	0~6.0	6.6	91.8	0.07	河野茂(1987)
胸腔积液 Pleural fluid	30mg/kg,iv(大鼠)	0~6.0	44.5~57.7	47.1~54.0	0.96~1.07	Miglioli PA(1993)
肝组织 Hepatic tissue	20mg/kg,iv(猴)	0.5	21.0	67.0	0.31	喜多八洲男(1987)
	20mg/kg,iv(比格犬)	0.5	37.0	41.0	0.90	喜多八洲男(1987)
脾 Spleen	20mg/kg,iv(猴)	0.5	5.1	67.0	0.08	喜多八洲男(1987)
	20mg/kg,iv(比格犬)	0.5	3.1	41.0	0.07	喜多八洲男(1987)
	20mg/kg,im(大鼠)	0~8.0	4.9	29.6	0.17	Yoshida K(1986)
胆囊 Gallbladder	1000mg,iv	1.0	7.30	—	<0.30	谷村弘(1987)

续表

部位	给药方案及病理生理状态	取样时间/h	浓度/(μg/g、μg/ml)或曲线下面积/(μg/g·h、μg/ml·h)		C_t/C_p 或 AUC_t/AUC_p	参考文献
			组织或组织液	血浆		
胆汁 Bile	1000mg,iv	0～6.0	82.4	106.4	0.77	由良二郎(1987)
	1000mg,iv	2.0～4.0	4.2～9.6	9.6～21.8	0.47	上田隆美(1987)
	1000mg,iv	1.0	17.3	—	0.30～0.50	谷村弘(1987)
胃 Stomach	20mg/kg,im(大鼠)	0～8.0	8.8	29.6	0.30	Yoshida K(1986)
肾上腺 Adrenal	20mg/kg,im(大鼠)	0～8.0	11.7	29.6	0.39	Yoshida K(1986)
肾脏 Kidney	20mg/kg,im(大鼠)	0～8.0	640.6	29.6	21.6	Yoshida K(1986)
胰腺组织 Pancreatic tissue	20mg/kg,im(大鼠)	0～8.0	5.2	29.6	0.17	Yoshida K(1986)
腹腔积液 Ascitic fluid	1000mg,iv	1.0～3.0	27.7	53.8	0.51	北野正刚(1987)
	1000mg,iv	1.0	19.7～24.0	—	0.40～0.60	谷村弘(1987)
前列腺组织 Prostatic tissue	1000mg,iv	1.50	6.0±2.2	29.5±4.8	0.20	Whitby M(1989)
	2000mg,iv	1.50	10.0±2.9	60.2±21.5	0.17	Whitby M(1989)
前列腺分泌液 Prostatic secretion	1000mg,iv	1.0	0.2～0.7	30.0～39.4	0.01	铃木惠三(1987)
附睾脂肪组织 Epididymal adipose tissue	20mg/kg,im(大鼠)	0～8.0	22.1	29.6	0.77	Yoshida K(1986)
睾丸 Testis	20mg/kg,im(大鼠)	0～8.0	4.8	29.6	0.16	Yoshida K(1986)
肠道 Intestine	20mg/kg,im(大鼠)	0～8.0	16.2	29.6	0.55	Yoshida K(1986)
子宫内膜 Endometrium	1000mg,iv	1.0～1.5	21.1～22.5	31.4～34.0	0.67	松田静治(1987)
	1000mg,iv	1.0～1.5	8.6	20.6	0.42	山元贵雄(1987)
子宫肌层 Myometrium	1000mg,iv	1.0～1.5	19.1	31.4～34.0	0.58	松田静治(1987)
	1000mg,iv	1.0～1.5	6.6	20.6	0.32	山元贵雄(1987)

续表

部位	给药方案及病理生理状态	取样时间/h	浓度/(μg/g、μg/ml)或曲线下面积/(μg/g·h、μg/ml·h)		C_t/C_p 或 AUC_t/AUC_p	参考文献
			组织或组织液	血浆		
子宫颈 Cervix uterus	1000mg,iv	1.0～1.5	16.7～24.0	31.4～34.0	0.63	松田静治(1987)
	1000mg,iv	1.0～1.5	9.9	20.6	0.48	山元贵雄(1987)
阴道部 Portio vaginalis	1000mg,iv	1.0～1.5	13.3～15.3	31.4～34.0	0.43	松田静治(1987)
	1000mg,iv	1.0～1.5	11.3	20.6	0.55	山元贵雄(1987)
卵巢 Ovary	1000mg,iv	1.0～1.5	16.8～19.1	31.4～34.0	0.55	松田静治(1987)
	1000mg,iv	1.0～1.5	7.4	20.6	0.36	山元贵雄(1987)
输卵管 Oviduct	1000mg,iv	1.0～1.5	10.4～12.2	31.4～34.0	0.35	松田静治(1987)
	1000mg,iv	1.0～1.5	8.3	20.6	0.41	山元贵雄(1987)
盆腔积液 Pelvic fluid	1000mg,iv	1.0～10.0	81.6	88.5	0.92	伊藤邦彦(1987)
	1000mg,iv	1.0～6.0	91.7	70.1	1.31	山元贵雄(1987)
	1000mg,iv	0～8.0	>157.0	131.0	1.20	张南薰(1987)
肌肉组织 Muscular tissue	20mg/kg,im(大鼠)	0～8.0	6.2	29.6	0.21	Yoshida K(1986)
	2000mg,iv	1.0～2.0	8.1	37.9～70.8	0.12～0.22	上田隆美(1987)
皮肤水疱液 Skin blister	2000mg,iv	0～∞	238.0±40.9	231.6±35.5	1.03	McNulty CAM(1985)
乳汁 Milk	1000mg,iv	1.0～10.0	1.7	88.5	0.02	伊藤邦彦(1987)
羊水 Amniotic fluid	1000mg,iv	0～22.0	—	—	>1.00	张南薰(1987)
尿液 Urine	1000mg,iv	峰浓度	3761～5035	67.1～88.6	56.5	杉田治(1987)
	1000mg,iv	峰浓度	7887	—	>50.0	张南薰(1987)
	1000mg,iv	峰浓度	4672	125.6	37.2	中山一诚(1987)

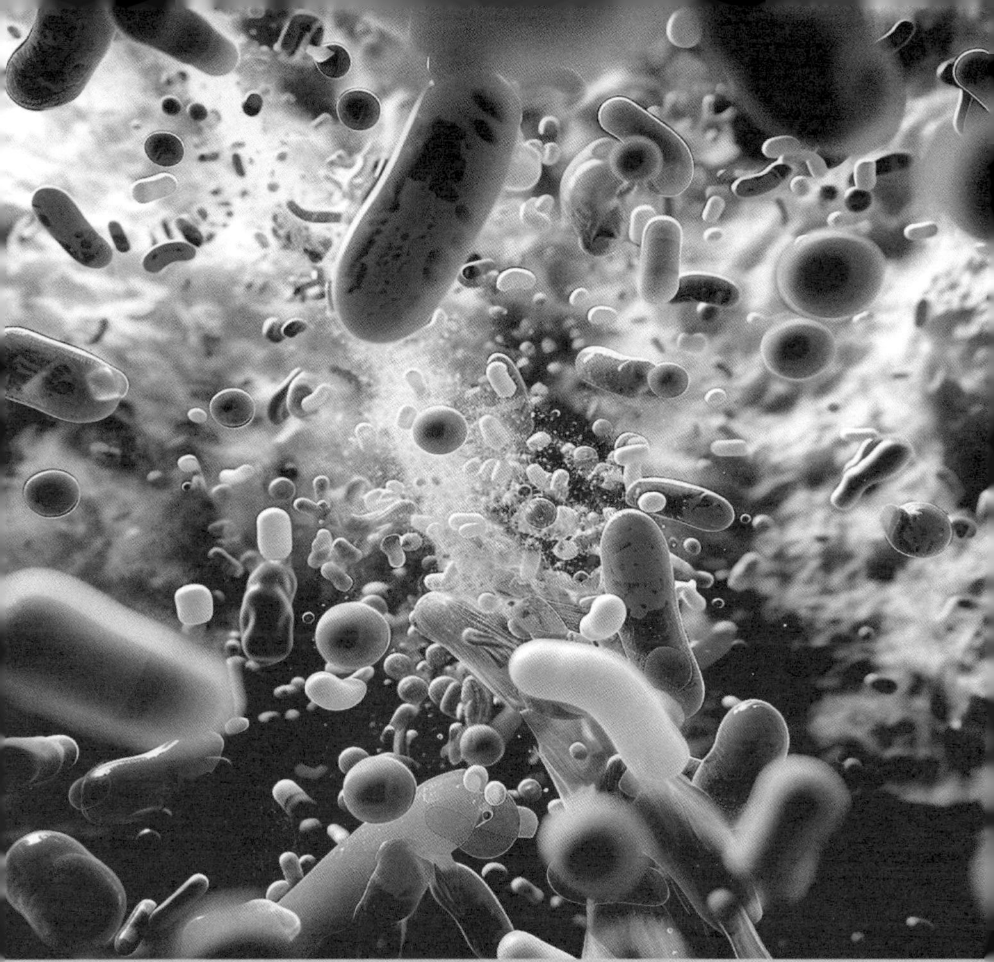

四

碳青霉烯类

Carbapenems

表 4-1 厄他培南组织分布

部位	给药方案及病理生理状态	取样时间/h	浓度/(μg/g、μg/ml)或曲线下面积/(μg/g·h、μg/ml·h)		C_t/C_p 或 AUC_t/AUC_p	参考文献
			组织或组织液	血浆		
脑脊液 Cerebrospinal fluid	15mg/kg,iv	2.0～12.0	—	—	0.02～0.07	Package insert of INVANZ
	1000mg,iv(无炎性)	—	—	—	0.02	Cottagnoud P(2003)
	1000mg,iv(炎性)	—	—	—	0.07	Cottagnoud P(2003)
肺组织 Pulmonary tissue	1000mg,iv	3.0	7.6±4.9	35.1±13.0	0.24	Burkhardt O(2005)
肺泡上皮液 Epithelial lining fluid	1000mg,iv	0～24.0	72.5	226.7	0.32	Boselli E(2006)
胸腔积液 Pleural fluid	60mg/kg,iv	1.0～8.0	11.2	23.5	0.48	Saroglou M(2010)
肝组织 Hepatic tissue	1000mg,iv	—	4.53±2.30	—	0.09	Wittau M(2006)
胆囊 Gallbladder	1000mg,iv	—	18.3±8.8	—	0.17	Wittau M(2006)
胆汁 Bile	1000mg,iv	1.0	<6.25	—	<0.10	Sharara AI(2011)
胰腺组织 Pancreatic tissue	1000mg,iv	2.0～4.0	3.41	—	0.10	Wittau M(2006)
结直肠 Colorectum	1000mg,iv	—	6.3±2.3	51.3±9.4	0.12	Wittau M(2011)
	1000mg,iv	—	12.1±5.3	—	0.19	Wittau M(2006)
小肠 Small bowel	1000mg,iv	2.0～4.0	7.02	—	0.17	Wittau M(2006)
腹腔积液 Ascitic fluid	1000mg,iv	0～∞	—	—	1.04	Cardone KE(2012)
	1000mg,iv	1.0～3.0	91.9	181.9	0.51	Arrigucci S(2009)

续表

部位	给药方案及病理生理状态	取样时间/h	浓度/(μg/g、μg/ml)或曲线下面积/(μg/g·h、μg/ml·h)		C_t/C_p 或 AUC_t/AUC_p	参考文献
			组织或组织液	血浆		
腹腔积液 Ascitic fluid	1000mg,iv	12.0	—	—	0.76	Verdier MC(2011)
皮下软组织 Subcutaneous soft tissue	1000mg,iv(健康受试者)	0~8.0	20.0±10.0	242.0±81.0	0.09	Sauermann R(2013)
	1000mg,iv(感染)	0~8.0	23.0±12.0	242.0±81.0	0.10	Sauermann R(2013)
	1000mg,iv	0~∞	18.6±4.6	359.7±66.5	0.05	Burkhardt O(2006)
	1000mg,iv	—	12.5±5.2	83.0±17.1	0.15	Wittau M(2016)
皮肤水疱液 Skin blister fluid	1000mg,iv(多剂)	0~24.0	417.5	688.1	0.61	Laethem T(2003)
	1000mg,iv	0.5~24.0	420.3	—	0.60	Package insert of INVANZ
肌肉组织 Muscular tissue	1000mg,iv	0~∞	39.7±24.8	359.7±66.5	0.13	Burkhardt O(2006)
	1000mg,iv	峰浓度	7.8~9.3	97.0~114.0	0.08	Boyadjiev I(2011)
	1000mg,iv	0~∞	37.0~44.0	390~413	0.10	Boyadjiev I(2011)
髓质骨 Cancellous bone	1000mg,iv	1.5	10.2~14.8	56.1~75.9	0.19	Boselli E(2007)
皮质骨 Cortical bone	1000mg,iv	1.5	6.5~9.5	56.1~75.9	0.13	Boselli E(2007)
关节腔滑膜液 Synovial fluid	1000mg,iv	1.5	22.7~28.4	56.1~75.9	0.39~0.42	Boselli E(2007)

表 4-2A　^{14}C-美罗培南组织分布(健康受试大鼠,120mg/kg,iv)[a]

部位	AUC_t/AUC_p	组织或组织液浓度/(μg/g 或 μg/ml)					
		5min	**15min**	**30min**	**1.0h**	**2.0h**	**6.0h**
血浆 Plasma	1.00	490.5±28.1	251.2±5.30	93.0±14.4	28.6±1.10	3.10±0.30	0.60±0.10
全血 Blood	0.58	279.5±21.1	144.6±2.30	66.0±17.0	16.5±0.40	1.20±0.20	—

续表

部位	AUC_t/AUC_p	组织或组织液浓度 /(μg/g 或 μg/ml)					
		5min	15min	30min	1.0h	2.0h	6.0h
脑组织 Brain	0.03	6.70±0.50	3.50±0.10	1.80±0.20	0.70±0.00	0.40±0.10	0.40±0.10
脑垂体 Hypophysis	0.15	74.7±5.90	44.7±5.80	15.8±0.50	7.10±0.70	—	—
眼球 Eye-ball	0.22	51.6±2.50	41.3±1.20	20.1±1.70	8.40±0.30	1.80±0.10	1.90±0.40
甲状腺 Thyroid gland	0.38	129.9±32.5	54.3±5.80	23.5±1.80	11.2±1.20	2.90±0.50	7.00±4.90
唾液腺 Salivary gland	0.23	82.2±7.20	40.9±1.40	15.9±0.40	10.7±4.10	1.90±0.10	1.10±0.10
胸腺 Thymus	0.12	44.6±2.20	21.1±0.90	8.50±0.50	3.90±0.60	1.20±0.20	0.70±0.10
心脏组织 Cardiac tissue	0.23	99.5±4.00	55.5±2.40	18.4±0.50	7.30±0.20	1.30±0.10	0.60±0.10
肺组织 Pulmonary tissue	0.42	155.1±26.1	89.9±2.60	35.9±1.20	14.4±1.00	3.40±0.30	1.30±0.10
气管 Trachea	0.45	178.6±19.2	90.7±10.7	40.5±1.40	14.7±1.70	3.40±0.20	1.40±0.20
肝组织 Hepatic tissue	0.75	107.0±5.00	71.6±2.50	41.2±0.70	29.9±0.60	17.9±0.60	6.10±0.30
胃 Stomach	0.27	89.6±9.40	57.7±3.90	32.1±4.40	8.00±0.70	1.70±0.20	0.80±0.10
脾 Spleen	0.14	41.4±4.40	24.3±2.30	9.6±0.30	4.90±0.30	1.80±0.10	1.10±0.00
肾脏 Kidney	7.55	1052±44.4	649.1±111.8	320.2±21.1	343.5±70.0	213.0±35.9	34.6±1.40
肾上腺 Adrenal	0.21	73.2±3.70	41.9±2.30	15.2±0.90	6.70±0.20	2.30±0.50	1.20±0.10
小肠 Small intestine	0.63	44.4±4.60	37.0±1.90	56.2±11.1	21.8±4.50	18.2±3.00	3.00±0.70
结肠 Colon	0.27	71.6±6.90	50.6±6.70	15.2±1.60	6.10±0.20	1.80±0.10	6.00±2.20
直肠 Rectum	0.47	162.8±12.2	98.4±8.50	40.8±4.10	15.7±0.80	4.00±0.80	1.80±0.20
盲肠 Caecum	0.35	60.4±12.4	39.2±0.50	18.1±1.60	6.90±0.50	2.50±0.40	11.8±1.80
胰腺组织 Pancreatic tissue	0.21	63.8±5.40	46.0±9.60	16.3±1.20	7.20±0.60	1.90±0.20	1.30±0.10
前列腺组织 Prostatic tissue	1.57	112.1±40.6	189.3±96.2	240.2±130.3	79.1±12.4	19.9±15.7	1.40±0.30
睾丸 Testis	0.18	40.2±2.80	45.5±5.10	18.1±1.80	7.00±0.30	1.30±0.10	0.60±0.10
淋巴结 Lymph node	0.29	103.3±9.30	55.5±1.30	21.8±1.40	9.30±0.40	2.90±0.30	1.70±0.20

续表

部位	AUC_t/AUC_p	组织或组织液浓度 /(μg/g 或 μg/ml)					
		5min	15min	30min	1.0h	2.0h	6.0h
骨骼肌 Skeletal muscle	0.13	55.1±5.70	28.0±2.20	12.0±1.30	5.50±1.60	1.00±0.30	0.80±0.20
骨组织 Bone tissue	0.38	60.6±2.90	46.7±7.60	26.3±3.00	14.8±1.70	7.60±1.50	3.10±0.40
皮肤 Skin	0.71	138.3±2.30	97.1±3.00	57.1±3.60	14.7±1.10	5.90±0.60	17.2±2.70
脂肪组织 Adipose tissue	0.12	35.0±3.50	20.0±1.10	12.4±4.20	3.40±0.30	1.20±0.30	0.90±0.00

a:射场一彦,吉武彬,Harrison H,等.[^{14}C] Meropenemのラットにおける体内动态. Chemotherapy,1992,40(1):132-144.

表 4-2B　^{14}C-美罗培南组织分布(健康受试比格犬,120mg/kg,iv)[a]

部位	AUC_t/AUC_p	组织或组织液浓度 /(μg/g 或 μg/ml)		
		5min	45min	6.0h
血浆 Plasma	1.00	560.0	235.0	5.00
脑组织 Brain	0.03	12.0	6.00	<1.00
脑脊液 Cerebrospinal fluid	0.01	1.00	2.00	<1.00
脑垂体 Hypophysis	0.22	116.0	52.0	<1.00
眼 Eye	0.20	60.0	51.0	2.00
舌 Tongue	0.24	139.0	56.0	2.00
甲状腺 Tyroid gland	0.16	50.0	42.0	<1.00
心脏组织 Cardiac tissue	0.15	84.0	35.0	1.00
肺组织 Pulmonary tissue	0.33	157.0	78.0	3.00
肝组织 Hepatic tissue	0.35	111.0	78.0	16.0
胆囊 Gallbladder	0.47	158.0	118.0	7.00
胆汁 Bile	0.86	107.0	216.0	35.0
胃 Stomach	0.35	150.0	86.0	2.00

续表

部位	AUC_t/AUC_p	组织或组织液浓度 /(μg/g 或 μg/ml)		
		5min	45min	6.0h
脾 Spleen	0.16	78.0	37.0	2.00
肾脏 Kidney	5.07	1387	1278	112.0
肾上腺 Adrenal gland	0.17	102.0	38.0	2.00
小肠 Small intestine	0.28	99.0	71.0	4.00
大肠 Large intestine	0.28	129.0	64.0	6.00
盲肠 Caecum	0.37	157.0	74.0	23.0
胰腺组织 Pancreatic tissue	0.21	146.0	45.0	4.00
睾丸 Testis	0.22	135.0	50.0	2.00
骨组织 Bone tissue	0.06	57.0	11.0	1.00
皮肤 Skin	0.46	139.0	119.0	4.00
骨骼肌 Skeletal muscle	0.16	69.0	39.0	0.80
脂肪 Fat	0.18	90.0	43.0	<1.00
淋巴结 Lymph node	0.33	179.0	76.0	3.00

a:射场一彦,吉武彬,Harrison H,等. [14C] Meropenemのイヌおよびサルにおける体内动态. Chemotherapy,1992, 40(1):145-153.

表 4-2C 美罗培南组织分布

部位	给药方案及病理生理状态	取样时间/h	浓度/(μg/g、μg/ml)或曲线下面积/(μg/g·h、μg/ml·h)		C_t/C_p 或 AUC_t/AUC_p	参考文献
			组织或组织液	血浆		
脑组织 Brain	20mg/kg,iv(比格犬)	0.5	0.3	17.3	0.05	射场一彦(1992)
脑脊液 Cerebrospinal fluid	1000mg,iv,q8h	0~8.0	6.7±0.4	47.9±2.3	0.14	Zhang YY(2016)

续表

部位	给药方案及病理生理状态	取样时间/h	浓度/(μg/g、μg/ml)或曲线下面积/(μg/g·h、μg/ml·h)		C_t/C_p 或 AUC_t/AUC_p	参考文献
			组织或组织液	血浆		
脑脊液 Cerebrospinal fluid	2000mg,iv,q8h	0～8.0	10.7±0.7	94.2±8.4	0.11	Zhang YY(2016)
	2000mg,iv,q8h	—	5.5	30.7	0.18	Mader MM(2018)
	2000mg,iv,q8h(细菌性脑膜炎)	0～8.0	17.4	99.6	0.17	Chou YW(2007)
	2000mg,iv,q8h(多剂)(脑室炎)	稳态浓度	3.4	21.3	0.15	Tiede C(2021)
	40mg/kg,iv(儿童细菌性脑膜炎)	0～8.0	—	—	0.15	Ohata Y(2019)
	6000mg,qd(持续输注)	稳态浓度	2.8	20.5	0.15	König C(2022)
	500mg,iv,q8h	0～∞	7.3	71.9	0.10	Tsumura R(2008)
	2000mg,iv(脑室炎)	0～24.0	—	—	0.09	Blassmann U(2016)
脑垂体 Hypophysis	20mg/kg,iv(比格犬)	0.5	7.9	28.3	0.28	射场一彦(1992)
房水 Aqueous humor	500mg,iv	0.5	0.5	18.6	0.03	Ooishi M(1992)
	50mg/kg,iv(家兔)	0.3	2.4	30.4	0.08	大石正夫(1992)
玻璃体 Vitreous body	50mg/kg,iv(家兔)	0.3	1.0	30.4	0.03	大石正夫(1992)
眼睑 Lid	50mg/kg,iv(家兔)	0.3	13.6	30.4	0.45	大石正夫(1992)
结膜 Conjunctive	50mg/kg,iv(家兔)	0.3	27.6	30.4	0.91	大石正夫(1992)
角膜 Cornea	50mg/kg,iv(家兔)	0.3	3.8	30.4	0.10	大石正夫(1992)
巩膜 Sclera	50mg/kg,iv(家兔)	0.3	12.6	30.4	0.41	大石正夫(1992)
视网膜 Retina	50mg/kg,iv(家兔)	0.3	2.4	30.4	0.08	大石正夫(1992)
泪液 Lacrimal fluid	500mg,iv	0.5～6.0	2.4	12.0	0.20	大石正夫(1992)
扁桃体 Tonsil	500mg,iv	—	—	—	0.06	Harada Y(1992)
	500mg,iv	≈1.0	1.7	17.5	0.10	大山胜(1992)
	500mg,iv	1.0	1.0±0.4	15.7±7.3	0.07	宫本直哉(1992)

续表

部位	给药方案及病理生理状态	取样时间/h	浓度/(μg/g、μg/ml)或曲线下面积/(μg/g·h、μg/ml·h)		C_t/C_p 或 AUC_t/AUC_p	参考文献
			组织或组织液	血浆		
扁桃体 Tonsil	1000mg,iv	1.0	1.2±0.7	18.9±8.8	0.06	大山胜(1992)
	500mg,iv	1.5	0.8	9.5	0.08	新川敦(1992)
舌 Tongue	20mg/kg,iv(比格犬)	0.5	6.2	17.3	0.36	射场一彦(1992)
牙龈 Gingiva	500mg,iv(家兔)	0～6.0	19.2	24.1	0.80	佐佐木次郎(1992)
唾液腺 Salivary gland	20mg/kg,iv(比格犬)	0.5	4.5	17.3	0.26	射场一彦(1992)
腮腺 Parotid gland	500mg,iv(家兔)	0～6.0	11.8	24.1	0.49	佐佐木次郎(1992)
颌下腺 Submaxillary gland	500mg,iv(家兔)	0～6.0	10.2	24.1	0.42	佐佐木次郎(1992)
下颌骨 Mandibula	500mg,iv(家兔)	0～6.0	5.4	24.1	0.22	佐佐木次郎(1992)
口腔黏膜 Oral mucosa	500mg,iv	1.0	1.8	22.9	0.08	佐佐木次郎(1992)
上颌窦黏膜 Maxillary sinus mucosa	500mg,iv	0.5	8.1	68.0	0.12	大山胜(1992)
	500mg,iv	1.0	2.0±0.8	14.5±4.0	0.14	宫本直哉(1992)
	500mg,iv	1.0	1.7±0.4	12.4±3.3	0.14	三宅浩乡(1992)
	500mg,iv	0.3～1.7	—	—	0.13	Miyamoto N(1992)
	500mg,iv	1.0～2.7	2.2	12.7	0.17	新川敦(1992)
筛窦黏膜 Ethmoid sinus mucosa	500mg,iv	1.0	2.1±2.2	23.5±13.1	0.09	宫本直哉(1992)
中耳黏膜 Middle ear mucosa	500mg,iv	1.0	7.8	18.1	0.43	宫本直哉(1992)
甲状腺 Tyroid gland	20mg/kg,iv(比格犬)	0.5	3.9	17.3	0.22	射场一彦(1992)
胸腺 Thymus	20mg/kg,iv(比格犬)	0.5	2.1	17.3	0.12	射场一彦(1992)
心脏组织 Cardiac tissue	20mg/kg,iv(比格犬)	0.5	3.7	17.3	0.21	射场一彦(1992)

续表

部位	给药方案及病理生理状态	取样时间/h	浓度/(μg/g、μg/ml)或曲线下面积/(μg/g·h、μg/ml·h)		C_t/C_p 或 AUC_t/AUC_p	参考文献
			组织或组织液	血浆		
心脏瓣膜 Cardiac valve	1000mg,iv	1.0～3.0	4.0～10.0	—	0.30～0.40	Newsom SW(1995)
肺组织 Pulmonary tissue	1000mg,iv	0～8.0	11.4±10.9	47.3±21.0	0.24	Tomaselli F(2004)
	1000mg,iv	0～∞	36.2±17.9	95.4±46.6	0.38	Zeitlinger M(2005)
肺泡上皮液 Epithelial lining fluid	2000mg,iv	0～8.0	82.3	150.8	0.55	Drusano GL
	—	0～24.0	27.5	66.7	0.41	Drusano GL
	2000mg,iv	0～8.0	82.3	150.8	0.55	Lodise TP(2011)
	1000mg,iv	0.5～6.0	17.3	41.3	0.42	Allegranzi B(2000)
	2000mg,iv	0～24.0	163.0	448.1	0.36	Cano AB(2020)
	2000mg,iv(持续输注 3h)	0.3～5.0	50.3	66.5	0.76	Wenzler E(2015)
支气管黏膜 Bronchial mucosa	1000mg,iv	—	—	—	0.38	Thys JP(1992)
支气管分泌物 Bronchial exudate	1000mg,iv	1.0～3.0	0.8	22.0	0.04	Hutchison M(1995)
	1000mg,iv	0.5	0.4	57.7	0.01	Bergogne-Bérézin E (1994)
痰液 Sputum	500mg,iv	—	—	—	0.01～0.13	Miyazaki Y(1992)
	500mg,iv	0.5	2.2	25.1	0.08	Tsuji T(1992)
	500mg,iv	1.0～7.0	3.2	28.2	0.11	山口悦郎(1992)
	500mg,iv	—	0.5～3.9	24.2～26.0	0.02～0.15	辻忠克(1992)
	1000mg,iv	—	1.7	47.9	0.04	田尾操(1992)
胸膜 Pleura	1000mg,iv	1.0～3.0	5.6	22.0	0.26	Thys JP(1992)
胸腔积液 Pleural fluid	500mg,iv	1.0～6.5	22.7	17.8	1.27	牧野纯子(2002)
	500mg,iv	0～∞	35.7±7.1	37.9±6.2	0.94	Makino J(2002)

续表

部位	给药方案及病理生理状态	取样时间/h	浓度/(μg/g、μg/ml)或曲线下面积/(μg/g·h、μg/ml·h)		C_t/C_p 或 AUC_t/AUC_p	参考文献
			组织或组织液	血浆		
胸腔积液 Pleural fluid	20mg/kg,iv	0～6.0	11.0	12.9	0.86	Niwa T(2006)
胃 Stomach	1000mg,iv	≈1.0	2.8	23.6	0.12	Hutchison M(1995)
肝组织 Hepatic tissue	20mg/kg,iv(比格犬)	0.5	5.2	17.3	0.30	射场一彦(1992)
胆囊 Gallbladder	1000mg,iv	1.0～4.0	6.2	39.7	0.16	Condon RE(1997)
	500mg,iv	1.0	1.4±1.4	14.4±5.2	0.10	由良二郎(1992)
胆汁 Bile	1000mg,iv	1.0～4.0	31.2	39.7	0.78	Condon RE(1997)
	1000mg,iv	1.0～3.0	21.3	22.0	0.97	Granai F(1992)
	1000mg,iv	1.0～3.0	22.1	22.0	1.01	Hutchison M(1995)
	1000mg,iv	0～5.5	23.7	49.6	0.51	Kameda K(2010)
	1000mg,iv(无胆管梗阻)	—	14.8	14.6	1.01	Granai F(1992)
	1000mg,iv(胆管梗阻)	—	8.1	20.0	0.40	Granai F(1992)
脾 Spleen	20mg/kg,iv(比格犬)	0.5	2.6	17.3	0.15	射场一彦(1992)
肾脏 Kidney	20mg/kg,iv(比格犬)	0.5	37.6～54.7	17.3	2.17～3.16	射场一彦(1992)
肾上腺 Adrenal	20mg/kg,iv(比格犬)	0.5	4.0	17.3	0.23	射场一彦(1992)
腹腔积液 Ascitic fluid	1000mg,iv,q8h	0～24.0	491.2	625.4	0.79	Karjagin J(2008)
	500mg,iv	0～∞	41.0±6.1	59.0±15.7	0.69	Ikawa K(2006)
	1000mg,iv	≈1.0	30.2	23.6	1.28	Hutchison M(1995)
	1000mg,iv	0～3.5	35.0	49.6	0.71	Kameda K(2010)
	1000mg,iv	≈1.0	2.6	23.6	1.28	Hutchison M(1995)
	500mg,iv	1.0	5.10	7.70	0.66	小野成夫(1992)

续表

部位	给药方案及病理生理状态	取样时间/h	浓度/(μg/g、μg/ml)或曲线下面积/(μg/g·h、μg/ml·h)		C_t/C_p 或 AUC_t/AUC_p	参考文献
			组织或组织液	血浆		
腹腔积液 Ascitic fluid	500mg,iv	0～6.0	27.3	20.0	1.36	平林光司(1992)
	1000mg,iv,q8h	0～∞	—	—	0.94	Wittau M(2015)
	1000mg,iv	—	—	—	0.83	Wise R(1990)
	1000mg,iv	—	—	—	0.60～2.20	Wise R(1992)
阑尾 Appendix	500～1000mg,iv	0.5～1.0	—	—	0.10	平山隆(1992)
大网膜 Omentum	1000mg,iv	1.0～4.0	2.7	39.7	0.07	Condon RE(1997)
	1000mg,iv	≈1.0	2.0	23.6	0.08	Hutchison M(1995)
筋膜 Fascia	1000mg,iv	1.0～4.0	19.8	39.7	0.50	Condon RE(1997)
	500mg,iv	1.0	1.8±0.8	14.4±5.2	0.31	由良二郎(1992)
肾囊肿液 Renal cyst fluid	500mg,iv	1.5	3.0	35.5	0.09	Hamanouel S(2018)
胰腺组织 Pancreatic tissue	20mg/kg,iv(比格犬)	0.5	3.1	17.3	0.18	射场一彦(1992)
胰液 Pancreatic juice	500mg,iv	0～6.0	4.2±2.8	73.0±37.5	0.06	Ikawa K(2013)
	500mg,iv	0～6.0	3.71±2.56	—	0.06	Kondo N(2014)
	500mg,iv,q12h	0～4.0	1.7	14.3	0.12	谷村弘(1992)
	500mg,iv	0.5～1.0	0.7	11.2	0.07	谷村弘(1992)
前列腺组织 Prostatic tissue	250mg,iv	0～6.0	3.0	17.4	0.18	Nishikawa G(2013)
	500mg,iv	0～6.0	7.1	36.4	0.19	Nishikawa G(2013)
	500mg,iv	0.5	2.3	13.3±2.7	0.16	后藤俊弘(1992)
	500mg,iv	0～6.0	5.7±1.2	54.2±5.0	0.10	Yamada Y(1992)

续表

部位	给药方案及病理生理状态	取样时间/h	浓度/(μg/g、μg/ml)或曲线下面积/(μg/g·h、μg/ml·h)		C_t/C_p 或 AUC_t/AUC_p	参考文献
			组织或组织液	血浆		
前列腺分泌液 Prostatic secretion	500mg,iv	1.0	1.0	18.8	0.06	铃木惠三(1992)
睾丸 Testis	20mg/kg,iv(比格犬)	0.5	6.2	17.3	0.36	射场一彦(1992)
卵巢 Ovary	500mg,iv	1.0	3.3	26.8	0.12	佐佐木公则(1992)
	500mg,iv	0.5	6.3	20.5	0.12	佐佐木公则(1992)
	500mg,iv	1.0	2.3	13.3	0.17	Gall S(1997)
	500mg,iv	2.5	0.55	3.91	0.15	长南熏(1992)
	500mg,iv	0.7～1.8	1.7	9.3～18.9	0.12	堀裕雅(1992)
	500mg,iv	0.4～3.4	3.4	16.2	0.21	松田静治(1992)
输卵管 Oviduct	500mg,iv	1.0	6.1	26.8	0.23	佐佐木公则(1992)
	500mg,iv	0.5	4.5±3.2	18.2±2.2	0.25	八神喜昭(1992)
	500mg,iv	2.5	0.55	3.91	0.15	长南熏(1992)
	500mg,iv	0.7～1.8	1.7～3.4	9.3～18.9	0.18	堀裕雅(1992)
	500mg,iv	0.4～3.4	3.4	16.2	0.21	松田静治(1992)
输精管 Vas deferens	500mg,iv	1.0	1.9	13.3	0.14	Gall S(1997)
子宫内膜 Endometrium	500mg,iv	1.0	5.4	26.8	0.20	佐佐木公则(1992)
	500mg,iv	0.5	2.7±1.4	18.2±2.2	0.15	八神喜昭(1992)
	500mg,iv	1.0	2.3	13.3	0.17	Gall S(1997)
	500mg,iv	2.5	0.48	3.91	0.12	长南熏(1992)
	500mg,iv	0.7～1.8	1.9～3.2	9.3～18.9	0.18	堀裕雅(1992)
	500mg,iv	0.4～3.4	2.4	16.2	0.15	松田静治(1992)
子宫肌层 Myometrium	500mg,iv	1.0	4.8	26.8	0.18	佐佐木公则(1992)

续表

部位	给药方案及病理生理状态	取样时间/h	浓度/(μg/g、μg/ml)或曲线下面积/(μg/g·h、μg/ml·h)		C_t/C_p 或 AUC_t/AUC_p	参考文献
			组织或组织液	血浆		
子宫肌层 Myometrium	500mg,iv	2.5	0.58	3.91	0.16	长南熏(1992)
	500mg,iv	0.5	5.1±3.4	18.2±2.2	0.28	八神喜昭(1992)
	500mg,iv	1.0	3.6	13.3	0.27	Gall S(1997)
	500mg,iv	0.7～1.8	2.5～4.0	9.3～18.9	0.23	堀裕雅(1992)
	500mg,iv	0.4～3.4	2.1	16.2	0.14	松田静治(1992)
子宫颈 Cervix uterus	500mg,iv	1.0	5.1	26.8	0.19	佐佐木公则(1992)
	500mg,iv	1.0	2.0	14.6	0.13	佐佐木次郎(1992)
	500mg,iv	2.5	0.64	3.91	0.17	长南熏(1992)
	500mg,iv	0.7～1.8	1.8～4.4	9.3～18.9	0.22	堀裕雅(1992)
	500mg,iv	0.4～3.4	2.8	16.2	0.17	松田静治(1992)
阴道部 Portio vaginalis	500mg,iv	1.0	3.6	26.8	0.13	佐佐木公则(1992)
	500mg,iv	0.4～3.4	2.7	16.2	0.16	松田静治(1992)
	500mg,iv	2.5	0.65	3.91	0.17	长南熏(1992)
	500mg,iv	0.5	4.5±2.3	18.2±2.2	0.25	八神喜昭(1992)
	500mg,iv	0.7～1.8	3.4～4.2	9.3～18.9	0.26	堀裕雅(1992)
盆腔积液 Pelvic fluid	500mg,iv	0～6.0	33.1	28.8	1.15	八神喜昭(1992)
	500mg,iv	0.3～6.5	28.5	28.1	1.01	保田仁介(1992)
	1000mg,iv	0.3～6.5	54.1	71.2	0.76	保田仁介(1992)
	500mg,iv	0.3～8.5	27.0	16.0	1.69	长南熏(1992)
	500mg,iv	0～8.0	27.1	21.8	1.24	堀裕雅(1992)
	500mg,iv	0～8.0	27.3	20.0	1.37	平林光司(1992)

续表

部位	给药方案及病理生理状态	取样时间/h	浓度/(μg/g、μg/ml)或曲线下面积/(μg/g·h、μg/ml·h)		C_t/C_p 或 AUC_t/AUC_p	参考文献
			组织或组织液	血浆		
膀胱 Urinary bladder	20mg/kg,iv(比格犬)	0.5	23.2	17.3	1.34	射场一彦(1992)
肌肉组织 Muscular tissue	1000mg,iv	0～∞	44.6±30.0	95.4±46.6	0.47	Zeitlinger M(2005)
	1000mg,iv	1.0～4.0	12.9	39.7	0.33	Condon RE(1997)
	1000mg,iv	0～8.0	11.4±10.9	47.3±21.0	0.24	Tomaselli F(2004)
骨组织 Bone tissue	500mg,iv	0.5	4.0	11.2	0.36	佐野德久(1993)
	500mg,iv	1.0	2.00	9.40	0.22	佐野德久(1993)
髓质骨 Cancellous bone	1000mg,iv	0～∞	31.2	55.8	0.56	Hanberg P(2019)
骨髓 Bone marrow	500mg,iv	0.5	12.4	11.2	1.10	佐野德久(1993)
	500mg,iv	1.0	6.60	9.40	0.70	佐野德久(1993)
关节滑膜组织 Synovium	500mg,iv	0.5	7.2	11.2	0.64	佐野德久(1993)
	500mg,iv	1.0	10.5	9.4	1.10	佐野德久(1993)
关节腔滑膜液 Synovial fluid	500mg,iv	0.5	9.5	11.2	0.85	佐野德久(1993)
	500mg,iv	1.0	16.6	9.4	1.76	佐野德久(1993)
皮肤 Skin	1000mg,iv(烧烫伤相关感染)	0～1.0	8.6～10.6	25.0～37.4	0.31	吉田哲宪(1992)
	500mg,iv	1.0	3.4	11.9	0.28	Yoshida T(1992)
	500mg,iv	1.0	2.7	13.5	0.20	神崎宽子(1992)
	20mg/kg,iv(大鼠)	0.25	1.44±0.89	7.07±3.23	0.20	Yoshida T(1993)
皮下组织 Subcutaneous tissue	1000mg,iv,q8h	0～8.0	71.5	97.2	0.74	Roberts JA(2009)
	1000mg,iv(持续输注)	0～8.0	88.0	99.0	0.89	Roberts JA(2009)
	1000mg,iv	0～∞	82.4	55.8	1.48	Hanberg P(2019)
	1000mg,iv,q8h	0～∞	—	—	0.72	Wittau M(2015)

续表

部位	给药方案及病理生理状态	取样时间/h	浓度/(μg/g、μg/ml)或曲线下面积/(μg/g·h、μg/ml·h)		C_t/C_p 或 AUC_t/AUC_p	参考文献
			组织或组织液	血浆		
脂肪组织 Adipose tissue	500mg,iv	1.0	0.8±0.5	14.4±5.2	0.05	由良二郎(1992)
皮肤水疱液 Skin blister	500mg,iv,q8h	0～8.0	18.9±5.7	24.0±4.3	0.79	Maglio D(2003)
	10mg/kg,iv,q8h	0～6.0	36.3±3.0	43.5±7.1	0.85	Mouton JW(1991)
	1.7～2.0mg/(kg·h),iv(持续输注)	稳态浓度	5.40±0.70	6.30±0.70	0.87	Mouton JW(1991)
	1000mg,iv	≈1.0	26.3	23.6	1.11	Hutchison M(1995)
炎性渗出液 Inflammatory exudate	1000mg,iv	0～∞	73.4	66.9	1.10	Wise R(1990)
皮肤渗出液 Skin exudate	20mg/kg,iv(烧烫伤创面)	0.25	5.99±2.41	7.07±3.23	0.85	Yoshida T(1993)
	20mg/kg,iv	0～∞	73.7±14.6	53.3±10.0	1.38	Bidgood T(2002)
脓液 Pus	500mg,iv	1.0～6.0	2.4	14.3	0.17	由良二郎(1992)

表 4-3A ^{35}S-亚胺培南组织分布(健康受试大鼠,5mg/kg,iv)[a]

部位	AUC_t/AUC_p	组织或组织液浓度/(μg/g 或 μg/ml)					
		5min	15min	0.5h	1.0h	2.0h	4.0h
血浆 Plasma	1.00	20.0±1.01	8.65±0.08	3.68±0.14	1.06±0.06	0.26±0.01	0.21±0.04
全血 Blood	0.62	12.1±0.74	5.09±0.22	2.28±0.05	0.77±0.09	0.17±0.01	0.14±0.02
脑组织 Brain	0.03	0.35±0.02	0.18±0.02	0.10±0.01	0.06±0.00	0.03±0.00	0.01±0.00
脑垂体 Hypophysis	0.17	3.08±0.51	1.13±0.37	0.58±0.01	0.26±0.04	—	—
眼 Eye	0.25	3.08±0.22	1.50±0.19	1.04±0.19	0.40±0.03	0.13±0.01	0.08±0.00
颌下腺 Submaxillary gland	0.45	5.95±0.48	6.01±3.86	1.01±0.05	0.42±0.02	0.15±0.01	0.15±0.02
甲状腺 Thyroid	0.47	16.7±10.6	1.99±0.19	1.03±0.09	0.38±0.05	0.19±0.03	0.18±0.02

续表

部位	AUC_t/AUC_p	组织或组织液浓度 /(μg/g 或 μg/ml)					
		5min	15min	0.5h	1.0h	2.0h	4.0h
心脏组织 Cardiac tissue	0.23	3.56±0.13	1.69±0.15	0.84±0.03	0.28±0.00	0.11±0.00	0.10±0.00
气管 Trachea	0.49	8.53±0.94	4.00±0.45	1.64±0.34	0.53±0.02	0.20±0.01	0.19±0.02
肺组织 Pulmonary tissue	0.48	6.42±0.62	2.78±0.15	1.65±0.12	0.68±0.02	0.34±0.04	0.24±0.01
胸腺 Thymus	0.19	2.06±0.18	0.99±0.05	0.58±0.02	0.29±0.02	0.15±0.00	0.13±0.01
肝组织 Hepatic tissue	1.59	4.15±0.18	3.70±0.28	3.74±0.14	2.78±0.37	2.12±0.22	2.17±0.11
脾 Spleen	0.24	2.56±0.22	1.26±0.10	0.68±0.01	0.36±0.02	0.20±0.01	0.20±0.02
胃 Stomach	0.37	5.21±0.47	2.62±0.38	1.53±0.38	0.41±0.03	0.19±0.01	0.16±0.04
肾脏 Kidney	6.74	98.7±7.45	41.9±9.12	21.9±2.71	11.0±1.08	4.24±0.98	2.35±0.50
肾上腺 Adrenal	0.24	3.10±0.29	1.56±0.07	0.76±0.06	0.32±0.03	0.16±0.01	0.16±0.02
小肠 Small intestine	0.53	4.25±0.83	1.70±0.11	2.00±0.28	0.63±0.12	0.71±0.45	0.32±0.06
盲肠 Caecum	0.36	3.81±0.57	1.84±0.40	1.33±0.16	0.44±0.03	0.22±0.03	0.39±0.09
结直肠 Colorectum	0.41	6.32±2.34	2.24±0.06	1.44±0.28	0.46±0.08	0.26±0.05	0.28±0.07
胰腺组织 Pancreatic tissue	0.29	3.34±0.16	1.75±0.24	0.91±0.12	0.44±0.02	0.19±0.02	0.21±0.02
前列腺组织 Prostatic tissue	0.73	6.22±2.60	3.95±2.68	0.95±0.41	0.42±0.05	1.38±1.06	0.49±0.13
睾丸 Testis	0.16	1.81±0.30	1.24±0.17	0.65±0.12	0.19±0.01	0.08±0.02	0.07±0.00
肌肉组织 Muscular tissue	0.15	2.34±0.12	1.39±0.20	0.39±0.06	0.19±0.01	0.05±0.00	0.08±0.02
骨 Bone	0.33	3.07±0.28	1.12±0.08	0.86±0.09	0.59±0.10	0.32±0.03	0.31±0.03
皮肤 Skin	0.61	10.8±0.53	4.64±0.30	2.11±0.16	0.70±0.03	0.25±0.04	0.23±0.00
脂肪 Fat	0.14	1.83±0.31	0.65±0.07	0.49±0.13	0.29±0.08	0.03±0.00	0.12±0.06
淋巴结 Lymph node	0.36	5.81±0.56	2.34±0.07	1.17±0.14	0.47±0.01	0.21±0.03	0.17±0.01

a:原健一,柴田雅彦,小林速雄,等. ラットにおけるimipenem(MK-0787およびCilastatin sodium(MK-0791の生体内动态(Ⅰ). Chemotherapy,1985,33(4):290-304.

表 4-3B　亚胺培南组织分布

部位	给药方案及病理生理状态	取样时间/h	浓度/(μg/g、μg/ml)或曲线下面积/(μg/g·h、μg/ml·h)		C_t/C_p 或 AUC_t/AUC_p	参考文献
			组织或组织液	血浆		
脑脊液 Cerebrospinal fluid	1000mg,iv(细菌性脑膜炎)	2.0	2.6	20.0～30.0	0.10～0.13	Package insert of tienam
	1000mg,iv,q6h(×2～4d)(细菌性脑膜炎)	—	2.7	13.8	0.20	Modai J(1985)
	25mg/kg,iv(儿童)(细菌性脑膜炎)	1.0～1.5	—	12.4～26.9	0.14	Wong VK(1991)
	500mg,iv(细菌性脑膜炎)	2.0	1.36	8.59	0.16	Jacobs RF(1986)
	500mg,iv(多剂)(细菌性脑膜炎)	2.0	1.9	12.0	0.16	Jacobs RF(1986)
	20～40mg/kg,iv(婴儿)	>1.0	—	—	0.10～0.18	藤井良知(1986)
	100mg/kg,iv(家兔)(葡萄球菌脑膜炎)	0～2.0	—	—	0.14	春田恒和(1991)
	200mg/kg,iv(家兔)	0～3.0	24.5	138.3	0.18	春田恒和(1985)
	200mg/kg,iv(家兔)	0.8	13.3	96.8	0.14	春田恒和(1985)
房水 Aqueous humor	1000mg,iv	1.0	2.1	46.2	0.05	Axelord JL(1987)
	1000mg,iv	0～6.0	12.2	165.3	0.07	Axelord JL(1987)
	50mg/kg,iv(家兔)	0.3	5.0	77.5	0.06	大石正夫(1985)
眼睑 Lid	50mg/kg,iv(家兔)	0.3	57.4	77.5	0.74	大石正夫(1985)
结膜 Conjunctiva	50mg/kg,iv(家兔)	0.3	90.7	77.5	1.04	大石正夫(1985)
视网膜 Retina	50mg/kg,iv(家兔)	0.3	9.4	77.5	0.12	大石正夫(1985)
角膜 Cornea	50mg/kg,iv(家兔)	0.3	20.0	77.5	0.26	大石正夫(1985)
巩膜 Sclera	50mg/kg,iv(家兔)	0.3	16.9	77.5	0.22	大石正夫(1985)
玻璃体 Vitreous body	1000mg,iv(眼内炎)	2.0～3.0	2.5	25.0	0.10	Axelord JL(1987)

续表

部位	给药方案及病理生理状态	取样时间/h	浓度/(μg/g、μg/ml)或曲线下面积/(μg/g·h、μg/ml·h)		C_t/C_p 或 AUC_t/AUC_p	参考文献
			组织或组织液	血浆		
玻璃体 Vitreous body	50mg/kg,iv(家兔)	0.25	1.0	77.5	0.01	大石正夫(1985)
口腔脓疱 Oral pustules	1000mg,iv	2.0	3.6±1.4	17.0±4.3	0.21	东みゆき(1989)
上颌窦黏膜 Maxillary sinus mucosa	1000mg,iv	1.0	2.2～6.9	24.1～30.0	0.1～0.2	东みゆき(1989)
	500mg,iv	≈0.5	10.7	54.2	0.19	铃木贤二(1985)
扁桃体 Tonsil	500mg,iv	1.5	2.0	40.3	0.05	铃木贤二(1985)
乳突 Mastoid	500mg,iv	1.5	3.6	60.3	0.06	铃木贤二(1985)
心脏组织 Cardiac tissue	20mg/kg,iv	0.3	3.3±1.9	20.6±1.8	0.16	Hori T(2006)
	10mg/kg,iv(大鼠)	0.3	3.2	16.1	0.20	原健一(1985)
心包液 Pericardial fluid	1000mg,iv	0～2.3	32.2	46.9	0.69	Benoni G(1987)
肺组织 Pulmonary tissue	1000mg,iv	0～2.3	13.0	46.9	0.28	Benoni G(1987)
	1000mg,iv	0.3	13.0	40.0～50.0	0.26～0.33	Unertl K(1985)
	20mg/kg,iv	0.25	10.2±0.6	20.6±1.8	0.49	Hori T(2006)
	10mg/kg,iv(大鼠)	0.25	6.9	16.1	0.43	原健一(1985)
支气管分泌液 Bronchial exudate	1000mg,iv	0.5～6.0	8.0	47.8	0.17	Muller-Serieys C(1987)
痰液 Sputum	1000mg,iv	1.0	2.1	40.0～50.0	0.04～0.05	Package insert of tienam
	1000mg,iv	1.0	2.7	40.0～50.0	0.04～0.05	Package insert of tienam
	500mg,iv(多剂)	—	0.9	13.4～16.4	<0.07	力富直人(1985)
胸腔积液 Pleural fluid	500mg,iv	0～4.0	17.6	33.1	0.53	高本正祇(1987)

续表

部位	给药方案及病理生理状态	取样时间/h	浓度/(μg/g、μg/ml)或曲线下面积/(μg/g·h、μg/ml·h)		C_t/C_p 或 AUC_t/AUC_p	参考文献
			组织或组织液	血浆		
胸膜 Pleura	1000mg,iv	1.0	22.0	40.0～50.0	0.44～0.55	Package insert of tienam
	25mg/kg,iv	0～6.0	17.7±3.5	36.6±14.7	0.48	Niwa T(2006)
肝组织 Hepatic tissue	20mg/kg,iv	0.25	7.3±0.9	20.6±1.8	0.35	Hori T(2006)
	10mg/kg,iv(大鼠)	0.25	4.1	16.1	0.26	原健一(1985)
胆囊 Gallbladder	500mg,iv	1.0～2.0	2.6～5.2	9.0～15.0	0.29～0.35	谷村弘(1985)
胆汁 Bile	1000mg,iv	2.3	5.3	15.0～20.0	0.27～0.35	Package insert of tienam
	1000mg,iv	0～6.0	32.2	103.7	0.31	长谷川浩(1988)
	1000mg,iv(持续输注 3h)	0～6.0	32.0	79.9	0.40	长谷川浩(1988)
	500mg,iv	0.5～6.0	10.1	30.3	0.33	由良二郎(1985)
	500mg,iv	0.5～6.0	13.3	43.1	0.31	坂田育弘(1985)
	500mg,iv	0.5～6.0	12.0	42.1	0.29	石川周(1988)
	500mg,iv	0～6.0	18.7	56.7	0.33	岩井重富(1985)
	500mg,iv	1.0～2.0	3.60	9.20	0.39	谷村弘(1985)
肾脏 Kidney	10mg/kg,iv(大鼠)	0.3	53.0	16.1	3.29	原健一(1985)
肾皮质 Renal cortex	500mg,iv	1.5～2.0	46.4	16.4	2.83	伊藤康久(1985)
肾髓质 Renal medulla	500mg,iv	1.5～2.0	43.5	16.4	2.65	伊藤康久(1985)
肠黏膜 Intestinal mucosa	500mg,iv	—	—	—	0.28	Kager L(1989)
	1000mg,iv	—	—	—	0.39	Kager L(1989)
结肠 Colon	1000mg,iv	1.0～2.0	8.0～12.0	30.0～50.0	0.25	Gartell PC(1986)
胰腺 Pancreatic tissue	13mg/kg,iv(大鼠)(健康受试动物)	—	1.8	26.0	0.07	Foitzik T(1996)

续表

部位	给药方案及病理生理状态	取样时间/h	浓度/(μg/g、μg/ml)或曲线下面积/(μg/g·h、μg/ml·h)		C_t/C_p 或 AUC_t/AUC_p	参考文献
			组织或组织液	血浆		
胰腺 Pancreatic tissue	100mg/kg,iv(大鼠)(健康受试动物)	0～6.0	20.3	298.0	0.07	Muto Y(2008)
	13mg/kg,iv(大鼠)(胰腺炎)	—	10.8～13.2	27.0～29.0	0.40～0.49	Foitzik T(1996)
	500mg,iv(重症急性胰腺炎)	稳态浓度	6.00	—	0.43	Büchler M(1992)
	500mg,iv(急性坏死性胰腺炎)	2.0	—	—	0.45	Bassi C(1994)
胰液 Pancreatic juice	500mg,iv	—	1.7±0.3	24.6±2.6	0.07	Brattström C(1989)
腹膜 Peritoneum	1000mg,iv	2.0	23.9	20.0～30.0	0.80～1.20	Package insert of tienam
腹腔积液 Ascitic fluid	1000mg,iv	1.0	—	—	0.74	Wise R(1986)
	500mg,iv	0～6.0	19.0	25.0～42.2	0.45～0.76	Rolando N(1994)
	500mg,iv	0～7.0	41.0±6.1	59.0±15.7	0.69	Ikawa K(1987)
	500mg,iv,q6h	0～8.0	—	—	0.75	Ikawa K(1987)
前列腺组织 Prostatic tissue	1000mg,iv	1.0～2.75	5.3	15.0～20.0	0.27～0.35	Package insert of tienam
	500mg,iv	1.0	3.20±0.60	—	0.25	岸干雄(1987)
	500mg,iv	0.5	4.6±1.3	20.6±2.4	0.22	岸干雄(1987)
	500mg,iv	1.0	6.6	29.8	0.22	伊藤康久(1985)
前列腺分泌液 Prostatic secretion	1000mg,iv	1.0～1.5	0.2	25.0～40.0	<0.02	Package insert of tienam
	500mg,iv	1.0	0.2	13.6	0.02	铃木惠三(1985)
	500mg,iv	1.0	0.2	11.7	0.02	伊藤康久(1985)
输卵管 Oviduct	1000mg,iv	1.0	13.6	40.0～50.0	0.27～0.34	Package insert of tienam

续表

部位	给药方案及病理生理状态	取样时间/h	浓度/(μg/g、μg/ml)或曲线下面积/(μg/g·h、μg/ml·h)		C_t/C_p 或 AUC_t/AUC_p	参考文献
			组织或组织液	血浆		
输卵管 Oviduct	500mg,iv	0～12.0	25.6	88.3	0.29	小幡功(1986)
	500mg,iv	1.5	4.2	10.1	0.42	堀井高久(1986)
	500mg,iv	0～4.0	13.6	35.2	0.39	本乡基弘(1986)
	500mg,iv	0～3.0	6.7	16.3	0.41	林保良(1986)
卵巢 Ovary	500mg,iv	0～12.0	45.2	88.3	0.51	小幡功(1986)
	500mg,iv	0～4.0	15.3	35.2	0.43	本乡基弘(1986)
	500mg,iv	0～3.0	6.8	16.3	0.41	林保良(1986)
子宫内膜 Endometrium	1000mg,iv	1.0	11.1	40.0～50.0	0.22～0.28	Package insert of tienam
	500mg,iv	0～12.0	27.3	88.3	0.31	小幡功(1986)
	500mg,iv	1.5	3.8	10.1	0.38	堀井高久(1986)
	500mg,iv	0～4.0	13.6	35.2	0.39	本乡基弘(1986)
	500mg,iv	0～3.0	4.6	16.3	0.28	林保良(1986)
子宫肌层 Myometrium	500mg,iv	0～12.0	25.8	88.3	0.29	小幡功(1986)
	500mg,iv	0～4.0	13.0	35.2	0.37	本乡基弘(1986)
	500mg,iv	0～3.0	5.6	16.3	0.34	林保良(1986)
子宫颈 Cervix uterus	500mg,iv	0～12.0	28.6	88.3	0.31	小幡功(1986)
	500mg,iv	1.5	2.2	10.1	0.22	堀井高久(1986)
	500mg,iv	0～4.0	12.5	35.2	0.36	本乡基弘(1986)
	500mg,iv	0～3.0	5.5	16.3	0.34	林保良(1986)
阴道部 Portio vaginalis	500mg,iv	0～12.0	43.7	88.3	0.49	小幡功(1986)
	500mg,iv	1.5	3.9	10.1	0.39	堀井高久(1986)

续表

部位	给药方案及病理生理状态	取样时间/h	浓度/(μg/g、μg/ml)或曲线下面积/(μg/g·h、μg/ml·h)		C_t/C_p 或 AUC_t/AUC_p	参考文献
			组织或组织液	血浆		
阴道部 Portio vaginalis	500mg,iv	0～4.0	15.9	35.2	0.45	本乡基弘(1986)
盆腔积液 Pelvic fluid	500mg,iv	0～5.0	18.8～33.8	19.0～31.4	1.0	田口圭树(1986)
	500mg,iv	0～8.0	36.6	44.3	0.83	堀井高久(1986)
骨组织 Bone tissue	1000mg,iv	1.0	2.6	40.0～50.0	0.05～0.07	Package insert of tienam
	1000mg,iv	0.8	4.3	60.0	0.07	Wittmann DH(1986)
骨髓 Bone marrow	500mg,iv	0～6.0	70.3	73.1	0.96	小岛忠士(1986)
关节腔滑膜液 Synovial fluid	1000mg,iv	1.0～3.0	27.2	22.2	1.22	Pechinot A(1991)
	10～20mg/kg,iv(马)	0～4.0	—	—	＞1.00	Orsini JA(2005)
肌肉组织 Muscular tissue	500mg,iv(×3～4 剂)	0～8.0	3.7	46.0	0.08	Tegeder I(2002)
	1000mg,iv	1.0～2.0	3.0～7.0	30.0～50.0	0.10～0.14	Gartell PC(1986)
筋膜 Fascia	1000mg,iv	1.0	4.4	40.0～50.0	0.09～0.11	Package insert of tienam
	500mg,iv	0～3.8	8.1	30.9	0.26	Erttmann M(1990)
皮肤 Skin	500mg,iv	0.5	8.5	36.1	0.24	山本康生(1985)
	5mg/kg(大鼠)	0.25	0.96	4.08	0.24	山本康生(1985)
皮下组织 Subcutaneous tissue	500mg,iv(×3～4 剂)(重症感染)	0～8.0	9.3	46.0	0.20	Tegeder I(2002)
	500mg,iv(×3～4 剂)(健康受试者)	0～8.0	14.6	37.4	0.39	Tegeder I(2002)
皮肤创面渗出液 Skin wound exudate	500mg,iv	0～6.0	27.3±1.5	22.1±5.5	1.18	Signs SA(1992)
	1000mg,iv	0～6.0	47.7±13.6	63.9±6.1	0.76	Signs SA(1992)
	500mg,im	0～6.0	17.8±6.9	27.8±6.7	0.68	Signs SA(1992)

部位	给药方案及病理生理状态	取样时间/h	浓度/(μg/g、μg/ml)或曲线下面积/(μg/g·h、μg/ml·h)		C_t/C_p 或 AUC_t/AUC_p	参考文献
			组织或组织液	血浆		
炎性渗出液 Inflammatory exudate	500mg,iv	0～6.0	—	32.9～34.7	0.68～0.73	Wise R(1986)
	40mg/kg,iv	0～4.0	18.0	23.0	0.78	Signs SA(1992)
	40mg/kg,iv	0.5	10.1	24.0	0.42	Signs SA(1992)
组织间隙液 Interstitial fluid	1000mg,iv	1.0	16.4	40.0～50.0	0.33～0.41	Package insert of tienam
	500mg,iv(多剂)	0～24.0	—	—	0.78	Kiang TK(2014)
脂肪组织 Adipose tissue	1000mg,iv	1.0～2.0	3.0～6.5	30.0～50.0	0.10～0.13	Gartell PC(1986)
乳汁 Milk	5mg/kg,iv	0～24.0	—	—	1.17	原健一(1985)
尿液 Urine	500mg,iv	0.5～6.0	5056	40.4	125.3	伊藤康久(1985)
	1000mg,iv	0～8.0	—	208.0	>20.0	Novelli A(2005)

表 4-4A　^{14}C-比阿培南组织分布(健康受试大鼠,10mg/kg,iv)[a]

部位	AUC_t/AUC_p	组织或组织液浓度/(μg/g 或 μg/ml)		
		5min	1.0h	4.0h
血浆 Plasma	1.00	34.8±3.41	1.61±0.26	0.20±0.01
全血 Blood	0.58	19.6±1.87	1.00±0.17	0.17±0.01
脑组织 Brain	0.02	0.44±0.09	0.08±0.02	0.06±0.03
脑垂体 Hypophysis	0.08	3.39±1.12	—	—
脊髓 Spinal cord	0.01	0.44±0.05	—	—
眼球 Eye-ball	0.23	6.14±2.13	0.68±0.08	0.20±0.01

续表

部位	AUC_t/AUC_p	组织或组织液浓度 /(μg/g 或 μg/ml)		
		5min	1.0h	4.0h
颌下腺 Submaxillary gland	0.19	5.63±0.68	0.46±0.04	0.17±0.01
颌下淋巴结 Submaxillary lymph node	0.25	6.81±1.10	0.66±0.08	0.31±0.02
甲状腺 Thyroid	0.16	6.87±1.13	—	—
心脏组织 Cardiac tissue	0.19	5.88±0.47	0.38±0.04	0.12±0.01
肺组织 Pulmonary tissue	0.42	12.3±1.03	1.04±0.07	0.33±0.02
胸腺 Thymus	0.11	2.89±0.42	0.31±0.02	0.17±0.01
肝组织 Hepatic tissue	0.28	4.32±0.30	1.25±0.13	0.62±0.03
脾 Spleen	0.18	4.12±0.56	0.56±0.05	0.34±0.02
肾脏 Kidney	8.51	118.8±14.8	37.5±2.10	25.0±2.04
肾上腺 Adrenal	0.21	5.47±0.66	0.66±0.21	0.20±0.18
胃 Stomach	0.25	7.56±0.64	0.55±0.09	0.19±0.03
十二指肠 Duodenum	0.20	4.68±0.58	0.66±0.08	0.31±0.05
小肠 Small intestine	0.20	4.01±0.82	0.80±0.30	0.34±0.07
大肠 Large intestine	0.23	6.89±0.84	0.53±0.06	0.24±0.02
胰腺组织 Pancreatic tissue	0.13	3.08±0.58	0.44±0.06	0.23±0.02
膀胱 Urinary bladder	3.28	68.2±33.9	16.0±14.9	0.70±0.23
睾丸 Testis	0.12	3.51±0.48	0.33±0.04	0.11±0.01
精囊 Seminal vesicle	0.40	6.47±2.06	2.14±2.22	0.44±0.29
前列腺组织 Prostatic tissue	1.62	35.2±36.7	7.50±4.78	0.47±0.56
肌肉组织 Muscular tissue	0.12	3.68±0.62	0.24±0.03	0.10±0.00
脂肪组织 Adipose tissue	0.11	3.83±0.67	0.18±0.16	—

续表

部位	AUC_t/AUC_p	组织或组织液浓度 /(μg/g 或 μg/ml)		
		5min	1.0h	4.0h
皮肤 Skin	0.44	13.0±1.33	0.98±0.17	0.42±0.02
骨髓 Bone marrow	0.19	4.93±0.79	0.51±0.08	0.27±0.04
血浆 Plasma	1.00	34.2±5.23	1.18±0.23	0.17±0.03
子宫 Uterus	0.51	15.2±2.96	0.88±0.18	0.43±0.27
卵巢 Ovary	0.35	10.1±2.23	0.67±0.16	0.31±0.21

a:山下宪昭,河岛浩辅,野村和外,等. [14C]Biapenemのラットにおける体内动态. Chemotherapy,1994,42(4):251-267.

表 4-4B　比阿培南组织分布

部位	给药方案及病理生理状态	取样时间/h	浓度/(μg/g、μg/ml)或曲线下面积/(μg/g·h、μg/ml·h)		C_t/C_p 或 AUC_t/AUC_p	参考文献
			组织或组织液	血浆		
脑脊液 Cerebrospinal fluid	300mg,iv	峰浓度	0.39	—	0.03	Foo T(2009)
	300mg,iv	0～8.0	—	—	0.09	Foo T(2009)
	300mg,iv	0～8.0	1.7	22.1	0.08	Ikawa K(2009)
	12.5～15mg/kg,iv(儿童)(化脓性脑膜炎)	0.5	0.9～1.9	22.0～33.0	0.07	丰永义清(1994)
	32mg/kg,iv(儿童)(化脓性脑膜炎)	1.0	3.8	37.3	0.10	岩井直一(1994)
	100mg/kg,iv(家兔)(葡萄球菌脑膜炎)	0～2.0	—	—	0.12	春田恒和(1994)
房水 Aqueous humor	50mg/kg,iv(家兔)	0.3～6.0	18.9	117.0	0.16	大石正夫(1994)
	50mg/kg,iv(家兔)	0.5	12.2	70.0	0.17	大石正夫(1994)

续表

部位	给药方案及病理生理状态	取样时间/h	浓度/(μg/g、μg/ml)或曲线下面积/(μg/g·h、μg/ml·h)		C_t/C_p 或 AUC_t/AUC_p	参考文献
			组织或组织液	血浆		
玻璃体 Vitreous body	50mg/kg,iv(家兔)	0.5	0.5	70.0	0.01	大石正夫(1994)
眼睑 Lid	50mg/kg,iv(家兔)	0.5	15.3	70.0	0.22	大石正夫(1994)
结膜 Conjunctive	50mg/kg,iv(家兔)	0.5	26.3	70.0	0.38	大石正夫(1994)
角膜 Cornea	50mg/kg,iv(家兔)	0.5	7.9	70.0	0.11	大石正夫(1994)
巩膜 Sclera	50mg/kg,iv(家兔)	0.5	7.7	70.0	0.10	大石正夫(1994)
睫状体 Ciliary body	50mg/kg,iv(家兔)	0.5	0.6	70.0	0.01	大石正夫(1994)
视网膜 Retina	50mg/kg,iv(家兔)	0.5	6.0	70.0	0.09	大石正夫(1994)
泪液 Lacrimal fluid	300mg,iv	0.3～6.0	3.9	28.4	0.14	大石正夫(1994)
扁桃体 Tonsil	300mg,iv	1.0	0.4～1.8	5.0～8.0	0.17	原耕平(1999)
	300mg,iv	1.0	1.23±0.34	8.21±3.69	0.15	马场骏吉(1995)
舌 Tongue	10mg/kg,iv(家兔)	0.5～3.0	3.4	26.1	0.13	佐佐木次郎(1994)
牙龈 Gingiva	10mg/kg,iv(家兔)	0.5～3.0	3.9	26.1	0.15	佐佐木次郎(1994)
	300mg,iv	0～1.0	0.3～1.7	7.8～22.2	0.05～0.07	佐佐木次郎(1994)
	300mg,iv	0.25	1.8～3.4	9.0～13.5	0.25	原耕平(1999)
肉芽组织 Granulation tissue	300mg,iv	0～1.0	0.7～2.1	7.8～22.2	0.1～0.10	佐佐木次郎(1994)
腮腺 Parotid gland	10mg/kg,iv(家兔)	0.5～3.0	1.0	26.1	0.04	佐佐木次郎(1994)
颌下腺 Submaxillary gland	10mg/kg,iv(家兔)	1.0	0.5±0.4	26.2±5.6	0.02	佐佐木次郎(1994)
下颌骨 Mandibula	10mg/kg,iv(家兔)	0.5～3.0	1.9	26.1	0.07	佐佐木次郎(1994)
	300mg,iv	0～1.0	0.3～0.9	7.8～22.2	0.02～0.06	佐佐木次郎(1994)

续表

部位	给药方案及病理生理状态	取样时间/h	浓度/(μg/g、μg/ml)或曲线下面积/(μg/g·h、μg/ml·h)		C_t/C_p 或 AUC_t/AUC_p	参考文献
			组织或组织液	血浆		
上颌窦黏膜 Maxillary sinus mucosa	300mg,iv	1.0	1.35±0.48	6.07±2.00	0.22	马场骏吉(1995)
	300mg,iv	1.0	1.74±0.84	8.19±4.85	0.21	芳川洋(1994)
	300mg,iv	0.9～1.8	0.98	3.39	0.29	松崎勉(1994)
中耳黏膜 Middle ear mucosa	300mg,iv	1.0	1.08±0.34	8.43±3.87	0.13	马场骏吉(1995)
	300mg,iv	2.0	0.66±0.20	4.16±1.37	0.16	马场骏吉(1995)
	300mg,iv	1.0	1.6	13.3	0.12	芳川洋(1994)
	300mg,iv	1.0～2.0	0.50～0.70	4.20～5.10	0.13	原耕平(1999)
肺组织 Pulmonary tissue	300mg,iv	1.0	2.00±1.16	9.48±3.80	0.21	本田芳宏(1994)
	100mg/kg,iv(大鼠)	峰浓度	44.2	139.0	0.32	Yamada K(2012)
	100mg/kg,iv(大鼠)	0～∞	33.6	77.6	0.43	Yamada K(2012)
肺泡上皮液 Epithelial lining fluid	300mg,iv(输注 0.5h)	0～24.0	6.4±2.2	25.0±4.5	0.26	Kikuchi E(2009)
	300mg,iv(输注 3h)	0～24.0	13.3±6.4	25.0±4.5	0.53	Kikuchi E(2009)
痰液 Sputum	300mg,iv	1.0	0.82±0.46	8.84±2.60	0.09	本田芳宏(1994)
	600mg,iv	1.0	1.38	8.32	0.16	那须胜(1994)
	300mg,iv	1.0～4.0	1.4	17.2	0.08	市川洋一郎(1994)
	300mg,iv	—	—	—	0.02～0.06	隆杉正和(1994)
	600mg,iv	1.0～4.0	9.4	58.8	0.16	柳原克纪(1994)
	300mg,iv	0～3.0	1.7	12.0	0.14	本田泰人(1994)
胸腔积液 Pleural fluid	25mg/kg,iv(家兔)	0～6.0	24.9	50.7	0.49	Niwa T(2006)
	300mg,iv	—	4.4～9.5	9.0～24.0	0.45	Package insert of Omegacin

续表

部位	给药方案及病理生理状态	取样时间/h	浓度/(μg/g、μg/ml)或曲线下面积/(μg/g·h、μg/ml·h)		C_t/C_p 或 AUC_t/AUC_p	参考文献
			组织或组织液	血浆		
胸腔积液 Pleural fluid	300mg,iv	0～9.0	35.5	34.6	1.02	木村丹(1994)
	300mg,iv	1.0	7.00±3.00	6.10±1.60	1.15	木村丹(1994)
胆囊 Gallbladder	300mg,iv	—	2.3	6.0～10.0	0.28	谷村弘(1994)
胆汁 Bile	300mg,iv	0～8.0	—	—	0.30	Kameda K(2010)
	300mg,iv	0～∞	11.5±3.8	38.9±8.8	0.30	Ikawa K(2011)
	300mg,iv	峰浓度	4.5±1.6	19.1±7.9	0.24	谷村弘(1994)
	300mg,iv	峰浓度	10.7	39.8	0.27	谷村弘(1994)
	300mg,iv	0～6.0	11.7	22.8	0.51	田中日出和(1994)
	300mg,iv	0～24.0	20.2	28.3	0.71	小野成夫(1994)
	300mg,iv	峰浓度	7.9	12.0	0.66	小野成夫(1994)
胰腺组织 Pancreatic tissue	300mg,iv	0.8	0.62	8.14	0.08	横山隆(1994)
	100mg/kg,iv(大鼠)	0～6.0	49.5	358.0	0.14	Muto Y(2008)
腹腔积液 Ascitic fluid	300mg,iv	0.5～6.0	24.7	21.8	1.14	横山隆(1994)
	300mg,iv	0～12.0	37.2±10.9	40.0±10.0	0.93	Ikawa K(2008)
	300mg,iv	0～8.0	—	—	0.84	Kameda K(2010)
腹膜 Peritoneum	300mg,iv	0.5～2.0	1.5	11.4	0.13	横山隆(1994)
	300mg,iv	—	1.7～3.8	6.0～10.0	0.21～0.47	谷村弘(1994)
前列腺组织 Prostatic tissue	300mg,iv	1.5	0.30	4.30	0.07	斋藤功(1994)
子宫内膜 Endometrium	300mg,iv	0.5～0.8	3.9	14.0	0.28	植村次雄(1994)
	300mg,iv	1.0	2.40	6.90	0.35	吉永光裕(1994)
	300mg,iv	1.0～3.0	1.26	3.31	0.38	Matsuda S(1994)

续表

部位	给药方案及病理生理状态	取样时间/h	浓度/(μg/g、μg/ml)或曲线下面积/(μg/g·h、μg/ml·h)		C_t/C_p 或 AUC_t/AUC_p	参考文献
			组织或组织液	血浆		
子宫内膜 Endometrium	300mg,iv	0.3	2.8	10.1	0.28	保田仁介(1994)
	300mg,iv	1.2～3.0	0.80	3.40	0.24	伊藤邦彦(1994)
子宫肌层 Myometrium	300mg,iv	0.5～0.8	4.1	14.0	0.29	植村次雄(1994)
	300mg,iv	0～2.5	3.3	12.1	0.33	保田仁介(1994)
	300mg,iv	1.2～3.0	1.10	3.40	0.30	伊藤邦彦(1994)
	300mg,iv	1.0～3.0	1.07	3.31	0.32	Matsuda S(1994)
子宫颈 Cervix uterus	300mg,iv	0.5～0.8	4.5	14.0	0.32	植村次雄(1994)
	300mg,iv	1.2～3.0	1.05	3.40	0.30	伊藤邦彦(1994)
	300mg,iv	1.0	2.60	6.90	0.38	吉永光裕(1994)
	300mg,iv	1.0～3.0	1.38	3.31	0.41	Matsuda S(1994)
输卵管 Oviduct	300mg,iv	0.5～0.8	5.3	14.0	0.38	植村次雄(1994)
	300mg,iv	1.0	1.60	6.90	0.23	吉永光裕(1994)
	300mg,iv	0～2.5	3.5	12.1	0.29	保田仁介(1994)
	300mg,iv	1.2～3.0	0.80	3.40	0.24	伊藤邦彦(1994)
	300mg,iv	1.0～3.0	0.85	3.31	0.26	Matsuda S(1994)
卵巢 Ovary	300mg,iv	0.3	3.9	10.1	0.39	保田仁介(1994)
	300mg,iv	1.2～3.0	0.90	3.40	0.26	伊藤邦彦(1994)
	300mg,iv	1.0～3.0	0.81	3.31	0.24	Matsuda S(1994)
阴道部 Portio vaginalis	300mg,iv	0.5～0.8	4.1	14.0	0.29	植村次雄(1994)
	300mg,iv	1.2～3.0	1.23	3.40	0.36	伊藤邦彦(1994)
	300mg,iv	1.0	2.80	6.90	0.40	吉永光裕(1994)

续表

部位	给药方案及病理生理状态	取样时间/h	浓度/(μg/g、μg/ml)或曲线下面积/(μg/g·h、μg/ml·h)		C_t/C_p 或 AUC_t/AUC_p	参考文献
			组织或组织液	血浆		
阴道部 Portio vaginalis	300mg,iv	1.0～3.0	1.26	3.31	0.38	Matsuda S(1994)
	300mg,iv	0～2.5	2.5	12.1	0.20	保田仁介(1994)
盆腔积液 Pelvic fluid	300mg,iv	0～6.0	21.7	14.5	1.49	植村次雄(1994)
	300mg,iv	—	9.6	9.0～24.0	0.45～1.07	Package insert of Omegacin
	300mg,iv	0～6.5	22.1	19.0	1.16	保田仁介(1994)
	300mg,iv	0～6.0	15.8	13.5	1.17	松田静治(1994)
	300mg,iv	0～6.0	18.9	18.1	1.04	森冈信之(1994)
骨组织 Bone tissue	300mg,iv	0.8～1.5	0.20～1.00	—	0.04～0.09	林浩一郎(1994)
关节腔滑膜液 Synovial fluid	300mg,iv	1.3～1.5	8.0±2.5	6.0～10.0	0.61～1.30	林浩一郎(1994)
关节滑膜组织 Synovium	300mg,iv	1.3～1.5	2.9	6.0～10.0	0.34	林浩一郎(1994)
半月板 Meniscus	300mg,iv	1.3	5.20	—	0.61	林浩一郎(1994)
韧带 Ligament	300mg,iv	1.3	4.70	—	0.55	林浩一郎(1994)
骨髓 Bone marrow	300mg,iv	0.8	0.40	—	0.05	林浩一郎(1994)
肌肉组织 Muscular tissue	300mg,iv	0～1.0	1.4～2.0	7.8～22.2	0.09～0.13	佐佐木次郎(1994)
	300mg,iv	—	1.2	6.0～10.0	0.15	谷村弘(1994)
脂肪组织 Adipose tissue	300mg,iv	0～1.0	0.8～1.9	13.4～18.3	0.06～0.10	佐佐木次郎(1994)
	300mg,iv	—	0.2～0.9	6.0～10.0	0.03～0.11	谷村弘(1994)
手术创面渗出液 Surgical wound exudate	300mg,iv	0～2.5	17.8	30.5	0.58	佐佐木次郎(1994)

续表

部位	给药方案及病理生理状态	取样时间/h	浓度/(μg/g、μg/ml)或曲线下面积/(μg/g·h、μg/ml·h)		C_t/C_p 或 AUC_t/AUC_p	参考文献
			组织或组织液	血浆		
皮肤 Skin	300mg,iv	0.5	3.6	13.2	0.27	荒田次郎(1994)
	300mg,iv	0.5～1.5	—	—	0.25	荒田次郎(1994)
烧烫伤组织 Burned tissue	300mg,iv	0.5	1.8	8.8～13.1	0.16	原耕平(1999)
尿液 Urine	300mg,iv	0.5～6.0	2286	21.8	105	横山隆(1994)

表 4-5　多尼培南组织分布

部位	给药方案及病理生理状态	取样时间/h	浓度/(μg/g、μg/ml)或曲线下面积/(μg/g·h、μg/ml·h)		C_t/C_p 或 AUC_t/AUC_p	参考文献
			组织或组织液	血浆		
脑脊液 Cerebrospinal fluid	500mg,iv	0.8	0.2±0.1	15.5±3.0	0.05	Margetis K(2011)
	500mg,iv	0～24.0	1.0～4.1	92.0～264.0	<0.06	Poeppl W(2012)
	75mg/kg,iv(无细菌性脑膜炎)	—	—	—	0.07	Stucki A(2012)
	75mg/kg,iv(细菌性脑膜炎)	—	—	—	0.14	Stucki A(2012)
房水 Aqueous humor	250mg,iv	1.0～2.0	0.2～0.9	6.9～12.9	0.02～0.10	大石正夫(2005)
	20mg/kg,iv	1.0	0.5	10.4	0.05	Semoun O(2012)
唾液 Saliva	500mg,iv	0～8.0	0.9±0.5	26.0±9.9	0.03	Burian B(2012)
牙龈 Gingiva	250mg,iv	1.3	0.97±0.43	4.80±1.60	0.20	佐佐木次郎(2005)
口腔囊肿 Oral cyst	250mg,iv	1.3	0.72±0.37	4.63±0.54	0.16	佐佐木次郎(2005)
扁桃体 Tonsil	250mg,iv,q8h	1.0～1.5	—	—	0.15	马场骏吉(2005)

续表

部位	给药方案及病理生理状态	取样时间/h	浓度/(μg/g、μg/ml)或曲线下面积/(μg/g·h、μg/ml·h)		C_t/C_p 或 AUC_t/AUC_p	参考文献
			组织或组织液	血浆		
中耳黏膜 Middle ear mucous	250mg,iv,q8h	1.0～1.5	—	—	0.15	马场骏吉(2005)
心脏组织 Cardiac tissue	20mg/kg,iv(小鼠)	0.3	2.5±0.2	16.9±3.7	0.15	Alvarez-Lerma F (2009)
肺组织 Pulmonary tissue	20mg/kg,iv(小鼠)	0.3	3.5±0.4	16.9±3.7	0.21	Alvarez-Lerma F (2009)
肺泡上皮液 Epithelial lining fluid	500mg,iv	0～8.0	15.3	53.0	0.29	Oesterreicher Z(2017)
胸腔积液 Pleural fluid	500mg,iv	0～∞	—	—	1.68	Calik M(2020)
肝组织 Hepatic tissue	20mg/kg,iv(小鼠)	0.3	14.8±2.9	16.9±3.7	0.88	Alvarez-Lerma F (2009)
胆囊 Gallbladder	250mg,iv	—	—	—	0.26±0.17	谷村弘(2005)
胆汁 Bile	250mg,iv	—	—	—	0.91±0.79	谷村弘(2005)
肾脏 Kidney	20mg/kg,iv(小鼠)	0.3	16.2±1.8	16.9±3.7	0.96	Alvarez-Lerma F (2009)
脾 Spleen	500mg,iv	0.3	1.0	16.9±3.7	0.06	Alvarez-Lerma F (2009)
腹腔渗出液 Peritoneal exudate	500mg,iv	0～∞	49.3±6.5	59.3±7.2	0.83	Alvarez-Lerma F (2009)
	250mg,iv	0.5～6.5	11.6	25.9	0.45	谷村弘(2005)
腹腔积液 Ascitic fluid	500mg,iv	0.5～0.8	20.5	47.5	0.43	Ikeda K(2008)
	500mg,iv	0.5	16.4～34.7	36.9～59.9	0.53	Ikeda K(2007)

续表

部位	给药方案及病理生理状态	取样时间/h	浓度/(μg/g、μg/ml)或曲线下面积/(μg/g·h、μg/ml·h)		C_t/C_p 或 AUC_t/AUC_p	参考文献
			组织或组织液	血浆		
腹腔积液 Ascitic fluid	500mg,iv	0～7.0	40.7～61.2	47.0～70.7	0.84	Ikeda K(2007)
前列腺组织 Prostatic tissue	250mg,iv	2.0～3.0	1.35±0.52	4.91±2.58	0.27	守殿贞夫(2005)
	500mg,iv	2.0～3.0	3.11±1.42	9.38±4.27	0.33	守殿贞夫(2005)
	500mg,iv	0.5	5.1±1.9	27.5±5.1	0.19	Yamada Y(2010)
	250mg,iv	0～6.0	4.2	22.7	0.19	Nakamura K(2012)
	500mg,iv	0～6.0	8.5	45.4	0.19	Nakamura K(2012)
阴道部 Portio vaginalis	500mg,iv	1.0	1.4～2.4	9.8～18.4	0.14	三鸭广繁(2005)
	250mg,iv	1.0	3.0～7.0	8.0～14.0	0.30～0.55	冈田弘二(2005)
子宫颈 Cervix uterus	500mg,iv	1.0	1.1～1.4	9.8～18.4	0.10	三鸭广繁(2005)
	250mg,iv	1.0	4.0～8.0	8.0～14.0	0.40～0.65	冈田弘二(2005)
子宫内膜 Endometrium	500mg,iv	1.0	2.3～2.9	9.8～18.4	0.20	三鸭广繁(2005)
	250mg,iv	1.0	4.0～7.0	8.0～14.0	0.40～0.65	冈田弘二(2005)
子宫肌层 Myometrium	500mg,iv	1.0	2.4～2.9	9.8～18.4	0.22	三鸭广繁(2005)
	250mg,iv	1.0	4.0～7.0	8.0～14.0	0.4～0.65	冈田弘二(2005)
输卵管 Oviduct	500mg,iv	1.0	2.6～2.9	9.8～18.4	0.21	三鸭广繁(2005)
	250mg,iv	1.0	3.0～8.0	8.0～14.0	0.30～0.60	冈田弘二(2005)
卵巢 Ovary	500mg,iv	1.0	1.3～2.6	9.8～18.4	0.14	三鸭广繁(2005)
	250mg,iv	1.0	3.0～5.0	8.0～14.0	0.20～0.50	冈田弘二(2005)
盆腔积液 Pelvic fluid	250mg,iv	0.3～6.5	58.9	17.7	3.32	三鸭广繁(2005)
	250mg,iv	1.5	5.90	3.70	1.59	冈田弘二(2005)
	500mg,iv	1.5	12.4	8.4	1.48	冈田弘二(2005)

续表

部位	给药方案及病理生理状态	取样时间/h	浓度/(μg/g、μg/ml)或曲线下面积/(μg/g·h、μg/ml·h)		C_t/C_p 或 AUC_t/AUC_p	参考文献
			组织或组织液	血浆		
皮下组织 Subcutaneous tissue	500mg,iv	0～8.0	20.2±3.8	26.0±9.9	0.78	Burian B(2012)
皮肤 Skin	250mg,iv	1.0	2.84±0.27	9.87±3.65	0.29	荒田次郎(2005)
骨骼肌 Skeletal muscle	500mg,iv	0～8.0	12.6±2.9	26.0±9.9	0.48	Burian B(2012)

表 4-6A ^{14}C-利替培南酯组织分布(健康受试大鼠,30mg/kg,po)[a]

部位	AUC_t/AUC_p	组织或组织液浓度/(μg/g 或 μg/ml)					
		0.25h	0.5h	1.0h	4.0h	8.0h	24.0h
血浆 Plasma	1.00	7.72	9.08	2.51	1.19	1.52	0.68
全血 Blood	0.72	4.64	6.06	1.77	0.91	1.11	0.50
大脑组织 Cerebrum	0.25	0.09	0.10	0.05	0.13	0.54	0.30
小脑组织 Cerebellum	0.24	0.09	0.14	0.06	0.13	0.49	0.31
脊髓 Spinal cord	0.27	0.14	0.24	0.13	0.11	0.46	0.45
脑垂体 Hypophysis	0.95	1.49	1.77	0.83	—	1.71	1.04
眼球 Eye-ball	0.20	0.43	0.6	0.32	0.20	0.39	0.17
泪腺 Harderian gland	3.74	0.74	1.04	0.49	0.71	4.93	9.04
甲状腺 Thyroid gland	1.14	1.97	2.43	0.80	0.87	2.01	1.59
颌下腺 Submaxillary gland	0.81	1.27	1.43	0.44	0.42	1.92	0.62
胸腺 Thymus	0.51	0.43	0.61	0.27	0.26	0.84	0.90
心脏组织 Cardiac tissue	0.36	1.07	1.42	0.41	0.30	0.63	0.40
主动脉 Artery	0.58	4.99	3.08	0.77	0.37	0.90	0.75

续表

部位	AUC_t/AUC_p	组织或组织液浓度 /(μg/g 或 μg/ml)					
		0.25h	0.5h	1.0h	4.0h	8.0h	24.0h
气管 Trachea	0.61	1.94	2.38	0.99	0.55	0.93	0.79
肺组织 Pulmonary tissue	0.54	1.84	2.79	0.76	0.42	0.87	0.67
肝组织 Hepatic tissue	1.51	3.33	4.82	1.44	1.24	2.48	2.12
肾脏 Kidney	6.55	30.7	45.5	14.1	12.0	9.42	4.77
肾上腺 Adrenal gland	0.69	1.01	1.26	0.55	0.29	0.93	1.39
脾 Spleen	0.49	0.53	0.71	0.24	0.31	0.85	0.78
胃 Stomach	1.41	29.3	20.6	5.52	2.83	1.16	0.59
小肠 Small intestine	2.26	77.1	29.2	12.6	2.26	1.84	0.84
盲肠 Caecum	2.52	0.69	0.59	0.35	2.00	6.85	1.02
大肠 Large intestine	1.50	1.82	2.95	0.47	0.23	3.65	1.35
胰腺组织 Pancreatic tissue	0.81	1.27	2.74	0.51	0.57	1.84	0.59
睾丸 Testis	0.28	0.53	0.98	0.53	0.22	0.47	0.34
附睾组织 Epididymal tissue	0.37	1.02	1.53	0.69	0.29	0.53	0.53
膀胱 Urinary bladder	1.38	13.3	16.3	7.29	3.92	0.84	0.44
骨髓 Bone marrow	0.88	0.79	1.44	0.40	0.46	1.33	1.66
骨骼肌 Skeletal muscle	0.19	0.44	0.64	0.21	0.14	0.30	0.29
皮肤 Skin	0.75	1.56	2.35	0.83	0.55	1.21	1.08
脂肪 Fat	0.36	0.32	0.50	0.15	0.08	0.44	0.85
棕色脂肪 Brown fat	1.08	0.77	1.09	0.36	0.32	1.05	2.94

a:江角凯夫,二宫真一,关英昌,等. Ritipenem Acoxilの生体内动态(第1报):ラットおよびイヌにおける单回投与后の吸收,分布,代谢,排泄. 药物动态,1996,11(2):160-177.

表 4-6B　利替培南酯组织分布

部位	给药方案及病理生理状态	取样时间/h	浓度/(μg/g、μg/ml)或曲线下面积/(μg/g·h、μg/ml·h)		C_t/C_p 或 AUC_t/AUC_p	参考文献
			组织或组织液	血浆		
脑组织 Brain	38mg/kg,iv(大鼠)	0.5	0.8	27.6	0.03	Strolin Benedetti M (1989)
	30mg/kg,po(大鼠)	0.5	0.5	16.0	0.03	江角凯夫(1996)
	30mg/kg,po(大鼠)	0.5～24.0	8.1	81.7	0.10	江角凯夫(1996)
房水 Aqueous humor	100mg/kg,po(家兔)	0.5～6.0	2.3	35.0	0.07	大石正夫(1995)
	100mg/kg,po(家兔)	1.0	1.0	33.9	0.03	大石正夫(1995)
结膜 Conjunctiva	400mg,po	0.8～1.3	0.52	3.56	0.14	铃木明子(1995)
	100mg/kg,po(家兔)	1.0	8.3	33.9	0.24	大石正夫(1995)
眼外肌 Extraocular muscle	100mg/kg,po(家兔)	1.0	3.4	33.9	0.10	大石正夫(1995)
角膜 Cornea	100mg/kg,po(家兔)	1.0	0.6	33.9	0.02	大石正夫(1995)
巩膜 Sclera	100mg/kg,po(家兔)	1.0	3.3	33.9	0.10	大石正夫(1995)
虹膜及睫状体 Iris and ciliary body	100mg/kg,po(家兔)	1.0	0.1	33.9	<0.01	大石正夫(1995)
晶状体 Lens	100mg/kg,po(家兔)	1.0	0.9	33.9	0.03	大石正夫(1995)
视网膜 Retina	100mg/kg,po(家兔)	1.0	0.9	33.9	0.03	大石正夫(1995)
视神经 Optic nerve	100mg/kg,po(家兔)	1.0	<最低检测限	33.9	—	大石正夫(1995)
舌 Tongue	20mg/kg,po(家兔)	0.1～3.0	4.1	12.6	0.32	佐藤田鹤子(1995)
牙龈 Gingiva	20mg/kg,po(家兔)	0.1～3.0	6.3	12.6	0.50	佐藤田鹤子(1995)
颌下淋巴结 Submaxillary lymph node	20mg/kg,po(家兔)	0.1～3.0	1.0	12.6	0.08	佐藤田鹤子(1995)

续表

部位	给药方案及病理生理状态	取样时间/h	浓度/(μg/g、μg/ml)或曲线下面积/(μg/g·h、μg/ml·h)		C_t/C_p 或 AUC_t/AUC_p	参考文献
			组织或组织液	血浆		
腮腺 Parotid gland	20mg/kg,po(家兔)	0.1～3.0	2.9	12.6	0.23	佐藤田鶴子(1995)
上颌骨 Maxilla	20mg/kg,po(家兔)	0.1～3.0	0.8	12.6	0.06	佐藤田鶴子(1995)
下颌骨 Mandibula	20mg/kg,po(家兔)	0.1～3.0	0.5	12.6	0.04	佐藤田鶴子(1995)
脓液 Pus	20mg/kg,po(家兔)	0.1～3.0	0.9	12.6	0.07	佐藤田鶴子(1995)
痰液 Sputum	400mg,po	2.0	0.08	1.41	0.06	山下广志(1995)
肺组织 Pulmonary tissue	38mg/kg,iv(大鼠)	0.5	9.5	27.6	0.34	Strolin Benedetti M (1989)
	30mg/kg,po(大鼠)	0.5	4.1	16.0	0.26	江角凯夫(1996)
	30mg/kg,po(大鼠)	0.5～24.0	25.7	81.7	0.31	江角凯夫(1996)
心脏组织 Cardiac tissue	38mg/kg,iv(大鼠)	0.5	4.7	27.6	0.17	Strolin Benedetti M (1989)
肝组织 Hepatic tissue	38mg/kg,iv(大鼠)	0.5	6.2	27.6	0.22	Strolin Benedetti M (1989)
	30mg/kg,po(大鼠)	0.5	4.8	16.0	0.30	江角凯夫(1996)
	30mg/kg,po(大鼠)	0.5～24.0	59.9	81.7	0.73	江角凯夫(1996)
胆汁 Bile	400mg,po	0.5～6.0	5.0	14.8	0.34	森本健(1995)
	400mg,po	1.0～3.0	—	—	0.46	谷村弘(1995)
肾脏 Kidney	38mg/kg,iv(大鼠)	0.5	113.4	27.6	4.10	Strolin Benedetti M (1989)
肾上腺 Adrenal	38mg/kg,iv(大鼠)	0.5	9.9	27.6	0.36	Strolin Benedetti M (1989)
	30mg/kg,po(大鼠)	0.5	2.0	16.0	0.13	江角凯夫(1996)
	30mg/kg,po(大鼠)	0.5～24.0	27.2	81.7	0.33	江角凯夫(1996)

续表

部位	给药方案及病理生理状态	取样时间/h	浓度/(μg/g、μg/ml)或曲线下面积/(μg/g·h、μg/ml·h)		C_t/C_p 或 AUC_t/AUC_p	参考文献
			组织或组织液	血浆		
脾 Spleen	38mg/kg,iv(大鼠)	0.5	3.3	27.6	0.12	Strolin Benedetti M (1989)
子宫 Uterus	30mg/kg,po(大鼠)	0.5	4.7	16.0	0.29	江角凯夫(1996)
阴道部 Portio vaginalis	400mg,po	2.0	0.36	0.74	0.49	长南熏(1995)
	200mg,po	1.5	0.29	0.54	0.53	高杉信义(1995)
子宫颈 Cervix uterus	400mg,po	2.0	0.23	0.74	0.31	长南熏(1995)
	200mg,po	1.5	0.21	0.54	0.39	高杉信义(1995)
子宫内膜 Endometrium	400mg,po	2.0	0.22	0.74	0.30	长南熏(1995)
	200mg,po	1.5	0.24	0.54	0.44	高杉信义(1995)
子宫肌层 Myometrium	400mg,po	2.0	0.22	0.74	0.30	长南熏(1995)
	200mg,po	1.5	0.21	0.54	0.39	高杉信义(1995)
输卵管 Oviduct	400mg,po	2.0	0.18	0.74	0.24	长南熏(1995)
	200mg,po	1.5	—	—	0.27～0.56	高杉信义(1995)
卵巢 Ovary	200mg,po	1.5	0.30	0.54	0.56	高杉信义(1995)
	30mg/kg,po(大鼠)	0.5	3.7	16.0	0.23	江角凯夫(1996)
前列腺组织 Prostatic tissue	400mg,po	1.5～2.0	0.24	0.34	0.71	后藤俊弘(1995)
前列腺分泌液 Prostatic secretion	400mg,po	1.5～2.0	0.08	0.50	0.16	后藤俊弘(1995)
	400mg,po	1.0	0.08	0.34～1.34	0.06～0.23	铃木惠三(1995)
腹腔渗出液 Peritoneal exudate	500mg,iv	1.5～2.0	—	—	0.55	Hextall A(1995)
皮肤 Skin	400mg,po	1.0～2.0	0.28	1.59	0.18	荒田次郎(1995)

续表

部位	给药方案及病理生理状态	取样时间/h	浓度/(μg/g、μg/ml)或曲线下面积/(μg/g·h、μg/ml·h)		C_t/C_p 或 AUC_t/AUC_p	参考文献
			组织或组织液	血浆		
皮肤 Skin	200mg,po	1.0～2.0	0.17	0.96	0.18	荒田次郎(1995)
	38mg/kg,iv(大鼠)	0.5	14.4	27.6	0.52	Strolin Benedetti M (1989)
皮肤水疱液 Skin blister	1000mg,po	0～∞	8.20	9.50	0.86	Webberley JM(1988)
乳汁 Milk	400mg,po	1.0～2.0	<最低检测限	1.66～1.73	—	山元贵雄(1995)
羊水 Amniotic fluid	30mg/kg,po(大鼠)	0.5	0.4	16.0	0.03	江角凯夫(1996)
骨髓 Bone marrow	38mg/kg,iv(大鼠)	0.5	4.3	27.6	0.16	Strolin Benedetti M (1989)
骨骼肌 Skeletal muscle	38mg/kg,iv(大鼠)	0.5	3.1	27.6	0.11	Strolin Benedetti M (1989)

表 4-7A　^{14}C-法罗培南组织分布(健康受试大鼠,57mg/kg,po)[a]

部位	AUC_t/AUC_p	组织或组织液浓度/(μg/g 或 μg/ml)				
		15min	**30min**	**1.0h**	**2.0h**	**4.0h**
血浆 Plasma	1.00	9.40±3.72	11.0±2.00	9.11±0.60	3.18±0.70	1.32±0.22
全血 Blood	0.63	5.87±2.14	6.93±1.34	5.57±0.24	2.10±0.48	0.88±0.17
大脑组织 Cerebrum	0.05	0.16±0.04	0.21±0.02	0.29±0.09	0.26±0.03	0.25±0.03
脑垂体 Hypophysis	0.66	<2.77	<3.35	<3.73	<3.05	<3.04
眼球 Eye-ball	0.13	0.42±0.13	0.70±0.14	1.29±1.13	0.55±0.04	0.23±0.18
泪腺 Harderian gland	0.20	0.83±0.21	1.27±0.26	1.46±0.95	0.85	0.74±0.27
颌下腺 Submaxillary gland	0.22	1.11±0.16	1.53±0.29	1.51±0.15	0.93±0.10	0.69±0.09

续表

部位	AUC_t/AUC_p	组织或组织液浓度 /(μg/g 或 μg/ml)				
		15min	30min	1.0h	2.0h	4.0h
舌下腺 Sublingual gland	0.18	0.75±0.12	1.09±0.11	1.12±0.37	0.79±0.15	0.82±0.35
气管 Trachea	0.24	1.05±0.49	1.76±0.46	1.67±0.48	0.66	<1.29
甲状腺 Thyroid gland	0.98	<1.96	<3.66	<4.57	<2.96	<8.35
胸腺 Thymus	0.11	0.57±0.13	0.78±0.10	0.77±0.16	0.50±0.03	0.36±0.06
心脏组织 Cardiac tissue	0.21	1.80±0.68	1.87±0.14	1.77±0.21	0.78±0.12	0.44±0.04
肺组织 Pulmonary tissue	0.27	1.78±0.54	2.12±0.38	2.13±0.46	1.16±0.20	0.63±0.04
肝组织 Hepatic tissue	1.32	11.0±1.66	14.54	11.3±2.36	4.31±0.92	2.27±0.22
肾脏 Kidney	3.50	30.2±2.80	31.8±22.6	30.3±4.75	13.1±0.76	5.84±0.17
肾上腺 Adrenal gland	0.17	1.22±0.19	1.07±0.28	1.08±0.24	0.79	0.51
脾 Spleen	0.14	0.73±0.16	0.94±0.05	0.94±0.11	0.60±0.09	0.55±0.11
胰腺组织 Pancreatic tissue	0.32	0.99±0.12	1.54±0.11	1.73±0.15	1.57±0.15	1.43±0.21
肠系膜淋巴结 Mesenteric lymph node	0.50	3.31±2.28	4.95±0.98	4.22	1.79±1.11	0.92±0.52
胃 Stomach	5.22	197.4±29.0	108.1±32.6	14.0±7.08	11.3±5.47	2.53±2.32
空肠 Jejunum	1.40	64.2±52.8	20.5±10.5	6.75±1.55	2.55±1.31	0.95±0.15
结肠 Colon	0.19	3.13±3.01	1.46±0.17	1.20	0.74±0.19	0.54
膀胱 Urinary bladder	0.96	6.04±2.93	9.25±2.06	9.93±2.39	3.21±0.66	1.00±0.22
睾丸 Testis	0.12	0.47±0.05	0.78±0.21	0.84±0.22	0.59±0.16	0.37±0.01
附睾组织 Epididymal tissue	0.18	0.98±0.14	0.93±0.30	1.56±0.66	0.75±0.12	0.52±0.13
前列腺组织 Prostatic tissue	0.12	0.78±0.23	0.77±0.27	0.67±0.17	0.53±0.02	<0.45
精囊 Seminal vesicle	0.16	1.29±0.36	1.16±0.12	1.13±0.17	0.76±0.07	<0.41
皮肤 Skin	0.20	1.18±0.03	1.67±0.31	1.39±0.16	0.78±0.14	0.58±0.05

续表

部位	AUC_t/AUC_p	组织或组织液浓度 /(μg/g 或 μg/ml)				
		15min	30min	1.0h	2.0h	4.0h
骨骼肌 Skeletal muscle	0.11	0.58±0.13	0.63±0.14	0.97±0.40	0.49±0.06	0.28±0.01
脂肪 Fat	0.09	0.51±0.05	0.48±0.15	0.53±0.15	<0.36	<0.49
褐色脂肪 Brown fat	0.15	1.03±0.28	1.35±0.63	1.10±0.45	0.61±0.12	0.35±0.06

a:金井靖,诸住なおみ,米本仪之,等.[14C]SY5555の实验动物における体内动态. Chemotherapy,1994,42(1):254-268.

表 4-7B ^{14}C-法罗培南组织分布(健康受试比格犬,20mg/kg,po,给药后 0.5h 取样)[a]

部位	C_t/C_p	组织或组织液浓度 /(μg/g 或 μg/ml)	部位	C_t/C_p	组织或组织液浓度 /(μg/g 或 μg/ml)
血浆 Plasma	1.00	12.6	肾上腺 Adrenal gland	0.15	1.88
全血 Blood	0.65	8.15	脾 Spleen	0.09	1.14
大脑组织 Cerebrum	0.02	0.29	胰腺组织 Pancreatic tissue	0.12	1.49
小脑组织 Cerebellum	0.02	0.27	睾丸 Testis	0.06	0.76
脊髓液 Spinal fluid	0.01	0.10	附睾组织 Epididymal tissue	0.13	1.62
脑垂体 Hypophysis	0.72	9.01	前列腺组织 Prostatic tissue	0.27	3.37
眼球 Eye-ball	0.04	0.55	皮肤 Skin	0.09	1.14
房水 Aqueous humor	0.01	0.13	骨骼肌 Skeletal muscle	0.06	0.72
颌下腺 Submaxillary gland	0.17	2.18	骨髓 Bone marrow	0.12	1.55
舌 Tongue	0.18	2.24	脂肪 Fat	0.04	0.53
气管 Trachea	0.10	1.21	肠系膜淋巴结 Mesenteric lymph node	0.14	1.73
甲状腺 Thyroid gland	0.10	1.20	胃 Stomach	0.48	5.98
胸腺 Thymus	0.05	0.58	十二指肠 Duodenum	2.92	36.6
心脏组织 Cardiac tissue	0.19	2.33	空肠 Jejunum	0.12	1.46

部位	C_t/C_p	组织或组织液浓度/(μg/g 或 μg/ml)	部位	C_t/C_p	组织或组织液浓度/(μg/g 或 μg/ml)
肺组织 Pulmonary tissue	0.27	3.40	回肠 Ileum	0.11	1.41
肝组织 Hepatic tissue	0.42	5.25	结肠 Colon	0.12	1.51
胆囊 Gallbladder	0.28	3.55	直肠 Rectum	0.14	1.74
胆汁 Bile	0.29	3.59	盲肠 Caecum	0.12	1.50
肾脏 Kidney	2.62	33.0	膀胱 Urinary bladder	0.18	2.30

a:金井靖,诸住なおみ,米本仪之,等.[14C]SY5555の实验动物における体内动态. Chemotherapy,1994,42(1):254-268.

表 4-7C 法罗培南组织分布

部位	给药方案及病理生理状态	取样时间/h	浓度/(μg/g、μg/ml)或曲线下面积/(μg/g·h、μg/ml·h)		C_t/C_p 或 AUC_t/AUC_p	参考文献
			组织或组织液	血浆		
房水 Aqueous humor	20mg/kg,iv(家兔)	0.3～3.0	1.1	21.8	0.05	大石正夫(1994)
睑板腺 Tarsal gland	300mg,po	2.0	0.15	1.20	0.13	大石正夫(1994)
眼睑皮下组织 Palpebra subcutaneous tissue	300mg,po	1.5～2.0	0.63	4.64	0.14	原二郎(1994)
中耳黏膜 Middle ear mucosa	200mg,po	1.5	0.11	0.35	0.31	马场骏吉(1994)
	300mg,po	1.5	0.27	0.64	0.42	马场骏吉(1994)
	200mg,po	1.5～2.8	0.11～0.13	0.24～0.65	0.19～0.50	新川敦(1994)
耳分泌液 Otorrhea	300mg,po	1.0～2.0	0.18	2.41	0.15	Suzuki K(2016)
鼻黏膜 Nasal mucosa	200mg,po	1.0～1.3	0.24	0.52	0.45	马场骏吉(1994)
筛窦黏膜 Ethmiod sinus mucosa	200mg,po	1.0	0.04	0.59	0.07	川崎良明(1994)

续表

部位	给药方案及病理生理状态	取样时间/h	浓度/(μg/g、μg/ml)或曲线下面积/(μg/g·h、μg/ml·h)		C_t/C_p 或 AUC_t/AUC_p	参考文献
			组织或组织液	血浆		
上颌窦黏膜 Maxillary sinus mucosa	200mg,po	1.0～1.5	0.09±0.03	0.54±0.16	0.17	马场骏吉(1994)
	300mg,po	1.0～1.5	0.16±0.03	1.02±0.45	0.16	马场骏吉(1994)
	200mg,po	1.3	0.18～0.21	0.68	0.29	新川敦(1994)
	300mg,po	1.3	0.12～0.17	0.20～0.80	0.20～0.65	新川敦(1994)
颌下腺 Submaxillary gland	20mg/kg,po(比格犬)	0.5	1.4	10.7	0.13	金井靖(1994)
扁桃体 Tonsil	200mg,po	2.0	0.12	1.64	0.08	宫本直哉(1994)
	200mg,po	2.0～4.0	—	—	0.06～0.08	松崎勉(1994)
	200mg,po	1.5～3.0	—	—	0.05～0.14	新川敦(1994)
	200mg,po	0～3.0	—	2.55	0.11	马场骏吉(1994)
肺组织 Pulmonary tissue	20mg/kg,po(比格犬)	0.5	1.9	10.7	0.18	金井靖(1994)
痰液 Sputum	300mg,po	—	—	1.54(峰浓度)	—	丹野恭夫(1994)
	200mg,po	2.0	<最低检测限	2.13	—	岩垣明隆(1994)
	300mg,po	2.0	<最低检测限	1.17	—	佐藤笃彦(1994)
肝组织 Hepatic tissue	20mg/kg,po(比格犬)	0.5	2.3	10.7	0.21	金井靖(1994)
胰液 Pancreatic juice	200mg/kg,po	2.0～3.0	<最低检测限	0.41～0.61	—	国松正彦(1994)
肾脏 Kidney	20mg/kg,po(比格犬)	0.5	9.8	10.7	0.91	金井靖(1994)
子宫内膜 Endometrium	200mg,po	1.0～2.0	0.24±0.14	1.12±0.55	0.21	松田静治(1994)
	300mg,po	1.5	0.21	1.71	0.12	伊藤邦彦(1994)
	200mg,po	2.0	0.12	0.94	0.13	张南薰(1994)
子宫肌层 Myometrium	200mg,po	1.0～2.0	0.26±0.18	1.12±0.55	0.23	松田静治(1994)

续表

部位	给药方案及病理生理状态	取样时间/h	浓度/(μg/g、μg/ml)或曲线下面积/(μg/g·h、μg/ml·h)		C_t/C_p 或 AUC_t/AUC_p	参考文献
			组织或组织液	血浆		
子宫肌层 Myometrium	300mg，po	1.5	0.18	1.71	0.11	伊藤邦彦(1994)
	200mg，po	2.0	0.18	0.94	0.19	张南薰(1994)
子宫颈 Cervix uterus	200mg，po	1.0～2.0	0.33±0.16	1.12±0.55	0.29	松田静治(1994)
	300mg，po	1.5	0.27	1.71	0.16	伊藤邦彦(1994)
	200mg，po	2.0	0.27	0.94	0.29	张南薰(1994)
阴道部 Portio vaginalis	200mg，po	1.0～2.0	0.43±0.30	1.12±0.55	0.38	松田静治(1994)
	200mg，po	2.0	0.30	0.94	0.32	张南薰(1994)
卵巢 Ovary	200mg，po	1.0～2.0	0.33±0.16	1.12±0.55	0.29	松田静治(1994)
	200mg，po	2.0	0.24	0.94	0.26	张南薰(1994)
输卵管 Oviduct	200mg，po	1.0～2.0	0.35±0.23	1.12±0.55	0.31	松田静治(1994)
	200mg，po	2.0	0.21	0.94	0.22	张南薰(1994)
前列腺组织 Prostatic tissue	300mg，po	1.0～2.0	0.42±0.23	2.74±1.41	0.15	斋藤功(1994)
	20mg/kg，po(比格犬)	0.5	1.6	10.7	0.15	金井靖(1994)
皮肤 Skin	200mg/kg，po	0.1～2.0	2.5	13.4	0.19	神崎宽子(1994)
肌肉组织 Muscular tissue	20mg/kg，po(比格犬)	0.5	1.6	10.7	0.15	金井靖(1994)
尿液 Urine	200mg，po	—	4.87～8.94	0.42～2.12	5.44	横尾彰文(1994)

表 4-8A ^{14}C-帕尼培南组织分布(健康受试大鼠,10mg/kg,iv)[a]

部位	AUC_t/AUC_p	组织或组织液浓度 /(μg/g 或 μg/ml)					
		5min	15min	0.5h	1.0h	2.0h	4.0h
血浆 Plasma	1.00	193.0±22.8	96.4±5.87	34.4±2.26	7.59±0.98	3.32±0.28	3.13±0.24
全血 Blood	0.44	75.8±12.0	37.8±5.25	14.95±0.81	3.95±0.40	1.98±0.16	1.87±0.02
脑组织 Brain	0.03	2.65±0.34	1.88±0.10	0.84±0.15	0.44±0.01	0.26±0.01	0.17±0.01
脑垂体 Hypophysis	0.19	30.1±1.49	15.1±0.47	4.92±1.10	1.69±0.67	1.50±0.46	1.10±0.09
眼球 Eye-ball	0.16	14.9±2.17	12.6±2.14	5.70±1.04	2.07±0.07	1.15±0.10	0.99±0.08
颌下腺 Submaxillary gland	0.28	39.5±3.96	19.6±1.17	8.43±0.46	3.73±0.14	2.79±0.35	2.11±0.13
甲状腺 Thyroid gland	0.33	39.5±1.50	20.4±0.65	7.38±0.53	4.75±0.63	3.14±1.18	5.82±3.96
心脏组织 Cardiac tissue	0.22	30.4±3.30	16.3±1.06	6.52±0.53	3.02±0.11	1.80±0.01	1.43±0.05
胸腺 Thymus	0.15	15.8±1.90	9.30±0.27	5.20±0.81	2.48±0.08	1.39±0.04	1.27±0.07
气管 Trachea	0.28	42.5±2.86	14.7±1.79	5.92±1.76	4.73±0.52	2.67±0.14	1.54±0.07
肺组织 Pulmonary tissue	0.41	64.4±6.66	33.9±1.57	12.5±1.57	5.43±0.52	2.40±0.08	1.97±0.05
肝组织 Hepatic tissue	0.59	32.1	22.5±1.31	17.9±1.77	13.2±0.59	8.44±0.38	7.29±0.66
脾 Spleen	0.22	18.4±4.97	14.0±1.45	6.71±0.62	3.84±0.31	1.80±0.45	2.31±0.27
胃 Stomach	0.25	38.3±3.86	21.6±1.82	9.66±0.70	2.38±0.16	1.24±0.07	1.17±0.09
肾脏 Kidney	7.63	568.2±77.3	798.8±114.4	332.1±44.7	73.3±4.35	41.5±2.68	30.4±1.16
肾上腺 Adrenal	0.32	36.9±10.4	13.9±1.41	7.87±1.27	9.73±2.05	2.91±0.74	1.66±0.06
小肠 Small intestine	0.23	23.7±2.88	17.7±2.01	8.35±0.92	3.39±0.02	1.84±0.16	1.57±0.10
大肠 Large intestine	0.21	23.3±2.58	15.4±1.71	7.05±0.82	2.57±0.09	1.74±0.15	2.00±0.17
胰腺组织 Pancreatic tissue	0.18	25.0±2.71	13.0±1.87	5.69±0.74	2.33±0.05	1.42±0.09	1.39±0.12
前列腺组织 Prostatic tissue	0.17	22.5±3.45	13.4±0.68	4.73±0.60	1.91±0.22	1.79±0.40	1.01±0.09
睾丸 Testis	0.14	15.3±0.75	13.3±0.63	4.87±0.20	1.75±0.08	0.93±0.07	0.77±0.03

续表

部位	AUC_t/AUC_p	组织或组织液浓度 /(μg/g 或 μg/ml)					
		5min	15min	0.5h	1.0h	2.0h	4.0h
骨组织 Bone tissue	0.19	18.2±3.62	9.99±0.49	4.73±0.52	5.07±2.70	1.39±0.11	1.16±0.07
骨骼肌 Skeletal muscle	0.12	20.2±2.32	11.7±0.76	3.79±0.20	1.18±0.12	0.69±0.05	0.64±0.13
皮肤 Skin	0.56	40.3±3.80	41.4±3.05	16.7±1.12	15.6±6.09	2.08±0.17	1.88±0.08
白脂肪 White fat	0.06	8.78±0.84	4.90±0.15	2.48±0.64	0.61±0.02	0.44±0.06	0.24±0.02
淋巴组织 Lymph node	0.28	33.3±6.27	17.7±0.74	8.77±0.39	3.86±0.37	2.74±0.33	3.01±0.89

a:高萩英邦,松下洋子,广田孝司,等. Panipenem/betamipronの实验动物における体内动态ラットおよびイヌにおけるpanipenem/betamipronの分布,代谢および排泄. Chemotherapy,1991,39(3):206-226.

表 4-8B 帕尼培南组织分布

部位	给药方案及病理生理状态	取样时间 /h	浓度/(μg/g、μg/ml)或曲线下面积/(μg/g·h、μg/ml·h)		C_t/C_p 或 AUC_t/AUC_p	参考文献
			组织或组织液	血浆		
脑脊液 Cerebrospinal fluid	500mg,iv	1.0	0.2±0.1	13.1±5.9	0.01	Kurata K(1992)
	500mg,iv	0.5	3.0	31.3	0.09	春田恒和(1992)
	200mg/kg,iv(家兔)	0～4.0	—	—	0.09	Kurihara A(1992)
房水 Aqueous humor	50mg/kg,iv(家兔)	0.3～5.0	5.6	111.7	0.05	大石正夫(1992)
	500mg,iv	0.5	1.2	20.9	0.06	大石正夫(1992)
玻璃体 Vitreous body	50mg/kg,iv(家兔)	0.5	0.8	113.5	0.01	大石正夫(1992)
眼睑 Lid	50mg/kg,iv(家兔)	0.5	12.5	113.5	0.11	大石正夫(1992)
结膜 Conjunctive	50mg/kg,iv(家兔)	0.5	29.8	113.5	0.26	大石正夫(1992)
角膜 Cornea	50mg/kg,iv(家兔)	0.5	4.3	113.5	0.04	大石正夫(1992)
巩膜 Sclera	50mg/kg,iv(家兔)	0.5	15.0	113.5	0.13	大石正夫(1992)

续表

部位	给药方案及病理生理状态	取样时间/h	浓度/(μg/g、μg/ml)或曲线下面积/(μg/g·h、μg/ml·h)		C_t/C_p 或 AUC_t/AUC_p	参考文献
			组织或组织液	血浆		
视网膜 Retina	50mg/kg,iv(家兔)	0.5	5.6	113.5	0.05	大石正夫(1992)
晶状体 Lens	50mg/kg,iv(家兔)	0.5	<最低检测限	113.5	—	大石正夫(1992)
唾液 Saliva	500mg,iv	1.0	0.4±0.1	14.1	0.03	中岛光好(1991)
上颌窦黏膜 Maxillary sinus mucosa	500mg,iv	1.0	5.4±1.7	16.5±8.5	0.33	马场骏吉(1992)
	500mg,iv	1.0	7.8	28.0~35.0	0.22~0.28	金子明宽(1991)
牙龈 Gingiva	10mg/kg,iv(家兔)	0.5	12.4	21.7	0.57	金子明宽(1991)
颌下腺 Submaxillary gland	10mg/kg,iv(家兔)	0.5	2.4	21.7	0.11	金子明宽(1991)
	500mg,iv	1.0	1.4~2.6	12.2~13.5	0.12~0.19	金子明宽(1991)
腮腺 Parotid	10mg/kg,iv(家兔)	0.5	3.2	21.7	0.15	金子明宽(1991)
上颌骨 Maxilla	20mg/kg,iv(家兔)	0~2.0	2.5	40.5	0.06	足立雅利(1997)
	20mg/kg,iv(家兔)(感染)	0~2.0	3.9	41.9	0.09	足立雅利(1997)
下颌骨 Mandibula	20mg/kg,iv(家兔)	0~2.0	2.7	40.5	0.07	足立雅利(1997)
	20mg/kg,iv(家兔)(感染)	0~2.0	2.9	41.9	0.07	足立雅利(1997)
	10mg/kg,iv(家兔)	0.5	3.1	21.7	0.14	金子明宽(1991)
扁桃体 Tonsil	500mg,iv	1.0	2.2±1.0	18.0±3.4	0.12	马场骏吉(1992)
中耳黏膜 Middle ear mucosa	500mg,iv	1.0	1.2±0.9	14.0±5.6	0.09	马场骏吉(1992)
舌 Tongue	10mg/kg,iv(家兔)	0.5	15.0	21.7	0.69	金子明宽(1991)
气管 Trachea	20mg/kg,iv(家兔)	0~2.0	11.5	40.5	0.28	足立雅利(1997)
	20mg/kg,iv(家兔)(感染)	0~2.0	16.1	41.9	0.39	足立雅利(1997)
痰液 Sputum	500mg,iv	—	0.4~2.2	15.0~25.0	0.06	高桥淳(1991)
	750mg,iv	—	2.0~3.8	35.0~40.0	0.09	高桥淳(1991)

续表

部位	给药方案及病理生理状态	取样时间/h	浓度/(μg/g、μg/ml)或曲线下面积/(μg/g·h、μg/ml·h)		C_t/C_p 或 AUC_t/AUC_p	参考文献
			组织或组织液	血浆		
脓液 Pus	20mg/kg,iv(家兔)(感染)	0～2.0	7.4	41.9	0.18	足立雅利(1997)
肺脓肿液 Lung abscess fluid	500mg,iv	1.0～10.0	0.7	37.2	0.02	米津精文(1991)
前列腺分泌液 Prostatic secretion	500mg,iv	1.0	0.1～0.2	10.7	0.01～0.02	铃木惠三(1991)
淋巴结 Lymph node	500mg,iv	0.5～1.0	0.6～0.7	13.5～43.5	0.02～0.06	金子明宽(1991)
胸腔积液 Pleural fluid	25mg/kg,iv	0～6.0	18.5±3.9	43.3±8.0	0.43	Niwa T(2006)
肝脓肿液 Liver abscess fluid	500mg,iv	峰浓度	21.0	27.5	0.76	岛田馨(1994)
胆汁 Bile	500mg,iv	0.5～8.0	15.1～19.9	40.2	0.38～0.50	谷村弘(1991)
	1000mg,iv	0.5～8.0	39.0	107.8	0.36	谷村弘(1991)
	500mg,iv	0～8.0	12.1±6.8	43.6±12.1	0.28	小野成夫(1991)
	500mg,iv	1.0	8.4	16.2	0.51	古畑久(1991)
	500mg,iv	0～8.0	17.6	45.0	0.39	森本健(1991)
胰液 Pancreatic juice	500mg,iv	0.5～8.0	3.2～9.8	40.2	0.16	谷村弘(1991)
	1000mg,iv	0.5～8.0	11.0	107.8	0.10	谷村弘(1991)
子宫内膜 Endometrium	500mg,iv	1.5～2.0	2.19±0.64	7.00±1.69	0.31	石川睦男(1991)
	500mg,iv	0.8	4.2	12.7	0.33	山中美智子(1991)
	500mg,iv	1.5	1.33	4.16	0.32	山中美智子(1991)
子宫肌层 Myometrium	500mg,iv	1.5～2.0	2.26±0.57	7.00±1.69	0.32	石川睦男(1991)
	500mg,iv	0.75	4.3	12.7	0.34	山中美智子(1991)

续表

部位	给药方案及病理生理状态	取样时间/h	浓度/(μg/g、μg/ml)或曲线下面积/(μg/g·h、μg/ml·h)		C_t/C_p 或 AUC_t/AUC_p	参考文献
			组织或组织液	血浆		
子宫肌层 Myometrium	500mg,iv	1.5	1.48	4.16	0.36	山中美智子(1991)
子宫颈 Cervix uterus	500mg,iv	1.5～2.0	2.53±0.39	7.00±1.69	0.36	石川睦男(1991)
	500mg,iv	0.8	3.9	12.7	0.31	山中美智子(1991)
	500mg,iv	1.5	1.32	4.16	0.32	山中美智子(1991)
阴道部 Portio vaginalis	500mg,iv	1.5～2.0	1.84±0.46	7.00±1.69	0.26	石川睦男(1991)
	500mg,iv	0.8	4.5	12.7	0.36	山中美智子(1991)
	500mg,iv	1.5	1.17	4.16	0.28	山中美智子(1991)
输卵管 Oviduct	500mg,iv	1.5～2.0	2.24±0.36	7.00±1.69	0.32	石川睦男(1991)
卵巢 Ovary	500mg,iv	1.5～2.0	2.77	7.00±1.69	0.39	石川睦男(1991)
盆腔积液 Pelvic fluid	500mg,iv	0～6.0	37.4±11.6	35.9±7.2	1.04	山中美智子(1991)
骨组织 Bone tissue	500mg,iv	1.0～2.0	1.1±0.8	17.2±5.3	0.06	Kurata K(1992)
关节腔 Joint capsule	500mg,iv	1.0～2.0	3.7	17.2±5.3	0.21	Kurata K(1992)
皮下软组织 Subcutaneous soft tissue	500mg,iv	0.5～5.0	10.2	22.8	0.45	荒田次郎(1992)
	500mg,iv	0.5～1.0	3.8～7.5	15.5～27.5	0.26	岛田馨(1994)
烧烫伤皮肤 Burned skin	500mg,iv	1.0	6.9	21.8	0.32	吉田哲宪(1992)
尿液 Urine	500mg,iv	0～8.0	2177	45.0	48.4	森本健(1991)

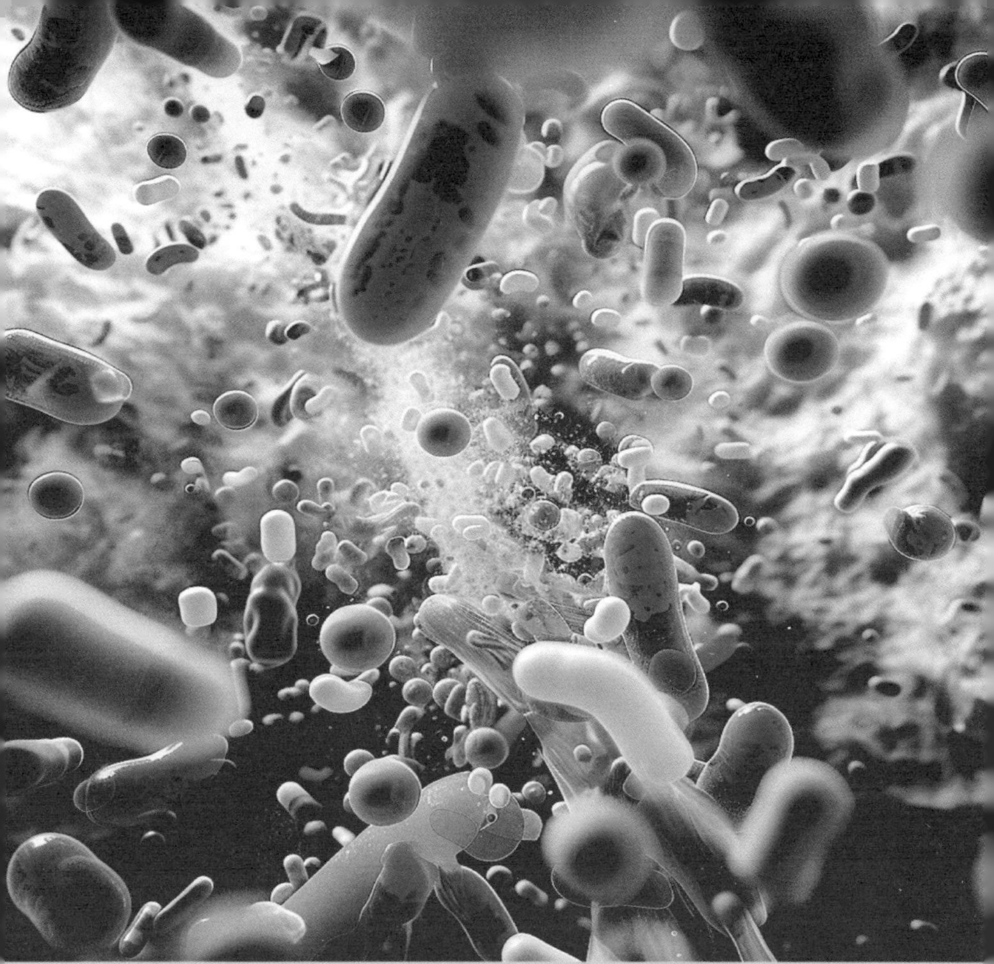

五
氨基糖苷类
Aminoglycosides

表 5-1　庆大霉素组织分布

部位	给药方案及病理生理状态	取样时间 / h	浓度 /(μg/g、μg/ml)或曲线下面积/(μg/g·h、μg/ml·h)		C_t/C_p 或 AUC_t/AUC_p	参考文献
			组织或组织液	血浆		
脑脊液 Cerebrospinal fluid	6mg/kg,iv(猴)(流感嗜血杆菌脑膜炎)	0～3.0	5.6	19.5	0.28	Smith AL(1988)
	20mg/kg,iv(家兔)(细菌性脑膜炎)	1.0～2.0	1.7	7.0～14.7	0.12～0.24	Strausbaugh LJ(1983)
	—,iv(家兔)(大肠杆菌脑膜炎)	稳态浓度	—	—	0.18～0.24	Scheld WM(1978)
	4mg/kg,im(比格犬)(细菌性脑膜炎)	峰浓度	—	—	0.11	Goitein K(1975)
	80mg,im(细菌性脑膜炎)	1.0	1.2～1.5	8.5～11.0	0.14	石山俊次(1967)
	6mg/kg,iv(猴)(健康受试动物)	0～7.0	1.6	20.4	0.03	Smith AL(1988)
	6mg/kg,im(比格犬)(健康受试动物)	峰浓度	1.8	39.6	0.05	Goitein K(1975)
脑组织 Brain	50mg/kg,im(家兔)	1.0～6.0	0.2	157.0	<0.01	藤田正敬(1973)
	20mg/kg,im(大鼠)	0.5	0.4	39.0	0.01	石山俊次(1976)
	20mg/kg,iv(家兔)	1.0～2.0	1.4	14.7	0.09	Strausbaugh LJ(1983)
	5mg/kg,iv(大鼠)(脑脓肿)	1.0	0.18～0.28	3.84	0.06	Neuwelt EA(1984)
房水 Aqueous humor	50mg/kg,im(家兔)	1.0～6.0	58.0	157.0	0.37	藤田正敬(1973)
玻璃体 Vitreous body	80mg,iv(×2 剂)	2.0	0.27	4.54	0.06	Verbraeken H(1996)
腮腺 Parotid gland	100mg/kg,im(大鼠)	0.3～5.0	135.1	340.3	0.40	佐佐木次郎(1974)
颌下腺 Submaxillary gland	100mg/kg,im(大鼠)	0.3～5.0	143.4	340.3	0.42	佐佐木次郎(1974)
颌下淋巴结 Submaxillary lymph node	100mg/kg,im(大鼠)	0.3～5.0	148.6	340.3	0.44	佐佐木次郎(1974)
舌 Tongue	100mg/kg,im(大鼠)	0.3～5.0	82.4	340.3	0.24	佐佐木次郎(1974)

续表

部位	给药方案及病理生理状态	取样时间/h	浓度/(μg/g、μg/ml)或曲线下面积/(μg/g·h、μg/ml·h)		C_t/C_p 或 AUC_t/AUC_p	参考文献
			组织或组织液	血浆		
牙龈 Gingiva	100mg/kg,im(大鼠)	0.3～5.0	48.9	340.3	0.14	佐佐木次郎(1974)
牙髓 Dental pulp	100mg/kg,im(大鼠)	0.3～5.0	157.5	340.3	0.46	佐佐木次郎(1974)
心脏组织 Cardiac tissue	10mg/kg,ih(大鼠)	0.3～4.0	1.10	9.64	0.11	池田智惠子(1979)
	10mg/kg,im(大鼠)	0～4.0	7.3	25.0	0.29	大越正秋(1982)
心脏瓣膜 Heart valve	1.5mg/kg,iv	峰浓度	3.60	—	0.72～0.90	Daschner FD(1981)
	120mg,iv	术中	2.10	3.90	0.54	Stanbridge TN(1984)
心包液 Pericardial fluid	120mg,iv	术中	2.60	3.90	0.67	Stanbridge TN(1984)
肺组织 Pulmonary tissue	10mg/kg,ih(大鼠)	0.3～4.0	3.73	9.64	0.38	池田智惠子(1979)
	4mg/kg,im(大鼠)	峰浓度	10.1	31.2	0.32	Gibson DH(1983)
	10mg/kg,im(大鼠)	0～4.0	9.9	25.0	0.39	大越正秋(1982)
	10mg,iv(大鼠)	0.1～4.0	10.8	28.3	0.38	佐藤清(1977)
	5mg/kg,iv(大鼠)	0.25	4.1	30.4	0.13	荒谷春惠(1976)
	20mg/kg,im(大鼠)	0.5	5.9	39.0	0.15	石山俊次(1976)
肺泡上皮液 Epithelial lining fluid	1mg/kg,iv	0.5～1.0	1.56～2.57	—	0.29～0.35	Bělohlávek J(2013)
	240mg,iv	0～6.0	18.2	36.1	0.50	Panidis D(2005)
	—	—	—	—	0.67	Valcke Y(1990)
痰液 Sputum	60mg,im	1.0～2.0	1.70～1.90	7.10～8.10	0.23	德永胜正(1981)
胸腔积液 Pleural fluid	1mg/kg,iv(家兔)	0～4.0	—	—	0.50	Teixeira LR(2000)
	30mg/kg,iv(大鼠)	0～2.0	110.3±25.0	105.5±35.9	1.05	Miglioli PA(1989)
	2mg/kg,iv	0.5～8.0	14.5	14.6	1.00	Thys TP(1988)
胸腺 Thymus	50mg/kg,im(家兔)	1.0～6.0	0.7	157.0	<0.01	藤田正敬(1973)

续表

部位	给药方案及病理生理状态	取样时间/h	浓度/(μg/g、μg/ml)或曲线下面积/(μg/g·h、μg/ml·h)		C_t/C_p 或 AUC_t/AUC_p	参考文献
			组织或组织液	血浆		
肝组织 Hepatic tissue	50mg/kg,im(家兔)	1.0～6.0	0.2	157.0	<0.01	藤田正敬(1973)
	5mg/kg,iv(大鼠)	0.25	0.6	30.4	0.02	荒谷春惠(1976)
	20mg,im(大鼠)	0.25	<最低检测限	19.2	—	北本治(1967)
	10mg,iv(大鼠)	0.1～4.0	<最低检测限	28.3	—	佐藤清(1977)
	10mg/kg,ih(大鼠)	0.3～4.0	0.12	9.64	0.01	池田智惠子(1979)
	20mg/kg,im(大鼠)	0.5	0.1	39.0	<0.01	石山俊次(1976)
胆汁 Bile	50mg/kg,im(家兔)	1.0～6.0	31.2	157.0	0.20	藤田正敬(1973)
	4.0mg/kg,iv(比格犬)	0.5～6.0	13.9	28.8	0.48	李雨元(1976)
	10mg/kg,ih(大鼠)	0～2.0	1.81	—	0.33	池田智惠子(1979)
脾 Spleen	50mg/kg,im(家兔)	1.0～6.0	1.1	157.0	<0.01	藤田正敬(1973)
	10mg/kg,ih(大鼠)	0.5	1.1	11.7	0.09	池田智惠子(1979)
	20mg/kg,im(大鼠)	0.5	2.9	39.0	0.07	石山俊次(1976)
	10mg,iv(大鼠)	0.1～4.0	3.9	28.3	0.14	佐藤清(1977)
肾脏 Kidney	10mg/kg,ih(大鼠)	0.3～4.0	166.8	9.6	17.3	池田智惠子(1979)
	10mg,iv(大鼠)	0.1～4.0	385.4	28.3	13.6	佐藤清(1977)
	4.5mg/kg,iv	稳态浓度	103.2±36.3	4.0±0.9	25.7	Verpooten GA(1989)
	10mg/kg,im(大鼠)	0～4.0	265.3	25.0	10.61	大越正秋(1982)
肾皮质 Renal cortex	4mg/kg,ip(大鼠)	1.0	81.0±10.0	6.3±1.8	12.86	Fabre J(1977)
	10mg/kg,iv(大鼠)(肾盂肾炎)	1.0	129.0±27.0	12.1±0.8	10.66	Bergeron MG(1982)
	2mg/kg,iv	—	176.0～257.0	9.0	24.1	Edwards CQ(1976)
肾髓质 Renal medulla	4mg/kg,ip(大鼠)	1.0	40.0±7.0	6.3±1.8	6.35	Fabre J(1977)

续表

部位	给药方案及病理生理状态	取样时间/h	浓度/(μg/g、μg/ml)或曲线下面积/(μg/g·h、μg/ml·h)		C_t/C_p 或 AUC_t/AUC_p	参考文献
			组织或组织液	血浆		
肾髓质 Renal medulla	10mg/kg,iv(大鼠)(肾盂肾炎)	1.0	104.0±11.0	12.1±0.8	8.60	Bergeron MG(1982)
	2mg/kg,iv	—	>98.0	9.0	>11.0	Edwards CQ(1976)
胰腺组织 Pancreatic tissue	80mg,im	1.0	≈0.90	3.26	0.28	须川畅一(1988)
	80mg,im	2.0	0.50	2.80	0.18	Bassi C(1994)
胰液 Pancreatic juice	40mg,im	1.0～4.0	3.5	10.6	0.33	李雨元(1980)
	2mg/kg,iv(家兔)	0～5.0	10.9	15.4	0.71	MacGregor RR(1977)
	4.0mg/kg,im(比格犬)	0.5～6.0	19.1	28.8	0.66	李雨元(1976)
	2mg/kg,iv(家兔)	峰浓度	4.02	—	0.37	MacGregor RR(1977)
腹腔积液 Ascitic fluid	3.0mg/kg,iv	1.0	3.23±1.28	5.58±1.87	0.58	Richey GD(1981)
	3.0mg/kg,iv	4.0	4.98±1.03	5.60±1.98	0.89	Richey GD(1981)
	1.5mg/kg,iv(家猪)	1.0～4.0	7.15±0.35	8.65±2.19	0.83	Gill MA(1984)
	—,iv	3.0～6.0	—	—	1.00～1.20	Ericsson CD(1977)
	4.0mg/kg,im(比格犬)	0.5～6.0	48.5	28.8	1.68	李雨元(1976)
结肠 Colon	2.2mg/kg,iv	峰浓度	2.3	10.1	0.22	Snyder JR(1986)
	1.5mg/kg,iv	术中	1.93±0.38	7.83±0.82	0.25	Markantonis SL(2004)
空肠 Jejunum	2.2mg/kg,iv	峰浓度	4.1	10.1	0.41	Snyder JR(1986)
阑尾 Appendix	1.5mg/kg,iv(家猪)	1.0	4.8	10.2	0.47	Gill MA(1984)
子宫内膜 Endometrium	80mg,iv	1.0	4.87±1.51	5.56±0.66	0.88	Sifakis S(2004)
子宫肌层 Myometrium	80mg,iv	1.0	6.60±1.12	5.56±0.66	1.19	Sifakis S(2004)
卵巢 Ovary	80mg,iv	1.0	4.19±1.47	5.56±0.66	0.75	Sifakis S(2004)
子宫颈 Cervix uterus	80mg,iv	1.0	2.42±1.41	5.56±0.66	0.44	Sifakis S(2004)

续表

部位	给药方案及病理生理状态	取样时间 / h	浓度 /(μg/g、μg/ml)或曲线下面积/(μg/g·h、μg/ml·h)		C_t/C_p 或 AUC_t/AUC_p	参考文献
			组织或组织液	血浆		
输卵管 Oviduct	80mg，iv	1.0	2.74±1.60	5.56±0.66	0.49	Sifakis S(2004)
阴道部 Portio vaginalis	80mg，iv	1.0	1.58±0.99	5.56±0.66	0.28	Sifakis S(2004)
子宫肌瘤 Myoma	80mg，iv	1.0	1.51±0.73	5.56±0.66	0.27	Sifakis S(2004)
海绵体 Cavernous body	80mg，iv	1.0～2.0	4.70±1.20	3.10±0.60	1.52	Walters FP(1992)
椎间盘 Intervertebral discs	5.0mg/kg，iv	2.0	5.9	12.1	0.49	Tai CC(2002)
关节 Joint	120mg，iv	0～4.0	5.27	9.21	0.57	Klein A(1971)
关节腔滑膜液 Synovial fluid	6.6mg/kg，iv，qd	1.0	11.5±1.5	20.3±1.0	0.57	Lescun TB(2006)
	1.0mg/kg，im	1.0～1.5	3.47±1.10	4.29±1.63	0.81	Dee TH(1977)
关节滑膜组织 Synovium	6.6mg/kg，iv，qd	1.0	21.1±3.0	20.3±1.0	1.04	Lescun TB(2006)
关节囊腔 Joint capsule	6.6mg/kg，iv，qd	1.0	17.1±1.4	20.3±1.0	0.84	Lescun TB(2006)
关节软骨 Subchondral bone	6.6mg/kg，iv，qd	1.0	9.8±2.0	20.3±1.0	0.48	Lescun TB(2006)
侧韧带 Collateral ligament	6.6mg/kg，iv，qd	1.0	5.9±0.7	20.3±1.0	0.29	Lescun TB(2006)
股骨 Femur	3mg/kg，iv，qd	—	—	—	0.17	Torkington MS(2017)
股骨头 Femoral head	3mg/kg，iv，qd	—	3.00	—	0.22	Torkington MS(2017)
股骨颈 Femoral neck	3mg/kg，iv，qd	—	2.30	—	0.17	Torkington MS(2017)
髋臼 Acetabulum	3mg/kg，iv，qd	—	4.60	—	0.33	Torkington MS(2017)
胫骨 Tibia	3mg/kg，iv，qd	—	—	—	0.16	Torkington MS(2017)
髓质骨 Cancellous bone	240mg，iv	0～6.0	25.6	56.0	0.47	Stolle LB(2004)

续表

部位	给药方案及病理生理状态	取样时间/h	浓度/(μg/g、μg/ml)或曲线下面积/(μg/g·h、μg/ml·h)		C_t/C_p 或 AUC_t/AUC_p	参考文献
			组织或组织液	血浆		
髓质骨 Cancellous bone	240mg,iv	峰浓度	6.9	33.0	0.21	Stolle LB(2004)
皮质骨 Cortical bone	160mg,iv	0～6.0	9.5	23.2	0.41	Stolle LB(2003)
	160mg,iv	峰浓度	2.6	10.4	0.25	Stolle LB(2003)
创面焦痂 Eschar	2.1～3.6mg/kg,iv,qd(×7 剂)	稳态浓度	—	—	0.51	Ristuccia AM(1982)
肌肉组织 Muscular tissue	1.5mg/kg,iv	峰浓度	2.10	—	0.40～0.60	Daschner FD(1981)
皮下脂肪 Subcutaneous fat	1.5mg/kg,iv	术中	2.02±0.34	7.83±0.82	0.26	Markantonis SL(2004)
网膜脂肪 Epiploic fat	1.5mg/kg,iv	术中	2.41±0.42	7.83±0.82	0.31	Markantonis SL(2004)
皮肤 Skin	5mg/kg,im(家兔)	0.5～1.0	3.1～3.4	9.3～11.6	0.31	德田安章(1977)
	1.7mg/kg,iv	1.0～4.0	3.9	14.8	0.26	Tan JS(1977)
皮下组织 Subcutaneous tissue	240mg,iv	峰浓度	6.70±2.00	—	0.39	Lorentzen H(1996)
	240mg,iv	0～6.0	21.4±6.5	—	0.60	Lorentzen H(1996)
	2.0mg/kg,iv	0～4.0	15.5	20.6	0.75	Swoboda SM(1996)
	80mg,im	2.5	5.80	5.10	1.14	Berger SA(1981)
组织间隙液 Interstitial fluid	160mg,iv	0～3.0	14.4	22.9	0.63	Müller M(1995)
	1.7mg/kg,iv	0～6.0	7.3	15.0	0.49	Kozak AJ(1977)
	80mg,im	0～12.0	34.9	26.0	1.34	Chisholm GD(1973)
	1.5mg/kg,im	0.5～12.0	32.9	20.2	1.63	Carbon C(1977)
	4.0mg/kg,iv	0～6.0	28.3	20.0	1.41	Rosin E(1989)
外周淋巴液 Peripheral lymph	40mg/kg,iv(豚鼠)	0～36.0	75.4	197.5	0.38	Chung M(1982)

部位	给药方案及病理生理状态	取样时间/h	浓度/(μg/g、μg/ml)或曲线下面积/(μg/g·h、μg/ml·h)		C_t/C_p 或 AUC_t/AUC_p	参考文献
			组织或组织液	血浆		
羊水 Amniotic fluid	40mg,im	1.0～5.5	4.83	8.72	0.55	伊藤达也(1970)
尿液 Urine	50mg/kg,im(家兔)	1.0～6.0	18603	157.0	118.5	藤田正敬(1973)
	4mg/kg,ip(大鼠)	1.0	1300	5.8	224.1	Fabre J(1977)
	80mg,im	0.5～1.0	80.8	4.3～6.2	13.0～18.8	石山俊次(1967)
	60mg,im	0.5～6.0	593.8	2.9	202.7	石山俊次(1976)
	10mg,iv(大鼠)	峰浓度	1700	18.5	91.9	佐藤清(1977)
	4.0mg/kg,im(比格犬)	0.5～6.0	2708	28.8	94.0	李雨元(1976)

表 5-2　地贝卡星组织分布

部位	给药方案及病理生理状态	取样时间/h	浓度/(μg/g、μg/ml)或曲线下面积/(μg/g·h、μg/ml·h)		C_t/C_p 或 AUC_t/AUC_p	参考文献
			组织或组织液	血浆		
脑组织 Brain	167mg/kg,im(大鼠)	1.0～8.0	13.7	1377	0.01	大久保滉(1974)
	2.5mg/kg,im(大鼠)	0.5～2.0	—	—	0.03	小宫泉(1973)
房水 Aqueous humor	20mg/kg,im(家兔)	2.0	4.4	22.3	0.20	大石正夫(1974)
	50mg/kg,im(家兔)	2.0	18.5	51.3	0.36	德田久弥(1974)
	50mg/kg,im(大鼠)	1.0～2.0	18.5～24.1	47.2～61.1	0.39	藤田正敬(1973)
眼睑 Lid	20mg/kg,im(家兔)	2.0	7.4	22.3	0.33	大石正夫(1974)
结膜 Conjunctiva	20mg/kg,im(家兔)	2.0	5.9	22.3	0.26	大石正夫(1974)
眼外肌 Extraocular muscle	20mg/kg,im(家兔)	2.0	5.9	22.3	0.26	大石正夫(1974)
角膜 Cornea	20mg/kg,im(家兔)	2.0	<最低检测限	22.3	—	大石正夫(1974)

续表

部位	给药方案及病理生理状态	取样时间/h	浓度/(μg/g、μg/ml)或曲线下面积/(μg/g·h、μg/ml·h)		C_t/C_p 或 AUC_t/AUC_p	参考文献
			组织或组织液	血浆		
角膜 Cornea	50mg/kg,im(家兔)	2.0	2.8	51.3	0.05	德田久弥(1974)
巩膜 Sclera	20mg/kg,im(家兔)	2.0	1.1	22.3	0.05	大石正夫(1974)
	50mg/kg,im(家兔)	2.0	2.1	51.3	0.04	德田久弥(1974)
虹膜 Iris	20mg/kg,im(家兔)	2.0	5.0	22.3	0.22	大石正夫(1974)
玻璃体 Vitreous body	20mg/kg,im(家兔)	2.0	2.2	22.3	0.10	大石正夫(1974)
	50mg/kg,im(家兔)	2.0	—	51.3	<0.05	德田久弥(1974)
视网膜 Retina	20mg/kg,im(家兔)	2.0	2.6	22.3	0.12	大石正夫(1974)
扁桃体 Tonsil	100mg,im	≈1	0.4	11.0	0.04	岩泽武彦(1974)
	2mg/kg,im	1.0	0.60	6.50	0.09	三边武右卫门(1974)
上颌窦黏膜 Maxillary sinus mucosa	50mg,im	1.0	1.36	—	0.15~0.25	马场骏吉(1974)
	2mg/kg,im	1.0	1.60	7.50	0.21	三边武右卫门(1974)
颌下腺 Submaxillary gland	100mg/kg,im(大鼠)	0.3~5.0	180.5	381.8	0.47	佐佐木次郎(1974)
颌下淋巴结 Submaxillary lymph node	100mg/kg,im(大鼠)	0.3~5.0	150.0	381.8	0.39	佐佐木次郎(1974)
牙龈 Gingvia	100mg/kg,im(大鼠)	0.3~5.0	102.6	381.8	0.27	佐佐木次郎(1974)
牙髓 Dental pulp	100mg/kg,im(大鼠)	0.3~5.0	185.6	381.8	0.49	佐佐木次郎(1974)
舌 Tongue	100mg/kg,im(大鼠)	0.3~5.0	126.9	381.8	0.33	佐佐木次郎(1974)
腮腺 Parotid gland	100mg/kg,im(大鼠)	0.3~5.0	135.1	381.8	0.40	佐佐木次郎(1974)
鼻甲 Turbinate	2mg/kg,im	1.0	3.30	5.70	0.58	三边武右卫门(1974)
甲状腺 Thyroid	2.5mg/kg,im(大鼠)	0.5~2.0	—	—	0.40	小宫泉(1973)
心脏组织 Cardiac tissue	2mg/kg,im(家兔)	峰浓度	1.05	6.51	0.16	Navarro AS(1987)

续表

部位	给药方案及病理生理状态	取样时间/h	浓度/(μg/g、μg/ml)或曲线下面积/(μg/g·h、μg/ml·h)		C_t/C_p 或 AUC_t/AUC_p	参考文献
			组织或组织液	血浆		
心脏组织 Cardiac tissue	20mg/kg,im(家兔)	1.5	5.6	42.5	0.13	Komiya I(1981)
	2.5mg/kg,im(大鼠)	0.5～2.0	—	—	0.21	小宫泉(1973)
胸腺 Thymus	20mg/kg,im(家兔)	1.5	6.4	42.5	0.15	Komiya I(1981)
	2.5mg/kg,im(大鼠)	0.5～2.0	—	—	0.15	小宫泉(1973)
肺组织 Pulmonary tissue	2mg/kg,im(家兔)	峰浓度	2.80	6.51	0.43	Navarro AS(1987)
	167mg/kg,im(大鼠)	1.0～8.0	583.5	1377	0.42	大久保滉(1974)
	20mg/kg,im(家兔)	1.5	20.2	42.5	0.48	Komiya I(1981)
	2.5mg/kg,im(大鼠)	0.5～2.0	—	—	0.46	小宫泉(1973)
	167mg/kg,im(大鼠)	1.0～8.0	95.5	1377	0.07	大久保滉(1974)
	20mg/kg,im(大鼠)	0.5	27.7	191.9	0.14	川岛敏文(1990)
	20mg/kg,im(大鼠)	0.5	4.1	36.4	0.11	Shimizu T(1973)
	2.5mg/kg,im(大鼠)	0.5～2.0	—	—	0.20	小宫泉(1973)
胆囊 Gallbladder	100mg,im	术中	—	6.82	0.40～0.60	Nakamura T(1977)
胆汁 Bile	200mg,im	0.5～4.0	4.5	25.7	0.18	炭山嘉伸(1984)
	50mg/kg,im(家兔)	0.3～1.0	1.3～3.6	9.5～25.0	0.14	由良二郎(1986)
	50mg/kg,im(大鼠)	1.0～6.0	26.3	159.2	0.17	藤田正敬(1973)
	50mg,im	1.0	1.05	2.80	0.38	柴田清人(1974)
脾 Spleen	167mg/kg,im(大鼠)	1.0～8.0	178.0	1377	0.13	大久保滉(1974)
	2.5mg/kg,im(大鼠)	0.5～2.0	—	—	0.22	小宫泉(1973)
胃 Stomach	2.5mg/kg,im(大鼠)	0.5～2.0	—	—	0.30	小宫泉(1973)
肾上腺 Adrenal	2.5mg/kg,im(大鼠)	0.5～2.0	—	—	0.28	小宫泉(1973)

续表

部位	给药方案及病理生理状态	取样时间/h	浓度/(μg/g、μg/ml)或曲线下面积/(μg/g·h、μg/ml·h)		C_t/C_p 或 AUC_t/AUC_p	参考文献
			组织或组织液	血浆		
肾脏 Kidney	167mg/kg,im(大鼠)	1.0～8.0	8090	1377	5.88	大久保滉(1974)
	50mg/kg,im(大鼠)	1.0～24.0	1007	245.6	4.10	藤田正敬(1973)
	20mg/kg,im(大鼠)	0.5	737.9	191.9	3.85	川岛敏文(1990)
肾皮质 Renal cortex	2mg/kg,im(家兔)	峰浓度	105.0	6.5	16.1	Navarro AS(1987)
肾髓质 Renal medulla	2mg/kg,im(家兔)	峰浓度	18.5	6.5	2.84	Navarro AS(1987)
小肠 Samll intestine	2.5mg/kg,im(大鼠)	0.5～2.0	—	—	0.14	小宫泉(1973)
盲肠 Caecum	2.5mg/kg,im(大鼠)	0.5～2.0	—	—	0.15	小宫泉(1973)
大肠 Large intestine	2.5mg/kg,im(大鼠)	0.5～2.0	—	—	0.19	小宫泉(1973)
阑尾 Appendix	100mg,iv	1.0～2.0	3.0～8.0	2.7～10.5	0.80～1.05	中村孝(1981)
	100mg,im	1.0～2.0	5.89	6.76	0.87	中村孝(1981)
	100mg,im	术中	4.54	6.82	0.67	Nakamura T(1977)
胰腺组织 Pancreatic tissue	2.5mg/kg,im(大鼠)	0.5～2.0	—	—	0.13	小宫泉(1973)
胰液 Pancreatic juice	4mg/kg,im(比格犬)	0.5～5.0	8.6	24.2	0.36	李雨元(1980)
腹腔积液 Ascitic fluid	100mg,iv	1.0	6.00	8.00	0.75	中村孝(1981)
子宫 Uterus	50mg/kg,im(家兔)	1.0	—	—	0.23	高畠弘(1978)
输卵管 Oviduct	50mg/kg,im(家兔)	2.0	—	—	0.08	高畠弘(1978)
卵巢 Ovary	50mg/kg,im(家兔)	2.0	—	—	0.08	高畠弘(1978)
前列腺组织 Prostatic tissue	20mg/kg,im(大鼠)	0.5	200.3	191.9	1.04	川岛敏文(1990)
	2.5mg/kg,im(大鼠)	0.5～2.0	—	—	0.48	小宫泉(1973)
睾丸 Testis	20mg/kg,im(大鼠)	0.5	43.2	191.9	0.23	川岛敏文(1990)
	2.5mg/kg,im(大鼠)	0.5～2.0	—	—	0.11	小宫泉(1973)

续表

部位	给药方案及病理生理状态	取样时间 / h	浓度 /(μg/g、μg/ml)或曲线下面积/(μg/g·h、μg/ml·h)		C_t/C_p 或 AUC_t/AUC_p	参考文献
			组织或组织液	血浆		
附睾组织 Epididymal tissue	20mg/kg,im(大鼠)	0.5	186.9	191.9	0.97	川岛敏文(1990)
精囊 Seminal vesicle	20mg/kg,im(大鼠)	0.5	90.1	191.9	0.47	川岛敏文(1990)
膀胱 Urinary bladder	20mg/kg,im(大鼠)	0.5	3087.2	191.9	16.1	川岛敏文(1990)
骨组织 Bone tissue	100mg,im	0～6.0	—	22.8	<0.09	菊地臣一(1982)
皮肤 Skin	15mg/kg,im(大鼠)	1.0～2.0	—	—	0.10	谷奥喜平(1974)
肌肉组织 Muscular tissue	167mg/kg,im(大鼠)	1.0～8.0	122.5	1377	0.09	大久保滉(1974)
淋巴结 Lymph node	2.5mg/kg,im(大鼠)	0.5～2.0	—	—	0.29	小宫泉(1973)
淋巴液 Lymph	4mg/kg,im(比格犬)	0.5～6.0	28.8～30.4	28.6	1.00～1.06	李雨元(1980)
	4mg/kg,im(婴儿)	1.0～8.0	—	—	>1.00	柴田清人(1974)
羊水 Amniotic fluid	50mg/kg,im(家兔)	1.0	—	—	0.25	高畠弘(1978)
尿液 Urine	100mg,im	1.0～6.0	120.0～225.0	—	>50.0	山作房之辅(1974)
	20mg/kg,im	峰浓度	1037	38.0	27.3	Shimizu T(1973)

表 5-3A　^{14}C-妥布霉素组织分布(健康受试大鼠,22.4mg/kg,im)[a]

部位	AUC_t/AUC_p	组织或组织液浓度 /(μg/g 或 μg/ml)			
		10min	2.0h	6.0h	24.0h
血浆 Plasma	1.00	4.03	0.31	—	—
全血 Blood	0.64	2.60	0.20	—	—
脑组织 Brain	0.08	0.29	0.04	—	—
脑垂体 Hypophysis	0.38	1.62	—	—	—

续表

部位	AUC_t/AUC_p	组织或组织液浓度 /(μg/g 或 μg/ml)			
		10min	**2.0h**	**6.0h**	**24.0h**
眼球 Eye-ball	0.16	0.60	0.08	—	—
颌下腺 Submaxillary gland	0.31	1.21	0.14	0.02	0.02±0.00
甲状腺 Thyroid	0.87	2.69	1.07	—	—
心脏组织 Cardiac tissue	0.43	1.70	0.15	—	—
肺组织 Pulmonary tissue	0.53	2.01	0.29	0.04	0.04±0.01
肝组织 Hepatic tissue	0.18	0.64	0.13	0.06	0.06±0.01
脾 Spleen	0.21	0.86	0.03	0.06	0.11±0.03
胃 Stomach	0.16	0.56	0.13	0.02	0.02±0.00
肾上腺 Adrenal	0.39	1.52	0.17	—	—
肾脏 Kidney	2.53	6.81	4.18	2.85	4.06±0.22
小肠 Small intestine	0.17	0.56	0.18	0.03	0.03±0.01
盲肠 Caecum	0.09	0.30	0.09	0.05	0.03±0.01
结肠 Colon	0.24	0.89	0.14	0.04	0.04±0.01
胃内容物 Contents in stomach	0.03	0.10	—	—	—
小肠内容物 Contents in small intestine	0.17	0.67	0.08	0.03	0.02±0.00
盲肠内容物 Contents in caecum	0.19	0.71	0.13	0.21	0.05±0.01
结肠内容物 Contents in colon	0.18	0.63	0.14	0.14	0.12±0.03
胰腺组织 Pancreatic tissue	0.34	1.22	0.27	0.04	0.09±0.03
前列腺组织 Prostatic tissue	0.39	1.53	0.15	—	—
精囊 Seminal vesicle	0.24	0.86	0.18	—	—
睾丸 Testis	0.10	0.35	0.07	0.02	0.01±0.00
颈部淋巴结 Cervical lymph node	0.75	2.69	0.57	0.15	0.04±0.02

续表

部位	AUC_t/AUC_p	组织或组织液浓度 /(μg/g 或 μg/ml)			
		10min	2.0h	6.0h	24.0h
腰部淋巴结 Lumbar lymph node	1.05	3.85	0.56	0.30	0.22±0.03
肌肉组织 Muscular tissue	0.17	0.59	0.15	0.01	0.03±0.00
脂肪组织 Adipose tissue	0.11	0.41	0.07	0.08	0.04±0.01

a:山田秀雄,市桥辉久,木下春树. Tobramycinの吸收,排泄,分布,代谢. Chemotherapy,1975,23(3):900-907.

表 5-3B　妥布霉素组织分布

部位	给药方案及病理生理状态	取样时间/h	浓度/(μg/g、μg/ml)或曲线下面积/(μg/g·h、μg/ml·h)		C_t/C_p 或 AUC_t/AUC_p	参考文献
			组织或组织液	血浆		
房水 Aqueous humor	1mg/kg,im	0.5～8.0	1.8	20.9	0.09	Furgiuele FP(1978)
扁桃体 Tonsil	80mg,im	1.0	0.80～1.30	8.30～9.50	0.10～0.14	岩泽武彦(1975)
	80～160mg,im	1.0	0.5～1.3	7.8～13.0	0.09	Brogden RN(1976)
上颌窦黏膜 Maxillary sinus mucous	80mg,im	1.0	0.50	7.80	0.06	岩泽武彦(1975)
唾液 Saliva	—	0～5.5	<最低检测限	17.0	—	Hendeles L(1985)
胸腺 Thymus	100mg/kg,sc(大鼠)	0～4.0	30.0	199.0	0.15	Israel KS(1976)
心脏组织 Cardiac tissue	100mg/kg,sc(大鼠)	0～4.0	63.3	199.0	0.32	Israel KS(1976)
肺组织 Pulmonary tissue	80mg,im	0～2.5	2.46	5.08	0.48	Kroening U(1978)
	100mg/kg,sc(大鼠)	0～4.0	104.8	199.0	0.52	Israel KS(1976)
	30mg/kg,iv	0.5	10.7	33.3	0.33	山田秀雄(1975)
肺泡上皮液 Epithelial lining fluid	—	0.5～8	11.1	20.3	0.54	Carcas AJ(1999)
	300mg,iv	6.0	5.30	4.10	1.29	Mazzei T(1995)

续表

部位	给药方案及病理生理状态	取样时间/h	浓度/(μg/g、μg/ml)或曲线下面积/(μg/g·h、μg/ml·h)		C_t/C_p 或 AUC_t/AUC_p	参考文献
			组织或组织液	血浆		
肺泡上皮液 Epithelial lining fluid	300mg,iv(多剂)	6.0	5.50	4.30	1.28	Mazzei T(1995)
支气管分泌液 Bronchial exudate	1.7mg/kg,iv	0～3.0	2.6	13.1	0.20	Pennington JE(1973)
	2～3.5mg/kg,iv	3.6	0.70	3.60	0.18	Klastersky J(1981)
痰液 Sputum	5.0～12.0mg/(kg·d),iv	1.0～3.0	0.40～0.70	2.40	0.23	Brogden RN(1976)
胸腔积液 Pleural fluid	5.1mg/kg,im	—	1.29	2.68	0.48	Hall WH(1977)
肝组织 Hepatic tissue	100mg/kg,sc(大鼠)	0～4.0	41.0	199.0	0.21	Israel KS(1976)
	30mg/kg,iv	0.5	4.8	33.3	0.15	山田秀雄(1975)
胆汁 Bile	80mg,im	0.5～24.0	6.6	15.9	0.42	许斐康熙(1975)
	—	1.0	1.44	5.06	0.28	Konomi K(1975)
脾 Spleen	100mg/kg,sc(大鼠)	0～4.0	42.5	199.0	0.21	Israel KS(1976)
胃 Stomach	100mg/kg,sc(大鼠)	0～4.0	70.8	199.0	0.36	Israel KS(1976)
肾上腺 Adrenal	100mg/kg,sc(大鼠)	0～4.0	88.3	199.0	0.44	Israel KS(1976)
肾脏 Kidney	100mg/kg,sc(大鼠)	0～4.0	1120	199.0	5.63	Israel KS(1976)
	30mg/kg,iv	0.5	121.1	33.3	3.64	山田秀雄(1975)
小肠 Small intestine	100mg/kg,sc(大鼠)	0～4.0	56.0	199.0	0.28	Israel KS(1976)
胰腺组织 Pancreatic tissue	100mg/kg,sc(大鼠)	0～4.0	42.3	199.0	0.21	Israel KS(1976)
胰液 Pancreatic juice	4mg/kg,im	0.5～6.0	19.5	34.5	0.56	李雨元(1980)
外周淋巴液 Peripheral lymph	4mg/kg,im	0.5～6.0	25.8	34.5	0.75	李雨元(1980)

续表

部位	给药方案及病理生理状态	取样时间/h	浓度/(μg/g、μg/ml)或曲线下面积/(μg/g·h、μg/ml·h)		C_t/C_p 或 AUC_t/AUC_p	参考文献
			组织或组织液	血浆		
胸腔淋巴液 Thoracic duct lymph	4mg/kg,im	0.5～6.0	30.6	34.5	0.89	李雨元(1980)
隔膜 Diaphragm	100mg/kg,sc(大鼠)	0～4.0	71.3	199.0	0.36	Israel KS(1976)
腹腔积液 Ascitic fluid	100mg,im	—	4.47	7.00	0.64	Gerding DN(1977)
	5.1mg/kg,im	3.0～4.0	5.30	6.78	0.78	Hall WH(1977)
前列腺组织 Prostatic tissue	75mg,iv	—	1.70	3.55	0.48	Bismuth R(1984)
	80mg,im	0.8～2.0	—	—	0.8～1.36	Williams CB(1979)
附睾组织 Epididymal tissue	10mg/kg,iv(大鼠)(感染)	0～4.0	19.0	25.0	0.76	Tartaglione TA(1991)
	10mg/kg,iv(大鼠)(健康受试动物)	0～4.0	9.0	25.0	0.36	Tartaglione TA(1991)
卵巢 Ovary	100mg/kg,sc(大鼠)	0～4.0	139.0	199.0	0.70	Israel KS(1976)
盆腔积液 Pelvic fluid	60mg,im	1.0～8.0	11.4	10.7	1.07	吉田率洋(1987)
关节腔滑膜液 Synovial fluid	1.0～1.5mg/kg,im	≈1.5	2.55±1.19	3.06±1.59	0.83	Dee TH(1977)
骨髓 Bone marrow	60mg,im	1.0	2.80	3.20	0.88	川岛真人(1978)
组织间隙液 Interstitial fluid	1.7mg/kg,im	1.0～4.0	3.0	15.8	0.19	Tan JS(1977)
	1.5mg/kg,im	峰浓度	1.23	8.55	0.14	Carbon C(1978)
皮肤 Skin	5.0mg/kg,im(家兔)	0.6～6.0	—	—	0.21	吉田哲宪(1979)
皮肤水疱液 Skin blister	2.0mg/kg,iv	0.5～6.0	13.1	18.0	0.73	Aoyama H(1987)
	150mg,iv	0～∞	42.5±13.6	31.1±2.3	1.37	Mazzei T(1995)
	300mg,iv	0～∞	101.5±13.3	74.7±3.0	1.36	Mazzei T(1995)
骨组织 Bone tissue	—,iv	0.5	0.80	6.00	0.13	Wilson APR(1988)

续表

部位	给药方案及病理生理状态	取样时间/h	浓度/(μg/g、μg/ml)或曲线下面积/(μg/g·h、μg/ml·h)		C_t/C_p 或 AUC_t/AUC_p	参考文献
			组织或组织液	血浆		
肌肉组织 Muscular tissue	2.5mg/kg,im	1.0～8.0	2.0	12.0	0.17	Daschner F(1977)
	100mg/kg,sc(大鼠)	0～4.0	26.5	199.0	0.13	Israel KS(1976)
	30mg/kg,iv	0.5～1.0	1.2～2.9	10.6～33.3	0.10	山田秀雄(1975)
脂肪组织 Adipose tissue	2.5mg/kg,im	1.0～8.0	2.9	12.0	0.24	Daschner F(1977)
乳汁 Milk	60mg,im	—	＜最低检测限	—	—	Brogden RN(1976)
羊水 Amniotic fluid	60mg,im	2.0	0.70～1.10	1.80～2.50	0.42	金尾昌明(1975)
尿液 Urine	150mg,iv	峰浓度	111.5	7.1	15.7	Mazzei T(1995)
	300mg,iv	峰浓度	266.9	12.2	21.9	Mazzei T(1995)
	—,im	2.0～5.0	—	—	＞25.0	Brückner O(1979)
	80mg,im	峰浓度	108.0	3.5	30.9	三木文雄(1975)
	1.5mg/kg,iv	峰浓度	94.0～196.0	5.9	15.6～33.2	柴田清人(1975)
	100mg/kg,sc(大鼠)	0～4.0	17944	199.0	90.2	Israel KS(1976)

表 5-4A ^{14}C-阿司米星组织分布(健康受试大鼠,20mg/kg,im)[a]

部位	AUC_t/AUC_p	组织或组织液浓度/(μg/g 或 μg/ml)					
		5min	30min	1.0h	2.0h	4.0h	6.0h
血浆 Plasma	1.00	29.8±5.44	26.7±1.05	14.0±1.53	2.60±0.44	0.24±0.09	0.39±0.11
全血 Blood	0.56	16.5±3.06	15.1±0.66	7.94±0.66	1.52±0.27	0.10±0.05	0.16±0.08
脑组织 Brain	0.09	1.18±0.34	1.92±0.26	1.41±0.48	0.31±0.09	0.13±0.02	0.09±0.01
眼 Eye	0.27	3.89±1.15	4.61±1.27	4.68±0.85	1.15±0.20	0.24±0.15	0.50±0.19

续表

部位	AUC_t/AUC_p	组织或组织液浓度 /(μg/g 或 μg/ml)					
		5min	30min	1.0h	2.0h	4.0h	6.0h
胸腺 Thymus	0.29	4.30±0.93	5.12±0.19	4.92±0.96	1.07±0.23	0.41±0.08	0.43±0.12
心脏组织 Cardiac tissue	0.29	6.28±1.12	7.12±0.38	4.02±0.32	0.87±0.13	0.26±0.04	0.23±0.04
肺组织 Pulmonary tissue	0.65	14.1±4.73	18.7±4.16	6.85±1.10	2.08±0.19	0.72±0.09	0.66±0.07
肝组织 Hepatic tissue	0.35	3.34±1.43	5.34±0.26	3.10±0.30	1.58±0.33	1.26±0.15	1.35±0.20
脾 Spleen	0.62	2.95±0.64	14.1±2.50	6.99±2.12	2.48±1.19	1.77±0.75	1.29±0.41
胃 Stomach	0.35	2.44±0.72	4.93±0.73	3.45±0.81	1.79±0.29	0.74±0.18	2.21±1.34
肾脏 Kidney	14.0	35.6±9.19	190.0±53.9	65.7±13.7	73.8±3.27	71.0±8.77	76.6±9.46
肾上腺 Adrenal gland	1.14	6.23±2.23	26.1±4.27	13.0±4.99	3.76±1.05	3.87±1.37	2.23±1.80
小肠 Small intestine	1.21	7.22±2.18	16.5±4.74	10.6±3.84	7.92±1.70	4.78±1.61	2.31±0.73
大肠 Large intestine	0.70	4.49±1.30	12.3±5.24	5.89±2.70	3.32±1.78	2.33±0.83	3.04±0.84
盲肠 Caecum	0.60	2.76±1.72	3.15±0.74	3.20±1.28	1.74±0.45	3.34±0.70	6.46±0.94
睾丸 Testis	0.20	1.37±0.53	4.37±0.64	3.35±0.71	0.68±0.05	0.28±0.08	0.28±0.05
肌肉组织 Muscular tissue	0.18	3.63±1.48	3.67±0.46	3.04±0.74	0.61±0.10	0.20±0.09	0.17±0.06
皮肤 Skin	0.50	2.74±0.42	9.32±0.72	7.69±1.93	2.48±0.55	0.86±0.17	0.92±0.20
骨组织 Bone tissue	0.30	4.40±0.92	4.95±0.63	4.27±1.00	1.21±0.39	0.68±0.31	0.52±0.11
胃内容物 contents in stomach	0.01	0.10±0.04	0.22±0.04	0.09±0.01	0.05±0.02	0.05±0.04	0.07±0.03
小肠内容物 contents in small intestine	0.09	0.34±0.09	1.16±0.64	0.63±0.19	0.94±0.23	0.24±0.05	0.19±0.10
大肠内容物 contents in large intestine	0.03	0.14±0.09	0.36±0.20	0.32±0.44	0.10±0.06	0.06±0.05	0.16±0.11
盲肠内容物 contents in caecum	0.10	0.16±0.05	0.62±0.18	0.26±0.11	0.12±0.03	0.48±0.17	1.81±0.81

a:井上显信,奥村修造,出口隆志,等. KW-1070 标识体の生体内动态. Chemotherapy,1981,29(2):182-188.

表 5-4B　阿司米星组织分布

部位	给药方案及病理生理状态	取样时间/h	浓度/(μg/g、μg/ml)或曲线下面积/(μg/g·h、μg/ml·h)		C_t/C_p 或 AUC_t/AUC_p	参考文献
			组织或组织液	血浆		
脑脊液 Cerebrospinal fluid	5mg/kg,im(家兔)(葡萄球菌脑膜炎)	1.5	0.3	11.4	0.02	小林裕(1981)
房水 Aqueous humor	**20mg/kg,im(家兔)**	0.5～6.0	11.6	83.9	0.14	**大石正夫(1981)**
玻璃体 Vitreous body	20mg/kg,im(家兔)	1.0	3.6	33.3	0.11	大石正夫(1981)
眼睑 Lid	20mg/kg,im(家兔)	1.0	13.6	33.3	0.41	大石正夫(1981)
结膜 Conjunctive	20mg/kg,im(家兔)	1.0	15.0	33.3	0.45	大石正夫(1981)
眼外肌 Extraocular muscle	20mg/kg,im(家兔)	1.0	5.8	33.3	0.17	大石正夫(1981)
角膜 Cornea	20mg/kg,im(家兔)	1.0	1.8	33.3	0.05	大石正夫(1981)
巩膜 Sclera	20mg/kg,im(家兔)	1.0	16.3	33.3	0.49	大石正夫(1981)
玻璃体 Vitreous body	20mg/kg,im(家兔)	1.0	0.8	33.3	0.02	大石正夫(1981)
虹膜 Iris	20mg/kg,im(家兔)	1.0	7.6	33.3	0.23	大石正夫(1981)
视网膜 Retina	20mg/kg,im(家兔)	1.0	1.6	33.3	0.05	大石正夫(1981)
上颌窦黏膜 Maxillary sinus mucous	200mg,im	1.0	0.8	13.0	0.06	岩泽武彦(1981)
	200mg,im	1.0	1.2	14.4	0.08	Sanbe B(1981)
扁桃体 Tonsil	200mg,im	1.0	1.2	13.9	0.09	岩泽武彦(1981)
	300mg,im	1.0	1.36	8.83	0.15	村井兼孝(1981)
肺组织 Pulmonary tissue	20mg/kg,im(大鼠)	1.0	4.1	11.4	0.36	中山一诚(1981)
	20mg/kg,iv(小鼠)	0.3	10.1～17.3	31.2～48.6	0.34	栗本司(1984)
	200mg,iv	1.0～2.0	—	7.2～11.2	0.3～0.6	今泉宗久(1988)
	40mg/kg,im(大鼠)	0.5～6.0	41.3	87.6	0.47	**大久保滉(1981)**

部位	给药方案及病理生理状态	取样时间/h	浓度/(μg/g、μg/ml)或曲线下面积/(μg/g·h、μg/ml·h)		C_t/C_p 或 AUC_t/AUC_p	参考文献
			组织或组织液	血浆		
肺组织 Pulmonary tissue	20mg/kg,im(大鼠)	0～2.0	—	36.9	>0.50	北浦晧三(1981)
支气管黏膜 Bronchial mucosa	200mg,iv	1.0～2.0	3.7～4.7	7.2～11.2	0.46	今泉宗久(1988)
痰液 Sputum	200mg,im	峰浓度	2.3～6.8	16.5～26.0	0.20	田中光(1981)
	200mg,im	1.0～6.0	11.5～31.0	33.9～91.8	0.34	田中光(1981)
	200mg,im	峰浓度	1.6	14.0	0.11	松本庆藏(1981)
	200mg,im	0.5～4.0	5.3	17.8	0.29	松本庆藏(1981)
乳腺 Mammary gland	200mg,im	1.0～4.0	9.5	43.0	0.22	井上显信(1981)
肝组织 Hepatic tissue	40mg/kg,im(大鼠)	0.5～6.0	—	87.6	<0.10	大久保滉(1981)
	20mg/kg,im(大鼠)	0～6.0	<最低检测限	—	—	北浦晧三(1981)
	20mg/kg,im(大鼠)	峰浓度	<最低检测限	37.0	—	北浦晧三(1981)
胆汁 Bile	200mg,im	0.5～12.0	28.8	53.2	0.54	上田隆美(1981)
	200mg,im	0～6.0	15.6	40.0	0.39	由良二郎(1981)
脾 Spleen	20mg/kg,im(大鼠)	1.0	2.8	11.4	0.25	中山一诚(1981)
	40mg/kg,im(大鼠)	0.5～6.0	—	87.6	<0.10	大久保滉(1981)
	20mg/kg,im(大鼠)	峰浓度	5.1	37.0	0.14	北浦晧三(1981)
肾脏 Kidney	20mg/kg,im(大鼠)	1.0	34.5	11.4	3.03	中山一诚(1981)
	200mg,im	2.0	49.0	12.8	3.83	藤本佳则(1981)
	20mg/kg,iv(小鼠)	0～1.5	113.0	27.6	4.09	栗本司(1984)
	40mg/kg,im(大鼠)	0.5～6.0	226.6	87.6	2.59	大久保滉(1981)
肾皮质 Renal cortex	200mg,im	1.0～3.0	240.0	45.8	5.24	川畠尚志(1981)

续表

部位	给药方案及病理生理状态	取样时间/h	浓度/(μg/g、μg/ml)或曲线下面积/(μg/g·h、μg/ml·h)		C_t/C_p 或 AUC_t/AUC_p	参考文献
			组织或组织液	血浆		
肾髓质 Renal cortex	30mg/kg,im(大鼠)	1.0～3.0	112.5	45.8	2.46	川畠尚志(1981)
子宫 Uterus	200mg,im	1.0～4.0	53.3	43.0	1.23	井上显信(1981)
子宫内膜 Endomertium	200mg,im	1.0～5.3	19.4	43.3	0.44	张南薰(1981)
子宫肌层 Myometrium	200mg,im	1.0～5.3	24.0	43.3	0.55	张南薰(1981)
子宫浆膜 Perimetrium	200mg,im	1.0～5.3	20.8	43.3	0.48	张南薰(1981)
阴道部 Portio vaginalis	200mg,im	1.0～5.3	27.2	43.3	0.62	张南薰(1981)
输卵管 Oviduct	200mg,im	1.0～5.3	22.7	43.3	0.53	张南薰(1981)
卵巢 Ovary	200mg,im	1.0～5.3	19.7	43.3	0.46	张南薰(1981)
	200mg,im	1.0～4.0	22.8	43.0	0.53	井上显信(1981)
子宫颈 Cervix uterus	200mg,im	1.0～5.3	22.3	43.3	0.52	张南薰(1981)
前列腺组织 Prostatic tissue	200mg,im	1.0	5.4	10.8	0.50	藤本佳则(1981)
睾丸 Testis	30mg/kg,im(大鼠)	1.0～3.0	35.3	45.8	0.77	川畠尚志(1981)
附睾组织 Epididymal tissue	30mg/kg,im(大鼠)	1.0～3.0	24.5	45.8	0.53	川畠尚志(1981)
外周淋巴液 Peripheral lymph	100mg/kg,im(豚鼠)	1.0～24.0	152.4	224.7	0.68	井上显信(1981)
肌肉组织 Muscular tissue	20mg/kg,im(大鼠)	1.0	1.7	11.4	0.15	中山一诚(1981)
	40mg/kg,im(大鼠)	0.5～6.0	—	87.6	<0.10	大久保滉(1981)
	20mg/kg,im(大鼠)	峰浓度	4.7	37.0	0.13	北浦晧三(1981)
皮肤 Skin	20mg/kg,im(大鼠)	0.3～4.0	3.67	9.04	0.41	洲胁正雄(1982)
乳汁 Milk	200mg,im	1.0～6.0	3.2	≈43.0	0.07	张南薰(1981)
羊水 Amniotic fluid	200mg,im	0.3～13.3	—	—	>0.50	张南薰(1981)

部位	给药方案及病理生理状态	取样时间/h	浓度/(μg/g、μg/ml)或曲线下面积/(μg/g·h、μg/ml·h)		C_t/C_p 或 AUC_t/AUC_p	参考文献
			组织或组织液	血浆		
尿液 Urine	30mg/kg,im(大鼠)	1.0～3.0	2231	45.8	48.7	川畠尚志(1981)
	20mg/kg,iv(小鼠)	0～6.0	—	—	>30.0	栗本司(1984)

表 5-5A ^{3}H-阿贝卡星组织分布(健康受试大鼠,2mg/kg,im; 取样时间:给药后 0.5h)[a,b]

部位	C_t/C_p	组织或组织液浓度/(μg/g 或 μg/ml)	部位	C_t/C_p	组织或组织液浓度/(μg/g 或 μg/ml)
血浆 Plasma	1.00	2.93±0.02	脾 Spleen	0.20	0.58±0.05
全血 Blood	0.62	1.81±0.04	胰腺组织 Pancreatic tissue	0.19	0.56±0.02
大脑组织 Cerebrum	0.02	0.06±0.01	胃 Stomach	0.29	0.85±0.04
小脑组织 Cerebellum	0.02	0.06±0.01	肌肉组织 Muscular tissue	0.14	0.42±0.08
延髓 Medulla oblongata	0.02	0.05±0.01	脂肪 Fat	0.08	0.23±0.02
脑垂体 Hypophysis	0.10	0.30±0.07	皮肤 Skin	0.44	1.30±0.07
颌下腺 Submaxillay gland	0.24	0.70±0.03	睾丸 Testis	0.14	0.42±0.01
眼球 Eye-ball	0.15	0.44±0.03	附睾组织 Epididymal tissue	0.32	0.95±0.03
甲状腺 Thyroid	0.21	0.62±0.12	前列腺组织 Prostatic tissue	0.18	0.52±0.05
胸腺 Thymus	0.11	0.32±0.03	骨髓 Bone marrow	0.19	0.56±0.03
心脏组织 Cardiac tissue	0.24	0.69±0.03	股骨 Femur	0.65	1.89±0.23
肺组织 Pulmonary tissue	0.39	1.15±0.02	小肠 Small intestine	0.13	0.38±0.04
肝组织 Hepatic tissue	0.15	0.45±0.03	大肠 Large intestine	0.20	0.58±0.09
肾脏 Kidney	10.4	30.5±0.74			
肾皮质 Renal cortex	10.4	30.6±6.16	血浆 Plasma	1.00	2.68±0.19

续表

部位	C_t/C_p	组织或组织液浓度/(μg/g 或 μg/ml)	部位	C_t/C_p	组织或组织液浓度/(μg/g 或 μg/ml)
肾髓质 Renal medulla	6.04	17.7±1.72	子宫 Uterus	0.85	2.29±0.13
肾上腺 Adrenal	0.74	2.18±0.47	卵巢 Ovary	0.59	1.57±0.12

a:小宫泉,三富奈由,松元隆,等. ラットにおける[3]H-HBKの生体内动态(第 1 报)雄性ラットにおける筋肉内单回投与后の吸收,分布,代谢および排泄. Chemotherapy,1986,34(1):87-94.

b:小宫泉,三富奈由,松元隆,等. ラットにおける[3]H-HBKの生体内动态(第 2 报)雌性ラットにおける筋肉内单回投与后および雄性ラットにおける筋肉内连续投与后の吸收,分布,代谢および排泄. Chemotherapy,1986,34(1):95-103.

表 5-5B　阿贝卡星组织分布

部位	给药方案及病理生理状态	取样时间/h	浓度/(μg/g、μg/ml)或曲线下面积/(μg/g·h、μg/ml·h)		C_t/C_p 或 AUC_t/AUC_p	参考文献
			组织或组织液	血浆		
脑脊液 Cerebrospinal fluid	200mg,im	0～5.0	—	40.19	<0.05	营泽正(1999)
	5mg/kg,im(家兔)	1.0	0.8～1.6	17.0～19.2	0.05	春田恒和(1986)
脑组织 Brain	20mg/kg,im(大鼠)	0.3～2.0	1.0	26.2	0.04	中山一诚(1986)
房水 Aqueous humor	20mg/kg,im(家兔)	1.0	6.6	28.0	0.23	大石正夫(1986)
	20mg/kg,im(家兔)	0.5～6.0	22.2	81.1	0.27	大石正夫(1986)
眼睑 Lid	20mg/kg,im(家兔)	1.0	8.2	28.0	0.29	大石正夫(1986)
结膜 Conjunctiva	20mg/kg,im(家兔)	1.0	3.6	28.0	0.13	大石正夫(1986)
眼外肌 Extraocular muscle	20mg/kg,im(家兔)	1.0	0.6	28.0	0.02	大石正夫(1986)
角膜 Cornea	20mg/kg,im(家兔)	1.0	1.4	28.0	0.05	大石正夫(1986)
巩膜 Sclera	20mg/kg,im(家兔)	1.0	11.7	28.0	0.42	大石正夫(1986)
虹膜 Iris	20mg/kg,im(家兔)	1.0	5.4	28.0	0.19	大石正夫(1986)

续表

部位	给药方案及病理生理状态	取样时间/h	浓度/(μg/g、μg/ml)或曲线下面积/(μg/g·h、μg/ml·h)		C_t/C_p 或 AUC_t/AUC_p	参考文献
			组织或组织液	血浆		
玻璃体 Vitreous body	20mg/kg,im(家兔)	1.0	0.7	28.0	0.02	大石正夫(1986)
视网膜 Retina	20mg/kg,im(家兔)	1.0	0.8	28.0	0.03	大石正夫(1986)
泪液 Lacrimal fluid	100mg,im	0.3～6.0	5.4	13.9	0.39	德田久弥(1986)
扁桃体 Tonsil	75mg,im	≈1.0	0.67±0.12	4.06±0.84	0.17	大堀八洲一(1986)
	100mg,im	1.0	0.40±0.14	5.02±0.78	0.08	木下治二(1986)
上颌窦黏膜 Maxillary sinus mucosa	75mg,im	1.5	3.09	3.05	1.01	大堀八洲一(1986)
	200mg,im	2.5	4.06	8.38	0.48	菅泽正(1999)
鼻息肉 Nasal polyp	75mg,im	0.8～2.0	2.95±0.22	3.65±0.85	0.81	大堀八洲一(1986)
鼻中隔 Nasal septum	200mg,im	2.5	4.68	8.38	0.56	菅泽正(1999)
咽 Pharrngeal	200mg,im	0.8～2.0	1.16±0.36	4.74±0.28	0.24	菅泽正(1999)
舌 Tongue	200mg,im	1.5	0.53	6.27	0.08	菅泽正(1999)
心脏组织 Cardiac tissue	20mg/kg,im(大鼠)	0.3～2.0	8.0	41.9	0.19	三富奈由(1987)
	20mg/kg,iv(大鼠)	0.3～2.0	6.6	28.8	0.23	三富奈由(1987)
肺组织 Pulmonary tissue	20mg/kg,im(大鼠)	0.3～2.0	14.3	41.9	0.34	三富奈由(1987)
	20mg/kg,iv(大鼠)	0.3～2.0	12.0	28.8	0.41	三富奈由(1987)
气管黏膜 Tracheal mucosa	200mg,im	0.7	1.0	3.6	0.28	菅泽正(1999)
肺泡上皮液 Epithelial lining fluid	200mg,iv	0～6.0	34.6±15.2	51.2±6.9	0.67	Funatsu Y(2014)
痰液 Sputum	75mg,iv	2.0	0.7	≈2.0～3.0	0.22～0.34	青沼清一(1986)
	100mg,iv	1.0～6.0	3.9	12.2	0.31	重野芳辉(1986)
	100mg,iv	0～8.0	8.4	26.1	0.32	吉田俊昭(1986)

续表

部位	给药方案及病理生理状态	取样时间/h	浓度/(μg/g、μg/ml)或曲线下面积/(μg/g·h、μg/ml·h)		C_t/C_p 或 AUC_t/AUC_p	参考文献
			组织或组织液	血浆		
痰液 Sputum	100～150mg,iv	—	2.6～4.7	8.7～12.2	0.35	川岛辰男(1994)
肾脏 Kidney	20mg/kg,im(大鼠)	0.3～2.0	101.9	26.2	3.90	中山一诚(1986)
	20mg/kg,im(大鼠)	0.3～2.0	245.1	41.9	5.85	三富奈由(1987)
	20mg/kg,iv(大鼠)	0.3～2.0	213.8	28.8	7.43	三富奈由(1987)
肝组织 Hepatic tissue	20mg/kg,im(大鼠)	0.3～2.0	0.9	26.2	0.03	中山一诚(1986)
	20mg/kg,im(大鼠)	0.3～2.0	3.6	41.9	0.09	三富奈由(1987)
	20mg/kg,iv(大鼠)	0.3～2.0	2.9	28.8	0.10	三富奈由(1987)
胆囊 Gallbladder	75mg,iv	1.0	3.32±1.92	3.93±0.51	0.84	冈隆宏(1986)
胆汁 Bile	75mg,iv	1.0～6.0	1.99	12.41	0.16	冈隆宏(1986)
	75mg,im	0～6.0	14.4	23.5	0.61	由良二郎(1986)
	100mg,im	0.5～6.0	6.54	12.70	0.51	酒井克治(1986)
脾 Spleen	20mg/kg,im(大鼠)	0.3～2.0	6.1	41.9	0.14	三富奈由(1987)
	20mg/kg,iv(大鼠)	0.3～2.0	5.8	28.8	0.20	三富奈由(1987)
腹腔积液 Ascitic fluid	75mg,iv	0～12.0	10.8	12.2	0.88	田中承男(1986)
	75mg,iv	—	0.69～1.98	1.50～2.50	0.60～0.90	相川直树(1986)
子宫内膜 Endometrium	75mg,im	1.0～2.5	0.68	1.44	0.47	张南薰(1986)
	75mg,iv	0.5～1.5	1.26	3.63	0.35	张南薰(1986)
子宫肌层 Myometrium	75mg,im	1.0～2.5	0.48	1.44	0.33	张南薰(1986)
	75mg,iv	0.5～1.5	1.42	3.63	0.39	张南薰(1986)
绒毛膜 Serosa	75mg,im	1.0～2.5	0.79	1.44	0.55	张南薰(1986)
	75mg,iv	0.5～1.5	1.79	3.63	0.49	张南薰(1986)

续表

部位	给药方案及病理生理状态	取样时间/h	浓度/(μg/g、μg/ml)或曲线下面积/(μg/g·h、μg/ml·h)		C_t/C_p 或 AUC_t/AUC_p	参考文献
			组织或组织液	血浆		
子宫颈 Cervix uterus	75mg,im	1.0～2.5	0.82	1.44	0.57	张南薰(1986)
	75mg,iv	0.5～1.5	1.90	3.63	0.52	张南薰(1986)
阴道部 Portio vaginalis	75mg,im	1.0～2.5	0.99	1.44	0.69	张南薰(1986)
	75mg,iv	0.5～1.5	2.35	3.63	0.65	张南薰(1986)
输卵管 Oviduct	75mg,im	1.0～2.5	0.79	1.44	0.55	张南薰(1986)
	75mg,iv	0.5～1.5	1.74	3.63	0.48	张南薰(1986)
卵巢 Ovary	75mg,im	1.0～2.5	0.61	1.44	0.42	张南薰(1986)
	75mg,iv	0.5～1.5	1.18	3.63	0.33	张南薰(1986)
肌肉组织 Muscular tissue	200mg,im	0.8～2.0	—	—	0.12	菅泽正(1999)
脂肪 Fat	200mg,im	≈3.0	—	1.75	0.10	菅泽正(1999)

表 5-6A　^{14}C-奈替米星组织分布(健康受试大鼠,20mg/kg,im)[a,b]

部位	AUC_t/AUC_p	组织或组织液浓度 /(μg/g 或 μg/ml)					
		10min	30min	1.0h	2.0h	6.0h	24.0h
血浆 Plasma	1.00	57.0±6.19	33.7±0.42	11.5±0.66	3.92±1.29	0.24±0.05	0.06±0.02
全血 Blood	0.63	33.7±4.09	21.2±1.12	7.64±0.14	2.25±0.52	0.17±0.05	0.05±0.01
脑组织 Brain	0.03	0.62±0.04	0.46±0.02	0.58±0.20	0.13±0.02	0.04±0.01	0.03±0.01
眼球 Eye-ball	0.22	4.28±0.36	4.01±0.16	2.49±0.12	1.72±0.27	0.42±0.13	0.11±0.03
脑垂体 Hypophysis	0.33	10.3±0.08	6.96±1.37	3.19±1.50	1.58±0.81	0.55±0.14	1.48±1.00
腮腺 Parotid gland	0.27	11.1±0.69	7.68±0.75	2.86±0.24	1.39±0.32	0.38±0.05	0.43±0.13
甲状腺 Thyroid gland	0.43	13.8±1.97	7.71±0.08	6.23±3.22	2.41±0.34	0.99±0.08	1.09±0.39

续表

部位	AUC_t/AUC_p	组织或组织液浓度 /(μg/g 或 μg/ml)					
		10min	**30min**	**1.0h**	**2.0h**	**6.0h**	**24.0h**
胸腺 Thymus	0.16	4.90±0.38	3.63±0.18	1.68±0.28	0.92±0.13	0.48±0.02	0.47±0.02
心脏组织 Cardiac tissue	0.25	12.1±1.88	7.07±0.24	3.36±0.57	0.96±0.13	0.26±0.07	0.18±0.02
肺组织 Pulmonary tissue	0.50	16.8±1.16	12.2±0.89	5.81±0.29	2.75±0.30	1.01±0.16	0.81±0.12
肝组织 Hepatic tissue	0.46	7.67±0.37	6.21±0.86	3.31±0.06	3.12±0.16	2.58±0.27	2.39±0.13
脾 Spleen	0.34	6.97±0.84	6.08±0.37	3.61±0.17	2.29±0.33	1.13±0.18	1.61±0.28
胰腺组织 Pancreatic tissue	0.25	8.27±1.15	5.20±0.30	2.38±0.14	0.77±0.34	0.52±0.27	0.33±0.06
肾脏 Kidney	20.5	173.0±10.4	152.0±7.60	123.0±7.31	177.0±14.1	195.0±16.5	138 ±3.86
肾上腺 Adrenal	0.34	14.1±1.35	7.44±0.98	4.04±1.19	1.74±0.16	0.83±0.07	0.74±0.10
睾丸 Testis	0.16	3.98±0.01	4.45±0.39	2.11±0.09	0.94±0.08	0.26±0.02	0.21±0.02
附睾组织 Epididymal tissue	0.36	10.2±0.18	9.18±0.99	5.76±1.02	1.81±0.25	0.45±0.03	0.68±0.06
肌肉组织 Muscular tissue	0.14	6.80±1.06	4.31±1.04	1.62±0.28	0.57±0.14	0.16±0.03	0.16±0.04
皮肤 Skin	0.57	19.2±1.89	16.5±1.63	7.29±0.60	2.67±0.11	0.89±0.15	0.98±0.32
骨髓 Bone marrow	0.33	7.50±1.13	7.17±0.85	3.24±0.29	2.11±0.25	1.07±0.08	1.56±0.72
胃 Stomach	0.35	15.0±1.73	10.4±0.43	3.76±0.19	1.59±0.25	0.51±0.01	0.40±0.11
小肠 Small intestine	0.26	7.21±0.64	6.24±1.34	2.25±0.13	1.64±0.26	0.71±0.08	0.43±0.05
大肠 Large intestine	0.31	8.73±2.11	7.65±0.36	2.78±0.38	1.72±0.25	1.04±0.11	0.52±0.03
胃内容物 contents in stomach	0.05	0.17±0.01	0.18±0.10	0.18±0.01	0.50±0.62	0.23±0.14	0.02±0.01
小肠内容物 contents in small intestine	0.67	4.23±0.56	2.96±0.77	3.44±0.43	5.52±0.70	5.32±4.23	0.13±0.04
大肠内容物 contents in large intestine	0.18	1.30±0.54	0.37±0.04	0.39±0.05	0.43±0.12	3.05±0.57	1.89±0.37
血浆 Plasma	1.00	75.7±5.64	55.9±4.42	31.3±3.50	10.7±2.38	0.426±0.16	—
子宫 Uterus	0.70	25.6±3.35	20.4±0.40	19.5±6.53	10.8±1.91	3.22±0.81	—

部位	AUC_t/AUC_p	组织或组织液浓度 /(μg/g 或 μg/ml)					
		10min	30min	1.0h	2.0h	6.0h	24.0h
卵巢 Ovary	0.44	25.5±4.97	20.0±1.18	16.7±2.78	5.85±0.03	1.46±0.16	—
乳腺 Mammary gland	0.23	14.6±3.18	11.4±1.05	8.09±2.02	4.36±0.88	1.32±0.08	—

a:宇田文昭,藤野明治,常盘知宣. Netilmicinのラットにおける吸收,分布,代谢および排泄に关する研究Ⅲ. ^{14}C-Netilmicinによる体内动态の研究. The Japanese Journal of Antibiotics,1982,35(4):967-978.

b:宇田文昭,藤野明治,常盘知宣. Netilmicinのラットにおける吸收,分布,代谢および排泄に关する研究Ⅳ. 腎内貯留性,胎盤通過性および乳汁移行性の研究. The Japanese Journal of Antibiotics,1982,35(4):979-986.

表 5-6B 奈替米星组织分布

部位	给药方案及病理生理状态	取样时间/h	浓度/(μg/g、μg/ml)或曲线下面积/(μg/g·h、μg/ml·h)		C_t/C_p 或 AUC_t/AUC_p	参考文献
			组织或组织液	血浆		
脑脊液 Cerebrospinal fluid	400mg,iv(轻症脑膜炎)	0～10.0	—	77.0	0.03	Nau R(1993)
	150mg,ip(家兔)	1.5～3.0	0.10～0.15	3.95	0.03	Brückner O(1983)
	5mg/kg,im(家兔)(葡萄球菌脑膜炎)	0.5～2.0	2.7	19.2	0.14	小林裕(1981)
脑组织 Brain	20mg/kg,im(大鼠)	0.3～6.0	2.0	26.3	0.08	宇田文昭(1982)
房水 Aqueous humor	20mg/kg,im(家兔)	0.5～6.0	6.18	26.33	0.23	大石正夫(1981)
	20mg/kg,im(家兔)	1.0	2.2	21.3	0.10	大石正夫(1981)
眼睑 Lid	20mg/kg,im(家兔)	1.0	4.9	21.3	0.23	大石正夫(1981)
结膜 Conjunctive	20mg/kg,im(家兔)	1.0	3.4	21.3	0.16	大石正夫(1981)
眼外肌 Extraocular muscle	20mg/kg,im(家兔)	1.0	2.7	21.3	0.13	大石正夫(1981)
角膜 Cornea	20mg/kg,im(家兔)	1.0	1.5	21.3	0.07	大石正夫(1981)
巩膜 Sclera	20mg/kg,im(家兔)	1.0	5.7	21.3	0.27	大石正夫(1981)

续表

部位	给药方案及病理生理状态	取样时间/h	浓度/(μg/g、μg/ml)或曲线下面积/(μg/g・h、μg/ml・h)		C_t/C_p 或 AUC_t/AUC_p	参考文献
			组织或组织液	血浆		
虹膜 Iris	20mg/kg,im(家兔)	1.0	1.9	21.3	0.09	大石正夫(1981)
视网膜 Retina	20mg/kg,im(家兔)	1.0	1.0	21.3	0.05	大石正夫(1981)
晶状体 Lens	20mg/kg,im(家兔)	1.0	<最低检测限	21.3	—	大石正夫(1981)
玻璃体 Vitreous body	20mg/kg,im(家兔)	1.0	1.0	21.3	0.05	大石正夫(1981)
泪液 Lacrimal fluid	—,iv	0.5	0.30	6.50	0.05	Woo FL(1985)
扁桃体 Tonsil	75mg,im	0.5	0.4~0.9	2.4~7.4	0.10~0.16	本堂润(1981)
心脏组织 Cardiac tissue	20mg/kg,im(大鼠)	0.3~1.0	5.7	15.8	0.36	宇田文昭(1982)
心肌 Myocardium	1.5mg/kg,iv	1.0~8.0	0.45	8.50	0.05	Just HM(1983)
心脏瓣膜 Heart valves	1.5mg/kg,iv	1.0~8.0	11.1	8.5	1.31	Just HM(1983)
心耳 Cardiac auricle	200mg,im	术中	5.60	8.00	0.70	Stanbridge TN(1984)
心包液 Pericardial fluid	200mg,im	术中	6.20	8.00	0.78	Stanbridge TN(1984)
肺组织 Pulmonary tissue	40mg/kg,im(大鼠)	0.3~6.0	68.1	101.0	0.67	大久保滉(1981)
	4.9mg/kg,iv	4.0	5.36	5.90	0.91	Fraschini F(1988)
	2.5mg/kg,iv,bid	2.0	2.80	5.30	0.53	Fraschini F(1988)
支气管分泌液 Bronchial exudate	2.5mg/kg,iv	稳态浓度	0.65	3.50	0.19	Thys TP(1981)
	450mg,iv,qd	1.0~3.0	3.6	26.4	0.13	Valcke YJ(1992)
痰液 Sputum	100mg,im	1.0~6.0	8.6	24.3	0.35	德永胜正(1981)
胸腔积液 Pleural fluid	200mg,im,bid	峰浓度	—	—	0.32	Higuchi K(1982)
	2mg/kg,iv	0.5	3.60	9.40	0.38	Pollock AA(1981)
	100mg,im,bid	0.5~3.0	—	14.0	0.30	高本正祇(1981)
	100mg,im	0.5~4.0	7.7	18.4	0.42	樋口和行(1982)

续表

部位	给药方案及病理生理状态	取样时间/h	浓度/(μg/g、μg/ml)或曲线下面积/(μg/g·h、μg/ml·h)		C_t/C_p 或 AUC_t/AUC_p	参考文献
			组织或组织液	血浆		
肝组织 Hepatic tissue	20mg/kg,im(大鼠)	0.3~1.0	1.9	15.8	0.12	宇田文昭(1982)
	40mg/kg,im(大鼠)	0.3~6.0	2.1	101.0	0.02	大久保滉(1981)
胆囊 Gallbladder	2mg/kg,iv	1.0~4.0	3.0	13.1	0.23	Martinetto P(1982)
胆汁 Bile	100mg,im	≈2.0	1.51~2.60	4.42~6.54	0.36	山本泰宽(1981)
	2mg/kg,iv	1.0	0.54	2.20	0.25	Pollock AA(1981)
脾 Spleen	20mg/kg,im(大鼠)	0.3~1.0	2.7	15.8	0.17	宇田文昭(1982)
	40mg/kg,im(大鼠)	0.3~6.0	13.0	101.0	0.13	大久保滉(1981)
	20mg/kg,im(大鼠)	0.25	11.4	86.5	0.13	中山一诚(1981)
	20mg/kg,im(大鼠)	0.3~1.0	2.7	15.8	0.17	宇田文昭(1982)
胃 Stomach	2mg/kg,iv	1.0	2.60	4.90	0.53	Martinetto P(1981)
	2mg/kg,iv	4.0	1.30	2.20	0.59	Martinetto P(1981)
肾脏 Kidney	20mg/kg,im(大鼠)	0.3~1.0	79.3	15.8	5.02	宇田文昭(1982)
	40mg/kg,im(大鼠)	0.3~6.0	356.1	101.0	3.53	大久保滉(1981)
阑尾 Appendix	2mg/kg,iv	1.0~4.0	5.6	14.1	0.40	Martinetto P(1982)
胰液 Pancreatic juice	120mg,iv,bid	1.0~2.0	3.30	—	0.40	Tyden G(1985)
关节滑膜组织 Synovium	2mg/kg,iv(家兔)(关节腔感染)	0.5~4.0	3.05	5.20	0.58	Frimodt-Møller N (1987)
关节腔滑膜液 Synovial fluid	2mg/kg,iv(家兔)(关节腔感染)	0.5~4.0	2.98	5.20	0.56	Frimodt-Møller N (1987)
肌肉组织 Muscular tissue	40mg/kg,im(大鼠)	0.3~6.0	7.2	101.0	0.07	大久保滉(1981)
	1.5mg/kg,iv	1.0~8.0	0.3~1.6	11.8	0.08	Just HM(1983)

续表

部位	给药方案及病理生理状态	取样时间/h	浓度/(μg/g、μg/ml)或曲线下面积/(μg/g·h、μg/ml·h)		C_t/C_p 或 AUC_t/AUC_p	参考文献
			组织或组织液	血浆		
组织间隙液 Interstitial fluid	1.5mg/kg,iv	0.5～12.0	17.7	11.2	1.58	Carbon C(1978)
皮下组织 Subcutaneous tissue	1.5mg/kg,iv	1.0～8.0	7.15	8.50	0.84	Just HM(1983)
皮肤水疱液 Skin blister	5mg/kg,iv	0～6.0	157.8	78.3	2.02	Lanao JM(1991)
	200mg,im	0～5.0	20.2	27.4	0.74	Solberg CO(1980)
外周淋巴液 Peripheral lymph	40mg/kg,im	0～∞	33.0	131.9	0.27	Chung M(1982)
乳汁 Milk	100mg,im	2.0	<最低检测限	4.40～6.00	—	松田静治(1981)

表 5-7　阿米卡星组织分布

部位	给药方案及病理生理状态	取样时间/h	浓度/(μg/g、μg/ml)或曲线下面积/(μg/g·h、μg/ml·h)		C_t/C_p 或 AUC_t/AUC_p	参考文献
			组织或组织液	血浆		
脑脊液 Cerebrospinal fluid	7.5mg/kg,iv(细菌性脑膜炎)	7.0	2.5	10.0	0.25	Trujillo H(1979)
	7.5mg/kg,iv(细菌性脑膜炎)	≈3.0	6.4±1.9	25.9±3.3	0.25	Yogev R(1981)
	—,iv(大肠杆菌脑膜炎)	0～8.0	—	—	0.12～0.23	Strausbaugh LF(1977)
	7.5mg/kg,iv,bid	—	1.65	—	≈0.20	Gaillard JL(1995)
	7.5mg/kg,iv(无脑膜炎)	≈3.0	0.4±0.2	24.7±3.0	0.02	Yogev R(1981)
房水 Aqueous	7.5mg/kg,im	—	0.7	25.0	0.03	Dennis L(1983)
	—,im	0.5～4.0	3.1	51.5	0.06	Kasbeer RT(1975)
	13mg/kg,iv	0～8.0	2.9	29.8	0.10	Mayers M(1991)
	7.5mg/kg,im	0.5～7.5	6.2	138.4	0.05	Wingfield DL(1983)

续表

部位	给药方案及病理生理状态	取样时间/h	浓度/(μg/g、μg/ml)或曲线下面积/(μg/g·h、μg/ml·h)		C_t/C_p 或 AUC_t/AUC_p	参考文献
			组织或组织液	血浆		
房水 Aqueous	7.5mg/kg,im(多剂)	0.5～9.0	—	—	0.10	Wingfield DL(1983)
	200mg,im	0.5～6.0	13.1	69.5	0.19	大石正夫(1974)
玻璃体 Vitreous body	—,im	0.5～4.0	0.3～1.1	51.5	<0.02	Kasbeer RT(1975)
扁桃体 Tonsil	200mg,im	1.0	4.9～6.0	16.5～17.0	0.30～0.35	岩泽武彦(1975)
上颌窦黏膜 Maxillary sinus mucosa	200mg,im	1.0	3.0	17.0	0.18	岩泽武彦(1975)
唾液 Saliva	7.2mg/kg,im	0～8.0	<10.0	77.3	0.13	Elsen SHJ(2018)
心脏组织 Cardiac tissue	25mg/kg,iv(大鼠)	0～8.0	10.6	53.9	0.19	松本浩良(1982)
心肌 Myocardium	20mg/kg,im(大鼠)	2.0	—	—	0.09	石山俊次(1975)
心耳 Cardiac auricle	500mg,iv	术中	3.0～4.0	17.0～20.0	0.19	Faragó E(1979)
心包液 Pericardial fluid	500mg,iv	术中	2.0～4.0	17.0～20.0	0.16	Faragó E(1979)
肺组织 Pulmonary tissue	500mg,iv	术中	9.0	17.0～20.0	0.48	Faragó E(1979)
	25mg/kg,iv(大鼠)	0～8.0	18.3	53.9	0.34	松本浩良(1982)
	25mg/kg,iv(家兔)	1.0	31.5	78.0	0.40	松本浩良(1982)
	20mg/kg,im(大鼠)	0～2.0	23.7	—	0.40～0.60	北浦晧三(1981)
	20mg/kg,im(大鼠)	0.5	—	—	0.39	石山俊次(1975)
支气管分泌液 Bronchial exudate	7～10mg/kg,iv	—	2.0±1.0	12.8±3.3	0.15	Klastersky J(1981)
	5～7.5mg/kg,iv	—	—	—	0.15～0.20	Autret E(1986)
	7.5mg/kg,iv	稳态浓度	2.0	12.8	0.15	Thys TP(1981)
	7.5mg/kg,q12h,iv	1.5～12.0	18.9	133.0	0.14	Dull WL(1979)

续表

部位	给药方案及病理生理状态	取样时间/h	浓度/(μg/g、μg/ml)或曲线下面积/(μg/g·h、μg/ml·h)		C_t/C_p 或 AUC_t/AUC_p	参考文献
			组织或组织液	血浆		
支气管分泌液 Bronchial exudate	15mg/kg,qd,iv	0～24.0	153.0±99.0	223.0±113.0	0.66	Santer C(1995)
	7.5mg/kg,q12h,iv	0～24.0	60.0±38.0	131.0±41.0	0.46	Santer C(1995)
	7.5～12.5mg/kg,im	0～12.0	—	—	0.37	Thys TP(1981)
痰液 Sputum	30mg/kg,iv	0～24.0	83.7	235.0	0.25	Byl B(2001)
	5mg/kg,iv	0～4.0	—	—	≈0.20	Grenier B(1987)
	100mg,iv	0.5～6.0	5.3	15.2	0.34	渡边彰(1988)
	200mg,im	1.0～6.0	7.5～10.0	35.2	0.25	那须胜(1975)
	20mg/kg,im(大鼠)	峰浓度	1.50～1.80	5.70～6.90	0.26	松本庆藏(1975)
肺泡上皮液 Epithelial lining fluid	50mg/kg,iv(大鼠)(健康受试动物)	0～24.0	38.2	78.8	0.49	Ni W(2017)
	50mg/kg,iv(大鼠)(囊性纤维化)	0～24.0	23.6	87.7	0.27	Ni W(2017)
	7.5mg/kg,iv	0.5～1.0	5.20～8.90	—	0.39～0.53	Belohlávek J(2013)
	15mg/kg,iv	0～24.0	—	—	0.40～0.60	Tayman C(2011)
	20mg/kg,iv	1.0～2.0	3.60	7.00～9.20	0.44	Najmeddin F(2018)
胸腔积液 Pleural fluid	7.5mg/kg,iv	1.0～8.0	53.6	58.1	0.92	Thys JP(1984)
	7.5mg/kg,iv(脓胸)	1.0～8.0	29.3	58.1	0.50	Thys JP(1984)
肝组织 Hepatic tissue	20mg/kg,im(大鼠)	0.3～2.0	<最低检测限	30.9	—	北浦晧三(1981)
	20mg/kg,im(大鼠)	0.5～6.0	<最低检测限	68.0	—	那须胜(1975)
	20mg/kg,im(大鼠)	峰浓度	0.2	36.4	<0.01	松本庆藏(1975)
	25mg/kg,iv(大鼠)	0～8.0	1.9	53.9	0.03	松本浩良(1982)
	25mg/kg,iv(家兔)	1.0	5.3	78.0	0.07	松本浩良(1982)
胆囊 Gallbladder	200mg,iv	2.5	2.72	4.24	0.64	中村孝(1982)

续表

部位	给药方案及病理生理状态	取样时间/h	浓度/(μg/g、μg/ml)或曲线下面积/(μg/g·h、μg/ml·h)		C_t/C_p 或 AUC_t/AUC_p	参考文献
			组织或组织液	血浆		
胆囊胆汁 Cystic bile	200mg,iv	2.0	1.71	4.24	0.40	中村孝(1982)
	500mg,im	0.5	5.5	18.5	0.30	LeFrock JL(1984)
	500mg,im	1.0～6.0	16.9	28.4	0.60	Bermúdez RH(1981)
胆总管胆汁 Choledochal bile	200mg,iv	2.0	0.60～0.70	4.24	0.15	中村孝(1982)
	—	1.0	1.50	—	<0.10	须川畅一(1988)
胃 Stomach	25mg/kg,iv(大鼠)	0～8.0	10.7	53.9	0.20	松本浩良(1982)
	25mg/kg,iv(家兔)	1.0	17.4	78.0	0.22	松本浩良(1982)
脾 Spleen	20mg/kg,im(大鼠)	0.3～2.0	3.5	30.9	0.11	北浦晧三(1981)
	25mg/kg,iv(大鼠)	0～8.0	4.8	53.9	0.09	松本浩良(1982)
	25mg/kg,iv(家兔)	1.0	9.5	78.0	0.12	松本浩良(1982)
肾脏 Kidney	25mg/kg,iv(大鼠)	0～8.0	297.6	53.9	8.81	松本浩良(1982)
	25mg/kg,iv(家兔)	1.0～4.0	—	—	≈4.00	松本浩良(1982)
	20mg/kg,im(大鼠)	0.3～6.0	209.0	30.9	6.76	北浦晧三(1981)
	20mg/kg,im(大鼠)	0.5～6.0	185.3	68.0	2.73	那须胜(1975)
肾囊肿液 Renal cyst fluid	200mg,im	2.0～3.0	2.50～4.70	8.20～8.50	0.43	Ohkawa M(1991)
小肠 Small intestine	25mg/kg,iv(大鼠)	0～8.0	4.5	53.9	0.08	松本浩良(1982)
	25mg/kg,iv(家兔)	1.0	11.5	78.0	0.15	松本浩良(1982)
大肠 Large intestine	25mg/kg,iv(大鼠)	0～8.0	7.0	53.9	0.13	松本浩良(1982)
	25mg/kg,iv(家兔)	1.0	11.6	78.0	0.15	松本浩良(1982)
胰腺组织 Pancreatic tissue	20mg/kg,iv(大鼠)(无胰腺炎)	1.5	0.30	1.90	0.16	Spicák J(1999)
	20mg/kg,iv(大鼠)(胰腺炎)	1.5	0.20	2.20	0.07	Spicák J(1999)

续表

部位	给药方案及病理生理状态	取样时间/h	浓度/(μg/g、μg/ml)或曲线下面积/(μg/g·h、μg/ml·h)		C_t/C_p 或 AUC_t/AUC_p	参考文献
			组织或组织液	血浆		
胰腺组织 Pancreatic tissue	—	1.0	1.00	—	<0.10	须川畅一(1988)
	500mg,iv	1.5~2.0	0.6~0.9	7.6~14.9	0.07	Bassi C(1994)
	25mg/kg,iv(家兔)	1.0	2.2	78.0	0.03	松本浩良(1982)
胰液 Pancreatic juice	500mg,iv(胰腺炎)	1.5	0.93	7.50	0.12	Bassi C(1994)
	20mg/kg,iv(大鼠)(无胰腺炎)	1.5	0.70	1.90	0.29	Spicák J(1999)
阑尾 Appendix	200mg,iv	0.2~1.5	4.4	12.7	0.35	中村孝(1982)
腹腔积液 Ascitic fluid	7.5mg/kg,iv	峰浓度	2.49±0.43	—	0.39	Serour F(1990)
	7.5mg/kg,iv	0~5.0	47.6	46.3	1.03	MacGregor RR(1976)
	10mg/kg,iv(马)	0~24.0	140.0±25.8	139.0±34.0	1.01	Pinto N(2010)
	4.4mg/kg,iv(马)	1.0~4.0	46.2	51.1	0.90	Orsini JA(1985)
	7.0mg/kg,im(多剂)	1.5~2.0	16.2	19.2	0.84	Brown MP(1984)
睾丸 Testis	25mg/kg,iv(大鼠)	0~8.0	3.9	53.9	0.07	松本浩良(1982)
	25mg/kg,iv(家兔)	1.0	14.3	78.0	0.17	松本浩良(1982)
前列腺组织 Prostatic tissue	200mg,im	≈2.5	6.1±2.8	12.4±2.9	0.49	Goto T(1998)
	500mg,iv(×2 剂)	—	6.7±4.8	18.8±14.3	0.39	Becopoulos T(1990)
	200mg,iv	1.0~3.0	7.54±3.62	—	>0.50	铃木康义(1988)
前列腺分泌液 Prostatic secretion	200mg,im	≈2.5	3.2±1.7	12.4±2.9	0.25	Goto T(1998)
子宫内膜 Endometrium	7.0mg/kg,im(多剂)	1.5~2.0	2.5	19.2	0.13	Brown MP(1984)
卵巢 Ovary	200mg,iv	1.2~1.8	1.21	9.12	0.13	中村孝(1982)

续表

部位	给药方案及病理生理状态	取样时间/h	浓度/(μg/g、μg/ml)或曲线下面积/(μg/g·h、μg/ml·h)		C_t/C_p 或 AUC_t/AUC_p	参考文献
			组织或组织液	血浆		
输卵管 Oviduct	7.5mg/kg,iv	1.0	2.7	24.2	0.11	Flores-Mercado F (1977)
关节腔滑膜液 Synovial fluid	10mg/kg,iv(马)	0～24.0	100.0±39.9	139.0±34.0	0.72	Pinto N(2010)
	4.4mg/kg,iv(马)	1.0～4.0	26.3	51.1	0.51	Orsini JA(1985)
	7.0mg/kg,im(多剂)	1.5～2.0	10.8	19.2	0.56	Brown MP(1984)
肌肉组织 Muscular tissue	20mg/kg,im(大鼠)	0.3～2.0	3.1	30.9	0.10	北浦晧三(1981)
	7.5mg/kg,im	1.5～9.0	7.2	38.0	0.19	Daschner F(1977)
	25mg/kg,iv(大鼠)	0～8.0	4.4	53.9	0.08	松本浩良(1982)
	25mg/kg,iv(家兔)	1.0	8.5	78.0	0.11	松本浩良(1982)
脂肪组织 Adipose tissue	7.5mg/kg,im	1.5～9.0	7.1	38.0	0.19	Daschner F(1977)
压疮渗出液 Bedsore exudate	7.5mg/kg,iv(家兔)	0～12.0	31.8	25.0	1.27	Carbon C(1978)
	7.5mg/kg,iv	0～8.5	209.4	174.0	1.20	Jack L(1990)
皮肤水疱液 Skin blister	500mg,iv	>2.0	—	—	>1.00	Lanao JM(1983)
	7.5mg/kg,iv	—	—	—	≈0.60	Vaillant L(1991)
尿液 Urine	200mg,im	2.0～3.0	641.9	7.7	83.5	Ohkawa M(1991)
	100mg,im	0.5～1.0	305.0～820.0	5.6～9.8	73.1	那须胜(1975)
	7.0mg/kg,im(多剂)	1.5～2.0	1458	19.2	75.9	Brown MP(1984)

表 5-8A ^{3}H-小诺米星组织分布(健康受试大鼠,10mg/kg,im)[a]

部位	AUC_t/AUC_p	组织或组织液浓度 /(μg/g 或 μg/ml)				
		5min	30min	1.0h	2.0h	4.0h
血浆 Plasma	1.00	11.3	12.0	8.90	2.20	0.20
脑组织 Brain	0.14	0.70±0.10	0.90±0.00	1.40±0.20	0.50±0.00	0.20±0.00
眼球 Eye-ball	0.24	1.40±0.20	2.10±0.10	2.30±0.10	0.80±0.10	0.20±0.00
心脏组织 Cardiac tissue	0.40	4.50±0.60	4.10±0.20	3.10±0.30	1.20±0.20	0.30±0.00
胸腺 Thymus	0.68	2.20±0.20	4.80±0.80	7.70±0.80	1.90±0.50	1.00±0.10
肺组织 Pulmonary tissue	0.64	6.40±0.70	6.80±0.40	4.70±0.30	1.90±0.30	0.70±0.00
肝组织 Hepatic tissue	0.33	1.60±0.10	2.10±0.10	1.90±0.20	1.40±0.20	1.10±0.10
脾 Spleen	0.63	1.80±0.20	2.70±0.10	5.00±0.50	2.60±0.50	2.20±0.40
胃 Stomach	0.72	3.40±0.60	7.20±1.50	3.00±0.70	2.60±0.20	2.90±0.80
肾脏 Kidney	10.5	25.6±3.10	45.5±2.20	38.7±2.80	54.1±5.60	53.1±6.60
肾上腺 Adrenal	1.29	3.90±0.50	4.60±0.10	9.20±1.00	4.50±1.40	6.70±1.70
膀胱 Urinary bladder	23.1	22.3±6.10	255.0±92.0	131.0±3.80	—	44.5±33.5
小肠 Small intestine	1.08	3.10±0.30	4.90±0.20	8.20±1.60	5.40±1.30	2.30±0.40
盲肠 Caecum	1.13	1.90±0.40	3.30±0.90	6.70±3.20	7.50±2.00	2.20±0.50
大肠 Large intestine	0.76	2.60±0.30	4.60±0.40	5.90±1.20	3.00±0.00	2.10±0.70
睾丸 Testis	1.02	1.30±0.30	6.60±1.70	5.10±0.80	5.30±0.80	3.40±0.30
皮肤 Skin	0.97	3.00±0.50	9.10±1.80	8.00±1.80	3.50±0.50	1.40±0.30
骨髓 Bone marrow	0.40	2.20±0.90	2.00±0.10	4.80±1.50	1.30±0.30	0.30±0.10
肌肉组织 Muscular tissue	0.29	2.40±0.50	1.70±0.20	2.50±0.20	1.30±1.00	0.10±0.00
胃内容物 Contents in stomach	0.03	0.00±0.00	0.10±0.00	0.10±0.00	0.10±0.10	0.20±0.20

部位	AUC_t/AUC_p	组织或组织液浓度 /(μg/g 或 μg/ml)				
		5min	30min	1.0h	2.0h	4.0h
小肠内容物 Contents in small intestine	0.27	0.30±0.10	0.50±0.10	1.40±0.30	2.10±0.60	0.40±0.10
盲肠内容物 Contents in caecum	0.20	1.80±0.10	0.30±0.10	1.50±0.90	1.00±0.30	0.50±0.10
大肠内容物 Contents in large intestine	0.13	0.10±0.00	0.10±0.00	1.30±0.60	0.80±0.30	0.10±0.00

a:石井昭男,皆刀治重,奥村修造,等.KW-1062 标识体の吸收,分布,排泄. Chemotherapy,1977,25(7):1880-1887.

表 5-8B 小诺米星组织分布

部位	给药方案及病理生理状态	取样时间 /h	浓度/(μg/g、μg/ml)或曲线下面积/(μg/g·h、μg/ml·h)		C_t/C_p 或 AUC_t/AUC_p	参考文献
			组织或组织液	血浆		
脑脊液 Cerebrospinal fluid	10mg/kg,im(家兔)	0.5～4.0	2.0	81.8	0.02	柴田清人(1977)
	3mg/kg,im(家兔)(葡萄球菌脑膜炎)	1.0	0.39	9.98	0.04	小林裕(1977)
脑组织 Brain	167mg/kg,im(大鼠)	0.5	8.2	213.3	0.04	大久保滉(1977)
	20mg/kg,im(大鼠)	0.5	<最低检测限	40.0	—	坂部孝(1977)
房水 Aqueous humor	10mg/kg,im(家兔)	1.0	3.6	50.8	0.07	松鹈嘉文(1977)
	20mg/kg,im(家兔)	1.0	4.8	31.3	0.15	大石正夫(1977)
眼睑 Lid	20mg/kg,im(家兔)	1.0	14.2	31.3	0.45	大石正夫(1977)
结膜 Conjunctiva	20mg/kg,im(家兔)	1.0	16.7	31.3	0.53	大石正夫(1977)
眼外肌 Extraocular muscle	20mg/kg,im(家兔)	1.0	4.5	31.3	0.14	大石正夫(1977)
角膜 Cornea	20mg/kg,im(家兔)	1.0	3.2	31.3	0.10	大石正夫(1977)
巩膜 Sclera	20mg/kg,im(家兔)	1.0	5.3	31.3	0.17	大石正夫(1977)

续表

部位	给药方案及病理生理状态	取样时间/h	浓度/(μg/g、μg/ml)或曲线下面积/(μg/g·h、μg/ml·h)		C_t/C_p 或 AUC_t/AUC_p	参考文献
			组织或组织液	血浆		
虹膜及睫状体 Iris and ciliary body	20mg/kg,im(家兔)	1.0	10.0	31.3	0.32	大石正夫(1977)
视神经 Optic nerve	20mg/kg,im(家兔)	1.0	4.1	31.3	0.13	大石正夫(1977)
视网膜 Retina	20mg/kg,im(家兔)	1.0	7.6	31.3	0.24	大石正夫(1977)
玻璃体 Vitreous body	20mg/kg,im(家兔)	1.0	9.6	31.3	0.31	大石正夫(1977)
晶状体 Lens	20mg/kg,im(家兔)	1.0	1.8	31.3	0.06	大石正夫(1977)
扁桃体 Tonsil	40～80mg,im	0.5	—	2.90～7.00	<0.10	和田健二(1977)
上颌窦黏膜 Maxillary sinus mucosa	80mg,im	1.0	1.90±0.35	8.34±1.10	0.13	岩泽武彦(1977)
心脏组织 Cardiac tissue	10mg/kg,iv(大鼠)	0.2～1.0	2.3	12.7	0.18	栗本司(1983)
	20mg/kg,im(大鼠)	0.5	2.8	40.0	0.08	坂部孝(1977)
肺组织 Pulmonary tissue	10mg/kg,iv(大鼠)	0.1～4.0	22.2	26.4	0.84	大越正秋(1982)
	10mg/kg,im(大鼠)	0.1～4.0	23.5	26.9	0.87	佐藤清(1977)
	10mg/kg,iv(大鼠)	0.2～1.0	5.1	12.7	0.40	栗本司(1983)
	20mg/kg,im(大鼠)	0.5	12.5	40.0	0.31	坂部孝(1977)
	167mg/kg,im(大鼠)	0.5	73.5	213.3	0.34	大久保滉(1977)
痰液 Sputum	60mg,iv	0～12.0	1.6±0.9	13.8±5.7	0.11	Fraschini F(1987)
	60mg,iv,q12h(×7d)	0～12.0	2.9±1.1	14.9±6.2	0.20	Fraschini F(1987)
	60mg,iv,q12h(×7d)	0.5	1.40	6.92	0.20	中川圭一(1995)
肝组织 Hepatic tissue	10mg/kg,iv(大鼠)	0.1～4.0	3.2	26.4	0.12	大越正秋(1982)
	20mg/kg,im(大鼠)	0.5	<最低检测限	40.0	—	坂部孝(1977)
	167mg/kg,im(大鼠)	0.5	9.7	213.3	0.05	大久保滉(1977)

续表

部位	给药方案及病理生理状态	取样时间/h	浓度/(μg/g、μg/ml)或曲线下面积/(μg/g·h、μg/ml·h)		C_t/C_p 或 AUC_t/AUC_p	参考文献
			组织或组织液	血浆		
肝组织 Hepatic tissue	10mg,im(小鼠)	0～2.0	0.9	13.9	0.07	荒谷春惠(1977)
胆囊 Gallbladder	120mg,im	0.5	1.87±0.52	4.70±1.10	0.40	谷村弘(1985)
	120mg,iv	0.5	1.05±0.37	8.28±0.74	0.12	谷村弘(1985)
胆汁 Bile	20mg/kg,im(家兔)	0.5～6.0	30.5	75.9	0.40	柴田清人(1977)
	120mg,im	0.5	2.03±1.39	4.70±1.10	0.43	谷村弘(1985)
	120mg,iv	0.5	2.00±1.65	8.28±0.74	0.24	谷村弘(1985)
脾 Spleen	20mg/kg,im(大鼠)	0.5	4.1	40.0	0.10	坂部孝(1977)
	167mg/kg,im(大鼠)	0.5	20.6	213.3	0.10	大久保滉(1977)
	10mg/kg,iv(大鼠)	0.1～4.0	6.4	26.4	0.24	大越正秋(1982)
肾脏 Kidney	10mg/kg,iv(大鼠)	0.1～4.0	234.3	26.4	8.89	大越正秋(1982)
	10mg/kg,iv(大鼠)	0.2～1.0	44.9	12.7	3.52	栗本司(1983)
	10mg/kg,im(大鼠)	0.1～4.0	234.6	26.9	8.72	佐藤清(1977)
	5mg/kg,im(大鼠)	2.0	7.50	0.90	8.33	松本庆藏(1977)
	20mg/kg,im(大鼠)	0.5～6.0	150.3	36.7	4.10	坂部孝(1977)
	167mg/kg,im(大鼠)	0～24.0	1820	321.7	5.66	大久保滉(1977)
	10mg/kg,im(大鼠)	0.25	60.9	22.7	2.68	栗本司(1983)
	20mg/kg,im(大鼠)	0.5～6.0	225.9	85.0	2.66	那须胜(1977)
腹腔积液 Ascitic fluid	150mg,im,qd(×3d)	1.0	1.70	≈6.50～7.50	0.24	绀野昌俊(1977)
睾丸 Testis	40mg,im	1.0	0.66	2.50	0.26	河村信夫(1977)
附睾组织 Epididymal tissue	40mg,im	1.0	0.62	2.50	0.25	河村信夫(1977)
输精管 Vas deferens	40mg,im	1.0	0.53	2.50	0.21	河村信夫(1977)

续表

部位	给药方案及病理生理状态	取样时间/h	浓度/(μg/g、μg/ml)或曲线下面积/(μg/g·h、μg/ml·h)		C_t/C_p 或 AUC_t/AUC_p	参考文献
			组织或组织液	血浆		
卵巢 Ovary	10mg/kg,iv(大鼠)	0～4.0	8.3	19.8	0.42	出口隆志(1977)
子宫 Uterus	10mg/kg,iv(大鼠)	0～4.0	16.8	19.8	0.85	出口隆志(1977)
肌肉组织 Muscular tissue	167mg/kg,im(大鼠)	0.5	10.3	213.3	0.05	大久保滉(1977)
	5mg/kg,im(大鼠)	0.3～0.5	1.7	45.2～53.1	0.03	荒谷春惠(1977)
皮肤 Skin	10mg/kg,im(大鼠)	0.5～4.0	10.4	27.0	0.38	荒田次郎(1977)
	5mg/kg,im(家兔)	0.5～1.0	3.1～4.1	9.2～12.8	0.33	德田安章(1977)
羊水 Amniotic fluid	10mg/kg,iv(大鼠)	0～4.0	1.0	19.8	0.05	出口隆志(1977)
尿液 Urine	2mg/kg,im(儿童)	1.0	327.5	6.7～12.5	26.2～37.2	绀野昌俊(1977)
	10mg/kg,iv(大鼠)	峰浓度	1633	22.0	74.2	佐藤清(1977)

表 5-9　西索米星组织分布

部位	给药方案及病理生理状态	取样时间/h	浓度/(μg/g、μg/ml)或曲线下面积/(μg/g·h、μg/ml·h)		C_t/C_p 或 AUC_t/AUC_p	参考文献
			组织或组织液	血浆		
脑脊液 Cerebrospinal fluid	10mg/kg,im(家兔)	—	0.4	47.6	0.01	柴田清人(1978)
房水 Aqueous	1mg/kg,im(家兔)(×3 剂)	1.0	0.18	2.50	0.07	Faris BM(1980)
	20mg/kg,im(家兔)	0.5～6.0	22.1	122.6	0.18	大石正夫(1978)
	20mg/kg,im(家兔)	1.0	5.8	24.4	0.26	大石正夫(1978)
角膜 Cornea	20mg/kg,im(家兔)	1.0	1.2	24.4	0.05	大石正夫(1978)
眼睑 Lid	20mg/kg,im(家兔)	1.0	7.1	24.4	0.29	大石正夫(1978)
结膜 Conjunctiva	20mg/kg,im(家兔)	1.0	4.9	24.4	0.20	大石正夫(1978)

续表

部位	给药方案及病理生理状态	取样时间/h	浓度/(μg/g、μg/ml)或曲线下面积/(μg/g·h、μg/ml·h)		C_t/C_p 或 AUC_t/AUC_p	参考文献
			组织或组织液	血浆		
巩膜 Sclera	20mg/kg,im(家兔)	1.0	8.7	24.4	0.35	大石正夫(1978)
眼外肌 Extraocular muscle	20mg/kg,im(家兔)	1.0	2.2	24.4	0.09	大石正夫(1978)
虹膜及睫状体 Iris and ciliary body	20mg/kg,im(家兔)	1.0	8.1	24.4	0.33	大石正夫(1978)
玻璃体 Vitreous body	20mg/kg,im(家兔)	1.0	2.9	24.4	0.12	大石正夫(1978)
上颌窦黏膜 Maxillary sinus mucosa	100mg,im	1.0	1.5	15.3	0.10	岩泽武彦(1978)
	50mg,im	1.0	0.86	8.00	0.11	三边武右卫门(1978)
腭扁桃体 Palatine tonsil	100mg,im	1.0	1.6	14.6	0.11	岩泽武彦(1978)
	50mg,im	1.0	0.45	3.80	0.12	三边武右卫门(1978)
咽扁桃体 Pharyngeal tonsil	100mg,im	1.0	2.3	16.0	0.14	岩泽武彦(1978)
心脏组织 Cardiac tissue	10mg/kg,im(小鼠)	—	1.35	8.93	0.15	池田智惠子(1978)
肺组织 Pulmonary tissue	10mg/kg,im(小鼠)	—	3.59	8.93	0.40	池田智惠子(1978)
	1mg/kg,im	1.0～1.5	2.20	4.00	0.55	Faragó E(1980)
	40mg/kg,im(大鼠)	0.5～4.0	51.5	84.7	0.61	大久保滉(1978)
	20mg/kg,im(大鼠)	0.5～6.0	18.6	39.1	0.48	中山一诚(1978)
痰液 Sputum	75mg,im	—	7.0	48.5	0.14	前田文彦(1979)
胸腔积液 Pleural fluid	75mg,im	—	37.9	45.4	0.84	中富昌夫(1978)
胆囊胆汁 Cystic bile	10mg/kg,im(家兔)	—	8.5	145.9	0.06	柴田清人(1978)

续表

部位	给药方案及病理生理状态	取样时间/h	浓度/(μg/g、μg/ml)或曲线下面积/(μg/g·h、μg/ml·h)		C_t/C_p 或 AUC_t/AUC_p	参考文献
			组织或组织液	血浆		
肝组织 Hepatic tissue	10mg/kg,im(小鼠)	—	0.07	8.93	0.01	池田智惠子(1978)
	50mg/kg,im(大鼠)	—	1.8	120.8	0.01	铃木宽(1978)
	20mg/kg,im(大鼠)	—	3.3	213.5	0.01	中富昌夫(1978)
	25mg/kg,im(豚鼠)	—	18.6	217.9	0.09	Matsuzawa T(1981)
	40mg/kg,im(大鼠)	0.5~4.0	3.5	84.7	0.04	大久保滉(1978)
肾脏 Kidney	10mg/kg,im(小鼠)	—	89.3	8.9	9.99	池田智惠子(1978)
	10mg/kg,im(大鼠)	—	57.1	23.8	2.40	立花章男(1982)
	50mg/kg,im(大鼠)	—	282.0	120.8	2.33	铃木宽(1978)
	5mg/kg,im(大鼠)	—	82.0	14.0	5.86	铃木宽(1978)
	25mg/kg,im(豚鼠)	—	2727	217.9	12.5	Matsuzawa T(1981)
	40mg/kg,im(大鼠)	0.5~4.0	247.2	84.7	2.92	大久保滉(1978)
	20mg/kg,im(大鼠)	0.5~6.0	201.0	39.1	5.13	中山一诚(1978)
肾髓质 Renal medulla	4mg/kg,ip(大鼠)	0.5~6.0	169.2	16.3	10.4	Fabre J(1976)
	4mg/kg,ip(大鼠)	0.5~6.0	442.8	16.3	27.2	Fabre J(1976)
脾 Spleen	10mg/kg,im(小鼠)	—	0.79	8.93	0.09	池田智惠子(1978)
	25mg/kg,im(豚鼠)	—	27.4	217.9	0.13	Matsuzawa T(1981)
	40mg/kg,im(大鼠)	0.5~4.0	17.5	84.7	0.21	大久保滉(1978)
肌肉组织 Muscular tissue	40mg/kg,im(大鼠)	0.5~4.0	4.1	84.7	0.05	大久保滉(1978)
组织间隙液 Interstitial fluid	1.5mg/kg,im(家兔)	0.5~4.0	3.61	9.27	0.39	Claude C(1978)
羊水 Amniotic fluid	50mg,im	—	21.0	24.5	0.86	高濑善次郎(1978)

续表

部位	给药方案及病理生理状态	取样时间/h	浓度/(μg/g、μg/ml)或曲线下面积/(μg/g·h、μg/ml·h)		C_t/C_p 或 AUC_t/AUC_p	参考文献
			组织或组织液	血浆		
尿液 Urine	4mg/kg,ip(大鼠)	0.5～6.0	2155	16.3	132.6	Fabre J(1976)
	50mg,im	—	784.9	7.4	105.5	中富昌夫(1978)
	50mg,im	0.5～6.0	409.4	8.4	48.7	中山一诚(1978)

表 5-10A [14]C-异帕米星组织分布(健康受试大鼠,25mg/kg,iv)[a,b]

部位	AUC_t/AUC_p	组织或组织液浓度 /(μg/g 或 μg/ml)				
		5min	30min	1.0h	2.0h	4.0h
血浆 Plasma	1.00	115.7±18.3	29.5±1.79	7.83±1.01	1.81±0.48	0.27±0.05
全血 Blood	0.62	63.3±8.40	17.5±1.04	4.97±1.02	2.10±1.48	0.30±0.08
脑组织 Brain	0.03	1.75±0.61	0.67±0.05	0.38±0.12	0.16±0.03	0.11±0.02
脑垂体 Hypophysis	0.40	23.7±3.38	7.61±0.35	3.24±1.30	1.87±0.76	1.94±0.81
眼球 Eye-ball	0.26	15.9±3.95	7.24±0.22	3.07±0.25	1.24±0.14	0.59±0.06
眶内泪腺 Intraorbital lacrimal gland	0.25	18.6±2.75	5.24±0.29	2.88±1.23	0.89±0.12	0.60±0.04
眶外泪腺 Exorbital lacrimal gland	0.31	25.1±2.10	8.29±0.51	3.13±0.48	1.03±0.19	0.61±0.05
颌下腺 Submaxillary gland	0.28	21.7±3.08	7.01±1.10	2.52±0.21	1.03±0.13	0.58±0.04
腮腺 Parotid gland	0.33	28.5±2.19	8.31±0.35	3.27±0.14	1.12±0.27	0.55±0.08
舌下腺 Sublingual gland	0.50	35.8±10.6	11.0±0.78	4.03±1.12	2.13±0.36	1.55±0.20
淋巴结 Lymph node	0.51	32.7±3.15	13.2±3.25	3.98±0.33	2.00±0.47	1.77±0.54
甲状腺 Thyroid	0.38	18.6±6.68	9.12±1.29	3.65±0.66	1.66±0.42	2.01±0.19
胸腺 Thymus	0.23	14.7±1.83	5.09±0.97	2.19±0.29	1.22±0.83	0.67±0.08
心脏组织 Cardiac tissue	0.28	24.0±3.12	7.32±1.06	2.91±0.86	0.89±0.29	0.43±0.07

续表

部位	AUC_t/AUC_p	组织或组织液浓度 /(μg/g 或 μg/ml)				
		5min	30min	1.0h	2.0h	4.0h
肺组织 Pulmonary tissue	0.66	40.0±11.4	15.7±0.56	6.43±0.52	3.33±1.01	1.94±0.90
气管 Trachea	3.12	185.0	94.9±2.92	45.5±10.99	14.8±4.69	3.10±0.31
胃 Stomach	0.42	28.8±6.77	10.7±1.86	5.17±1.23	1.86±0.73	0.76±0.25
肝组织 Hepatic tissue	0.29	12.0±1.91	4.40±0.54	2.21±0.23	1.46±0.37	1.47±0.84
脾 Spleen	0.29	16.4±2.67	5.27±0.63	2.35±0.21	1.43±0.26	1.18±0.06
肾脏 Kidney	14.4	353.2±9.49	139.4±35.4	140.8±67.2	89.9±10.5	98.0±8.23
肾上腺 Adrenal	0.44	28.5±6.87	10.3	3.63±2.13	1.68±0.39	1.68±1.01
胰腺组织 Pancreatic tissue	0.19	11.1±1.67	4.36±0.88	2.45±0.70	0.83±0.20	0.54±0.01
小肠 Small intestine	0.37	11.2±2.30	4.37±0.56	6.85±3.42	3.54±2.93	0.79±0.09
大肠 Large intestine	0.35	16.8±4.83	5.60±0.35	3.49±1.52	2.46±1.75	1.42±0.36
盲肠 Caecum	0.48	18.3±8.48	5.86±1.06	3.24±2.55	5.51±4.10	1.93±0.56
睾丸 Testis	0.15	7.91±1.32	4.60±0.54	1.80±0.02	0.60±0.10	0.36±0.03
附睾组织 Epididymal tissue	0.30	18.6±2.26	8.36±0.82	3.46±0.85	1.30±0.53	0.62±0.12
股骨 Femur	0.34	19.0±3.89	10.7±4.13	2.97±0.63	1.44±0.16	0.77±0.05
骨髓 Bone marrow	0.41	23.9±5.76	6.51±2.41	2.78±0.50	1.83±0.20	2.32±1.29
皮肤 Skin	0.48	33.4±4.15	13.9±1.01	5.17±2.63	1.57±0.20	1.03±0.10
组织 Fat	0.07	4.75±3.01	1.31±0.04	0.87	0.24±0.09	0.20±0.02
肌肉组织 Muscular tissue	0.16	12.9±1.51	3.79±0.91	1.40±0.03	0.57±0.08	0.24
血浆 Plasma	1.00	85.6±0.53	36.2±4.09	9.55±3.55	1.94±0.95	0.51±0.09
子宫 Uterus	0.86	40.2±2.36	18.5±0.49	9.97±2.45	7.66±3.66	3.12±0.69
卵巢 Ovary	0.44	27.2±2.51	13.4±1.13	5.23±1.26	1.89	1.23±0.20

续表

部位	AUC_t/AUC_p	组织或组织液浓度 /(μg/g 或 μg/ml)				
		5min	30min	1.0h	2.0h	4.0h
乳腺 Mammary gland	0.30	20.7±5.81	9.20±2.60	2.73±1.04	1.26±0.49	1.01±0.13
羊水 Amniotic fluid	0.04	0.31±0.33	0.40±0.13	0.58±0.26	0.48±0.07	0.40±0.04

a:岩崎正和,芹泽和宪,铃木忠清,等. ^{14}C 标识硫酸イセパマイシン(^{14}C-Isepamicin,^{14}C-HAPA-B)の体内动态に关する研究Ⅰ. ラット单回投与時の吸收,分布,代谢及び排泄の研究. The Japanese Journal of Antibiotics,1987,40(1):239-252.

b:岩崎正和,芹泽和宪,铃木忠清,等. ^{14}C 标识硫酸イセパマイシン(^{14}C-Isepamicin,^{14}C-HAPA-B)の体内动态に关する研究Ⅲ. ラットにおける胎盤通過性,乳汁移行性の研究. The Japanese Journal of Antibiotics,1987,40(1):259-266.

表 5-10B　^{14}C-异帕米星组织分布(健康受试大鼠,25mg/kg,im)[a,b]

部位	AUC_t/AUC_p	组织或组织液浓度 /(μg/g 或 μg/ml)						
		10min	30min	1.0h	2.0h	4.0h	6.0h	24.0h
血浆 Plasma	1.00	75.3±4.78	45.0±3.22	18.66±5.89	3.16±2.09	0.30±0.03	0.18±0.02	0.21±0.10
全血 Blood	0.63	41.8±4.03	25.2±2.58	12.00±3.64	1.89±1.08	0.25±0.04	0.27±0.02	0.22±0.07
脑组织 Brain	0.03	1.73±0.22	1.30±0.12	0.54±0.08	0.25±0.07	0.13±0.03	0.16±0.03	0.07±0.03
脑垂体 Hypophysis	0.33	31.9±14.1	10.7±0.89	5.34±2.43	1.28±0.33	1.11±0.31	0.53±0.26	0.35
眼球 Eye-ball	0.22	9.79±4.16	7.26±0.21	4.03±0.97	1.43±0.22	0.61±0.07	0.38±0.05	0.35±0.25
眶内泪腺 Intraorbital lacrimal gland	0.28	15.1±1.18	10.9±0.89	4.51±1.47	1.17±0.41	0.66±0.10	0.61±0.02	0.46±0.02
眶外泪腺 Exorbital lacrimal gland	0.41	25.9±1.10	17.2±4.32	6.57±1.15	1.45±0.48	0.68±0.06	0.69±0.08	0.37±0.12
颌下腺 Submaxillary gland	0.32	19.7±1.14	12.1±1.31	4.76±0.78	1.36±0.50	0.81±0.27	0.67±0.04	0.49±0.04
腮腺 Parotid gland	0.40	25.4±3.93	15.0±0.83	6.57±2.39	1.71±0.76	0.72±0.13	0.75±0.10	0.60±0.25
舌下腺 Sublingual gland	0.49	24.1±1.41	13.3±2.98	7.10±0.99	2.98±1.32	2.23±0.43	1.31±0.13	1.09±0.61
淋巴结 Lymph node	0.59	31.0±10.9	20.0±2.73	8.90±1.59	3.03±1.34	1.79±0.41	1.74±0.78	1.28±0.07

续表

部位	AUC_t/AUC_p	组织或组织液浓度 /(μg/g 或 μg/ml)						
		10min	30min	1.0h	2.0h	4.0h	6.0h	24.0h
甲状腺 Thyroid	0.44	27.2±6.43	14.7±4.82	6.21±1.26	2.58±1.21	1.43±0.19	1.09±0.20	0.38
胸腺 Thymus	0.19	10.8±1.45	7.64±0.58	3.12±0.60	1.09±0.21	0.67±0.08	0.55±0.04	0.60±0.08
心脏组织 Cardiac tissue	0.26	18.0±2.69	11.9±0.51	5.29±1.84	1.11±0.38	0.36±0.02	0.38±0.07	0.30±0.05
肺组织 Pulmonary tissue	0.56	32.1±1.52	21.8±2.62	12.0±2.97	2.40±1.41	1.52±0.18	1.31±0.13	0.73±0.38
气管 Trachea	4.11	213.6±54.8	141.3±13.5	87.2±13.6	25.3±12.5	4.31±0.70	2.20±0.13	1.11±0.32
胃 Stomach	0.32	14.9±2.94	13.1±5.33	5.11±1.81	1.78±0.55	0.72±0.14	0.63±0.14	0.47±0.04
肝组织 Hepatic tissue	0.20	9.66±1.04	6.19±0.32	3.33±1.14	1.21±0.33	0.98±0.09	0.98±0.04	0.77±0.21
脾 Spleen	0.27	13.4±0.53	9.11±1.16	3.86±0.78	1.60±0.28	1.37±0.14	1.19±0.03	1.26±0.22
肾脏 Kidney	12.1	159.8±31.7	151.7±21.1	140.1±20.6	97.7±30.9	93.8±16.5	86.2±7.41	78.7±24.7
肾上腺 Adrenal	0.35	22.0±5.47	13.5±0.42	5.24±1.27	1.41±0.54	0.72±0.13	0.81±0.06	0.87±0.30
胰腺组织 Pancreatic tissue	0.25	13.8±0.17	8.55±0.99	3.83±0.62	1.29±0.25	0.70±0.06	0.62±0.02	0.46±0.09
小肠 Small intestine	0.44	12.5±0.71	11.5±3.81	4.84±1.22	3.74±1.75	2.66±1.36	0.92±0.15	1.07±0.24
大肠 Large intestine	0.39	14.3±7.24	12.5±4.20	6.37±0.68	2.12±1.38	1.53±0.57	1.22±0.28	1.38±0.75
盲肠 Caecum	0.37	8.80±1.77	7.33±0.24	5.15±1.90	1.63±0.89	2.72±1.02	2.30±0.99	2.00±0.72
睾丸 Testis	0.17	5.33±0.63	5.63±0.43	3.37±1.23	1.11±0.69	0.36±0.04	0.27±0.02	0.32±0.13
附睾组织 Epididymal tissue	0.35	19.4±3.26	17.0±1.70	6.05±1.55	1.77±0.70	0.61±0.12	0.49±0.10	0.57±0.07
皮肤 Skin	0.48	24.8±4.47	20.9±2.67	8.08±1.91	1.91±0.85	0.97±0.11	0.81±0.15	0.65±0.12
脂肪组织 Adipose tissue	0.08	5.29±0.53	3.58±0.51	1.17±0.17	0.32±0.09	0.09±0.02	0.09±0.02	0.13±0.07
骨髓 Bone marrow	0.37	20.7±3.58	11.9±2.33	4.34±1.06	1.69±0.56	1.61±0.35	1.20±0.00	0.93±0.29
股骨 Femur	0.32	13.9±4.64	10.9±2.01	5.07±0.25	1.91±1.18	1.03±0.56	0.64±0.16	0.40±0.04
肌肉组织 Muscular tissue	0.15	8.04±0.96	5.38±1.32	2.68±1.08	0.72±0.40	0.37±0.07	0.26±0.05	0.37±0.18

部位	AUC_t/AUC_p	组织或组织液浓度 /(μg/g 或 μg/ml)						
		10min	30min	1.0h	2.0h	4.0h	6.0h	24.0h
血浆 Plasma	1.00	69.7±7.61	48.8±9.96	20.7±2.17	5.96±0.69	0.54±0.07	0.28±0.04	0.06±0.02
子宫 Uterus	0.87	23.8±4.33	28.0±10.3	24.4±15.5	5.05±0.49	3.16±0.96	2.42±0.74	1.89±0.17
卵巢 Ovary	0.40	20.3±4.65	15.0±2.39	6.72	2.97±0.28	1.52±0.46	0.86±0.38	0.87±0.31
乳腺 Mammary gland	0.29	11.4±1.84	12.6±5.85	5.31±1.16	1.97±0.21	1.03±0.04	0.72±0.10	0.58±0.20

a:岩崎正和,芹泽和宪,铃木忠清,等. [14]C 标识硫酸イセパマイシン(^{14}C-Isepamicin,[14]C-HAPA-B)の体内动态に关する研究Ⅰ.ラット单回投与時の吸收,分布,代谢及び排泄の研究. The Japanese Journal of Antibiotics,1987,40(1):239-252.

b:岩崎正和,芹泽和宪,铃木忠清,等. [14]C 标识硫酸イセパマイシン(^{14}C-Isepamicin,[14]C-HAPA-B)の体内动态に关する研究Ⅲ.ラットにおける胎盤通過性,乳汁移行性の研究. The Japanese Journal of Antibiotics,1987,40(1):259-266.

表 5-10C　异帕米星组织分布

部位	给药方案及病理生理状态	取样时间/h	浓度/(μg/g、μg/ml)或曲线下面积/(μg/g·h、μg/ml·h)		C_t/C_p 或 AUC_t/AUC_p	参考文献
			组织或组织液	血浆		
脑组织 Brain	25mg/kg,iv(家兔)(多剂)	0.5	1.4	41.3	0.03	岩崎正和(1987)
肺组织 Pulmonary tissue	25mg/kg,iv(大鼠)	1.0	9.5	12.5	0.76	铃木忠清(1987)
	25mg/kg,im(大鼠)	0.5	20.0	43.5	0.46	铃木忠清(1987)
	25mg/kg,iv(家兔)(多剂)	0.5	36.3	41.3	0.88	岩崎正和(1987)
胸腔积液 Pleural fluid	200mg,im	2.0	5.55	8.93	0.62	副岛林造(1985)
气管 Trachea	25mg/kg,iv(家兔)(多剂)	0.5	—	41.3	>0.50	岩崎正和(1987)
痰液 Sputum	200mg,iv	1.5~5.5	2.5	19.7	0.13	森贤治(1985)
	200mg,iv	1.0~8.0	6.4	47.8	0.13	胜正孝(1986)

续表

部位	给药方案及病理生理状态	取样时间/h	浓度/(μg/g、μg/ml)或曲线下面积/(μg/g·h、μg/ml·h)		C_t/C_p 或 AUC_t/AUC_p	参考文献
			组织或组织液	血浆		
痰液 Sputum	200mg,im	1.0～4.0	6.4	20.0	0.31	大石和德(1985)
	200mg,im	2.0	2.00～2.45	—	0.26	大石和德(1985)
	200mg,im	1.0～6.0	7.5	24.7	0.30	佐藤实(1985)
心脏组织 Cardiac tissue	25mg/kg,iv(大鼠)	1.0	3.6	12.5	0.29	铃木忠清(1987)
	25mg/kg,iv(家兔)(多剂)	0.5	11.9	41.3	0.29	岩崎正和(1987)
肝组织 Hepatic tissue	25mg/kg,iv(家兔)(多剂)	0.5	10.3	41.3	0.25	岩崎正和(1987)
	25mg/kg,iv(大鼠)	0.5	3.7	31.5	0.12	铃木忠清(1987)
	25mg/kg,im(大鼠)	0.5	3.6	43.5	0.08	铃木忠清(1987)
胆汁 Bile	200mg,im	≈1.5	1.6	<11.1	>0.14	中村孝(1985)
	200mg,im	0.5～6.0	19.0	42.4	0.45	由良二郎(1985)
胆囊 Gallbladder	200mg,im	≈1.5	4.8	<11.1	>0.44	中村孝(1985)
脾 Spleen	25mg/kg,iv(大鼠)	1.0	2.4	12.5	0.19	铃木忠清(1987)
	25mg/kg,iv(家兔)(多剂)	0.5	13.9	41.3	0.34	岩崎正和(1987)
肾脏 Kidney	25mg/kg,iv(大鼠)	1.0	91.5	12.5	7.32	铃木忠清(1987)
	25mg/kg,iv(家兔)(多剂)	0.5	576.9	41.3	14.0	岩崎正和(1987)
前列腺组织 Prostatic tissue	25mg/kg,iv(家兔)(多剂)	0.3～1.0	6.8	40.0～50.0	0.15	铃木忠清(1987)
阑尾 Appendix	200mg,im	0.3～3.5	2.18～6.08	4.76～8.35	0.48	中村孝(1985)
脓性腹水 Purulent ascites	200mg,im	≈0.5	4.0～13.1	4.8～8.4	1.30	中村孝(1985)
	200mg,iv	2.0	8.4	9.0～10.0	0.89	Package insert of Exacin
	400mg,iv	2.0	15.3	14.0～18.0	0.95	Package insert of Exacin

续表

部位	给药方案及病理生理状态	取样时间/h	浓度/(μg/g、μg/ml)或曲线下面积/(μg/g・h、μg/ml・h)		C_t/C_p 或 AUC_t/AUC_p	参考文献
			组织或组织液	血浆		
肌肉组织 Muscular tissue	25mg/kg,iv(家兔)(多剂)	0.5	4.2	41.3	0.10	岩崎正和(1987)
	25mg/kg,iv(大鼠)	0.5	2.4	31.5	0.08	铃木忠清(1987)
髓质骨 Cancellous bone	15mg/kg,iv	≈1.5	6.3±3.8	43.0±10.4	0.15	Boselli E(2002)
皮质骨 Cortical bone	15mg/kg,iv	≈1.5	8.3±5.1	43.0±10.4	0.19	Boselli E(2002)
骨髓 Bone marrow	400mg,iv	0.5	19.4	21.8	0.89	八並干(1998)
	400mg,iv	1.0	14.7	15.9	0.92	八並干(1998)
	400mg,iv	0.5	21.0	20.5	1.02	柴田阳三(2000)
	400mg,iv	1.0	18.0	16.5	1.09	柴田阳三(2000)
皮肤水疱液 Skin blister	200mg,im	2.0～4.0	≈4.00	4.00～8.00	0.50～1.00	Package insert of Exacin
手术创面渗出液 Surgical wound exudate	200mg,im	4.0	7.00～8.00	4.00～6.00	1.17～2.00	Package insert of Exacin
乳汁 Milk	25mg/kg,iv(大鼠)	1.0～6.0	18.2	3.8	4.84	岩崎正和(1987)
	25mg/kg,im(大鼠)	1.0～6.0	17.1	13.4	1.27	岩崎正和(1987)
羊水 Amniotic fluid	200mg,im	0.5～7.5	8.3	21.4	0.39	高濑善次郎(1985)
尿液 Urine	200mg,iv	1.0	1141	9.1	125.8	中山一诚(1985)
	200mg,iv	1.0～8.0	2210	47.8	46.2	胜正孝(1986)
	50mg/kg,sc(小鼠)	0.3～4.0	4203	26.9	156.5	Milller GH(1978)
	25mg/kg,sc(小鼠)	0.3～4.0	3625	11.6	313.9	Milller GH(1978)

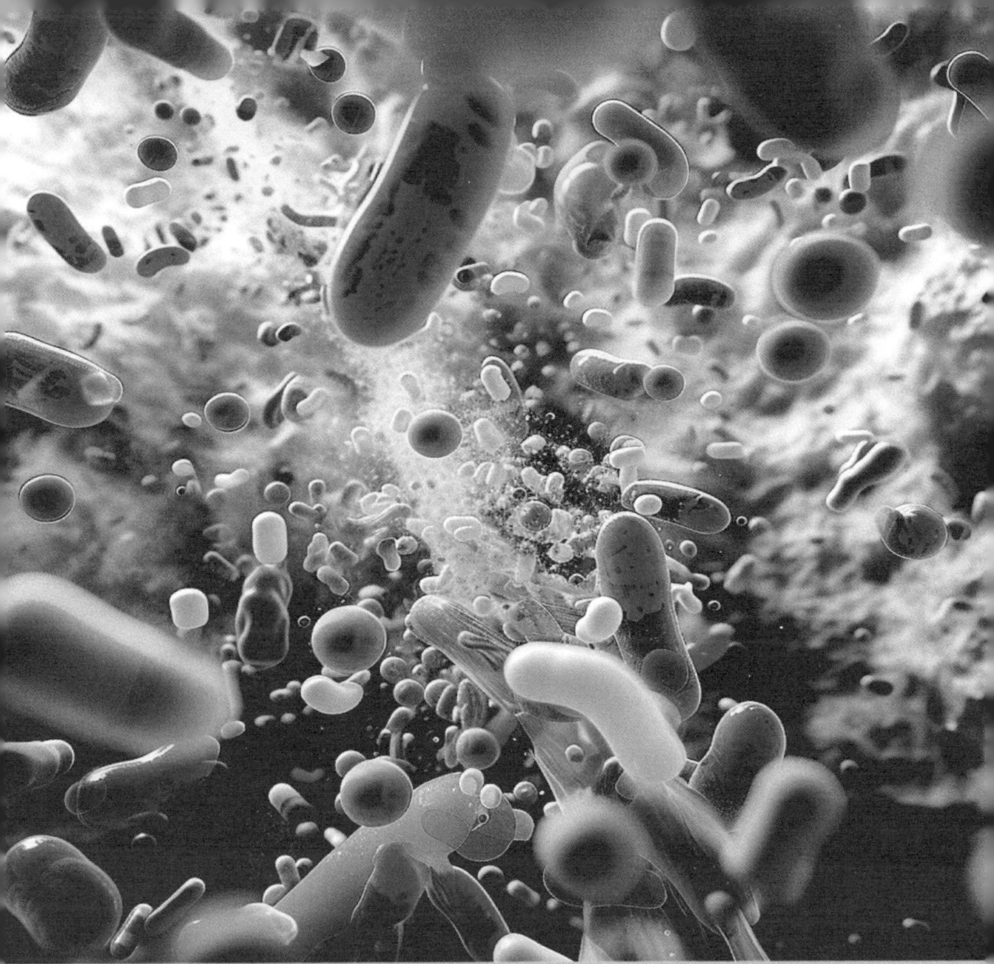

六

四环素类

Tetracyclines

表 6-1　米诺环素组织分布

部位	给药方案及病理生理状态	取样时间/h	浓度/(μg/g、μg/ml)或曲线下面积/(μg/g·h、μg/ml·h)		C_t/C_p 或 AUC_t/AUC_p	参考文献
			组织或组织液	血浆		
脑脊液 Cerebrospinal fluid	2.2mg/kg,iv(大鼠)	3.0	0.30±0.13	1.57±0.13	0.19	Nagata S(2010)
	10mg/kg,iv(比格犬)	4.5	0.80	6.95	0.12	Kelly RG(1967)
	4.0mg/kg,po,q12h(马驹)	1.5	0.30	3.59	0.08	Giguere S(2016)
	4.0mg/kg,po,q12h(马驹)	12.0	0.21	1.32	0.16	Giguere S(2016)
脑组织 Brain	2.2mg/kg,iv(大鼠)	3.0	0.77±0.45	1.57±0.13	0.48	Nagata S(2010)
	10mg/kg,iv(比格犬)	4.5	4.95	8.15	0.61	Kelly RG(1967)
房水 Aqueous	4.0mg/kg,po,q12h(马)	稳态浓度	0.11	—	0.20	Schnabel LV(2011)
腮腺 Parotid	10mg/kg,iv(比格犬)	4.5	6.20	7.00	0.89	Kelly RG(1967)
唾液腺 Salivary gland	10mg/kg,iv(比格犬)	4.5	9.30～9.40	6.95	1.20～1.50	Kelly RG(1967)
	5.0mg/kg,iv(比格犬)	1.0	—	—	0.56～0.74	Fair WR(1974)
唾液 Saliva	100mg,iv	2.0～3.0	0.33～0.38	2.64～3.35	0.12	Sommerwerck D (1978)
咽喉 Throat	2.2mg/kg,iv(大鼠)	3.0	2.62±0.63	1.57±0.13	1.65	Nagata S(2010)
腭扁桃体 Palatine tonsil	100mg,po,bid	6.0	3.49	0.94	3.17	Iwasawa T(1969)
咽扁桃体 Pharyngeal tonsil	100mg,po,bid	6.0	4.90	1.25	3.92	Iwasawa T(1969)
	—	—	—	—	1.60～3.00	Fourtillan JB(1977)
食管 Esophagus	10mg/kg,iv(比格犬)	4.5	6.95	6.95	1.00	Kelly RG(1967)
鼻窦分泌液 Sinonasal secretion	100mg,po,bid	2.0	1.06	3.06	0.34	Worgan D(1976)

续表

部位	给药方案及病理生理状态	取样时间/h	浓度/(μg/g、μg/ml)或曲线下面积/(μg/g·h、μg/ml·h)		C_t/C_p 或 AUC_t/AUC_p	参考文献
			组织或组织液	血浆		
上颌窦黏膜 Maxillary sinus mucosa	100mg,po,bid	6.0	2.21	1.31	1.69	Iwasawa T(1969)
	—	—	—	—	1.60～3.00	Fourtillan JB(1977)
甲状腺 Thyroid	10mg/kg,iv(比格犬)	4.5	33.9	8.3	4.10	Kelly RG(1967)
	100mg,po,bid	稳态浓度	4.59	—	2.78	Macdonald H(1973)
心脏组织 Cardiac tissue	2.2mg/kg,iv(大鼠)	3.0	3.35±0.48	1.57±0.13	2.14	Nagata S(2010)
	10mg/kg,iv(比格犬)	4.5	14.3	8.2	1.75	Kelly RG(1967)
心脏赘生物 Cardiac vegetation	10mg/kg,iv,q8h	4.5	—	—	2.90	Nicolau DP(1994)
气管 Trachea	2.2mg/kg,iv(大鼠)	3.0	4.62±0.18	1.57±0.13	2.94	Nagata S(2010)
	100mg,iv,bid(×3d)	术中	2.99±1.26	0.76±0.46	4.40	Naline E(1991)
肺组织 Pulmonary tissue	2.2mg/kg,iv(大鼠)	3.0	4.70±1.12	1.57±0.13	2.99	Nagata S(2010)
	10mg/kg,iv(比格犬)	4.5	19.1	8.2	2.34	Kelly RG(1967)
	100mg,po,bid	稳态浓度	5.31	—	3.22	Macdonald H(1973)
	100mg,iv	2.3	2.92	0.93	3.71	Watanabe A(2001)
	100mg,iv,bid(×3d)	术中	—	—	3.17	Naline E(1991)
	—	—	—	—	3.00～4.00	Fourtillan JB(1977)
肺泡上皮液 Epithelial lining fluid	1.6mg/kg,iv,q12h(家猪)	0.5～2.0	58.6	39.4	1.42～1.60	Rottbøll LAH(2016)
	50mg/kg,iv(小鼠)	0～24.0	—	—	2.5～2.8	Zhou J(2017)
	4.0mg/kg,po,q12h(马驹)	1.5	27.5	3.6	7.66	Giguere S(2016)
	4mg/kg,po(马)(×5 剂)	稳态浓度	66.34	15.40	4.30	Echeverria KO(2017)

部位	给药方案及病理生理状态	取样时间/h	浓度/(μg/g、μg/ml)或曲线下面积/(μg/g·h、μg/ml·h)		C_t/C_p 或 AUC_t/AUC_p	参考文献
			组织或组织液	血浆		
痰液 Sputum	100mg,po,bid	0～11.0	5.41	9.64	0.56	Maesen FPV(1989)
	100mg,po,bid	2.0～3.0	3.30～4.50	—	0.40～0.50	Gartmann J(1975)
	100mg,po	2.0～3.0	—	—	0.30	Ruhen RW(1975)
	100mg,iv	2.0～4.0	—	—	0.56	Watanabe A(2001)
	100mg,iv	0～25.0	23.2	35.5	0.65	Sommerwerck D(1978)
胸腔积液 Pleural fluid	100mg,iv	4.0～5.0	1.07	1.26	0.85	Sommerwerck D(1978)
	2.2mg/kg,iv(大鼠)	3.0	0.82±0.05	1.57±0.13	0.52	Nagata S(2010)
乳腺 Mammary gland	10mg/kg,iv(比格犬)	4.5	7.60	6.10	1.20	Kelly RG(1967)
	100mg,po,bid	稳态浓度	1.67	1.65	1.03	Macdonald H(1973)
胃 Stomach	2.2mg/kg,iv(大鼠)	3.0	3.38±0.63	1.57±0.13	2.14	Nagata S(2010)
	10mg/kg,iv(比格犬)	4.5	10.6	7.0	1.53	Kelly RG(1967)
胆囊 Gallbladder	10mg/kg,iv(比格犬)	4.5	24.1	7.3	3.30	Kelly RG(1967)
	100mg,po,bid	稳态浓度	9.65	—	6.50	Macdonald H(1973)
	—	—	—	—	6.50	Fourtillan JB(1977)
胆囊胆汁 Cystic bile	10mg/kg,iv(比格犬)	4.5	236	7.0	34.0	Kelly RG(1967)
	100mg,po,bid	稳态浓度	76.0	—	38.0	Macdonald H(1973)
	100mg,po,bid	4.0	—	—	24.0～27.0	Ishiyama S(1969)
	—	—	—	—	38.0	Fourtillan JB(1977)
肝组织 Hepatic tissue	2.2mg/kg,iv(大鼠)	3.0	7.22±1.63	1.57±0.13	4.59	Nagata S(2010)
	10mg/kg,iv(比格犬)	4.5	34.0	8.2	4.17	Kelly RG(1967)
	—	0.5	46.3	17.8	2.60	川岛敏文(1990)

续表

部位	给药方案及病理生理状态	取样时间/h	浓度/(μg/g、μg/ml)或曲线下面积/(μg/g·h、μg/ml·h)		C_t/C_p 或 AUC_t/AUC_p	参考文献
			组织或组织液	血浆		
肝组织 Hepatic tissue	—	—	—	—	12.0	Fourtillan JB(1977)
脾 Spleen	10mg/kg,iv(比格犬)	4.5	9.35	6.95	1.15	Kelly RG(1967)
肾上腺 Adrenal	10mg/kg,iv(比格犬)	4.5	11.4	7.0	1.64	Kelly RG(1967)
肾皮质 Renal cortex	2.2mg/kg,iv(大鼠)	3.0	12.1±1.5	1.6±0.1	7.74	Nagata S(2010)
肾髓质 Renal medulla	2.2mg/kg,iv(大鼠)	3.0	10.4±2.1	1.6±0.1	6.70	Nagata S(2010)
肾脏 Kidney	10mg/kg,iv(比格犬)	4.5	20.8	8.2	2.56	Kelly RG(1967)
	—	0.5	29.2	17.8	1.64	川岛敏文(1990)
膀胱 Urinary bladder	10mg/kg,iv(比格犬)	4.5	6.10	6.95	0.88	Kelly RG(1967)
	100mg,po,bid	稳态浓度	1.36	—	0.78	Macdonald H(1973)
腹股沟淋巴结 Inguinal lymph node	2.2mg/kg,iv(大鼠)	3.0	2.29±0.04	1.57±0.13	1.46	Nagata S(2010)
胰腺组织 Pancreatic tissue	10mg/kg,iv(比格犬)	4.5	10.7	7.0	1.54	Kelly RG(1967)
小肠 Small intestine	2.2mg/kg,iv(大鼠)	3.0	2.26±0.19	1.57±0.13	1.14	Nagata S(2010)
隔膜 Diaphragm	10mg/kg,iv(比格犬)	4.5	8.5～11.0	7.0	1.40	Kelly RG(1967)
肠系膜淋巴结 Mesenteric lymph node	10mg/kg,iv(比格犬)	4.5	6.60	7.30	0.80	Kelly RG(1967)
阑尾 Appendix	100mg,po,bid	稳态浓度	4.63	1.65	2.81	Macdonald H(1973)
十二指肠 Duodenum	10mg/kg,iv(比格犬)	4.5	12.1	—	1.70	Kelly RG(1967)
	100mg,po,bid	稳态浓度	4.63	1.65	2.81	Macdonald H(1973)
空肠 Jejunum	10mg/kg,iv(比格犬)	4.5	15.1	—	2.00～2.30	Kelly RG(1967)

续表

部位	给药方案及病理生理状态	取样时间/h	浓度/(μg/g、μg/ml)或曲线下面积/(μg/g·h、μg/ml·h)		C_t/C_p 或 AUC_t/AUC_p	参考文献
			组织或组织液	血浆		
空肠 Jejunum	100mg,po,bid	稳态浓度	2.43	1.65	1.49	Macdonald H(1973)
回肠 Ileum	10mg/kg,iv(比格犬)	4.5	15.1	—	2.10～2.20	Kelly RG(1967)
结肠 Colon	10mg/kg,iv(比格犬)	4.5	9.40	—	1.20	Kelly RG(1967)
	100mg,po,bid	稳态浓度	2.03	1.65	1.23	Macdonald H(1973)
直肠 Rectum	10mg/kg,iv(比格犬)	4.5	6.5	6.1	1.10	Kelly RG(1967)
	100mg,po,bid	稳态浓度	2.31	1.65	1.40	Macdonald H(1973)
盲肠 Caecum	10mg/kg,iv(比格犬)	4.5	11.3	6.1	1.90	Kelly RG(1967)
腹腔积液 Ascitic fluid	2.2mg/kg,iv(大鼠)	3.0	0.97±0.13	1.57±0.13	0.61	Nagata S(2010)
前列腺组织 Prostatic tissue	100mg,po,bid	稳态浓度	2.27	—	1.30	Macdonald H(1973)
	100mg,iv,q12h	—	4.16	3.01	1.38	Hensle TW(1977)
	200mg,iv	1.0～3.0	1.97	2.95	0.76	Kawashima H(1988)
	—	1.0	8.08	5.63	1.44	Cirillo E(1982)
	200mg,po	2.5～3.0	1.82	2.05	0.89	Goto T(1998)
	—	—	—	—	0.40～1.00	Benassayag E(1979)
前列腺分泌液 Prostatic secretion	200mg,po	2.5～3.0	0.62	2.05	0.30	Goto T(1998)
	5mg/kg,iv(比格犬)	1.5～2.0	0.36	1.83	0.20	Fair WR(1974)
子宫 Uterus	2.2mg/kg,iv(大鼠)	3.0	3.34±0.55	1.57±0.13	2.08	Nagata S(2010)
	10mg/kg,iv(比格犬)	4.5	6.45	6.95	0.93	Kelly RG(1967)
	100mg,po,bid	稳态浓度	2.02	1.65	1.22	Macdonald H(1973)
卵巢 Ovary	10mg/kg,iv(比格犬)	4.5	4.00～7.30	6.95	0.85	Kelly RG(1967)
	100mg,po,bid	稳态浓度	1.83	1.65	1.10	Macdonald H(1973)

续表

部位	给药方案及病理生理状态	取样时间/h	浓度/(μg/g、μg/ml)或曲线下面积/(μg/g·h、μg/ml·h)		C_t/C_p 或 AUC_t/AUC_p	参考文献
			组织或组织液	血浆		
阴道部 Portio vaginalis	10mg/kg,iv(比格犬)	4.5	4.70～6.70	6.95	0.75	Kelly RG(1967)
输卵管 Oviduct	100mg,po,bid	稳态浓度	2.24	1.65	1.36	Macdonald H(1973)
淋巴结 Lymph node	100mg,po,bid	稳态浓度	2.97	1.65	1.80	Macdonald H(1973)
脊髓 Spinal	10mg/kg,iv(比格犬)	4.5	3.30～4.90	6.95	0.60	Kelly RG(1967)
肌肉组织 Muscular tissue	2.2mg/kg,iv(大鼠)	3.0	2.68±0.16	1.57±0.13	1.71	Nagata S(2010)
	10mg/kg,iv(比格犬)	4.5	11.0	8.2	1.35	Kelly RG(1967)
	10mg/kg,iv(比格犬)	4.5	7.30～8.60	6.95	1.05～1.24	Kelly RG(1967)
	1.6mg/kg,iv,q12h(家猪)	0.5～2.0	28.1	39.4	0.73	Rottbøll LAH(2016)
	100mg,iv,q12h	—	2.97	3.01	0.99	Hensle TW(1977)
肌腱 Tendon	2.2mg/kg,iv(大鼠)	3.0	0.58±0.18	1.57±0.13	0.37	Nagata S(2010)
骨组织 Bone tissue	10mg/kg,iv(比格犬)	4.5	6.45	6.95	0.93	Kelly RG(1967)
骨髓 Bone marrow	2.2mg/kg,iv(大鼠)	3.0	0.98±0.09	1.57±0.13	0.62	Nagata S(2010)
关节腔滑膜液 Synovial fluid	4.0mg/kg,po,q12h(马驹)	1.5	1.54	3.59	0.43	Giguere S(2016)
	4.0mg/kg,po,q12h(马驹)	12.0	0.93	1.32	0.70	Giguere S(2016)
	4.0mg/kg,po,q12h(马)	稳态浓度	0.33	0.45～0.67	0.49～0.73	Schnabel LV(2011)
皮肤 Skin	100mg,po,bid	稳态浓度	2.44	1.65	1.48	Macdonald H(1973)
	2.2mg/kg,iv(大鼠)	3.0	2.72±0.91	1.57±0.13	1.70	Nagata S(2010)
	10mg/kg,iv(比格犬)	4.5	6.10	6.95	0.88	Kelly RG(1967)
皮下脂肪 Subcutaneous fat	100mg,iv,q12h	—	0.74	3.01	0.24	Hensle TW(1977)
	10mg/kg,iv(比格犬)	4.5	0.83	8.15	0.10	Kelly RG(1967)

续表

部位	给药方案及病理生理状态	取样时间/h	浓度/(μg/g、μg/ml)或曲线下面积/(μg/g·h、μg/ml·h)		C_t/C_p 或 AUC_t/AUC_p	参考文献
			组织或组织液	血浆		
尿液 Urine	10mg/kg,iv(比格犬)	4.5	9.30～9.40	8.15	1.20～1.50	Kelly RG(1967)
	4.0mg/kg,po,q12h(马驹)	1.5	2.71	3.59	0.75	Giguere S(2016)
	4.0mg/kg,po,q12h(马驹)	12.0	2.01	1.32	1.52	Giguere S(2016)
	100mg,iv,q12h	—	6.95	3.81	1.82	Hensle TW(1977)

表 6-2　多西环素组织分布

部位	给药方案及病理生理状态	取样时间/h	浓度/(μg/g、μg/ml)或曲线下面积/(μg/g·h、μg/ml·h)		C_t/C_p 或 AUC_t/AUC_p	参考文献
			组织或组织液	血浆		
脑脊液 Cerebrospinal fluid	10mg/kg,po(马驹)	2.0	0.49±0.27	3.50±0.69	0.14	Womble A(2007)
	10mg/kg,po(马驹)	12.0	0.39±0.21	2.67±0.88	0.15	Womble A(2007)
	100mg,po,bid(×5～8d)	2.0～3.0	0.60	4.70	0.13	Dotevall L(1989)
	200mg,po,bid(×5～8d)	2.0～3.0	1.10	7.50	0.15	Dotevall L(1989)
	20mg/kg,po(大鼠)	1.0～24.0	2.5	16.9	0.09	Michel G(1984)
	200mg,po,bid(×7 剂)	4.0～6.0	0.80～2.00	3.60～8.60	0.22	Yim CW(1985)
玻璃体 Vitreous body	10mg/kg,po(马)	2.0～3.0	<0.17	0.82	<0.20	Gilmour MA(2005)
房水 Aqueous humor	10mg/kg,po(马)	2.0～3.0	<最低检测限	0.82	—	Gilmour MA(2005)
	200mg,po	4.0	0.65±0.15	6.82±0.99	0.10	Hrishi Keshavan HJ (1981)
泪液 Lacrimal fluid	100mg,po,q12h	4.0	0.50～0.60	5.40	0.11	Hoeprich PD(1974)
腮腺 Parotid	200mg,po	3.0	0.23	3.80	0.06	Bystedt H(1978)

续表

部位	给药方案及病理生理状态	取样时间/h	浓度/(μg/g、μg/ml)或曲线下面积/(μg/g·h、μg/ml·h)		C_t/C_p 或 AUC_t/AUC_p	参考文献
			组织或组织液	血浆		
颌下腺 Submaxillary gland	200mg,po	3.0	0.17	3.80	0.04	Bystedt H(1978)
唾液 Saliva	200mg,po	3.0	0.37	3.80	0.10	Bystedt H(1978)
	100mg,po,q12h	4.0	<0.50	5.40	0.09	Hoeprich PD(1974)
耳分泌液 Otorrhea	100mg,po	≈3.0	1.80±0.57	2.30±0.18	0.78	Sundberg L(1983)
	100mg,po	≈14.0	2.65±0.21	1.65±0.35	1.60	Sundberg L(1983)
鼻息肉 Nasal polyp	100mg,po	≈3.0	2.13±1.08	3.65±0.90	0.58	Sundberg L(1983)
	100mg,po	≈14.0	1.90±0.42	2.05±0.35	0.94	Sundberg L(1983)
鼻黏膜分泌液 Nasal mucosal secretion	100mg,po,q12h(×2~7剂)	—	—	3.50±1.20	0.23	三吉康郎(1978)
	200mg,po,q12h(×2~7剂)	—	0.80	1.90±1.80	0.42	三吉康郎(1978)
	300mg,po,qd(×7d)	8.0	0.27	1.62	0.18	Siu J(2020)
鼻甲 Turbinate	300mg,po,qd(×7d)	8.0	1.38	1.62	0.85	Siu J(2020)
上颌窦黏膜 Maxillary sinus mucosa	200mg,po,qd(×3d)	—	3.30~7.50	2.00~4.00	1.50~2.00	Bordes R(1980)
	100mg,iv	0.5~1.0	1.26	1.26	1.00	本堂润(1975)
	200mg,po	2.0	0.75	0.83	0.90	本堂润(1975)
上颌窦分泌液 Maxillary sinus secretion	负荷剂量:200mg,po,qd(×1d) 维持剂量:100mg,po,qd(×3d)	2.0~3.0	2.30	2.70	0.85	Eneroth CM(1975)
腭扁桃体 Palatine tonsil	200mg,po,qd(×3d)	—	2.30~6.70	2.00~4.00	0.80~2.00	Bordes R(1980)
	100mg,iv	0.5~1.0	1.59	1.26	1.26	本堂润(1975)
	200mg,po	2.0	1.17	0.83	1.41	本堂润(1975)
下颌骨 Mandibula	200mg,po	3.0	2.60	3.80	0.68	Bystedt H(1978)

部位	给药方案及病理生理状态	取样时间/h	浓度/(μg/g、μg/ml)或曲线下面积/(μg/g·h、μg/ml·h)		C_t/C_p 或 AUC_t/AUC_p	参考文献
			组织或组织液	血浆		
心脏组织 Cardiac tissue	10mg/kg,iv(大鼠)	4.0	4.70	1.25	3.76	Blanchard P(1975)
	20mg/kg,po(大鼠)	1.0～24.0	46.1	16.9	2.73	Michel G(1984)
乳汁 Milk	5mg/kg,iv(山羊)	0.5～12.0	11.8	4.9	2.40	Jha VK(1989)
肺泡上皮液 Epithelial lining fluid	10mg/kg,po(马驹)	2.0	11.3±3.0	3.5±0.7	3.22	Womble A(2007)
	10mg/kg,po(马驹)	12.0	4.51±3.34	2.67±0.88	1.69	Womble A(2007)
肺组织 Pulmonary tissue	200mg,iv	4.5	5.60	4.58	1.22	Nelis HJ(1980)
	200mg,iv	—	5.40	—	2.30	Cunha BA(1982)
	10mg/kg,po	2.0	3.10	1.45	2.14	Fabre J(1977)
	10mg/kg,iv(大鼠)	4.0	3.10	1.25	2.48	Blanchard P(1975)
	20mg/kg,po(大鼠)	1.0～24.0	27.3	16.9	1.62	Michel G(1984)
	负荷剂量:200mg,po,qd 维持剂量:100mg,po,qd(多剂)	3.0	4.81±0.84	3.74±0.58	1.29	Gartmann J(1975)
支气管 Bronchia	负荷剂量:200mg,po,qd 维持剂量:100mg,po,qd(多剂)	3.0	2.82±0.83	3.92±0.83	0.72	Gartmann J(1975)
痰液 Sputum	负荷剂量:200mg,po,qd 维持剂量:100mg,po,qd(多剂)	3.0	0.96±0.39	3.77±0.93	0.25	Gartmann J(1975)
	200mg,po	4.0～6.0	0.80	2.70	0.30	MacArthur CG(1978)
	200mg,po	24.0	0.60	1.10	0.55	MacArthur CG(1978)
	100mg,po,qd(多剂)	3.0	0.41	2.13	0.19	Hartnett BJ(1976)
	100mg,po,qd(多剂)	8.0	0.47	1.76	0.27	Hartnett BJ(1976)
	100mg,po,qd(多剂)	23.0	0.35	1.15	0.30	Hartnett BJ(1976)
	100mg,po	2.0～3.0	<0.60	2.30±0.37	0.26	Ruhen RW(1975)

续表

部位	给药方案及病理生理状态	取样时间/h	浓度/(μg/g、μg/ml)或曲线下面积/(μg/g·h、μg/ml·h)		C_t/C_p 或 AUC_t/AUC_p	参考文献
			组织或组织液	血浆		
痰液 Sputum	100mg,po,bid	0～11.0	5.6	15.6	0.36	Maesen FPV(1989)
胸腔积液 Pleural fluid	—	1.0	5.50	9.40	0.59	Mandal AK(1978)
	负荷剂量:200mg,po,qd 维持剂量:100mg,po,qd(多剂)	2.0	1.50	4.80	0.31	Thadepalli H(1980)
	100mg,po,q12h	0～4.0	6.4	17.0	0.37	Paterson IC(1978)
胆囊 Gallbladder	200mg,iv	2.0～3.0	5.60	6.49	0.86	Nelis HJ(1980)
	200mg,iv	3.0～4.0	3.51	4.58	0.77	Nelis HJ(1980)
	100mg,iv	2.0	3.60±1.99	2.13±0.71	1.69	Moorthi K(1980)
	200mg,iv	2.0	5.18±1.22	3.90±0.52	1.33	Moorthi K(1980)
	200mg,iv	—	3.70	—	1.10	Cunha BA(1982)
	负荷剂量:200mg,po,qd 维持剂量:100mg,po,qd(×3 剂)	20.0	4.98±2.54	2.25±1.15	2.21	Moorthi K(1980)
胆囊胆汁 Cystic bile	100mg,iv	2.0	11.1±3.2	2.1±0.7	5.21	Moorthi K(1980)
	200mg,iv	2.0	12.4±6.2	3.9±0.5	3.90	Moorthi K(1980)
	负荷剂量:200mg,po,qd 维持剂量:100mg,po,qd(×3 剂)	20.0	25.7±12.6	2.3±1.2	11.4	Moorthi K(1980)
肝组织 Hepatic tissue	10mg/kg,iv(大鼠)	4.0	11.5	1.3	9.21	Blanchard P(1975)
	20mg/kg,po(大鼠)	1.0～24.0	218.1	16.9	12.9	Michel G(1984)
肾脏 Kidney	200mg,iv	—	10.7	—	2.40	Cunha BA(1982)
	20mg/kg,po(大鼠)	1.0～24.0	472.8	16.9	28.0	Michel G(1984)
肾皮质 Renal cortex	10mg/kg,iv(大鼠)	4.0	27.8	1.3	22.2	Blanchard P(1975)
肾髓质 Renal medulla	10mg/kg,iv(大鼠)	4.0	10.2	1.3	8.13	Blanchard P(1975)

续表

部位	给药方案及病理生理状态	取样时间/h	浓度/(μg/g、μg/ml)或曲线下面积/(μg/g·h、μg/ml·h)		C_t/C_p 或 AUC_t/AUC_p	参考文献
			组织或组织液	血浆		
膀胱 Urinary bladder	200mg,iv	—	3.70	—	1.70	Cunha BA(1982)
肠道 Intestine	10mg/kg,iv(大鼠)	4.0	12.2	1.3	9.74	Blanchard P(1975)
阑尾 Appendix	200mg,iv	2.0～3.0	6.89	6.49	1.06	Nelis HJ(1980)
	200mg,iv	3.0～4.0	5.38	4.58	1.17	Nelis HJ(1980)
	200mg,iv	—	1.80	—	0.60	Cunha BA(1982)
十二指肠 Duodenum	200mg,iv	2.0	4.31	6.49	0.66	Nelis HJ(1980)
胃 Stomach	200mg,iv	2.0	3.51	6.49	0.54	Nelis HJ(1980)
	200mg,iv	—	2.40	—	0.80	Cunha BA(1982)
回肠 Ileum	200mg,iv	—	3.60	—	0.70	Cunha BA(1982)
结肠 Colon	200mg,iv	—	3.80	—	0.80	Cunha BA(1982)
直肠 Rectum	200mg,iv	3.5	7.69	6.49	1.68	Nelis HJ(1980)
盲肠 Caecum	20mg/kg,po(大鼠)	1.0～24.0	882.0	16.9	52.3	Michel G(1984)
筋膜 Fascia	200mg,iv	2.0	2.49	6.49	0.38	Nelis HJ(1980)
大网膜 Omentum	200mg,iv	2.0～3.0	3.11	6.49	0.48	Nelis HJ(1980)
	200mg,iv	3.0～4.0	2.40	4.58	0.52	Nelis HJ(1980)
腹膜 Peritoneum	200mg,iv	2.0	3.69	6.49	0.57	Nelis HJ(1980)
	100mg,iv	2.0	1.50±1.08	2.13±0.71	0.70	Moorthi K(1980)
	200mg,iv	2.0	2.58±1.11	3.90±0.52	0.66	Moorthi K(1980)
	负荷剂量:200mg,po,qd 维持剂量:100mg,po,qd(×3 剂)	20.0	0.85±0.34	2.25±1.15	0.38	Moorthi K(1980)
肠系膜 Mesentery	200mg,iv	2.5	3.29	6.49	0.51	Nelis HJ(1980)

续表

部位	给药方案及病理生理状态	取样时间/h	浓度/(μg/g、μg/ml)或曲线下面积/(μg/g·h、μg/ml·h)		C_t/C_p 或 AUC_t/AUC_p	参考文献
			组织或组织液	血浆		
腹腔积液 Ascitic fluid	10mg/kg,po(马驹)	2.0	2.40±0.26	3.50±0.69	0.69	Womble A(2007)
	10mg/kg,po(马驹)	12.0	1.99±0.50	2.67±0.88	0.74	Womble A(2007)
前列腺组织 Prostatic tissue	200mg,iv	—	1.79	—	0.61	Oosterlinck W(1980)
	200mg,iv	—	3.10	—	1.10	Cunha BA(1982)
	负荷剂量:200mg,po,qd 维持剂量:100mg,po,qd(多剂)	—	1.63	—	0.93	Garnes HA(1973)
	200mg,po	2.0~5.0	1.66	2.45	0.60	足立望太郎(1978)
	100mg,po,qd(多剂)	14.0	1.56	—	0.58	Oosterlinck W(1980)
	10mg/kg,po(比格犬)	1.0~5.0	3.45	9.70	0.36	足立望太郎(1978)
前列腺分泌液 Prostatic secretion	10mg/kg,po(比格犬)	1.0~5.0	1.85	7.45	0.25	足立望太郎(1978)
	—	—	7.0	48.0	0.15	Edwin M(1982)
睾丸 Testis	10mg/kg,iv(大鼠)	4.0	3.05	1.25	2.44	Blanchard P(1975)
附睾组织 Epididymal tissue	10mg/kg,iv(大鼠)(附睾炎)	0~4.0	18.0	7.0	2.57	Tartaglione TA(1991)
	10mg/kg,iv(大鼠)(健康受试动物)	0~4.0	8.00	7.00	1.14	Tartaglione TA(1991)
输卵管黏膜 Oviduct mucosa	100mg,po	2.0	3.10	2.80	1.11	Brihmer C(1983)
	100mg,po	24.0	1.30	1.10	1.18	Brihmer C(1985)
淋巴结 Lymph node	200mg,iv	—	2.10	—	0.70	Cunha BA(1982)
肌肉组织 Muscular tissue	10mg/kg,iv(大鼠)	4.0	2.75	1.25	2.20	Blanchard P(1975)
	10mg/kg,iv(家兔)	4.0	—	—	3.50	Cars O(1988)
	10mg/kg,po	2.0	2.85	1.45	1.97	Fabre J(1977)
脂肪组织 Adipose	200mg,iv	—	0.40	—	0.20	Cunha BA(1982)

续表

部位	给药方案及病理生理状态	取样时间/h	浓度/(μg/g、μg/ml)或曲线下面积/(μg/g·h、μg/ml·h)		C_t/C_p 或 AUC_t/AUC_p	参考文献
			组织或组织液	血浆		
关节腔滑膜液 Synovial fluid	10mg/kg,po(马驹)	2.0	2.57±0.38	3.50±0.69	0.73	Womble A(2007)
	10mg/kg,po(马驹)	12.0	2.02±0.47	2.67±0.88	0.76	Womble A(2007)
皮肤水疱液 Skin blister	100mg,po,qd(×3d)	0～12.0	6.9±3.4	12.7±4.9	0.54	Schreiner A(1985)
组织间隙液 Interstitial fluid	10mg,po,qd	0～12.0	5.2	12.2	0.43	Davis JL(2006)
尿液 Urine	10mg/kg,po(马驹)	2.0	187.3±65.8	3.5±0.7	53.5	Womble A(2007)
	10mg/kg,po(马驹)	12.0	46.5±9.6	2.7±0.9	17.4	Womble A(2007)

表 6-3　替加环素组织分布

部位	给药方案及病理生理状态	取样时间/h	浓度/(μg/g、μg/ml)或曲线下面积/(μg/g·h、μg/ml·h)		C_t/C_p 或 AUC_t/AUC_p	参考文献
			组织或组织液	血浆		
脑脊液 Cerebrospinal fluid	负荷剂量:100mg,iv 维持剂量:50mg,iv,q12h	0～12.0	0.09	1.36	0.07	Palltto C(2014)
	100mg,iv	1.0	0.02	0.31	0.05	Rodvold KA(2005)
	100mg,iv	0～24.0	0.46	4.18	0.11	Rodvold KA(2005)
	50mg,iv,q12h	—	0.04～0.05	0.57	0.06～0.08	Ray L(2010)
玻璃体 Vitreous body	7.0mg/kg,iv(家兔)	1.0～24.0	1.12	4.79	0.23	Ozcimen M(2014)
房水 Aqueous humor	7.0mg/kg,iv(家兔)	1.0～24.0	0.87	4.79	0.18	Ozcimen M(2014)
肺组织 Pulmonary tissue	100mg,iv	0～24.0	9.19	4.48	2.00	Rodvold KA(2005)

续表

部位	给药方案及病理生理状态	取样时间/h	浓度/(μg/g、μg/ml)或曲线下面积/(μg/g·h、μg/ml·h)		C_t/C_p 或 AUC_t/AUC_p	参考文献
			组织或组织液	血浆		
肺组织 Pulmonary tissue	100mg，iv	—	—	—	3.70	Package insert of Tygacil
肺泡巨噬细胞 Alveolar macrophages	负荷剂量：100mg，iv 维持剂量：50mg，iv，q12h	0～12.0	38.5	2.2	20.8	Gotfried MH(2017)
	负荷剂量：100mg，iv 维持剂量：50mg，iv，q12h(×6 剂)	0～12.0	134.0	1.7	78.0	Conte JE Jr(2005)
	50mg，iv(多剂)	2.0～6.0	3.20～4.70	0.20～0.22	≈30.0	Burgos RM(2019)
肺泡上皮液 Epithelial lining fluid	负荷剂量：100mg，iv 维持剂量：50mg，iv，q12h	0～12.0	3.16	2.20	1.71	Gotfried MH(2017)
	负荷剂量：200mg，iv 维持剂量：100mg，iv，q12h	0～12.0	—	—	2.41	Dimopoulos G(2022)
	50mg，iv(多剂)	2.0～6.0	0.3～0.6	0.2～0.2	1.69～2.50	Burgos RM(2019)
痰液 Sputum	负荷剂量：100mg，iv 维持剂量：50mg，iv，q12h	0～12.0	9.8～11.5	8.1～9.6	1.20	Cai L(2021)
心脏组织 Cardiac tissue	14mg/kg，iv，bid(×5d)	0.5	—	—	1.10	Lefort A(2003)
心内赘生物 Endocardial vegetation	14mg/kg，iv，bid(×5d)	0.5	—	—	1.90	Lefort A(2003)
腹腔积液 Ascitic fluid	50mg，iv，q12h	稳态浓度	0.07	0.14～0.17	0.44～0.54	Scheetz MH(2006)
胆汁 Bile	100mg，iv	0～24.0	2815	5.2	537	Rodvold KA(2005)
胆囊 Gallbladder	100mg，iv	0～24.0	120.0	5.2	23.0	Rodvold KA(2005)
关节腔滑膜液 Synovial fluid	100mg，iv	0～24.0	1.68	5.35	0.31	Rodvold KA(2005)

部位	给药方案及病理生理状态	取样时间/h	浓度/(μg/g、μg/ml)或曲线下面积/(μg/g·h、μg/ml·h)		C_t/C_p 或 AUC_t/AUC_p	参考文献
			组织或组织液	血浆		
关节腔滑膜液 Synovial fluid	100mg,iv	—	—	—	0.58	Package insert of Tygacil
结肠 Colon	100mg,iv	0～24.0	17.3	6.6	2.60	Rodvold KA(2005)
	100mg,iv	—	—	—	2.30	Package insert of Tygacil
	负荷剂量:100mg,iv 维持剂量:50mg,iv,q12h(×8 剂)	0～24.0	15.6	6.6	2.40	Rubino CM(2007)
骨组织 Bone tissue	100mg,iv	0～24.0	2.05	4.95	0.41	Rodvold KA(2005)
皮下软组织 Subcutaneous soft tissue	负荷剂量:100mg,iv 维持剂量:50mg,iv,q12h	2.0～4.0	1.25±0.86	0.40±0.29	3.80	Stein GE(2011)
皮肤水疱液 Skin blister fluid	负荷剂量:100mg,iv 维持剂量:50mg,iv,q12h(×7 剂)	0～12.0	1.61±0.21	2.19±0.32	0.74	Sun HK(2005)
组织间隙液 Interstitial fluid	负荷剂量:100mg,iv 维持剂量:50mg,iv,q12h(创面)	0～24.0	2.60±1.02	3.99±0.75	0.65	Bulik CC(2010)
皮下脂肪组织间隙液 Interstitial fluid of subcutaneous adipose tissue	100mg,iv	0～8.0	0.51～0.79	—	0.24～0.29	Dorn C(2022)

表 6-4A　^{14}C-奥马环素组织分布(健康受试大鼠,5.0mg/kg,iv;取样时间:给药后 5min)[a]

部位	C_t/C_p	组织或组织液浓度 /(μg/g 或 μg/ml)
全血 Blood	1.00	1.57
脑组织 Brain	0.03	0.05
眼 Eye	0.01	0.02

续表

部位	C_t/C_p	组织或组织液浓度 /(μg/g 或 μg/ml)
葡萄膜 Uveal tract	4.77	7.49
泪腺 Lacrimal gland	2.73	4.29
唾液腺 Salivary gland	4.60	12.0
甲状腺 Thyroid gland	4.62	7.25
肺组织 Pulmonary tissue	2.37	3.72
心脏组织 Cardiac tissue	1.20	9.02
胸腺 Thymus	2.14	3.36
食管 Esophagus	2.97	4.66
胃 Stomach	4.89	7.68
肝组织 Hepatic tissue	7.20	11.3
胆汁 Bile	100.0	157.0
胰腺组织 Pancreatic tissue	1.80	6.97
脾 Spleen	5.44	8.54
肾皮质 Renal cortex	5.50	12.7
肾髓质 Renal medulla	2.90	11.5
肾盂 Kidney pelvis	2.80	12.3
肾上腺皮质 Adrenal cortex	5.61	11.3
肾上腺髓质 Adrenal medulla	3.76	5.91
小肠 Small intestine	4.02	8.93
结肠 Colon	5.23	10.6
睾丸 Testis	0.37	0.58
附睾组织 Epididymal tissue	1.59	2.49
精囊 Seminal vesicle	0.05	0.08

续表

部位	C_t/C_p	组织或组织液浓度 /(μg/g 或 μg/ml)
淋巴结 Lymph node	2.24	3.51
脊髓 Spinal cord	0.21	0.06
骨质 Bone mineral	4.77	7.49(峰浓度)
骨髓 Bone marrow	4.29	6.74
骨骼肌 Muscle	1.05	3.65
皮肤 Skin	2.82	4.42
白色脂肪 White fat	0.00	0.00
褐色脂肪 Brown fat	2.02	7.96

a: Lin W, Flarakos J, Du Y, et al. Pharmacokinetics, Distribution, Metabolism, and Excretion of Omadacycline following a Single Intravenous or oral dose of ^{14}C-Omadacycline in Rats. Antimicrob Agents Chemother, 2016, 61(1): e01784-e01796.

表 6-4B　^{14}C-奥马环素组织分布(健康受试大鼠,90mg/kg,po)[a]

部位	AUC_t/AUC_p	组织或组织液浓度 /(μg/g 或 μg/ml)				
		0.5h	1.0h	3.0h	7.0h	24.0h
全血 Blood	1.00	0.10	0.10	0.13	0.12	0.04
脑组织 Brain	0.57	0.04	0.04	0.05	0.07	0.04
眼 Eye	0.40	0.05	—	0.07	0.04	0.02
泪腺 Lacrimal gland	7.75	—	0.24	0.69	1.07	0.40
唾液腺 Salivary gland	6.81	0.71	0.75	0.88	0.97	0.10
甲状腺 Thyroid gland	4.56	—	0.41	0.61	0.73	0.00
肺组织 Pulmonary tissue	1.92	0.29	0.20	0.33	0.18	0.12
心脏组织 Cardiac tissue	2.27	0.35	0.33	0.29	0.25	0.11
胸腺 Thymus	2.69	0.18	0.16	0.32	—	0.19

续表

部位	AUC_t/AUC_p	组织或组织液浓度 /(μg/g 或 μg/ml)				
		0.5h	**1.0h**	**3.0h**	**7.0h**	**24.0h**
食管 Esophagus	58.2	—	13.6	19.4	4.77	0.00
胃 Stomach	13.7	—	5.94	1.53	0.00	0.36
肝组织 Hepatic tissue	7.40	1.51	1.10	0.98	0.84	0.29
胆汁 Bile	>100	—	—	—	—	—
胰腺组织 Pancreatic tissue	3.84	—	0.48	0.46	0.61	0.00
脾 Spleen	6.23	1.49	1.68	1.14	0.56	0.20
肾皮质 Renal cortex	4.18	0.54	0.72	0.63	0.48	0.13
肾髓质 Renal medulla	3.82	0.53	0.72	0.59	0.40	0.15
肾盂 Kidney pelvis	4.23	1.58	0.83	0.00	0.44	0.10
肾上腺皮质 Adrenal cortex	3.58	—	1.76	0.52	0.35	0.00
肾上腺髓质 Adrenal medulla	≈3.00	—	—	—	—	—
小肠 Small intestine	21.4	—	0.00	7.03	2.15	0.00
结肠 Colon	17.0	—	0.24	1.69	3.06	0.00
睾丸 Testis	1.05	0.09	0.05	0.17	0.10	0.08
附睾组织 Epididymal tissue	≈1.00	—	—	—	—	—
精囊 Seminal vesicle	≈1.00	—	—	—	—	—
淋巴结 Lymph node	≈2.00	—	—	—	—	—
脊髓 Spinal cord	0.66	0.01	0.05	0.04	0.08	0.05
骨质 Bone mineral	12.7	0.00	0.05	1.46	1.14	1.38
骨髓 Bone marrow	4.36	0.26	0.33	0.47	0.49	0.30
骨骼肌 Muscle	1.29	0.12	0.15	0.27	0.14	0.04

续表

部位	AUC_t/AUC_p	组织或组织液浓度 /(μg/g 或 μg/ml)				
		0.5h	**1.0h**	**3.0h**	**7.0h**	**24.0h**
皮肤 Skin	2.40	—	—	0.33	0.40	0.00
白色脂肪 White fat	0.28	—	0.02	0.01	—	0.05
褐色脂肪 Brown fat	2.00～4.00	—	—	—	—	—

a: Lin W, Flarakos J, Du Y, et al. Pharmacokinetics, Distribution, Metabolism, and Excretion of Omadacycline following a Single Intravenous or oral dose of ^{14}C-Omadacycline in Rats. Antimicrob Agents Chemother, 2016, 61(1): e01784-e01796.

表 6-5　伊拉瓦环素组织分布(健康受试家兔,1.0～4.0mg/kg,iv; 取样时间:给药后 1.0h)[a]

部位	1.0mg/kg		2.0mg/kg		4.0mg/kg	
	C_t/C_p	C_p(mg/L)	C_t/C_p	C_p(mg/L)	C_t/C_p	C_p(mg/L)
血浆 Plasma	1.00	0.80	1.00	2.83	1.00	3.85
大脑组织 Cerebrum	0.03	0.02	0.02	0.07	0.04	0.16
脑脊液 Cerebrospinal fluid	0.01	0.01	0.01	0.02	0.01	0.04
房水 Aqueous humor	0.04	0.03	0.02	0.06	0.04	0.16
玻璃体 Vitreous body	—	—	0.00	0.01	0.01	0.03
脉络膜 Choroid	—	—	0.01	0.03	0.02	0.09
心脏组织 Cardiac tissue	0.15	0.12	0.20	0.58	0.18	0.70
腔静脉 Vena cava	0.04	0.03	0.02	0.06	0.06	0.22
肺 Lung	0.29	0.23	0.36	1.02	0.63	2.42
肺泡上皮液 Epithelial lining fluid	0.03	0.02	0.02	0.05	0.02	0.08
肺泡巨噬细胞 Alveolar macrophages	0.15	0.12	0.18	0.50	0.37	1.41
肝组织 Hepatic tissue	1.56	1.25	1.43	4.05	3.17	12.2
胆囊 Gallbladder	0.64	0.51	0.71	2.00	1.61	6.20

续表

部位	1.0mg/kg		2.0mg/kg		4.0mg/kg	
	C_t/C_p	C_p(mg/L)	C_t/C_p	C_p(mg/L)	C_t/C_p	C_p(mg/L)
胆汁 Bile	3.14	2.51	2.14	6.05	3.87	14.9
脾 Spleen	0.56	0.45	0.41	1.15	0.94	3.60
肾皮质 Renal cortex	2.28	1.82	1.24	3.50	3.71	14.3
肾髓质 Renal medulla	1.31	1.05	0.78	2.20	1.66	6.40
胰腺组织 Pancreatic tissue	0.35	0.28	0.34	0.95	0.54	2.07
前列腺组织 Prostatic tissue	1.85	1.48	—	—	—	—
睾丸 Testis	0.28	0.22	—	—	—	—
精囊 Seminal vesicle	1.78	1.42	—	—	—	—
尿道球腺 Bulbourethral gland	1.28	1.02	—	—	—	—
骨髓 Bone marrow	0.31	0.25	0.21	0.60	0.56	2.17
肌肉组织 Muscular tissue	0.63	0.50	0.49	1.40	0.70	2.70
脂肪组织 Adipose	0.10	0.08	0.09	0.25	0.19	0.72
尿液 Urine	8.81	7.05	3.57	10.1	5.71	22.0

a:Petraitis V,Petraitiene R,Maung BBW,et al. Pharmacokinetics and comprehensive analysis of the tissue distribution of eravacycline in rabbits. Antimicrob Agents Chemother,2018,62(9):e00275-e00288.

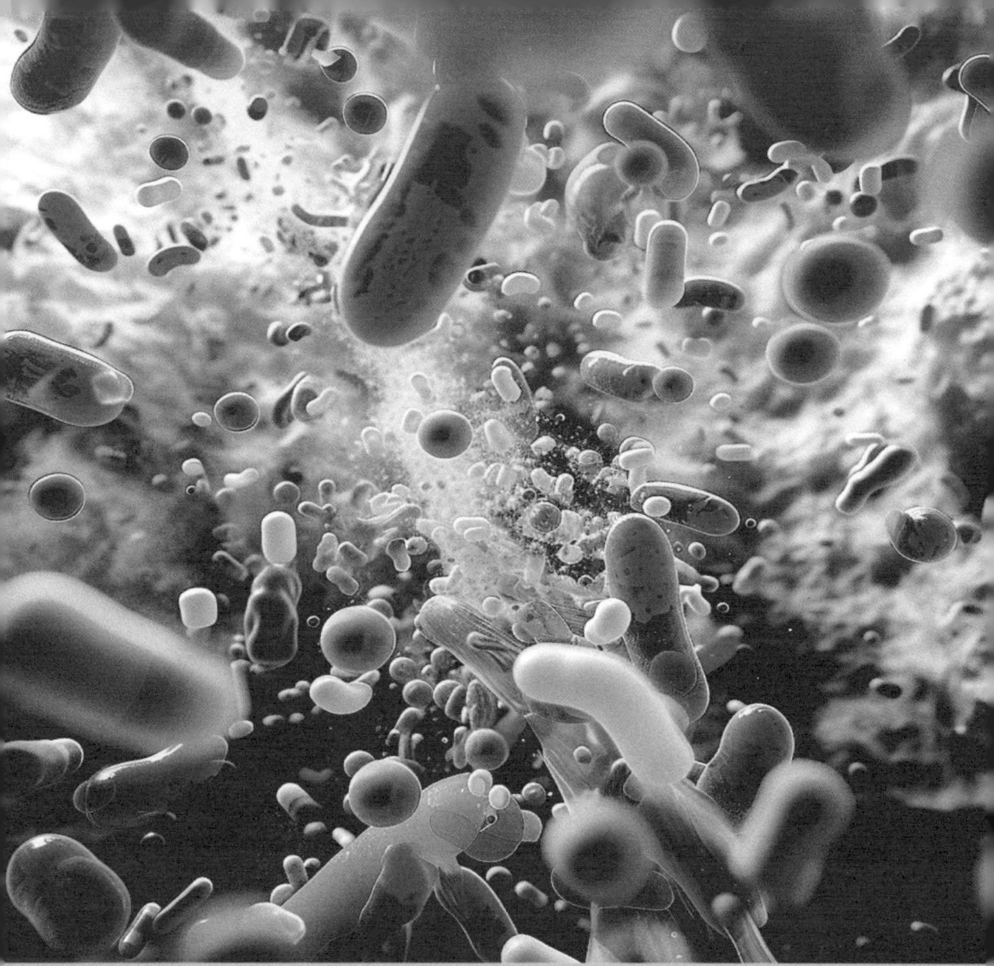

七

喹诺酮类

Quinolones

表 7-1　环丙沙星组织分布

部位	给药方案及病理生理状态	取样时间/h	浓度/(μg/g、μg/ml)或曲线下面积/(μg/g·h、μg/ml·h)		C_t/C_p 或 AUC_t/AUC_p	参考文献
			组织或组织液	血浆		
脑脊液 Cerebrospinal fluid	300mg,po(细菌性脑膜炎)	0.5～24.0	19.2	41.4	0.46	川原和也(1990)
	200mg,iv(细菌性脑膜炎)	1.0～8.0	3.21	6.56	0.49	Wolff M(1987)
	200mg,iv(细菌性脑膜炎)	—	0.15	0.48	0.48	Gogos CA(1991)
	200mg,iv(无脑膜炎)	0～8.0	—	—	0.19	Gogos CA(1991)
	200mg,iv(无脑膜炎)	0～8.0	—	—	0.21～0.34	Nau R(1990)
	2mg/kg,iv(比格犬)(无脑膜炎)	0～8.0	1.21±0.34	5.81±1.65	0.21	芝崎茂树(1996)
	50mg/kg,iv(家兔)	—	—	—	0.29	Michael Scheld(1989)
房水 Aqueous humor	200mg,iv	3.0～5.0	0.12	0.65～0.90	0.10～0.18	Skoutelis AT(1988)
泪液 Lacrimal fluid	200mg,po	0～6.0	1.54	3.33	0.46	矢田浩二(1985)
	200mg,po	峰浓度	0.52	0.76	0.68	矢田浩二(1985)
扁桃体 Tonsil	200mg,po	1.0～2.0	1.28	1.24	1.03	森庆人(1985)
	200mg,iv	—	0.50	0.34	1.47	Falser N(1984)
	200mg,iv	2.0～4.0	—	—	0.90～1.45	Falser N(1988)
上颌窦黏膜 Maxillary sinus mucosa	200mg,po	2.0	0.40	0.29	1.38	宫本直哉(1993)
	100mg,iv	1.0	1.44	0.79	1.82	荻野仁(1985)
	200mg,po	1.5～2.0	0.54	1.10	0.50	森庆人(1985)
颌下腺 Submaxillary gland	20mg/kg,po(家兔)	1.0	1.13	0.42	3.09	元地茂树(1994)
	200mg,po	2.0～4.0	2.00	0.70	2.86	元地茂树(1994)
颌下淋巴结 Submaxillary lymph node	20mg/kg,po(家兔)	1.0	0.66	0.42	1.57	元地茂树(1994)

续表

部位	给药方案及病理生理状态	取样时间/h	浓度/(μg/g、μg/ml)或曲线下面积/(μg/g·h、μg/ml·h)		C_t/C_p 或 AUC_t/AUC_p	参考文献
			组织或组织液	血浆		
颌骨 Jaw	20mg/kg,po(家兔)	1.0	0.35	0.42	0.83	元地茂树(1994)
	200mg,po	2.0~4.0	0.41	0.70	0.59	元地茂树(1994)
中耳黏膜 Middle ear mucosa	50mg/kg,po(豚鼠)	0.5~2.0	1.29	1.78	0.72	藤卷丰(1985)
	20mg/kg,im(豚鼠)	0.5~2.0	2.28	4.00	0.57	藤卷丰(1985)
鼻黏膜分泌液 Nasal mucosal secretion	500mg,po,bid(×8d)	0~12.0	10.3	12.0	0.86	Ullmann(1986)
	500mg,po,bid(×8d)	峰浓度	1.90	2.60	0.73	Ullmann(1986)
	750mg,po,bid	—	1.84	2.56	0.72	Piercy EA(1989)
牙龈 Gingiva	20mg/kg,po(家兔)	1.0	0.83	0.42	2.00	元地茂树(1994)
	200mg,po	2.0~4.0	1.07	0.70	1.53	元地茂树(1994)
咬肌 Masseter	20mg/kg,po(家兔)	1.0	0.56	0.42	1.33	元地茂树(1994)
	200mg,po	2.0~4.0	1.58	0.70	2.26	元地茂树(1994)
唾液 Saliva	400mg,iv	0~12.0	5.4	12.1	0.45	Brunner M(2002)
	500mg,po	0~12.0	2.95	8.89	0.33	Brunner M(2002)
	6mg/kg,iv	2.0	0.20	0.36	0.56	Maier H(1987)
	10mg/kg,iv(比格犬)	1.5~2.0	1.85	6.40	0.29	Frimodt-Møller PC (1984)
	20mg/kg,po(比格犬)	1.5	0.66	1.70	0.39	Frimodt-Møller PC (1984)
	400mg,po,bid(×1d)	0~24.0	5.1	18.4	0.28	松本文夫(1985)
	400mg,po,bid(×7d)	0~24.0	5.3	20.7	0.26	松本文夫(1985)
	750mg,po,bid	—	1.29	2.56	0.50	Piercy EA(1989)
腮腺 Parotid gland	6mg/kg,iv	2.0	0.60	0.36	1.67	Maier H(1987)

续表

部位	给药方案及病理生理状态	取样时间/h	浓度/(μg/g、μg/ml)或曲线下面积/(μg/g·h、μg/ml·h)		C_t/C_p 或 AUC_t/AUC_p	参考文献
			组织或组织液	血浆		
腮腺 Parotid gland	200mg,po	2.0～4.0	0.74	0.63	1.17	元地茂树(1994)
舌 Tongue	200mg,po	2.0～4.0	2.16	0.70	3.09	元地茂树(1994)
舌下腺 Sublingual gland	200mg,po	2.0～4.0	2.00	0.70	2.86	元地茂树(1994)
心脏组织 Cardiac tissue	50mg/kg,po(大鼠)	0.5～2.0	0.59	0.46	1.28	中山一诚(1985)
肺组织 Pulmonary tissue	200mg,iv	1.0～2.0	3.50	0.60	5.83	Dan M(1993)
	100mg,iv	1.0	2.64	0.76	3.10	Schlenkhoff D(1986)
	200mg,iv	峰浓度	—	—	3.00～4.00	Forst H(1989)
	200mg,iv	2.0	4.89	1.52	3.22	Haraguchi S(2007)
	500mg,po	2.0～12.0	22.9	7.0	3.27	Scaglione F(1995)
	300mg,iv	1.0～3.0	4.89±2.04	1.52±0.64	3.61	原口秀司(2006)
	50mg/kg,po(大鼠)	0.5～2.0	1.40	0.46	3.03	中山一诚(1985)
	250mg,po	2.0～6.0	8.72	2.84	3.07	Rohwedder R(1991)
	500mg,po	2.0～6.0	14.9	4.8	3.12	Rohwedder R(1991)
	200mg,iv	0.5～5.0	12.7	3.2	3.93	Bergan T(1990)
	750mg,po	3.0～12.0	37.9	7.9	4.80	Bergan T(1990)
肺泡上皮液 Epithelial lining fluid	250mg,po,bid(×4d)	0.5	2.00	1.10	1.85	Wise R(1991)
肺泡巨噬细胞 Alveolar macrophages	250mg,po,bid(×4d)	0.5	14.8	1.1	13.5	Wise R(1991)
支气管 Bronchia	200mg,iv	0.9	4.05±1.90	0.88	4.60	Thomas MS(1989)

续表

部位	给药方案及病理生理状态	取样时间/h	浓度/(μg/g、μg/ml)或曲线下面积/(μg/g·h、μg/ml·h)		C_t/C_p 或 AUC_t/AUC_p	参考文献
			组织或组织液	血浆		
支气管 Bronchia	250mg,po	3.4	2.02±1.18	0.39	4.97	Thomas MS(1989)
	750mg,iv	3.4	4.86±1.74	2.01	2.75	Thomas MS(1989)
	500mg,po	2.0～5.0	2.35	0.91	2.75	Rohwedder R(1991)
支气管黏膜 Bronchial mucosa	200mg,iv	1.0～2.0	1.30	0.60	2.17	Dan M(1993)
	9.6mg/kg,iv	—	3.94	1.62	2.43	Honeybourne D(1988)
	250mg,po,bid(×4d)	0.5	1.80	1.10	1.67	Wise R(1991)
	500mg,po	4.0	6.21	3.94	1.58	Winter J(1991)
	6.5mg/kg,po	—	4.40	3.01	1.47	Honeybourne D(1988)
支气管分泌液 Bronchial exudate	400mg,iv,q8h	0～24.0	50.3±20.3	47.4±17.0	1.06	Kontou P(2011)
	400mg,iv,q8h	峰浓度	3.08	5.37	0.57	Kontou P(2011)
	1.5mg/kg,iv,q8h	峰浓度	0.84～1.16	—	0.70～1.16	Berre J(1988)
	200mg,iv	0～10.0	5.90	—	0.66	Saux P(1994)
痰液 Sputum	200mg,po,tid	峰浓度	0.38	0.40	0.95	宍户春美(1985)
	200mg,po	0.5～6.0	1.73	2.16	0.80	那须胜(1985)
	400mg,po	0.5～6.0	3.17	4.33	0.73	那须胜(1985)
	200mg,po	0.5～4.0	1.71	—	0.76	寺本信嗣(1992)
	500mg,po,q8h	0～8.0	4.9	10.9	0.45	Smith MJ(1986)
胸膜 Pleura	200mg,iv	1.0～2.0	1.80	0.60	3.00	Dan M(1993)
胸腔积液 Pleural fluid	500mg,po,q12h	—	1.00	1.59	0.64	Umut S(1993)
	200mg,iv	0～4.0	2.94	4.66	0.63	Joseph J(1994)
	750mg,po,bid	0～4.0	7.0	14.0	0.50	Joseph J(1994)

续表

部位	给药方案及病理生理状态	取样时间/h	浓度/(μg/g、μg/ml)或曲线下面积/(μg/g·h、μg/ml·h)		C_t/C_p 或 AUC_t/AUC_p	参考文献
			组织或组织液	血浆		
胸腔积液 Pleural fluid	750mg,po,bid(脓胸)	2.0	2.90	2.60	1.12	Joseph J(1994)
	250mg,po	2.0~6.0	3.79	2.84	1.33	Rohwedder R(1991)
	500mg,po	2.0~6.0	6.62	4.78	1.38	Rohwedder R(1991)
肝组织 Hepatic tissue	50mg/kg,po(大鼠)	0.5~2.0	4.75	0.46	10.3	中山一诚(1985)
	20mg/kg,po(家兔)	0.5~2.0	3.73	0.48	7.78	元地茂树(1994)
	20mg/kg,ip(大鼠)	0.5	133.6	17.7	7.55	川岛敏文(1990)
胆囊 Gallbladder	500mg,po,bid(×4d)	4.0~7.0	2.50~5.30	1.10~2.50	2.12~2.27	Edmiston CE(1996)
胆汁 Bile	750mg,po	—	68.0~225.0	6.0	11.3~37.3	Esposito S(1987)
	200mg,po	峰浓度	3.8~12.3	0.6~1.1	6.13~10.9	由良二郎(1985)
	500mg,po,bid(×4d)	4.0~7.0	9.7~12.8	1.1~2.5	5.12~8.82	Edmiston CE(1996)
	200mg,iv	0.5~12.0	69.1~93.6	9.8	7.08~9.59	Pederzoli P(1987)
	10mg/kg,iv(比格犬)	1.5~2.0	40.0~44.0	6.4	6.25~6.88	Frimodt-Møller PC (1984)
脾 Spleen	50mg/kg,po(大鼠)	0.5~2.0	0.80	0.46	1.74	中山一诚(1985)
	20mg/kg,po(家兔)	0.5~2.0	1.20	0.48	2.49	元地茂树(1994)
肾脏 Kidney	100mg,iv	0~8.0	18.1	2.2	8.26	Daschner FD(1986)
	50mg/kg,po(大鼠)	0.5~2.0	5.15	0.46	11.1	中山一诚(1985)
	20mg/kg,po(家兔)	0.5~2.0	4.77	0.48	9.93	元地茂树(1994)
	20mg/kg,ip(大鼠)	0.5	186.1	17.7	10.5	川岛敏文(1990)
膀胱 Urinary bladder	750mg,po	术中	40.6	2.3	17.4	Sampol-Manos E (2006)
	20mg/kg,ip(大鼠)	0.5	732.4	17.7	41.4	川岛敏文(1990)

续表

部位	给药方案及病理生理状态	取样时间/h	浓度/(μg/g、μg/ml)或曲线下面积/(μg/g·h、μg/ml·h)		C_t/C_p 或 AUC_t/AUC_p	参考文献
			组织或组织液	血浆		
胰腺组织 Pancreatic tissue	200mg,iv,bid	—	0.70	0.86	0.81	Adam U(2001)
	200mg,iv	2.0	0.90	—	1.00	Isenmann R(1994)
	10mg/kg,iv(比格犬)	—	7.00	—	1.21	Frimodt-Møller PC (1984)
胰液 Pancreatic juice	200mg,iv	2.0	0.90	—	0.83	Isenmann R(1994)
	500mg,po	峰浓度	2.10	2.20	0.95	Pederzoli P(1987)
	500mg,po	峰浓度	0.50	1.20	0.42	Brattström C(1988)
	500mg,po	0～∞	3.9	11.8	0.34	Brattström C(1988)
	—	—	—	—	0.44	Jiang L(1997)
子宫内膜 Endometrium	500mg,po	4.0～12.0	4.26	2.08	2.05	Segev S(1986)
	200mg,po	2.0～15.0	6.34	3.84	1.65	张南薰(1985)
	100mg,iv	0.5～2.0	1.49	0.75	1.99	Goormans E(1986)
子宫肌层 Myometrium	500mg,po	4.0～12.0	4.53	2.08	2.17	Segev S(1986)
	200mg,po	2.0～15.0	5.65	3.84	1.47	张南薰(1985)
	100mg,iv	0.5～2.0	1.52	0.75	2.03	Goormans E(1986)
子宫颈 Cervix uterus	500mg,po	4.0～12.0	4.89	2.08	2.35	Segev S(1986)
	200mg,po	2.0～15.0	5.14	3.84	1.33	张南薰(1985)
	100mg,iv	0.5～2.0	1.18	0.75	1.58	Goormans E(1986)
阴道部 Portio vaginalis	100mg,iv	0.5～2.0	1.22	0.75	1.63	Goormans E(1986)
	200mg,po	2.0～15.0	5.41	3.84	1.41	张南薰(1985)
卵巢 Ovary	500mg,po	4.0～12.0	5.75	2.08	2.76	Segev S(1986)
	200mg,po	2.0～15.0	9.83	3.84	2.56	张南薰(1985)

续表

部位	给药方案及病理生理状态	取样时间/h	浓度/(μg/g、μg/ml)或曲线下面积/(μg/g·h、μg/ml·h)		C_t/C_p 或 AUC_t/AUC_p	参考文献
			组织或组织液	血浆		
卵巢 Ovary	100mg,iv	0.5～2.0	1.09	0.75	1.45	Goormans E(1986)
输卵管 Oviduct	500mg,po	4.0～12.0	5.41	2.08	2.60	Segev S(1986)
	200mg,po	2.0～15.0	6.38	3.84	1.66	张南薰(1985)
	100mg,iv	0.5～2.0	1.08	0.75	1.45	Goormans E(1986)
浆膜 Serous membrane	200mg,po	2.0～15.0	5.70	3.84	1.49	张南薰(1985)
子宫旁周组织 Parametrium	100mg,iv	0.5～2.0	1.22	0.75	1.63	Goormans E(1986)
腹膜 Peritoneum	100mg,iv	0.8	0.72	1.76	0.41	Dalhoff A(1985)
筋膜组织 Fascia	100mg,iv	0.8	0.84	1.14	0.74	Dalhoff A(1985)
阴道液 Vaginal fluid	250mg,po	3.0	0.17	—	0.31	Bulitta JB(2011)
腹腔积液 Ascitic fluid	250mg,po	3.0	1.18	1.28	0.93	Esposito S(1987)
	300mg,iv	0～24.0	5.88	7.03	0.84	Sambatakou H(2001)
	100mg,iv	0.5～5.0	—	—	0.60	Lockley MR(1986)
	750mg,po	峰浓度	2.54	3.83	0.66	Dan M(1992)
睾丸 Testis	10mg/kg,iv(比格犬)	—	5.00	—	0.95	Frimodt-Møller PC(1984)
附睾组织 Epididymal tissue	10mg/kg,iv(比格犬)	—	7.35	—	1.66	Frimodt-Møller PC(1984)
前列腺组织 Prostatic tissue	100mg,iv	1.2	3.11	1.04	2.99	Dalhoff A(1985)
	20mg/kg,ip(大鼠)	0.5	79.5	17.7	4.49	川岛敏文(1990)
	500mg,po	1.0～4.0	13.8	7.2	1.92	Waldron R(1987)
	200mg,po	1.0～12.0	7.00	3.35	2.09	藤本佳则(1985)

续表

部位	给药方案及病理生理状态	取样时间/h	浓度/(μg/g、μg/ml)或曲线下面积/(μg/g·h、μg/ml·h)		C_t/C_p 或 AUC_t/AUC_p	参考文献
			组织或组织液	血浆		
前列腺组织 Prostatic tissue	200mg,po	2.0	1.56±0.38	0.96±0.13	1.63	藤本佳则(1985)
	500mg,po	2.5	3.49	1.84	1.90	Boerema JBJ(1985)
	200mg,po	5.5	1.32	0.65	2.21	森田昌良(1985)
	1000mg,po	1.0	4.75±1.33	2.10±1.00	2.26	Lugg J(2008)
	7mg/kg,iv(大鼠)	0～∞	7.36±0.90	5.08±1.16	1.45	Zimmermann ES (2016)
	1000mg,po	3.0	4.29±1.61	3.08±1.44	1.39	Lugg J(2008)
	750mg,po	术中	3.26	2.47	1.32	Sampol-Manos E (2006)
	500mg,po	5.5～6.0	1.22～1.33	1.00～1.18	1.13～1.20	Boerema JBJ(1985)
前列腺组织间隙液 Prostatic interstitial fluid	10mg/kg,iv(比格犬)	1.5～2.0	2.40～3.10	6.40	0.41～0.49	Frimodt-Møller PC (1984)
	20mg/kg,po(比格犬)	2.0	0.89	1.90	0.47	Frimodt-Møller PC (1984)
前列腺分泌液 Prostatic secretion	250mg,po	3.0	0.14	—	0.25	Bulitta JB(2011)
	750mg,po	4.0	0.23	0.88	0.23	Naber KG(1993)
	200mg,po	3.0	0.30	0.68	0.44	铃木惠三(1985)
	20mg/kg,po(比格犬)	2.0～3.0	0.56～0.76	1.80	0.37	Frimodt-Møller PC (1984)
	10mg/kg,iv(比格犬)	1.5～2.0	3.40～4.10	6.40	0.76～0.84	Frimodt-Møller PC (1984)
精囊 Seminal vesicle	100mg,iv	2.0～2.5	0.60	0.43	1.39	Dalhoff A(1985)
精液 Semen	250mg,po	3.0	2.23	—	4.77	Bulitta JB(2011)

续表

部位	给药方案及病理生理状态	取样时间/h	浓度/(μg/g、μg/ml)或曲线下面积/(μg/g·h、μg/ml·h)		C_t/C_p 或 AUC_t/AUC_p	参考文献
			组织或组织液	血浆		
精液 Semen	750mg,po	4.0	6.57	0.86	7.64	Naber KG(1993)
	750mg,po	12.0	1.85	0.22	8.41	Naber KG(1993)
关节滑膜组织 Synovium	750mg,po	2.0	2.55±1.04	2.29±1.45	1.11	Bosseray A(1992)
关节腔滑膜液 Synovial fluid	750mg,po	2.0	2.93	3.25	0.90	Bosseray A(1992)
皮质骨 Cortical bone	200mg,iv	1.0～16.0	5.94	—	0.99	Meissner A(1993)
	20mg/kg,po(家兔)	0.5～2.0	0.27	0.48	0.56	元地茂树(1994)
髓质骨 Cancellous bone	20mg/kg,po(家兔)	0.5～2.0	0.46	0.48	0.94	元地茂树(1994)
肌肉组织 Muscular tissue	2.85mg/kg,iv	1.0	1.05	1.50	0.70	Hollenstein UM (2001)
	400mg,iv	0～12.0	7.4	12.1	0.61	Brunner M(2002)
	500mg,po	0～12.0	4.49	8.89	0.51	Brunner M(2002)
	250mg,po	0～12.0	1.86	3.18	0.58	Schuck EL(2005)
	50mg/kg,po(大鼠)	0.5～2.0	0.35	0.46	0.75	中山一诚(1985)
脂肪组织 Adipose tissue	200mg,iv	1.0	1.00	2.00	0.50	Silverman SH (1986)
	2.85mg/kg,iv	1.0	0.93	1.50	0.62	Hollenstein UM (2001)
	10mg/kg,iv(比格犬)	—	4.85	—	0.89	Frimodt-Møller PC (1984)
	100mg,iv	0～8.0	—	—	0.47	Daschner FD(1986)
	400mg,po	0～12.0	11.9	25.4	0.47	Mertes PM(1990)

续表

部位	给药方案及病理生理状态	取样时间/h	浓度/(μg/g、μg/ml)或曲线下面积/(μg/g·h、μg/ml·h)		C_t/C_p 或 AUC_t/AUC_p	参考文献
			组织或组织液	血浆		
脂肪组织 Adipose tissue	100mg,iv	12.0	—	—	0.65	Dalhoff A(1985)
	200mg,iv	0～5.0	2.17±0.66	2.81±0.44	0.77	Joukhadar C(2005)
	500mg,po	3.0～6.0	0.55	0.51	1.08	Aigner KR(1987)
皮肤 Skin	500mg,po	3.0～6.0	0.78	0.51	1.53	Aigner KR(1987)
	200mg,po	2.0	1.18	0.99	1.19	中川浩一(1994)
	20mg/kg,po(大鼠)	0.5～4.0	1.11	0.80	1.39	山本康生(1985)
皮下组织 Subcutaneous tissue	400mg,iv	0～12.0	4.1	12.1	0.34	Brunner M(2002)
	500mg,po	0～12.0	3.85	8.89	0.43	Brunner M(2002)
	200mg,iv(糖尿病溃疡)	0～5.0	—	—	0.83	Müller M(1999)
	200mg,iv(糖尿病溃疡)	峰浓度	2.18±1.13	2.83±1.21	0.77	Müller M(1999)
	200mg,iv(正常皮下组织)	0～5.0	—	—	0.79	Müller M(1999)
	200mg,iv(正常皮下组织)	峰浓度	2.12±0.55	2.83±1.21	0.75	Müller M(1999)
	100mg,iv	0～8.0	1.20	2.20	0.55	Daschner FD(1986)
组织间隙液 Interstitial fluid	23mg/kg,iv(比格犬)(多剂)	0～12.0	—	32.0±1.90	0.96	Walker RD(1990)
	23mg/kg,iv(比格犬)	0～12.0	14.6±1.9	—	0.56	Walker RD(1990)
皮肤水疱液 Skin blister fluid	400mg,iv	0～12.0	17.8	12.1	1.47	Brunner M(2002)
	500mg,po	0～12.0	12.6	8.9	1.42	Brunner M(2002)
	100mg,iv	0～∞	—	—	1.21	Bergan T(1989)
	500mg,po	0～∞	2.32	1.98	1.17	Bergan T(1989)
	500mg,po	0～24.0	8.7±2.1	10.0±2.8	0.89	Lebel M(1986)
	500mg,po,q8h(多剂)	0～24.0	12.2±4.0	13.9±5.3	0.88	Lebel M(1986)

部位	给药方案及病理生理状态	取样时间/h	浓度/(μg/g、μg/ml)或曲线下面积/(μg/g·h、μg/ml·h)		C_t/C_p 或 AUC_t/AUC_p	参考文献
			组织或组织液	血浆		
皮肤水疱液 Skin blister fluid	500mg,po	0～∞	11.6	9.9	1.17	Wise R(1986)
	500mg,po	0.5～12.0	8.55	7.96	1.07	Crump B(1983)
创面渗出液 Wound exudate	—,iv	—	—	—	>0.80	Rowan MP(2016)
淋巴结 Lymph node	100mg,iv	0.5～0.8	0.68	1.33	0.51	Dalhoff A(1985)
	50mg/kg,po(大鼠)	峰浓度	0.35～0.52	0.60	0.73	武田博明(1985)
乳汁 Milk	—	0～∞	—	—	3.04	Aramayona JJ(1996)
羊水 Amniotic fluid	200mg,po	峰浓度	1.54～1.83	1.45	1.06～1.29	张南薰(1985)
	200mg,po	3.0～6.0	0.40	0.47	0.85	山元贵雄(1985)
尿液 Urine	750mg,po	1.0～4.0	1087±422	0.9～2.0	>543.5	Naber KG(1993)
	1000mg,po	1.0	126.2	2.1	60.1	Lugg J(2008)
	1000mg,po	3.0	803.3	3.1	260.8	Lugg J(2008)
	10mg/kg,iv(比格犬)	1.5～2.0	209～358	6.4	32.7	Frimodt-Møller PC (1984)

表 7-2　左氧氟沙星组织分布

部位	给药方案及病理生理状态	取样时间/h	浓度/(μg/g、μg/ml)或曲线下面积/(μg/g·h、μg/ml·h)		C_t/C_p 或 AUC_t/AUC_p	参考文献
			组织或组织液	血浆		
脑脊液 Cerebrospinal fluid	500mg,iv(急性细菌性脑膜炎)	2.0	1.99±0.60	5.85±1.57	0.34	Scotton PG(2001)

续表

部位	给药方案及病理生理状态	取样时间/h	浓度/(μg/g、μg/ml)或曲线下面积/(μg/g·h、μg/ml·h)		C_t/C_p 或 AUC_t/AUC_p	参考文献
			组织或组织液	血浆		
脑脊液 Cerebrospinal fluid	7mg/kg,iv(家兔)	0.3	3.9	29.7±6.3	0.13	Destache CJ(2001)
	10.5mg/kg,iv(家兔)	0.3	6.4	49.1±19.1	0.13	Destache CJ(2001)
	14mg/kg,iv(家兔)	0.3	10.3	67.6±8.9	0.15	Destache CJ(2001)
	200mg,iv	3.0	0.36±0.04	2.31±0.17	0.16	大井好忠(1992)
	200mg,po	3.0	0.36	2.31	0.16	Fish DN(1997)
脑组织 Brain	20mg/kg,po(大鼠)	1.0	0.22±0.02	2.91±0.16	0.08	Makoto T(2004)
	20mg/kg,po(大鼠)	稳态浓度	0.06	1.26	0.05	青木浩之(1991)
	5mg/kg,iv(大鼠)	4.0～6.0	—	—	0.12	Sasabe H(2004)
脑垂体 Hypophysis	20mg/kg,po(大鼠)	稳态浓度	1.07	1.26	0.85	青木浩之(1991)
房水 Aqueous humor	500mg,po	1.0～3.0	0.59±0.48	4.34±3.59	0.14	Fiscella RG(1999)
	500mg,po,bid	1.0～4.0	1.90±0.97	8.02±3.14	0.24	Fiscella RG(1999)
	100mg,po	2.0～9.0	0.15	0.78	0.19	Davis R(1994)
	200mg,po	2.0～9.0	0.53	2.05	0.26	Davis R(1994)
	100mg,po	2.0～9.0	0.22	1.10	0.20	Fish DN(1997)
	200mg,po	2.0～9.0	0.68	2.62	0.26	Fish DN(1997)
	500mg,iv	1.0	1.37	6.07	0.26	García-Vázquez E (2007)
	500mg,iv	2.1～4.5	1.39	4.63	0.30	García-Vázquez E (2007)
玻璃体 Vitreous body	500mg,po	1.0～3.0	0.32±0.34	4.34±3.59	0.07	Fiscella RG(1999)
	500mg,po,bid	1.0～4.0	2.39±0.70	8.02±3.14	0.30	Fiscella RG(1999)
	20mg/kg,po(大鼠)	1.0	0.46	2.91±0.16	0.16	Makoto T(2004)

续表

部位	给药方案及病理生理状态	取样时间/h	浓度/(μg/g、μg/ml)或曲线下面积/(μg/g·h、μg/ml·h)		C_t/C_p 或 AUC_t/AUC_p	参考文献
			组织或组织液	血浆		
泪腺 Harderian gland	20mg/kg,po(大鼠)	1.0	1.60±0.06	2.91±0.16	0.55	Makoto T(2004)
	20mg/kg,po(大鼠)	稳态浓度	0.68	1.26	0.54	青木浩之(1991)
泪液 Lacrimal fluid	100mg,po	2.0	0.61	1.05	0.58	Fish DN(1997)
眼球 Eye-ball	20mg/kg,po(大鼠)	稳态浓度	0.25	1.26	0.20	青木浩之(1991)
葡萄膜 Uveal tract	20mg/kg,po(大鼠)	1.0	1.38±0.11	2.91±0.16	0.47	Makoto T(2004)
鼻旁窦黏膜 Paranasal sinus mucosa	500mg,po	1.0	5.90	3.82	1.54	Pea F(2007)
鼻黏膜 Nasal mucosa	200mg,po	2.8	2.4	1.7	1.3	富谷义德(1996)
耳分泌液 Otorrhea	100mg,po	2.0	0.54	0.83	0.59	马场骏吉(1992)
耳组织 Otic tissue	200mg,po	2.0	1.01	0.37	2.73	Fish DN(1997)
鼓膜腔黏膜 Mucosa of tympanic cavity	100mg,po	2.0	0.85	1.73	0.49	马场骏吉(1992)
	200mg,po	2.0	1.01	0.37	2.73	马场骏吉(1992)
耳瘘组织 Aural fistula tissue	100mg,po	5.0	1.22	0.77	1.46	马场骏吉(1992)
腮腺 Parotid gland	20mg/kg,iv(家兔)	0.3~4.0	6.67	3.63	1.84	佐藤田鶴子(1992)
	100mg,po	2.0~5.0	0.33	0.25	1.32	Davis R(1994)
	100mg,po	2.0~5.0	1.11	0.90	1.23	马场骏吉(1992)
颌下肿瘤 Submaxillary tumor	100mg,po	1.0	0.05	0.07	0.68	马场骏吉(1992)
颌下腺 Submaxillary gland	100mg,po	2.0~8.0	5.91	3.74	1.58	马场骏吉(1992)
	100mg,po	2.0~8.0	1.03	0.64	1.61	Davis R(1994)

续表

部位	给药方案及病理生理状态	取样时间/h	浓度/(μg/g、μg/ml)或曲线下面积/(μg/g·h、μg/ml·h)		C_t/C_p 或 AUC_t/AUC_p	参考文献
			组织或组织液	血浆		
口腔黏膜 Oral mucosa	100mg,po	1.0～3.0	0.79±0.10	0.63±0.14	1.25	室木俊美(1996)
唾液 Saliva	100mg,po	2.0	0.72	0.98	0.73	Davis R(1994)
	750～1000mg,qd	0～24.0	67.1	99.9	0.67	Ghimire S(2019)
	200mg,po(空腹)	0.5～10.0	5.15	5.71	0.90	佐佐木次郎(1992)
	200mg,po(非空腹)	0.5～10.0	4.27	5.59	0.76	佐佐木次郎(1992)
	100mg,po	2.0	0.72	0.98	0.73	Fish DN(1997)
舌 Tongue	20mg/kg,iv(家兔)	0.3～4.0	5.06	3.63	1.39	佐藤田鹤子(1992)
牙龈 Gingiva	200mg,po	1.5	2.70±1.37	0.29	9.31	小俣裕昭(2004)
下颌骨 Mandibula	200mg,po	1.5	0.33±0.74	0.29	1.14	小俣裕昭(2004)
	20mg/kg,iv(家兔)	0.3～4.0	8.76	3.63	2.41	佐藤田鹤子(1992)
颌骨 Jaw	100mg,po	1.0～3.0	0.35±0.10	0.63±0.14	0.56	室木俊美(1996)
扁桃体 Tonsil	100mg,po	1.0～6.0	6.02	3.00	2.01	马场骏吉(1992)
	200mg,po	1.0～9.0	26.6	13.2	2.02	马场骏吉(1992)
	100mg,po	1.0～6.0	1.25	0.62	2.02	Davis R(1994)
	200mg,po	1.0～9.0	3.75	1.80	2.08	Davis R(1994)
上颌窦黏膜 Maxillary sinus mucosa	100mg,po	1.0～8.0	5.51	3.77	1.46	马场骏吉(1992)
	100mg,po	1.0～8.0	0.67	0.45	1.15	Fish DN(1997)
额窦囊肿组织 Frontal sinus cyst tissue	100mg,po	1.0	4.10	1.12	3.66	马场骏吉(1992)
筛窦黏膜 Ethmoid sinus mucosa	100mg,po	1.0	0.67	0.84	0.63	Fish DN(1997)
淋巴结 Lymph node	20mg/kg,po(大鼠)	稳态浓度	1.20	1.26	0.95	青木浩之(1991)

续表

部位	给药方案及病理生理状态	取样时间/h	浓度/(μg/g、μg/ml)或曲线下面积/(μg/g·h、μg/ml·h)		C_t/C_p 或 AUC_t/AUC_p	参考文献
			组织或组织液	血浆		
唾液腺 Salivary gland	20mg/kg,po(大鼠)	稳态浓度	1.86	1.26	1.48	青木浩之(1991)
甲状腺 Thyroid	20mg/kg,po(大鼠)	稳态浓度	0.79	1.26	0.63	青木浩之(1991)
胸腺 Thymus	20mg/kg,po(大鼠)	稳态浓度	0.95	1.26	0.75	青木浩之(1991)
心脏组织 Cardiac tissue	20mg/kg,po(大鼠)	1.0	3.01±0.16	2.91±0.16	1.03	Makoto T(2004)
	20mg/kg,po(豚鼠)	1.0	5.09±0.13	4.86±0.16	1.05	Makoto T(2004)
	20mg/kg,po(大鼠)	稳态浓度	1.20	1.26	0.95	青木浩之(1991)
	5mg/kg,iv(大鼠)	4.0～6.0	—	—	0.78～1.05	Sasabe H(2004)
气管 Trachea	20mg/kg,po(大鼠)	稳态浓度	1.51	1.26	1.20	青木浩之(1991)
	500mg,po	1.0	8.30	6.60	1.20	Rodvold KA(2001)
	500mg,po	4.0	6.00	4.10	1.80	Rodvold KA(2001)
肺组织 Pulmonary tissue	500mg,po	24.0	3.95	4.13	0.96	Lee LJ(1998)
	200mg,po	2.0～5.0	7.05	5.25	1.34	藤田敦(1999)
	500mg,po	0～24.0	8.30	6.60	1.26	Schubert S(2005)
	500mg,po	2.3～3.2	7.74	4.12	2.02	Rodvold KA(2001)
	20mg/kg,po(大鼠)	1.0	2.84±0.15	2.91±0.16	0.98	Makoto T(2004)
	20mg/kg,po(豚鼠)	1.0	4.75±0.27	4.86±0.16	0.98	青木浩之(1991)
	20mg/kg,po(大鼠)	稳态浓度	1.15	1.26	0.91	Hutschala D(2005)
	500mg,iv	0.3～1.0	18.6	32.6	0.57	Doris H(2005)
	500mg,iv	0.3～1.0	18.6	31.0	0.60	Sasabe H(2004)
	5mg/kg,iv(大鼠)	4.0～6.0	—	—	1.02	藤田敦(1999)

续表

部位	给药方案及病理生理状态	取样时间/h	浓度/(μg/g、μg/ml)或曲线下面积/(μg/g·h、μg/ml·h)		C_t/C_p 或 AUC_t/AUC_p	参考文献
			组织或组织液	血浆		
痰液 Sputum	200mg,po	2.0	0.71	2.08	0.34	田中研一(1992)
	200mg,po	3.0～5.0	1.23	1.38	0.89	Nakamori Y(1995)
	200mg,po	4.0～5.0	1.25	1.38	0.91	中森祥隆(1992)
	200mg,po	0.5～24.0	3.67±0.56	2.95±0.09	1.24	中森祥隆(1992)
	100mg,po	0.5～24.0	9.1	11.6	0.78	真崎宏则(1992)
	200mg,po	0.5～24.0	34.3	31.5	1.10	Davis R(1994)
	100mg,po	4.0	0.64	1.18	0.54	Davis R(1994)
	100mg,po	4.0	1.27	1.10	1.15	Nicolau DP(2012)
	200mg,po	4.0	4.36	2.74	1.59	Schubert S(2005)
肺泡上皮液 Epithelial lining fluid	750mg,iv,qd	4.0	7.97±2.51	7.52±3.05	1.06	Rodvold KA(2001)
	500mg,po	0～24.0	10.8	6.6	1.64	Rodvold KA(2001)
	500mg,po	1.0	10.8	6.6	1.7	Rodvold KA(2003)
	500mg,po,qd(×5d)	稳态浓度	9.94	5.29	1.88	Rodvold KA(2001)
	500mg,iv	4.0	11.0	4.7	2.32	Rodvold KA(2001)
肺泡巨噬细胞 Alveolar macrophages	500mg,po	1.0	32.5	6.6	5.80	Rodvold KA(2001)
	500mg,po,qd(×5d)	稳态浓度	97.9	5.3	18.5	Rodvold KA(2003)
	750mg,po,qd(×5d)	稳态浓度	105.1	12.0	8.77	Liapakis IE(2004)
	500mg,iv	4.0	83.9	4.7	17.7	Weinrich M(2006)
脓胸液 Pyothorax liquid	25mg/kg,iv(家兔)	0～12.0	1.39	1.88	0.70	Sasabe H(2004)
肝组织 Hepatic tissue	500mg,iv	0.17	18.1±5.4	4.8±1.4	3.72	Makoto T(2004)
	5mg/kg,iv(大鼠)	4.0～6.0	—	—	3.68	Makoto T(2004)

续表

部位	给药方案及病理生理状态	取样时间/h	浓度/(μg/g、μg/ml)或曲线下面积/(μg/g·h、μg/ml·h)		C_t/C_p 或 AUC_t/AUC_p	参考文献
			组织或组织液	血浆		
肝组织 Hepatic tissue	20mg/kg,po(大鼠)	1.0	9.98±0.45	2.91±0.16	3.43	青木浩之(1991)
	20mg/kg,po(豚鼠)	1.0	11.8±0.4	4.9±0.2	2.41	Lee LJ(1998)
	20mg/kg,po(大鼠)	稳态浓度	3.66	1.26	2.90	藤田敦(1999)
胆囊 Gallbladder	100mg,iv	2.0~3.0	0.94±0.44	0.73±0.27	1.29	深川裕明(1992)
	100mg,po	2.0~4.0	2.47	1.53	1.61	Rodvold KA(2001)
	100mg,po	2.2~2.9	0.94	0.73	1.29	Davis R(1994)
胆汁 Bile	200mg,po	0~12.0	47.1	25.2	1.87	水野章(1992)
	100mg,po	2.0~4.0	1.2~2.4	0.20~1.05	≈2.88	深川裕明(1991)
	100mg,po	2.0~6.0	0.49~5.63	0.55~1.63	≈2.81	谷村弘(1992)
	100mg,po	2.0~6.0	1.96	1.53	1.28	Fish DN(1997)
脾 Spleen	5mg/kg,iv(大鼠)	4.0~6.0	—	—	1.69~1.90	Sasabe H(2004)
	20mg/kg,po(大鼠)	稳态浓度	1.53	1.26	1.21	青木浩之(1991)
肾上腺 Adrenal	20mg/kg,po(大鼠)	稳态浓度	1.01	1.26	0.80	青木浩之(1991)
肾脏 Kidney	20mg/kg,po(大鼠)	1.0	10.8±1.0	2.9±0.2	3.72	Makoto T(2004)
	20mg/kg,po(豚鼠)	1.0	19.6±1.4	4.9±0.2	4.04	Makoto T(2004)
	5mg/kg,iv(大鼠)	4.0~6.0	—	—	2.03~3.05	Sasabe H(2004)
	20mg/kg,po(大鼠)	稳态浓度	3.48	1.26	2.76	青木浩之(1991)
胰腺组织 Pancreatic tissue	20mg/kg,po(大鼠)	稳态浓度	1.47	1.26	1.17	青木浩之(1991)
	5mg/kg,iv(大鼠)	4.0~6.0	—	—	1.04~1.11	Sasabe H(2004)
小肠 Small intestine	5mg/kg,iv(大鼠)	4.0~6.0	—	—	5.19~8.68	Sasabe H(2004)
大肠 Large intestine	5mg/kg,iv(大鼠)	4.0~6.0	—	—	3.31~9.14	Sasabe H(2004)

续表

部位	给药方案及病理生理状态	取样时间/h	浓度/(μg/g、μg/ml)或曲线下面积/(μg/g·h、μg/ml·h)		C_t/C_p 或 AUC_t/AUC_p	参考文献
			组织或组织液	血浆		
前列腺组织 Prostatic tissue	100mg,po	2.0	1.79±1.34	0.91±0.52	1.86±0.88	山下真寿男(1992)
	250mg,po	3.0	4.21	6.08	0.69	Bulitta JB(2011)
	100mg,po	1.0～6.0	1.15	0.90	1.28	Davis R(1994)
	200mg,po	2.0	3.25±0.87	2.42±0.66	1.43	上田阳彦(1998)
	20mg/kg,po(大鼠)	稳态浓度	0.79	1.26	0.63	青木浩之(1991)
	7mg/kg,iv(大鼠)	0～∞	4.8±1.9	11.7±4.3	0.41	Hurtado FK(2014)
子宫 Uterus	200mg,po	3.0～4.0	3.06	2.59	1.18	松田静治(1992)
子宫内膜 Endomertium	200mg,po	3.0	0.70～5.20	2.50～3.50	0.98	伊藤邦彦(1992)
阴道部 Portio vaginalis	200mg,po	3.0	2.40～6.90	2.50～3.50	1.55	伊藤邦彦(1992)
女性生殖系 Female genital tissue	200mg,po	2.9～3.2	3.01	2.33	1.29	Fish DN(1997)
	200mg,po	2.3～4.2	2.82	—	>1.00	Fish DN(1997)
	100mg,po	2.3～4.2	1.38	—	>1.00	Fish DN(1997)
阴道液 Vaginal fluid	250mg,po	3.0	4.99	6.08	0.82	Bulitta JB(2011)
输卵管 Oviduct	200mg,po	3.0	2.60～7.40	2.50～3.50	1.67	伊藤邦彦(1992)
卵巢 Ovary	200mg,po	3.0	2.30～4.50	2.50～3.50	1.13	伊藤邦彦(1992)
附睾组织 Epididymal tissue	500mg,po	1.0	5.88±5.41	3.97±3.08	1.48	Sadahira T(2016)
	200mg,po	2.0	3.31	2.85	1.16	Davis R(1994)
	200mg,po	2.0	3.40	2.85	1.22	Fish DN(1997)
	20mg/kg,po(大鼠)	稳态浓度	0.76	1.26	0.60	青木浩之(1991)
睾丸 Testis	200mg,po,qd	2.0	4.73	2.85	1.66	Davis R(1994)
	5mg/kg,iv(大鼠)	4.0～6.0	—	—	0.97～1.30	Sasabe H(2004)

续表

部位	给药方案及病理生理状态	取样时间/h	浓度/(μg/g、μg/ml)或曲线下面积/(μg/g·h、μg/ml·h)		C_t/C_p 或 AUC_t/AUC_p	参考文献
			组织或组织液	血浆		
精囊 Seminal vesicle	20mg/kg,po(大鼠)	稳态浓度	0.88	1.26	0.70	青木浩之(1991)
精液 Semen	250mg,po	3.0	4.21	6.08	0.69	Bulitta JB(2011)
	100mg,po,tid	稳态浓度	1.32	1.04	1.26	Rodvold KA(2001)
	100mg,po,tid	稳态浓度	1.19	1.09	1.12	Fish DN(1997)
肌肉组织 Muscular tissue	500mg,iv	0～8.0	22.1±13.1	38.3±10.3	0.55±0.26	Zeitlinger MA(2003)
	500mg,iv	1.5	8.00±0.90	8.60±2.30	0.93	Baum HV(2001)
	20mg/kg,po(大鼠)	稳态浓度	1.18	1.26	0.94	青木浩之(1991)
	5mg/kg,iv(大鼠)	4.0～6.0	—	—	0.82～1.25	Sasabe H(2004)
脂肪组织 Adipose tissue	500mg,iv	1.5	4.0±2.2	8.6±2.3	0.47	Baum HV(2001)
	100mg,po	2.0～3.0	0.18±0.07	0.73±0.27	0.25	深川裕明(1992)
	20mg/kg,po(大鼠)	稳态浓度	0.17	1.26	0.13	青木浩之(1991)
	5mg/kg,iv(大鼠)	4.0～6.0	—	—	0.10～0.23	Sasabe H(2004)
棕色脂肪 Brown fat	20mg/kg,po(大鼠)	稳态浓度	0.69	1.26	0.55	青木浩之(1991)
骨组织 Bone tissue	20mg/kg,po(大鼠)	稳态浓度	0.47	1.26	0.37	青木浩之(1991)
皮质骨 Cortical bone	500mg,iv	1.2	3.90±1.20	7.50±1.30	0.52	Rimmelé T(2004)
	500mg,iv	1.5	2.80±1.10	8.60±2.30	0.33	Baum HV(2001)
髓质骨 Cancellous bone	500mg,iv	1.2	7.40±2.20	7.50±1.30	1.00	Rimmelé T(2004)
	500mg,iv	1.5	6.60±3.60	8.60±2.30	0.77	Baum HV(2001)
关节滑膜组织 Synovium	500mg,iv	1.2	8.90±2.10	7.50±1.30	1.19	Rimmelé T(2004)
创伤组织 Wound tissue	500mg,po	2.0～24.0	10.8±6.8	2.9±2.4	3.77	Oberdorfer K (2004)

续表

部位	给药方案及病理生理状态	取样时间/h	浓度/(μg/g、μg/ml)或曲线下面积/(μg/g·h、μg/ml·h)		C_t/C_p 或 AUC_t/AUC_p	参考文献
			组织或组织液	血浆		
皮肤 Skin	750mg,po	0.5～24.0	163.0	79.9	2.04	Chow AT(2002)
	200mg,po	2.2～12.8	572.4	356.9	1.60	中谷佳弘(2002)
	200mg,po	1.0～4.0	1.85	1.73	1.07	Davis R(1994)
	200mg,po	0.8～4.0	1.85	1.73	1.14	Fish DN(1997)
	100mg,po,tid	3.0	2.06	1.19	1.73	Fish DN(1997)
	10mg/kg,po(大鼠)	0.5～8.0	7.19	3.97	1.81	神崎宽子(1992)
	20mg/kg,po(大鼠)	1.0	2.44±0.11	2.91±0.16	0.84	Makoto T(2004)
	20mg/kg,po(豚鼠)	1.0	3.58±0.09	4.86±0.16	0.74	Makoto T(2004)
	20mg/kg,po(大鼠)	稳态浓度	0.99	1.26	0.79	青木浩之(1991)
	5mg/kg,iv(大鼠)	4.0～6.0	—	—	0.73～0.77	Sasabe H(2004)
	10mg/kg,iv(大鼠)	0.5～8.0	7.18	3.97	1.81	神崎宽子(1992)
	500mg,iv	1.5	19.9±9.9	8.6±2.3	2.31	Baum HV(2001)
	500mg,iv	0～10.0	1.10±0.60	1.20±1.00	0.92	Bellmann R(2004)
炎性渗出液 Inflammatory exudate	500mg,po,qd	稳态浓度	—	—	1.01	Child J(1995)
	500mg,po,bid	稳态浓度	—	—	0.93	Child J(1995)
	500mg,po,q12h	稳态浓度	4.66	5.00	0.93	Rodvold KA(2001)
脊髓 Spinal cord	20mg/kg,po(大鼠)	稳态浓度	0.09	1.26	0.07	青木浩之(1991)
坐骨神经 Sciatic nerve	20mg/kg,po(大鼠)	稳态浓度	0.44	1.26	0.35	青木浩之(1991)
尿液 Urine	200mg,po	2.0～4.0	286	1.0	283	Davis R(1994)

表 7-3A ^{14}C-诺氟沙星组织分布(健康受试大鼠,50mg/kg,po)[a]

部位	AUC_t/AUC_p	组织或组织液浓度 /(μg/g 或 μg/ml)					
		0.25h	0.5h	1.0h	2.0h	3.0h	6.0h
血浆 Plasma	1.00	2.40±0.10	1.80±0.10	1.60±0.30	0.50±0.00	0.40±0.00	0.40±0.00
全血 Blood	0.70	1.90±0.10	1.40±0.30	1.20±0.20	0.30±0.00	0.30±0.00	0.20±0.00
脑组织 Brain	0.04	—	—	0.10±0.00	0.10±0.0	—	—
眼 Eye	0.26	0.50±0.10	0.30±0.10	0.50±0.10	0.50±0.10	—	—
泪腺 Lacrimal gland	1.45	1.20±0.20	1.00±0.20	1.00±0.10	1.40±0.40	0.20±0.10	1.90±1.20
颌下腺 Submaxillary gland	1.41	3.80±1.10	1.50±0.10	2.20±0.20	2.20±0.70	0.20±0.10	0.30±0.10
胸腺 Thymus	1.39	1.50±0.20	2.50±1.00	2.40±0.30	1.00±0.50	0.20±0.00	0.90±0.40
心脏组织 Cardiac tissue	0.67	1.80±0.10	1.70±0.20	1.30±0.20	0.40±0.00	0.10±0.10	0.20±0.10
肺组织 Pulmonary tissue	0.77	2.30±0.30	1.90±0.30	2.10±0.80	0.40±0.00	0.30±0.00	0.70±0.30
肝组织 Hepatic tissue	4.09	19.9±1.00	11.1±2.70	6.50±2.00	1.50±0.20	1.00±0.20	1.10±0.30
胰腺组织 Pancreatic tissue	1.71	7.30±0.90	2.50±0.40	3.20±0.70	0.90±0.10	0.30±0.00	0.80±0.40
脾 Spleen	1.21	3.10±0.50	3.20±1.50	2.20±0.50	0.50±0.00	0.30±0.00	0.40±0.10
肾上腺 Adrenal	0.50	3.90±0.70	0.70±0.40	1.70±0.50	—	—	—
肾脏 Kidney	5.76	16.2±1.60	11.4±1.40	12.5±6.70	3.70±2.30	1.00±0.10	1.40±0.60
膀胱 Urinary bladder	15.8	44.8±30.6	15.1±11.7	23.3±11.4	10.3±1.80	8.70±3.00	5.40±3.00
睾丸 Testis	0.56	0.40±0.10	0.20±0.00	1.50±0.80	0.20±0.00	0.20±0.00	0.30±0.10
附睾组织 Epididymal tissue	0.64	1.60±0.80	0.70±0.20	1.40±0.30	0.40±0.00	0.20±0.10	0.20±0.00
淋巴结 Lymph node	2.02	11.4±3.20	3.40±1.40	3.30±0.70	0.90±0.10	0.40±0.10	0.90±0.50
棕色脂肪 Brown fat	1.65	0.90±0.10	1.30±0.30	2.10±0.20	1.90±0.40	0.50±0.40	1.10±0.40
骨组织 Bone tissue	0.94	1.60±0.30	0.70±0.20	1.60±0.10	0.70±0.20	0.50±0.30	0.30±0.00

a:永津芳雄,远藤恭平,入仓勉. ^{14}C 标识 AM-715による体内动态に关する研究. Chemotherapy,1981,29(4):105-118.

表 7-3B　诺氟沙星组织分布

部位	给药方案及病理生理状态	取样时间/h	浓度/(μg/g、μg/ml)或曲线下面积/(μg/g·h、μg/ml·h)		C_t/C_p 或 AUC_t/AUC_p	参考文献
			组织或组织液	血浆		
脑脊液 Cerebrospinal fluid	14mg/kg,po(大鼠)	4.0	0.05±0.03	0.52±0.04	0.08	Shem-Tov M(1994)
脑组织 Brain	25～150mg/kg,po(大鼠)	0～7.0	—	—	0.04～0.10	Marchand S(2003)
房水 Aqueous humor	30mg/kg,po(比格犬)	3.0	0.35±0.07	3.11	0.11	三井幸彦(1994)
结膜 Conjunctive	30mg/kg,po(比格犬)	3.0	2.24±0.48	3.11	0.72	三井幸彦(1994)
角膜 Cornea	30mg/kg,po(比格犬)	3.0	1.33±0.20	3.11	0.43	三井幸彦(1994)
巩膜 Sclera	30mg/kg,po(比格犬)	3.0	8.59±1.51	3.11	2.76	三井幸彦(1994)
晶状体 Lens	30mg/kg,po(比格犬)	3.0	0.16±0.03	3.11	0.05	三井幸彦(1994)
视网膜 Retina	30mg/kg,po(比格犬)	3.0	3.05±1.24	3.11	0.98	三井幸彦(1994)
玻璃体 Vitreous body	30mg/kg,po(比格犬)	3.0	0.19±0.02	3.11	0.06	三井幸彦(1994)
视神经 Optic nerve	30mg/kg,po(比格犬)	3.0	1.07±0.15	3.11	0.34	三井幸彦(1994)
唾液腺 Salivary gland	14mg/kg,po(大鼠)	4.0	0.66±0.03	0.52±0.04	1.27	Shem-Tov M(1994)
唾液 Saliva	14mg/kg,po(大鼠)	4.0	0.50±0.29	0.52±0.04	0.96	Shem-Tov M(1994)
扁桃体 Tonsil	200mg,po	2.0	0.84	0.70	1.20	花牟礼丰(1981)
	200mg,po	2.0	0.52	0.75	0.69	岩泽武彦(1981)
	400mg,po	2.0	0.72	1.60	0.45	村井兼孝(1981)
上颌窦黏膜 Maxillary sinus mucosa	200mg,po	2.0	0.34	0.75	0.45	岩泽武彦(1981)
	200mg,po	2.0	0.21	0.65	0.32	村井兼孝(1981)
上颌窦分泌液 Maxillary sinus secretion	200mg,po	1.0～2.0	0.99	0.56	1.77	新川敦(1986)

续表

部位	给药方案及病理生理状态	取样时间/h	浓度/(μg/g、μg/ml)或曲线下面积/(μg/g·h、μg/ml·h)		C_t/C_p 或 AUC_t/AUC_p	参考文献
			组织或组织液	血浆		
中耳黏膜 Middle ear mucosa	200mg, po	1.0～2.0	2.36	0.56～0.99	2.38～4.21	新川敦(1986)
淋巴结 Lymph node	14mg/kg, po(大鼠)	4.0	0.21	0.52±0.04	0.39	Shem-Tov M(1994)
肺组织 Pulmonary tissue	20mg/kg, po(大鼠)	0.3～6.0	1.00	1.40	0.71	桶崎英一(1988)
	50mg/kg, po(大鼠)	0.5～6.0	8.65	7.28	1.19	村山哲(1981)
	50mg/kg, po(小鼠)	0.5～6.0	3.65	1.83	2.00	村山哲(1981)
	14mg/kg, po(大鼠)	4.0	1.50±0.02	0.52±0.04	2.89	Shem-Tov M(1994)
痰液 Sputum	200mg, po	2.0～4.0	0.15～0.22	0.28	0.66	松本庆藏(1981)
	200mg, po	峰浓度	0.56～0.97	1.27～1.40	0.57	重野芳辉(1981)
胸腔积液 Pleural fluid	14mg/kg, po(大鼠)	4.0	0.49±0.02	0.52±0.04	0.94	Shem-Tov M(1994)
肝组织 Hepatic tissue	20mg/kg, po(大鼠)	0.3～6.0	2.90	1.40	2.07	桶崎英一(1988)
	14mg/kg, po(大鼠)	4.0	2.47±0.23	0.52±0.04	4.75	Shem-Tov M(1994)
	50mg/kg, po(大鼠)	0.5～6.0	19.6	7.3	2.70	村山哲(1981)
胆囊 Gallbladder	800mg, po, qd(×7d)	稳态浓度	3.30±1.10	2.43±0.89	1.36	Cristiano P(1985)
胆汁 Bile	800mg, po, qd(×7d)	稳态浓度	25.3±4.9	2.4±0.9	10.4	Cristiano P(1985)
	100mg, po	0～12.0	30.7	4.4	6.95	山本泰宽(1981)
	14mg/kg, po(大鼠)	4.0	11.5±1.5	0.9±0.1	12.4	Shem-Tov M(1994)
	200mg, po	3.0～4.0	15.0	0.9	17.4	平山隆(1981)
	200mg, po	峰浓度	3.6～6.0	0.6～1.2	3.50～7.00	志村秀彦(1983)
脾 Spleen	14mg/kg, po(大鼠)	4.0	2.26±0.30	0.52±0.04	4.35	Shem-Tov M(1994)
肾脏 Kidney	20mg/kg, po(大鼠)	0.3～6.0	5.80	1.40	4.14	桶崎英一(1988)

续表

部位	给药方案及病理生理状态	取样时间/h	浓度/(μg/g、μg/ml)或曲线下面积/(μg/g·h、μg/ml·h)		C_t/C_p 或 AUC_t/AUC_p	参考文献
			组织或组织液	血浆		
肾脏 Kidney	50mg/kg,po(大鼠)	0.5～6.0	20.9	7.3	2.87	村山哲(1981)
	50mg/kg,po(小鼠)	0.5～6.0	5.20	1.83	2.78	村山哲(1981)
肾上腺 Adrenal gland	14mg/kg,po(大鼠)	4.0	2.18±0.30	0.52±0.04	4.19	Shem-Tov M(1994)
膀胱 Urinary bladder	10mg/kg,po(大鼠)	1.0	12.4	0.5	23.0	Izawa S(2015)
	10mg/kg,iv(大鼠)	1.0	69.9	1.3	55.9	Izawa S(2015)
前列腺组织 Prostatic tissue	200mg,po,tid	—	4.42±1.94	2.89	1.53	Yasumoto R(1988)
	400mg,po	1.0～2.0	1.51	0.98	1.54	Bergeron M(1985)
	400mg,po	峰浓度	2.10	1.70	1.24	Bergeron M(1985)
	200mg,po	2.0	2.20±0.57	1.10±0.22	2.00	重野芳辉(2001)
	800mg,po	峰浓度	2.18	—	>1.00	Lambert T(1984)
	20mg/kg,po(大鼠)	0.3～6.0	1.60	1.40	1.14	桶崎英一(1988)
	400mg,po	4.0～6.0	0.78	0.94	0.83	Dan M(1987)
前列腺分泌液 Prostatic secretion	20mg/kg,po(比格犬)	1.5～4.0	0.20～0.30	—	0.20～0.40	Albarellos GA(2006)
卵巢 Ovary	50mg/kg,po(大鼠)	0.5	0.8±0.2	1.1±0.5	0.71	永津芳雄(1981)
肌肉组织 Muscular tissue	400mg,po	4.0	0.87±0.27	1.09±0.15	0.80	Dan M(1989)
	20mg/kg,po(大鼠)	0.3～6.0	1.20	1.40	0.86	桶崎英一(1988)
关节腔滑膜液 Synovial fluid	14mg/kg,po(大鼠)	4.0	0.50±0.29	0.52±0.04	0.96	Shem-Tov M(1994)
皮肤 Skin	14mg/kg,po(大鼠)	4.0	0.12±0.01	0.93±0.10	0.13	Shem-Tov M(1994)
组织间隙液 Interstitial fluid	11mg/kg,po(比格犬)	峰浓度	0.30～0.70	1.00～1.40	0.30～0.50	Wallker RD(1989)

续表

部位	给药方案及病理生理状态	取样时间/h	浓度/(μg/g、μg/ml)或曲线下面积/(μg/g·h、μg/ml·h)		C_t/C_p 或 AUC_t/AUC_p	参考文献
			组织或组织液	血浆		
组织间隙液 Interstitial fluid	22mg/kg,po(比格犬)	峰浓度	1.20～1.60	2.80	0.43～0.57	Wallker RD(1989)
	100mg/kg,po(家兔)	0.5～8.0	3.50	8.57	0.41	Rylander M(1983)
	100mg/kg,po,qd(家兔)(×7d)	0.5～8.0	15.6	23.9	0.66	Rylander M(1983)
皮肤水疱液 Skin blister	400mg,po	0.5～8.0	5.74±1.60	5.40±1.70	1.06	Adhami ZN(1984)
	400mg,po	1.5～2.0	1.01±0.27	1.45±0.09	0.70	Adhami ZN(1984)
	400mg,po	0～∞	5.80	5.40	1.07	Wise R(1984)
脂肪组织 Adipose tissue	14mg/kg,po(大鼠)	4.0	0.22±0.04	0.93±0.10	0.24	Shem-Tov M(1994)
羊水 Amniotic fluid	200mg,po	2.0～7.0	1.10	2.13	0.47	高瀬善次郎(1981)
尿液 Urine	200mg,po	1.0	21.5	0.6	35.8	铃木惠三(1986)
	14mg/kg,po(大鼠)	4.0	358.0±44.6	0.9±0.1	385.0	Shem-Tov M(1994)
	400mg,po	4.0～6.0	162.3	0.9	172.7	Dan M(1987)
	100mg,po	峰浓度	152.0	0.7	233.8	山本泰宽(1981)

表 7-4 芦氟沙星组织分布

部位	给药方案及病理生理状态	取样时间/h	浓度/(μg/g、μg/ml)或曲线下面积/(μg/g·h、μg/ml·h)		C_t/C_p 或 AUC_t/AUC_p	参考文献
			组织或组织液	血浆		
脑脊液 Cerebrospinal fluid	400mg,po(无细菌性脑膜炎)	5.0	1.66～1.97	3.02～3.37	0.60	Vittoria M(2000)
	400mg,po(细菌性脑膜炎)	5.0	2.47～2.93	3.29～4.15	0.72～0.84	Vittoria M(2000)
支气管黏膜 Bronchial mucosa	400mg,po	4.0～72.0	229.2	129.0	1.78	Wise R(1993)

续表

部位	给药方案及病理生理状态	取样时间/h	浓度/(μg/g、μg/ml)或曲线下面积/(μg/g·h、μg/ml·h)		C_t/C_p 或 AUC_t/AUC_p	参考文献
			组织或组织液	血浆		
肺泡上皮液 Epithelial lining fluid	400mg,po	4.0～72.0	980.2	129.0	7.60	Wise R(1993)
肺泡巨噬细胞 Alveolar macrophages	400mg,po	4.0～72.0	2822	129.0	21.9	Wise R(1993)
胆汁 Bile	400mg,po	峰浓度	8.24	4.05	2.03	Privitera G(1993)
	400mg,po	0～72.0	203.0	151.0	1.34	Privitera G(1993)
前列腺组织 Prostatic tissue	200mg,po	5.0	6.40～7.00	1.80～2.20	1.20～3.80	Boerema JB(1991)
前列腺分泌液 Prostatic secretion	200mg,po	5.0	5.50	—	0.90～2.10	Boerema JB(1991)
炎性渗出液 Inflammatory exudate	400mg,po	峰浓度	3.20	4.40	0.73	Wise R(1991)
	400mg,po	0～50.0	91.6	98.6	0.93	Wise R(1991)
尿液 Urine	200mg,po	5.0	27.0～64.2	1.8～2.2	20.2	Boerema JB(1991)
	400mg,po	峰浓度	72.7	4.3	16.9	Perry G(1993)
	400mg,po	0～96.0	2515	132.0	19.1	Perry G(1993)
	400mg,po	0～72.0	2533	151.0	16.8	Privitera G(1993)

表 7-5　培氟沙星组织分布

部位	给药方案及病理生理状态	取样时间/h	浓度/(μg/g、μg/ml)或曲线下面积/(μg/g·h、μg/ml·h)		C_t/C_p 或 AUC_t/AUC_p	参考文献
			组织或组织液	血浆		
脑脊液 Cerebrospinal fluid	100mg/kg,po(比格犬)	稳态浓度	8.8	19.7	0.45	Montay G(1984)
	7.5mg/kg,iv,bid(细菌性脑膜炎)	—	4.80	—	0.52	Wolff M(1984)
	15.0mg/kg,iv,bid(细菌性脑膜炎)	—	8.30	—	0.58	Wolff M(1984)
	400mg,po(细菌性脑膜炎)	0.5	3.30	7.30	0.46	Fourtillan JB(1986)
	400mg,po(细菌性脑膜炎)	2.0	3.80	4.50	0.84	Fourtillan JB(1986)
	15mg/kg,iv(比格犬)(细菌性脑膜炎)	—	12.7	23.5	0.55	ScheId WM(1989)
	30mg/kg,iv(比格犬)(细菌性脑膜炎)	—	19.1	45.8	0.38	ScheId WM(1989)
	400mg,iv	5.0～6.0	2.97	8.54	0.35	Dow J(1986)
脑组织 Brain	100mg/kg,po(大鼠)	0.5	6.4±0.5	29.2±2.3	0.22	Montay G(1984)
	800mg,iv	0.5～1.0	4.5	10.2	0.44	Korinek AM(1988)
房水 Aqueous humor	400mg,po(多剂)	稳态浓度	—	—	0.68	Salvanet-Bouccara A (1991)
	400mg,po	峰浓度	1.36	6.40	0.21	Bron A(1986)
	400mg,iv	峰浓度	1.48	5.75	0.26	Salvanet A(1986)
	400mg,iv	0.5～4.0	0.60～0.80	2.20～5.20	0.15～0.27	Denis F(1986)
	800mg,iv	—	1.5～3.3	3.6～13.0	0.30～0.45	Denis F(1986)
	400mg,iv	9.0～12.0	2.0～2.8	4.8～6.0	0.44	Giamarellou H(1993)
	800mg,iv	9.0～12.0	4.2～7.2	12.9～15.0	0.32～0.48	Giamarellou H(1993)
	400mg,iv	4.2	1.00	4.50	0.22	Montay G(1991)
	400mg,iv,bid(×8d)	4.2	10.3	13.7	0.75	Montay G(1991)
晶状体 Lens	400mg,iv	峰浓度	0.40	5.75	0.07	Salvanet A(1986)

续表

部位	给药方案及病理生理状态	取样时间/h	浓度/(μg/g、μg/ml)或曲线下面积/(μg/g·h、μg/ml·h)		C_t/C_p 或 AUC_t/AUC_p	参考文献
			组织或组织液	血浆		
玻璃体 Vitreous body	400mg,po	1.0～2.0	0.72	3.92	0.18	Oncel M(1993)
	400mg,po	6.0～12.0	1.18	2.56	0.46	Oncel M(1993)
	400mg,iv	4.2	1.60	4.50	0.35	Garré M(1990)
扁桃体 Tonsil	400mg,po,bid(×3d)	术中	9.00	3.40	2.65	Munera MI(1994)
鼻黏膜分泌液 Nasal mucosal secretion	400mg,po	0～12.0	54.5	38.0	1.43	Petrikkos G(1992)
	400mg,po	3.0	9.10	5.00	1.82	Petrikkos G(1992)
上颌窦分泌液 Maxillary sinus secretion	400mg,po	0～12.0	50.0	38.0	1.32	Petrikkos G(1992)
	400mg,po	3.0	6.90	5.00	1.38	Petrikkos G(1992)
	400mg,po	3.0	7.37	5.00	1.47	Giamarellou H (1990)
唾液 Saliva	400mg,po,bid(×3d)	术中	6.80	3.40	2.00	Munera MI(1994)
	400mg,po	1.0	3.46	3.89	0.89	Janin N(1987)
口咽部黏膜 Oropharyngeal mucosa	400mg,po,bid(×3d)	术中	5.50	3.40	1.62	Munera MI(1994)
甲状腺 Thyroid	400mg,po,bid(×3d)	术中	10.7	3.4	3.15	Munera MI(1994)
颈部淋巴结 Cervical lymph node	400mg,po,bid(×3d)	术中	14.1	3.4	4.15	Munera MI(1994)
心脏组织 Cardiac tissue	100mg/kg,po(大鼠)	0.5	72.4±3.1	29.2±2.3	2.48	Montay G(1984)
	800mg,iv	4.0～24.0	259.1	108.6	2.39	Brion N(1986)
	800mg,iv	4.0	20.1	7.1	2.84	Brion N(1986)
主动脉瓣 Aortic valve	800mg,iv	4.0～24.0	98.6	108.6	0.91	Brion N(1986)
	800mg,iv	4.0	6.08	7.07	0.86	Brion N(1986)

续表

部位	给药方案及病理生理状态	取样时间/h	浓度/(μg/g、μg/ml)或曲线下面积/(μg/g·h、μg/ml·h)		C_t/C_p 或 AUC_t/AUC_p	参考文献
			组织或组织液	血浆		
二尖瓣 Mitral valve	800mg,iv	4.0～24.0	118.9	108.6	1.09	Brion N(1986)
	800mg,iv	4.0	8.53	7.07	1.21	Brion N(1986)
胸腺 Thymus	100mg/kg,po(大鼠)	0.5	60.6±4.4	29.2±2.3	2.08	Montay G(1984)
肺组织 Pulmonary tissue	100mg/kg,po(大鼠)	0.5	61.8±2.7	29.2±2.3	2.12	Montay G(1984)
	800mg,iv	2.0～24.0	79.5	82.8	0.96	Scaglione F(1995)
	800mg,iv	4.0	8.22	7.70	1.07	Scaglione F(1995)
	800mg,po	2.0～24.0	71.9	78.7	0.91	Scaglione F(1995)
	800mg,po	4.0	4.00	7.20	0.56	Scaglione F(1995)
支气管黏膜 Bronchial mucosa	400mg,po	1.0～2.0	9.0～11.0	8.6～10.0	1.10	Fourtillan JB(1986)
	400mg,iv,bid(×3d)	0.5	15.3±6.3	11.1±3.6	1.38	Bonmarchand G(1989)
	400mg,iv,bid(×3d)	6.0	13.7	8.4	1.60	Bonmarchand G(1989)
痰液 Sputum	400mg,iv	峰浓度	3.80	4.60	0.83	Davies S(1987)
	400mg,po	峰浓度	4.60	5.14	0.89	Davies S(1987)
	400mg,po,bid	1.0	9.00	8.60	1.05	Morel C(1985)
	400mg,po,bid	3.0	8.10	9.70	0.84	Morel C(1985)
肝组织 Hepatic tissue	100mg/kg,po(大鼠)	0.5	180.0±28.0	29.2±2.3	6.17	Montay G(1984)
胆汁 Bile	100mg/kg,po(比格犬)	稳态浓度	8343	20.7	403.0	Montay G(1984)
	400mg,po	12.0	83.0	2.0	41.5	Roy AC(1987)
	800mg,iv	4.0	47.6	16.8	2.80	Wittke RR(1989)
	800mg,iv	24.0	8.60	5.60	1.50	Wittke RR(1989)
	400mg,iv(×3 剂)	1.0	22.0	19.0	1.16	Galanakis N(1993)

续表

部位	给药方案及病理生理状态	取样时间/h	浓度/(μg/g、μg/ml)或曲线下面积/(μg/g·h、μg/ml·h)		C_t/C_p 或 AUC_t/AUC_p	参考文献
			组织或组织液	血浆		
胆汁 Bile	800mg,iv	1.0～2.0	12.0	7.8	1.54	Speciale A(1990)
脾 Spleen	100mg/kg,po(大鼠)	0.5	98.8±26.6	29.2±2.3	3.38	Montay G(1984)
肾脏 Kidney	100mg/kg,po(大鼠)	0.5	135.0±7.0	29.2±2.3	4.62	Montay G(1984)
	800mg,iv	3.0	101.5±17.1	10.8±4.3	10.0	Varini C(1992)
肠系膜淋巴结 Mesenteric lymph node	400mg,po,bid(×3d)	术中	17.1	3.4	5.03	Munera MI(1994)
胰腺组织 Pancreatic tissue	100mg/kg,po(比格犬)	稳态浓度	94.0	19.7	4.77	Montay G(1984)
	400mg,iv,bid	4.0～6.0	10.1～28.7	5.6～9.2	2.43	Minelli EB(1996)
	400mg,iv,bid(多剂)	4.0～6.0	13.3～23.0	3.2～6.0	2.35～4.15	Bassi C(1994)
胰液 Pancreatic juice	400mg,po	0～∞	40.4±13.5	45.3±20.4	0.94	Mahnborg AS(1990)
	400mg,po	峰浓度	5.46±2.35	4.72±1.75	1.15	Mahnborg AS(1990)
结肠 Colon	800mg,iv	峰浓度	22.0	12.9	1.71	Gascón AR(2003)
子宫肌层 Myometrium	400mg,iv,q12h	3.5	38.7±21.9	—	4.96	Bouvet O(1992)
卵巢 Ovary	400mg,iv,q12h	3.5	44.9±24.6	—	6.03	Bouvet O(1992)
输卵管 Oviduct	400mg,iv,q12h	3.5	31.9±13.9	—	4.02	Bouvet O(1992)
宫颈分泌物 Cervical secretion	400mg,po(多剂)	稳态浓度	24.4	14.4	1.70	Grizard G(1992)
腹膜 Peritoneum	400mg,iv,q12h	2.7	9.19	—	1.00～1.20	Bouvet O(1992)
	400mg,iv,q12h	4.7	9.30	—	1.50	Bouvet O(1992)
	800mg,iv	峰浓度	17.6	12.9	1.36	Gascón AR(2003)
	400mg,iv	1.0～4.0	2.20～5.10	>2.00	1.00～2.20	Webberley JM(1988)
腹腔积液 Ascitic fluid	400mg,po	0～72.0	—	211.0	0.68	Cardey J(1987)

续表

部位	给药方案及病理生理状态	取样时间/h	浓度/(μg/g、μg/ml)或曲线下面积/(μg/g·h、μg/ml·h)		C_t/C_p 或 AUC_t/AUC_p	参考文献
			组织或组织液	血浆		
腹腔积液 Ascitic fluid	400mg,po	峰浓度	3.30	7.70	0.43	Cardey J(1987)
	400mg,iv	0～24.0	119.6	149.1	0.80	Sambatakou H(2001)
	800mg,iv	4.0	17.1	16.8	1.02	Wittke RR(1989)
	800mg,iv	48.0	5.30	3.80	1.40	Wittke RR(1989)
	400mg,iv	1.5	—	—	0.88	Webberley JM(1989)
前列腺组织 Prostatic tissue	400mg,po,q12h(1～4d)	5.0～7.0	9.87	7.69	1.28	Montay G(1985)
	400mg,po	—	10.4	7.9	1.32	Fourtillan JB(1986)
	800mg,iv	2.0～10.0	31.0	36.0	0.86	Giannopoulos A(2001)
	800mg,iv	2.0	3.72	4.67	0.80	Giannopoulos A(2001)
前列腺分泌液 Prostatic secretion	400mg,po(多剂)	稳态浓度	8.70～9.80	—	≈1.00	Comhaire FH(1987)
睾丸 Testis	100mg/kg,po(大鼠)	0.5	11.2±1.5	29.2±2.3	0.38	Montay G(1984)
精液 Semen	400mg,po(多剂)	稳态浓度	9.1～10.4	7.4	1.20～1.40	Grizard G(1992)
软骨 Cartilage	400mg,po,bid(×3d)	术中	12.8	3.4	3.76	Munera MI(1994)
骨组织 Bone tissue	400mg,po,bid(×3d)	术中	0.70	3.40	0.21	Munera MI(1994)
皮质骨 Cortical bone	400mg,iv(健康受试者)	6.0	0.74	2.54	0.29	Coignard S(1986)
	400mg,iv(骨组织感染)	6.0	1.10	2.54	0.43	Coignard S(1986)
髓质骨 Cancellous bone	400mg,iv(健康受试者)	6.0	1.24	2.54	0.49	Coignard S(1986)
	400mg,iv(骨组织感染)	6.0	1.44	2.54	0.57	Coignard S(1986)
乳汁 Milk	400mg,po(×3 剂)	2.0～4.0	3.43～3.54	3.63～4.75	0.80～0.94	Giamarellou H(1989)
肌肉组织 Muscular tissue	400mg,po,bid(×3d)	术中	6.30	3.40	1.85	Munera MI(1994)

续表

部位	给药方案及病理生理状态	取样时间/h	浓度/(μg/g、μg/ml)或曲线下面积/(μg/g·h、μg/ml·h)		C_t/C_p 或 AUC_t/AUC_p	参考文献
			组织或组织液	血浆		
肌肉组织 Muscular tissue	100mg/kg,po(大鼠)	0.5	70.8±3.8	29.2±2.3	2.42	Montay G(1984)
脂肪组织 Adipose tissue	400mg,po,bid(×3d)	术中	1.70	3.40	0.50	Munera MI(1994)
	800mg,iv	4.0～24.0	62.4	108.6	0.57	Brion N(1986)
	800mg,iv	4.0	2.06	7.07	0.29	Brion N(1986)
	400mg,iv	1.0～2.5	2.40±0.39	7.45±1.65	0.33	Jacoberger B(1998)
皮肤 Skin	400mg,po,bid(×3d)	术中	6.90	3.40	2.03	Munera MI(1994)
	400mg,iv,q12h	2.3	20.8±8.1	—	2.65	Bouvet O(1992)
	400mg,iv,q12h	5.0	23.7±10.2	—	4.65	Bouvet O(1992)
皮下组织 Subcutaneous tissue	800mg,iv	峰浓度	7.8	12.9	0.60	Gascón AR(2003)
	800mg,iv	8.0	5.65	8.52	0.66	Brion N(1986)
组织间隙液 Interstitial fluid	20mg/kg,im(大鼠)	0～8.0	117.1	127.6	0.92	Leibovitz E(1989)
皮肤水疱液 Skin blister fluid	400mg,po	0～24.0	62.5±12.5	66.1±11.2	0.95	Webberley JM(1987)
	400mg,iv	0～∞	38.8±8.6	56.1±12.1	0.70	Wise R(1986)
创面渗出液 Wound exudate	800mg,iv	4.0	18.2	16.8	1.08	Wittke RR(1989)
	800mg,iv	8.0	5.00	3.80	1.30	Wittke RR(1989)
羊水 Amniotic fluid	400mg,iv	3.0～6.0	2.06	4.30	0.48	Giamarellou H(1989)
	400mg,iv	6.5～8.0	2.74	3.90	0.70	Giamarellou H(1989)
尿液 Urine	800mg,po	2.0	60.4	8.9	6.74	Moreau JL(1996)

表 7-6A ^{14}C-依诺沙星组织分布(健康受试大鼠,50mg/kg,po)[a]

部位	AUC_t/AUC_p	组织或组织液浓度 /(μg/g 或 μg/ml)			
		0.5h	1.0h	3.0h	8.0h
血浆 Plasma	1.00	3.50±0.60	4.60±0.10	2.30±0.10	0.70±0.20
全血 Blood	0.88	2.90±0.50	3.90±0.10	2.10±0.10	0.60±0.20
红细胞 Red blood cell	0.49	1.80±0.30	2.20±0.30	1.10±0.00	0.40±0.10
脑垂体 Hypophysis	1.43	—	6.60±0.90	—	—
眼球 Eye-ball	0.26	0.70±0.20	—	0.70±0.00	0.30±0.00
泪腺 Harderian gland	0.84	1.90±0.80	3.80±1.00	2.10±0.70	0.50±0.20
舌 Tongue	1.47	4.40±1.40	6.90±0.40	3.40±0.10	1.00±0.10
颌下腺 Submaxillary gland	1.65	5.40±1.20	8.60±1.10	3.50±0.20	1.10±0.20
心脏组织 Cardiac tissue	1.07	3.90±0.90	5.20±0.40	2.40±0.20	0.70±0.20
主动脉 Aorta	0.52	—	2.40±0.40	1.40±0.30	—
肺组织 Pulmonary tissue	1.13	4.00±1.30	5.20±0.50	2.60±0.10	0.80±0.20
胸腺 Thymus	1.40	2.50±0.90	5.60±0.30	3.70±0.00	1.00±0.10
气管 Trachea	0.94	3.20±1.30	4.00±0.80	2.10±0.10	0.90±0.10
肝组织 Hepatic tissue	2.97	12.1±1.40	13.6±2.70	6.30±0.20	2.70±0.70
脾 Spleen	1.39	5.00±1.60	7.30±0.50	3.90±0.10	1.10±0.20
胃 Stomach	8.08	24.7±4.60	22.9±3.40	19.5±7.00	11.9±10.8
肾脏 Kidney	4.69	18.8±4.40	22.2±1.30	10.6±1.10	3.00±0.70
胰腺组织 Pancreatic tissue	2.12	6.90±2.10	9.70±0.80	4.90±0.20	1.50±0.20
小肠 Small intestine	11.0	46.8±10.7	47.4±3.10	27.2±4.00	5.60±2.00
大肠 Large intestine	2.47	3.00±0.90	4.30±0.30	3.70±0.40	8.60±1.30
肾上腺 Adrenal	0.78	3.00±0.70	3.60±0.40	1.90±0.00	—

续表

部位	AUC_t/AUC_p	组织或组织液浓度 /(μg/g 或 μg/ml)			
		0.5h	1.0h	3.0h	8.0h
睾丸 Testis	0.72	0.70±0.20	1.80±0.10	2.10±0.10	0.80±0.10
附睾组织 Epididymal tissue	0.92	1.70±0.60	3.30±0.60	2.50±0.10	0.70±0.10
精囊 Seminal vesicle	0.98	2.50±0.50	5.00±0.90	1.70±0.10	1.30±0.70
前列腺组织 Prostatic tissue	1.61	3.20±1.60	8.50±2.30	1.80±0.10	3.50±2.40
肌肉组织 Muscular tissue	1.39	2.60±1.00	5.70±0.60	3.50±0.20	1.10±0.00
脂肪组织 Adipose tissue	0.15	—	0.70±0.10	0.40±0.10	—
骨组织 Bone tissue	1.28	3.10±0.90	5.20±0.30	3.00±0.10	1.30±0.10
皮肤 Skin	1.25	2.30±0.70	4.00±0.50	3.40±0.30	1.20±0.30

a:藤井敏彦,古川日出男,吉田耕治,等. ^{14}C 标识 AT-2266のラットにおける体内动态. Chemotherapy,1984,32(3):117-135.

表 7-6B 依诺沙星组织分布

部位	给药方案及病理生理状态	取样时间/h	浓度/(μg/g、μg/ml)或曲线下面积/(μg/g·h、μg/ml·h)		C_t/C_p 或 AUC_t/AUC_p	参考文献
			组织或组织液	血浆		
脑脊液 Cerebrospinal fluid	200mg,po	3.0	0.11	1.38	0.07	川原和也(1990)
脑组织 Brain	50mg/kg,po(大鼠)	峰浓度	0.16	2.43	0.07	中村信一(1984)
房水 Aqueous humor	20mg/kg,po(家兔)	1.0~6.0	1.05	9.39	0.11	大石正夫(1984)
	20mg/kg,po(家兔)	2.0	0.34	3.42	0.10	大石正夫(1984)
眼睑 Lid	20mg/kg,po(家兔)	2.0	3.36	3.42	0.98	大石正夫(1984)
结膜 Conjunctive	20mg/kg,po(家兔)	2.0	2.73	3.42	0.80	大石正夫(1984)

部位	给药方案及病理生理状态	取样时间/h	浓度/(μg/g、μg/ml)或曲线下面积/(μg/g·h、μg/ml·h)		C_t/C_p或AUC_t/AUC_p	参考文献
			组织或组织液	血浆		
眼外肌 Extraocular muscle	20mg/kg,po(家兔)	2.0	3.49	3.42	1.02	大石正夫(1984)
角膜 Cornea	20mg/kg,po(家兔)	2.0	0.91	3.42	0.27	大石正夫(1984)
巩膜 Sclera	20mg/kg,po(家兔)	2.0	4.34	3.42	1.27	大石正夫(1984)
虹膜 Iris	20mg/kg,po(家兔)	2.0	2.17	3.42	0.63	大石正夫(1984)
晶状体 Lens	20mg/kg,po(家兔)	2.0	<最低检测限	3.42	—	大石正夫(1984)
视网膜 Retina	20mg/kg,po(家兔)	2.0	0.75	3.42	0.22	大石正夫(1984)
玻璃体 Vitreous body	20mg/kg,po(家兔)	2.0	0.03	3.42	0.01	大石正夫(1984)
泪腺 Lacrimal gland	50mg/kg,po,qd(大鼠)(×7d)	1.0	5.10	3.20	1.59	藤井敏彦(1984)
泪液 Lacrimal fluid	200mg,po	0～8.0	3.6	11.7	0.31	德田久弥(1984)
牙龈 Gingiva	200mg,po	1.0～6.0	6.22	5.33	1.17	山根伸夫(1989)
唾液 Saliva	400mg,po	1.0～8.0	9.6	13.1	0.73	马场骏吉(1988)
	400mg,po,bid	—	2.10	1.74	1.41	Loos U(1989)
舌 Tongue	50mg/kg,po,qd(大鼠)(×7d)	1.0	4.30	3.20	1.34	藤井敏彦(1984)
扁桃体 Tonsil	200mg,po	1.0	0.62～1.16	0.41～1.06	1.21	马场骏吉(1988)
	200mg,po(多剂)	2.0～2.5	0.90～1.12	0.50～0.93	1.41	马场骏吉(1988)
上颌窦黏膜 Maxillary sinus mucosa	200mg,po	2.0	2.00	1.11	1.80	马场骏吉(1988)
颌下腺 Submaxillary gland	50mg/kg,po,qd(大鼠)(×7d)	1.0	5.60	3.20	1.75	藤井敏彦(1984)
鼻黏膜分泌液 Nasal mucosal secretion	200mg,po	1.0～2.0	0.56～1.12	1.11	0.50～1.00	马场骏吉(1988)

续表

部位	给药方案及病理生理状态	取样时间/h	浓度/(μg/g、μg/ml)或曲线下面积/(μg/g·h、μg/ml·h)		C_t/C_p 或 AUC_t/AUC_p	参考文献
			组织或组织液	血浆		
耳分泌液 Otorrhea	200mg,po	2.0	1.19	1.11	1.08	马场骏吉(1988)
中耳黏膜 Middle ear mucosa	**600mg,po**	1.3～20.0	—	—	3.84	**森望(1992)**
心脏组织 Cardiac tissue	50mg/kg,po,qd(大鼠)(×7d)	1.0	3.60	3.20	1.13	藤井敏彦(1984)
	50mg/kg,po(大鼠)	0～24.0	15.3	6.7	2.28	**中村信一(1984)**
主动脉 Aorta	50mg/kg,po,qd(大鼠)(×7d)	1.0	5.10	3.20	1.59	藤井敏彦(1984)
胸腺 Thymus	50mg/kg,po,qd(大鼠)(×7d)	1.0	3.50	3.20	1.09	藤井敏彦(1984)
肺组织 Pulmonary tissue	600mg,po	2.8	7.00	1.80	3.89	Wijnands WJA(1986)
	400mg,po,bid	峰浓度	7.70	1.90	4.05	Newsom SWB(1987)
	50mg/kg,po(大鼠)	0～24.0	14.5	6.7	2.16	**中村信一(1984)**
	100mg/kg,im(大鼠)(健康受试动物)	0.5	41.5±19.0	18.0±3.2	2.30	加藤政仁(1990)
	100mg/kg,im(大鼠)(肺炎)	0.5	78.3±23.3	17.4±2.6	4.50	加藤政仁(1990)
气管 Trachea	50mg/kg,po,qd(大鼠)(×7d)	1.0	4.30	3.20	1.34	藤井敏彦(1984)
痰液 Sputum	200mg,po	1.0～2.0	1.22	2.30	0.53	大平诚一(1984)
	200mg,po	峰浓度	—	—	0.50～0.80	松本庆藏(1984)
	200mg,po	峰浓度	1.06～2.41	1.86～2.55	0.79	林泉(1984)
	200mg,po	峰浓度	1.20	1.60	0.75	渡边讲一(1984)
肝组织 Hepatic tissue	50mg/kg,po,qd(大鼠)(×7d)	1.0	11.7	3.2	3.66	藤井敏彦(1984)
	50mg/kg,po(大鼠)	0～24.0	52.4	6.7	7.81	**中村信一(1984)**
胆汁 Bile	200mg,po	3.0～4.0	1.00～5.20	0.55～1.80	2.00～2.89	寿山博武(1984)
	200mg,po	峰浓度	3.31～7.57	1.32～2.26	3.04	酒井克治(1984)
	300～600mg,po	峰浓度	7.50	2.05	3.66	土屋凉一(1984)

续表

部位	给药方案及病理生理状态	取样时间/h	浓度/(μg/g、μg/ml)或曲线下面积/(μg/g·h、μg/ml·h)		C_t/C_p 或 AUC_t/AUC_p	参考文献
			组织或组织液	血浆		
胆汁 Bile	200mg,po	1.0～2.0	10.8	2.3	4.70	大平诚一(1984)
脾 Spleen	50mg/kg,po,qd(大鼠)(×7d)	1.0	4.70	3.20	1.31	藤井敏彦(1984)
	50mg/kg,po(大鼠)	0～24.0	17.7	6.7	2.64	中村信一(1984)
胃 Stomach	50mg/kg,po,qd(大鼠)(×7d)	1.0	22.4	3.2	7.00	藤井敏彦(1984)
肾上腺 Adrenal	50mg/kg,po,qd(大鼠)(×7d)	1.0	2.60	3.20	0.81	藤井敏彦(1984)
肾脏 Kidney	50mg/kg,po,qd(大鼠)(×7d)	1.0	18.0	3.2	5.63	藤井敏彦(1984)
	50mg/kg,po(大鼠)	0～24.0	71.5	6.7	10.7	中村信一(1984)
小肠 Small intestine	50mg/kg,po,qd(大鼠)(×7d)	1.0	42.7	3.2	13.3	藤井敏彦(1984)
胰腺组织 Pancreatic tissue	50mg/kg,po,qd(大鼠)(×7d)	1.0	6.30	3.20	1.97	藤井敏彦(1984)
子宫肌层 Myometrium	200mg,po,tid	12.0	3.00±1.30	1.60±0.60	1.88	Bates SA(1988)
输卵管 Oviduct	200mg,po,tid	12.0	2.00±1.00	1.60±0.60	1.25	Bates SA(1988)
子宫颈 Cervix uterus	200mg,po,tid	12.0	2.30±1.20	1.60±0.60	1.44	Bates SA(1988)
睾丸 Testis	50mg/kg,po,qd(大鼠)(×7d)	1.0	1.10	3.20	0.34	藤井敏彦(1984)
附睾组织 Epididymal tissue	50mg/kg,po,qd(大鼠)(×7d)	1.0	2.50	3.20	0.78	藤井敏彦(1984)
精囊 Seminal vesicle	50mg/kg,po,qd(大鼠)(×7d)	1.0	15.9	3.2	4.97	藤井敏彦(1984)
前列腺组织 Prostatic tissue	200mg,po,bid	—	4.10	2.40	1.71	Reinhardt JF(1985)
	400mg,po	1.0～8.0	14.7	10.3	1.40	Bergeron MG(1988)
	200mg,po	2.0	1.43～1.66	0.90～0.95	1.57～1.80	宫田和丰(1984)
	400mg,po(多剂)	稳态浓度	5.15	2.44	2.11	Hamel B(2000)

续表

部位	给药方案及病理生理状态	取样时间/h	浓度/(μg/g、μg/ml)或曲线下面积/(μg/g·h、μg/ml·h)		C_t/C_p 或 AUC_t/AUC_p	参考文献
			组织或组织液	血浆		
前列腺组织 Prostatic tissue	200mg,po,tid(×3d)	5.5	2.51	1.78	2.07	Morita M(1988)
	200mg,po,tid	术中	5.81	4.87	1.21	Yasumoto R(1988)
	200mg,po,tid	术中	4.60	2.84	1.62	Kitamura Y(1990)
肌肉组织 Muscular tissue	50mg/kg,po,qd(大鼠)(×7d)	1.0	3.10	3.20	0.97	藤井敏彦(1984)
脂肪组织 Adipose	50mg/kg,po,qd(大鼠)(×7d)	1.0	0.80	3.20	0.25	藤井敏彦(1984)
骨组织 Bone tissue	50mg/kg,po,qd(大鼠)(×7d)	1.0	4.30	3.20	1.34	藤井敏彦(1984)
髓质骨 Cancellous bone	400mg,po	12.0	1.60	2.07	0.77	Fong IW(1988)
皮质骨 Cortical bone	400mg,po	12.0	0.73	2.07	0.35	Fong IW(1988)
皮肤 Skin	50mg/kg,po,qd(大鼠)(×7d)	1.0	2.80	3.20	0.88	藤井敏彦(1984)
	200mg,po	2.0	0.63～0.97	0.90	0.89	藤田惠一(1984)
皮肤水疱液 Skin blister	600mg,po	峰浓度	2.90	3.70	0.78	Wise R(1984)
	600mg,po	0～∞	32.8	28.8	1.14	Wise R(1984)
	400mg,iv	0～∞	23.1	17.8	1.30	Wise R(1986)
乳汁 Milk	100mg,po	2.0～3.0	0.41～0.51	0.45	1.00	高濑善次郎(1984)
尿液 Urine	400mg,po	1.0～8.0	—	—	>50.0	Bergeron MG(1988)
	200mg,po	峰浓度	≈300.0	1.2	250	川畠尚志(1984)

表 7-7A ^{14}C-洛美沙星组织分布(健康受试大鼠,20mg/kg,po)[a]

部位	AUC_t/AUC_p	组织或组织液浓度 /(μg/g 或 μg/ml)					
		0.5h	1.0h	2.0h	6.0h	12.0h	24.0h
血浆 Plasma	1.00	3.59±0.50	3.47±0.30	1.98±0.02	0.65±0.11	0.33±0.06	0.03±0.00
全血 Blood	0.81	2.80±0.46	2.69±0.17	1.56±0.03	0.55±0.11	0.28±0.06	0.03±0.01
脑组织 Brain	0.11	0.22±0.05	0.29±0.02	0.21±0.01	0.09±0.01	0.05±0.01	0.43±0.03
脑垂体 Hypophysis	1.07	3.12±0.48	3.26±0.30	2.24±0.11	0.70±0.11	0.43±0.07	—
眼球 Eye-ball	0.18	0.26±0.04	0.23±0.06	0.26±0.02	0.19±0.02	0.15±0.02	—
淋巴结 Lymph node	1.16	3.71±0.73	3.87±0.16	2.04±0.06	0.93±0.05	0.40±0.04	—
颌下腺 Submaxillary gland	1.41	3.88±0.72	4.67±0.75	2.86±0.22	0.90±0.12	0.59±0.16	0.65±0.16
胸腺 Thymus	1.10	2.46±0.44	3.31±0.33	2.14±0.29	0.85±0.11	0.42±0.09	0.46±0.06
甲状腺 Thyroid	0.76	2.18±0.43	2.43±0.21	1.70±0.10	0.41±0.20	0.34±0.03	—
气管 Trachea	1.35	3.60±0.91	3.96±0.37	2.50±0.17	1.06±0.23	0.57±0.08	1.44±0.73
脊髓 Medulla spinalis	0.21	0.43±0.07	0.51±0.04	0.43±0.04	0.16±0.01	0.09±0.02	—
心脏组织 Cardiac tissue	1.06	3.10±0.69	3.37±0.17	2.04±0.06	0.80±0.16	0.35±0.06	0.66±0.07
肺 Lung	0.93	3.01±0.52	3.00±0.19	1.80±0.07	0.67±0.12	0.32±0.06	0.77±0.13
肝组织 Hepatic tissue	2.45	9.61±1.71	6.98±0.26	4.61±0.15	1.72±0.32	1.10±0.15	1.88±0.21
脾 Spleen	1.44	4.01±0.64	4.64±0.42	2.73±0.11	1.08±0.17	0.53±0.10	1.04±0.10
胰腺组织 Pancreatic tissue	1.80	5.07±1.13	4.24±0.10	4.43±1.05	1.11±0.25	0.58±0.15	0.71±0.18
肾上腺 Adrenal	1.02	3.03±0.63	3.32±0.45	1.98±0.16	0.72±0.09	0.38±0.06	—
肾脏 Kidney	3.66	10.1±1.66	11.1±1.36	6.85±0.77	2.74±0.51	1.58±0.25	3.29±0.34
膀胱 Urinary bladder	1.32	2.69±0.66	3.73±0.78	2.04±0.39	1.29±0.37	0.58±0.17	—
坐骨神经 Sciatic nerve	0.63	1.38±0.21	1.28±0.08	1.01±0.08	0.66±0.06	0.27±0.07	—
精囊 Seminal vesicle	1.14	1.89±0.40	2.12±0.11	1.54±0.13	1.57±0.34	0.25±0.04	0.81±0.18

续表

部位	AUC_t/AUC_p	组织或组织液浓度 /(μg/g 或 μg/ml)					
		0.5h	1.0h	2.0h	6.0h	12.0h	24.0h
前列腺组织 Prostatic tissue	1.10	1.85±0.27	3.50±0.48	2.16±0.18	0.85±0.22	0.42±0.06	1.11±0.21
睾丸 Testis	0.99	0.79±0.13	1.20±0.09	1.57±0.17	1.18±0.04	0.56±0.10	0.86±0.09
骨组织 Bone tissue	1.66	3.55±0.96	3.89±0.19	2.94±0.35	1.47±0.27	0.84±0.16	—
肌肉组织 Muscular tissue	1.34	2.97±0.37	3.83±0.26	2.71±0.06	1.06±0.14	0.44±0.08	0.41±0.23
脂肪组织 Adipose tissue	0.12	0.39±0.11	0.41±0.07	0.22±0.02	0.09±0.01	0.05±0.01	0.76±0.15
皮肤 Skin	0.81	1.83±0.15	2.26±0.41	1.76±0.07	0.59±0.08	0.28±0.04	1.18±0.09
血浆 Plasma	1.00	—	3.89±0.16	—	0.74±0.05	—	0.05±0.01
全血 Blood	0.79	—	3.06±0.14	—	0.58±0.03	—	0.04±0.01
卵巢 Ovary	0.72	—	3.22±0.36	—	0.44±0.05	—	0.04±0.01
子宫 Uterus	0.95	—	3.42±0.16	—	0.75±0.05	—	0.06±0.01

a:永田治,山田健久,山口俊明,等. NY-198の体内动态Ⅳ ^{14}C-NY-198によるラット,イヌにおける吸收,分布,排泄. Chemotherapy,1988,36(2):151-173.

表 7-7B ^{14}C-洛美沙星组织分布(健康受试大鼠,20mg/kg,po,qd,×21d)[a]

部位	AUC_t/AUC_p	组织或组织液浓度 /(μg/g 或 μg/ml)				
		1.0h	2.0h	6.0h	12.0h	24.0h
血浆 Plasma	1.00	4.30±0.21	4.08±0.88	1.01±0.15	0.26±0.05	0.23±0.06
全血 Blood	0.82	3.60±0.44	3.16±0.62	0.80±0.11	0.26±0.05	0.20±0.03
脑组织 Brain	0.11	0.37±0.04	0.35±0.05	0.11±0.01	0.05±0.01	0.03±0.00
脑垂体 Hypophysis	1.42	5.15±0.44	4.70±1.36	1.07±0.11	1.03±0.32	0.19±0.06
眼球 Eye-ball	0.21	0.52±0.06	0.36±0.05	0.21±0.01	0.16±0.04	0.13±0.01
淋巴结 Lymph node	1.39	5.39±0.72	4.33±0.81	1.68±0.25	0.59±0.06	0.37±0.03

续表

部位	AUC_t/AUC_p	组织或组织液浓度 /(μg/g 或 μg/ml)				
		1.0h	2.0h	6.0h	12.0h	24.0h
颌下腺 Submaxillary gland	1.62	7.25±0.50	5.86±0.73	1.80±0.17	0.60±0.11	0.26±0.06
胸腺 Thymus	1.21	4.72±0.39	4.43±0.44	1.25±0.13	0.49±0.11	0.23±0.06
甲状腺 Thyroid	1.06	3.79±0.16	3.39±1.07	1.13±0.12	0.50±0.11	0.30±0.03
气管 Trachea	2.03	4.52±0.70	5.30±1.39	2.05±0.26	1.28±0.09	0.94±0.05
脊髓 Medulla spinalis	0.20	0.92±0.12	0.50±0.11	0.22±0.01	0.11±0.03	0.07±0.01
心脏组织 Cardiac tissue	1.08	4.82±0.73	3.94±0.58	1.23±0.14	0.34±0.08	0.21±0.05
肺 Lung	0.97	4.38±0.55	3.56±0.50	1.10±0.17	0.30±0.04	0.20±0.03
肝组织 Hepatic tissue	2.43	10.22±0.99	7.81±1.12	2.90±0.50	1.00±0.26	0.53±0.08
脾 Spleen	1.48	6.19±0.66	5.43±0.81	1.75±0.21	0.46±0.12	0.30±0.05
胰腺组织 Pancreatic tissue	1.81	8.00±0.66	7.04±0.62	2.06±0.21	0.49±0.06	0.32±0.06
肾上腺 Adrenal	1.07	4.01±0.44	3.40±0.66	1.10±0.16	0.50±0.14	0.34±0.04
肾脏 Kidney	3.72	16.5±3.03	14.5±2.75	3.72±0.26	1.17±0.14	0.74±0.05
膀胱 Urinary bladder	1.45	5.45±0.52	4.31±0.80	1.96±0.25	0.64±0.09	0.25±0.03
坐骨神经 Sciatic nerve	0.68	1.60±0.17	1.79±0.27	0.58±0.06	0.50±0.09	0.28±0.03
精囊 Seminal vesicle	0.75	2.36±0.26	3.35±0.37	0.78±0.21	0.19±0.03	0.11±0.02
前列腺组织 Prostatic tissue	1.09	3.61±0.34	3.75±0.32	1.55±0.20	0.33±0.03	0.19±0.04
睾丸 Testis	0.98	1.75±0.16	2.84±0.45	1.61±0.18	0.40±0.06	0.18±0.02
骨组织 Bone tissue	1.38	4.63±0.60	4.17±0.32	1.24±0.07	0.76±0.07	0.57±0.09
肌肉组织 Muscular tissue	1.15	4.05±1.04	4.42±0.77	1.43±0.15	0.34±0.08	0.16±0.03
脂肪组织 Adipose tissue	0.26	0.56±0.13	0.47±0.04	0.31±0.03	0.18±0.05	0.13±0.03
皮肤 Skin	0.88	3.35±0.25	2.02±0.18	0.78±0.10	0.55±0.09	0.50±0.00

a:永田治,山田健久,山口俊明,等. NY-198の体内动态Ⅳ ^{14}C-NY-198によるラット,イヌにおける吸收,分布,排泄. Chemotherapy,1988,36(2):151-173.

表 7-7C　洛美沙星组织分布

部位	给药方案及病理生理状态	取样时间/h	浓度/(μg/g、μg/ml)或曲线下面积/(μg/g·h、μg/ml·h)		C_t/C_p 或 AUC_t/AUC_p	参考文献
			组织或组织液	血浆		
脑脊液 Cerebrospinal fluid	20mg/kg,po(大鼠)	1.0	0.63	—	≈0.20	Sato H(1988)
脑组织 Brain	20mg/kg,po(大鼠)	1.0	0.57～0.87	—	≈0.20	Sato H(1988)
房水 Aqueous humor	20mg/kg,po(家兔)	1.0～8.0	1.7	11.6	0.14	大石正夫(1988)
	20mg/kg,po(家兔)	2.0	0.28	2.03	0.14	大石正夫(1988)
眼睑 Lid	20mg/kg,po(家兔)	2.0	2.52	2.03	1.23	大石正夫(1988)
结膜 Conjunctive	20mg/kg,po(家兔)	2.0	2.20	2.03	1.08	大石正夫(1988)
眼外肌 Extraocular muscle	20mg/kg,po(家兔)	2.0	2.53	2.03	1.25	大石正夫(1988)
角膜 Cornea	20mg/kg,po(家兔)	2.0	0.72	2.03	0.35	大石正夫(1988)
巩膜 Sclera	20mg/kg,po(家兔)	2.0	1.18	2.03	0.58	大石正夫(1988)
虹膜 Iris	20mg/kg,po(家兔)	2.0	0.62	2.03	0.31	大石正夫(1988)
晶状体 Lens	20mg/kg,po(家兔)	2.0	0.01	2.03	<0.01	大石正夫(1988)
视网膜 Retina	20mg/kg,po(家兔)	2.0	0.55	2.03	0.27	大石正夫(1988)
玻璃体 Vitreous body	20mg/kg,po(家兔)	2.0	0.02	2.03	0.01	大石正夫(1988)
视神经 Optic nerve	20mg/kg,po(家兔)	2.0	0.82	2.03	0.40	大石正夫(1988)
泪液 Lacrimal fluid	200mg,po	0～12.0	12.7	16.5	0.77	矢田浩二(1988)
	200mg,po	2.0	0.98±0.27	1.25±0.14	0.78	矢田浩二(1988)
牙龈 Gingiva	200mg,po	1.0	0.92～1.32	1.13～1.53	0.60～1.16	三宫庆邦(2000)
	200mg,po	0.5～10.0	8.38	6.64	1.26	山根伸夫(1988)
	200mg,po	3.0	2.24	1.37	1.60	小俣裕昭(1996)

续表

部位	给药方案及病理生理状态	取样时间/h	浓度/(μg/g、μg/ml)或曲线下面积/(μg/g·h、μg/ml·h)		C_t/C_p 或 AUC_t/AUC_p	参考文献
			组织或组织液	血浆		
牙龈 Gingiva	200mg，po	—	1.45	1.08	1.34	Akimoto Y(1993)
牙槽骨 Alveolar bone	200mg，po	0.5～10.0	2.96	6.64	0.45	山根伸夫(1988)
牙囊 Dental follicle	200mg，po	1.0～3.5	3.20	2.59	1.24	小俣裕昭(1993)
	200mg，po	1.0	0.92～1.26	1.13～1.53	0.60～1.09	三宫庆邦(2000)
	200mg，po	3.0	1.77	1.37	1.22	小俣裕昭(1996)
囊肿壁 Cyst wall	200mg，po，q8h	3.0	4.06	2.31	1.76	Akimoto Y(1993)
唾液 Saliva	200mg，po(禁食)	0.5～10.0	3.70	5.24	0.71	森岛丘(1988)
	200mg，po	1.5	0.96	1.22	0.79	森岛丘(1988)
	400mg，po	—	—	—	0.37	Leigh DA(1991)
腮腺 Parotid	10mg/kg，iv(大鼠)	—	—	—	0.46	Qiuhong L(2002)
扁桃体 Tonsil	200mg，po	2.0～4.0	1.73	0.68	2.54	小林武弘(1988)
	200mg，po	2.0～4.0	1.76～5.00	—	0.86～2.57	Futaki T(1988)
上颌窦黏膜 Maxillary sinus mucosa	200mg，po	1.0～3.0	1.44	0.80	1.80	二木隆(1988)
	200mg，po	2.0	3.10	1.15	2.70	小林武弘(1988)
	200mg，po	1.0～2.0	0.84	0.68	1.24	平田哲康(1988)
颌骨 Jaw	200mg，po	1.0～3.5	1.45	2.69	0.54	小俣裕昭(1993)
	200mg，po	3.0	0.77	1.37	0.56	小俣裕昭(1996)
	200mg，po	—	0.70	1.08	0.65	Akimoto Y(1993)
鼻息肉 Nasal polyp	200mg，po	1.0～2.0	0.62	0.42	1.48	平田哲康(1988)
耳分泌液 Otorrhea	200mg，po	1.0～3.0	1.32	1.94	0.68	二木隆(1988)
肺组织 Pulmonary tissue	20mg/kg，po(大鼠)	0～6.0	14.2	22.6	0.63	桶崎英一(1988)

续表

部位	给药方案及病理生理状态	取样时间/h	浓度/(μg/g、μg/ml)或曲线下面积/(μg/g·h、μg/ml·h)		C_t/C_p 或 AUC_t/AUC_p	参考文献
			组织或组织液	血浆		
肺组织 Pulmonary tissue	200mg,po	2.0～8.0	0.20～0.47	0.45～1.05	0.36～0.45	Yamane N(1988)
肺泡上皮液 Epithelial lining fluid	400mg,po	3.0～4.0	5.94±0.86	3.34±0.37	1.86	Baldwin DR(1993)
	400mg,po	—	—	—	2.75	Wise R(1991)
肺泡巨噬细胞 Alveolar macrophages	400mg,po	3.0～4.0	60.6±8.6	3.3±0.4	20.5	Baldwin DR(1993)
支气管分泌液 Bronchial exudate	400mg,po	1.0	2.78	3.11	0.89	Bergogne-Bérézin E (1992)
	400mg,po	2.0	2.27	2.54	0.89	Bergogne-Bérézin E (1992)
	400mg,po,bid	4.0	2.84	3.67	0.77	Bergogne-Bérézin E (1992)
支气管黏膜 Bronchial mucosa	400mg,po,qd(×4d)	1.0～3.0	6.10	3.30	1.89	Baldwin DR(1990)
	400mg,po	—	—	—	1.85	Wise R(1991)
痰液 Sputum	200mg,po	峰浓度	2.00～2.80	1.70～2.70	0.90～1.10	那须胜(1988)
	200mg,po	峰浓度	1.42～2.33	1.27～2.58	1.00～1.20	道津安正(1988)
	200mg,po	3.0～6.0	0.44～0.78	0.62～1.00	0.75	高桥宽次(1988)
	400mg,po	—	—	—	1.20	Kovarik JM(1992)
肝组织 Hepatic tissue	20mg/kg,po(大鼠)	0～6.0	44.6	22.6	1.97	桶崎英一(1988)
胆囊 Gallbladder	200mg,po	4.0	—	—	2.00	谷村弘(1988)
胆汁 Bile	200mg,po	2.0～4.0	7.14	1.75	4.08	Shimizu T(1988)
	200mg,po	3.0	7.59	1.74	4.36	Yura J(1988)
	200mg,po,tid	0～12.0	37.4	12.1	3.09	斧康雄(1989)

续表

部位	给药方案及病理生理状态	取样时间/h	浓度/(μg/g、μg/ml)或曲线下面积/(μg/g·h、μg/ml·h)		C_t/C_p 或 AUC_t/AUC_p	参考文献
			组织或组织液	血浆		
胆汁 Bile	200mg,po	1.0～8.0	26.4	8.0	3.28	清水武昭(1988)
	200mg,po	峰浓度	4.64	1.03～2.07	2.25～4.50	道津安正(1988)
	200mg,po	2.0	7.0～15.6	1.5～2.7	4.05～5.85	由良二郎(1988)
	100mg,po	3.0	2.66	0.80	3.33	加藤繁次(1988)
肾脏 Kidney	20mg/kg,po(大鼠)	0～6.0	76.0	22.6	3.36	桶崎英一(1988)
子宫肌层 Myometrium	200mg,po	2.0～4.0	2.15	1.26	1.71	曽山嘉夫(1988)
阴道部 Portio vaginalis	200mg,po	2.0～4.0	1.85	1.26	1.47	曽山嘉夫(1988)
输卵管 Oviduct	200mg,po	2.0～4.0	2.02	1.26	1.60	曽山嘉夫(1988)
卵巢 Ovary	200mg,po	2.0～4.0	2.68	1.26	2.13	曽山嘉夫(1988)
前列腺组织 Prostatic tissue	400mg,po	术中	6.46±2.71	4.63±2.23	1.53	Leroy A(1991)
	400mg,po,qd(×4d)	4.0	4.02～7.38	2.19	2.60	Scelzi S(2001)
	400mg,po,qd(×4d)	8.0	2.96～5.60	1.75	1.69～3.39	Scelzi S(2001)
	200mg,po,tid(×3d)	5.5	5.70±2.28	2.93±1.14	2.03	森田昌良(1993)
	200mg,po,tid(×3d)	17.0	3.31±1.16	1.70±0.56	2.00	森田昌良(1993)
	200mg,po	1.0～2.0	1.57～1.83	1.02～1.11	1.54～1.65	那须良次(1989)
	20mg/kg,po(大鼠)	0～6.0	30.5	22.6	1.35	桶崎英一(1988)
前列腺分泌液 Prostatic secretion	200mg,po	1.0～2.0	0.71	0.84～1.02	0.71～0.85	那须良次(1989)
	200mg,po	0～8.0	6.95	9.74	0.71	岩井重富(1988)
	200mg,po	峰浓度	1.25	1.76	0.71	岩井重富(1988)
肌肉组织 Muscular tissue	20mg/kg,po(大鼠)	0～6.0	29.0	22.6	1.28	桶崎英一(1988)
骨组织 Bone tissue	400mg,po	峰浓度	3.00	4.00	0.75	On A(1992)

续表

部位	给药方案及病理生理状态	取样时间/h	浓度/(μg/g、μg/ml)或曲线下面积/(μg/g·h、μg/ml·h)		C_t/C_p 或 AUC_t/AUC_p	参考文献
			组织或组织液	血浆		
皮肤 Skin	200mg，po	2.0～5.0	3.02	1.75	1.73	富泽尊仪(1988)
	200mg，po	峰浓度	4.80	—	1.00～2.10	Tomizawa T(1988)
组织间隙液 Interstitial fluid	400mg，po	0～24.0	32.4±8.4	32.2±6.2	1.00	Stone JW(1988)
	400mg，po	峰浓度	2.60～4.40	2.60～5.70	0.75	Stone JW(1988)
	400mg，po，qd(×3d)	0～24.0	32.3±3.8	32.2±4.7	1.00	Kavi J(1989)
皮肤水疱液 Skin blister	400mg，po，qd(×3d)	2.0	2.70	2.90	0.93	Kavi J(1989)
	200mg，po	2.0～5.0	0.79	1.36	0.58	富泽尊仪(1988)
尿液 Urine	200mg，po	峰浓度	343.0	—	>100	桶崎英一(1988)
	200mg，po	峰浓度	235.0	—	>100	松本茂(1988)
	20mg/kg，po(猴)	峰浓度	1182	4.5	262.6	永田治(1988)
	200mg，po	峰浓度	116.6	0.6～1.0	>100	高桥宽次(1988)
肠道内容物 Intestinal contents	20mg/kg，po(猴)	峰浓度	48.0	4.5	10.7	永田治(1988)

表 7-8A　^{14}C-氟罗沙星组织分布(健康受试大鼠，10mg/kg，po)[a]

部位	AUC_t/AUC_p	组织或组织液浓度 /(μg/g 或 μg/ml)				
		0.5h	**1.0h**	**3.0h**	**6.0h**	**24.0h**
血浆 Plasma	1.00	4.62±0.11	3.38±0.52	1.23±0.11	0.66±0.09	0.06±0.02
全血 Blood	1.17	5.02±0.24	3.83±0.34	1.48±0.11	0.85±0.10	0.03±0.01
脑组织 Brain	0.34	1.03±0.05	0.97±0.11	0.46±0.03	0.40±0.06	—
晶状体 Lens	0.28	0.76±0.13	0.69±0.24	0.52±0.12	0.21±0.03	—

续表

部位	AUC_t/AUC_p	组织或组织液浓度 /(μg/g 或 μg/ml)				
		0.5h	1.0h	3.0h	6.0h	24.0h
脑垂体 Hypophysis	0.73	4.26±1.34	2.37±0.52	0.42±0.13	1.19±0.31	—
颌下腺 Submaxillary gland	1.81	9.17±1.19	6.96±0.52	1.95±0.29	0.85±0.18	0.07±0.01
淋巴结 Lymph node	1.45	6.33±0.62	5.08±0.35	1.50±0.19	1.32±0.58	—
气管 Trachea	0.92	4.52±0.34	2.81±0.27	1.36±0.11	0.41±0.05	0.01±0.00
甲状腺 Thymus	1.42	6.15±0.31	5.08±0.50	1.85±0.26	0.60±0.12	0.06±0.01
心脏组织 Cardiac tissue	1.61	7.57±0.28	5.52±0.50	2.17±0.29	0.67±0.10	0.03±0.01
肺组织 Pulmonary tissue	1.20	6.02±0.30	4.22±0.55	1.47±0.17	0.60±0.12	0.05±0.01
肝组织 Hepatic tissue	2.97	14.8±0.55	10.4±1.11	3.71±0.46	1.36±0.13	0.25±0.03
胰腺组织 Pancreatic tissue	1.87	8.72±0.84	5.56±0.40	2.24±0.14	1.98±0.43	0.05±0.02
脾 Spleen	1.73	9.19±0.46	6.19±0.59	2.10±0.23	0.71±0.06	0.07±0.02
肾上腺 Adrenal	1.02	5.59±1.18	3.85±0.43	1.01±0.18	0.58±0.18	—
肾脏 Kidney	3.91	19.9±0.98	14.1±1.54	4.85±0.54	1.53±0.15	0.13±0.03
附睾组织 Epididymal tissue	1.08	3.90±0.19	3.60±0.34	1.55±0.31	0.58±0.09	0.02±0.01
睾丸 Testis	0.89	1.78±0.12	2.48±0.27	1.61±0.22	0.58±0.03	0.05±0.03
膀胱 Urinary bladder	5.50	18.6±8.41	12.6±1.47	9.72±3.50	4.85±1.30	0.52±0.48
肌肉组织 Muscular tissue	1.67	7.79±0.57	6.05±0.67	2.15±0.27	0.60±0.05	0.02±0.01
脂肪组织 Adipose tissue	0.23	1.02±0.31	0.43±0.13	0.21±0.03	0.55±0.25	—
棕色脂肪 Brown fat	0.72	3.42±0.50	2.20±0.24	0.97±0.18	0.52±0.11	0.03±0.03
皮肤 Skin	1.06	4.39±0.22	3.78±0.70	1.25±0.09	0.68±0.05	0.07±0.02
前列腺组织 Prostatic tissue	2.01	6.15±0.65	6.12±1.42	2.77±0.38	1.92±0.20	0.03±0.01
骨组织 Bone tissue	1.62	5.43±0.19	6.88±2.16	1.73±0.23	0.70±0.02	0.20±0.02

a:永津芳雄,向井正明,高木皓一,等. ^{14}C-Fleroxacinのラット及びウサギにおける吸收,分布,排泄. Chemotherapy,1990,38(2):100-114.

表 7-8B 氟罗沙星组织分布

部位	给药方案及病理生理状态	取样时间/h	浓度/(μg/g、μg/ml)或曲线下面积/(μg/g·h、μg/ml·h)		C_t/C_p 或 AUC_t/AUC_p	参考文献
			组织或组织液	血浆		
脑脊液 Cerebrospinal fluid	200mg,po	4.0	0.60	2.70	0.23	宫北英司(1990)
	200mg,po	3.0	0.41	2.50	0.18	川原和也(1990)
脑组织 Brain	400mg,po	0～10.0	1.15	3.50	0.33	Fischman AJ(1993)
房水 Aqueous humor	20mg/kg,po(家兔)	1.0～8.0	1.18	6.23	0.19	町田正明(1990)
眼睑 Lid	20mg/kg,po(家兔)	1.0～8.0	4.58	6.23	0.73	町田正明(1990)
晶状体 Lens	20mg/kg,po(家兔)	1.0～8.0	1.15	6.23	0.18	町田正明(1990)
结膜 Conjunctiva	20mg/kg,po(家兔)	1.0～8.0	4.54	6.23	0.73	町田正明(1990)
眼外肌 Extraocular muscle	20mg/kg,po(家兔)	1.0～8.0	6.65	6.23	1.07	町田正明(1990)
视网膜 Retina	20mg/kg,po(家兔)	1.0～8.0	3.07	6.23	0.49	町田正明(1990)
巩膜 Sclera	20mg/kg,po(家兔)	1.0～8.0	4.38	6.23	0.70	町田正明(1990)
角膜 Cornea	20mg/kg,po(家兔)	1.0～8.0	5.06	6.23	0.81	町田正明(1990)
玻璃体 Vitreous body	20mg/kg,po(家兔)	1.0～8.0	1.03	6.23	0.16	町田正明(1990)
视神经 Optic nerve	20mg/kg,po(家兔)	1.0～8.0	2.93	6.23	0.47	町田正明(1990)
虹膜及睫状体 Iris and ciliary body	20mg/kg,po(家兔)	1.0～8.0	3.26	6.23	0.52	町田正明(1990)
泪液 Lacrimal fluid	20mg/kg,po(家兔)	2.0	0.55	1.73	0.32	町田正明(1990)
	400mg,po	峰浓度	2.30±1.40	5.20±1.10	0.44	Sörgel F(1988)
牙龈 Gingiva	300mg,po	3.0～24.0	96.1	48.7	1.97	中村笃(1991)
	10mg/kg,po(大鼠)	0.3～8.0	13.1	12.5	1.04	泽裕一郎(1992)
	20mg/kg,po(家兔)	0～∞	12.3～16.7	12.1	1.20	佐藤田鹤子(1995)

续表

部位	给药方案及病理生理状态	取样时间/h	浓度/(μg/g、μg/ml)或曲线下面积/(μg/g·h、μg/ml·h)		C_t/C_p 或 AUC_t/AUC_p	参考文献
			组织或组织液	血浆		
牙龈 Gingiva	20mg/kg,po(家兔)	0～6.0	12.3	13.5	0.91	吉田诚(1996)
下颌骨 Mandibula	20mg/kg,po(家兔)	0～∞	7.3	12.1	0.60	佐藤田鹤子(1995)
	20mg/kg,po(家兔)	0～6.0	5.9	13.5	0.43	吉田诚(1996)
上颌骨 Maxilla	20mg/kg,po(家兔)	0～∞	7.2	12.1	0.60	佐藤田鹤子(1995)
	20mg/kg,po(家兔)	0～6.0	7.7	13.5	0.57	吉田诚(1996)
上颌窦黏膜 Maxillary sinus mucosa	200mg,po	7.0～8.0	2.63	1.62	1.63	新川敦(1996)
	200mg,po	2.0	2.65	2.50	1.06	小林武弘(1990)
	200mg,po	术中	2.61	2.46	1.05	Baba S(1988)
颌下腺 Submaxillary gland	10mg/kg,po(大鼠)	0.3～8.0	21.6	12.5	1.72	泽裕一郎(1992)
	20mg/kg,po(家兔)	0～∞	16.2～27.9	12.1	1.82	佐藤田鹤子(1995)
	20mg/kg,po(家兔)	0～6.0	16.2	13.5	1.20	吉田诚(1996)
鼻黏膜分泌液 Nasal mucosal secretion	400mg,po	峰浓度	9.60±4.30	5.20±1.10	1.86	Sörgel F(1988)
扁桃体 Tonsil	200mg,po	4.5	3.02	1.48	2.04	新川敦(1996)
	200mg,po	2.0	3.70	2.88	1.28	小林武弘(1990)
	200mg,po	10.0	3.45	2.05	1.69	小林武弘(1990)
	200mg,po	术中	3.72	2.84	1.31	Baba S(1988)
舌 Tongue	10mg/kg,po(大鼠)	0.3～8.0	11.0	12.5	0.88	泽裕一郎(1992)
	20mg/kg,po(家兔)	0～6.0	14.5	13.5	1.07	吉田诚(1996)
腮腺 Parotid gland	20mg/kg,po(家兔)	0～∞	14.6～23.8	12.1	1.59	佐藤田鹤子(1995)
	200mg,po	3.5～6.0	1.96	1.71	1.15	小林武弘(1990)
	20mg/kg,po(家兔)	0～6.0	14.6	13.5	1.08	吉田诚(1996)

续表

部位	给药方案及病理生理状态	取样时间/h	浓度/(μg/g、μg/ml)或曲线下面积/(μg/g·h、μg/ml·h)		C_t/C_p 或 AUC_t/AUC_p	参考文献
			组织或组织液	血浆		
唾液 Saliva	200mg,po	0～24.0	22.3	33.2	0.67	小林武弘(1990)
	400mg,po	峰浓度	3.40±0.70	5.20±1.10	0.65	Sörgel F(1988)
外周淋巴结 Peripheral lymph node	400mg,po	峰浓度	2.90±0.50	4.40±0.80	0.66	Hellum KB(1989)
	400mg,po	0～∞	—	—	1.10	Hellum KB(1989)
颌下淋巴结 Submaxillary lymph node	20mg/kg,po(家兔)	0～∞	22.8～27.6	12.1	2.08	佐藤田鹤子(1995)
	20mg/kg,po(家兔)	0～6.0	22.8	13.5	1.69	吉田诚(1996)
颈部淋巴结 Cervical lymph node	10mg/kg,po(大鼠)	0.3～8.0	18.5	12.5	1.48	泽裕一郎(1992)
中耳黏膜 Middle ear mucosa	200mg,po	7.0～8.0	1.07	1.15	0.93	新川敦(1996)
耳分泌液 Otorrhea	200mg,po	2.0	4.01	4.50	0.89	小林武弘(1990)
心脏组织 Cardiac tissue	10mg/kg,iv(小鼠)	0.5	4.20	2.40	1.75	Fischman AJ(1992)
	10mg/kg,po(大鼠)	1.0	8.21	2.92	2.81	Portmann R(1992)
心肌 Myocardium	400mg,po	0～10.0	6.82	3.50	1.95	Fischman AJ(1993)
肺组织 Pulmonary tissue	400mg,po	0～10.0	6.82	3.50	1.95	Fischman AJ(1993)
	400mg,po	8.0	8.90	—	2.70	Portmann R(1992)
	10mg/kg,po(大鼠)	1.0	4.97	3.06	1.62	永津芳雄(1990)
	10mg/kg,iv(小鼠)	0.5	4.00	2.40	1.67	Fischman AJ(1992)
	10mg/kg,po(大鼠)	1.0	4.59	2.92	1.57	Portmann R(1992)
痰液 Sputum	300mg,po	1.0～24.0	59.4	57.0	1.04	中谷龙王(1990)
	300mg,po	峰浓度	—	—	0.80～1.20	渡边彰(1990)

部位	给药方案及病理生理状态	取样时间/h	浓度/(μg/g、μg/ml)或曲线下面积/(μg/g·h、μg/ml·h)		C_t/C_p 或 AUC_t/AUC_p	参考文献
			组织或组织液	血浆		
支气管黏膜 Bronchial mucosa	400mg,po	4.0	12.8±3.3	8.4±2.4	1.52	Wise R(1988)
乳腺 Mammary gland	400mg,po	0～10.0	3.08	3.50	0.88	Fischman AJ(1993)
胃 Stomach	10mg/kg,iv(小鼠)	0.5	7.40	2.40	3.08	Fischman AJ(1992)
肝组织 Hepatic tissue	2000mg,po	峰浓度	92.3	19.5	5.27	Jynge P(1990)
	400mg,po	0～10.0	10.8	3.5	3.09	Fischman AJ(1993)
	10mg/kg,po(大鼠)	1.0	10.3	3.1	3.67	永津芳雄(1990)
	10mg/kg,po(大鼠)	0.3～8.0	46.4	12.5	3.71	泽裕一郎(1992)
	10mg/kg,iv(小鼠)	0.5	10.1	2.4	4.21	Fischman AJ(1992)
胆囊 Gallbladder	200mg,po	1.0	2.16	2.10	1.03	由良二郎(1990)
	400mg,po	4.0	24.9	10.0	2.49	Edmiston CE(1996)
胆汁 Bile	200mg,po	1.0	4.74～6.01	2.10	2.26～2.86	由良二郎(1990)
	400mg,po	4.0	49.1	10.0	4.91	Edmiston CE(1996)
脾 Spleen	10mg/kg,iv(小鼠)	0.5	4.20	2.40	1.75	Fischman AJ(1992)
	400mg,po	0～10.0	6.80	3.50	1.94	Fischman AJ(1993)
肾脏 Kidney	400mg,po	0～10.0	12.0	3.5	3.43	Fischman AJ(1993)
	10mg/kg,po(大鼠)	1.0	14.2	3.1	4.63	永津芳雄(1990)
	10mg/kg,po(大鼠)	1.0	13.3	2.9	4.55	Portmann R(1992)
	10mg/kg,iv(小鼠)	0.5	9.30	2.40	3.88	Fischman AJ(1992)
	10mg/kg,iv(比格犬)	稳态浓度	19.8～20.4	—	2.91～3.04	Gasser T(1987)
膀胱 Urinary bladder	10mg/kg,iv(比格犬)	稳态浓度	11.1±3.9	—	1.63	Gasser T(1987)
肠道 Intestine	10mg/kg,iv(小鼠)	0.5	24.0	2.4	10.0	Fischman AJ(1992)

续表

部位	给药方案及病理生理状态	取样时间/h	浓度/(μg/g、μg/ml)或曲线下面积/(μg/g·h、μg/ml·h)		C_t/C_p 或 AUC_t/AUC_p	参考文献
			组织或组织液	血浆		
腹腔积液 Ascitic fluid	200mg,po	1.0	2.10	2.10	1.00	由良二郎(1990)
子宫 Uterus	10mg/kg,po(大鼠)	1.0	5.83	3.06	1.91	永津芳雄(1990)
	10mg/kg,po(大鼠)	1.0	5.67	2.92	1.94	Portmann R(1992)
	400mg,po	0～10.0	4.34	3.50	1.24	Fischman AJ(1993)
卵巢 Ovary	200mg,po	2.0～25.0	51.9	36.6	1.20	长南熏(1990)
	300mg,po	1.5～25.0	72.0	55.6	1.31	长南熏(1990)
	200mg,po	2.0～4.0	3.02	2.97	1.02	松田静治(1990)
	600mg,po	峰浓度	9.60±4.00	6.10±0.80	1.57	Portmann R(1989)
	10mg/kg,po(大鼠)	1.0	5.12	3.06	1.67	永津芳雄(1990)
	10mg/kg,po(大鼠)	1.0	4.08	2.92	1.40	Portmann R(1992)
子宫内膜 Endometrium	200mg,po	2.0～25.0	47.0	36.6	1.30	长南熏(1990)
	300mg,po	1.5～25.0	88.7	55.6	1.62	长南熏(1990)
	200mg,po	2.0～4.0	3.17	2.97	1.07	松田静治(1990)
子宫肌层 Myometrium	200mg,po	2.0～25.0	48.0	36.6	1.31	长南熏(1990)
	300mg,po	1.5～25.0	90.3	55.6	1.65	长南熏(1990)
	600mg,po	峰浓度	9.00±2.10	6.70±1.10	1.34	Portmann R(1989)
子宫颈 Cervix uterus	200mg,po	2.0～25.0	42.7	36.6	1.17	长南熏(1990)
	300mg,po	1.5～25.0	67.6	55.6	1.23	长南熏(1990)
	200mg,po	2.0～4.0	2.97	2.97	1.00	松田静治(1990)
阴道部 Portio vaginalis	200mg,po	2.0～25.0	44.1	36.6	1.20	长南熏(1990)
	300mg,po	1.5～25.0	70.1	55.6	1.28	长南熏(1990)

续表

部位	给药方案及病理生理状态	取样时间/h	浓度/(μg/g、μg/ml)或曲线下面积/(μg/g·h、μg/ml·h)		C_t/C_p 或 AUC_t/AUC_p	参考文献
			组织或组织液	血浆		
阴道部 Portio vaginalis	200mg,po	2.0～4.0	2.90	2.97	0.98	松田静治(1990)
输卵管 Oviduct	200mg,po	2.0～25.0	38.4	36.6	1.05	长南熏(1990)
	300mg,po	1.5～25.0	64.7	55.6	1.18	长南熏(1990)
	200mg,po	2.0～4.0	2.85	2.97	0.96	松田静治(1990)
	600mg,po	0～∞	—	—	1.10	Portmann R(1989)
	10mg/kg,po(大鼠)	1.0	4.47	2.92	1.53	Portmann R(1992)
睾丸 Testis	300mg,po	4.0	7.59	4.36	1.74	高桥义人(1991)
	10mg/kg,iv(比格犬)	稳态浓度	11.4±2.3	—	1.67	Gasser T(1987)
	10mg/kg,iv(小鼠)	0.5	2.60	2.40	1.08	Fischman AJ(1992)
附睾组织 Epididymal tissue	300mg,po	4.0	6.71	4.36	1.54	高桥义人(1991)
	10mg/kg,iv(比格犬)	稳态浓度	11.1±4.3	—	1.56	Gasser T(1987)
前列腺组织 Prostatic tissue	200mg,po	1.0～6.0	12.3	12.9	0.95	斋藤功(1990)
	400mg,po	2.0～4.0	4.76	3.64	1.31	Kees F(1988)
	400mg,po	0～10.0	4.35	3.50	1.25	Fischman AJ(1993)
	400mg,po	1.5	5.45	4.42	1.23	Naber KG(1988)
	10mg/kg,iv(比格犬)	稳态浓度	11.0±2.6	—	1.57	Gasser T(1987)
	10mg/kg,iv(比格犬)	0.5～5.0	30.4	30.9	1.00	Gasser T(1987)
前列腺分泌液 Prostatic secretion	400mg,po	1.5	2.75	4.42	0.62	Naber KG(1988)
	400mg,po	2.0～4.0	1.81	3.64	0.50	Kees F(1988)
	10mg/kg,iv(比格犬)	0.5～5.0	36.1	30.9	1.17	Gasser T(1987)
骨组织 Bone tissue	400mg,po	0～10.0	3.70	3.50	1.06	Fischman AJ(1993)

续表

部位	给药方案及病理生理状态	取样时间/h	浓度/(μg/g、μg/ml)或曲线下面积/(μg/g·h、μg/ml·h)		C_t/C_p 或 AUC_t/AUC_p	参考文献
			组织或组织液	血浆		
骨组织 Bone tissue	10mg/kg,po(大鼠)	1.0	3.55	2.92	1.22	Portmann R(1992)
	400mg,po	4.0	4.90	—	1.20	Portmann R(1992)
软骨 Cartilage	10mg/kg,po(大鼠)	1.0	3.57	2.92	1.22	Portmann R(1992)
肌肉组织 Muscular tissue	200mg,po	1.0	3.09	2.10	1.47	由良二郎(1990)
	10mg/kg,iv(小鼠)	1.0	2.80～3.15	2.20	1.35	Fischman AJ(1992)
	2000mg,po	峰浓度	22.1	19.5	1.13	Jynge P(1990)
	400mg,po	6.0	5.30	—	1.70	Portmann R(1992)
	400mg,po	0～10.0	3.60	3.50	1.03	Fischman AJ(1993)
脂肪组织 Adipose tissue	200mg,po	1.0	0.50	2.10	0.24	由良二郎(1990)
	400mg,po	6.0	0.75	—	0.20	Portmann R(1992)
	10mg/kg,po(大鼠)	1.0	0.55	2.92	0.19	Portmann R(1992)
皮肤 Skin	200mg,po	3.0～4.0	2.58	2.11	1.25	高浜英人(1990)
	200mg,po	3.0	—	—	0.84～2.04	富泽尊仪(1990)
	20mg/kg,po(大鼠)	0.5～8.0	20.2	8.9	2.26	池田政身(1990)
	20mg/kg,po(大鼠)	0.5～8.0	20.3	18.7	1.09	秋山尚范(1990)
皮肤水疱液 Skin blister	200mg,po	3.0	1.09～1.43	—	0.41～1.22	富泽尊仪(1990)
	400mg,po	峰浓度	3.80±0.60	6.10±2.20	0.61	Wise R(1987)
	400mg,po	0～∞	70.4±10.6	78.3±9.4	0.90	Wise R(1987)
	400mg,po	峰浓度	3.70±0.80	5.00±1.60	0.74	Panneton AC(1988)
	400mg,po	0～∞	—	—	1.30	Panneton AC(1988)
	800mg,po	峰浓度	7.70	—	0.79～1.00	Mimeault J(1990)

续表

部位	给药方案及病理生理状态	取样时间/h	浓度/(μg/g、μg/ml)或曲线下面积/(μg/g·h、μg/ml·h)		C_t/C_p 或 AUC_t/AUC_p	参考文献
			组织或组织液	血浆		
皮肤水疱液 Skin blister	800mg,po	0～24.0	—	—	1.16	Mimeault J(1990)
	400mg,po	峰浓度	2.80±0.60	4.40±0.80	0.64	Hellum KB(1988)
组织间隙液 Interstitial fluid	20mg/kg,im(大鼠)	峰浓度	12.3±2.5	14.6±4.7	0.84	Leibovitz E(1989)
	20mg/kg,im(大鼠)	0～8.0	117.1	127.6	0.92	Leibovitz E(1989)
乳汁 Milk	10mg/kg,po(大鼠)	0.5～24.0	30.2	8.0	3.77	永津芳雄(1990)
羊水 Amniotic fluid	10mg/kg,po(大鼠)	1.0	5.83	3.06	1.91	永津芳雄(1990)
脓液 Pus	20mg/kg,po(家兔)(口腔脓肿液)	0～∞	13.7	12.1	1.13	佐藤田鶴子(1995)
尿液 Urine	200mg,po	2.0～4.0	120.6～146.4	4.1～4.7	30.4	长南熏(1990)
	200mg,po	峰浓度	136.0	2.4	56.7	川原富美男(1990)
	10mg/kg,po(比格犬)	2.0～4.0	—	—	≈50.0	Kusajima H(1986)
	10mg/kg,iv(比格犬)	0.5～5.0	483.5	30.9	15.7	Gasser T(1987)

表 7-9 司帕沙星组织分布

部位	给药方案及病理生理状态	取样时间/h	浓度/(μg/g、μg/ml)或曲线下面积/(μg/g·h、μg/ml·h)		C_t/C_p 或 AUC_t/AUC_p	参考文献
			组织或组织液	血浆		
脑脊液 Cerebrospinal fluid	200mg,po	3.0	0.40	1.21	0.35	Kawahara K(1991)
	300mg,po	3.0	0.56	1.52	0.37	Kawahara K(1991)
房水 Aqueous humor	300mg,po	2.0～5.5	0.32	1.44	0.22	Hara J(1991)
	20mg/kg,po(家兔)	1.0～2.0	0.17～0.22	1.58～1.64	0.12	富井隆夫(1991)
	50mg/kg,po(家兔)	2.0	0.86	3.49	0.24	大石正夫(1991)

续表

部位	给药方案及病理生理状态	取样时间/h	浓度/(μg/g、μg/ml)或曲线下面积/(μg/g·h、μg/ml·h)		C_t/C_p 或 AUC_t/AUC_p	参考文献
			组织或组织液	血浆		
眼睑 Lid	50mg/kg,po(家兔)	2.0	3.64	3.49	1.04	大石正夫(1991)
结膜 Conjunctiva	20mg/kg,po(家兔)	1.0～2.0	1.00～1.62	1.58～1.64	0.81	富井隆夫(1991)
	50mg/kg,po(家兔)	2.0	3.07	3.49	0.88	大石正夫(1991)
角膜 Cornea	20mg/kg,po(家兔)	1.0～2.0	0.43～0.46	1.58～1.64	0.28	富井隆夫(1991)
	50mg/kg,po(家兔)	2.0	1.53	3.49	0.44	大石正夫(1991)
眼外肌 Extraocular muscle	50mg/kg,po(家兔)	2.0	1.57	3.49	0.45	大石正夫(1991)
巩膜 Sclera	50mg/kg,po(家兔)	2.0	2.11	3.49	0.60	大石正夫(1991)
虹膜 Iris	50mg/kg,po(家兔)	2.0	3.08	3.49	0.88	大石正夫(1991)
视神经 Optic nerve	50mg/kg,po(家兔)	2.0	1.35	3.49	0.39	大石正夫(1991)
晶状体 Lens	50mg/kg,po(家兔)	2.0	0.12	3.49	0.04	大石正夫(1991)
视网膜 Retina	50mg/kg,po(家兔)	2.0	0.81	3.49	0.23	大石正夫(1991)
玻璃体 Vitreous body	50mg/kg,po(家兔)	2.0	0.96	3.49	0.28	大石正夫(1991)
泪液 Lacrimal fluid	200mg,po	峰浓度	0.62	0.94	0.66	Kawai S(1991)
扁桃体 Tonsil	100mg,po	5.0	0.59	0.43	1.42	内园明裕(1995)
	200mg,po	4.0	1.09	0.79	1.34	内园明裕(1995)
鼻黏膜分泌液 Nasal mucosal secretion	200mg,po	5.5	0.49	0.50	0.95	内园明裕(1995)
上颌窦黏膜 Maxillary sinus mucosa	100mg,po	6.0	0.52	0.40	1.28	内园明裕(1995)
	200mg,po	5.0	0.72	0.58	1.24	内园明裕(1995)
颌下腺 Submaxillary gland	20mg/kg,po(家兔)	0.3～24.0	73.0	20.9	3.86	加藤久视(1991)

续表

部位	给药方案及病理生理状态	取样时间/h	浓度/(μg/g、μg/ml)或曲线下面积/(μg/g·h、μg/ml·h)		C_t/C_p 或 AUC_t/AUC_p	参考文献
			组织或组织液	血浆		
下颌骨 Mandibula	20mg/kg,po(家兔)	0.3～24.0	7.1	20.9	0.38	加藤久视(1991)
	20mg/kg,po(家兔)	0.5～24.0	5.0～6.7	8.8～13.0	0.52～0.57	佐藤田鹤子(1991)
中耳黏膜 Middle ear mucosa	200mg,po	4.0	1.23	0.58	2.12	中岛庸也(1995)
耳分泌液 Otorrhea	100mg,po	6.0	0.51	0.59	0.87	内园明裕(1995)
	200mg,po	4.5	0.73	0.95	0.80	内园明裕(1995)
腮腺 Parotid gland	20mg/kg,po(家兔)	0.3～24.0	72.4	20.9	3.83	加藤久视(1991)
牙龈 Gingiva	200mg,po	≈10.0	0.84	0.50	1.68	佐佐木次郎(1994)
牙龈创面渗出液 Gingival wound exudate	200mg,po	≈10.0	0.55	0.50	1.10	佐佐木次郎(1994)
唾液 Saliva	200mg,po	峰浓度	0.97	1.38	0.70	Naitoh H(1991)
	200mg,po	峰浓度	0.43	0.65	0.66	Nakamura S(1991)
	200mg,po	0～∞	21.7	25.3	0.86	内藤博之(1991)
	200mg,po	峰浓度	0.98	1.23	0.80	内藤博之(1991)
舌 Tongue	20mg/kg,po(家兔)	0.3～24.0	8.1	20.9	0.43	加藤久视(1991)
颈部淋巴结 Cervical lymph node	20mg/kg,po(家兔)	0.3～24.0	7.7	20.9	0.41	加藤久视(1991)
心脏组织 Cardiac tissue	5mg/kg,po(小鼠)	0～∞	1.49	0.83	1.80	中村信一(1991)
肺组织 Pulmonary tissue	5mg/kg,po(小鼠)	0～∞	3.09	0.83	3.72	中村信一(1991)
痰液 Sputum	300mg,po	峰浓度	4.32	2.35	1.80	Nakamura S(1991)

续表

部位	给药方案及病理生理状态	取样时间/h	浓度/(μg/g、μg/ml)或曲线下面积/(μg/g·h、μg/ml·h)		C_t/C_p 或 AUC_t/AUC_p	参考文献
			组织或组织液	血浆		
痰液 Sputum	200mg,po	峰浓度	0.88	0.54	1.60	Yoshitomi Y(1991)
	300mg,po	峰浓度	2.91	2.45	1.20	Yoshitomi Y(1991)
	300mg,po	峰浓度	1.55	1.14	1.36	Sato A(1991)
	300mg,po	3.0～4.0	2.39	1.81	1.50	Yamada H(1991)
	200mg,po	峰浓度	0.88	0.54	1.63	吉富祐子(1991)
	300mg,po	稳态浓度	2.39	1.81	1.32	山田穗积(1991)
支气管黏膜 Bronchial mucosa	400mg,po	—	2.60	1.22	2.20	Goa KL(1997)
肺泡上皮液 Epithelial lining fluid	400mg,po	—	9.80	1.22	8.30	Goa KL(1997)
肺泡巨噬细胞 Alveolar macrophages	400mg,po	—	61.3	1.2	48.2	Goa KL(1997)
胸腔积液 Pleural fluid	200mg,po	6.0	0.80	1.95	0.41	松岛敏春(1991)
	400mg,po	4.0	0.63	1.76	0.36	Goa KL(1997)
肝组织 Hepatic tissue	20mg/kg,po(家兔)	0.3～24.0	102.7	20.9	5.44	加藤久视(1991)
	5mg/kg,po(小鼠)	0.5	1.70	0.22	7.73	中村信一(1991)
胆囊 Gallbladder	300mg,po	—	9.10	1.30	7.10	Tanimura H(1991)
胆汁 Bile	200mg,po	4.0	5.90～7.10	0.85～1.05	6.84	由良二郎(1991)
	300mg,po	峰浓度	7.90	0.72	11.0	Tanimura H(1991)
	300mg,po	峰浓度	11.1	1.6	6.85	Morimoto K(1991)
	300mg,po	4.0～6.0	12.6	1.6	7.78	森本健(1991)
脾 Spleen	5mg/kg,po(小鼠)	0.5	0.72	0.22	3.27	中村信一(1991)

部位	给药方案及病理生理状态	取样时间/h	浓度/(μg/g、μg/ml)或曲线下面积/(μg/g・h、μg/ml・h)		C_t/C_p 或 AUC_t/AUC_p	参考文献
			组织或组织液	血浆		
肾脏 Kidney	20mg/kg,po(家兔)	0.3～24.0	90.1	20.9	4.77	加藤久视(1991)
	5mg/kg,po(小鼠)	0～∞	5.41	0.83	6.52	中村信一(1991)
子宫内膜 Endometrium	300mg,po	3.0～5.0	2.66	1.38	2.10	Ito K(1991)
	300mg,po	2.0～4.0	1.97	1.20	1.64	伊藤邦彦(1991)
	200mg,po	2.0～6.0	0.84	0.81	1.04	长南熏(1991)
	200mg,po	2.0～6.0	0.88	0.83	1.06	松田静治(1991)
子宫肌层 Myometrium	300mg,po	3.0～5.0	1.29	1.38	0.98	Ito K(1991)
	300mg,po	2.0～4.0	1.30	1.20	1.08	伊藤邦彦(1991)
	200mg,po	2.0～6.0	0.81	0.81	1.00	长南熏(1991)
	200mg,po	2.0～6.0	0.81	0.83	0.99	松田静治(1991)
阴道部 Portio vaginalis	300mg,po	3.0～5.0	1.35	1.38	0.98	Ito K(1991)
	300mg,po	2.0～4.0	1.33	1.20	1.11	伊藤邦彦(1991)
	200mg,po	2.0～6.0	0.72	0.81	1.01	长南熏(1991)
	200mg,po	2.0～6.0	0.81	0.83	0.98	松田静治(1991)
卵巢 Ovary	300mg,po	3.0～5.0	2.28	1.38	1.80	Ito K(1991)
	300mg,po	2.0～4.0	1.44	1.20	1.20	伊藤邦彦(1991)
	200mg,po	2.0～6.0	0.73	0.81	0.90	长南熏(1991)
	200mg,po	2.0～6.0	0.86	0.83	1.04	松田静治(1991)
输卵管 Oviduct	300mg,po	3.0～5.0	1.73	1.38	1.30	Ito K(1991)
	300mg,po	2.0～4.0	1.15	1.20	0.96	伊藤邦彦(1991)
	200mg,po	2.0～6.0	0.78	0.83	0.94	松田静治(1991)

续表

部位	给药方案及病理生理状态	取样时间/h	浓度/(μg/g、μg/ml)或曲线下面积/(μg/g·h、μg/ml·h)		C_t/C_p 或 AUC_t/AUC_p	参考文献
			组织或组织液	血浆		
子宫颈 Cervix uterus	300mg，po	3.0～5.0	1.52	1.38	1.10	Ito K(1991)
	300mg，po	2.0～4.0	1.21	1.20	1.00	伊藤邦彦(1991)
	200mg，po	2.0～6.0	0.72	0.83	0.87	松田静治(1991)
前列腺组织 Prostatic tissue	200mg，po	峰浓度	1.35	1.10	1.23	Takeuchi T(1991)
	200mg，po	3.0	0.49	0.44	1.11	Takeuchi T(1991)
	200mg，po	0～24.0	21.4	16.8	1.24	竹内敏视(1991)
	200mg，po	6.0	1.35±0.31	1.10±0.30	1.23	竹内敏视(1991)
	200mg，po	6.0	0.68±0.35	0.63±0.30	1.08	上田阳彦(1998)
睾丸 Testis	5mg/kg，po(小鼠)	0.5	0.12	0.22	0.54	中村信一(1991)
骺软骨盘 Epiphyseal disk cartilage	50mg/kg，sc(家兔)	1.0	—	—	15.5	Crémieux AC(1996)
关节软骨 Articular cartilage	50mg/kg，sc(家兔)	1.0	—	—	3.02	Crémieux AC(1996)
韧带 Ligaments	50mg/kg，sc(家兔)	1.0	—	—	2.20	Crémieux AC(1996)
皮质骨 Cortical bone	50mg/kg，sc(家兔)	1.0	—	—	0.05	Crémieux AC(1996)
髓质骨 Cancellous bone	50mg/kg，sc(家兔)	1.0	—	—	0.95	Crémieux AC(1996)
	50mg/kg，sc(家兔)	1.0	—	—	1.09	Crémieux AC(1996)
乳汁 Milk	200mg，po	6.0	1.32	0.90	1.47	Murakami T(1991)
肌肉组织 Muscular tissue	50mg/kg，sc(家兔)	1.0	—	—	1.90～2.30	Crémieux AC(1996)
	5mg/kg，po(小鼠)	0～∞	2.00	0.83	2.41	中村信一(1991)
皮肤 Skin	100mg，po	4.0	0.56	0.42	1.33	Nogita T(1991)
	200mg，po	4.0～5.0	0.82～1.31	0.84～0.94	1.00～1.40	Nogita T(1991)

续表

部位	给药方案及病理生理状态	取样时间/h	浓度/(μg/g、μg/ml)或曲线下面积/(μg/g·h、μg/ml·h)		C_t/C_p 或 AUC_t/AUC_p	参考文献
			组织或组织液	血浆		
皮肤 Skin	20mg/kg,po(大鼠)	0～24.0	31.6	14.8	2.13	Akiyama H(1991)
	200mg,po	6.0	0.97	0.82	1.20	Akiyama H(1991)
	300mg,po	3.0～7.0	1.65	1.19	1.40	Tanimura H(1991)
	20mg/kg,po(大鼠)	0.5～6.0	6.98	5.63	1.24	Yamamoto Y(1991)
	200mg,po	1.5～3.3	0.59	0.65	0.91	Yamamoto Y(1991)
	300mg,po	4.0～6.0	1.47	1.31	1.12	森本健(1991)
脓液 Pus	200mg,po	6.0	0.50	0.62	0.81	内园明裕(1995)
	300mg,po	4.0～6.0	0.84	1.31	0.64	森本健(1991)
尿液 Urine	300mg,po	4.0	20.0～26.2	0.8～1.2	24.3	谷村正信(1991)
肠道内容物 Intestinal contents	200mg,po	峰浓度	177.0～535.0	—	>150	相乐裕子(1991)

表 7-10　莫西沙星组织分布

部位	给药方案及病理生理状态	取样时间/h	浓度/(μg/g、μg/ml)或曲线下面积/(μg/g·h、μg/ml·h)		C_t/C_p 或 AUC_t/AUC_p	参考文献
			组织或组织液	血浆		
脑脊液 Cerebrospinal fluid	400mg,po,qd(×5d)	0～24.0	18.1	24.4	0.74	Alffenaar JWC(2009)
	800mg,po,qd(×5d)	0～24.0	28.4	38.3	0.74	Alffenaar JWC(2009)
	400mg,po	4.0～6.0	4.07±1.15	5.49±1.72	0.74	Kanellakopoulou K (2008)
	10mg/kg,iv(家兔)	0～24.0	13.4±4.3	26.2±16.1	0.50	Rodriguez-Cerrato V (2001)

续表

部位	给药方案及病理生理状态	取样时间/h	浓度/(μg/g、μg/ml)或曲线下面积/(μg/g·h、μg/ml·h)		C_t/C_p 或 AUC_t/AUC_p	参考文献
			组织或组织液	血浆		
脑脊液 Cerebrospinal fluid	20mg/kg,iv(家兔)	0～24.0	25.4±11.1	36.9±10.7	0.52	Rodriguez-Cerrato V (2001)
	40mg/kg,iv(家兔)	0～24.0	27.1±6.4	56.6±24.3	0.51	Rodriguez-Cerrato V (2001)
房水 Aqueous humor	400mg,po	3.0	1.58±0.80	3.56±1.31	0.44	Hariprasad SM(2006)
	400mg,po	2.0～12.0	12.1	32.3	0.37	Kampougeris G(2015)
	20mg/kg,iv(家兔)	0.5	2.44±0.36	3.43±0.39	0.74±0.13	Tzepi I(2009)
玻璃体 Vitreous body	5mg/kg,iv(无眼内炎)	0.5～5.0	1.73±0.37	5.40±3.26	0.32	Bronner S(2003)
	5mg/kg,iv(眼内炎)	0.5～5.0	2.38±0.74	8.55±3.72	0.29	Bronner S(2003)
	20mg/kg,iv(无眼内炎)	0.5～5.0	6.6±0.8	19.4±11.2	0.28	Bronner S(2003)
	20mg/kg,iv(眼内炎)	0.5～5.0	9.1±1.8	19.6±11.0	0.47	Bronner S(2003)
	400mg,po	3.0	1.34±0.66	3.56±1.31	0.38	Hariprasad SM(2006)
	20mg/kg,iv(家兔)	0.5	1.68±0.32	3.43±0.39	0.50	Tzepi I(2009)
角膜 Cornea	20mg/kg,iv(家兔)(角膜损伤)	0.5	3.28±0.54	6.34	0.52	Ahmed S(2014)
	20mg/kg,iv(家兔)	0.5	3.26±0.50	6.34	0.51	Ahmed S(2014)
巩膜 Scleral	20mg/kg,iv(家兔)(巩膜损伤)	0.5	3.34±0.44	7.32	0.46	Ahmed S(2014)
	20mg/kg,iv(家兔)	0.5	3.48±0.83	7.32	0.48	Ahmed S(2014)
扁桃体 Tonsil	400mg,po(×3 剂)	3.0	8.96±1.47	3.20±0.86	2.89	Esposito S(2006)
上颌窦黏膜 Maxillary sinus mucosa	400mg,po(×5 剂)	—	7.50	—	2.00～3.00	Gillian M(2004)
	400mg,iv	—	7.60±1.70	3.70±1.10	2.05	Package insert of moxifloxacin injection

续表

部位	给药方案及病理生理状态	取样时间/h	浓度/(μg/g、μg/ml)或曲线下面积/(μg/g·h、μg/ml·h)		C_t/C_p 或 AUC_t/AUC_p	参考文献
			组织或组织液	血浆		
筛窦黏膜 Ethmoid sinus mucosa	400mg,po(×5 剂)	—	8.20	—	2.00～3.00	Gillian M(2004)
	400mg,iv	—	8.80±4.30	3.70±1.10	2.38	Package insert of moxifloxacin injection
鼻窦组织 Nasal sinus tissue	400mg,po	3.0～4.0	15.3±5.2	3.8±1.2	4.16	Dinis PB(2004)
鼻息肉 Nasal polyp	400mg,po(×5 剂)	—	9.10	3.60	2.53	Gillian M(2004)
	400mg,iv	—	9.80±4.50	3.70±1.10	2.65	Package insert of moxifloxacin injection
下颌骨 Mandibula	10mg/kg,po(大鼠)	0～8.0	—	—	1.13	Cachovan G(2009)
唾液 Saliva	400mg,po	0～12.0	17.6±2.7	22.9±11.1	0.77	Müller M(1999)
	400mg,iv	0～12.0	21.4±5.0	22.9±11.1	0.93	Müller M(1999)
	400mg,po	0～8.0	1.49±0.40	4.49±2.70	0.33	Burkhardt O(2006)
肺组织 Pulmonary tissue	400mg,iv	2.0	12.4±5.9	2.5±1.0	4.73	Breilh D(2003)
	400mg,iv(×5 剂)	1.0～2.0	12.4	5.9	2.10	Gillian M(2004)
	400mg,po(×5 剂)	2.0～3.0	16.3	3.2	5.09	Gillian M(2004)
	400mg,po	0～8.0	—	—	3.20	Heinrichs MT(2018)
	400mg,po	2.0～3.0	16.2±4.9	2.5±0.5	6.34	Breilh D(2003)
	4.6mg/kg,iv	7.0	0.11	0.05	2.16	Siefert HM(1999)
	5.0mg/kg,po	0.5	2.32	0.77	3.00	Siefert HM(1999)
	25mg/kg,po(家兔)	0.5～7.0	—	—	2.05	Kjellsson MC(2015)
支气管 Bronchia	400mg,po	1.0	5.50	2.50	2.20	Balfour JAB(1999)

续表

部位	给药方案及病理生理状态	取样时间/h	浓度/(μg/g、μg/ml)或曲线下面积/(μg/g·h、μg/ml·h)		C_t/C_p 或 AUC_t/AUC_p	参考文献
			组织或组织液	血浆		
支气管黏膜 Bronchial mucosa	400mg,iv	1.0～5.6	5.40	3.20	1.69	Gillian M(2004)
	400mg,po	0～∞	5.5	3.3	1.67	Schubert S(2005)
支气管分泌物 Bronchial exudate	400mg,iv	—	3.10	4.90	0.63	Gillian M(2004)
	400mg,iv	0～24.0	28.5	25.2	1.13	Leone M(2004)
痰液 Sputum	400mg,iv	0～24.0	40.0±17.9	45.1±10.1	0.90	Sionidou M(2019)
肺泡上皮液 Epithelial lining fluid	400mg,po	1.0	24.4	2.5	9.76	Balfour JAB(1999)
	400mg,po	2.2	20.7	3.2	6.46	Gillian M(2004)
	400mg,po	0～∞	24.4	3.3	7.39	Schubert S(2005)
肺泡巨噬细胞 Alveolar macrophages	400mg,po	1.0	113.6	2.5	45.4	Balfour JAB(1999)
	400mg,po	0～∞	62.0	3.3	18.8	Schubert S(2005)
	400mg,po	2.2	56.7	3.2	17.7	Gillian M(2004)
胸腔积液 Pleural fluid	400mg,iv	0～24.0	31.8	—	1.11	Chatzika K(2014)
	50mg/kg,im(家兔)	0～12.0	2.77	4.81	1.37	Liapakis IE(2004)
	25mg/kg,im(家兔)	0～12.0	4.80±2.50	7.60±3.20	0.63	Strahilevitz J(2003)
	25mg/kg,ip(家兔)	0～24.0	—	—	0.67	Calik M(2020)
脓胸液 Pyothorax liquid	25mg/kg,im(家兔)	12.0	2.77	4.81	0.50	Liapakis IE(2004)
肝组织 Hepatic tissue	400mg,iv	2.0～24.0	156.7	—	2.90～12.3	Justinger C(2012)
胆囊 Gallbladder	400mg,po	峰浓度	17.1	4.4	3.91	Ober MC(2009)
胆汁 Bile	400mg,po	1.5	16.9	4.3	4.41	Schwab D(2005)
	400mg,po(胆管梗阻)	1.5	4.63	4.45	1.02	Schwab D(2005)
胃黏膜 Stomach mucosa	400mg,iv	0～23.0	10.9±5.1	—	9.70	Wirtz M(2004)

续表

部位	给药方案及病理生理状态	取样时间/h	浓度/(μg/g、μg/ml)或曲线下面积/(μg/g·h、μg/ml·h)		C_t/C_p 或 AUC_t/AUC_p	参考文献
			组织或组织液	血浆		
小肠黏膜 Small intestine mucosa	400mg,iv	0～23.0	5.40±0.50	—	2.00	Wirtz M(2004)
结肠黏膜 Colonic mucosa	400mg,po	0～23.0	7.80±7.10	—	5.80	Wirtz M(2004)
	400mg,iv	0～23.0	6.60±3.60	—	6.80	Wirtz M(2004)
胰腺组织 Pancreatic tissue	5mg/kg,iv(大鼠)	0.2	—	—	2.50	Wacke R(2003)
	400mg,iv	3.0	3.10±0.90	1.80±0.50	1.80	Wacke R(2006)
	400mg,po	3.0	2.70±1.40	1.20±0.60	2.60	Wacke R(2006)
腹腔积液 Ascitic fluid	400mg,iv,qd(×3d)	3.0	1.00～2.10	2.80～4.20	0.60	Barth J(2008)
	400mg,iv,qd(×6d)	3.0	1.70～2.40	2.90～4.10	0.70	Barth J(2008)
前列腺组织 Prostatic tissue	400mg,iv	2.0	3.88	2.46	1.58	Wagenlehner FM(2006)
	400mg,po	2.0	4.37±0.99	2.48±0.32	1.76	Schiller DS(2011)
	6mg/kg,po(大鼠)	0～12.0	4.60±1.20	3.70±1.30	1.24	Hurtado FK(2014)
	12mg/kg,iv(大鼠)	0～12.0	5.20±1.40	5.00±2.10	1.15	Hurtado FK(2014)
前列腺分泌液 Prostatic secretion	400mg,po	3.0～4.2	2.8±1.2	2.4±0.3	1.60	Wagenlehner FM (2008)
精液 Semen	400mg,po	3.17～4.52	2.55±0.66	2.46±0.35	1.02	Wagenlehner FM (2008)
子宫 Uterus	400mg,iv	峰浓度	10.5	6.0	1.76	Stass H(2008)
	400mg,iv	1.0～24.0	68.5	37.8	1.81	Stass H(2008)
	400mg,iv	—	7.60±2.00	2.90±0.50	2.62	Package insert of moxifloxacin injection
腹腔积液 Ascitic fluid	400mg,po	2.0	3.32	2.29	1.45	Stass H(2006)

续表

部位	给药方案及病理生理状态	取样时间/h	浓度/(μg/g、μg/ml)或曲线下面积/(μg/g·h、μg/ml·h)		C_t/C_p 或 AUC_t/AUC_p	参考文献
			组织或组织液	血浆		
腹腔积液 Ascitic fluid	400mg,iv	—	3.50±1.20	2.30±0.50	1.52	Package insert of moxifloxacin injection
糖尿病足 Diabetic foot	400mg,po	0~24.0	1.79±0.82	—	1.01	Peszynska MJ(2011)
	400mg,iv	0~24.0	2.20±1.54	—	1.09	Peszynska MJ(2011)
骨 Bone	400mg,iv	2.0	1.64	3.36	0.49	Metallidis S(2006)
	400mg,iv	5.0	1.45	2.93	0.49	Metallidis S(2006)
髓质骨 Cancellous bone	300mg,po	1.0	1.62	3.02	0.54	Metallidis S(2007)
	400mg,po	2.0~7.0	—	—	0.78	Cornelia B(2009)
皮质骨 Cortical bone	300mg,po	1.0	1.17	3.02	0.39	Metallidis S(2007)
	400mg,po	2.0~7.0	—	—	0.80	Cornelia B(2009)
关节腔滑膜液 Synovial fluid	400mg,po(×4 剂)	峰浓度	—	—	0.59	Slater J(2022)
肌肉组织 Muscular tissue	400mg,po	0~12.0	8.5±2.0	22.9±11.1	0.37	Müller M(1999)
	400mg,iv	0~12.0	9.5±5.9	22.9±11.1	0.41	Müller M(1999)
	400mg,po	1.6~3.2	0.90	3.20	0.28	Gillian M(2004)
	400mg,iv	1.0~1.8	1.20	3.70	0.32	Gillian M(2004)
	400mg,iv	—	0.90±0.30	2.30±0.40	0.40	Package insert of moxifloxacin injection
肌腱 Tendon	300mg,po	1.0	0.57	3.02	0.19	Metallidis S(2007)
脂肪组织 Adipose tissue	400mg,iv(糖尿病患者)	0~8.0	8.1	17.5	0.50	Joukhadar C(2003)
	400mg,iv(非糖尿病患者)	0~8.0	8.7	15.4	0.50	Joukhadar C(2003)
	400mg,iv	1.0~2.1	1.6	4.0	0.40	Gillian M(2004)

部位	给药方案及病理生理状态	取样时间/h	浓度/(μg/g、μg/ml)或曲线下面积/(μg/g・h、μg/ml・h)		C_t/C_p 或 AUC_t/AUC_p	参考文献
			组织或组织液	血浆		
脂肪组织 Adipose tissue	400mg，po	1.6～2.4	0.90	3.20	0.28	Gillian M(2004)
	400mg，po	0～12.0	8.0±2.1	22.9±11.1	0.35	Müller M(1999)
	400mg，iv	0～12.0	7.9±4.6	22.9±11.1	0.34	Müller M(1999)
皮肤 Skin	400mg，po	0～12.0	8.0	19.8	0.40	Muijsers RBR(2002)
皮下组织 Subcutaneous tissue	400mg，iv	—	0.90±0.30	2.30±0.40	0.40	Package insert of moxifloxacin injection
水疱液 Blister fluid	400mg，po	0～12.0	12.3	19.8	0.62	Muijsers RBR(2002)
	400mg，iv	0～12.0	16.7±4.1	22.9±11.1	0.73	Müller M(1999)
	400mg，po	0～12.0	12.3±3.3	22.9±11.1	0.54	Müller M(1999)
	400mg，po	0～12.0	40.3	45.5	0.84	Muijsers RBR(2002)
	400mg，po	0～∞	40.3±10.0	45.5±4.7	0.89	Wise R(1999)
	400mg，iv	0～∞	42.7±5.3	45.3±8.0	0.94	Wise R(1999)
	400mg，iv	—	2.60±0.90	3.00±0.50	0.90	Package insert of moxifloxacin injection
组织间隙液 Interstitial fluid	6mg/kg，po	0～∞	5.00	4.40	1.30	Hurtado FK(2014)
	12mg/kg，po	0～∞	5.70	5.50	1.04	Hurtado FK(2014)
脓液 Pus	400mg，iv	0～12.0	21.7	29.6	0.73	Rink AD(2008)
	400mg，iv	—	2.30	2.80	0.80	Package insert of moxifloxacin injection
乳汁 Milk	5mg/kg，im(山羊)	0～30.0	3.94±1.90	2.82±0.58	1.68	Carlos MC(2007)
	5mg/kg，iv(山羊)	0～35.0	—	11.7±0.7	1.86	Ferna VE(2006)

表 7-11　加替沙星组织分布

部位	给药方案及病理生理状态	取样时间/h	浓度/(μg/g、μg/ml)或曲线下面积/(μg/g·h、μg/ml·h)		C_t/C_p 或 AUC_t/AUC_p	参考文献
			组织或组织液	血浆		
脑脊液 Cerebrospinal fluid	200mg,po	3.0	0.21±0.16	1.67±0.43	0.11	川原元司(1999)
	200mg,po,bid(×3d)	3.0	0.82±0.31	2.47±0.96	0.35	川原元司(1999)
	400mg,po,qd(多剂)	0～24.0	20.0	41.2	0.48	Thwaites GE(2011)
脑组织 Brain	10mg/kg,po(大鼠)(×14 剂)	1.0	0.12	1.01±0.05	0.12	出泽彰(1999)
	63mg/kg,po	1.5	0.95	7.00	0.14	黄伟(2006)
房水 Aqueous humor	400mg,po	12.0	1.09±0.57	4.98±1.14	0.22	Hariprasad SM(2002)
	100mg,po	2.0～24.0	0.10	0.59	0.19	大石正夫(1999)
	150mg,po	2.0～48.0	0.17	1.00	0.37	大石正夫(1999)
	200mg,po	2.0～24.0	0.14	0.89	0.25	大石正夫(1999)
	30mg/kg,po,qd(家兔)	2.0	0.81±0.02	2.07	0.39	伊泽成(1999)
玻璃体 Vitreous body	400mg,po(感染)	2.0	0.14	0.58	0.24	Rajpal(2009)
	400mg,po(感染)	4.0	0.28	1.33	0.21	Rajpal(2009)
	800mg,po(感染)	4.0	1.60±0.30	6.90±1.40	0.23	Rajpal(2009)
	800mg,po(无感染)	4.0	1.42±0.24	7.00±1.30	0.20	Rajpal(2009)
	400mg,po	12.0	1.35±0.36	4.98±1.14	0.27	Hariprasad SM(2002)
	30mg/kg,po,qd(家兔)	2.0	0.73±0.09	2.07	0.35	伊泽成(1999)
晶状体 Lens	30mg/kg,po,qd(家兔)	2.0	0.85±0.04	2.07	0.41	伊泽成(1999)
结膜 Conjunctiva	30mg/kg,po,qd(家兔)	2.0	1.26±0.21	2.07	0.61	伊泽成(1999)
	100mg,po	2.0～2.5	0.87～1.40	0.60～1.39	1.01～1.45	大石正夫(1999)
	200mg,po	2.0～2.5	2.27～3.46	1.86～2.58	1.22～1.34	大石正夫(1999)

部位	给药方案及病理生理状态	取样时间/h	浓度/(μg/g、μg/ml)或曲线下面积/(μg/g·h、μg/ml·h)		C_t/C_p 或 AUC_t/AUC_p	参考文献
			组织或组织液	血浆		
视网膜 Retina	30mg/kg,po,qd(家兔)	2.0	10.1±2.5	2.1	4.88	伊泽成(1999)
巩膜 Sclera	30mg/kg,po,qd(家兔)	2.0	7.11±0.43	2.07	3.43	伊泽成(1999)
角膜 Cornea	30mg/kg,po,qd(家兔)	2.0	3.20±0.11	2.07	1.55	伊泽成(1999)
脉络膜 Choroid	30mg/kg,po,qd(家兔)	2.0	268.0±19.0	2.1	129.5	伊泽成(1999)
虹膜及睫状体 Iris and ciliary body	30mg/kg,po,qd(家兔)	2.0	159.0±24.0	2.1	76.8	伊泽成(1999)
眼球 Eye-ball	10mg/kg,po(大鼠)	1.0	0.44±0.04	1.01±0.05	0.44	出泽彰(1999)
泪液 Lacrimal fluid	200mg,po	1.0～12.0	7.3	15.2	0.48	吉野启(1999)
扁桃体 Tonsil	150mg,po	1.5～4.0	—	—	2.00～3.58	马场骏吉(1999)
	150mg,po	1.5～4.0	1.84	1.49	2.75	由良二郎(2002)
	200mg,po	5.0	3.86	1.44	2.68	由良二郎(2002)
上颌窦黏膜 Maxillary sinus mucosa	150mg,po	2.4～2.7	1.89～2.49	—	2.08～2.49	马场骏吉(1999)
	200mg,po	5.0	1.17	—	1.34	马场骏吉(1999)
	150mg,po	2.5～3.0	2.19	0.96	2.29	由良二郎(2002)
	200mg,po	2.5～5.0	2.73	1.73	1.58	由良二郎(2002)
筛窦黏膜 Ethmoid sinus mucosa	100mg,po	2.0～3.0	1.06～1.91	0.62～0.87	1.71～2.20	马场骏吉(1999)
	100mg,po	2.0～3.0	1.49	0.76	1.96	由良二郎(2002)
	200mg,po	2.0～3.0	2.25	1.23	1.83	由良二郎(2002)
颌下腺 Submaxillary gland	10mg/kg,po(大鼠)	1.0	2.52±0.27	1.01±0.05	2.50	出泽彰(1999)
鼻窦黏膜 Nasal sinus mucosa	150mg,po	1.8～2.5	0.30～2.17	—	1.17～1.72	马场骏吉(1999)

续表

部位	给药方案及病理生理状态	取样时间/h	浓度/(μg/g、μg/ml)或曲线下面积/(μg/g·h、μg/ml·h)		C_t/C_p 或 AUC_t/AUC_p	参考文献
			组织或组织液	血浆		
唾液 Saliva	200mg，po(空腹)	3.0	1.17±0.38	1.23±0.15	0.95	中岛光好(1999)
	400mg，po(空腹)	3.0	2.84±0.53	3.03±0.45	0.94	中岛光好(1999)
牙龈 Gingiva	150mg，po	3.5	2.94	0.79	3.72	佐佐木次郎(1999)
	150mg，po	12.0	0.97	0.40	2.43	佐佐木次郎(1999)
腭肌 Palatine mucosa	150mg，po	12.0	1.67	0.51	3.27	佐佐木次郎(1999)
上颌牙槽骨 Maxillary alveolar bone	100mg，po	2.8	0.37	0.75	0.50	佐佐木次郎(1999)
下颌牙槽骨 Mandibular alveolar bone	100mg，po	3.0	0.45	1.12	0.40	佐佐木次郎(1999)
上颌骨 Maxilla	100mg，po	1.8～5.5	0.53	0.77	0.72	佐佐木次郎(1999)
下颌骨 Mandibula	100mg，po	3.3～5.0	0.77	—	0.69	佐佐木次郎(1999)
腮腺 Parotid gland	100mg，po	2.5～5.8	1.75	0.34～0.60	3.72	马场骏吉(1999)
	100mg，po	2.5～5.8	1.31	0.34	4.64	由良二郎(2002)
中耳黏膜 Middle ear mucosa	150mg，po	4.0	2.68～3.64	—	1.64～4.55	马场骏吉(1999)
	100mg，po	2.0～4.17	1.63	0.60	2.73	由良二郎(2002)
	150mg，po	4.0	3.11	1.11	2.79	由良二郎(2002)
气管 Trachea	10mg/kg，po(大鼠)	1.0	1.03±0.11	1.01±0.05	1.01	出泽彰(1999)
淋巴结 Lymph node	10mg/kg，po(大鼠)	1.0	1.82±0.15	1.01±0.05	1.80	出泽彰(1999)
甲状腺 Thyroid	10mg/kg，po(大鼠)	1.0	2.05±0.47	1.01±0.05	2.03	出泽彰(1999)
心脏组织 Cardiac tissue	10mg/kg，po(大鼠)	1.0	1.72±0.06	1.01±0.05	1.70	出泽彰(1999)
	63mg/kg，po(大鼠)	1.5	12.7±8.8	7.0	1.81	黄伟(2006)
胸腺 Thymus	10mg/kg，po(大鼠)	1.0	0.56±0.10	1.01±0.05	0.55	出泽彰(1999)

续表

部位	给药方案及病理生理状态	取样时间/h	浓度/(μg/g、μg/ml)或曲线下面积/(μg/g·h、μg/ml·h)		C_t/C_p 或 AUC_t/AUC_p	参考文献
			组织或组织液	血浆		
肺组织 Pulmonary tissue	10mg/kg,po(大鼠)	1.0	1.86±0.08	1.01±0.05	1.84	出泽彰(1999)
	63mg/kg,po(大鼠)	1.5	18.9	7.0	2.70	黄伟(2006)
	6mg/kg,iv(大鼠)	9.0	—	—	1.08	Tasso L(2008)
支气管黏膜 Bronchial mucosa	400mg,po	2.0	6.24	3.96	1.58	Sethi S(2003)
	400mg,po	12.0	3.00	1.74	1.72	Sethi S(2003)
肺泡上皮液 Epithelial lining fluid	200mg,po	0~10.0	5.00±2.10	3.00±0.70	1.67	Kikuch J(2007)
	400mg,po	2.0	6.00	3.96	1.52	Sethi S(2003)
	400mg,po	12.0	2.98	1.74	1.71	Sethi S(2003)
痰液 sputum	200mg,po,bid	2.0~8.0	1.44	1.11	1.30	大道光秀(2000)
	200mg,po,bid(×5d)	0~8.0	5.20	2.84	1.83	大道光秀(2000)
	200mg,po,bid	1.0~12.0	1.28	1.20	1.10	斋藤笃(1999)
	150mg,po,bid(×6d)	0~6.0	0.90	1.08	1.35	斋藤笃(1999)
肺泡巨噬细胞 Alveolar macrophages	400mg,po	2.0	69.1	4.0	17.5	Sethi S(2003)
	400mg,po	12.0	62.0	1.7	35.6	Sethi S(2003)
肝组织 Hepatic tissue	10mg/kg,po(大鼠)	1.0	3.77±0.46	1.01±0.05	3.73	出泽彰(1999)
	63mg/kg,po(大鼠)	1.5	26.3±18.1	7.0	3.76	黄伟(2006)
门静脉血 Portal vein blood	300mg,po	4.0	2.21	2.10	1.05	由良二郎(2002)
胆囊 Gallbladder	200mg,po	2.0	0.31	0.16	1.94	由良二郎(1999)
	300mg,po	4.0	5.31	2.31	2.30	由良二郎(1999)
	200mg,po	2.0	0.31	0.16	1.94	由良二郎(2002)
	300mg,po	4.0	4.06	2.16	1.88	由良二郎(2002)

续表

部位	给药方案及病理生理状态	取样时间/h	浓度/(μg/g、μg/ml)或曲线下面积/(μg/g·h、μg/ml·h)		C_t/C_p 或 AUC_t/AUC_p	参考文献
			组织或组织液	血浆		
胆汁 Bile	150mg,po	2.0～24.0	—	—	4.90	由良二郎(1999)
	300mg,po	4.0	11.4	2.3	4.94	由良二郎(1999)
	300mg,po	4.0	19.3	2.0	9.74	由良二郎(2002)
脾 Spleen	10mg/kg,po(大鼠)	1.0	2.15±0.11	1.01±0.05	21.3	出泽彰(1999)
	63mg/kg,po	1.5	16.7±12.8	7.0	2.38	黄伟(2006)
胃 Stomach	63mg/kg,po(大鼠)	1.5	34.1	7.0	4.88	黄伟(2006)
肾上腺 Adrenal	10mg/kg,po(大鼠)	1.0	1.49±0.07	1.01±0.05	1.48	出泽彰(1999)
肾脏 Kidney	10mg/kg,po(大鼠)	1.0	7.55±0.69	1.01±0.05	7.48	出泽彰(1999)
	63mg/kg,po	1.5	31.9±17.3	7.0	4.56	黄伟(2006)
膀胱 Urinary bladder	10mg/kg,po(大鼠)	1.0	2.63±0.20	1.01±0.05	2.60	出泽彰(1999)
小肠 Small intestine	63mg/kg,po(大鼠)	1.5	36.8	7.0	5.26	黄伟(2006)
大肠 Large intestine	63mg/kg,po(大鼠)	1.5	23.6	7.0	3.37	黄伟(2006)
胰腺组织 Pancreatic tissue	10mg/kg,po(大鼠)	1.0	4.17±0.53	1.01±0.05	4.13	出泽彰(1999)
	300mg/kg,po(大鼠)	0～∞	128.3±13.2	14.1±2.6	9.09	Yabe K(2018)
子宫动脉 Uterine artery	200mg,po	1.0～3.0	0.57±0.69	0.54±0.67	1.06	松田静治(1999)
	200mg,po	1.6～6.9	1.31	1.27	1.03	由良二郎(2002)
子宫 Uterus	100mg,po	3.9	0.90	0.53	1.70	松田静治(1999)
	150mg,po	3.4～4.0	2.30	0.96	1.94	松田静治(1999)
	150mg,po	3.4～4.0	1.93	0.70	2.77	由良二郎(2002)
	200mg,po	1.6～6.9	2.33	1.32	1.77	由良二郎(2002)
子宫颈 Cervix uterus	100mg,po	3.9	0.90	0.53	1.70	由良二郎(2002)

续表

部位	给药方案及病理生理状态	取样时间/h	浓度/(μg/g、μg/ml)或曲线下面积/(μg/g·h、μg/ml·h)		C_t/C_p 或 AUC_t/AUC_p	参考文献
			组织或组织液	血浆		
子宫肌层 Myometrium	100mg,po	3.9	0.96	0.53	1.81	松田静治(1999)
	150mg,po	3.4～4.0	2.17	0.96	1.79	松田静治(1999)
	100mg,po	3.9	0.96	0.53	1.81	由良二郎(2002)
	200mg,po	1.6～6.9	2.10	1.30	1.61	由良二郎(2002)
子宫内膜 Endomertium	100mg,po	3.9	1.16	0.53	2.19	松田静治(1999)
	150mg,po	3.4～4.0	2.77	0.96	2.34	松田静治(1999)
	100mg,po	3.9	1.16	0.53	2.19	由良二郎(2002)
	200mg,po	1.6～6.9	2.45	1.28	1.91	由良二郎(2002)
阴道部 Portio vaginalis	100mg,po	3.9	0.75	0.53	1.42	松田静治(1999)
	150mg,po	3.42～4.0	1.96	0.96	1.67	松田静治(1999)
	100mg,po	3.9	0.75	0.53	1.42	由良二郎(2002)
	200mg,po	1.6～6.4	1.43	1.15	1.24	由良二郎(2002)
输卵管 Oviduct	150mg,po	3.2～4.0	1.43	0.96	1.54	松田静治(1999)
	150mg,po	3.7～4.0	1.17	0.43	2.71	由良二郎(2002)
	200mg,po	1.6～6.9	1.88	1.26	1.49	由良二郎(2002)
卵巢 Ovary	150mg,po	3.4～4.0	1.93	0.96	2.18	松田静治(1999)
	63mg/kg,po(大鼠)	1.5	12.6±5.0	7.0	1.80	黄伟(2006)
附睾组织 Epididymal tissue	10mg/kg,po(大鼠)	1.0	1.12±0.04	1.01±0.05	1.12	出泽彰(1999)
	150mg,po	3.0	3.26	1.14	2.86	河田幸道(2002)
	63mg/kg,po	1.5	7.23±2.31	7.00	1.03	黄伟(2006)
睾丸 Testis	10mg/kg,po(大鼠)	1.0	0.67±0.02	1.01±0.05	0.66	出泽彰(1999)

续表

部位	给药方案及病理生理状态	取样时间/h	浓度/(μg/g、μg/ml)或曲线下面积/(μg/g·h、μg/ml·h)		C_t/C_p 或 AUC_t/AUC_p	参考文献
			组织或组织液	血浆		
睾丸 Testis	63mg/kg,po(大鼠)	1.5	4.07±1.30	7.00	0.58	黄伟(2006)
精囊 Seminal vesicle	10mg/kg,po(大鼠)	1.0	1.04±0.08	1.01±0.05	1.01	出泽彰(1999)
前列腺组织 Prostatic tissue	200mg,po	4.0	2.80±1.25	1.69±0.15	1.63	河田幸道(2002)
	10mg/kg,po(大鼠)	1.0	1.44±0.06	1.01±0.05	1.43	出泽彰(1999)
前列腺分泌液 Prostatic secretion	200mg,po	2.0	1.56±0.53	1.59±0.23	0.98	津川昌也(1999)
	400mg,po	4.0	2.35±0.16	1.92±0.27	1.22	Naber CK(2001)
精液 Semen	400mg,po	4.0	1.93±0.42	1.92±0.27	1.01	Naber CK(2001)
	200mg,po	4.0	1.24±0.20	1.21±0.30	1.03	河田幸道(2002)
骨 Bone	10mg/kg,po(大鼠)	1.0	1.15±0.07	1.01±0.05	1.14	出泽彰(1999)
肌肉组织 Muscular tissue	10mg/kg,po(大鼠)	1.0	1.57±0.08	1.01±0.05	1.55	出泽彰(1999)
	63mg/kg,po(大鼠)	1.5	20.2±16.4	7.0	2.88	黄伟(2006)
	6mg/kg,iv(大鼠)	9.0	—	—	1.02	Tasso L(2008)
脂肪组织 Adipose tissue	200mg,po	2.0	0.05	0.16	0.31	由良二郎(1999)
	300mg,po	4.0	0.33	1.93	0.17	由良二郎(1999)
棕色脂肪 Brown fat	10mg/kg,po(大鼠)	1.0	1.07±0.07	1.01±0.05	1.06	出泽彰(1999)
皮肤 Skin	100mg,po	2.0	1.22～1.39	0.85～1.13	1.23～1.44	荒田次郎(1999)
	100mg,po	2.0	1.31	0.98	1.34	由良二郎(2002)
	200mg,po	2.0	4.95	2.59	1.91	由良二郎(2002)
皮肤水疱液 Skin blister	400mg,po	0～∞	36.9±7.2	31.4±3.6	1.17	Wise R(1999)
	400mg,po	0～24.0	—	—	0.90	Aminimanizan A (2001)

续表

部位	给药方案及病理生理状态	取样时间/h	浓度/(μg/g、μg/ml)或曲线下面积/(μg/g·h、μg/ml·h)		C_t/C_p 或 AUC_t/AUC_p	参考文献
			组织或组织液	血浆		
手术创面渗出液 Surgical wound exudate	100mg,po	2.8～4.2	0.53±0.04	0.42	1.29	佐佐木次郎(1999)
	100mg,po,bid	2.0	1.78	1.44	1.24	由良二郎(2002)
尿液 Urine	300mg,po,bid(×7d)	2.0～4.0	317.0±113.0	2.2	146.1	中岛光好(1999)
	100mg,po	2.5	183.0	1.0	177.7	河田幸道(2002)
	200mg,po,bid	1.5～4.0	60.4～725.0	2.1～8.8	79.7	河田幸道(2002)
	400mg,po	4.0	443.1±169.3	1.9±0.3	230.8	Naber CK(2001)
	100mg,po(空腹)	2.0～4.0	221.0±105.0	0.7±0.1	329.9	中岛光好(1999)
	200mg,po(空腹)	2.0～4.0	232.0±93.0	1.2±0.2	188.6	中岛光好(1999)
	200mg,po(不禁食)	2.0～4.0	217.0±54.0	1.4±0.2	158.4	中岛光好(1999)
	400mg,po(空腹)	2.0～4.0	556.0±222.0	3.0±0.5	183.5	中岛光好(1999)

表 7-12 曲伐沙星组织分布

部位	给药方案及病理生理状态	取样时间/h	浓度/(μg/g、μg/ml)或曲线下面积/(μg/g·h、μg/ml·h)		C_t/C_p 或 AUC_t/AUC_p	参考文献
			组织或组织液	血浆		
脑脊液 Cerebrospinal fluid	—	稳态浓度	—	—	0.22	Cottagnoud P(2003)
	—	稳态浓度	—	—	0.19～0.27	Cottagnoud P(2003)
	10mg/(kg·d),po(比格犬)	2.0	—	3.90	0.20	Teng R(1996)
	300mg,iv	1.0～24.0	9.1	45.9	0.20	Cutler NR(1997)
脑组织 Brain	10mg/kg,iv(家兔)	0～2.0	0.7	10.8	0.06	Fischman AJ(1997)
	10mg/kg,iv(大鼠)	0～2.0	—	—	0.11	Babich JW(1996)

续表

部位	给药方案及病理生理状态	取样时间/h	浓度/(μg/g、μg/ml)或曲线下面积/(μg/g·h、μg/ml·h)		C_t/C_p 或 AUC_t/AUC_p	参考文献
			组织或组织液	血浆		
心脏组织 Cardiac tissue	10mg/kg,iv(家兔)	0～2.0	12.4	10.8	1.15	Fischman AJ(1997)
	10mg/kg,iv(大鼠)	0～2.0	—	—	1.19	Babich JW(1996)
	10mg/(kg·d),po(比格犬)	2.0	—	3.90	1.90	Teng R(1996)
	200mg,po	2.0	3.25	2.13	1.53	Fischman AJ(1998)
肺组织 Pulmonary tissue	10mg/kg,iv(家兔)	0～2.0	17.8	10.8	1.65	Fischman AJ(1997)
	10mg/kg,iv(大鼠)	0～2.0	—	—	1.66	Babich JW(1996)
	7.5mg/kg,iv(豚鼠)	0.5～8.0	—	—	0.70～1.70	Edelstein PH(1996)
	200mg,po	2.0	7.23	2.13	3.39	Fischman AJ(1998)
	25mg/kg,po(大鼠)	0～∞	47.2	13.6	3.50	Girard AE(1995)
支气管黏膜 Bronchial mucosa	200mg,po	6.0～12.0	1.01～1.52	0.85～1.41	1.12	Andrews JM(1997)
肺泡上皮液 Epithelial lining fluid	200mg,po	2.0	4.90	3.75	1.31	Peleman RA(2000)
	200mg,po	6.0～12.0	3.01～4.81	0.85～1.41	3.46	Andrews JM(1997)
痰液 sputum	200mg,po	2.0	3.10	3.75	0.83	Peleman RA(2000)
支气管分泌液 Bronchial exudate	200mg,po	2.0	3.20	3.75	0.85	Peleman RA(2000)
肺泡巨噬细胞 Alveolar macrophages	200mg,po	6.0～12.0	16.2～19.1	0.9～1.4	15.6	Andrews JM(1997)
肝组织 Hepatic tissue	10mg/kg,iv(家兔)	0～2.0	36.7	10.8	3.40	Fischman AJ(1997)
	10mg/kg,iv(大鼠)	0～2.0	—	—	3.37	Babich JW(1996)
	10mg/(kg·d),po(比格犬)	2.0	—	3.90	4.50	Teng R(1996)
	200mg,po	2.0	11.3	2.1	5.31	Fischman AJ(1998)

续表

部位	给药方案及病理生理状态	取样时间/h	浓度/(μg/g、μg/ml)或曲线下面积/(μg/g·h、μg/ml·h)		C_t/C_p 或 AUC_t/AUC_p	参考文献
			组织或组织液	血浆		
胆汁 Bile	200mg，po	0～24.0	327.7	22.0	14.9	Melnik G(1998)
	10mg/(kg·d)，po(比格犬)	2.0	—	3.90	63.0	Teng R(1996)
肾脏 Kidney	10mg/kg，iv(家兔)	0～2.0	28.6	10.8	2.65	Fischman AJ(1997)
	10mg/kg，iv(大鼠)	0～2.0	—	—	2.69	Babich JW(1996)
	10mg/(kg·d)，po(比格犬)	2.0	—	3.90	2.00	Teng R(1996)
	200mg，po	2.0	4.42	2.13	2.08	Fischman AJ(1998)
肾上腺 Adrenal	10mg/kg，iv(家兔)	0～2.0	13.7	10.8	1.27	Fischman AJ(1997)
	10mg/kg，iv(大鼠)	0～2.0	—	—	1.24	Babich JW(1996)
脾 Spleen	10mg/kg，iv(家兔)	0～2.0	11.6	10.8	1.07	Fischman AJ(1997)
	10mg/kg，iv(大鼠)	0～2.0	—	—	1.05	Babich JW(1996)
	200mg，po	2.0	4.74	2.13	2.23	Fischman AJ(1998)
胃 Stomach	10mg/kg，iv(家兔)	0～2.0	21.2	10.8	1.96	Fischman AJ(1997)
	10mg/kg，iv(大鼠)	0～2.0	—	—	1.98	Babich JW(1996)
肠道 Intestine	10mg/kg，iv(家兔)	0～2.0	77.9	10.8	7.21	Fischman AJ(1997)
	10mg/kg，iv(大鼠)	0～2.0	—	—	7.48	Babich JW(1996)
胰腺组织 Pancreatic tissue	200mg，po	2.0	9.50	2.13	4.46	Fischman AJ(1998)
睾丸 Testis	10mg/kg，iv(家兔)	0～2.0	4.4	10.8	0.41	Fischman AJ(1997)
	10mg/kg，iv(大鼠)	0～2.0	—	—	0.42	Babich JW(1996)
前列腺组织 Prostatic tissue	200mg，po	2.0	4.94	2.13	2.32	Fischman AJ(1998)
子宫 Uterus	200mg，po	2.0	3.27	2.13	1.54	Fischman AJ(1998)

续表

部位	给药方案及病理生理状态	取样时间/h	浓度/(μg/g、μg/ml)或曲线下面积/(μg/g·h、μg/ml·h)		C_t/C_p 或 AUC_t/AUC_p	参考文献
			组织或组织液	血浆		
子宫内膜 Endomertium	200mg,po	3.0～13.0	0.50	0.96	0.52	Martons MG(1998)
	200mg,po(多剂)	3.0～11.0	0.41～0.74	0.70～1.70	0.44～0.59	Martons MG(1998)
子宫肌层 Myomertium	200mg,po	4.5～11.0	0.62	0.96	0.65	Martons MG(1998)
	200mg,po(多剂)	7.0～11.0	0.81～1.34	0.70～1.70	0.89	Martons MG(1998)
子宫颈 Cervix uterus	200mg,po	3.0～13.0	0.50	0.96	0.52	Martons MG(1998)
	200mg,po(多剂)	7.0～11.0	0.42～1.28	0.70～1.70	0.71	Martons MG(1998)
输卵管 Oviduct	200mg,po	4.3～13.0	0.95	1.00	0.95	Martons MG(1998)
卵巢 Ovary	200mg,po	3.0～13.0	1.60	1.00	1.60	Martons MG(1998)
	200mg,po(多剂)	3.0	1.39	0.70	1.99	Martons MG(1998)
子宫肌瘤 Fibroid	200mg,po	3.5	0.85	1.00	0.85	Martons MG(1998)
	200mg,po(多剂)	15.0	0.23	0.50	0.46	Martons MG(1998)
骨组织 Bone tissue	10mg/kg,iv(家兔)	0～2.0	11.4	10.8	1.06	Fischman AJ(1997)
	10mg/kg,iv(大鼠)	0～2.0	—	—	1.04	Babich JW(1996)
	200mg,po	2.0	1.51	2.10	0.72	Fischman AJ(1998)
肌肉组织 Muscular tissue	10mg/kg,iv(家兔)	0～2.0	10.7	10.8	1.00	Fischman AJ(1997)
	10mg/kg,iv(大鼠)	0～2.0	—	—	0.94	Babich JW(1996)
	10mg/(kg·d),po(比格犬)	2.0	—	3.90	1.60	Teng R(1996)
	200mg,po	2.0	2.46	2.13	1.15	Fischman AJ(1998)
脂肪组织 Adipose tissue	300mg,iv	3.0	0.43	2.23	0.19	Pai MG(2001)
	10mg/(kg·d),po(比格犬)	2.0	—	3.90	0.20	Teng R(1996)
炎性渗出液 Inflammatory exudate	200mg,po	0～∞	15.3±2.4	24.4±4.6	0.63	Wise R(1996)

部位	给药方案及病理生理状态	取样时间/h	浓度/(μg/g、μg/ml)或曲线下面积/(μg/g·h、μg/ml·h)		C_t/C_p 或 AUC_t/AUC_p	参考文献
			组织或组织液	血浆		
尿液 Urine	100mg，po	峰浓度	10.1	1.5	6.73	Teng R(1995)
	300mg，po	峰浓度	18.3	4.4	4.16	Teng R(1995)

表 7-13A　^{14}C-帕珠沙星组织分布(健康受试大鼠，5mg/kg，iv)[a]

部位	AUC_t/AUC_p	组织或组织液浓度 /(μg/g 或 μg/ml)			
		5min	30min	2.0h	24.0h
血浆 Plasma	1.00	4.89±0.31	2.47±0.61	0.25±0.02	0.03±0.00
全血 Blood	0.86	4.25±0.37	2.14±0.53	0.20±0.02	0.02±0.00
大脑组织 Cerebrum	0.05	0.19±0.02	0.13±0.01	0.01±0.00	—
眼球 Eye-ball	0.15	0.64±0.10	0.39±0.12	0.06±0.00	—
泪腺 Hardcrian gland	0.38	2.35±0.24	0.84±0.18	0.06±0.01	—
颌下腺 Submaxillary gland	1.14	6.54±0.49	2.71±0.56	0.16±0.04	—
淋巴结 Lymph Node	0.96	4.76±0.04	2.43±0.49	0.15±0.03	—
心脏组织 Cardiac tissue	0.75	3.95±0.39	1.84±0.53	0.13±0.02	—
胸腺 Thymus	0.90	4.01±0.35	2.37±0.43	0.14±0.02	—
肺组织 Pulmonary tissue	0.84	4.59±0.43	1.99±0.51	0.18±0.04	0.01±0.00
肝组织 Hepatic tissue	2.32	12.9±1.77	5.13±1.01	0.91±0.17	0.21±0.03
脾 Spleen	1.05	6.41±0.81	2.41±0.50	0.16±0.03	0.01±0.00
胃 Stomach	0.78	3.24±0.40	2.11±0.34	0.13±0.04	0.01±0.00
肾上腺 Adrenal	0.61	3.06±0.18	1.54±0.59	0.10±0.01	—
肾脏 Kidney	9.61	59.2±13.6	21.8±3.1	1.48±0.20	0.07±0.01

续表

部位	AUC_t/AUC_p	组织或组织液浓度 /(μg/g 或 μg/ml)			
		5min	30min	2.0h	24.0h
胰腺组织 Pancreatic tissue	0.77	4.40±0.28	1.83±0.61	0.12±0.01	—
小肠 Small intestine	0.70	3.96±0.60	1.61±0.76	0.20±0.07	0.01±0.00
结肠 Colon	0.75	3.92±0.15	1.66±0.30	0.36±0.15	0.05±0.05
膀胱 Urinary bladder	5.42	13.5±5.08	1.99	19.6±17.2	0.01±0.00
睾丸 Testis	0.31	0.51±0.10	0.88±0.10	0.20±0.02	0.01±0.00
前列腺组织 Prostatic tissue	0.45	2.49±0.61	1.04±0.21	0.12	—
附睾组织 Epididymal tissue	0.64	2.14±0.09	1.80±0.26	0.17±0.02	0.01±0.00
精囊 Seminal vesicle	0.48	2.50±0.49	1.19±0.31	0.09	—
脂肪组织 Adipose tissue	0.08	0.50±0.10	0.17±0.01	0.02±0.01	—
肌肉组织 Muscular tissue	0.71	2.19±0.49	2.00±0.40	0.21±0.05	—
脊髓 Spinal cord	0.09	0.31±0.03	0.23±0.03	0.03±0.00	—
骨组织 Bone tissue	0.76	2.71±0.04	1.96±0.39	0.38±0.04	0.07±0.01
骨髓 Bone marrow	0.86	4.94±0.51	2.01±0.45	0.17±0.03	—
皮肤 Skin	0.72	2.53±0.27	2.02±0.49	0.13±0.02	0.01±0.00
软骨组织 Cartilage	1.62	5.01±0.55	3.61±0.77	1.73±0.06	0.11±0.04
血浆 Plasma	1.00	7.15±0.14	5.49±0.13	0.86±0.27	0.01±0.00
乳腺 Mammary gland	0.81	5.38±1.64	4.48±1.11	0.72±0.36	0.02±0.00
卵巢 Ovary	0.61	4.44±0.80	3.26±0.09	0.64±0.32	0.01±0.00
子宫 Uterus	0.65	4.24±0.88	3.64±0.34	0.59±0.10	0.01±0.00
胎儿 Placenta	0.56	2.77±0.31	3.06±0.40	0.81±0.22	0.01±0.00

a:早川大善,高野容子,十亀祥久,等. ^{14}C 标识 pazufloxacin 注射薬のラットおよびマウスにおける体内动态. 日本化学療法学会雜誌,1999,47(1):88-103.

表 7-13B ^{14}C-帕珠沙星组织分布(健康受试大鼠,5mg/kg,po)[a]

部位	AUC_t/AUC_p	组织或组织液浓度/(μg/g 或 μg/ml)			
		5min	30min	2.0h	24.0h
血浆 Plasma	1.00	3.78±0.41	1.07±0.16	0.13±0.02	0.03±0.01
全血 Blood	0.87	3.27±0.48	0.94±0.26	0.10±0.01	0.02±0.00
大脑组织 Cerebrum	0.04	0.12±0.02	0.06±0.01	—	—
眼球 Eye-ball	0.16	0.43±0.05	0.21±0.01	0.02±0.00	—
泪腺 Hardcrian gland	0.36	1.18±0.18	0.44±0.07	0.02±0.02	—
颌下腺 Submaxillary gland	1.01	4.28±0.52	1.05±0.24	0.06±0.01	—
淋巴结 Lymph node	0.78	2.75±0.17	0.90±0.15	0.06±0.01	—
心脏组织 Cardiac tissue	0.78	2.75±0.32	0.92±0.25	0.05±0.01	—
胸腺 Thymus	0.70	2.33±0.30	0.85±0.10	0.04±0.01	—
肺组织 Pulmonary tissue	0.89	3.42±0.19	0.97±0.16	0.07±0.01	—
肝组织 Hepatic tissue	3.47	11.24±2.24	3.58±1.02	1.09±0.25	0.30±0.04
脾 Spleen	0.88	3.54±0.20	0.94±0.05	0.07±0.02	—
胃 Stomach	5.53	12.8±1.44	8.03±7.39	0.12±0.03	—
肾上腺 Adrenal	0.71	2.54±0.50	0.83±0.18	0.03±0.01	—
肾脏 Kidney	7.58	35.0±2.09	7.02±2.05	0.76±0.11	0.12±0.04
胰腺组织 Pancreatic tissue	0.69	2.47±0.63	0.80±0.09	0.05±0.01	—
小肠 Small intestine	2.14	6.43±0.93	2.76±1.51	0.10±0.04	—
结肠 Colon	1.31	1.75±0.27	1.17±0.45	1.26±2.02	0.05±0.01
膀胱 Urinary bladder	7.76	1.02±0.23	14.3±17.5	0.60±0.22	—
睾丸 Testis	0.32	0.56±0.10	0.48±0.12	0.04±0.00	—

续表

部位	AUC_t/AUC_p	组织或组织液浓度/(μg/g 或 μg/ml)			
		5min	30min	2.0h	24.0h
前列腺组织 Prostatic tissue	0.44	1.00±0.12	0.60±0.19	0.05±0.01	—
附睾组织 Epididymal tissue	0.50	1.16±0.21	0.71±0.16	0.04±0.01	—
精囊 Seminal vesicle	0.44	1.43±0.29	0.49±0.08	0.08±0.07	—
脂肪组织 Adipose tissue	0.07	0.14±0.04	0.10±0.08	0.01±0.00	—
肌肉组织 Muscular tissue	0.60	1.43±0.20	0.84±0.19	0.05±0.00	—
脊髓 Spinal cord	0.08	0.25±0.07	0.10±0.00	0.01±0.00	—
骨组织 Bone tissue	0.72	1.87±0.23	0.87±0.07	0.17±0.03	0.06±0.01
骨髓 Bone marrow	0.78	2.66±0.38	0.94±0.13	0.05±0.01	—
皮肤 Skin	0.57	1.64±0.10	0.72±0.17	0.06±0.01	—
血浆 Plasma	1.00	4.49±1.06	1.88±0.18	0.38±0.28	0.07±0.03
卵巢 Ovary	0.62	3.05±0.81	1.18±0.12	0.24±0.19	0.03±0.01
子宫 Uterus	0.53	2.13±0.42	1.00±0.14	0.21±0.15	0.04±0.01
羊水 Amniotic fluid	0.33	0.01±0.00	0.13±0.04	0.23±0.03	0.05±0.02
胎儿 Placenta	0.59	1.74±0.36	1.30±0.31	0.22±0.13	0.04±0.02

a:早川大善,林清范,中福恭子,等. [^{14}C]标识 T-3761のマウスおよびラットにおける胎儿,乳汁中移行. The Japanese Journal of Antibiotics,1995,48(5):686-691.

表 7-13C　帕珠沙星组织分布

部位	给药方案及病理生理状态	取样时间/h	浓度/(μg/g、μg/ml)或曲线下面积/(μg/g·h、μg/ml·h)		C_t/C_p 或 AUC_t/AUC_p	参考文献
			组织或组织液	血浆		
脑脊液 Cerebrospinal fluid	300mg，po	3.0	0.10	3.05	0.04	北川敏博(1995)
脑组织 Brain	5mg/kg，iv(大鼠)	0～2.0	0.75	3.14	0.24	中田光人(1999)
	20mg/kg，po(大鼠)	0～6.0	1.6	13.2	0.12	南新三郎(1995)
房水 Aqueous humor	20mg/kg，po(家兔)	1.0	0.17±0.02	3.65±0.19	0.05	早川大善(1995)
	200mg，po	1.0～2.0	—	—	0.03～0.07	铃木明子(1995)
眼睑 Lid	200mg，po	1.0～2.0	—	—	0.89～2.66	铃木明子(1995)
结膜 Conjunctive	200mg，po	1.0～2.0	—	—	3.07～4.95	铃木明子(1995)
眼外肌 Extraocular muscle	20mg/kg，po(家兔)	1.0	1.81±0.43	3.65±0.19	0.50	早川大善(1995)
角膜 Cornea	20mg/kg，po(家兔)	1.0	0.28±0.08	3.65±0.19	0.08	早川大善(1995)
巩膜 Sclera	20mg/kg，po(家兔)	1.0	0.73±0.27	3.65±0.19	0.20	早川大善(1995)
虹膜 Iris	20mg/kg，po(家兔)	1.0	2.23±0.30	3.65±0.19	0.61	早川大善(1995)
晶状体 Lens	20mg/kg，po(家兔)	1.0	0.01±0.01	3.65±0.19	<0.01	早川大善(1995)
视网膜 Retina	20mg/kg，po(家兔)	1.0	9.73±3.36	3.65±0.19	2.67	早川大善(1995)
泪液 Lacrimal fluid	200mg，po	0～24.0	2.42	8.99	0.27	周静聖(1995)
唾液 Saliva	200mg，po	2.0～4.0	0.60	1.90～2.20	0.29	松本文夫(1995)
	200mg，po	0.5～12.0	2.43±0.73	8.65±1.32	0.28	斋藤玲(1995)
	200mg，po	峰浓度	0.75	2.96	0.25	斋藤玲(1995)
	200mg，po，tid	峰浓度	0.77～0.92	2.48～4.84	0.19～0.31	大道光秀(1995)
腮腺 Parotid	200mg，po	3.5	0.84	1.27	0.66	大山胜(1995)

续表

部位	给药方案及病理生理状态	取样时间/h	浓度/(μg/g、μg/ml)或曲线下面积/(μg/g·h、μg/ml·h)		C_t/C_p 或 AUC_t/AUC_p	参考文献
			组织或组织液	血浆		
颌下腺 Submaxillary gland	200mg,po	3.0	1.25	1.68	0.74	大山胜(1995)
扁桃体 Tonsil	200mg,po	1.5～2.0	1.48	2.00	0.74	大山胜(1995)
	200mg,po	2.0	—	—	0.57～0.79	宫本直哉(1995)
鼻息肉 Nasal polyp	200mg,po	2.0	—	—	0.71～0.87	宫本直哉(1995)
耳分泌液 Otorrhea	200mg,po	2.0	1.27	0.94	1.35	宫本直哉(1995)
心脏组织 Cardiac tissue	5mg/kg,iv(大鼠)	0～2.0	3.67	3.14	1.17	中田光人(1999)
	20mg/kg,po(大鼠)	0～6.0	10.9	13.2	0.83	南新三郎(1995)
乳腺 Mammary gland	100mg,po	1.5～2.0	0.76	1.12	0.68	森本健(1995)
肺组织 Pulmonary tissue	5mg/kg,iv(大鼠)	0～2.0	4.24	3.14	1.35	中田光人(1999)
	20mg/kg,po(大鼠)	0～6.0	10.7	13.2	0.82	南新三郎(1995)
痰液 Sputum	200mg,po,tid	峰浓度	0.71～2.00	2.48～4.84	0.29～0.41	大道光秀(1995)
	200mg,po	峰浓度	0.57～1.09	1.80～3.20	0.33	川村纯生(1995)
肝组织 Hepatic tissue	5mg/kg,iv(大鼠)	0～2.0	8.19	3.14	2.61	中田光人(1999)
	20mg/kg,po(大鼠)	0～6.0	32.3	13.2	2.68	南新三郎(1995)
胆囊 Gallbladder	200mg,po	3.0	1.40～2.20	1.10～1.80	0.78～2.00	森本健(1995)
	200mg,po	峰浓度	0.57	0.57	1.00	横山勋(1995)
	200mg,po	6.0	—	—	>1.00	村上浩一(1995)
胆汁 Bile	500mg,iv	0～10.0	151.4±46.3	44.0±18.1	3.58	Uegami S(2014)
	200mg,po	6.0	—	—	>2.00	村上浩一(1995)
脾 Spleen	5mg/kg,iv(大鼠)	0～2.0	4.96	3.14	1.58	中田光人(1999)
	20mg/kg,po(大鼠)	0～6.0	15.4	13.2	1.17	南新三郎(1995)

部位	给药方案及病理生理状态	取样时间/h	浓度/(μg/g、μg/ml)或曲线下面积/(μg/g·h、μg/ml·h)		C_t/C_p 或 AUC_t/AUC_p	参考文献
			组织或组织液	血浆		
肾上腺 Adrenal	20mg/kg,po(大鼠)	0～6.0	16.0	13.2	1.22	南新三郎(1995)
肾脏 Kidney	5mg/kg,iv(大鼠)	0～2.0	40.2	3.1	12.8	中田光人(1999)
	20mg/kg,po(大鼠)	0～6.0	138.6	13.2	10.5	南新三郎(1995)
胰腺组织 Pancreatic tissue	20mg/kg,po(大鼠)	0～6.0	11.3	13.2	0.86	南新三郎(1995)
小肠 Small intestine	20mg/kg,po(大鼠)	0～6.0	150.7	13.2	11.41	南新三郎(1995)
子宫内膜 Endometrium	200mg,po	1.0～7.0	7.17	8.45	0.85	三鸭广繁(1995)
	200mg,po	1.5～7.6	5.68	5.16	1.10	长南熏(1995)
子宫肌层 Myometrium	200mg,po	1.0～7.0	6.84	8.45	0.81	三鸭广繁(1995)
	200mg,po	1.5～7.6	5.14	5.16	1.00	长南熏(1995)
子宫颈 Cervix uterus	200mg,po	1.0～7.0	6.35	8.45	0.75	三鸭广繁(1995)
	200mg,po	1.5～7.6	5.31	5.16	1.03	长南熏(1995)
阴道部 Portio vaginalis	200mg,po	1.0～7.0	6.81	8.45	0.81	三鸭广繁(1995)
	200mg,po	1.5～7.6	5.47	5.16	1.06	长南熏(1995)
输卵管 Oviduct	200mg,po	1.0～7.0	6.33	8.45	0.75	三鸭广繁(1995)
	200mg,po	1.5～7.6	5.16	5.16	1.00	长南熏(1995)
卵巢 Ovary	200mg,po	1.0～7.0	8.03	8.45	0.95	三鸭广繁(1995)
	200mg,po	1.5～7.6	6.12	5.16	1.19	长南熏(1995)
睾丸 Testis	20mg/kg,po(大鼠)	0～6.0	7.9	13.2	0.60	南新三郎(1995)
前列腺组织 Prostatic tissue	200mg,po	1.0～6.0	4.93	8.45	0.58	宫崎茂典(1995)
	200mg,po	1.0	2.38	2.70	0.88	宫崎茂典(1995)
	500mg,iv	0～1.5	12.5±2.2	16.1±3.1	0.80	Nakamura K(2017)

续表

部位	给药方案及病理生理状态	取样时间/h	浓度/(μg/g、μg/ml)或曲线下面积/(μg/g・h、μg/ml・h)		C_t/C_p 或 AUC_t/AUC_p	参考文献
			组织或组织液	血浆		
前列腺组织 Prostatic tissue	1000mg,iv	0～1.5	30.9±5.5	31.3±5.6	0.98	Nakamura K(2017)
前列腺分泌液 Prostatic secretion	200mg,po	1.0	0.32±0.16	2.98±0.47	0.11	宫崎茂典(1995)
	200mg,po	2.0	0.27	2.31±0.31	0.13	宫崎茂典(1995)
盆腔渗出液 Pelvic exudate	500mg,iv	0.3～6.5	33.1	37.1	0.89	冈田弘二(1999)
肌肉组织 Muscular tissue	5mg/kg,iv(大鼠)	0～2.0	3.78	3.14	1.20	中田光人(1999)
	20mg/kg,po(大鼠)	0～6.0	13.3	13.2	1.00	南新三郎(1995)
皮肤 Skin	5mg/kg,iv(大鼠)	0～2.0	2.35	3.14	0.75	中田光人(1999)
	100mg,po	1.5～2.0	0.92	1.12	0.82	森本健(1995)
	20mg/kg,po(大鼠)	1.0～4.0	6.21	7.58	0.82	秋山尚范(1995)
	20mg/kg,po(大鼠)	1.0	2.84±1.44	3.76±1.83	0.76	秋山尚范(1995)
组织间隙液 Interstitial fluid	20mg/kg,po(大鼠)	0～8.0	3.90	5.40	0.72	高畑正裕(1995)
	10mg/kg,im(大鼠)	—	10.7±1.2	13.8±0.8	0.78	Araki H(1997)
皮肤水疱液 Skin blister	200mg,po	0.5～6.0	5.20	5.93	0.88	Totsuka K(1996)
	200mg,po	1.0～2.0	1.04～1.52	1.30～2.23	0.73	Totsuka K(1996)
脂肪组织 Adipose tissue	100mg,po	1.5～2.0	0.32	1.12	0.29	森本健(1995)
	20mg/kg,po(大鼠)	0～6.0	3.2	13.2	0.24	南新三郎(1995)
乳汁 Milk	5mg/kg,po(大鼠)	0～6.0	9.20	2.80	3.29	早川大善(1995)
	5mg/kg,iv(大鼠)	2.0	2.70	0.85	3.18	早川大善(1999)
汗液 Sweat	200mg,po	2.0～4.0	0.65	1.90～2.20	0.32	松本文夫(1995)
尿液 Urine	300mg,po	3.0	146.0	3.1	47.9	北川敏博(1995)

表 7-14　普卢利沙星组织分布

部位	给药方案及病理生理状态	取样时间/h	浓度/(μg/g、μg/ml)或曲线下面积/(μg/g·h、μg/ml·h)		C_t/C_p 或 AUC_t/AUC_p	参考文献
			组织或组织液	血浆		
脑脊液 Cerebrospinal fluid	2mg/kg，iv(比格犬)	1.0～8.0	0.67±0.28	5.11±1.17	0.13	芝崎茂树(1996)
脑组织 Brain	10mg/kg，iv(小鼠)	2.0	—	—	0.12	Yagi Y(2003)
	400mg/(kg·d)，po(大鼠)(×28d)	24.0	0.30	0.80	0.38	Nandi U(2012)
房水 Aqueous humor	200mg，po，bid	1.0～4.7	0.04	0.79	0.06	原二郎(1996)
	20mg/kg，po(大鼠)	1.0	0.01	0.32	0.03	大石正夫(1996)
	200mg，po	1.0	0.02～0.03	0.51	0.05	铃木明子(1996)
眼睑 Lid	3.2mg/kg，po(大鼠)	1.0	0.54	0.32	1.69	大石正夫(1996)
结膜 Conjunctiva	20mg/kg，po(大鼠)	1.0	0.36	0.32	1.13	大石正夫(1996)
眼外肌 Extraocular muscle	20mg/kg，po(大鼠)	1.0	0.69	0.32	2.16	大石正夫(1996)
角膜 Cornea	20mg/kg，po(大鼠)	1.0	0.04	0.32	0.13	大石正夫(1996)
巩膜 Sclera	20mg/kg，po(大鼠)	1.0	0.29	0.32	0.91	大石正夫(1996)
晶状体 Lens	20mg/kg，po(大鼠)	1.0	0.01	0.32	0.03	大石正夫(1996)
虹膜及睫状体 Iris and ciliary body	20mg/kg，po(大鼠)	1.0	0.29	0.32	0.91	大石正夫(1996)
视网膜和脉络膜 Retina and choroid	20mg/kg，po(大鼠)	1.0	0.39	0.32	1.22	大石正夫(1996)
视神经 Optic nerve	20mg/kg，po(大鼠)	1.0	0.11	0.32	0.34	大石正夫(1996)
睑板腺 Meibomian gland	200mg，po	1.0	0.85	0.82	0.93	铃木明子(1996)
泪液 Lacrimal fluid	200mg，po	0～∞	1.49±1.01	6.08±1.94	0.25	吉野启(1996)

续表

部位	给药方案及病理生理状态	取样时间/h	浓度/(μg/g、μg/ml)或曲线下面积/(μg/g·h、μg/ml·h)		C_t/C_p 或 AUC_t/AUC_p	参考文献
			组织或组织液	血浆		
中耳黏膜 Middle ear mucosa	200mg,po	7.0	0.24～0.60	0.10～0.38	1.46～1.85	新川敦(1996)
颌下腺 Submaxillary gland	200mg,po	2.0～6.7	1.42	0.51	2.80	马场骏吉(1997)
	200mg,po	3.0～7.0	0.34～0.97	0.31～0.72	2.26～2.41	松崎勉(1996)
腮腺 Parotid gland	200mg,po	1.0～8.0	1.10	0.68	1.63	马场骏吉(1997)
	200mg,po	1.0～2.0	1.23～1.70	0.81～0.98	1.52～1.74	松崎勉(1996)
唾液 Saliva	200mg,po(空腹)	0～12.0	0.97	4.45	0.22	唐木田一成(1996)
	200mg,po(不禁食)	0～12.0	1.00	4.66	0.21	唐木田一成(1996)
扁桃体 Tonsil	200mg,po	1.0	—	—	1.45	宫本直哉(1996)
	200mg,po	1.0～9.0	0.79	0.44	1.78	马场骏吉(1997)
	200mg,po	2.0	1.00±0.40	0.52±0.32	2.17	松崎勉(1996)
	200mg,po	3.0～4.0	1.42～1.79	0.39～0.41	3.64～4.27	新川敦(1996)
	200mg,po	7.0	0.43	0.11	3.91	新川敦(1996)
鼻甲 Turbinate	600mg,po,qd	12.0	—	—	2.63	Benedetto MD(2016)
鼻息肉 Nasal polyp	200mg,po	1.0	0.40	0.40	1.00	宫本直哉(1996)
上颌窦黏膜 Maxillary sinus mucosa	200mg,po	2.0～8.0	0.27～0.68	0.29～0.65	0.97～1.43	松崎勉(1996)
	200mg,po	1.0～2.0	1.13～1.47	—	0.51～1.85	马场骏吉(1997)
	200mg,po	1.0	—	—	0.86～1.43	川崎良明(1996)
筛窦 Ethmoid sinus	600mg,po,qd	12.0	16.6	5.2	3.22	Benedetto MD(2016)
	200mg,po	7.0～9.0	0.28～0.60	0.19～0.38	1.47～1.85	新川敦(1996)
心脏组织 Cardiac tissue	400mg/kg,po(大鼠)(×28 剂)	24.0	1.20	0.80	1.50	Nandi U(2012)

部位	给药方案及病理生理状态	取样时间/h	浓度/(μg/g、μg/ml)或曲线下面积/(μg/g·h、μg/ml·h)		C_t/C_p 或 AUC_t/AUC_p	参考文献
			组织或组织液	血浆		
肺组织 Pulmonary tissue	600mg,po	0～24.0	—	—	6.90	Concia E(2005)
	400mg/kg,po(大鼠)(×28 剂)	24.0	2.20	0.80	2.75	Nandi U(2012)
痰液 sputum	200mg,po	8.0～12.0	0.12	0.18	0.67	佐藤笃彦(1996)
	300mg,po(肺结核)	2.0～8.0	1.15	1.17	0.98	青木信树(1996)
	300mg,po(支气管扩张)	4.0～8.0	0.16	0.15	1.07	青木信树(1996)
	200mg,po(支气管扩张)	2.0～4.0	0.46	0.70	0.66	福田美穗(1996)
肝组织 Hepatic tissue	2.2mg/(h·kg),iv(大鼠)	0～2.5	12.9±1.5	9.7±1.5	1.33	Yagi Y(2003)
	400mg/kg,po(大鼠)(×28 剂)	24.0	1.45	0.80	1.81	Nandi U(2012)
胆囊 Gallbladder	200mg,po,bid	1.0～7.0	1.16	0.36	3.22	村上浩一(1996)
	200mg,po,bid	4.0～6.0	3.36	0.76	4.42	Tanimura H(1995)
胆汁 Bile	200mg,po,bid	1.0～7.0	17.7	0.4	49.2	村上浩一(1996)
	200mg,po,bid	4.0～6.0	42.4	0.8	55.8	Tanimura H(1995)
	200mg,po	0～24.0	—	—	20.4	品川长夫(1996)
	5mg/kg,iv(大鼠)	1.0～4.0	23.6±6.2	0.4±0.1	59.3	Yagi Y(2003)
	5mg/kg,iv(大鼠)	4.0～8.0	4.47±2.29	0.12±0.08	32.8	Yagi Y(2003)
脾 Spleen	400mg/kg,po(大鼠)(×28 剂)	24.0	0.80	0.80	1.00	Nandi U(2012)
胃 Stomach	400mg/kg,po(大鼠)(×28 剂)	24.0	0.85	0.80	1.06	Nandi U(2012)
肾脏 Kidney	400mg/kg,po(大鼠)(×28 剂)	24.0	1.10	0.80	1.38	Nandi U(2012)
肠道 Intestine	400mg/kg,po(大鼠)(×28 剂)	24.0	0.60	0.80	0.75	Nandi U(2012)
前列腺组织 Prostatic tissue	600mg,po	3.0	2.70	0.47	5.74	Giberti C(2009)
	200mg,po,tid	3.0	4.20	0.49	8.57	Giberti C(2009)

续表

部位	给药方案及病理生理状态	取样时间/h	浓度/(μg/g、μg/ml)或曲线下面积/(μg/g·h、μg/ml·h)		C_t/C_p 或 AUC_t/AUC_p	参考文献
			组织或组织液	血浆		
子宫动脉 Uterine artery	200mg,po	1.4～9.3	0.52	0.50	1.05	三鸭广繁(1996)
	200mg,po	1.4～9.3	0.47	0.48	0.99	Mikamo H(1995)
	100mg,po	2.3	0.27	0.26	1.04	高杉信义(1996)
	200mg,po	—	0.38	0.28	1.37	张南薰(1996)
子宫内膜 Endomertium	200mg,po	1.4～9.3	0.79	0.50	1.60	三鸭广繁(1996)
	200mg,po	1.4～9.3	0.74	0.48	1.55	Mikamo H(1995)
	100mg,po	2.3	0.40	0.26	1.53	高杉信义(1996)
	200mg,po	—	0.41	0.28	1.49	张南薰(1996)
子宫肌层 Myomertium	200mg,po	1.4～9.3	0.68	0.50	1.37	三鸭广繁(1996)
	200mg,po	1.4～9.3	0.62	0.48	1.29	Mikamo H(1995)
	100mg,po	2.3	0.51	0.26	1.94	高杉信义(1996)
	200mg,po	—	0.41	0.28	1.49	张南薰(1996)
阴道部 Portio vaginalis	200mg,po	1.4～9.3	0.71	0.50	1.42	三鸭广繁(1996)
	200mg,po	1.4～9.3	0.66	0.48	1.39	Mikamo H(1995)
	100mg,po	2.3	0.27	0.26	1.05	高杉信义(1996)
	200mg,po	—	0.35	0.28	1.26	张南薰(1996)
子宫颈 Cervix uterus	200mg,po	1.4～9.3	0.80	0.50	1.61	三鸭广繁(1996)
	200mg,po	1.4～9.3	0.73	0.48	1.53	Mikamo H(1995)
	100mg,po	2.3	0.29	0.26	1.11	高杉信义(1996)
	200mg,po	—	0.43	0.28	1.56	张南薰(1996)
阴道液 Vaginal fluid	100mg,po	3.0	0.15	0.15	0.97	高杉信义(1996)

续表

部位	给药方案及病理生理状态	取样时间/h	浓度/(μg/g、μg/ml)或曲线下面积/(μg/g·h、μg/ml·h)		C_t/C_p 或 AUC_t/AUC_p	参考文献
			组织或组织液	血浆		
输卵管 Oviduct	200mg,po	1.4～9.3	0.63	0.50	1.26	三鸭广繁(1996)
	200mg,po	1.4～9.3	0.65	0.48	1.37	Mikamo H(1995)
	100mg,po	3.0	0.19	0.15	0.92	高杉信义(1996)
	200mg,po	—	0.35	0.28	1.26	张南薰(1996)
卵巢 Ovary	200mg,po	1.4～9.3	0.62	0.50	1.24	三鸭广繁(1996)
	200mg,po	1.4～9.3	0.62	0.48	1.30	Mikamo H(1995)
	100mg,po	3.0	0.14	0.15	0.91	高杉信义(1996)
	200mg,po	—	0.47	0.28	1.69	张南薰(1996)
	400mg/kg,po(大鼠)(×28 剂)	24.0	0.60	0.80	0.75	Nandi U(2012)
睾丸 Testis	400mg/kg,po(大鼠)(×28 剂)	24.0	1.10	0.80	1.38	Nandi U(2012)
脂肪组织 Adipose tissue	400mg/kg,po(大鼠)(×28 剂)	24.0	0.40	0.80	0.50	Nandi U(2012)
皮肤 Skin	100mg,po,bid	1.0～2.0	—	0.60	0.50～0.70	荒田次郎(1996)
	200mg,po,bid	1.0～4.0	0.23～0.99	0.36～0.96	0.92	荒田次郎(1996)
皮肤创面渗出液 Skin wound exudate	200mg,po,bid	1.0	0.59	0.56	1.05	荒田次郎(1996)
尿液 Urine	600mg,po	0～24.0	20.0	0.4	50.0	Matera M G(2006)

表 7-15A ¹⁴C-巴洛沙星组织分布(健康受试大鼠,20mg/kg,po)[a]

部位	AUC_t/AUC_p	组织或组织液浓度 /(μg/g 或 μg/ml)					
		15min	**30min**	**1.0h**	**4.0h**	**8.0h**	**24.0h**
血浆 Plasma	1.00	6.21±0.95	8.16±0.29	5.87±0.38	1.98±0.11	0.91±0.10	0.16±0.02

续表

部位	AUC_t/AUC_p	组织或组织液浓度 /(μg/g 或 μg/ml)					
		15min	30min	1.0h	4.0h	8.0h	24.0h
全血 Blood	0.80	5.16±0.94	7.22±0.25	5.23±0.45	1.60±0.15	0.63±0.08	0.10±0.01
脑组织 Brain	0.09	0.38±0.07	0.61±0.05	0.50±0.03	0.22±0.04	0.08±0.01	—
脑垂体 Hypophysis	1.94	7.34±1.77	19.3±2.50	13.0±1.54	5.37±1.20	1.13±0.15	—
眼球 Eye-ball	0.34	1.38±0.34	2.09±0.09	2.14±0.37	0.90±0.12	0.28±0.06	—
舌 Tongue	1.07	5.42±1.93	11.2±0.59	8.33±0.50	1.89±0.46	0.69±0.11	0.09±0.02
甲状腺 Thyroid gland	1.26	5.71±1.15	13.1±2.95	9.42±1.96	2.46±0.42	0.89±0.24	—
颌下腺 Submaxillary gland	2.13	11.9±2.71	22.0±1.20	16.2±1.92	4.69±0.64	1.20±0.21	0.05±0.03
气管 Trachea	1.07	7.11±1.45	10.7±1.52	6.13±0.54	2.56±0.57	0.83±0.15	0.08±0.03
胸腺 Thymus	1.10	3.07±1.03	10.0±0.33	7.97±0.65	2.70±0.37	0.69±0.20	0.03±0.02
心脏组织 Cardiac tissue	1.21	7.82±1.28	12.2±0.40	8.31±0.47	2.76±0.38	0.77±0.13	0.08±0.02
肺组织 Pulmonary tissue	1.27	7.90±1.34	12.8±0.36	9.64±0.77	2.85±0.40	0.69±0.20	0.06±0.03
肝组织 Hepatic tissue	2.37	30.8±6.45	26.8±1.92	16.6±2.07	4.21±0.43	1.54±0.43	0.19±0.07
肾脏 Kidney	3.24	21.5±4.12	32.9±2.45	22.9±3.37	7.22±1.03	2.01±0.54	0.18±0.06
肾上腺 Adrenal gland	1.63	11.6±2.60	17.5±0.83	11.2±1.16	3.65±0.54	1.00±0.24	0.10±0.10
脾 Spleen	1.29	8.43±1.49	14.9±0.28	8.98±0.67	2.96±0.38	0.72±0.18	0.07±0.02
胰腺组织 Pancreatic tissue	1.56	9.19±1.90	18.3±1.14	11.6±0.61	3.46±0.42	0.81±0.18	0.06±0.02
淋巴结 Lymph node	1.34	7.30±1.50	13.6±1.08	10.1±1.09	2.73±0.52	0.82±0.18	0.07±0.02
脂肪 Fat	0.28	1.37±0.28	2.71±0.07	1.89±0.66	0.50±0.03	0.25±0.07	—
肌肉组织 Muscular tissue	1.06	2.76±0.99	7.48±0.23	6.30±0.51	3.48±0.52	0.66±0.21	0.04±0.02
皮肤 Skin	0.82	2.78±0.62	6.94±0.17	5.60±0.44	1.76±0.27	0.65±0.11	0.03±0.02
骨组织 Bone tissue	0.88	2.89±0.56	7.43±0.65	5.68±1.32	1.86±0.37	0.67±0.04	0.17±0.02
骨髓 Bone marrow	1.49	5.96±1.23	18.5±3.34	11.3±1.36	2.88±0.33	0.91±0.14	—

续表

部位	AUC_t/AUC_p	组织或组织液浓度 /(μg/g 或 μg/ml)					
		15min	30min	1.0h	4.0h	8.0h	24.0h
膀胱 Urinary bladder	5.56	8.47±2.18	14.5±2.14	31.9±9.34	24.9±9.63	2.38±0.68	0.16±0.07
睾丸 Testis	1.52	0.99±0.16	2.95±0.24	3.61±0.29	4.19±0.54	2.32±0.29	0.28±0.05
附睾组织 Epididymal tissue	0.87	1.98±0.39	5.94±0.12	5.56±0.43	2.10±0.27	0.71±0.13	0.07±0.02
前列腺组织 Prostatic tissue	1.52	3.75±0.44	9.42±0.80	9.00±1.67	4.71±1.87	1.07±0.29	0.09±0.02
胃 Stomach	0.42	6.44±0.89	7.24±1.54	4.05±1.30	0.32±0.03	0.10±0.02	0.06±0.04
小肠 Small intestine	1.75	20.2±2.24	18.5±0.67	10.1±0.69	3.90±1.59	1.37±0.67	0.08±0.03
大肠 Large intestine	1.14	1.25±0.22	2.38±0.09	2.63±0.71	2.44±0.30	2.04±0.96	0.14±0.05
主动脉 Aorta	0.75	5.54±1.40	7.78±0.56	5.26±0.51	1.64±0.24	0.50±0.18	—

a:石谷雅树,中川俊人,铃木秀昂,等. 新规フルオロキノロン系抗菌剂 Q-35の生体内动态(第 2 报):ラットにおける^{14}C-Q-35 单回および反復经口投与后の组织内分布. 药物动态,1995,10(5):604-616.

表 7-15B 巴洛沙星组织分布

部位	给药方案及病理生理状态	取样时间 /h	浓度/(μg/g、μg/ml)或曲线下面积/(μg/g·h、μg/ml·h)		C_t/C_p 或 AUC_t/AUC_p	参考文献
			组织或组织液	血浆		
脑组织 Brain	20mg/kg,po(大鼠)	4.0	0.24±0.03	2.02±0.23	0.12	中川俊人(1995)
房水 Aqueous humor	20mg/kg,po(家兔)	0~24.0	7.3	26.1	0.28	大石正夫(1995)
眼睑 Lid	20mg/kg,po(家兔)	1.0~24.0	37.1	45.8	0.82	大石正夫(1995)
晶状体 Lens	20mg/kg,po(家兔)	1.0~24.0	5.4	45.8	0.12	大石正夫(1995)
结膜 Conjunctiva	20mg/kg,po(家兔)	1.0~24.0	44.4	45.8	0.97	大石正夫(1995)
眼外肌 Extraocular muscle	20mg/kg,po(家兔)	1.0~24.0	63.6	45.8	1.39	大石正夫(1995)

续表

部位	给药方案及病理生理状态	取样时间/h	浓度/(μg/g、μg/ml)或曲线下面积/(μg/g·h、μg/ml·h)		C_t/C_p 或 AUC_t/AUC_p	参考文献
			组织或组织液	血浆		
视网膜 Retina	20mg/kg,po(家兔)	1.0～24.0	665.9	45.8	14.5	大石正夫(1995)
巩膜 Sclera	20mg/kg,po(家兔)	1.0～24.0	58.4	45.8	1.27	大石正夫(1995)
角膜 Cornea	20mg/kg,po(家兔)	1.0～24.0	23.5	45.8	0.51	大石正夫(1995)
玻璃体 Vitreous body	20mg/kg,po(家兔)	1.0～24.0	14.1	45.8	0.31	大石正夫(1995)
视神经 Optic nerve	20mg/kg,po(家兔)	1.0～24.0	14.1	45.8	0.31	大石正夫(1995)
虹膜及睫状体 Iris and ciliary body	20mg/kg,po(家兔)	1.0～24.0	1373	45.8	30.0	大石正夫(1995)
泪液 Lacrimal fluid	200mg,po	0～12.0	5.1	10.1	0.51	吉野启(1995)
	200mg,po	峰浓度	1.06	1.50	0.71	吉野启(1995)
上颌窦黏膜 Maxillary sinus mucosa	200mg,po	2.0～4.0	2.14	1.28	1.67	大山胜(1995)
	200mg,po	3.0～6.0	2.09	0.60	3.48	新川敦(1995)
筛窦黏膜 Ethmoid sinus mucosa	200mg,po	2.0～4.0	1.36	0.97	1.40	大山胜(1995)
颌下腺 Submaxillary gland	200mg,po	2.0～4.0	4.93	1.14	4.32	大山胜(1995)
鼻中隔 Concha nasalis media	200mg,po	3.0～6.0	1.06	0.71	1.49	新川敦(1995)
扁桃体 Tonsil	200mg,po	2.0～4.0	2.15	0.97	2.22	大山胜(1995)
腮腺 Parotid gland	200mg,po	2.0～4.0	2.20	1.40	1.57	大山胜(1995)
唾液 Saliva	200mg,po	峰浓度	1.00	1.13	0.88	佐佐木次郎(1995)
中耳黏膜 Middle ear mucosa	200mg,po	3.0～6.0	—	—	1.49	新川敦(1995)

续表

部位	给药方案及病理生理状态	取样时间/h	浓度/(μg/g、μg/ml)或曲线下面积/(μg/g·h、μg/ml·h)		C_t/C_p 或 AUC_t/AUC_p	参考文献
			组织或组织液	血浆		
心脏组织 Cardiac tissue	20mg/kg,po(大鼠)	4.0	3.94±0.56	2.02±0.23	1.97	中川俊人(1995)
肺组织 Pulmonary tissue	20mg/kg,po(大鼠)	4.0	4.46±0.58	2.02±0.23	2.20	中川俊人(1995)
痰液 Sputum	200mg,po,bid	2.0	2.02	2.37	0.85	大道光秀(1995)
	100mg,po	4.0～6.0	—	—	1.00～1.10	小笠原智彦(1995)
	100mg,po	峰浓度	0.84	1.22	0.69	山崎透(1995)
	200mg,po	2.0～4.0	1.00～2.20	1.30～1.55	0.84～1.42	渡边彰(1995)
	200mg,po	峰浓度	2.70	2.50	1.08	松本文夫(1995)
肝组织 Hepatic tissue	20mg/kg,po(大鼠)	4.0	8.11±0.93	2.02±0.23	4.01	中川俊人(1995)
胆囊 Gallbladder	100mg,po	3.0～4.0	2.30	0.77	2.99	谷村弘(1995)
	200mg,po	3.0～5.0	1.93	1.19	1.62	国松正彦(1995)
	200mg,po	0～12.0	—	—	1.54	冈部纪正(1995)
	200mg,po	2.0～3.0	2.12	1.20	1.77	泽田康夫(1995)
	100mg,po	2.0	1.52	0.98	1.54	由良二郎(1995)
胆汁 Bile	200mg,po	3.0	15.6	1.4	11.4	谷村弘(1995)
	200mg,po	3.0～5.0	18.6	1.2	15.6	国松正彦(1995)
	100mg,po	2.0	8.7～17.3	1.0	8.92～17.7	由良二郎(1995)
	200mg,po	0～12.0	82.4	10.6	7.78	冈部纪正(1995)
	200mg,po	2.0～3.0	20.7～24.0	1.2	18.7	泽田康夫(1995)
	200mg,po	峰浓度	15.4	1.2	12.7	森本健(1995)
肾脏 Kidney	200mg,po	2.0	—	—	3.25～5.38	斋藤功(1995)

续表

部位	给药方案及病理生理状态	取样时间/h	浓度/(μg/g、μg/ml)或曲线下面积/(μg/g·h、μg/ml·h)		C_t/C_p 或 AUC_t/AUC_p	参考文献
			组织或组织液	血浆		
肾脏 Kidney	20mg/kg,po(大鼠)	4.0	9.64±1.32	2.02±0.23	4.77	中川俊人(1995)
肾上腺 Adrenal	20mg/kg,po(大鼠)	4.0	4.64±0.62	2.02±0.23	2.30	中川俊人(1995)
阑尾 Appendix	200mg,po	1.0~3.0	2.88	1.77	1.63	泽田康夫(1995)
腹腔积液 Ascitic fluid	200mg,po	1.0~3.0	1.80	1.77	1.02	泽田康夫(1995)
	100mg,po	2.0	1.16	0.98	1.20	由良二郎(1995)
子宫体 Corpus uteri	200mg,po	3.0~5.0	2.08	1.35	1.54	中谷刚彬(1995)
卵巢 Ovary	200mg,po	3.0~5.0	2.65	1.35	1.96	中谷刚彬(1995)
	200mg,po	3.0~5.0	2.74	0.97	2.82	高杉信义(1995)
	200mg,po	**1.0~14.0**	**22.7**	**14.6**	**1.56**	**三鸭广繁(1995)**
	200mg,po	—	2.52	1.28	1.96	长南熏(1995)
子宫内膜 Endometrium	200mg,po	3.0~5.0	2.35	1.35	1.74	中谷刚彬(1995)
	200mg,po	3.0~5.0	1.65	0.97	1.70	高杉信义(1995)
	200mg,po	**1.0~14.0**	**19.9**	**14.6**	**1.36**	**三鸭广繁(1995)**
	200mg,po	—	1.95	1.28	1.52	长南熏(1995)
子宫肌层 Myometrium	200mg,po	3.0~5.0	1.59	0.97	1.64	高杉信义(1995)
	200mg,po	**1.0~14.0**	**17.5**	**14.6**	**1.20**	**三鸭广繁(1995)**
	200mg,po	—	1.83	1.28	1.43	长南熏(1995)
子宫颈 Cervix uterus	200mg,po	3.0~5.0	1.80	1.35	1.33	中谷刚彬(1995)
	200mg,po	3.0~5.0	1.19	0.97	1.21	高杉信义(1995)
	200mg,po	**1.0~14.0**	**15.0**	**14.6**	**1.03**	**三鸭广繁(1995)**
	200mg,po	—	1.39	1.28	1.09	长南熏(1995)

部位	给药方案及病理生理状态	取样时间/h	浓度/(μg/g、μg/ml)或曲线下面积/(μg/g·h、μg/ml·h)		C_t/C_p 或 AUC_t/AUC_p	参考文献
			组织或组织液	血浆		
阴道部 Portio vaginalis	200mg,po	3.0～5.0	1.75	1.35	1.30	中谷刚彬(1995)
	200mg,po	3.0～5.0	1.15	0.97	1.19	高杉信义(1995)
	200mg,po	—	1.35	1.28	1.08	长南熏(1995)
	200mg,po	1.0～14.0	16.8	14.6	1.16	三鸭广繁(1995)
输卵管 Oviduct	200mg,po	3.0～5.0	2.00	1.35	1.48	中谷刚彬(1995)
	200mg,po	3.0～5.0	1.21	0.97	1.25	高杉信义(1995)
	200mg,po	1.0～14.0	17.4	14.6	1.19	三鸭广繁(1995)
	200mg,po	—	1.70	1.28	1.33	长南熏(1995)
前列腺组织 Prostatic tissue	200mg,po	2.0	2.68	1.37	1.95	斋藤功(1995)
前列腺分泌液 Prostatic secretion	200mg,po	1.0～3.0	0.35～0.38	0.79～0.87	0.44	铃木惠三(1995)
骨组织 Bone tissue	20mg/kg,po(大鼠)	4.0	0.70±0.11	2.02±0.23	0.35	中川俊人(1995)
肌肉组织 Muscular tissue	20mg/kg,po(大鼠)	4.0	4.45±0.55	2.02±0.23	2.20	中川俊人(1995)
脂肪组织 Adipose tissue	100mg,po	2.0	0.31	0.98	0.32	由良二郎(1995)
皮肤 Skin	200mg,po	2.0～4.0	5.40	1.87	2.89	荒田次郎(1995)
皮肤水疱液 Skin blister	200mg,po	1.0	2.23	1.71	1.30	荒田次郎(1995)
	100mg,po	2.0～3.0	1.32	1.33	1.00	荒田次郎(1995)
脓肿壁 Abscess wall	200mg,po	3.5～5.0	1.94	1.52	1.28	泷泽宪(1995)
脓液 Pus	200mg,po	3.5～5.0	1.24	1.52	0.82	泷泽宪(1995)

续表

部位	给药方案及病理生理状态	取样时间/h	浓度/(μg/g、μg/ml)或曲线下面积/(μg/g·h、μg/ml·h)		C_t/C_p 或 AUC_t/AUC_p	参考文献
			组织或组织液	血浆		
羊水 Amniotic fluid	20mg/kg,po(大鼠)	4.0	1.43±0.21	2.02±0.23	0.71	中川俊人(1995)

表 7-16　吉米沙星组织分布

部位	给药方案及病理生理状态	取样时间/h	浓度/(μg/g、μg/ml)或曲线下面积/(μg/g·h、μg/ml·h)		C_t/C_p 或 AUC_t/AUC_p	参考文献
			组织或组织液	血浆		
脑脊液 Cerebrospinal fluid	5mg/(kg·h),iv	稳态浓度	0.59～0.80	2.10～2.70	0.35	Smirnov A(2000)
	—	稳态浓度	—	—	0.28～0.33	Cottagnoud P(2003)
脑组织 Brain	200mg/kg,po(大鼠)	3.0	0.98	2.34	0.42	Roy B(2020)
心脏组织 Cardiac tissue	200mg/kg,po(大鼠)	3.0	4.25	2.34	1.82	Roy B(2020)
支气管黏膜 Bronchial mucosa	320mg,po	2.0	9.50	1.40	7.2	李然(2008)
肺组织 Pulmonary tissue	200mg/kg,po(大鼠)	3.0	11.9	2.3	5.08	Roy B(2020)
	25mg/kg,iv(小鼠)(无感染)	0～24.0	49.1±9.7	4.4±1.4	11.2	Dupuis EA(2005)
	25mg/kg,iv(小鼠)(肺部感染)	0～24.0	43.8±15.1	3.4±0.8	12.9	Dupuis EA(2005)
肺泡上皮液 Epithelial lining fluid	320mg,po(×5 剂)	2.0	27.0	1.4	20.0	李然(2008)
肺泡巨噬细胞 Alveolar macrophages	320mg,po	0.5～2.0	107.0	1.4	90.5	Al-Hadiya B(2011)
肝组织 Hepatic tissue	200mg/kg,po(大鼠)	3.0	10.1	2.3	4.32	Roy B(2020)
胃 Stomach	200mg/kg,po(大鼠)	3.0	3.18	2.34	1.36	Roy B(2020)

续表

部位	给药方案及病理生理状态	取样时间/h	浓度/(μg/g、μg/ml)或曲线下面积/(μg/g·h、μg/ml·h)		C_t/C_p 或 AUC_t/AUC_p	参考文献
			组织或组织液	血浆		
肾脏 Kidney	200mg/kg,po(大鼠)	3.0	10.1	2.3	4.32	Roy B(2020)
前列腺分泌液 Prostatic secretion	320mg,po	4.0	—	—	0.60	Aminimanizan A (2001)
睾丸 Testis	200mg/kg,po(大鼠)	3.0	3.75	2.34	1.60	Roy B(2020)
肌肉组织 Muscular tissue	320mg,po	0～10.0	—	—	1.70	Islinger F(2004)
	18mg/kg,iv(大鼠)	0～9.0	—	—	>0.50	Zhao R(2019)
脂肪组织 Adipose tissue	320mg,po	0～10.0	—	—	2.40	Islinger F(2004)
	200mg/kg,po(大鼠)	3.0	1.12	2.34	0.48	Roy B(2020)
皮肤水疱液 Skin blister	320mg,po	0～24.0	6.6±2.2	36.1±7.5	0.18	Gee T(2001)

表 7-17A ^{14}C-格帕沙星组织分布(健康受试大鼠,40mg/kg,po,禁食)[a]

部位	AUC_t/AUC_p	组织或组织液浓度/(μg/g 或 μg/ml)				
		0.5h	2.0h	4.0h	8.0h	24.0h
血浆 Plasma	1.00	2.54±0.56	1.52±0.36	0.83±0.02	0.32±0.01	0.04±0.01
全血 Blood	1.33	3.37±0.86	2.06±0.52	1.14±0.08	0.42±0.03	0.04±0.01
大脑组织 Cerebrum	0.55	0.81±0.28	0.60±0.16	0.49±0.09	0.25±0.02	0.02±0.01
小脑组织 Cerebellum	0.47	0.67±0.21	0.54±0.21	0.38±0.07	0.24±0.07	—
延髓 Medulla oblongata	0.35	0.90±0.28	0.49±0.12	0.34±0.01	0.12±0.02	—
脑垂体 Hypophysis	12.2	37.2±11.5	21.4±8.33	8.52±0.90	3.82±0.95	—
眼球 Eye-ball	1.34	2.31±0.46	2.36±0.62	1.14±0.07	0.44±0.06	0.06±0.01
泪腺 Harderian gland	16.2	16.2±3.92	25.9±8.36	14.7±0.59	6.73±0.09	0.33±0.04

续表

部位	AUC_t/AUC_p	组织或组织液浓度/(μg/g 或 μg/ml)				
		0.5h	2.0h	4.0h	8.0h	24.0h
颌下腺 Submaxillary gland	12.0	25.9±6.79	18.6±6.01	11.2±2.36	4.01±0.11	0.19±0.02
气管 Trachea	4.65	16.5±4.07	6.59±2.15	4.60±1.09	1.15±0.27	—
甲状腺 Thyroids	5.46	12.9±2.19	7.53±2.25	5.99±1.47	1.69±0.31	—
胸腺 Thymus	6.63	9.08±2.10	12.5±3.75	5.47±0.77	2.44±0.30	0.08±0.04
肺组织 Pulmonary tissue	19.8	44.5±9.18	29.6±8.46	16.4±1.84	7.27±1.88	0.28±0.03
心脏组织 Cardiac tissue	4.84	11.3±2.38	7.44±2.59	4.74±0.33	1.49±0.28	0.08±0.01
肝组织 Hepatic tissue	9.58	65.9±20.4	19.4±4.88	10.9±0.99	4.50±0.23	0.55±0.03
胰腺组织 Pancreatic tissue	11.0	33.8±8.96	17.1±5.00	9.64±0.85	3.03±0.39	0.22±0.02
脾 Spleen	10.1	27.2±11.2	13.4±5.53	10.9±1.41	2.91±0.34	0.22±0.05
胃 Stomach	23.5	155.9±32.2	42.5±17.6	9.45±0.57	2.70±0.34	0.20±0.02
小肠 Small intestine	41.9	96.2±22.6	90.0±22.9	47.2±8.13	7.03±1.54	0.27±0.04
大肠 Large intestine	16.8	29.2±5.91	22.8±5.05	10.2±1.82	8.16±1.34	0.41±0.07
结肠 Colon	34.2	29.0±6.05	11.7	8.95±1.74	28.6±5.61	0.93±0.30
肾上腺 Adrenal	9.18	24.9±6.49	11.7±4.55	8.20±0.82	3.07±0.18	0.34±0.06
肾脏 Kidney	12.2	30.7±8.05	17.1±4.00	9.99±0.67	4.15±0.52	0.52±0.04
精囊 Seminal vesicle	4.90	10.6±3.38	9.77±2.89	4.12±0.95	1.39±0.14	0.07±0.04
睾丸 Testis	4.90	2.64±1.01	4.24±0.98	4.13±1.12	2.65±0.19	0.45±0.09
淋巴结 Lymph node	8.16	13.5±5.61	13.4±3.80	6.81±0.96	3.10±0.51	0.15±0.01
皮肤 Skin	20.8	7.56±1.58	14.4±3.38	14.7±1.05	10.4±2.02	5.10±0.60
肌肉组织 Muscular tissue	4.18	7.79±2.41	6.88±1.65	4.03±0.15	1.38±0.09	0.06±0.01
骨髓 Bone marrow	8.62	19.0±4.73	15.8±4.43	7.07±0.12	2.72±0.12	0.11±0.06
股骨 Femur	3.41	5.43±1.44	5.80±1.92	2.41±0.12	1.33±0.18	0.17±0.03

部位	AUC_t/AUC_p	组织或组织液浓度/(μg/g 或 μg/ml)				
		0.5h	2.0h	4.0h	8.0h	24.0h
棕色脂肪 Brown fat	4.78	10.5±2.20	7.25±1.74	4.24±1.17	1.66±0.23	0.08±0.04
脂肪 Fat	1.78	2.29±0.88	2.92±0.77	1.95±0.39	0.61±0.23	—
血浆 Plasma	1.00	5.63±1.25	0.73±0.04	0.37±0.01	0.03±0.00	—
卵巢 Ovary	4.30	22.4±5.64	4.57±0.14	1.64±0.12	—	—
子宫 Uterus	3.36	14.2±1.93	4.22±0.87	1.52±0.18	0.06±0.03	—

a:秋山仁,阿部佳史,楠本直俊,等. Grepafloxacinの体内动态(Ⅱ)ラットにおける[^{14}C] Grepafloxacinの吸收,分布,排泄. 日本化学療法学会雑誌,1995,43(1):107-124.

表 7-17B　^{14}C-格帕沙星组织分布(健康受试大鼠,40mg/kg,po,不禁食)[a]

部位	AUC_t/AUC_p	组织或组织液浓度/(μg/g 或 μg/ml)				
		0.5h	2.0h	4.0h	8.0h	24.0h
血浆 Plasma	1.00	1.45±0.18	0.67±0.05	0.25±0.03	0.02±0.01	—
全血 Blood	0.92	1.35±0.11	0.62±0.07	0.29±0.03	—	—
大脑组织 Cerebrum	0.26	0.15±0.02	0.22±0.03	0.11±0.01	—	—
小脑组织 Cerebellum	0.25	0.17±0.06	0.24±0.04	0.08±0.05	—	—
延髓 Medulla oblongata	0.26	0.26±0.05	0.18±0.01	0.11±0.01	—	—
脑垂体 Hypophysis	7.29	6.55±1.93	5.23±1.06	3.11±0.50	—	—
眼球 Eye-ball	0.79	0.58±0.22	0.45±0.18	0.34±0.04	0.03±0.01	—
泪腺 Harderian gland	14.0	5.25±0.84	10.4±2.12	6.84±0.80	0.23±0.01	—
颌下腺 Submaxillary gland	11.5	6.78±0.91	7.79±2.18	4.24±0.76	0.13±0.03	0.50±0.48
气管 Trachea	5.20	5.76±0.59	3.27±0.80	2.22±0.25	—	—

续表

部位	AUC_t/AUC_p	组织或组织液浓度/(μg/g 或 μg/ml)				
		0.5h	2.0h	4.0h	8.0h	24.0h
甲状腺 Thyroids	6.79	5.91±0.47	2.71±0.73	3.21±1.14	0.30±0.20	—
胸腺 Thymus	4.91	2.27±0.46	4.29±0.50	1.98±0.33	0.06±0.02	—
肺组织 Pulmonary tissue	11.9	9.84±1.24	8.97±1.87	4.49±0.69	0.16±0.02	0.02±0.01
心脏组织 Cardiac tissue	3.34	3.70±0.30	2.44±0.24	1.06±0.14	0.05±0.01	—
肝组织 Hepatic tissue	11.2	12.5±0.62	7.30±1.38	3.16±0.23	0.30±0.04	0.15±0.00
胰腺组织 Pancreatic tissue	8.05	6.66±1.54	6.32±1.31	2.83±0.65	0.13±0.03	—
脾 Spleen	7.45	7.06±0.96	5.69±0.37	2.52±0.36	0.11±0.02	—
胃 Stomach	115.4	327.0±84.9	52.0±7.68	5.58±2.05	1.64±0.88	0.12±0.06
小肠 Small intestine	54.7	51.6±8.66	51.5±9.58	14.3±5.10	0.39±0.09	—
大肠 Large intestine	67.8	9.49±2.22	18.0±4.09	55.4±5.57	1.27±0.53	—
结肠 Colon	174.1	9.45±3.42	45.1±3.63	110.0±17.6	14.2±10.9	0.12±0.08
肾上腺 Adrenal	3.82	4.45±1.75	3.18±0.45	1.12±0.59	—	—
肾脏 Kidney	11.2	11.9±1.77	8.14±0.96	3.65±0.45	0.17±0.04	—
精囊 Seminal vesicle	4.64	2.64±0.47	4.66±1.80	1.42±0.21	0.05±0.03	—
睾丸 Testis	3.69	0.47±0.08	1.91±0.17	1.56±0.25	0.30±0.05	0.06±0.02
淋巴结 Lymph node	3.83	3.20±0.83	3.17±0.49	1.31±0.26	0.04±0.02	—
皮肤 Skin	11.7	1.98±0.32	3.10±0.23	3.45±0.23	1.49±0.32	0.66±0.07
肌肉组织 Muscular tissue	2.38	2.18±0.37	1.88±0.36	0.91±0.16	—	—
骨髓 Bone marrow	5.54	4.39±0.35	4.98±0.06	1.92±0.33	—	—
股骨 Femur	2.19	1.11±0.05	1.48±0.15	0.77±0.15	0.13±0.01	—
棕色脂肪 Brown fat	3.45	3.54±0.76	2.52±0.40	1.10±0.16	0.07±0.00	—
脂肪 Fat	0.83	0.47±0.26	0.68±0.15	0.37±0.05	—	—

a:秋山仁,阿部佳史,楠本直俊,等. Grepafloxacinの体内动态(Ⅱ)ラットにおける[^{14}C] Grepafloxacinの吸收,分布,排泄. 日本化学療法学会雑誌,1995,43(1):107-124.

表 7-17C　格帕沙星组织分布

部位	给药方案及病理生理状态	取样时间/h	浓度/(μg/g、μg/ml)或曲线下面积/(μg/g·h、μg/ml·h)		C_t/C_p 或 AUC_t/AUC_p	参考文献
			组织或组织液	血浆		
脑脊液 Cerebrospinal fluid	10mg/kg,iv	2.0～6.0	—	—	0.30	秋山仁(1995)
脑组织 Brain	20mg/kg,po(大鼠)	0.3～8.0	0.95	3.22	0.28	秋山仁(1995)
	20mg/kg,iv(大鼠)	0～8.0	3.91	7.78	0.50	Nakajima Y(2000)
	5mg/kg,iv(大鼠)	稳态浓度	—	—	0.23	Suzuki T(2002)
房水 Aqueous humor	—,po(家兔)	—	0.10	0.26	0.38	Pérez-Oliván S(2005)
角膜 Cornea	—,po(家兔)	—	0.12	0.26	0.46	Pérez-Oliván S(2005)
巩膜 Sclera	—,po(家兔)	—	0.27	0.26	1.05	Pérez-Oliván S(2005)
虹膜 Iris	—,po(家兔)	—	0.24	0.26	0.92	Pérez-Oliván S(2005)
晶状体 Lens	—,po(家兔)	—	0.04	0.26	0.15	Pérez-Oliván S(2005)
视网膜 Retina	—,po(家兔)	—	0.34	0.26	1.31	Pérez-Oliván S(2005)
玻璃体 Vitreous body	—,po(家兔)	—	0.09	0.26	0.35	Pérez-Oliván S(2005)
扁桃体 Tonsil	100mg,po	3.0～4.0	1.92	0.23	8.35	新川敦(1995)
	200mg,po	2.0～3.0	3.21±0.41	0.77±0.08	4.17	大山胜(1995)
上颌窦黏膜 Maxillary sinus mucosa	100mg,po	3.0	0.82	0.22	3.70	新川敦(1995)
颌下腺 Submaxillary gland	100mg,po	4.0	2.24～5.74	0.30～0.34	7.47～16.9	新川敦(1995)
中耳黏膜 Middle ear mucosa	100mg,po	3.0～4.0	1.01	0.23	4.39	新川敦(1995)
腮腺 Parotid gland	100mg,po	4.0	0.57	0.21	2.74	新川敦(1995)

续表

部位	给药方案及病理生理状态	取样时间/h	浓度/(μg/g、μg/ml)或曲线下面积/(μg/g·h、μg/ml·h)		C_t/C_p 或 AUC_t/AUC_p	参考文献
			组织或组织液	血浆		
口腔黏膜 Oral mucosa	100mg,po	3.0	0.42	0.25	1.68	新川敦(1995)
心脏组织 Cardiac tissue	20mg/kg,po(大鼠)	0.3～8.0	18.8	3.2	5.84	秋山仁(1995)
	20mg/kg,iv(大鼠)	0～8.0	54.4	7.8	6.99	Nakajima Y(2000)
	5mg/kg,iv(大鼠)	4.0～6.0	—	—	4.63	Sasabe H(2004)
	5mg/kg,iv(大鼠)	稳态浓度	—	—	3.87	Suzuki T(2002)
胸腺 Thymus	20mg/kg,iv(大鼠)	0～8.0	77.4	7.8	6.99	Nakajima Y(2000)
	5mg/kg,iv(大鼠)	稳态浓度	—	—	6.34	Suzuki T(2002)
	5mg/kg,iv(大鼠)	4.0～6.0	—	—	12.5	Sasabe H(2004)
肺组织 Pulmonary tissue	20mg/kg,po(大鼠)	0.3～8.0	53.3	3.2	16.6	秋山仁(1995)
	20mg/kg,iv(大鼠)	0～8.0	139.5	7.8	17.9	Nakajima Y(2000)
	5mg/kg,iv(大鼠)	4.0～6.0	—	—	18.3	Sasabe H(2004)
	5mg/kg,iv(大鼠)	稳态浓度	—	—	15.1	Suzuki T(2002)
	—	稳态浓度	—	—	13.0	Ito T(1999)
支气管 Bronchia	5mg/kg,iv(大鼠)	4.0～6.0	—	—	5.92	Sasabe H(2004)
支气管黏膜 Bronchial mucosa	400mg,po,qd(×4d)	4.0～6.0	3.60±0.44	1.23±0.14	3.13	Cook PJ(1995)
	400mg,po	4.5	3.40	1.20	3.10	Wise R(1998)
肺泡上皮液 Epithelial lining fluid	400mg,po,qd(×4d)	4.0～6.0	13.9±2.7	1.2±0.1	11.3	Cook PJ(1995)
	400mg,po	4.5	14.0	1.2	12.3	Wise R(1998)
	8mg/kg,po(大鼠)	16.0	—	—	5.69	Deguchi Y(2003)

续表

部位	给药方案及病理生理状态	取样时间/h	浓度/(μg/g、μg/ml)或曲线下面积/(μg/g·h、μg/ml·h)		C_t/C_p 或 AUC_t/AUC_p	参考文献
			组织或组织液	血浆		
肺泡巨噬细胞 Alveolar macrophages	400mg,po,qd(×4d)	4.0~6.0	209.0	1.2±0.1	194.5	Cook PJ(1995)
	400mg,po	4.5	13.5~417.0	1.2	181.0	Wise R(1998)
	8mg/kg,po(大鼠)	16.0	—	—	352.0	Deguchi Y(2003)
痰液 Sputum	300mg,po	0~∞	49.1	17.1	2.87	中谷龙王(1995)
	300mg,po	峰浓度	1.97	1.21	1.63	中谷龙王(1995)
	200mg,po	1.0~24.0	12.8	6.8	1.88	渡边彰(1995)
	300mg,po	峰浓度	3.58~4.02	1.52~1.63	2.36~2.47	古贺宏延(1995)
	200mg,po	峰浓度	3.64	0.98	3.71	古贺宏延(1995)
	200mg,po	峰浓度	1.68	1.13	1.49	隆杉正和(1995)
	100mg,po	峰浓度	1.56	0.85	1.86	隆杉正和(1995)
胸腔积液 Pleural fluid	200mg,po	峰浓度	0.38	0.75	0.51	宍户春美(1995)
肝组织 Hepatic tissue	20mg/kg,po(大鼠)	0.3~8.0	60.8	3.2	18.9	秋山仁(1995)
	5mg/kg,iv(大鼠)	4.0~6.0	—	—	17.1	Sasabe H(2004)
	20mg/kg,iv(大鼠)	0~8.0	68.6	7.8	8.82	Nakajima Y(2000)
	5mg/kg,iv(大鼠)	稳态浓度	—	—	8.55	Suzuki T(2002)
	—	稳态浓度	—	—	10.0	Ito T(1999)
胆囊 Gallbladder	300mg,po,qd(×3d)	4.0	5.60	0.90	6.22	Tanimura H(1995)
	200mg,po	3.0	2.18	0.51	4.27	清水武昭(1995)
胆汁 Bile	300mg,po,qd(×3d)	4.0	50.8	0.9	56.4	Tanimura H(1995)
	200mg,po	3.0	10.2	0.5	20.0	清水武昭(1995)

续表

部位	给药方案及病理生理状态	取样时间/h	浓度/(μg/g、μg/ml)或曲线下面积/(μg/g·h、μg/ml·h)		C_t/C_p 或 AUC_t/AUC_p	参考文献
			组织或组织液	血浆		
胃 Stomach	20mg/kg,iv(大鼠)	0～8.0	33.1	7.8	4.25	Nakajima Y(2000)
	5mg/kg,iv(大鼠)	稳态浓度	—	—	4.52	Suzuki T(2002)
	5mg/kg,iv(大鼠)	4.0～6.0	—	—	6.87	Sasabe H(2004)
脾 Spleen	20mg/kg,po(大鼠)	0.3～8.0	31.3	3.2	9.74	秋山仁(1995)
	20mg/kg,iv(大鼠)	0～8.0	79.9	7.8	10.3	Nakajima Y(2000)
	—	稳态浓度	—	—	9.00	Ito T(1999)
	5mg/kg,iv(大鼠)	稳态浓度	—	—	11.1	Suzuki T(2002)
	5mg/kg,iv(大鼠)	4.0～6.0	—	—	17.1	Sasabe H(2004)
肾脏 Kidney	20mg/kg,po(大鼠)	0.3～8.0	71.3	3.2	22.1	秋山仁(1995)
	20mg/kg,iv(大鼠)	0～8.0	92.0	7.8	11.8	Nakajima Y(2000)
	5mg/kg,iv(大鼠)	4.0～6.0	—	—	13.7	Sasabe H(2004)
	5mg/kg,iv(大鼠)	稳态浓度	—	—	11.2	Suzuki T(2002)
胰腺组织 Pancreatic tissue	20mg/kg,iv(大鼠)	0～8.0	103.8	7.8	13.3	Nakajima Y(2000)
	5mg/kg,iv(大鼠)	4.0～6.0	—	—	17.2	Sasabe H(2004)
	5mg/kg,iv(大鼠)	稳态浓度	—	—	13.6	Suzuki T(2002)
十二指肠 Duodenum	5mg/kg,iv(大鼠)	4.0～6.0	—	—	7.92	Sasabe H(2004)
小肠 Small intestine	20mg/kg,iv(大鼠)	0～8.0	70.6	7.8	9.06	Nakajima Y(2000)
	5mg/kg,iv(大鼠)	稳态浓度	—	—	7.66	Suzuki T(2002)
	5mg/kg,iv(大鼠)	4.0～6.0	—	—	13.6	Sasabe H(2004)
	—	稳态浓度	—	—	5.90	Ito T(1999)
大肠 Large intestine	20mg/kg,iv(大鼠)	0～8.0	53.2	7.8	6.83	Nakajima Y(2000)

部位	给药方案及病理生理状态	取样时间/h	浓度/(μg/g、μg/ml)或曲线下面积/(μg/g·h、μg/ml·h)		C_t/C_p 或 AUC_t/AUC_p	参考文献
			组织或组织液	血浆		
大肠 Large intestine	5mg/kg,iv(大鼠)	稳态浓度	—	—	3.67	Suzuki T(2002)
空肠 Jejunum	5mg/kg,iv(大鼠)	4.0～6.0	—	—	4.92	Sasabe H(2004)
回肠 Ileum	5mg/kg,iv(大鼠)	4.0～6.0	—	—	8.46	Sasabe H(2004)
子宫内膜 Endometrium	200mg,po	4.0～5.0	4.43	0.62	7.15	松田静治(1995)
	300mg,po	4.0～5.0	6.44	1.23	5.24	松田静治(1995)
子宫肌层 Myometrium	200mg,po	4.0～5.0	2.36	0.62	3.81	松田静治(1995)
	300mg,po	4.0～5.0	4.21	1.23	3.42	松田静治(1995)
阴道部 Portio vaginalis	200mg,po	4.0～5.0	1.50	0.62	2.42	松田静治(1995)
	300mg,po	4.0～5.0	2.60	1.23	2.11	松田静治(1995)
卵巢 Ovary	200mg,po	4.0～5.0	2.98	0.62	4.81	松田静治(1995)
	300mg,po	4.0～5.0	5.22	1.23	4.24	松田静治(1995)
输卵管 Oviduct	300mg,po	4.0～5.0	3.63	1.23	2.95	松田静治(1995)
子宫颈 Cervix uterus	300mg,po	4.0～5.0	3.42	1.23	2.78	松田静治(1995)
前列腺组织 Prostatic tissue	200mg,po	4.0	3.67	0.64	5.73	高桥义人(1995)
	200mg,po	6.0	4.27	0.75	5.70	高桥义人(1995)
前列腺分泌液 Prostatic secretion	200mg,po	—	0.53	0.63	0.84	铃木惠三(1995)
睾丸 Testis	200mg,po	3.0～4.0	4.21±1.85	0.72±0.13	5.85	高桥义人(1995)
	300mg,po	4.0	3.61	1.13	3.20	高桥义人(1995)
	20mg/kg,po(大鼠)	0.3～8.0	12.9	3.2	4.01	秋山仁(1995)
附睾组织 Epididymal tissue	200mg,po	3.0～4.0	3.74±1.16	0.72±0.13	3.22	高桥义人(1995)

续表

部位	给药方案及病理生理状态	取样时间/h	浓度/(μg/g、μg/ml)或曲线下面积/(μg/g·h、μg/ml·h)		C_t/C_p 或 AUC_t/AUC_p	参考文献
			组织或组织液	血浆		
附睾组织 Epididymal tissue	300mg，po	4.0	6.27	1.13	5.50	高桥义人(1995)
股骨 Femur	20mg/kg，iv(大鼠)	0～8.0	13.8	7.8	1.78	Nakajima Y(2000)
肌肉组织 Muscular tissue	20mg/kg，iv(大鼠)	0～8.0	47.7	7.8	6.13	Nakajima Y(2000)
	5mg/kg，iv(大鼠)	4.0～6.0	—	—	3.66	Sasabe H(2004)
	5mg/kg，iv(大鼠)	稳态浓度	—	—	2.64	Suzuki T(2002)
	20mg/kg，iv(小鼠)	0～24.0	16.8	6.3	2.66	户冢恭一(1995)
褐色脂肪 Brown fat	5mg/kg，iv(大鼠)	4.0～6.0	—	—	7.99	Sasabe H(2004)
脂肪组织 Adipose tissue	20mg/kg，iv(大鼠)	0～8.0	8.8	7.8	1.12	Nakajima Y(2000)
	5mg/kg，iv(大鼠)	4.0～6.0	—	—	1.55	Sasabe H(2004)
皮肤 Skin	5mg/kg，iv(大鼠)	4.0～6.0	—	—	2.56	Sasabe H(2004)
	200mg，po	3.0	0.91	0.66	1.39	荒田次郎(1995)
皮肤水疱液 Skin blister	400mg，po	0～∞	22.0±12.9	12.4±2.4	1.80	Child J(1995)

表 7-18A　^{14}C-妥舒沙星组织分布(健康受试大鼠，50mg/kg，po)[a]

部位	AUC_t/AUC_p	组织或组织液浓度/(μg/g 或 μg/ml)			
		1.0h	**4.0h**	**8.0h**	**24.0h**
血浆 Plasma	1.00	1.57	1.08	0.48	0.04
全血 Blood	1.12	1.82	1.23	0.52	0.04
脑组织 Brain	0.12	0.13	0.15	0.06	0.01

续表

部位	AUC_t/AUC_p	组织或组织液浓度/(μg/g 或 μg/ml)			
		1.0h	4.0h	8.0h	24.0h
眼球 Eye-ball	0.66	0.66	0.73	0.36	0.04
脊髓 Spinal cord	0.29	0.58	0.37	0.09	0.02
心脏组织 Cardiac tissue	2.42	3.82	2.71	1.12	0.11
肺组织 Pulmonary tissue	2.79	4.02	3.05	1.38	0.11
胸腺 Thymus	2.12	3.03	2.45	1.00	0.09
胃 Stomach	12.0	28.4	12.6	4.72	0.14
肝组织 Hepatic tissue	7.23	11.3	7.32	3.56	0.41
脾 Spleen	3.22	4.90	3.48	1.53	0.18
肾脏 Kidney	12.9	17.8	13.2	6.66	0.68
肾上腺 Adrenal	3.44	4.60	3.42	1.79	0.24
胰腺组织 Pancreatic tissue	2.54	4.01	2.90	1.15	0.12
肠道 Intestine	4.10	5.54	5.64	1.47	0.42
膀胱 Urinary bladder	26.2	4.55	30.0	17.3	1.22
前列腺组织 Prostatic tissue	3.45	2.34	3.57	2.07	0.27
睾丸 Testis	1.35	0.91	1.97	0.61	0.10
脂肪 Fat	0.17	0.28	0.23	0.07	0.00
肌肉组织 Muscular tissue	2.50	3.68	2.82	1.17	0.13
骨组织 Bone tissue	2.19	2.82	2.25	0.98	0.34
皮肤 Skin	2.65	1.95	1.37	2.12	0.12

a:前田丰男,酒井广志,早川大善,等. ^{14}C 标识(±)-7-(3-Amino-1-pyrrolidinyl-6-fluoro-1-(2,4-difluorophenyl)-1,4-dihydro-4-oxo-1,8-naphthyridine-3-carboxylic acid *p*-toluenesulfonate hydrate(^{14}C-T-3262のラット及びマウスにおける吸收,分布及び排泄. The Japanese Journal of Antibiotics,1989,42(4):854-867.

表 7-18B　妥舒沙星组织分布

部位	给药方案及病理生理状态	取样时间/h	浓度/(μg/g、μg/ml)或曲线下面积/(μg/g·h、μg/ml·h)		C_t/C_p 或 AUC_t/AUC_p	参考文献
			组织或组织液	血浆		
脑脊液 Cerebrospinal fluid	2mg/kg,iv(比格犬)	0～8.0	1.24±0.16	5.50±0.91	0.23	芝崎茂树(1996)
脑组织 Brain	100mg/kg,po(大鼠)(多剂)	1.0	0.32±0.03	1.50±0.20	0.21	保田隆(1988)
房水 Aqueous humor	50mg/kg,po(家兔)	2.0	0.05	1.45	0.03	大石正夫(1988)
眼睑 Lid	50mg/kg,po(家兔)	2.0	1.41	1.45	0.97	大石正夫(1988)
结膜 Conjunctive	50mg/kg,po(家兔)	2.0	1.05	1.45	0.72	大石正夫(1988)
眼外肌 Extraocular muscle	50mg/kg,po(家兔)	2.0	0.68	1.45	0.47	大石正夫(1988)
角膜 Cornea	50mg/kg,po(家兔)	2.0	0.62	1.45	0.43	大石正夫(1988)
巩膜 Sclera	50mg/kg,po(家兔)	2.0	1.46	1.45	1.00	大石正夫(1988)
虹膜 Iris	50mg/kg,po(家兔)	2.0	0.84	1.45	0.58	大石正夫(1988)
晶状体 Lens	50mg/kg,po(家兔)	2.0	0.04	1.45	0.03	大石正夫(1988)
视网膜 Retina	50mg/kg,po(家兔)	2.0	0.92	1.45	0.63	大石正夫(1988)
玻璃体 Vitreous body	50mg/kg,po(家兔)	2.0	0.03	1.45	0.02	大石正夫(1988)
眼球 Eye-ball	100mg/kg,po(大鼠)(多剂)	1.0	0.67±0.05	1.50±0.20	0.45	保田隆(1988)
泪液 Lacrimal fluid	150mg,po	0.5～8.0	1.15	5.57	0.21	矢田浩二(1988)
	150mg,po	2.0	0.17	0.84	0.20	矢田浩二(1988)
牙龈 Gingiva	150mg,po	1.0	0.51	0.38	1.34	山本忠(1988)
	150mg,po(家兔)	1.0～3.0	0.63	0.52	1.21	有藤公夫(1988)
	150mg,po	2.0～3.0	0.81	0.46	1.76	吉田广(1988)
	150mg,po(家兔)	0.5～8.0	42.6	17.4	2.46	有藤公夫(1988)

部位	给药方案及病理生理状态	取样时间/h	浓度/(μg/g、μg/ml)或曲线下面积/(μg/g·h、μg/ml·h)		C_t/C_p 或 AUC_t/AUC_p	参考文献
			组织或组织液	血浆		
牙龈 Gingiva	150mg,po	—	0.39	0.53	0.74	佐佐木次郎(1988)
牙髓 Dental pulp	150mg,po(家兔)	0.5~8.0	27.4	17.4	1.58	有藤公夫(1988)
唾液 Saliva	150mg,po	0.5~8.0	1.96	3.83	0.51	椎木一雄(1989)
	150mg,po(禁食)	0.5~10.0	2.88	3.65	0.79	坂本春生(1988)
	150mg,po(不禁食)	0.5~10.0	4.01	4.54	0.88	坂本春生(1988)
	150mg,po(禁食)	0.5~10.0	2.60	3.30	0.79	佐佐木次郎(1988)
	150mg,po(不禁食)	0.5~10.0	3.71	4.17	0.89	佐佐木次郎(1988)
	150mg,po	2.0	0.49	0.63	0.78	佐佐木次郎(1988)
	150mg,po	0~10.0	2.11	3.78	0.56	椎木一雄(1988)
颌下淋巴结 Submaxillary lymph node	150mg,po(家兔)	0.5~8.0	41.0	17.4	2.36	有藤公夫(1988)
扁桃体 Tonsil	150mg,po	2.0~4.0	0.52	0.33	1.67	内园明裕(1988)
	150mg,po	2.0~3.0	0.66~1.08	—	1.77~1.94	河村正三(1990)
	150mg,po	1.5	0.25	0.26	1.00	小林武弘(1988)
上颌窦黏膜 Maxillary sinus mucosa	150mg,po	2.0~3.0	0.54±0.06	0.52±0.03	1.04	大西信治郎(1994)
	300mg,po,bid	2.0~3.0	1.47±0.41	1.16±0.29	1.27	大西信治郎(1994)
	150mg,po	2.0~4.0	0.36	0.34	1.11	内园明裕(1988)
	150mg,po(家兔)	0.5~8.0	17.2	17.4	0.99	有藤公夫(1988)
	150mg,po	2.0	0.60	0.41	1.50	新川敦(1988)
颌下腺 Submaxillary gland	150mg,po(家兔)	0.5~8.0	60.4	17.4	3.48	有藤公夫(1988)
	20mg/kg,po(家兔)	峰浓度	4.54	1.69	2.69	植松正孝(1989)
	150mg,po	2.0	0.91	0.47	1.94	新川敦(1988)

续表

部位	给药方案及病理生理状态	取样时间/h	浓度/(μg/g、μg/ml)或曲线下面积/(μg/g·h、μg/ml·h)		C_t/C_p 或 AUC_t/AUC_p	参考文献
			组织或组织液	血浆		
颌骨 Jaw	20mg/kg,po(家兔)	0～10.0	2.5	12.2	0.21	植松正孝(1989)
颊黏膜 Buccal mucosa	150mg,po(家兔)	0.5～8.0	28.0	17.4	1.61	有藤公夫(1988)
鼻甲 Turbinate	150mg,po	2.0	0.57	0.47	1.21	新川敦(1988)
鼻息肉 Nasal polyp	150mg,po	2.0～3.0	0.52	0.46	1.13	河村正三(1990)
	150mg,po	2.0	0.59	0.58	1.02	新川敦(1988)
咬肌 Masseter	150mg,po(家兔)	0.5～8.0	27.4	17.4	1.58	有藤公夫(1988)
耳分泌液 Otorrhea	150mg,po	2.0～3.0	0.06	0.54	0.11	小林武弘(1988)
腮腺 Parotid gland	150mg,po(家兔)	0.5～8.0	22.5	17.4	1.29	有藤公夫(1988)
	20mg/kg,po(家兔)	0～10.0	17.4	12.2	1.43	植松正孝(1989)
舌 Tongue	150mg,po(家兔)	0.5～8.0	24.5	17.4	1.41	有藤公夫(1988)
	20mg/kg,po(家兔)	0～10.0	6.6	12.2	0.54	植松正孝(1989)
颈部淋巴结 Cervical lymph node	20mg/kg,po(家兔)	0～10.0	7.7	12.2	0.63	植松正孝(1989)
心脏组织 Cardiac tissue	100mg/kg,po(大鼠)(多剂)	1.0	4.00±0.60	1.50±0.20	2.67	保田隆(1988)
肺组织 Pulmonary tissue	150mg,po(家兔)	0.5～8.0	41.4	17.4	2.39	有藤公夫(1988)
	100mg/kg,po(大鼠)(多剂)	1.0	3.60±0.80	1.50±0.20	2.40	保田隆(1988)
痰液 Sputum	150mg,po(多剂)	3.0～4.0	0.32	0.70	0.46	青沼清一(1988)
	150mg,po	2.0～3.0	0.31～0.34	—	0.36～0.60	那须胜(1988)
	300mg,po,bid	4.0	0.85	2.35	0.36	杉本勇二(1988)
肝组织 Hepatic tissue	150mg,po(家兔)	0.5～8.0	136.6	17.4	7.87	有藤公夫(1988)
	100mg/kg,po(大鼠)(多剂)	1.0	8.20±0.40	1.50±0.20	5.45	保田隆(1988)
胆囊 Gallbladder	150mg,po,tid(×3d)	4.0	1.20	1.19	1.01	谷村弘(1988)

续表

部位	给药方案及病理生理状态	取样时间/h	浓度/(μg/g、μg/ml)或曲线下面积/(μg/g·h、μg/ml·h)		C_t/C_p 或 AUC_t/AUC_p	参考文献
			组织或组织液	血浆		
胆汁 Bile	150mg，po，tid(×3d)	4.0	10.7	1.2	8.99	谷村弘(1988)
	150mg，po	1.0～8.0	7.69	1.60	4.80	由良二郎(1988)
	150mg，po	—	2.05～6.13	0.37	5.54～16.6	菅田文夫(1989)
	300mg，po	峰浓度	5.30～6.40	0.60～0.90	7.11～8.83	酒井克治(1988)
脾 Spleen	150mg，po(家兔)	0.5～8.0	46.7	17.4	2.69	有藤公夫(1988)
	100mg/kg，po(大鼠)(多剂)	1.0	5.30±0.40	1.50±0.20	3.53	保田隆(1988)
肾脏 Kidney	150mg，po(家兔)	0.5～8.0	191.3	17.4	11.0	有藤公夫(1988)
	100mg/kg，po(大鼠)(多剂)	1.0	15.3±2.4	1.5±0.2	10.2	保田隆(1988)
肾上腺 Adrenal	100mg/kg，po(大鼠)(多剂)	1.0	3.60±0.80	1.50±0.20	2.40	保田隆(1988)
小肠 Small intestine	100mg/kg，po(大鼠)(多剂)	1.0	33.8±10.5	1.5±0.2	22.5	保田隆(1988)
子宫 Uterus	150mg，po	3.0	0.58～0.98	—	0.58～0.98	张南薰(1988)
子宫内膜 Endometrium	150mg，po	2.0～3.0	0.50	0.32	1.56	友松守彦(1988)
	150mg，po	2.0～3.0	0.48	0.31	1.55	张南薰(1988)
子宫肌层 Myometrium	150mg，po	2.0～3.0	0.36	0.32	1.13	友松守彦(1988)
	150mg，po	2.0～3.0	0.29	0.31	0.94	张南薰(1988)
子宫颈 Cervix uterus	150mg，po	2.0～3.0	0.35	0.32	1.09	友松守彦(1988)
	150mg，po	2.0～3.0	0.32	0.31	1.02	张南薰(1988)
阴道部 Portio vaginalis	150mg，po	2.0～3.0	0.36	0.32	1.13	友松守彦(1988)
	150mg，po	2.0～3.0	0.25	0.31	0.81	张南薰(1988)
输卵管 Oviduct	150mg，po	2.0～3.0	0.39	0.32	1.22	友松守彦(1988)
	150mg，po	4.0～5.0	0.39	0.58	0.72	张南薰(1988)

续表

部位	给药方案及病理生理状态	取样时间/h	浓度/(μg/g、μg/ml)或曲线下面积/(μg/g·h、μg/ml·h)		C_t/C_p 或 AUC_t/AUC_p	参考文献
			组织或组织液	血浆		
卵巢 Ovary	150mg,po	2.0～3.0	0.45	0.32	1.41	友松守彦(1988)
	50mg/kg,po(家兔)	1.0	4.60	2.20	2.09	田丰二男(1989)
	50mg/kg,po(家兔)	4.0	2.80	1.40	2.00	田丰二男(1989)
	150mg,po	4.0～5.0	0.60	0.58	1.11	张南薰(1988)
前列腺组织 Prostatic tissue	150mg,po	2.0～6.0	1.73	1.48	1.17	Uchibayashi T(1992)
	150mg,po	2.0	0.35	0.38	0.92	Uchibayashi T(1992)
	300mg,po	4.0	0.63	0.53	1.19	天野正道(1988)
	150mg,po	4.0	0.31～0.42	0.25	1.20～2.06	津川昌也(1988)
	150mg,po	2.0	0.20	0.37	0.54	齐藤功(1988)
前列腺分泌液 Prostatic secretion	150mg,po	2.0	0.26	0.60	0.43	齐藤功(1988)
睾丸 Testis	300mg,po	3.0	0.31	0.36	0.86	天野正道(1988)
附睾组织 Epididymal tissue	300mg,po	3.0	0.43	0.36	1.19	天野正道(1988)
肌肉组织 Muscular tissue	100mg/kg,po(大鼠)(多剂)	1.0	3.30±0.30	1.50±0.20	2.20	保田隆(1988)
股骨 Femur	100mg/kg,po(家兔)	2.0～4.0	—	0.65～0.70	0.27	山城芳子(1993)
骨髓 Bone marrow	150mg,po(家兔)	0.5～8.0	10.8	17.4	0.62	有藤公夫(1988)
关节囊 Articular capsule	100mg/kg,po(家兔)	2.0～4.0	—	0.65～0.70	1.58	山城芳子(1993)
关节腔滑膜液 Synovial fluid	100mg/kg,po(家兔)	2.0～4.0	—	0.65～0.70	0.74～0.99	山城芳子(1993)
皮肤 Skin	150mg,po,tid(×7～10d)	2.0～4.0	1.43～2.50	0.80～0.90	1.79～2.78	高桥久(1978)

部位	给药方案及病理生理状态	取样时间/h	浓度/(μg/g、μg/ml)或曲线下面积/(μg/g・h、μg/ml・h)		C_t/C_p 或 AUC_t/AUC_p	参考文献
			组织或组织液	血浆		
皮肤 Skin	150mg,po	1.5～3.5	0.53	0.52	1.02	高桥久(1978)
	20mg/kg,po(大鼠)	1.0	0.60	0.48	1.25	小原淳伸(1988)
	150mg,po,bid	2.0	0.34	0.49	0.69	中川浩一(1994)
	100mg/kg,po(大鼠)	0.5～8.0	7.4	13.8	0.53	池田政身(1988)
	100mg/kg,po(大鼠)	2.0	1.43±0.23	3.15±0.13	0.45	池田政身(1988)
脂肪组织 Adipose tissue	100mg/kg,po(大鼠)(多剂)	1.0	0.25±0.06	1.50±0.20	0.17	保田隆(1988)
乳汁 Milk	50mg/kg,po(家兔)	峰浓度	6.10	1.30	4.36	田丰二男(1989)
羊水 Amniotic fluid	50mg/kg,po(家兔)	1.0	0.10	2.20	0.05	田丰二男(1989)
	50mg/kg,po(家兔)	4.0	0.52	1.40	0.37	田丰二男(1989)
尿液 Urine	150mg,po	2.0～4.0	80.0～140.0	0.4	229～326	谷村正信(1988)
	150mg,po	2.0～4.0	102.0	0.8	122.9	安野博彦(1988)
	150mg,po	2.0～4.0	20.4	0.2～0.6	37.1～92.7	张南薫(1988)

表 7-19A [14]C-西他沙星组织分布(健康受试大鼠,4.69mg/kg,po)[a]

部位	AUC_t/AUC_p	组织或组织液浓度/(μg/g 或 μg/ml)		
		0.5h	**8.0h**	**24.0h**
血浆 Plasma	1.00	0.75±0.09	0.04±0.01	0.00±0.01
全血 Blood	1.19	0.91±0.16	0.03±0.00	—
大脑组织 Cerebrum	0.08	0.05±0.01	0.01±0.01	—
脑垂体 Hypophysis	2.86	2.13±0.24	—	—

续表

部位	AUC_t/AUC_p	组织或组织液浓度/(μg/g 或 μg/ml)		
		0.5h	8.0h	24.0h
脊髓 Spinal cord	0.09	0.06±0.01	0.01±0.00	—
眼球 Eye-ball	0.34	C.25±0.02	0.02±0.00	—
泪腺 Harderian gland	1.44	1.09±0.09	0.05±0.00	0.01±0.01
甲状腺 Thyroid gland	1.67	[illegible].19±0.15	—	—
颌下腺 Submaxillary gland	3.37	2.58±0.24	0.08±0.01	—
胸腺 Thymus	1.66	1.26±0.21	0.05±0.00	—
心脏组织 Cardiac tissue	2.76	2.10±0.36	0.08±0.01	—
气管 Trachea	1.68	1.20±0.30	0.13±0.02	0.02±0.01
肺组织 Pulmonary tissue	2.61	1.99±0.33	0.07±0.00	—
肝组织 Hepatic tissue	13.5	9.77±2.92	0.86±0.16	0.43±0.17
肾脏 Kidney	13.3	9.99±1.56	0.48±0.08	0.06±0.01
肾上腺 Adrenal gland	2.44	1.79±0.23	0.14±0.03	0.04±0.01
脾 Spleen	3.13	2.40±0.19	0.07±0.00	—
胰腺组织 Pancreatic tissue	6.04	4.68±0.85	0.09±0.01	—
睾丸 Testis	0.62	0.25±0.06	0.24±0.03	0.02±0.00
附睾组织 Epididymal tissue	0.89	0.62±0.07	0.08±0.00	0.01±0.00
精囊 Seminal vesicles	1.47	1.10±0.78	0.06±0.01	—
前列腺组织 Prostatic tissue	1.15	0.80±0.15	0.11±0.01	—
骨骼肌 Skeletal muscle	1.94	1.48±1.20	0.05±0.01	—
骨组织 Bone tissue	0.99	0.70±0.26	0.08±0.01	0.02±0.01
骨髓 Bone marrow	2.40	1.85±0.36	0.05±0.01	—
皮肤 Skin	1.20	0.90±0.06	0.05±0.01	0.01±0.01

续表

部位	AUC_t/AUC_p	组织或组织液浓度/(μg/g 或 μg/ml)		
		0.5h	8.0h	24.0h
脂肪组织 Adipose tissue	0.23	0.17±0.01	0.01±0.00	—
棕色脂肪 Brown fat	1.28	0.97±0.12	0.04±0.00	—
肠系膜淋巴结 Mesenteric lymph node	3.47	2.67±0.74	0.07±0.01	—
主动脉 Aorta	1.82	1.36±0.39	0.08±0.02	—
坐骨神经 Sciatic nerves	0.46	0.30±0.07	0.06±0.00	—
血浆 Plasma	1.00	0.74±0.11	0.03±0.01	0.00±0.00
子宫 Uterus	1.64	1.22±0.09	0.04±0.01	—
卵巢 Ovary	1.40	1.04±0.18	0.04±0.01	—

a：Tachibana M，Tanaka M，Mitsugi K，et al. Pharmacokinetics，tissue distribution，and excretion of sitafloxacin，a new fluoroquinolone antibiotic，in rats，dogs，and monkeys. Arzneimittelforschung，2004，54(12)：898-905.

表 7-19B　西他沙星组织分布

部位	给药方案及病理生理状态	取样时间/h	浓度/(μg/g、μg/ml)或曲线下面积/(μg/g·h、μg/ml·h)		C_t/C_p 或 AUC_t/AUC_p	参考文献
			组织或组织液	血浆		
牙龈 Gingiva	50mg，po	2.6～3.7	0.57±0.17	0.44±0.12	1.30	佐佐木次郎(2008)
	100mg，po	2.7	1.74	0.86	2.02	Asoda S(2017)
牙囊 Dental follicle	100mg，po	2.7	1.22	0.86	1.39	Asoda S(2017)
(拔齿)创面渗出液 Wound exudate	50mg，po	2.6～3.7	0.32±0.17	0.44±0.12	0.73	佐佐木次郎(2008)
颌骨 Jaw	100mg，po	2.7	1.02	0.86	1.19	Asoda S(2017)

续表

部位	给药方案及病理生理状态	取样时间/h	浓度/(μg/g、μg/ml)或曲线下面积/(μg/g·h、μg/ml·h)		C_t/C_p 或 AUC_t/AUC_p	参考文献
			组织或组织液	血浆		
扁桃体 Tonsil	50mg,po	2.0～4.0	0.63±0.20	0.38±0.23	1.80	马场骏吉(2008)
筛窦黏膜 Ethmoid sinus mucosa	100mg,po	2.0～4.0	0.96±0.61	0.62±0.38	1.60	马场骏吉(2008)
上颌窦黏膜 Maxillary sinus mucosa	100mg,po	2.0～3.0	0.56±0.31	0.58±0.15	1.10	马场骏吉(2008)
中耳黏膜 Middle ear mucosa	100mg,po	3.0	0.82	0.59	1.40	马场骏吉(2008)
肺泡上皮液 Epithelial lining fluid	200mg,po	峰浓度	1.07	1.99	0.63	Paiboonvong T(2019)
	200mg,po	峰浓度	0.84	1.50	0.56	Paiboonvong T(2018)
肝组织 Hepatic tissue	500mg,po,qd(×5d)	2.0	15.0±4.0	3.5±0.6	4.24	Payne GS(2004)
附睾组织 Epididymal tissue	100mg,po	峰浓度	1.66	1.22	1.36	Sadahira T(2016)
	100mg,po	0～24.0	13.1	9.6	1.37	Sadahira T(2016)
皮肤 Skin	30mg/kg,po(大鼠)	1.0	1.92	1.19	1.68	森下佳子(1997)
	30mg/kg,po(大鼠)	0.5～8.0	9.93	4.46	2.23	森下佳子(1997)
尿液 Urine	100mg,po	峰浓度	>150.0	1.0	>100	Nakashima M(1995)

表 7-20　奈诺沙星组织分布

部位	给药方案及病理生理状态	取样时间/h	浓度/(μg/g、μg/ml)或曲线下面积/(μg/g·h、μg/ml·h)		C_t/C_p 或 AUC_t/AUC_p	参考文献
			组织或组织液	血浆		
肺组织 Pulmonary tissue	500mg,po,qd(×3～5d)	0～24.0	231.8	45.0	5.15	张菁(2020)
	500mg,po,qd(×3～5d)	峰浓度	14.7	3.4	4.37	张菁(2020)

续表

部位	给药方案及病理生理状态	取样时间/h	浓度/(μg/g、μg/ml)或曲线下面积/(μg/g·h、μg/ml·h)		C_t/C_p 或 AUC_t/AUC_p	参考文献
			组织或组织液	血浆		
支气管黏膜 Bronchial mucosa	500mg,po,qd(×3～5d)	0～24.0	208.4	45.0	4.63	张菁(2020)
	500mg,po,qd(×3～5d)	峰浓度	13.9	3.4	4.12	张菁(2020)
支气管分泌液 Bronchial exudate	500mg,po,qd(×3～5d)	0～24.0	77.3	45.0	1.72	张菁(2020)
	500mg,po,qd(×3～5d)	峰浓度	6.05	3.37	1.80	张菁(2020)
肺泡上皮液 Epithelial lining fluid	2.5～80.0mg/kg,im,qd	—	—	—	1.40	Li X(2021)
前列腺组织 Prostatic tissue	—	—	—	—	>2.00	—
皮下软组织 Subcutaneous soft tissue	750mg,po,qd(×7～14d)	—	—	—	>2.50	—

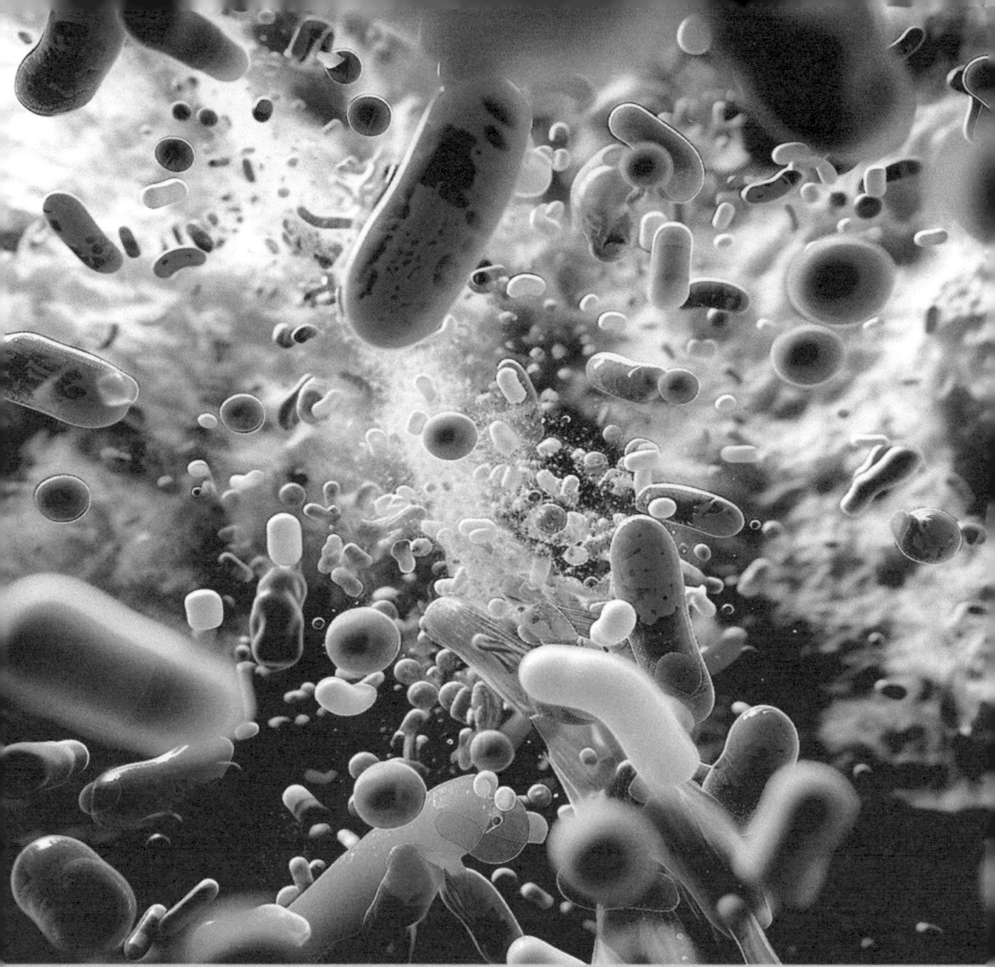

八

大环内酯类

Macrolides

表 8-1　红霉素(酯)组织分布

部位	给药方案及病理生理状态	取样时间/h	浓度/(μg/g、μg/ml)或曲线下面积/(μg/g·h、μg/ml·h)		C_t/C_p 或 AUC_t/AUC_p	参考文献
			组织或组织液	血浆		
扁桃体 Tonsil	—,po	2.0～4.0	1.98～3.39	1.44～2.80	1.10～1.40	Falchi M(1985)
	1000mg,po,bid	2.5～4.5	1.30～1.40	0.70～0.90	1.67	Sundberg L(1981)
	250mg,po,qid	12.5	1.87	1.57	1.19	Benson JM(1996)
	7.5mg/kg,po,q6h	峰浓度	—	—	0.87	Brzezińska H(1984)
	500mg,po	3.0	0.60	0.85	0.71	Stjernquist-Desatnik A (1993)
腺样体 Adenoid	500mg,po,tid	峰浓度	—	—	1.10	Sundberg L(1981)
唾液 Saliva	500mg,po	1.5	0.50～0.80	1.12	0.58	Stjernquist-Desatnik A (1993)
	500mg,po	峰浓度	0.84	—	0.20～0.30	Ducci M(1981)
上颌窦黏膜 Maxillary sinus mucosa	1000mg,po	1.5～2.0	1.20±0.40	1.60±0.50	0.80	Blenk H(1982)
	500mg,po,tid	2.5	1.80	2.30	0.78	Paavolainen M(1977)
上颌窦分泌液 Maxillary sinus secretion	500mg,po,tid	2.5	1.20	2.30	0.52	Paavolainen M(1977)
	500mg,po,tid	4.5	1.30	2.20	0.59	Kalm O(1975)
	500mg,po,bid	4.5	0.60	2.20	0.28	Kalm O(1975)
鼻黏膜 Nasal mucosa	500mg,po,tid	峰浓度	—	—	0.74	Periti P(1987)
颌下腺 Submaxillary gland	500mg/kg,po(大鼠)	0.5～8.0	70.0	36.7	1.91	宫地繁(1975)
淋巴结 Lymph node	500mg/kg,po(大鼠)	0.5～8.0	47.9	36.7	1.31	宫地繁(1975)
	1000mg,po,bid	峰浓度	—	—	1.10～1.50	Brun Y(1981)

续表

部位	给药方案及病理生理状态	取样时间/h	浓度/(μg/g、μg/ml)或曲线下面积/(μg/g·h、μg/ml·h)		C_t/C_p 或 AUC_t/AUC_p	参考文献
			组织或组织液	血浆		
牙龈 Gingvia	400mg,po,tid	—	1.29	1.45	0.89	Tuominen RK(1991)
	500mg/kg,po(大鼠)	0.5～8.0	26.6	36.7	0.72	宫地繁(1975)
牙髓 Dental pulp	500mg/kg,po(大鼠)	0.5～8.0	34.6	36.7	0.94	宫地繁(1975)
腮腺 Parotid gland	500mg/kg,po(大鼠)	0.5～8.0	91.9	36.7	2.51	宫地繁(1975)
耳分泌液 Otorrhea	500mg,po,tid	峰浓度	—	—	0.60～1.00	Bass JW(1971)
舌 Tongue	500mg/kg,po(大鼠)	0.5～8.0	29.2	36.7	0.80	宫地繁(1975)
心脏组织 Cardiac tissue	20mg/kg,po	2.0	2.70	2.00	1.35	Kohno Y(1989)
肺组织 Pulmonary tissue	1000mg,po	3.0	2.20～4.27	1.37	3.12～5.47	Bergogne-Bérézin E (1993)
	1000mg,po,bid	3.0	4.20	1.37	3.07	Burn Y(1981)
	20mg/kg,po(大鼠)	2.0	4.50	2.00	2.25	Kohno Y(1989)
	500～1000mg,po	峰浓度	4.20～5.90	1.10～3.20	2.35	Wollmer P(1982)
	—,im	峰浓度	258.5	60.0	4.31	Gibson DH(1983)
支气管 Bronchia	500mg,po	2.0～4.0	0.88	2.85	0.31	Ricevuti G(1988)
支气管黏膜 Bronchial mucosa	250mg,po,q6h	2.0～24.0	5.30	4.97	1.07	Matera MG(1997)
肺泡上皮液 Epithelial lining fluid	250mg,po,q6h	2.0～24.0	10.5	5.0	2.11	Matera MG(1997)
	250mg,po,q6h	4.0	0.80	0.70	1.14	Conte Jr JE(1995)
支气管分泌液 Bronchial exudate	250mg,po,q6h	2.0～24.0	5.78	4.97	1.16	Matera MG(1997)
	1000mg,po	3.0	0.59	1.37	0.43	Burn Y(1981)
	500mg,po,tid	2.0～3.0	0.60	1.10	0.55	Simon C(1978)
	500mg,po,tid	2.0～3.0	1.00	2.00～3.00	0.33～0.50	Fraschini F(1978)

续表

部位	给药方案及病理生理状态	取样时间/h	浓度/(μg/g、μg/ml)或曲线下面积/(μg/g·h、μg/ml·h)		C_t/C_p 或 AUC_t/AUC_p	参考文献
			组织或组织液	血浆		
支气管分泌液 Bronchial exudate	1000mg，po，tid	峰浓度	1.05	—	0.30～0.45	Bergogne-Bérézin E (1985)
	500mg，iv	3.0	1.28	3.05	0.42	Burn Y(1981)
痰液 Sputum	500mg，po	2.0～4.0	0.42	1.90	0.22	Ricevuti G(1988)
	500mg，po(多剂)	2.0～4.0	0.72	2.85	0.25	Ricevuti G(1988)
肝组织 Hepatic tissue	20mg/kg，po	2.0	23.2	2.0	11.6	Kohno Y(1989)
胆汁 Bile	1000mg，iv	峰浓度	81.0	—	28.0～30.0	Chelvan P(1979)
	200～400mg，po，q6h	峰浓度	35.0～225.0	—	＞25.0	Twiss RJ(1956)
	200～400mg，po，q6h(胆管梗阻)	峰浓度	10.0～64.0	—	2.00～10.0	Twiss RJ(1956)
脾 Spleen	20mg/kg，po	2.0	6.10	2.00	3.05	Kohno Y(1989)
肾脏 Kidney	20mg/kg，po	2.0	6.30	2.00	3.15	Kohno Y(1989)
肠液 Intestinal juice	100mg，iv(比格犬)	峰浓度	27.0	1.8	15.0	深谷一太(1972)
前列腺组织 Prostatic tissue	500mg，po(×2 剂)	15.0	0.42	0.27	1.50	Bergogne-Bérézin E (1993)
前列腺分泌液 Prostatic secretion	500mg，po，bid	峰浓度	0.35	—	0.40	Chow AW(1984)
髓质骨 Cancellous bone	500～1000mg，iv	1.0～1.5	2.71	8.16	0.33	Sandberg T(1978)
皮质骨 Cortical bone	500～1000mg，iv	1.0～1.5	1.80	9.80	0.18	Sandberg T(1978)
骨髓 Bone marrow	500～1000mg，iv	1.0～1.5	7.72	8.16	0.95	Sandberg T(1978)
淋巴液 Lymph	500mg，po，bid	峰浓度	0.93	—	0.3～0.35	Bergon T(1982)
	500mg，po	0～∞	—	—	0.35	Bergon T(1987)

续表

部位	给药方案及病理生理状态	取样时间/h	浓度/(μg/g、μg/ml)或曲线下面积/(μg/g·h、μg/ml·h)		C_t/C_p 或 AUC_t/AUC_p	参考文献
			组织或组织液	血浆		
皮肤水疱液 Skin blister	1000mg,po	峰浓度	0.34	—	0.43～0.77	Vaillant L(1987)
皮肤渗出液 Skin exudate	500mg,po	峰浓度	0.41	—	0.60	Magliulo E(1979)
炎性渗出液 Inflammatory exudate	500mg,po	0～∞	2.2～7.4	3.8～14.8	0.50～0.58	Kavi J(1988)
子宫 Uterus	1000mg,iv	峰浓度	4.5～17.6	—	1.50～3.00	Segui A(1987)
乳汁 Milk	500mg,po,bid	峰浓度	—	—	5.00	Wilson JT(1978)
羊水 Amniotic fluid	500mg,po	峰浓度	0.23～0.36	—	0.05	Philipson A(1973)
精液 Semen	500mg,po,bid	峰浓度	0.20～0.90	—	0.30	Armstrong JR(1968)

表 8-2　乙酰麦迪霉素组织分布

部位	给药方案及病理生理状态	取样时间/h	浓度/(μg/g、μg/ml)或曲线下面积/(μg/g·h、μg/ml·h)		C_t/C_p 或 AUC_t/AUC_p	参考文献
			组织或组织液	血浆		
脑组织 Brain	200mg/kg,po(大鼠)	1.0～4.0	1.29	8.79	0.15	染谷佐和子(1982)
房水 Aqueous humor	200mg/kg,po(大鼠)	1.0～8.0	2.23	6.60	0.34	三国政吉(1973)
	200mg/kg,po(家兔)	>1.0	—	—	0.30～0.80	德田久弥(1973)
眼睑 Lid	200mg/kg,po(大鼠)	2.0	4.90	2.10	2.33	三国政吉(1973)
结膜 Conjunctive	200mg/kg,po(大鼠)	2.0	2.00	2.10	0.95	三国政吉(1973)
眼外肌 Extraocular muscle	200mg/kg,po(大鼠)	2.0	4.10	2.10	1.95	三国政吉(1973)

续表

部位	给药方案及病理生理状态	取样时间/h	浓度/(μg/g、μg/ml)或曲线下面积/(μg/g·h、μg/ml·h)		C_t/C_p 或 AUC_t/AUC_p	参考文献
			组织或组织液	血浆		
角膜 Cornea	200mg/kg,po(大鼠)	2.0	<最低检测限	2.10	—	三国政吉(1973)
巩膜 Sclera	200mg/kg,po(大鼠)	2.0	0.40	2.10	0.19	三国政吉(1973)
虹膜 Iris	200mg/kg,po(大鼠)	2.0	2.00	2.10	0.95	三国政吉(1973)
玻璃体 Vitreous body	200mg/kg,po(大鼠)	2.0	0.40	2.10	0.19	三国政吉(1973)
唾液腺 Salivary gland	200mg/kg,po(大鼠)	1.0～4.0	44.8	8.8	5.09	染谷佐和子(1982)
上颌窦黏膜 Maxillary sinus mucosa	300mg/kg,po(大鼠)	0.3～5.0	83.1	45.4	1.83	松原五郎(1979)
颌骨 Jaw	200mg,po	1.0～2.0	0.80～1.53	0.81	1.00～1.89	杵渕孝雄(1982)
	200mg,po	2.0	0.90	1.00	0.90	Fraschini F(1989)
颌下腺 Submaxillary gland	500mg/kg,po(大鼠)	0.5～8.0	150.4	19.0	7.94	宫地繁(1975)
牙龈 Gingiva	500mg/kg,po(大鼠)	0.5～8.0	41.6	19.0	2.19	宫地繁(1975)
	300mg/kg,po(大鼠)	0.3～5.0	164.4	45.4	3.62	松原五郎(1979)
	200mg,po	1.0～2.0	2.18	0.81	2.69	杵渕孝雄(1982)
	200mg,po	2.0	1.40	1.00	1.40	Fraschini F(1989)
牙髓 Dental pulp	500mg/kg,po(大鼠)	0.5～8.0	45.7	19.0	2.41	宫地繁(1975)
唾液 Saliva	400mg,po	0～4.0	1.85	4.31	0.43	岛田桂吉(1988)
	400mg,po	峰浓度	3.18	8.61	0.37	岛田桂吉(1988)
舌 Tongue	500mg/kg,po(大鼠)	0.5～8.0	44.2	19.0	2.33	宫地繁(1975)
	300mg/kg,po(大鼠)	0.3～5.0	48.7	45.4	1.07	松原五郎(1979)
扁桃体 Tonsil	600mg,po,tid(×4d)	2.0	3.20	1.30	2.45	Scaglione F(1990)

续表

部位	给药方案及病理生理状态	取样时间/h	浓度/(μg/g、μg/ml)或曲线下面积/(μg/g·h、μg/ml·h)		C_t/C_p 或 AUC_t/AUC_p	参考文献
			组织或组织液	血浆		
颌下淋巴结 Submaxillary lymph node	500mg/kg,po(大鼠)	0.5~8.0	100.6	19.0	5.31	宫地繁(1975)
中耳黏膜 Middle ear mucosa	600mg,po	2.0	1.50	1.10	1.35	Fraschini F(1991)
耳分泌液 Otorrhea	600mg,po	1.0	2.10	2.20	0.95	Fraschini F(1991)
腮腺 Parotid gland	500mg/kg,po(大鼠)	0.5~8.0	253.4	19.0	13.4	宫地繁(1975)
咬肌 Masseter	300mg/kg,po(大鼠)	0.3~5.0	66.5	45.4	1.46	松原五郎(1979)
心脏组织 Cardiac tissue	200mg/kg,po(大鼠)	3.0	1.45	0.62	2.34	石山俊次(1973)
肺组织 Pulmonary tissue	200mg/kg,po(大鼠)	1.0~4.0	69.3	8.8	7.90	染谷佐和子(1982)
	100mg/kg,im(大鼠)	1.0	10.6	1.3	8.15	正下启明(1973)
	250mg/kg,po(家兔)	3.0	—	1.00	≈10.0	深谷一太(1973)
	200mg/kg,po(大鼠)	3.0	—	0.62	5.81	石山俊次(1973)
	200mg/kg,po(大鼠)	2.0	12.0	4.5	2.67	齐藤厚(1973)
胸腺 Thymus	200mg/kg,po(大鼠)	1.0~4.0	18.5	8.8	2.10	染谷佐和子(1982)
支气管分泌液 Bronchial exudate	600mg,po	2.0	5.20	0.80	6.50	Fioretti M(1984)
痰液 Sputum	600mg,po	4.0	1.80	0.30	6.00	Fraschini F(1991)
肝组织 Hepatic tissue	200mg/kg,po(大鼠)	1.0~4.0	68.8	8.8	7.82	染谷佐和子(1982)
	200mg/kg,po(大鼠)	2.0	14.2	4.5	3.16	齐藤厚(1973)
胆汁 Bile	250mg/kg,po(家兔)	2.0~4.0	—	0.50~1.00	>50.0	深谷一太(1973)
脾 Spleen	250mg/kg,po(家兔)	3.0	—	1.00	>10.0	深谷一太(1973)
	200mg/kg,po(大鼠)	3.0	—	0.62	10.1	石山俊次(1973)

续表

部位	给药方案及病理生理状态	取样时间/h	浓度/(μg/g、μg/ml)或曲线下面积/(μg/g·h、μg/ml·h)		C_t/C_p 或 AUC_t/AUC_p	参考文献
			组织或组织液	血浆		
脾 Spleen	200mg/kg,po(大鼠)	1.0～4.0	53.3	8.8	6.07	染谷佐和子(1982)
	100mg/kg,im(大鼠)	1.0	4.80	1.30	3.69	正下启明(1973)
肾脏 Kidney	200mg/kg,po(大鼠)	1.0～4.0	54.9	8.8	6.24	染谷佐和子(1982)
	100mg/kg,im(大鼠)	1.0	13.6	1.3	10.5	正下启明(1973)
前列腺组织 Prostatic tissue	600mg,po	1.0	3.80	2.60	1.45	Fraschini F(1988)
胰腺组织 Pancreatic tissue	200mg/kg,po(大鼠)	1.0～4.0	3.8	8.8	0.43	染谷佐和子(1982)
子宫颈 Cervix uterus	600mg,po,tid(×2d)	2.0	1.50	1.20	1.25	Furneri PM(1989)
子宫内膜 Endometrium	600mg,po,tid(×2d)	2.0	2.50	1.20	2.10	Furneri PM(1991)
输卵管 Oviduct	600mg,po,tid(×2d)	2.0	1.80	1.20	1.50	Furneri PM(1991)
阴道部 Portio vaginalis	600mg,po,tid(×2d)	2.0	1.10	1.20	0.92	Furneri PM(1989)
肌肉组织 Muscular tissue	200mg/kg,po(大鼠)	1.0～4.0	10.1	8.8	1.15	染谷佐和子(1982)
皮肤 Skin	200mg/kg,po(大鼠)	1.0～6.0	18.0	17.4	1.03	洲胁正雄(1981)
羊水 Amniotic fluid	200mg/kg,po(大鼠)	1.0～5.0	1.8	33.7	0.05	染谷佐和子(1982)
胎儿 Fetus	200mg/kg,po(大鼠)	1.0～5.0	3.5	33.7	0.10	染谷佐和子(1982)
尿液 Urine	250mg/kg,po(家兔)	2.0～4.0	—	0.50～1.00	>50.0	深谷一太(1973)

表 8-3A [14]C-阿奇霉素组织分布(健康受试大鼠,20mg/kg,po)[a]

部位	AUC_t/AUC_p	组织或组织液浓度/(μg/g 或 μg/ml)			
		2.0h	**6.0h**	**24.0h**	**120.0h**
全血 Blood	1.08	1.01	0.64	0.30	0.12
血浆 Plasma	1.00	0.59	0.58	0.31	0.09
血细胞 Blood cell	0.90	1.14	0.49	0.22	0.13
脑组织 Brain	0.91	0.17	0.27	0.27	0.17
眼球 Eye-ball	4.58	0.50	1.44	1.55	0.63
甲状腺 Thyroid	60.7	11.3	26.3	22.3	4.33
唾液腺 Salivary gland	27.1	7.07	18.4	8.24	2.41
胸腺 Thymus	18.6	1.23	3.85	5.45	4.04
心脏组织 Cardiac tissue	9.30	4.32	7.19	2.97	0.37
肺组织 Pulmonary tissue	20.9	6.04	12.4	7.14	1.30
脾 Spleen	89.6	10.1	32.6	34.5	6.30
胰腺组织 Pancreatic tissue	22.8	7.18	17.8	7.32	0.99
肝组织 Hepatic tissue	120.3	44.8	124.5	33.1	4.33
肾上腺 Adrenal gland	50.3	8.06	21.0	19.2	3.00
肾脏 Kidney	47.9	8.72	18.2	16.8	4.99
脂肪 Fat	3.82	0.79	1.44	1.50	0.21
肌肉组织 Muscular tissue	3.09	0.99	2.30	0.97	0.18
胃 Stomach	26.3	9.14	16.7	8.92	1.35
小肠 Small intestine	31.5	145.6	18.6	6.76	1.06
大肠 Large intestine	23.5	6.68	19.2	7.43	0.98
皮肤 Skin	7.65	1.07	3.09	2.87	0.55

续表

部位	AUC_t/AUC_p	组织或组织液浓度/(μg/g 或 μg/ml)			
		2.0h	**6.0h**	**24.0h**	**120.0h**
睾丸 Testis	5.32	0.30	0.93	1.33	1.47
前列腺组织 Prostatic tissue	21.9	2.26	6.57	7.72	2.73
精囊 Seminal vesicle	22.3	5.26	8.43	7.30	2.93
淋巴结 Lymph node	75.1	4.30	24.6	25.9	9.63
脊髓 Spinal cord	0.60	0.10	0.23	0.16	0.12
骨髓 Bone marrow	53.7	5.63	15.9	19.5	6.02

a:武藤秀弥,淮江有夏,木村泰子,等. Azithromycinの動物における体内动态に关する研究. 日本化学療法学会雑誌,1996,43(6):110-121.

表 8-3B 阿奇霉素组织分布

部位	给药方案及病理生理状态	取样时间/h	浓度/(μg/g、μg/ml)或曲线下面积/(μg/g·h、μg/ml·h)		C_t/C_p 或 AUC_t/AUC_p	参考文献
			组织或组织液	血浆		
脑组织 Brain	2.5mg/kg,iv(大鼠)	稳态浓度	0.10～0.16	0.20～0.22	0.65～0.73	Davila D(1991)
	5.4mg/kg,po(猫)	24.0	0.10～0.20	0.10	1.00～2.00	Hunter RP(1995)
脑脊液 Cerebrospinal fluid	1000mg,po	12.0	0.02	0.14	0.14	Ramsey PS(2003)
眼球 Eye-ball	20mg/kg,iv(大鼠)	24.0	1.80	0.06	30.0	Sbepani RM(1990)
	5.4mg/kg,po(猫)	24.0	0.50	0.10	5.00	Hunter RP(1995)
房水 Aqueous humor	1000mg,po	12.0	0.03	0.12	0.25	Tabbara KF(1998)
	15mg/kg,po(家兔)	4.0～24.0	0.84	1.52	0.55	O'day DM(1994)
结膜 Conjunctive	1000mg,po	12.0	5.00～6.50	0.12	47.1～54.2	Tabbara KF(1998)
角膜 Cornea	15mg/kg,po(家兔)	4.0～24.0	11.0	1.5	7.25	O'day DM(1994)

续表

部位	给药方案及病理生理状态	取样时间/h	浓度/(μg/g、μg/ml)或曲线下面积/(μg/g·h、μg/ml·h)		C_t/C_p 或 AUC_t/AUC_p	参考文献
			组织或组织液	血浆		
睫状体 Ciliary body	15mg/kg,po(家兔)	4.0～24.0	85.0	1.5	55.9	O'day DM(1994)
脉络膜 Choroid	15mg/kg,po(家兔)	4.0～24.0	93.6	1.5	61.6	O'day DM(1994)
视网膜 Retina	15mg/kg,po(家兔)	4.0～24.0	25.0	1.5	16.0	O'day DM(1994)
玻璃体 Vitreous body	15mg/kg,po(家兔)	4.0～24.0	1.62	1.52	1.07	O'day DM(1994)
晶状体 Lens	15mg/kg,po(家兔)	4.0～24.0	0.6	1.5	0.38	O'day DM(1994)
泪液 Lacrimal fluid	1000mg,po	12.0	1.69	0.12	14.1	Tabbara KF(1998)
中耳黏膜 Middle ear mucosa	10mg/kg,po(儿童)	12.0～24.0	1.02～3.97	—	>50.0	Pukander J(1996)
	10mg/kg,po(儿童)(×5d)	24.0	8.61～9.43	—	>90.0	Pukander J(1996)
	500mg,po	2.0～7.5	0.45	0.12	3.75	马场骏吉(1995)
牙龈 Gingiva	500mg,po(健康受试者)	12.0	6.30	0.37	17.03	Blandizzi C(1999)
	500mg,po(牙龈炎)	12.0	11.6	0.4	31.4	Blandizzi C(1999)
	500mg,po	12.0	6.47±0.57	0.33±0.04	19.6	Malizia T(1997)
	500mg,po	3.0～15.0	1.55	0.13	11.9	佐佐木次郎(1995)
囊肿壁 Cyst wall	500mg,po	4.0～16.0	1.17	—	11.4～19.2	佐佐木次郎(1995)
	500mg,po	48.0	1.74	0.06	29.0	佐佐木次郎(1995)
囊泡液(口腔) Vesicle fluid	500mg,po	16.0	0.06	0.13	0.50	佐佐木次郎(1995)
牙槽骨 Alveolar Bone	500mg,po	12.0	1.68	0.37	4.54	Malizia T(2001)
唾液 Saliva	500mg,po	12.0	2.12	0.37	5.73	Blandizzi C(1999)
	500mg,po	12.0	2.14±0.30	0.33±0.04	6.48	Malizia T(1997)
扁桃体 Tonsil	10mg/kg,po(×3d)	0.5～8.5	61.1	0.7	87.2	Baschiera F(2002)
	20mg/kg,po(×3d)	0.5～8.5	98.0	0.8	122.5	Baschiera F(2002)

续表

部位	给药方案及病理生理状态	取样时间/h	浓度/(μg/g、μg/ml)或曲线下面积/(μg/g·h、μg/ml·h)		C_t/C_p 或 AUC_t/AUC_p	参考文献
			组织或组织液	血浆		
扁桃体 Tonsil	250mg,po,q12h	13.0	4.50	0.04	112.5	Foulds G(1991)
	500mg,po	1.5～15.0	90.8	1.5	60.9	马场骏吉(1995)
	500mg,po	12.0～24.0	5.4	0.1	45.5～90.0	Foulds G(1990)
	900mg,po	12.0	10.3±3.0	0.5±0.2	22.0	Vaudaux BP(1996)
	500mg,po	12.0～72.0	1.0～9.0	—	>20.0	Whitman MS(2013)
颌下腺 Submaxillary gland	500mg,po	4.0	4.92	0.30	16.4	马场骏吉(1995)
上颌窦黏膜 Maxillary sinus mucosa	500mg,po	2.0～4.0	1.41	0.28	5.04	马场骏吉(1995)
	500mg,po	15.0	0.40	0.09	4.44	佐佐木次郎(1995)
筛窦黏膜 Ethmoid sinus mucosa	500mg,po	2.5	0.49	0.06	8.17	马场骏吉(1995)
鼻窦黏膜 Nasal sinus mucosa	负荷剂量:500mg,po 维持剂量:250mg,po,qd(×5d) (急性鼻窦炎)	24.0	2.33	0.13	17.9	Karma P(1991)
	负荷剂量:500mg,po 维持剂量:250mg,po,qd(×5d) (慢性鼻窦炎)	24.0	0.38	0.13	2.92	Karma P(1991)
	250mg,po,q12h	0～24.0	19.7	0.9	21.2	Fang AF(2009)
	250mg,po,q12h	峰浓度	1.44	0.11	14.4	Fang AF(2009)
	500mg,po	12.0～72.0	1.0～9.0	—	>20.0	Whitman MS(2013)
鼻窦分泌液 Sinonasal secretion	负荷剂量:500mg,po 维持剂量:250mg,po,qd(×5d) (急性鼻窦炎)	24.0	1.34	0.13	10.3	Karma P(1991)

续表

部位	给药方案及病理生理状态	取样时间/h	浓度/(μg/g、μg/ml)或曲线下面积/(μg/g・h、μg/ml・h)		C_t/C_p 或 AUC_t/AUC_p	参考文献
			组织或组织液	血浆		
鼻窦分泌液 Sinonasal secretion	负荷剂量:500mg,po 维持剂量:250mg,po,qd(×5d) (慢性鼻窦炎)	24.0	0.25	0.13	1.92	Karma P(1991)
颌骨 Jaw	500mg,po	14.5	0.6～2.5	0.1～0.2	4.60～10.4	佐佐木次郎(1995)
肺组织 Pulmonary tissue	500mg,po	0～∞	1318	20.5	64.4	Di Paolo A(2002)
	1000mg,po	0～∞	2502	25.6	97.7	Di Paolo A(2002)
	1000mg,po	0～24.0	130.0	3.1	41.9	Lucchi M(2008)
	500mg,po	12.0～24.0	3.42	0.06～0.12	28.5～57.0	Foulds G(1990)
	25mg/kg,po(大鼠)	0～24.0	397.6	6.5	61.2	Alder JD(1998)
	2.5mg/kg,iv(大鼠)	稳态浓度	24.0～27.0	0.2～0.2	121.4	Davila D(1991)
	10mg/kg,iv(家兔)	0～∞	538.9	7.0	77.0	Carceles CM(2007)
	10mg/kg,im(家兔)	0～∞	623.2	6.8	91.1	Carceles CM(2007)
	20mg/kg,iv(大鼠)	24.0	7.00	0.06	111.1	Sbepani RM(1990)
	10mg/kg,iv(大鼠)	1.0～4.0	—	—	>132.6	Kobuchi S(2016)
	5.4mg/kg,po(猫)	24.0	3.20	0.10	32.0	Hunter RP(1995)
肺泡灌洗液 Bronchoalveolar lavage fluid	500mg,po	0～∞	60.6	20.5	2.96	Di Paolo A(2002)
	1000mg,po	0～∞	135.1	25.6	5.28	Di Paolo A(2002)
肺泡上皮液 Epithelial lining fluid	1000mg,po	0～24.0	—	3.10	0.74～1.76	Lucchi M(2008)
	250mg,po	4.0～28.0	0.45～1.53	0.12～0.18	3.75～8.50	Olsen KM(1996)
	500mg,po	峰浓度	2.18	0.13	7.27	Baldwin DR(1990)
	500mg,iv	12.0	1.27±0.47	0.25±0.04	5.08	Rodvold KA(2003)

续表

部位	给药方案及病理生理状态	取样时间/h	浓度/(μg/g、μg/ml)或曲线下面积/(μg/g·h、μg/ml·h)		C_t/C_p 或 AUC_t/AUC_p	参考文献
			组织或组织液	血浆		
肺泡上皮液 Epithelial lining fluid	负荷剂量:500mg,po 维持剂量:250mg,po,qd(×4d)	4.0～24.0	0.64～0.94	0.05～0.10	>6.40	Capitano B(2004)
	负荷剂量:500mg,po 维持剂量:250mg,po,qd(×4d)	12.0	1.75	—	>5.00	Patel KB(1997)
	50mg/kg,po(大鼠)	10.0	0.91	0.29	3.14	户上纮平(2020)
肺泡巨噬细胞 Alveolar macrophages	1000mg,po	0～24.0	1674	3.1	540.0	Lucchi M(2008)
	250mg,po(×9 剂)	4.0～28.0	76.0～180.0	0.1～0.2	816.5	Olsen KM(1996)
	500mg,po	峰浓度	23.0	0.1	176.9	Baldwin DR(1990)
	500mg,iv	12.0	669.4±310.5	0.3±0.1	2677.6	Rodvold KA(2003)
	500mg,po	12.0～96.0	23.0～26.6	—	>230.0	Peters DH(1992)
	50mg/kg,po(大鼠)	10.0	310.0	0.3	1068.0	户上纮平(2020)
支气管黏膜 Bronchial mucosa	500mg,po	峰浓度	3.89	0.13	29.9	Baldwin DR(1990)
	500mg,po	12.0～96.0	3.90～4.74	—	>40.0	Peters DH(1992)
痰液 Sputum	500mg,po	峰浓度	1.56	0.13	12.0	Baldwin DR(1990)
	500mg,po	稳态浓度	2.00～3.50	0.30～0.35	8.00～10.0	宇都宫嘉明(1995)
	500mg,po,qd(×3d)	6.0～8.0	1.76～7.42	—	17.6～32.6	大道光秀(1995)
	500mg,po	10.0～12.0	2.90	0.10	29.0	Rapp RP(1998)
	500mg,po	12.0～96.0	1.6～2.0	—	>16.0	Peters DH(1992)
胸腔积液 Pleural fluid	15mg/kg,po(家兔)	0～24.0	9.94	3.21	3.10	Saroglou M(2010)
心脏组织 Cardiac tissue	10mg/kg,iv(家兔)	0～∞	1212	7.0	173.1	Carceles CM(2007)
	10mg/kg,im(家兔)	0～∞	1723	6.8	251.9	Carceles CM(2007)

续表

部位	给药方案及病理生理状态	取样时间/h	浓度/(μg/g、μg/ml)或曲线下面积/(μg/g·h、μg/ml·h)		C_t/C_p 或 AUC_t/AUC_p	参考文献
			组织或组织液	血浆		
心脏组织 Cardiac tissue	5.4mg/kg,po(猫)	24.0	3.00	0.10	30.0	Hunter RP(1995)
	20mg/kg,po(大鼠)	4.0～12.0	4.00～6.50	—	>40.0	吉田英生(1999)
胃 Stomach	500mg,po	12.0～24.0	7.00	0.06～0.12	77.8	Foulds G(1990)
	500mg,po	—	4.61	0.10～0.12	46.1	Harrison JD(1991)
	500mg,po,qd	稳态浓度	18.3	0.2	87.1	Blandizzi C(1998)
胃黏膜 Gastric mucosa	500mg,po	—	0.47	0.10～0.12	4.70	Harrison JD(1991)
胃液 Gastric juice	500mg,po	—	0.20	0.10～0.12	2.00	Harrison JD(1991)
肝组织 Hepatic tissue	2.5mg/kg,iv(大鼠)	稳态浓度	27.0～40.0	0.2	128.6～190.5	Davila D(1991)
	10mg/kg,iv(家兔)	0～∞	2068	7.0	295.4	Carceles CM(2007)
	10mg/kg,im(家兔)	0～∞	2323	6.8	339.6	Carceles CM(2007)
	20mg/kg,iv(大鼠)	24.0	24.0	0.1	400.0	Sbepani RM(1990)
	10mg/kg,iv(大鼠)	1.0～4.0	—	—	>500.2	Kobuchi S(2016)
	5.4mg/kg,po(猫)	24.0	26.5	0.1	265.0	Hunter RP(1995)
	50mg/kg,po(大鼠)	0～∞	1210	12.1	100.0	Girard AE(1987)
胆囊 Gallbladder	500mg,po	24.0	5.52	0.09	61.3	中山一诚(1995)
胆总管 Bile duct	500mg,po	24.0	43.5	0.1	467.7	中山一诚(1995)
胆汁 Bile	10mg/kg,iv(家兔)	0～∞	2113	7.0	301.8	Carceles CM(2007)
	10mg/kg,im(家兔)	0～∞	2613	6.8	382.4	Carceles CM(2007)
	5.4mg/kg,po(猫)	24.0	29.2	0.1	292.0	Hunter RP(1995)
	500mg,po	4.0～8.0	82.6～208.0	0.1～0.3	635.4～670.0	中山一诚(1995)
脾 Spleen	10mg/kg,iv(家兔)	0～∞	1769	7.0	252.8	Carceles CM(2007)

续表

部位	给药方案及病理生理状态	取样时间/h	浓度/(μg/g、μg/ml)或曲线下面积/(μg/g·h、μg/ml·h)		C_t/C_p 或 AUC_t/AUC_p	参考文献
			组织或组织液	血浆		
脾 Spleen	10mg/kg,im(家兔)	0～∞	2048	6.8	299.4	Carceles CM(2007)
	20mg/kg,iv(大鼠)	24.0	29.0	0.1	460.3	Sbepani RM(1990)
	50mg/kg,po(大鼠)	0～∞	1661	12.1	137.3	Girard AE(1987)
	5.4mg/kg,po(猫)	24.0	6.10	0.10	61.0	Hunter RP(1995)
肾脏 Kidney	2.5mg/kg,iv(大鼠)	稳态浓度	30.0～35.0	0.2	154.8	Davila D(1991)
	10mg/kg,iv(家兔)	0～∞	692.2	7.0	98.9	Carceles CM(2007)
	10mg/kg,im(家兔)	0～∞	711.8	6.8	104.1	Carceles CM(2007)
	20mg/kg,iv(大鼠)	24.0	10.0	0.1	158.7	Sbepani RM(1990)
	10mg/kg,iv(大鼠)	1.0～4.0	—	—	>128.4	Kobuchi S(2016)
	5.4mg/kg,po(猫)	24.0	7.60	0.10	76.0	Hunter RP(1995)
	50mg/kg,po(大鼠)	0～∞	773.0	12.1	63.9	Girard AE(1987)
肾上腺 Adrenal gland	500mg,po	24.0	3.40	0.05～0.30	12.0～68.0	Foulds G(1991)
小肠 Small intestine	5.4mg/kg,po(猫)	24.0	3.70	0.10	37.0	Hunter RP(1995)
回肠 Ileum	2.5mg/kg,iv(大鼠)	稳态浓度	40.0～60.0	0.2	190.5～285.7	Davila D(1991)
子宫 Uterus	500mg,po	12.0～24.0	3.30	0.06～0.12	33.7	Foulds G(1990)
	500mg,po	24.0	1.44	0.10～0.12	14.4	Krohn K(1991)
膀胱 Urinary bladder	500mg,po	13.0～16.0	3.10	0.05～0.20	15.5～62.0	Foulds G(1991)
泌尿系组织 Urologic tissue	500mg,po	24.0	1.75	<0.05	>35.0	Foulds G(1991)
阴道部 Portio vaginalis	500mg,po	2.5～6.75	11.4	1.0	11.3	三鸭广繁(1995)
卵巢 Ovary	500mg,po	2.5～6.75	19.0	1.0	18.8	三鸭广繁(1995)
子宫颈 Cervix uterus	500mg,po	2.5～6.75	14.1	1.0	13.9	三鸭广繁(1995)

续表

部位	给药方案及病理生理状态	取样时间/h	浓度/(μg/g、μg/ml)或曲线下面积/(μg/g·h、μg/ml·h)		C_t/C_p 或 AUC_t/AUC_p	参考文献
			组织或组织液	血浆		
子宫颈 Cervix uterus	500mg,po	19.0	2.80	—	>28.0	Rapp RP(1998)
	500mg,po	—	2.80	—	>28.0	Foulds G(1993)
子宫肌层 Myometrium	500mg,po	2.5～6.75	16.5	1.0	16.3	三鸭广繁(1995)
	1000mg,po	12.0	1.79	0.14	12.8	Ramsey PS(2003)
子宫内膜 Endometrium	500mg,po	2.5～6.75	15.6	1.0	15.5	三鸭广繁(1995)
输卵管 Oviduct	500mg,po	2.5～6.75	8.8	1.0	8.71	三鸭广繁(1995)
附睾 Epididymal tissue	1000mg,po	4.0	1.96	0.64	3.06	Sadahira T(2019)
前列腺组织 Prostatic tissue	500mg,po	12.0～24.0	2.20	0.06～0.12	24.4	Foulds G(1990)
	500mg,po	12.0	2.54	<0.10	>25.4	Foulds G(1991)
骨骼肌 Skeletal muscle	500mg,po	12.0～24.0	0.32	0.06～0.12	3.61	Foulds G(1990)
	500mg,po	24.0	0.20～0.40	0.05	4.00～8.00	Foulds G(1991)
	20mg/kg,iv(大鼠)	24.0	0.78	0.06	13.0	Sbepani RM(1990)
	10mg/kg,iv(大鼠)	1.0～4.C	—	—	>12.4	Kobuchi S(2016)
	5.4mg/kg,po(猫)	24.0	0.40～1.20	0.10	4.00～12.0	Hunter RP(1995)
	10mg/kg,iv(家兔)	0～∞	180.2	7.0	25.7	Carceles CM(2007)
	10mg/kg,im(家兔)	0～∞	227.3	6.8	33.4	Carceles CM(2007)
	50mg/kg,po(大鼠)	0～∞	165.0	12.1	13.6	Girard AE(1987)
骨组织 Bone tissue	500mg,po	12.0	1.86±0.15	0.33±0.04	5.64	Malizia T(1997)
	5.4mg/kg,po(猫)	24.0	1.00	0.10	10.0	Hunter RP(1995)
	500mg,po	12.0～24.0	0.70～0.90	0.06～0.12	7.78～10.0	Foulds G(1990)
淋巴结 Lymph node	20mg/kg,iv(大鼠)	24.0	19.0	0.1	301.6	Sbepani RM(1990)

部位	给药方案及病理生理状态	取样时间/h	浓度/(μg/g、μg/ml)或曲线下面积/(μg/g·h、μg/ml·h)		C_t/C_p 或 AUC_t/AUC_p	参考文献
			组织或组织液	血浆		
皮肤 Skin	250mg,po(脓皮病)	24.0	6.01	0.42	14.3	Zur G(2014)
	250mg,po(正常皮肤)	24.0	1.91	0.37	5.16	Zur G(2014)
	10mg/kg,iv(大鼠)	1.0～4.0	—	—	4.30～36.3	Kobuchi S(2016)
	5.4mg/kg,po(猫)	24.0	0.50	0.10	5.00	Hunter RP(1995)
组织间隙液 Interstitial fluid	10mg/kg,iv(大鼠)	0.5	3.46	0.45	7.70	Kobuchi S(2016)
	10mg/kg,iv(大鼠)	4.0	0.49	0.10	5.00	Kobuchi S(2016)
	100mg/kg,po(大鼠)	0～∞	130.3	7.0～12.0	13.7	Girard D(1993)
脂肪组织 Adipose tissue	1000mg,po	12.0	0.49	0.14	3.43	Ramsey PS(2003)
	20mg/kg,iv(大鼠)	24.0	0.51	0.06	8.02	Sbepani RM(1990)
	5.4mg/kg,po(猫)	24.0	0.20～0.70	0.10	2.00～7.00	Hunter RP(1995)
	500mg,po	12.0～24.0	0.33	0.06～0.12	3.67	Foulds G(1990)
手术创面渗出液 Surgical wound exudate	1000mg,po	—	3.63	0.30～0.40	9.1～12.1	伊藤嘉智(2012)
脓液 Pus	100mg/kg,po(大鼠)(早期脓肿)	0～∞	351.0	7.0～12.0	37.0	Girard D(1993)
	100mg/kg,po(大鼠)(成熟脓肿)	0～∞	65.5	7.0～12.0	6.89	Girard D(1993)
羊水 Amniotic fluid	1000mg,po	12.0	0.03	0.14	0.21	Ramsey PS(2003)
尿液 Urine	1000mg,po	6.0～12.0	32.6～42.2	0.1～0.3	136.1～232.9	Ramsey PS(2003)

表 8-4A　^{14}C-罗红霉素组织分布(健康受试大鼠,5mg/kg,po)[a]

部位	AUC_t/AUC_p	组织或组织液浓度/(μg/g 或 μg/ml)			
		2.0h	6.0h	24.0h	120.0h
血浆 Plasma	1.00	0.81	1.00	0.49	0.22
全血 Blood	0.95	0.69	0.83	0.32	0.22
大脑组织 Cerebrum	0.34	0.17	0.35	0.14	0.13
小脑组织 Cerebellum	0.34	0.18	0.34	0.15	0.11
脑垂体 Hypophysis	4.15	3.58	6.36	1.54	0.45
甲状腺 Thyroid	2.57	4.25	3.53	0.75	0.28
眼球 Eye-ball	0.39	0.37	0.47	0.16	0.07
颌下腺 Submaxillary gland	2.71	4.08	3.94	0.81	0.25
泪腺 Harderian gland	9.01	2.55	8.04	5.52	2.10
气管 Trachea	1.51	1.53	2.03	0.54	0.27
胸腺 Thymus	1.80	0.88	1.78	0.98	0.41
心脏组织 Cardiac tissue	0.91	1.67	1.10	0.26	0.14
肺组织 Pulmonary tissue	3.17	4.01	4.42	1.11	0.35
肝组织 Hepatic tissue	6.15	1C.9	7.07	2.06	0.82
肾脏 Kidney	3.02	4.71	4.01	0.93	0.40
脾 Spleeen	3.59	5.28	4.50	1.28	0.44
胰腺组织 Pancreatic tissue	2.12	3.28	3.10	0.59	0.23
肾上腺 Adrenal gland	3.73	6.33	4.73	1.20	0.41
脂肪 Fat	0.54	0.86	0.64	0.15	0.12
棕色脂肪 Brown fat	2.04	3.14	2.83	0.59	0.26
睾丸 Testis	0.97	0.20	0.75	0.61	0.27

续表

部位	AUC_t/AUC_p	组织或组织液浓度/(μg/g 或 μg/ml)			
		2.0h	**6.0h**	**24.0h**	**120.0h**
附睾组织 Epididymal tissue	1.11	0.50	1.19	0.63	0.19
骨骼肌 Muscle	0.73	1.15	0.90	0.22	0.13
骨髓 Bone marrow	3.93	3.19	3.93	1.90	0.90
皮肤 Skin	1.16	0.95	1.31	0.47	0.30
主动脉 Aorta	1.11	1.99	1.80	0.29	0
胃 Stomach	3.01	4.68	3.68	0.96	0.50
十二指肠 Duodenum	2.43	2.73	2.37	1.10	0.51
空肠 Jejunum	2.47	4.52	2.06	1.06	0.37
结肠 Colon	3.12	1.44	2.20	2.41	0.26
膀胱 Urinary bladder	1.84	3.81	1.84	0.69	0.16
血浆 Plasma	1.00	2.29	1.27	0.63	0.20
子宫 Uterus	1.23	1.97	1.22	0.93	0.42
卵巢 Ovary	1.07	1.65	0.94	0.80	0.49
羊水 Amniotic fluid	0.09	0.17	0.13	0.05	0.03
胎儿 Fetus	0.79	0.58	0.52	0.72	0.40

a:江角凯夫,神义容,塙真也,等. 動物におけるRU 28965の吸收,分布,代谢および排泄に关する研究. Chemotherapy,1988(36):148-163.

表 8-4B　罗红霉素组织分布

部位	给药方案及病理生理状态	取样时间/h	浓度/(μg/g、μg/ml)或曲线下面积/(μg/g·h、μg/ml·h)		C_t/C_p 或 AUC_t/AUC_p	参考文献
			组织或组织液	血浆		
泪液 Lacrimal fluid	—	2.0～4.0	4.80	6.50	0.74	Acar JF(1988)
	—	12.0	4.30	2.20	1.95	Acar JF(1988)
牙龈 Gingiva	150mg,po	2.0	1.50～1.80	4.70～5.00	0.34	松井义郎(1988)
	150mg,po	8.0	1.70～2.10	3.60～5.70	0.41	松井义郎(1988)
	150mg,po	2.0～4.0	2.40～2.70	4.80	0.53	佐佐木次郎(1988)
	150mg,po,bid	4.0～8.0	4.63±1.84	6.60±1.15	0.70	Jehl F(1991)
	负荷剂量:300mg,po 维持剂量:150mg,po,q12h	0～24.0	51.8	59.5	0.87	Del Tacca M(1990)
	150mg,po	1.0	5.20	6.20	0.84	高井宏(1988)
	150mg,po	2.0	2.10	2.10	1.00	高井宏(1988)
	150mg,po	4.0～8.0	2.13～4.63	2.90～6.60	0.71	Jehl F(1992)
牙槽骨 Alveolar bone	负荷剂量:300mg,po 维持剂量:150mg,po,q12h	0～24.0	46.8	59.5	0.79	Del Tacca M(1990)
牙床 Gums	150mg,po(多剂)	2.0	2.30	—	0.40～0.50	Mattina R(1988)
扁桃体 Tonsil	—	6.0	2.60	1.90	1.37	Bégué P(1988)
	2.5mg/kg,po(儿童)(多剂)	6.0～12.0	1.88～2.87	1.36～2.23	1.28～1.38	Bégué P(1987)
	2.5mg/kg,po(儿童)	4.0	6.00	4.71	1.27	Kafetzis DA(1988)
	150mg,po,bid	1.0～12.0	16.6	49.7	0.36	Fraschini F(1991)
	150mg,po(多剂)	1.0	3.51	7.99	0.44	Kafetzis DA(1988)
	150mg,po,qd	6.0～8.0	0.78	2.30～2.50	0.33	石户谷淳一(1995)
	150mg,po,bid(×3d)	—	2.20	—	0.28	Zeitlinger M(2009)

续表

部位	给药方案及病理生理状态	取样时间/h	浓度/(μg/g、μg/ml)或曲线下面积/(μg/g・h、μg/ml・h)		C_t/C_p 或 AUC_t/AUC_p	参考文献
			组织或组织液	血浆		
腺样体 Adenoid	150mg,po(多剂)	1.0	13.3	7.9	1.68	Kafetzis DA(1988)
	2.5mg/kg,po(儿童)	4.0	14.9	4.7	3.14	Kafetzis DA(1988)
上颌窦 Maxillary sinus	150mg,po,bid	2.0~4.0	4.20	7.60	0.55	Kafetzis DA(1988)
上颌窦黏膜 Maxillary sinus mucosa	150mg,po(多剂)	4.0	4.15	7.64	0.54	Dewever M(1988)
鼻黏膜 Nasal mucosa	150mg,po,bid	1.0~12.0	10.3	46.1	0.22	Fraschini F(1991)
鼻窦黏膜 Nasal sinus mucosa	300mg,po	3.0	3.16±0.89	3.61±1.06	0.87	Kropec A(1988)
	150mg,po,qd	6.0~8.0	0.95~1.40	2.30~2.50	0.41~0.56	石户谷淳一(1995)
鼻窦分泌液 Sinonasal secretion	300mg,po,qd(×7d)	6.0	1.60	4.28	0.37	Siu J(2020)
鼻甲 Turbinate	300mg,po,qd(×7d)	6.0	2.76	4.28	0.64	Siu J(2020)
鼻甲黏膜 Turbinate mucosa	150mg,po,qd	6.0~8.0	0.62~1.25	2.30~2.50	0.27~0.50	石户谷淳一(1995)
颌骨 Jaw	150mg,po	2.0	0.60	4.70~5.00	0.13	松井义郎(1988)
	150mg,po	8.0	0.60~0.80	3.60~5.70	0.15	松井义郎(1988)
	150mg,po	2.0~4.0	0.75	4.80	0.15	佐佐木次郎(1988)
耳分泌液 Otorrhea	150mg,po(多剂)	12.0	0.98	0.53	1.85	Bégué P(1987)
肺组织 Pulmonary tissue	150mg,po,bid	6.0	5.60	6.30	0.89	Tremblay D(1988)
	150mg,po,bid	12.0	5.90	3.70	1.59	Tremblay D(1988)
	150mg,po,bid	3.0~12.0	15.9	34.0	0.47	Fraschini F(1991)
	150mg,po,bid	6.0	2.14	4.16	0.51	Fraschini F(1991)

续表

部位	给药方案及病理生理状态	取样时间/h	浓度/(μg/g、μg/ml)或曲线下面积/(μg/g·h、μg/ml·h)		C_t/C_p 或 AUC_t/AUC_p	参考文献
			组织或组织液	血浆		
支气管分泌液 Bronchial exudate	150mg,po	0～12.0	20.7	86.7	0.24	Boccazzi A(1991)
	150mg,po	3.0	4.65	4.30～5.20	0.98	Boccazzi A(1991)
	150mg,po	4.0	3.10	3.20	0.96	Rimoldi R(1988)
痰液 Sputum	150mg,po	2.0～7.0	2.2	20.9	0.11	林泉(1988)
	150mg,po	4.0	0.45	4.30	0.10	林泉(1988)
	150mg,po	3.0	<0.50	3.00～6.40	<0.09	后藤纯(1988)
	150mg,po,bid	6.0	0.40～0.60	4.10	0.12	隆杉正和(1988)
	150mg,po	6.0	0.5～0.6	12.5	0.05	小桥修(1988)
	150mg,po	6.0	0.32	6.41	0.05	真崎美矢子(1988)
肺泡上皮液 Epithelial lining fluid	150mg,po,bid	2.0	2.0	11.4	0.17	Chastre J(1987)
	300mg,po,bid	—	0.90	3.74	0.24	Nakamura H(1999)
肺泡巨噬细胞 Alveolar macrophages	150mg,po,bid	2.0	—	11.4	2.0～10.0	Chastre J(1987)
胸腔积液 Pleural fluid	150mg,po(多剂)	—	5.7	15.9	0.40	Unpublished data
前列腺组织 Prostatic tissue	150mg,po,bid	2.0～4.0	2.20	5.30	0.42	Botto H(1988)
	150mg,po,bid	12.0	2.40	2.80	0.88	Botto H(1988)
	150mg,po(多剂)	6.0	2.81	4.86	0.57	De Rose V(1988)
卵巢 Ovary	150mg,po,bid	2.0～4.0	—	—	0.27	De Grandi P(1988)
	150mg,po,bid	12.0	—	—	0.33	De Grandi P(1988)
输卵管 Oviduct	150mg,po,bid	2.0～4.0	—	—	0.29	De Grandi P(1988)
	150mg,po,bid	12.0	—	—	0.31	De Grandi P(1988)

续表

部位	给药方案及病理生理状态	取样时间/h	浓度/(μg/g、μg/ml)或曲线下面积/(μg/g·h、μg/ml·h)		C_t/C_p 或 AUC_t/AUC_p	参考文献
			组织或组织液	血浆		
子宫内膜 Endometrium	150mg,po,bid	2.0～4.0	—	—	0.22	De Grandi P(1988)
	150mg,po,bid	12.0	—	—	0.29	De Grandi P(1988)
子宫肌层 Myometrium	150mg,po,bid	2.0～4.0	—	—	0.28	De Grandi P(1988)
	150mg,po,bid	12.0	—	—	0.21	De Grandi P(1988)
附睾组织 Epididymal tissue	150mg,po,bid	1.0～3.0	5.98～6.48	8.10～9.00	0.73	Costa P(1992)
关节腔滑膜液 Synovial fluid	150mg,po,bid	2.0～4.0	3.90	4.60	0.85	Meirovich CI(1988)
皮肤 Skin	150mg,po	2.0～3.0	2.0	10.5	0.20	下妻遭郎(1988)
	150mg,po	2.0	1.26	6.54	0.19	中川浩一(1989)
	150mg,po	2.0	1.47	4.45	0.33	木村康隆(1988)
	20mg/kg,po(大鼠)	2.0～4.0	1.04～1.61	0.90	1.10～1.79	小原淳伸(1988)
	150mg,po,bid	0～∞	155.3	64.3	2.42	Campa M(1990)
组织间隙液 Interstitial fluid	100mg/kg,po	峰浓度	9.46	—	≈2.00	Girard D(1993)
皮肤水疱液 Skin blister	150mg,po(多剂)	—	2.20	5.40	0.41	Concia E(1988)
	150mg,po,bid(多剂)	0～∞	90.9	114.4	0.85	Wise R(1987)
	150mg,po,bid(多剂)	峰浓度	5.00±2.20	9.20±2.30	0.54	Wise R(1987)
脓液 Pus	100mg/kg,po(大鼠)(早期脓肿)	峰浓度	6.94	—	≈1.50	Girard D(1993)
	100mg/kg,po(大鼠)(成熟脓肿)	峰浓度	3.94	—	<1.00	Girard D(1993)
乳汁 Milk	300mg,po	0～∞	3.8±0.9	119.5±33.4	0.03	Surendra K(1987)

续表

部位	给药方案及病理生理状态	取样时间/h	浓度/(μg/g、μg/ml)或曲线下面积/(μg/g·h、μg/ml·h)		C_t/C_p 或 AUC_t/AUC_p	参考文献
			组织或组织液	血浆		
羊水 Amniotic fluid	150mg,po(多剂)	12.0	1.21	1.04	1.16	Bergogne-Bérézin E (1987)
尿液 Urine	150mg,po,bid(多剂)	—	25.6	5.6～7.4	3.40～4.57	Wise R(1987)

表 8-5A　^{14}C-克拉霉素组织分布(健康受试大鼠,5mg/kg,po)[a]

部位	AUC_t/AUC_p	组织或组织液浓度/(μg/g 或 μg/ml)				
		1.0h	**2.0h**	**4.0h**	**8.0h**	**12.0h**
血浆 Plasma	1.00	0.35	0.21	0.22	0.09	0.05
全血 Blood	1.06	0.40	0.26	0.24	0.09	0.03
脑组织 Brain	0.29	0.06	0.06	0.06	0.03	0.02
脑垂体 Hypophysis	18.1	5.37	6.20	3.57	1.40	0.40
眼球 Eye-ball	1.42	0.45	0.32	0.30	0.14	0.06
颌下腺 Submaxillary gland	13.9	5.56	3.22	3.23	1.12	0.33
甲状腺 Thyroid	7.80	3.02	1.80	1.82	0.58	0.28
心脏组织 Cardiac tissue	4.47	1.77	1.06	1.06	0.34	0.09
肺组织 Pulmonary tissue	39.5	11.7	10.6	8.09	3.79	1.19
胸腺 Thymus	9.92	2.19	2.04	2.29	1.08	0.31
肝组织 Hepatic tissue	39.8	17.1	10.1	8.29	3.26	1.18
肾脏 Kidney	12.3	5.27	3.04	2.77	0.92	0.31
肾上腺 Adrenal gland	12.4	4.95	3.11	2.80	0.99	0.19
脾 Spleeen	19.4	6.91	4.80	4.35	1.51	0.77

续表

部位	AUC_t/AUC_p	组织或组织液浓度/(μg/g 或 μg/ml)				
		1.0h	2.0h	4.0h	8.0h	12.0h
胰腺组织 Pancreatic tissue	10.4	3.91	2.75	2.30	0.78	0.30
胃 Stomach	14.8	5.88	3.09	3.21	1.45	0.37
睾丸 Testis	3.40	0.29	0.32	0.59	0.53	0.48
附睾组织 Epididymal tissue	6.17	0.77	0.86	1.20	0.89	0.55
前列腺组织 Prostatic tissue	13.9	3.79	5.06	2.39	1.26	0.35
肠道 Intestine	17.7	10.86	4.79	2.97	1.04	1.37
骨髓 Bone marrow	14.1	5.50	3.68	2.96	1.14	0.49
皮肤 Skin	3.88	1.03	0.91	0.84	0.38	0.16
脂肪 Fat	1.70	0.60	0.39	0.39	0.14	0.06
骨骼肌 Muscle	4.12	1.19	0.99	0.90	0.36	0.21
血浆 Plasma	1.00	0.13	0.11	0.05	0.03	0.02
子宫 Uterus	6.67	0.54	0.58	0.46	0.20	0.14
卵巢 Ovary	7.17	0.60	0.72	0.47	0.20	0.14

a:諏访俊男,吉田英生,河野喜郎,等. TE-031の体内动态(第3报)マウス,ラットおよびイヌにおける^{14}C-TE-031の吸收・分布・排泄. Chemotherapy,1988(36):238-247.

表 8-5B ^{14}C-克拉霉素组织分布(健康受试大鼠,5mg/kg,iv)[a]

部位	AUC_t/AUC_p	组织或组织液浓度/(μg/g 或 μg/ml)				
		0.08h	2.0h	4.0h	8.0h	12.0h
血浆 Plasma	1.00	1.52	0.48	0.31	0.17	0.08
全血 Blood	1.16	1.72	0.58	0.36	0.20	0.09

续表

部位	AUC_t/AUC_p	组织或组织液浓度/(μg/g 或 μg/ml)				
		0.08h	**2.0h**	**4.0h**	**8.0h**	**12.0h**
脑组织 Brain	0.29	0.21	0.12	0.09	0.08	0.04
脑垂体 Hypophysis	20.4	17.3	12.1	7.49	4.29	1.58
眼球 Eye-ball	1.97	2.30	0.94	0.68	0.41	0.15
颌下腺 Submaxillary gland	17.1	10.5	10.3	5.90	4.25	1.47
甲状腺 Thyroid	12.1	16.2	7.39	3.78	1.93	0.85
心脏组织 Cardiac tissue	5.93	8.18	3.43	1.90	0.91	0.48
肺组织 Pulmonary tissue	67.8	53.6	45.2	24.8	12.7	6.07
胸腺 Thymus	11.0	4.79	5.76	4.71	2.64	1.30
肝组织 Hepatic tissue	23.7	11.6	15.3	8.11	5.2	3.35
肾脏 Kidney	18.6	26.6	11.4	5.74	2.74	1.31
肾上腺 Adrenal gland	17.2	23.7	10.1	5.18	3.07	0.95
脾 Spleeen	20.4	5.50	13.3	9.23	4.23	2.45
胰腺组织 Pancreatic tissue	11.8	11.4	7.15	3.68	2.37	1.18
胃 Stomach	10.9	7.91	6.81	3.29	2.46	1.26
睾丸 Testis	2.33	0.44	0.71	0.82	0.68	0.60
附睾组织 Epididymal tissue	4.92	0.98	2.01	1.54	1.54	0.99
前列腺组织 Prostatic tissue	12.0	3.51	8.64	3.96	2.91	1.52
肠道 Intestine	7.63	5.04	4.99	2.04	1.55	1.35
骨髓 Bone marrow	14.7	5.60	9.09	5.48	3.52	1.83
皮肤 Skin	3.86	1.90	2.28	1.49	0.91	0.42
脂肪 Fat	1.91	0.34	1.55	0.78	0.40	0.18
骨骼肌 Muscle	5.31	6.79	3.54	1.34	0.96	0.39

a:諏访俊男,吉田英生,河野喜郎,等. TE-031の体内动态(第3报)マウス,ラットおよびイヌにおける^{14}C-TE-031の吸收・分布・排泄. Chemotherapy,1988(36):238-247.

表 8-5C　克拉霉素组织分布

部位	给药方案及病理生理状态	取样时间/h	浓度/(μg/g、μg/ml)或曲线下面积/(μg/g·h、μg/ml·h)		C_t/C_p 或 AUC_t/AUC_p	参考文献
			组织或组织液	血浆		
脑组织 Brain	5mg/kg,iv(猴)	2.0	0.45	2.68	0.17	Suwa T(1988)
	5mg/kg,po(猴)	2.0	0.15	2.67	0.06	Suwa T(1988)
	5mg/kg,iv(大鼠)	2.0	—	—	0.16	诹访俊男(1988)
脑脊液 Cerebrospinal fluid	5mg/kg,iv(猴)	2.0	0.11	2.68	0.04	Suwa T(1988)
	5mg/kg,po(猴)	2.0	0.05	2.67	0.02	Suwa T(1988)
	250mg,po,bid	2.0	0.22±0.09	0.83±0.18	0.27	Womble AY(2006)
脑垂体 Hypophysis	5mg/kg,iv(猴)	2.0	17.0	2.7	6.35	Suwa T(1988)
	5mg/kg,po(猴)	2.0	10.1	2.7	3.77	Suwa T(1988)
房水 Aqueous humor	100mg/kg,po(家兔)	2.0～4.0	0.30～0.70	1.60～2.80	0.15～0.25	叶田野博(1988)
	100mg/kg,po(家兔)	2.0	0.03	0.37	0.08	大石正夫(1988)
	500mg,po	4.0	0.13	1.91	0.07	Badawai M(1998)
眼睑 Lid	100mg/kg,po(家兔)	2.0	0.88	0.37	2.38	大石正夫(1988)
结膜 Conjunctive	100mg/kg,po(家兔)	2.0	0.67	0.37	1.81	大石正夫(1988)
眼外肌 Extraocular muscle	100mg/kg,po(家兔)	2.0	1.38	0.37	3.73	大石正夫(1988)
巩膜 Sclera	100mg/kg,po(家兔)	2.0	0.98	0.37	2.65	大石正夫(1988)
虹膜及脉络膜 Iris and ciliary body	100mg/kg,po(家兔)	2.0	0.70	0.37	1.89	大石正夫(1988)
视网膜 Retina	100mg/kg,po(家兔)	2.0	3.02	0.37	8.16	大石正夫(1988)
视神经 Optic nerve	100mg/kg,po(家兔)	2.0	1.42	0.37	3.84	大石正夫(1988)
葡萄膜 Uvea	5mg/kg,iv(猴)	2.0	13.0	2.7	4.85	Suwa T(1988)

续表

部位	给药方案及病理生理状态	取样时间/h	浓度/(μg/g、μg/ml)或曲线下面积/(μg/g·h、μg/ml·h)		C_t/C_p 或 AUC_t/AUC_p	参考文献
			组织或组织液	血浆		
葡萄膜 Uvea	5mg/kg,po(猴)	2.0	4.18	2.67	1.57	Suwa T(1988)
玻璃体 Vitreous body	5mg/kg,iv(猴)	2.0	0.52	2.68	0.19	Suwa T(1988)
	5mg/kg,po(猴)	2.0	0.16	2.67	0.06	Suwa T(1988)
	100mg/kg,po(家兔)	2.0	0.08	0.37	0.20	大石正夫(1988)
	500mg,po	6.0	0.26	2.40	0.10	Badawai M(1998)
角膜 Cornea	100mg/kg,po(家兔)	2.0	0.48	0.37	1.30	大石正夫(1988)
晶状体 Lens	5mg/kg,iv(猴)	2.0	0.06	2.68	0.02	Suwa T(1988)
	5mg/kg,po(猴)	2.0	0.03	2.67	0.01	Suwa T(1988)
	100mg/kg,po(家兔)	2.0	0.04	0.37	0.09	大石正夫(1988)
泪液 Lacrimal fluid	100mg/kg,po(家兔)	2.0～4.0	0.90～1.60	1.60～2.80	0.48～0.57	叶田野博(1988)
腮腺 Parotid gland	20mg/kg,iv(家兔)	0.3～4.0	2.40	0.40	6.00	宫坂孝弘(1995)
中耳黏膜 Middle ear mucosa	7.5mg/kg,po,bid(儿童)	2.5	2.5	—	2.50	Gan VN(1997)
	7.5mg/kg,po,bid(儿童)	—	3.02～7.38	0.68～2.93	2.89	Sundberg L(1994)
	7.5mg/kg,po,bid(×7d)(流感嗜血杆菌感染)	—	2.81	1.74	1.62	Sundberg L(1994)
牙龈 Gingiva	20mg/kg,iv(家兔)	0.3～4.0	1.35	0.40	3.55	宫坂孝弘(1995)
	500mg,po,bid(×3d)	6.0	2.61	0.47	5.55	Raghunatha K(2013)
	500mg,po,bid	6.0	1.78～3.71	0.50	3.07～10.1	Burrell RC(2008)
	200mg,po	2.5	2.04	1.46	1.40	小俣裕昭(2005)
	100mg/kg,po(家兔)	3.0～8.0	2.95±0.76	1.11±0.40	2.63	吉位尚(1989)
舌 Tongue	20mg/kg,iv(家兔)	0.3～4.0	1.55	0.40	3.88	宫坂孝弘(1995)
	100mg/kg,po(家兔)	3.0～8.0	4.13±1.26	1.11±0.40	3.28	吉位尚(1989)

续表

部位	给药方案及病理生理状态	取样时间/h	浓度/(μg/g、μg/ml)或曲线下面积/(μg/g·h、μg/ml·h)		C_t/C_p 或 AUC_t/AUC_p	参考文献
			组织或组织液	血浆		
唾液 Saliva	250mg,po,bid(×3d)	2.0	2.22	1.68	1.32	Scaglione F(1993)
	300mg,po	0～24.0	17.7～29.4	17.5～24.0	1.10	森鼻健史(1989)
	150mg,po	0.5～10.0	8.2～8.5	7.1	1.15	山根伸夫(1988)
	200mg,po	0.5～10.0	9.51	8.06	1.18	佐藤辉子(1995)
	500mg,po	2.0～12.0	14.7	22.4	0.66	Wüst J(1993)
扁桃体 Tonsil	250mg,po,bid(×3d)	2.0	1.22	2.94	2.41	Scaglione F(1993)
	250mg,po,q12h	1.0～12.0	48.7	8.1	6.00	Fraschini F(1991)
	250mg,po,bid	3.0	5.30	1.60	3.31	Lebel M(1993)
	150mg,po,bid	2.0	7.89	0.96	8.22	宫崎康博(1988)
	150mg,po,bid	2.0	2.95	0.61	4.84	新川敦(1988)
颌下腺 Submaxillary gland	20mg/kg,iv(家兔)	0.3～4.0	5.04	0.40	12.6	宫坂孝弘(1995)
	100mg/kg,po(家兔)	3.0～8.0	11.7±4.0	1.1±0.4	10.5	吉位尚(1989)
颌下淋巴结 Submaxillary lymph node	20mg/kg,iv(家兔)	2.0	5.06	0.40	12.7	宫坂孝弘(1995)
	100mg/kg,po(家兔)	3.0～8.0	6.98±2.38	1.11±0.40	6.29	吉位尚(1989)
淋巴液 lymph	20mg/kg,iv(家兔)	2.0～4.0	0.80～1.20	1.05	0.80～1.15	武田博明(1988)
上颌窦黏膜 Maxillary sinus mucosa	200mg,po(×14 剂)	3.0	4.50	0.87	5.17	羽柴基之(2007)
	150mg,po,bid	2.0	7.90	1.37	5.77	宫崎康博(1988)
	150mg,po,bid	2.0	4.75	0.43	11.0	新川敦(1988)
上颌窦分泌液 Maxillary sinus secretion	150mg,po,bid	2.0	4.50	1.37	3.28	宫崎康博(1988)
筛窦黏膜 Ethmoid sinus mucosa	200mg,po(×14 剂)	3.0	8.29	0.87	9.53	羽柴基之(2007)

续表

部位	给药方案及病理生理状态	取样时间/h	浓度/(μg/g、μg/ml)或曲线下面积/(μg/g·h、μg/ml·h)		C_t/C_p 或 AUC_t/AUC_p	参考文献
			组织或组织液	血浆		
鼻黏膜 Nasal mucosa	250mg,po,bid(×3d)	2.0	3.42	1.08	3.16	Scaglione F(1993)
	250mg,po,bid	3.0	5.90	1.60	3.69	Lebel M(1993)
	250mg,po,q12h	1.0～12.0	**51.9**	9.1	5.69	Fraschini F(1991)
	200mg,po(×14 剂)	3.0	4.1～12.3	0.9～1.3	8.59	羽柴基之(2007)
鼻甲黏膜 Turbinate mucosa	200mg,po(×14 剂)	3.0	7.21	0.87	8.29	羽柴基之(2007)
鼻窦分泌液 Sinonasal secretion	**500mg,po,bid**	2.0～12.0	**26.0**	**23.2**	**1.12**	Vasilios K(2007)
上下颌黏膜 Upper and Mandibular mucosa	**100mg/kg,po(家兔)**	3.0～8.0	1.90±0.60	1.10±0.40	**1.73**	吉位尚(1989)
颌骨 Jaw	200mg,po	2.5	1.35	1.46	0.92	小俣裕昭(2005)
甲状腺 Thyroid gland	5mg/kg,iv(猴)	2.0	4.50	2.68	1.68	Suwa T(1988)
	5mg/kg,po(猴)	2.0	3.39	2.67	1.27	Suwa T(1988)
肺组织 Pulmonary tissue	500mg,po,bid(×3d)	4.0	13.5	1.8	7.71	Scaglione F(1993)
	500mg,po(×5d)	4.0	54.3	1.9	28.7	Fish DN(1994)
	500mg,po,q12h	3.0～12.0	**70.1**	**12.0**	**5.84**	Fraschini F(1991)
	250mg,po,bid	3.0	13.5	1.6	8.44	Lebel M(1993)
	20mg/kg,po	2.0	—	0.80	>20.0	吉田英生(1999)
	20mg/kg,iv(大鼠)	2.0	43.5	1.2	36.3	諏访俊男(1988)
	5mg/kg,iv(大鼠)	2.0	—	—	14.7	諏访俊男(1988)
	20mg/kg,po(大鼠)	2.0	43.5	1.2	36.3	Kohno Y(1989)
	5mg/kg,iv(猴)	2.0	24.8	2.7	9.24	Suwa T(1988)

续表

部位	给药方案及病理生理状态	取样时间/h	浓度/(μg/g、μg/ml)或曲线下面积/(μg/g·h、μg/ml·h)		C_t/C_p 或 AUC_t/AUC_p	参考文献
			组织或组织液	血浆		
肺组织 Pulmonary tissue	5mg/kg,po(猴)	2.0	14.7	2.7	5.49	Suwa T(1988)
	10mg/kg,po(小鼠)	1.0～24.0	—	—	14.75	諏访俊男(1988)
	100mg/kg,po(家兔)	3.0～8.0	29.7±13.7	1.1±0.4	27.0	吉位尚(1989)
	10mg/kg,po(小鼠)	0～48.0	322.0	5.3	60.8	松永敏幸(1995)
肺泡上皮液 Epithelial lining fluid	500mg,po(×7 剂)	4.0	20.5	4.0	5.17	Honeybourn D(1994)
	500mg,po(×9 剂)	4.0	34.0	3.3	11.0	Patel KB(1995)
	500mg,po(×9 剂)	12.0	23.0	0.9	28.0	Patel KB(1995)
	500mg,po(×9 剂)	4.0	34.4	2.0	17.0	Gotfried MH(1996)
	500mg,po(×9 剂)	12.0	15.1	1.2	12.0	Gotfried MH(1996)
	500mg,po	6.0	39.6	1.0	39.6	Conte Jr JE(1996)
	500mg,po(×5 剂)	4.0	29.3	2.2	13.3	Gotfried MH(1996)
	400mg,po,bid(健康受试者)	3.0	34.1	1.9	17.8	Hasegawa N(2009)
	250mg,po,bid	2.0	76.2±59.4	0.8±0.2	91.8	Womble AY(2006)
	—	0～24.0	—	—	12.0	户上纮平(2020)
	500mg,po,bid	3.0～24.0	313.7	36.4	8.61	Gotfried MH(2003)
肺泡巨噬细胞 Alveolar macrophages	500mg,po,bid	3.0～6.0	266.0～297.0	1.4～1.6	187.7	Gotfried MH(2003)
	500mg,po,bid	4.0	480.0	2.0	240.0	Rodvold KA(1997)
	50mg/kg,po(大鼠)	0～24.0	—	—	416.3	Togami K(2012)
支气管分泌液 Bronchial exudate	250mg,po,bid(×3d)	2.0	2.66	2.58	1.03	Scaglione F(1993)
痰液 Sputum	250mg,po	4.0	0.43	0.75	0.57	Tsang KWT(1994)
	500mg,po	4.0	1.49	2.12	0.71	Tsang KWT(1994)

续表

部位	给药方案及病理生理状态	取样时间/h	浓度/(μg/g、μg/ml)或曲线下面积/(μg/g·h、μg/ml·h)		C_t/C_p 或 AUC_t/AUC_p	参考文献
			组织或组织液	血浆		
痰液 Sputum	200mg,po,bid	3.0	0.61～2.20	1.50	0.42～1.45	力富直人(1988)
	200mg,po	2.0～4.0	0.70～1.16	0.70～0.90	1.00～1.30	后藤纯(1988)
	250mg,po	峰浓度	0.52	1.20	0.44	Tsang KW(1994)
	500mg,po	峰浓度	1.59	2.78	0.57	Tsang KW(1994)
胸腔积液 Pleural fluid	**30mg/kg,po(家兔)**	0～12.0	38.0	24.3	1.57	Liapakis IE(2005)
心脏组织 Cardiac tissue	20mg/kg,po(大鼠)	2.0	7.20	1.20	6.00	诹访俊男(1988)
	5mg/kg,iv(大鼠)	2.0	—	—	3.74	诹访俊男(1988)
	5mg/kg,iv(猴)	2.0	6.14	2.68	2.29	Suwa T(1988)
	5mg/kg,po(猴)	2.0	3.36	2.67	1.26	Suwa T(1988)
	10mg/kg,po(小鼠)	1.0～24.0	—	—	1.25	**诹访俊男(1988)**
肝组织 Hepatic tissue	20mg/kg,iv(大鼠)	2.0	8.60	1.20	7.17	诹访俊男(1988)
	5mg/kg,iv(大鼠)	2.0	—	—	43.5	诹访俊男(1988)
	100mg/kg,po(家兔)	3.0～8.0	42.5±20.9	1.1±0.4	38.6	**吉位尚(1989)**
	20mg/kg,po	2.0	—	0.80	>20.0	吉田英生(1999)
	5mg/kg,iv(猴)	2.0	22.4	2.7	8.34	Suwa T(1988)
	5mg/kg,po(猴)	2.0	29.6	2.7	11.1	Suwa T(1988)
	10mg/kg,po(小鼠)	1.0～24.0	—	—	9.50	**诹访俊男(1988)**
	20mg/kg,po(大鼠)	2.0	8.60	1.20	7.17	Kohno Y(1989)
胃 Stomach	5mg/kg,iv(猴)	2.0	5.60	2.68	2.09	Suwa T(1988)
	5mg/kg,po(猴)	2.0	11.2	2.7	4.18	Suwa T(1988)

部位	给药方案及病理生理状态	取样时间/h	浓度/(μg/g、μg/ml)或曲线下面积/(μg/g·h、μg/ml·h)		C_t/C_p 或 AUC_t/AUC_p	参考文献
			组织或组织液	血浆		
胆汁 Bile	5mg/kg,iv(猴)	2.0	702.7	2.7	262.5	Suwa T(1988)
	5mg/kg,po(猴)	2.0	1138	2.7	426.2	Suwa T(1988)
脾 Spleen	20mg/kg,po(大鼠)	2.0	36.8	1.2	30.7	諏訪俊男(1988)
	5mg/kg,iv(大鼠)	2.0	—	—	10.8	諏訪俊男(1988)
	20mg/kg,po	2.0	—	0.80	>20.0	吉田英生(1999)
	10mg/kg,po(小鼠)	1.0~24.0	—	—	9.13	諏訪俊男(1988)
	100mg/kg,po(家兔)	3.0~8.0	9.30±3.00	1.10±0.40	8.45	吉位尚(1989)
	5mg/kg,iv(猴)	2.0	13.3	2.7	4.97	Suwa T(1988)
	5mg/kg,po(猴)	2.0	9.27	2.67	3.47	Suwa T(1988)
肾脏 Kidney	20mg/kg,iv(大鼠)	2.0	12.6	1.2	10.5	諏訪俊男(1988)
	5mg/kg,iv(大鼠)	2.0	—	—	7.79	諏訪俊男(1988)
	10mg/kg,po(小鼠)	1.0~24.0	—	—	15.8	諏訪俊男(1988)
	100mg/kg,po(家兔)	3.0~8.0	22.4±10.0	1.1±0.4	20.4	吉位尚(1989)
	20mg/kg,po	2.0	—	0.80	>15.0	吉田英生(1999)
	5mg/kg,iv(猴)	2.0	22.8	2.7	8.50	Suwa T(1988)
	5mg/kg,po(猴)	2.0	12.7	2.7	4.74	Suwa T(1988)
肾上腺 Adrenal gland	5mg/kg,iv(猴)	2.0	22.8	2.7	8.50	Suwa T(1988)
	5mg/kg,po(猴)	2.0	12.7	2.7	4.74	Suwa T(1988)
前列腺组织 Prostatic tissue	5mg/kg,iv(猴)	2.0	13.1	2.7	4.87	Suwa T(1988)
	5mg/kg,po(猴)	2.0	7.57	2.67	2.84	Suwa T(1988)
	750mg,po(×5 剂)	4.0~7.0	2.37~3.83	0.92~1.51	2.56	Giannopoulos A(2001)

续表

部位	给药方案及病理生理状态	取样时间/h	浓度/(μg/g、μg/ml)或曲线下面积/(μg/g·h、μg/ml·h)		C_t/C_p 或 AUC_t/AUC_p	参考文献
			组织或组织液	血浆		
前列腺分泌液 Prostatic secretion	300mg,po	2.0	2.42	1.23	1.97	齐藤功(1988)
胰腺组织 Pancreatic tissue	5mg/kg,iv(大鼠)	2.0	—	—	7.42	诹访俊男(1988)
	5mg/kg,iv(猴)	2.0	11.4	2.7	4.24	Suwa T(1988)
	5mg/kg,po(猴)	2.0	9.63	2.67	3.61	Suwa T(1988)
回肠 Ileum	5mg/kg,iv(猴)	2.0	11.7	2.7	4.37	Suwa T(1988)
	5mg/kg,po(猴)	2.0	12.1	2.7	4.52	Suwa T(1988)
结肠 Colon	5mg/kg,iv(猴)	2.0	3.61	2.68	1.35	Suwa T(1988)
	5mg/kg,po(猴)	2.0	2.53	2.67	0.95	Suwa T(1988)
腹腔积液 Ascitic fluid	250mg,po,bid	2.0	0.43	0.83±0.18	0.52	Womble AY(2006)
子宫 Uterus	5mg/kg,iv(大鼠)	2.0	—	—	3.79	诹访俊男(1988)
卵巢 Ovary	5mg/kg,iv(大鼠)	2.0	—	—	2.74	诹访俊男(1988)
睾丸 Testis	5mg/kg,iv(猴)	2.0	1.72	2.68	0.64	Suwa T(1988)
	5mg/kg,po(猴)	2.0	1.14	2.67	0.43	Suwa T(1988)
咬肌 Masseter	100mg/kg,po(家兔)	3.0～8.0	2.53±0.81	1.11±0.40	2.28	吉位尚(1989)
骨骼肌 Skeletal muscle	5mg/kg,iv(猴)	2.0	3.08	2.68	1.15	Suwa T(1988)
	5mg/kg,po(猴)	2.0	2.01	2.67	0.75	Suwa T(1988)
	250mg,po	0～24.0	—	—	0.42	Traunmüller F(2007)
骨髓 Bone marrow	5mg/kg,iv(猴)	2.0	8.62	2.68	3.22	Suwa T(1988)
	5mg/kg,po(猴)	2.0	13.4	2.7	5.03	Suwa T(1988)

续表

部位	给药方案及病理生理状态	取样时间/h	浓度/(μg/g、μg/ml)或曲线下面积/(μg/g·h、μg/ml·h)		C_t/C_p 或 AUC_t/AUC_p	参考文献
			组织或组织液	血浆		
关节腔滑膜液 Synovial fluid	250mg,po,bid	2.0	0.27±0.06	0.83±0.18	0.33	Womble AY(2006)
皮肤 Skin	100mg/kg,po(大鼠)	0.5～8.0	101.0	57.2	1.77	池田政身(1988)
	250mg,po	2.0	1.47	0.79	1.86	太田みどり(1988)
	200～300mg,po	2.0～4.0	2.49	0.94	2.65	江藤隆史(1988)
	5mg/kg,iv(猴)	2.0	1.86	2.68	0.69	Suwa T(1988)
脓液 Pus	20mg/kg,iv(家兔)	0.3～4.0	0.19	0.40	0.48	宫坂孝弘(1995)
羊水 Amniotic fluid	5mg/kg,iv(大鼠)	2.0	—	—	0.11	诹访俊男(1988)
尿液 Urine	250mg,po,bid	2.0	15.5±11.7	0.8±0.2	18.7	Womble AY(2006)
	300mg,po	2.0	142.4	1.2	115.8	齐藤功(1988)

表 8-6　交沙霉素组织分布

部位	给药方案及病理生理状态	取样时间/h	浓度/(μg/g、μg/ml)或曲线下面积/(μg/g·h、μg/ml·h)		C_t/C_p 或 AUC_t/AUC_p	参考文献
			组织或组织液	血浆		
脑组织 Brain	200mg/kg,po(家兔)	1.0	＜最低检测限	5.75	—	大园卓(1969)
	400mg/kg,po(大鼠)	1.0～24.0	130.2	532.3	0.24	立花章男(1975)
	20mg/kg,po(大鼠)	2.0	＜最低检测限	0.50	—	大久保滉(1969)
房水 Aqueous humor	200mg/kg,po(家兔)	2.0	0.82	1.57	0.52	三国政吉(1969)
	负荷剂量:1000mg,po 维持剂量:500mg,po,q6h	稳态浓度	0.40	2.80	0.14	Carlone NA(1982)
眼睑 Lid	200mg/kg,po(家兔)	2.0	14.1	1.6	8.98	三国政吉(1969)

续表

部位	给药方案及病理生理状态	取样时间/h	浓度/(μg/g、μg/ml)或曲线下面积/(μg/g·h、μg/ml·h)		C_t/C_p 或 AUC_t/AUC_p	参考文献
			组织或组织液	血浆		
结膜 Conjunctiva	200mg/kg,po(家兔)	2.0	12.8	1.6	8.15	三国政吉(1969)
眼外肌 Extraocular muscle	200mg/kg,po(家兔)	2.0	28.3	1.6	18.0	三国政吉(1969)
视网膜 Retina	200mg/kg,po(家兔)	2.0	26.7	1.6	17.0	三国政吉(1969)
	负荷剂量:1000mg,po 维持剂量:500mg,po,q6h	稳态浓度	6.00	2.80	2.14	Carlone NA(1982)
角膜 Cornea	200mg/kg,po(家兔)	2.0	7.60	1.57	4.84	三国政吉(1969)
巩膜 Sclera	200mg/kg,po(家兔)	2.0	2.00	1.57	1.27	三国政吉(1969)
玻璃体 Vitreous body	200mg/kg,po(家兔)	2.0	0.42	1.57	0.27	三国政吉(1969)
睫状体 Ciliary body	200mg/kg,po(家兔)	2.0	5.90	1.57	3.76	三国政吉(1969)
泪液 Lacrimal fluid	负荷剂量:1000mg,po 维持剂量:500mg,po,q6h	稳态浓度	2.30	2.80	0.82	Carlone NA(1982)
牙龈 Gingiva	600mg,po	1.5	1.21	0.73	1.66	秋元芳明(1983)
	600mg,po	峰浓度	—	—	1.91	紫田朝美(1983)
	500mg/kg,po(大鼠)	0.5～8.0	16.9	7.7	2.18	近内寿胜(1972)
	500mg/kg,po(大鼠)	0.5～8.0	41.4	15.6	2.66	宫地繁(1975)
牙髓 Dental pulp	500mg/kg,po(大鼠)	0.5～8.0	9.38	7.74	1.21	近内寿胜(1972)
	500mg/kg,po(大鼠)	0.5～8.0	27.7	15.6	1.77	宫地繁(1975)
牙囊 Dental follicle	600mg,po	1.5	0.74	0.51	1.45	秋元芳明(1983)
囊肿壁 Cyst wall	600mg,po	峰浓度	—	—	1.30	紫田朝美(1983)
牙床 Gum	500mg,po,qid	2.0～2.5	0.43～0.50	1.47	0.29～0.34	Fraschini F(1982)
唾液 Saliva	400mg,po	1.0	0.15	0.34	0.44	Shiiki K(1987)

续表

部位	给药方案及病理生理状态	取样时间/h	浓度/(μg/g、μg/ml)或曲线下面积/(μg/g·h、μg/ml·h)		C_t/C_p 或 AUC_t/AUC_p	参考文献
			组织或组织液	血浆		
唾液 Saliva	500mg,po,qid	—	1.03	—	1.00～1.50	Strausbaugh LJ(1976)
舌 Tongue	500mg/kg,po(大鼠)	0.5～8.0	15.7	7.7	2.02	近内寿胜(1972)
	500mg/kg,po(大鼠)	0.5～8.0	36.0	15.6	2.30	宫地繁(1975)
颌下淋巴结 Submaxillary lymph node	500mg/kg,po(大鼠)	0.5～8.0	26.4	7.7	3.41	近内寿胜(1972)
	500mg/kg,po(大鼠)	0.5～8.0	71.6	15.6	4.59	宫地繁(1975)
扁桃体 Tonsil	500mg,po	1.0	13.7	1.8	7.54	Carlone NA(1982)
	800mg,po	2.0	1.50	0.55	2.73	岩泽武彦(1969)
上颌窦黏膜 Maxillary sinus mucosa	800mg,po	2.0	2.60	1.40	1.86	岩泽武彦(1969)
颌下腺 Submaxillary gland	500mg/kg,po(大鼠)	0.5～8.0	48.6	7.7	6.28	近内寿胜(1972)
	500mg/kg,po(大鼠)	0.5～8.0	84.7	15.6	5.43	宫地繁(1975)
鼻窦分泌液 Sinonasal secretion	1000mg,po,bid	3.0	2.80	0.91	3.07	Bergogne-Bérézin E (1985)
腺样体 Adenoid	1000mg,po,bid	3.0	1.65	0.45	3.55	Bergogne-Bérézin E (1985)
颌骨 Jaw	600mg,po	峰浓度	—	—	1.32	紫田朝美(1983)
	600mg,po	1.5	0.86	0.73	1.18	秋元芳明(1983)
	500mg,po,qid	2.0～2.5	0.57	1.47	0.40	Fraschini F(1982)
腮腺 Parotid gland	500mg/kg,po(大鼠)	0.5～8.0	67.0	7.7	8.66	近内寿胜(1972)
	500mg/kg,po(大鼠)	0.5～8.0	161.4	15.6	10.4	宫地繁(1975)
耳分泌液 Otorrhea	1000mg,po,bid(急性中耳炎)	3.0	1.24	0.55	2.25	Bergogne-Bérézin E (1985)

续表

部位	给药方案及病理生理状态	取样时间/h	浓度/(μg/g、μg/ml)或曲线下面积/(μg/g·h、μg/ml·h)		C_t/C_p 或 AUC_t/AUC_p	参考文献
			组织或组织液	血浆		
耳分泌液 Otorrhea	1000mg，po，bid(慢性中耳炎)	3.0	0.97	1.95	0.49	Bergogne-Bérézin E (1985)
	1000mg，po，bid(重症中耳炎)	3.0	1.88	0.45	4.17	Bergogne-Bérézin E (1985)
甲状腺 Thyroid gland	200mg/kg，po(家兔)	1.0	8.36	5.75	1.45	大园卓(1969)
肺组织 Pulmonary tissue	1000mg，po	2.0～3.0	3.68	1.29	2.85	Wildfeuer A(1985)
	400mg，po	1.0	44.0	9.3	4.75	大园卓(1969)
	400mg，po	4.0	9.57	2.07	4.62	大园卓(1969)
	200mg/kg，po(家兔)	1.0	30.3	5.8	5.26	大园卓(1969)
	400mg/kg，po(大鼠)	1.0～24.0	4595	532.3	8.63	立花章男(1975)
	20mg/kg，po(大鼠)	1.0	4.70	1.30	3.62	大久保滉(1969)
	200mg/kg，po，qd(×22 剂)(比格犬)	稳态浓度	57.2	6.6	8.67	Tachibana A(1974)
	200mg/kg，po(大鼠)	1.0～6.0	12.5	3.1	4.05	荒谷春惠(1974)
支气管分泌液 Bronchial exudate	1000mg，po	1.0～2.0	0.35～0.52	1.24～1.74	0.30	Pierre J(1985)
痰液 Sputum	1000mg，po	1.0	0.52	1.74	0.30	Bergogne-Bérézin E (1986)
	1000mg，po	4.0	0.27	0.55	0.49	Bergogne-Bérézin E (1986)
	1000mg，po	1.0	0.8～1.0	3.3～3.8	0.23～0.26	Fraschini F(1982)
	500mg，po	1.0	0.45～0.53	1.36～1.75	0.30～0.33	Fraschini F(1982)
胸腺 Thymus	200mg/kg，po(家兔)	1.0	7.66	5.75	1.33	大园卓(1969)

部位	给药方案及病理生理状态	取样时间/h	浓度/(μg/g、μg/ml)或曲线下面积/(μg/g·h、μg/ml·h)		C_t/C_p 或 AUC_t/AUC_p	参考文献
			组织或组织液	血浆		
心脏组织 Cardiac tissue	200mg/kg,po(家兔)	1.0	23.5	5.8	4.08	大园卓(1969)
	400mg/kg,po(大鼠)	1.0～24.0	1361	532.3	2.56	立花章男(1975)
胃 Stomach	200mg/kg,po(家兔)	峰浓度	10.4	5.8	1.81	大园卓(1969)
肝组织 Hepatic tissue	200mg/kg,po(家兔)	1.0	23.8	5.8	4.14	大园卓(1969)
	400mg/kg,po(大鼠)	1.0～24.0	3990	532.3	7.49	立花章男(1975)
	200mg/kg,po,qd(×22 剂)(比格犬)	稳态浓度	53.8	6.6	8.15	Tachibana A(1974)
胆汁 Bile	200mg/kg,po(家兔)	1.0	550.0	5.8	95.7	大园卓(1969)
	100mg/kg,po(比格犬)	2.0～3.0	55.0～210.0	—	>100	正下启明(1969)
	20mg/kg,iv(比格犬)	峰浓度	290.0～370.0	5.9～7.1	50.8	正下启明(1969)
	20mg/kg,iv(家兔)	1.0	195.0	—	≈200	柴田清人(1969)
	20mg/kg,iv(家兔)	1.0	60.0	0.9	66.7	大久保滉(1969)
脾 Spleen	200mg/kg,po(家兔)	1.0	31.9	5.8	5.55	大园卓(1969)
	400mg,po	1.0	25.1	9.3	2.71	大园卓(1969)
	400mg,po	4.0	15.8	2.1	7.61	大园卓(1969)
	400mg/kg,po(大鼠)	1.0～24.0	4274	532.3	8.03	立花章男(1975)
	20mg/kg,po(大鼠)	2.0	4.80	0.50	9.60	大久保滉(1969)
	200mg/kg,po,qd(×22 剂)(比格犬)	稳态浓度	51.2	6.6	7.76	Tachibana A(1974)
肾脏 Kidney	400mg,po	1.0	45.7	9.3	4.93	大园卓(1969)
	400mg,po	3.0	30.6	4.6	6.72	大园卓(1969)
	200mg/kg,po(家兔)	1.0	34.5	5.6	6.01	大园卓(1969)
	400mg/kg,po(大鼠)	1.0～24.0	3357	532.3	6.30	立花章男(1975)

续表

部位	给药方案及病理生理状态	取样时间/h	浓度/(μg/g、μg/ml)或曲线下面积/(μg/g·h、μg/ml·h)		C_t/C_p 或 AUC_t/AUC_p	参考文献
			组织或组织液	血浆		
肾脏 Kidney	20mg/kg,po(大鼠)	2.0	2.70	0.50	5.40	大久保滉(1969)
	200mg/kg,po,qd(×22 剂)(比格犬)	稳态浓度	15.0	6.6	2.27	Tachibana A(1974)
胰腺组织 Pancreatic tissue	200mg/kg,po(家兔)	1.0	4.32	5.75	0.75	大园卓(1969)
肠道 Intestine	100mg/kg,po(大鼠)	1.0～3.0	13.3～70.0	0.2～0.4	>31.0	正下启明(1969)
十二指肠 Duodenum	200mg/kg,po(大鼠)	1.0～6.0	60.2	3.1	19.6	荒谷春惠(1974)
回肠 Ileum	200mg/kg,po(大鼠)	1.0～6.0	40.6	3.1	13.2	荒谷春惠(1974)
前列腺组织 Prostatic tissue	500mg,po,tid	2.0	5.00	—	5.00～7.00	Fagioli A(1982)
睾丸 Testis	200mg/kg,po(家兔)	峰浓度	7.40	5.75	1.29	大园卓(1969)
骨骼肌 Skeletal muscle	400mg/kg,po(大鼠)	1.0～24.0	950.5	532.3	1.79	立花章男(1975)
	200mg/kg,po(大鼠)	1.0～6.0	8.81	3.08	2.86	荒谷春惠(1974)
	200mg/kg,po(家兔)	1.0	4.25	5.75	0.74	大园卓(1969)
骨组织 Bone tissue	500mg,po,qid	1.5～3.5	1.00	1.20	0.83	Fraschini F(1982)
骨髓 Bone marrow	200mg/kg,po(家兔)	1.0	7.15	5.75	1.24	大园卓(1969)
皮肤 Skin	400mg/kg,po(大鼠)	1.0～24.0	1514	532.3	2.84	立花章男(1975)
组织间隙液 Interstitial fluid	500mg,po	2.0	0.26	0.60	0.43	Magliulo E(1982)
	1000mg,po	4.0	0.93	1.26	0.73	Magliulo E(1982)
皮肤水疱液 Skin blister	1000mg,po	1.0	0.58	2.40	0.24	Nicoletti P(1983)
乳汁 Milk	500mg,po	1.0～6.0	2.41	2.58	0.93	高田道夫(1969)
羊水 Amniotic fluid	500mg,po	1.0	0.15	0.51	0.29	高田道夫(1969)
尿液 Urine	100mg/kg,po(比格犬)	2.0～3.0	6.00～7.60	1.20	5.67	正下启明(1969)

续表

部位	给药方案及病理生理状态	取样时间/h	浓度/(μg/g、μg/ml)或曲线下面积/(μg/g・h、μg/ml・h)		C_t/C_p 或 AUC_t/AUC_p	参考文献
			组织或组织液	血浆		
尿液 Urine	20mg/kg,iv(比格犬)	峰浓度	71.0～270.0	5.9～7.1	12.2～38.0	正下启明(1969)

表 8-7A ^{14}C-罗他霉素组织分布(健康受试大鼠,200mg/kg,po)[a,b]

部位	AUC_t/AUC_p	组织或组织液浓度/(μg/g 或 μg/ml)					
		0.5h	1.0h	2.0h	4.0h	6.0h	24.0h
血浆 Plasma	1.00	10.5±3.07	36.0±3.34	34.0±3.24	21.2±1.25	13.4±1.65	6.36±1.09
全血 Blood	0.67	7.57±2.45	24.8±3.24	23.3±3.38	15.1±1.67	7.93±0.50	4.99±0.77
脑组织 Brain	0.23	5.62±1.72	5.78±1.14	6.85±2.78	3.73±1.37	2.36±0.46	2.80±0.26
脑垂体 Hypophysis	2.58	14.2±3.80	60.0±5.29	34.1	43.3±3.93	42.9±2.26	21.6±4.21
眼球 Eye-ball	0.29	4.78±0.61	9.11±1.87	6.91±2.98	4.80±0.61	3.57±0.48	2.89±0.41
泪腺 Lacrimal gland	1.78	7.42±1.92	35.3±0.89	40.2±16.2	35.7±2.66	28.9±2.39	12.2±0.78
颌下腺 Submaxillary gland	1.54	8.06±1.03	20.1±0.76	41.1±17.2	36.1±0.83	22.0±0.72	12.7±1.22
腮腺 Parotid gland	1.19	5.08±1.93	14.1±2.35	27.4±8.68	20.4±3.54	17.2±1.40	11.9±2.96
舌下腺 Sublingual gland	1.31	5.35±1.30	22.0±0.90	26.3±5.17	26.0±3.61	16.7±3.62	15.1±2.16
甲状腺 Thyroid	1.63	13.8±4.70	33.4±4.52	40.6±16.6	26.7±0.96	26.2±1.94	12.0±1.03
心脏组织 Cardiac tissue	0.66	7.42±3.56	11.6±0.07	17.1±4.08	12.2±1.25	7.30±0.51	8.09±2.71
胸腺 Thymus	1.15	5.44±1.58	12.1±0.49	20.2±5.89	16.2±2.09	15.7±1.86	14.6±2.45
气管 Trachea	0.99	12.2±1.38	42.0±8.55	27.7±9.27	17.7±0.70	12.4±0.57	8.37±1.11
肺组织 Pulmonary tissue	1.09	6.57±0.75	23.9±1.93	26.8±5.47	21.3±1.80	14.3±0.98	10.7±1.71
肝组织 Hepatic tissue	4.24	48.7±7.10	140.4±8.74	138.1±40.8	102.9±1.89	50.0±2.54	33.7±6.05
脾 Spleeen	2.29	9.68±0.77	32.2±1.83	53.1±18.3	39.7±6.21	36.2±2.50	19.0±2.99

续表

部位	AUC_t/AUC_p	组织或组织液浓度/(μg/g 或 μg/ml)					
		0.5h	**1.0h**	**2.0h**	**4.0h**	**6.0h**	**24.0h**
胃 Stomach	46.1	9482±2743	6844±845.5	850.9±574.8	616.5±67.4	397.2±175.3	57.0±5.00
肾脏 Kidney	2.12	17.4±4.55	53.6±0.75	60.5±20.2	41.7±6.25	27.3±3.87	19.4±3.50
肾上腺 Adrenal gland	1.67	8.44±2.76	29.3±1.38	50.5±14.6	27.4±2.00	20.9±2.53	17.8±1.54
胰腺组织 Pancreatic tissue	1.19	10.3±1.74	41.4±14.3	51.9±34.1	20.7±2.01	14.2±1.19	8.73±1.11
十二指肠 Duodenum	10.5	1775±1749	862.2±234.2	556.4±51.0	130.6±68.9	79.3±8.59	35.5±9.07
空肠 Jejunum	22.3	1621±251.4	2108±369.4	1160±345.0	505.1±296.0	105.8±38.8	135.6±155.2
回肠 Ileum	107.6	974.1±442.7	3802±641.9	8345±574.6	5048±1638	784.2±269.1	31.0±6.79
大肠 Large intestine	166.8	30.2±22.6	29.2±11.1	306.2±186.8	2893±186.8	3845±1047	856.1±988.8
膀胱 Urinary bladder	0.57	3.60±0.65	7.25±2.09	14.6	11.4±1.04	6.31±0.16	7.27±2.20
前列腺组织 Prostatic tissue	0.78	3.50±0.72	16.3±0.73	14.2±4.35	12.4±2.51	10.6±1.00	8.96±2.08
睾丸 Testis	0.46	0.87±0.25	5.29±0.15	6.48±2.17	6.68±1.19	6.38±0.48	6.12±0.21
附睾组织 Epididymal tissue	0.57	2.22±1.03	8.90±0.84	11.0±3.80	10.1±0.90	8.54±0.72	5.51±0.65
包皮腺 Preputial gland	1.05	4.09±2.38	13.9±0.34	20.6±7.95	14.3±3.14	14.5±3.60	12.7±3.87
精囊 Seminal vesicle	0.85	4.64±1.98	14.6±0.22	26.0±5.69	14.0±1.36	10.1±1.40	9.55±1.69
股骨 Femur	0.76	5.04±2.18	9.80±3.13	8.75	12.3±4.87	15.21±2.93	4.35±0.65
骨髓 Bone marrow	4.12	16.2±1.86	56.1±6.72	50.1±18.0	54.0±9.89	58.4±28.2	53.4±11.9
骨骼肌 Muscle	0.41	2.70±0.58	7.36±1.22	12.4±4.19	9.80±1.38	4.99±0.11	3.71±0.74
皮肤 Skin	0.57	3.17±1.02	10.8±3.42	14.3±4.14	13.5±1.99	7.53±0.53	5.17±0.56
脂肪 Fat	0.26	1.20±0.28	4.44±0.29	6.98±5.09	5.08±0.81	3.36±0.86	2.66±0.64
淋巴结 Lymph node	1.29	5.47±1.15	25.8±2.18	26.7±9.78	23.1±3.66	18.1±1.34	12.9±2.05
血浆 Plasma	1.00	16.2±2.40	25.1±2.25	31.7±1.71	25.4±3.10	—	9.41±0.54

续表

部位	AUC_t/AUC_p	组织或组织液浓度/(μg/g 或 μg/ml)					
		0.5h	1.0h	2.0h	4.0h	6.0h	24.0h
卵巢 Ovary	1.01	12.6±0.19	19.9±1.13	26.0±1.21	20.5±0.90	—	16.6±0.34
子宫 Uterus	1.03	16.3±3.02	18.8±1.33	26.2±1.37	21.2±2.61	—	16.6±0.49
羊水 Amniotic fluid	0.11	2.59±0.34	2.86±0.25	5.40±0.53	2.55±0.30	—	0.90±0.34

a:铃木忠清,酒井敦史,森下真孝,等. ^{14}C 标识ロキタマイシンの体内动态に关する研究Ⅰ.ラット单回投与時の吸收,分布,代谢,排泄. The Japanese Journal of Antibiotics,1987,40(3):499-518.

b:铃木忠清,酒井敦史,森下真孝,等. ^{14}C 标识ロキタマイシンの体内动态に关する研究Ⅲ.ラットにおける胎盤通過性及び乳汁移行性の研究. The Japanese Journal of Antibiotics,1987,40(3):531-538.

表 8-7B 罗他霉素组织分布

部位	给药方案及病理生理状态	取样时间/h	浓度/(μg/g、μg/ml)或曲线下面积/(μg/g·h、μg/ml·h)		C_t/C_p 或 AUC_t/AUC_p	参考文献
			组织或组织液	血浆		
扁桃体 Tonsil	600mg,po	峰浓度	0.86	1.24	0.69	木下治二(1984)
	400mg,po	2.0	—	—	0.80～1.00	杉田麟也(1984)
牙龈 Gingiva	400mg,po	1.0	0.53	0.68	0.80	田口雅史(1984)
唾液 Saliva	400mg,po	0.5～1.0	0.23～0.28	0.95～1.15	0.24	金子明宽(1984)
颌骨 Jaw	400mg,po	1.0	<0.33	0.45	<0.73	田口雅史(1984)
心脏组织 Cardiac tissue	50mg/kg,po(比格犬)	0.5～8.0	24.5	18.2	1.35	酒井敦史(1987)
	200mg/kg,po(大鼠)	0～4.0	5.50	4.70	1.17	酒井敦史(1984)
肺组织 Pulmonary tissue	50mg/kg,po(比格犬)	0.5～8.0	39.4	18.2	2.16	酒井敦史(1987)
	200mg/kg,po(大鼠)	0～4.0	8.95	4.70	1.90	酒井敦史(1984)
痰液 Sputum	600mg,po	峰浓度	0.21	0.46	0.46	小森宗敬(1984)
	200mg,po	—	0.18	0.38～0.52	0.40	松本庆藏(1984)

续表

部位	给药方案及病理生理状态	取样时间/h	浓度/(μg/g、μg/ml)或曲线下面积/(μg/g·h、μg/ml·h)		C_t/C_p 或 AUC_t/AUC_p	参考文献
			组织或组织液	血浆		
肝组织 Hepatic tissue	50mg/kg,po(比格犬)	0.5～8.0	290.5	18.2	16.0	酒井敦史(1987)
	200mg/kg,po(大鼠)	0～4.0	51.9	4.7	11.0	酒井敦史(1984)
脾 Spleen	50mg/kg,po(比格犬)	0.5～8.0	95.1	18.2	3.70	酒井敦史(1987)
肾脏 Kidney	50mg/kg,po(比格犬)	0.5～8.0	103.4	18.2	5.68	酒井敦史(1987)
	200mg/kg,po(大鼠)	0～4.0	15.4	4.7	3.28	酒井敦史(1984)
前列腺组织 Prostatic tissue	50mg/kg,po(比格犬)	0.5～8.0	52.8	18.2	2.90	酒井敦史(1987)
子宫 Uterus	50mg/kg,po(比格犬)	0.5～8.0	10.9	18.2	0.60	酒井敦史(1987)
皮肤 Skin	400mg,po	0.5～1.5	0.35	0.86	0.41	渡边晋一(1984)
	50mg/kg,po(比格犬)	0.5～8.0	7.8	18.2	0.43	酒井敦史(1987)
尿液 Urine	10mg/kg,po	峰浓度	>5.87	0.39	>15.0	本广孝(1988)
	10mg/kg,po	峰浓度	11.9	0.5	23.8	岩井直一(1988)

表 8-8　乙酰螺旋霉素组织分布

部位	给药方案及病理生理状态	取样时间/h	浓度/(μg/g、μg/ml)或曲线下面积/(μg/g·h、μg/ml·h)		C_t/C_p 或 AUC_t/AUC_p	参考文献
			组织或组织液	血浆		
脑脊液 Cerebrospinal fluid	1000mg,po	3.0～6.0	<最低检测限	1.28	—	柴田清人(1966)
脑组织 Brain	100mg/kg,po(大鼠)	2.0	<最低检测限	2.67	—	藤本安男(1966)
房水 Aqueous humor	200mg/kg,po(家兔)	0～8.0	14.4	61.8	0.23	三国政吉(1966)
	200mg/kg,po(家兔)	5.0	3.6	14.4	0.25	三国政吉(1966)

续表

部位	给药方案及病理生理状态	取样时间/h	浓度/(μg/g、μg/ml)或曲线下面积/(μg/g·h、μg/ml·h)		C_t/C_p 或 AUC_t/AUC_p	参考文献
			组织或组织液	血浆		
结膜 Conjunctive	200mg/kg,po(家兔)	5.0	75.2	14.4	5.22	三国政吉(1966)
眼外肌 Extraocular muscle	200mg/kg,po(家兔)	5.0	99.5	14.4	6.63	三国政吉(1966)
角膜 Cornea	200mg/kg,po(家兔)	5.0	96.7	14.4	6.71	三国政吉(1966)
巩膜 Sclera	200mg/kg,po(家兔)	5.0	37.6	14.4	2.61	三国政吉(1966)
晶状体 Lens	200mg/kg,po(家兔)	5.0	25.6	14.4	1.78	三国政吉(1966)
视网膜 Retina	200mg/kg,po(家兔)	5.0	48.1	14.4	3.34	三国政吉(1966)
玻璃体 Vitreous body	200mg/kg,po(家兔)	5.0	0.3	14.4	0.02	三国政吉(1966)
颌骨 Jaw	200mg/kg,po(大鼠)	1.0～24.0	129.8	49.9	2.60	林一(1967)
	200mg/kg,po(家兔)	1.0～24.0	129.5	71.0	1.82	林一(1967)
唾液腺 Salivary gland	200mg/kg,po(大鼠)	1.0～24.0	499.1	49.9	10.0	林一(1967)
	200mg/kg,po(家兔)	1.0～24.0	935.0	71.0	13.2	林一(1967)
颌下淋巴结 Submaxillary lymph node	200mg/kg,po(大鼠)	1.0～24.0	285.8	49.9	5.73	林一(1967)
舌 Tongue	200mg/kg,po(大鼠)	1.0～24.0	190.2	49.9	3.82	林一(1967)
	200mg/kg,po(家兔)	1.0～24.0	211.4	71.0	2.98	林一(1967)
咬肌 Masseter	200mg/kg,po(大鼠)	1.0～24.0	155.9	49.9	3.13	林一(1967)
	200mg/kg,po(家兔)	1.0～24.0	124.8	71.0	1.76	林一(1967)
肺组织 Pulmonary tissue	200mg/kg,po(大鼠)	5.0	154.0	6.0	25.7	高平泛志(1966)
	80mg/kg,po(大鼠)	2.5	20.7	0.9	23.0	Shi XG(2004)
	100mg/kg,po(大鼠)	1.0	9.00	0.66	13.6	藤本安男(1966)
	500mg/kg,po(小鼠)	3.0～6.0	64.0～112.0	5.5	11.6～20.4	中泽昭三(1967)

续表

部位	给药方案及病理生理状态	取样时间/h	浓度/(μg/g、μg/ml)或曲线下面积/(μg/g·h、μg/ml·h)		C_t/C_p 或 AUC_t/AUC_p	参考文献
			组织或组织液	血浆		
肺组织 Pulmonary tissue	500mg/kg，po(大鼠)	3.0	26.4	2.9	9.23	张南薰(1966)
胸腔积液 Pleural fluid	200mg，po	6.0	0.32～0.92	0.48	0.67～1.92	中川圭一(1966)
支气管分泌液 Bronchial exudate	1000mg，po	1.0	22.0	0.1	183.3	Brook I(1998)
	1000mg，po	6.0	6.00	0.34	17.6	Brook I(1998)
心脏组织 Cardiac tissue	80mg/kg，po(大鼠)	2.5	15.0	0.9	16.7	Shi XG(2004)
肝组织 Hepatic tissue	200mg/kg，po(大鼠)	1.0～24.0	979.8	49.9	19.7	林一(1967)
	200mg/kg，po(大鼠)	5.0	298.0	6.0	49.7	高平泛志(1966)
	100mg/kg，po(大鼠)	1.0	38.5	0.7	58.3	藤本安男(1966)
	80mg/kg，po(大鼠)	2.5	71.7	0.9	79.7	Shi XG(2004)
	500mg/kg，po(小鼠)	3.0～6.0	144.0～187.0	5.5	26.2～34.0	中泽昭三(1967)
	500mg/kg，po(大鼠)	3.0	47.5	2.9	16.6	张南薰(1966)
胆汁 Bile	50mg/kg，im(比格犬)	峰浓度	105.0～178.0	10.2～14.7	10.3～12.0	清水喜八郎(1966)
	500mg，po	6.0	6.80	0.30～0.72	9.44～22.7	藤本安男(1966)
	200mg，po	3.0	＞7.00	0.32～0.74	＞13.2	中川圭一(1966)
	500mg，po	3.0～6.0	≈9.00	1.28	7.03	柴田清人(1966)
胃 Stomach	80mg/kg，po(大鼠)	2.5	31.2	0.9	34.7	Shi XG(2004)
脾 Spleen	200mg/kg，po(大鼠)	5.0	147.0	6.0	24.5	高平泛志(1966)
	80mg/kg，po(大鼠)	2.5	45.3	0.9	50.3	Shi XG(2004)
	500mg/kg，po(小鼠)	3.0～6.0	43.0～125.0	5.5	7.82～22.7	中泽昭三(1967)
	100mg/kg，po(大鼠)	1.0	16.5	0.7	9.85	藤本安男(1966)
	500mg/kg，po(大鼠)	3.0	21.4	2.9	7.48	张南薰(1966)

续表

部位	给药方案及病理生理状态	取样时间/h	浓度/(μg/g、μg/ml)或曲线下面积/(μg/g·h、μg/ml·h)		C_t/C_p 或 AUC_t/AUC_p	参考文献
			组织或组织液	血浆		
肾脏 Kidney	200mg/kg,po(大鼠)	5.0	90.0	6.0	15.0	高平泛志(1966)
	80mg/kg,po(大鼠)	2.5	13.3	0.9	14.8	Shi XG(2004)
	500mg/kg,po(小鼠)	3.0～6.0	27.0～70.0	5.5	5.00～12.7	中泽昭三(1967)
	500mg/kg,po(大鼠)	3.0	13.8	2.9	4.83	张南薰(1966)
胰腺组织 Pancreatic tissue	80mg/kg,po(大鼠)	2.5	43.2	0.9	48.0	Shi XG(2004)
肠道 Intestine	80mg/kg,po(大鼠)	2.5	43.5	0.9	48.3	Shi XG(2004)
腹腔积液 Ascitic fluid	200mg,po	6.0	<最低检测限	0.54	—	中川圭一(1966)
子宫 Uterus	80mg/kg,po(大鼠)	2.5	6.40	0.90	7.11	Shi XG(2004)
卵巢 Ovary	80mg/kg,po(大鼠)	2.5	13.1	0.9	14.6	Shi XG(2004)
肌肉组织 Muscular tissue	200mg/kg,po(大鼠)	1.0～24.0	87.1	49.9	1.75	林一(1967)
	200mg/kg,po(家兔)	1.0～24.0	78.0	71.0	1.10	林一(1967)
	100mg/kg,po(大鼠)	2.0	6.50	2.67	2.43	藤本安男(1966)
	80mg/kg,po(大鼠)	2.5	3.10	0.90	3.44	Shi XG(2004)
骨组织 Bone tissue	200mg/kg,po(大鼠)	1.0～24.0	159.4	49.9	3.20	林一(1967)
髓质骨 Cancellous bone	200mg/kg,po(家兔)	1.0～24.0	462.4	71.0	6.51	林一(1967)
皮质骨 Cortical bone	200mg/kg,po(家兔)	1.0～24.0	33.2	71.0	0.47	林一(1967)
皮肤 Skin	500mg,po	0～6.0	4.04	3.70	1.09	谷奥喜平(1966)
	500mg,po	峰浓度	1.45	1.40	1.04	谷奥喜平(1966)
	150mg/kg,po(家兔)	0～8.0	11.0	17.1	0.64	谷奥喜平(1966)

续表

部位	给药方案及病理生理状态	取样时间/h	浓度/(μg/g、μg/ml)或曲线下面积/(μg/g·h、μg/ml·h)		C_t/C_p 或 AUC_t/AUC_p	参考文献
			组织或组织液	血浆		
脂肪组织 Adipose tissue	80mg/kg，po(大鼠)	2.5	2.30	0.90	2.56	Shi XG(2004)
炎性渗出液 Inflammatory exudate	500mg，po	0～∞	5.40	8.50	0.64	Brook I(1998)
脓液 Pus	500mg，po	6.0	5.85	0.30～0.72	8.13～19.5	藤本安男(1966)
	500mg，po	3.0～6.0	≈9.00	1.28	7.03	柴田清人(1966)
乳汁 Milk	1000mg，po	4.0～8.0	1.00～2.10	0.65～1.26	1.63	青河宽次(1966)
	500mg，po	3.0～6.0	1.70～3.40	1.28	1.33～2.66	柴田清人(1966)
羊水 Amniotic fluid	1000mg，po	3.0～4.0	<最低检测限	1.06～1.45	—	青河宽次(1966)
尿液 Urine	200mg，po	峰浓度	12.5	0.6	19.8	重松俊(1966)
	200mg，po	4.0～6.0	14.4	0.8～1.0	16.3	上田泰(1968)

表 8-9 地红霉素组织分布

部位	给药方案及病理生理状态	取样时间/h	浓度/(μg/g、μg/ml)或曲线下面积/(μg/g·h、μg/ml·h)		C_t/C_p 或 AUC_t/AUC_p	参考文献
			组织或组织液	血浆		
扁桃体 Tonsil	500mg，po(多剂)	4.0	3.60	0.18	20.0	Bergogne-Bérézin E (1993)
	500mg，po(多剂)	14.0	3.47～4.62	0.17～0.20	26.2～37.3	Benson JM(1996)
唾液 Saliva	500mg，po，qd(×5d)	峰浓度	—	—	1.07	Geerdes-Fenge HF (1997)
	500mg，po，qd(×7d)	3.0	0.25	0.25	1.00	Eckernäs SÂ(1991)

部位	给药方案及病理生理状态	取样时间/h	浓度/(μg/g、μg/ml)或曲线下面积/(μg/g·h、μg/ml·h)		C_t/C_p 或 AUC_t/AUC_p	参考文献
			组织或组织液	血浆		
鼻黏膜 Nasal mucosa	500mg,po(多剂)	12.0	1.86	—	>20.0	Bergogne-Bérézin E (1993)
支气管黏膜 Bronchial mucosa	500mg,po,qd(×5d)	2.0～24.0	56.3	8.5	6.62	Matera MG(1997)
	500mg,po,qd(×2～5d)	12.0	1.30～1.70	—	>20.0	Bergogne-Bérézin E (1993)
	500mg,po,qd(×5d)	24.0	6.51±1.44	0.17±0.03	38.3	Leroyer C(1998)
支气管分泌液 Bronchial exudate	500mg,po,qd(×5d)	2.0～24.0	51.4	8.5	6.05	Matera MG(1997)
	500mg,po,qd(×5d)	24.0	1.26±0.30	0.17±0.03	7.41	Leroyer C(1998)
	250mg,po(多剂)	3.0～24.0	11.9	2.7	4.46	Bergogne-Bérézin E (1993)
	500mg,po,qd(×5d)	24.0	2.75	0.44	6.25	Cazzola M(1994)
肺组织 Pulmonary tissue	250mg,po(多剂)	峰浓度	1.58～3.81	—	19.0～40.0	Bergogne-Bérézin E (1993)
肺泡上皮液 Epithelial lining fluid	500mg,po,qd(×5d)	2.0～24.0	45.8	8.5	5.39	Matera MG(1997)
	500mg,po,qd(×5d)	24.0	2.25	0.44	5.11	Cazzola M(1994)
前列腺组织 Prostatic tissue	500mg,iv	12.0	23.9	0.8	31.0	Bergogne-Bérézin E (1993)
	500mg,po,qd(×2d)	15.0	4.06～6.52	0.14～0.19	29.0～34.0	Bergogne-Bérézin E (1993)
组织间隙液 Interstitial fluid	20mg/kg,iv(家兔)	0.5～6.0	3.39	4.88	0.69	Dornbusch K(1999)
粪 Feces	500mg,po,qd(×7d)	3.0	30.0	0.3	120.0	Eckernäs SÂ(1991)

表 8-10　泰利霉素组织分布

部位	给药方案及病理生理状态	取样时间/h	浓度/(μg/g、μg/ml)或曲线下面积/(μg/g·h、μg/ml·h)		C_t/C_p 或 AUC_t/AUC_p	参考文献
			组织或组织液	血浆		
脑组织 Brain	10mg/kg,po(大鼠)	0～72.0	0.36	2.37	0.15	山崎浩子(2003)
脑垂体 Hypophysis	10mg/kg,po(大鼠)	0～72.0	39.9	2.4	16.9	山崎浩子(2003)
泪腺 Lacrimal gland	10mg/kg,po(大鼠)	2.0～24.0	30.9	1.9	16.1	山崎浩子(2003)
中耳黏膜 Middle ear mucosa	600mg,po	3.0～6.0	1.35	0.53	2.36	马场骏吉(2003)
牙龈 Gingiva	600mg,po	3.0～6.0	1.72	—	3.33	佐佐木次郎(2003)
牙龈创面渗出液 Gingival wound exudate	600mg,po	3.0～6.0	1.13	—	2.20	佐佐木次郎(2003)
唾液 Saliva	800mg,po	2.0	2.81	—	2.80～5.60	Shi J(2005)
扁桃体 Tonsil	800mg,po,qd(×4d)	3.0	3.95	1.22	3.40	Gehanno P(2000)
	800mg,po,qd(×4d)	12.0	0.88	0.23	3.83	Gehanno P(2000)
	600mg,po	3.0～6.0	2.62	0.34	7.81	马场骏吉(2003)
鼻窦黏膜 Nasal sinus mucosa	800mg,po	3.0～24.0	25.1	4.3	5.85	Kuehnel TS(2005)
	600mg,po	3.0～6.0	—	—	4.00	Miyamoto N(2000)
	600mg,po	3.0～6.0	1.68	0.40	3.97	马场骏吉(2003)
鼻窦分泌液 Sinonasal secretion	800mg,po	3.0～24.0	4.30	4.27	1.01	Kuehnel TS(2005)
肺组织 Pulmonary tissue	10mg/kg,po(大鼠)	0～72.0	18.4	2.4	7.78	山崎浩子(2003)
肺泡上皮液 Epithelial lining fluid	800mg,po	2.0～12.0	90.8	8.2	11.1	Khair OA(2001)

续表

部位	给药方案及病理生理状态	取样时间/h	浓度/(μg/g、μg/ml)或曲线下面积/(μg/g·h、μg/ml·h)		C_t/C_p 或 AUC_t/AUC_p	参考文献
			组织或组织液	血浆		
肺泡上皮液 Epithelial lining fluid	600mg，po	2.0	4.82	0.74	6.51	Kadota JI(2002)
	600mg，po	8.0	2.20	0.44	5.00	Kadota JI(2002)
	800mg，po	0～24.0	45.5	6.4	7.11	Zhanel GG(2004)
	800mg，po，qd(×5d)	2.0～8.0	4.15～5.35	0.60～1.00	5.35～6.91	Muller-Serieys C (1999)
	800mg，po，qd(×5d)	2.0	3.91	1.06	3.69	Ong CT(2005)
肺泡巨噬细胞 Alveolar macrophages	800mg，po	2.0～12.0	1937	8.2	236.2	Khair OA(2001)
	600mg，po	2.0	34.0	0.7	45.9	Kadota JI(2002)
	600mg，po	8.0	50.0	0.4	113.6	Kadota JI(2002)
支气管黏膜 Bronchial mucosa	800mg，po	2.0～12.0	28.7	8.2	3.50	Khair OA(2001)
痰液 Sputum	600mg，po，qd(×7d)	峰浓度	8.45	1.78	4.75	渡边彰(2003)
胸腺 Thymus	10mg/kg，po(大鼠)	0～72.0	9.50	2.37	4.01	山崎浩子(2003)
心脏组织 Cardiac tissue	10mg/kg，po(大鼠)	0～72.0	7.81	2.37	3.30	山崎浩子(2003)
肝组织 Hepatic tissue	10mg/kg，po(大鼠)	0～72.0	152.6	2.4	64.4	山崎浩子(2003)
胃 Stomach	10mg/kg，po(大鼠)	0～72.0	33.0	2.4	13.9	山崎浩子(2003)
胆汁 Bile	10mg/kg，po(大鼠)	2.0	—	—	>10.0	前田巧(2003)
脾 Spleen	10mg/kg，po(大鼠)	0～72.0	42.0	2.4	17.7	山崎浩子(2003)
肾脏 Kidney	10mg/kg，po(大鼠)	0～72.0	29.8	2.4	12.6	山崎浩子(2003)
肾上腺 Adrenal gland	10mg/kg，po(大鼠)	0～72.0	35.9	2.4	15.1	山崎浩子(2003)
小肠 Small intestine	10mg/kg，po(大鼠)	0～72.0	667.2	2.4	281.5	山崎浩子(2003)
大肠 Large intestine	10mg/kg，po(大鼠)	0～72.0	85.9	2.4	36.2	山崎浩子(2003)

续表

部位	给药方案及病理生理状态	取样时间/h	浓度/(μg/g、μg/ml)或曲线下面积/(μg/g・h、μg/ml・h)		C_t/C_p 或 AUC_t/AUC_p	参考文献
			组织或组织液	血浆		
膀胱 Urinary bladder	10mg/kg,po(大鼠)	0～72.0	11.2	2.4	4.70	山崎浩子(2003)
阴道部 Portio vaginalis	600mg,po	3.0～7.0	1.80	0.51	3.50	Mikamo H(2003)
	600mg,po	3.0～7.0	1.22	0.53	2.30	野口昌良(2005)
卵巢 Ovary	600mg,po	3.0～7.0	1.99	0.51	3.90	Mikamo H(2003)
	600mg,po	3.0～7.0	2.18	0.53	4.11	野口昌良(2005)
子宫颈 Cervix uterus	600mg,po	3.0～7.0	1.97	0.53	3.72	野口昌良(2005)
子宫肌层 Myometrium	600mg,po	3.0～7.0	2.44	0.51	4.78	Mikamo H(2003)
	600mg,po	3.0～7.0	2.61	0.53	4.92	野口昌良(2005)
子宫内膜 Endometrium	600mg,po	3.0～7.0	2.29	0.51	4.49	Mikamo H(2003)
	600mg,po	3.0～7.0	2.37	0.53	4.47	野口昌良(2005)
输卵管 Oviduct	600mg,po	3.0～7.0	2.06	0.51	4.05	Mikamo H(2003)
	600mg,po	3.0～7.0	2.15	0.53	4.06	野口昌良(2005)
睾丸 Testis	10mg/kg,po(大鼠)	0～72.0	3.09	2.37	1.30	山崎浩子(2003)
骨骼肌 Skeletal muscle	10mg/kg,po(大鼠)	0～24.0	4.85	2.37	2.05	山崎浩子(2003)
	800mg,po	0～24.0	0.80	6.10	0.13	Gattringer R(2004)
	800mg,po	5.0	0.08	0.61	0.13	Traunmüller F(2005)
	800mg,po(多剂)	0～24.0	1.2	11.5	0.10	Traunmüller F(2009)
骨组织 Bone tissue	800mg,po	3.0～24.0	6.78	4.27	1.59	Kuehnel TS(2005)
骨髓 Bone marrow	10mg/kg,po(大鼠)	0～72.0	23.9	2.4	10.1	山崎浩子(2003)
淋巴结 Lymph node	10mg/kg,po(大鼠)	0～72.0	20.8	2.4	8.76	山崎浩子(2003)
皮肤 Skin	10mg/kg,po(大鼠)	0～24.0	5.70	2.37	2.41	山崎浩子(2003)

续表

部位	给药方案及病理生理状态	取样时间/h	浓度/(μg/g、μg/ml)或曲线下面积/(μg/g·h、μg/ml·h)		C_t/C_p 或 AUC_t/AUC_p	参考文献
			组织或组织液	血浆		
皮肤 Skin	600mg,po	6.0	0.64	0.38	1.49	荒田次郎(2005)
脂肪组织 Adipose tissue	800mg,po	0～24.0	1.60	6.10	0.26	Gattringer R(2004)
	800mg,po	5.0	0.20	0.61	0.33	Traunmüller F(2005)
	800mg,po(多剂)	0～24.0	2.2	11.5	0.19	Traunmüller F(2009)
皮肤水疱液 Skin blister	600mg,po	0～24.0	5.59	3.97	1.41	Namour F(2002)
	600mg,po	峰浓度	0.44	0.83	0.53	Namour F(2002)
	600mg,po	4.0	—	—	1.38	Sultan E(1999)
	600mg,po	2.0～24.0	5.71	3.13	1.82	Muller-Serieys C (2004)
白细胞 White blood cell	600mg,po	1.0～48.0	854.1	4.8	177.9	Muller-Serieys C (2004)

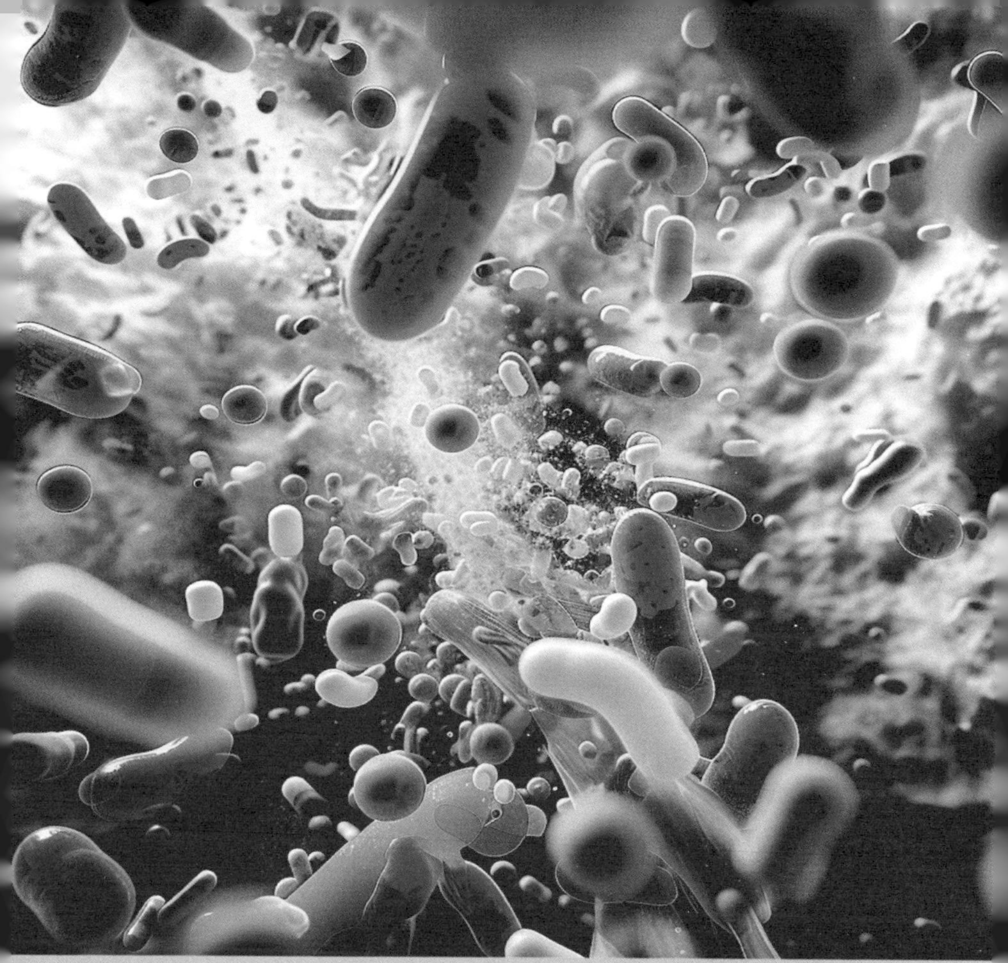

九

氯霉素类

Chloramphenicol and Derivatives

表 9-1 甲砜霉素甘氨酸酯组织分布

部位	给药方案及病理生理状态	取样时间/h	浓度/(μg/g、μg/ml)或曲线下面积/(μg/g·h、μg/ml·h)		C_t/C_p 或 AUC_t/AUC_p	参考文献
			组织或组织液	血浆		
脑脊液 Cerebrospinal fluid	100mg/kg,iv,qd(儿童)(流感嗜血杆菌脑膜炎感染期)	2.0	5.4	10.0～12.0	0.45～0.54	Pfenninger J(1977)
	100mg/kg,iv,qd(儿童)(流感嗜血杆菌脑膜炎恢复期)	2.0	1.0～1.9	10.0～12.0	0.13	Pfenninger J(1977)
心脏组织 Cardiac tissue	100mg/kg,iv(大鼠)	峰浓度	86.8±15.8	72.3	1.20	片山幸一(1970)
肺组织 Pulmonary tissue	15mg/kg,iv(豚鼠)	0～6.0	10.9	10.6	1.03	Drago L(2000)
	100mg/kg,iv(大鼠)	0.5～24.0	195.2	266.5	0.73	片山幸一(1970)
	1000mg,im	稳态浓度	10.0	13.1	0.76	Cambieri F(1970)
	500mg,im	稳态浓度	5.41	5.10	1.06	Cambieri F(1970)
肺泡上皮液 Epithelial lining fluid	—,iv(家猪)	0～5.0	—	—	0.55	Rottbøll LA(2015)
痰液 Sputum	1000mg,im	稳态浓度	4.2～4.9	12.6	0.36	Cambieri F(1970)
肝组织 Hepatic tissue	100mg/kg,iv(大鼠)	峰浓度	47.6±6.7	72.3±14.3	0.66	片山幸一(1970)
	—,iv(山羊)	—	—	—	>1.00	Vinod Kumar
胆汁 Bile	100mg/kg,iv(大鼠)	峰浓度	1545	72.3	21.4	片山幸一(1970)
	1000mg,iv(闭塞性黄疸)	1.0	51.0	42.0	1.21	高田忠敬(1976)
脾 Spleen	100mg/kg,iv(大鼠)	峰浓度	70.9±13.9	72.3	0.98	片山幸一(1970)
肾脏 Kidney	1000mg,iv	2.0	30.1～51.0	7.3～11.3	3.40～7.30	Plomp TA(1978)
	1000mg,iv	2.0	40.4	9.4	4.30	Plomp TA(1981)
	100mg/kg,iv(大鼠)	峰浓度	169.1±21.9	72.3±14.3	2.39	片山幸一(1970)

续表

部位	给药方案及病理生理状态	取样时间/h	浓度/(μg/g、μg/ml)或曲线下面积/(μg/g·h、μg/ml·h)		C_t/C_p 或 AUC_t/AUC_p	参考文献
			组织或组织液	血浆		
输尿管 Ureter	1000mg,iv	2.0	20.8	9.4	2.21	Plomp TA(1981)
膀胱 Urinary bladder	—,iv(山羊)	—	—	—	>1.00	Vinod Kumar
前列腺组织 Prostatic tissue	1000mg,iv	2.0	5.70	8.90	0.63	Plomp TA(1979)
	1000mg,iv	1.0	32.1	20.7	1.55	Plomp TA(1978)
	—,iv(山羊)	—	—	—	>1.00	Vinod Kumar
睾丸 Testis	1000mg,iv	2.0	6.10	8.50	0.71	Plomp TA(1979)
骨组织 Bone tissue	1000mg,iv	2.0	2.40	9.40	0.26	Plomp TA(1981)
骨髓 Bone marrow	2000mg,iv	2.0	19.6～20.0	18.4	1.08	川岛真人(1976)
肌肉组织 Muscular tissue	1000mg,iv	2.0	8.20	9.40	0.85	Plomp TA(1981)
	10mg/kg,po(绵羊)	0～∞	29.3	43.9	0.67	Fang WH(2014)
脂肪组织 Adipose tissue	1000mg,iv	2.0	2.10	9.40	0.22	Plomp TA(1981)
乳汁 Milk	20mg/kg,iv(奶牛)	0.3～12.0	39.5	51.8	0.76	Abdennebi EH(1994)
	25mg/kg,im(奶牛)	0～8.0	—	—	0.92	Mestorino N(1993)
尿液 Urine	100mg/kg,iv(大鼠)	峰浓度	≈900	72.3	12.4	片山幸一(1970)
	500mg,iv	峰浓度	≈400	—	>20.0	柴田清人(1967)

表 9-2 氯霉素组织分布

部位	给药方案及病理生理状态	取样时间/h	浓度/(μg/g、μg/ml)或曲线下面积/(μg/g·h、μg/ml·h)		C_t/C_p 或 AUC_t/AUC_p	参考文献
			组织或组织液	血浆		
脑组织 Brain	—,im(大鼠)	0.3～8.0	—	—	0.24	大久保滉(1954)

部位	给药方案及病理生理状态	取样时间/h	浓度/(μg/g、μg/ml)或曲线下面积/(μg/g · h、μg/ml · h)		C_t/C_p 或 AUC_t/AUC_p	参考文献
			组织或组织液	血浆		
脑脊液 Cerebrospinal fluid	50mg/kg,iv,qd	2.0	—	14.0～23.0	0.28～0.49	Mrongovius R(1982)
	1000mg,iv(无细菌性脑膜炎)	—	—	—	0.21～0.50	Package insert of chloramphenicol injection
	1000mg,iv(细菌性脑膜炎)	—	—	—	0.45～0.89	Package insert of chloramphenicol injection
	12.5～100mg/(kg · d),iv	0.5	10.5±3.5	15.8±5.4	0.69	Friedman CA(1979)
	22mg/kg,po,q8h	2.0	—	—	0.41～0.67	Kelley RS(1951)
角膜 Cornea	负荷剂量:1000mg,po 维持剂量:500mg,po,q6h	稳态浓度	9.1～20.3	8.0～12.5	1.13～1.62	Bleeker GM(1955)
房水 Aqueous humor	负荷剂量:1000mg,po 维持剂量:500mg,po,q6h	稳态浓度	2.4～4.3	8.0～12.5	0.30～0.34	Bleeker GM(1955)
	100mg/kg,iv(家兔)	0～7.0	27.1	98.1	0.28	Mayers M(1991)
	150mg/kg,iv(家兔)	0～2.0	55.3	127.8	0.42	Leopold IH(1950)
	500mg,po	1.0～6.0	32.5	98.5	0.33	Leopold IH(1950)
	50mg/kg,po(家兔)	1.0～3.0	—	—	0.30～0.40	Zakopal J(1969)
玻璃体 Vitreous body	负荷剂量:1000mg,po 维持剂量:500mg,po,q6h	稳态浓度	2.1～3.0	8.0～12.5	0.25	Bleeker GM(1955)
	150mg/kg,iv(家兔)	0～2.0	34.8	127.8	0.27	Leopold IH(1950)
	500mg,po	1.0～6.0	31.8	98.5	0.32	Leopold IH(1950)
颌骨 Jaw	—,iv	0～2.0	—	—	0.88	服部孝范(1965)
舌 Tongue	—,iv	0～2.0	—	—	0.45	服部孝范(1965)
心脏组织 Cardiac tissue	100mg/kg,iv(大鼠)	0.5～24.0	395.3	170.7	2.32	片山幸一(1970)

续表

部位	给药方案及病理生理状态	取样时间/h	浓度/(μg/g、μg/ml)或曲线下面积/(μg/g·h、μg/ml·h)		C_t/C_p 或 AUC_t/AUC_p	参考文献
			组织或组织液	血浆		
肺组织 Pulmonary tissue	100mg/kg,iv(大鼠)	0.5～24.0	423.2	170.7	2.48	片山幸一(1970)
	—,im(大鼠)	0.3～8.0	—	—	1.59	大久保滉(1954)
	—,im(大鼠)	0～16.0	—	—	>2.50	Gibson DH(1983)
	100mg/kg,po(家兔)	1.0～5.0	8.4	18.9	0.44	谷野正男(1961)
肝组织 Hepatic tissue	100mg/kg,iv(大鼠)	0.5～24.0	192.2	170.7	1.13	片山幸一(1970)
	—,im(大鼠)	0.3～8.0	—	—	1.97	大久保滉(1954)
	100mg/kg,po(家兔)	1.0～5.0	33.4	18.9	1.76	谷野正男(1961)
胆汁 Bile	100mg/kg,iv(大鼠)	峰浓度	4046	74.0	54.7	片山幸一(1970)
	100mg/kg,po(家兔)	1.0～5.0	212.8	18.9	11.3	谷野正男(1961)
脾 Spleen	100mg/kg,iv(大鼠)	0.5～24.0	327.0	170.7	1.92	片山幸一(1970)
	—,im(大鼠)	0.3～8.0	—	—	1.29	大久保滉(1954)
	100mg/kg,po(家兔)	1.0～5.0	8.4	18.9	0.44	谷野正男(1961)
肾脏 Kidney	100mg/kg,iv(大鼠)	0.5～24.0	292.4	170.7	1.71	片山幸一(1970)
	—,im(大鼠)	0.3～8.0	—	—	1.70	大久保滉(1954)
	100mg/kg,po(家兔)	1.0～5.0	22.3	18.9	1.20	谷野正男(1961)
胰腺组织 Pancreatic tissue	1000mg,iv	—	4.5	10.9	0.41	须川畅一(1988)
胰液 Pancreatic juice	1000mg,iv	—	5.7	13.9	0.41	须川畅一(1988)
	1000mg,iv(比格犬)	峰浓度	—	—	0.55～1.28	深谷一太(1972)
肠液 Intestinal juice	200mg/kg,iv(家兔)	峰浓度	—	—	0.50～0.90	深谷一太(1972)
睾丸 Testis	100mg/kg,iv(大鼠)	0.5～24.0	283.6	170.7	1.66	片山幸一(1970)
骨组织 Bone tissue	20mg/kg,iv(大鼠)	0.5	4.5～6.1	13.6	0.39	Summersgill JT(1982)

续表

部位	给药方案及病理生理状态	取样时间/h	浓度/(μg/g、μg/ml)或曲线下面积/(μg/g·h、μg/ml·h)		C_t/C_p 或 AUC_t/AUC_p	参考文献
			组织或组织液	血浆		
肌肉组织 Muscular tissue	—,im(大鼠)	0.3～8.0	—	—	1.09	大久保滉(1954)
组织间隙液 Interstitial fluid	50mg/kg,iv	峰浓度	5.7～7.5	9.2～10.1	0.56～0.78	Ziv G(1982)
淋巴液 Lymph	50mg/kg,im(比格犬)	0.5～6.0	45.1	75.8	0.59	Acred P(1970)
尿液 Urine	100mg/kg,iv(大鼠)	峰浓度	≈1200	74.0	16.2	片山幸一(1970)
	20mg/kg,iv(马)	3.0	81.5	5.4	15.2	English PB(1959)
	20mg/kg,po(马)	3.0	18.3	1.4	13.3	English PB(1959)
	100mg/kg,po(家兔)	1.0～5.0	202.5	18.9	10.7	谷野正男(1961)

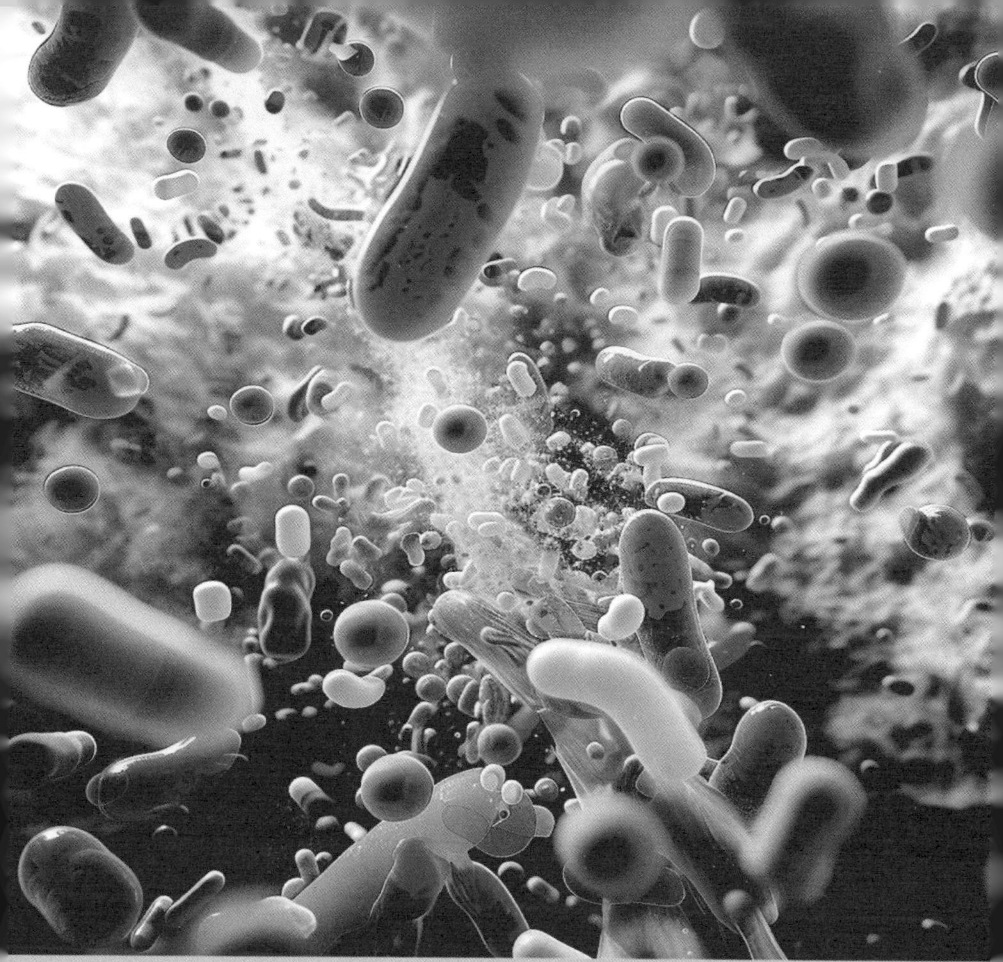

十

糖肽类

Glycopeptides

表 10-1　万古霉素组织分布

部位	给药方案及病理生理状态	取样时间/h	浓度/(μg/g、μg/ml)或曲线下面积/(μg/g·h、μg/ml·h)		C_t/C_p 或 AUC_t/AUC_p	参考文献
			组织或组织液	血浆		
脑脊液 Cerebrospinal fluid	—(无脑膜炎)	—	1.2	11.8	0.11	Caricato A(2006)
	负荷剂量:15mg/kg,po 维持剂量:25～30mg/kg,q12h(无脑膜炎)	—	3.2～3.5	17.8～30.3	0.14	Albanèse J(2000)
	750mg,q12h	—	0.9±0.3	15.9±5.6	0.06～0.09	Nolan CM(1980)
	30mg/kg,iv(家兔)	0.5～2.5	3.9	75.0	0.05	春田恒和(1993)
	—	稳态浓度	3.3	17.6	0.19	Ishikawa M(2018)
	15～17mg/kg,iv,q6h(婴儿)(化脓性脑膜炎)	稳态浓度	2.60～3.30	—	0.10～0.36	武市知己(2005)
	30mg/kg,iv(脑室炎)	稳态浓度	5.2	34.9	0.19	Tuon FF(2021)
	1000mg,iv(细菌性脑膜炎)	稳态浓度	—	—	0.19～0.26	Cai Y(2018)
	负荷剂量:15mg/kg,po 维持剂量:25～30mg/kg,q12h (脑膜炎)	—	6.2～11.1	18.5～36.2	0.29～0.48	Albanèse J(2000)
	500mg,iv,q6h(细菌性脑膜炎)	—	3.6±1.6	13.4±5.4	0.29	Wang Q(2017)
	负荷剂量:15mg/kg,po 维持剂量:25～30mg/kg,q12h (脑室炎)	—	6.8	22.7	0.30	Ricard JD(2007)
房水 Aqueous humor	500mg,iv	0.8	<0.8	11.0～17.0	<0.06	Macllwaine WA(1974)
	45mg/kg,iv(家兔)(健康受试动物)	1.0～4.0	9.4	303.0	0.03	Pryor JG(1962)
	45mg/kg,iv(家兔)(角膜炎)	1.0～4.0	30.5	303.0	0.10	Pryor JG(1962)

续表

部位	给药方案及病理生理状态	取样时间/h	浓度/(μg/g、μg/ml)或曲线下面积/(μg/g·h、μg/ml·h)		C_t/C_p 或 AUC_t/AUC_p	参考文献
			组织或组织液	血浆		
玻璃体 Vitreous body	15mg/kg,iv	—	0.2～0.4	18.8～20.4	0.01～0.02	Ahmed S(2014)
心肌 Myocardium	15mg/kg,iv	2.2	14.5～19.7	17.0～18.0	0.83～1.13	Martin C(1994)
心耳 Cardiac auricle	15mg/kg,iv	2.2	16.2	17.0～18.0	0.93	Martin C(1994)
瓣膜 Valves	15mg/kg,iv	2.2	10.1～11.2	17.0～18.0	0.58～0.64	Martin C(1994)
	15mg/kg,iv	**0.5～7.0**	**19.0**	**49.0**	**0.39**	**Daschner FD(1987)**
心包液 Pericardial fluid	500mg,iv(多剂)	3.0	6.70±1.30	8.60±1.40	0.78	Geraci JE(1957)
	15mg/kg,iv	2.2	17.0	17.0～18.0	0.97	Martin C(1994)
肺组织 Pulmonary tissue	**1000mg,iv**	**1.0～12.0**	**39.8**	**122.7**	**0.32**	**Cruciani M(1996)**
肺泡上皮液 Epithelial lining fluid	15mg/kg,iv(多剂)	—	4.5±2.3	24.0±10.0	0.19	Lamer C(1993)
	1000mg,iv,q12h(×9 剂)	**0～24.0**	**92.0**	**367.0**	**0.25**	**Kiem S(2014)**
	1000mg,iv,q12h(×9 剂)	4.0	5.3±1.5	19.8±3.7	0.27	Rodvold KA(2004)
	1000mg,iv,q12h(×9 剂)	12.0	2.40±0.70	5.10±1.70	0.47	Rodvold KA(2004)
	15mg/kg,iv(×9 剂)	**1.0～24.0**	—	—	**0.41**	**Lodise TP(2011)**
胸腔积液 Pleural fluid	500mg,iv	1.8	2.40	7.20	0.33	Geraci JE(1957)
	500mg,iv(×4 剂)	3.0	4.30	7.20	0.54	Geraci JE(1957)
	15mg/kg,iv	**0～8.0**	—	—	**0.61**	**Teixeira LR(2000)**
	30mg/kg,iv(持续输注)	4.0	12.1±2.9	14.0±4.3	0.88	Byl B(2003)
	30mg/kg,iv(持续输注)	12.0	13.7±3.5	16.0±4.5	0.86	Byl B(2003)
乳房假体外周组织 Periprosthetic breast tissue	1000mg,iv(囊周组织)	8.0	11.1±5.3	6.1±1.5	1.82	Luzzati R(2000)

续表

部位	给药方案及病理生理状态	取样时间/h	浓度/(μg/g、μg/ml)或曲线下面积/(μg/g·h、μg/ml·h)		C_t/C_p 或 AUC_t/AUC_p	参考文献
			组织或组织液	血浆		
胆汁 Bile	500mg,iv	1.0	3.20±0.60	7.60±1.70	0.42	Geraci JE(1957)
腹腔积液 Ascitic fluid	500mg,iv	1.5	3.50±1.40	6.90±0.60	0.52	Geraci JE(1957)
	500mg,iv(多剂)	2.2	10.7±0.9	14.9±8.1	0.72	Geraci JE(1957)
	500mg,iv,tid(×7d)	0~7.0	117.0	154.0	0.76	Wang CH(2021)
皮下软组织 Subcutaneous soft tissue	负荷剂量:1000mg,iv 维持剂量:80~120mg/h,iv(持续输注)(糖尿病患者)	1.0~6.0	18.0	184.0	0.10	Skhirtladze K(2006)
	负荷剂量:1000mg,iv 维持剂量:80~120mg/h,iv(持续输注)(非糖尿病患者)	1.0~6.0	57.3	199.0	0.29	Skhirtladze K(2006)
	1000mg,iv	0.3~7.5	25.8	104.9	0.31	Bue M(2017)
	1000mg,iv	峰浓度	6.6	34.3	0.19	Bue M(2017)
	1000mg,iv(家猪)	0.5~7.5	78.7	131.3	0.60	Bue M(2018)
	—	—	5.4	11.2	0.48	Caricato A(2006)
	—	0~12.0	—	—	0.51	Kipp JO(2021)
肌肉组织 Muscular tissue	40mg/kg,iv(家兔)	1.0	3.8	—	0.09	Komatsu M(2010)
	15mg/kg,iv	峰浓度	3.2	28.9	0.11	Daschner FD(1987)
脂肪组织 Adipose tissue	1000mg,iv(≤70kg);1500mg,iv(>70kg)	2.0	2.4	12.2	0.22	Payne JC(2011)
	15mg/kg,iv	0.5~7.0	16.2	49.0	0.33	Daschner FD(1987)
	15mg/kg,iv	2.2	4.5~7.5	17.5	0.26~0.43	Martin C(1994)
皮肤创面渗出液 Skin wound exudate	—	—	33.5	18.1	1.86	Matthew P(2017)

续表

部位	给药方案及病理生理状态	取样时间/h	浓度/(μg/g、μg/ml)或曲线下面积/(μg/g·h、μg/ml·h)		C_t/C_p 或 AUC_t/AUC_p	参考文献
			组织或组织液	血浆		
髓质骨 Cancellous bone	15mg/kg,iv	1.3	2.3	22.1	0.13	Barziani AL(1988)
	15mg/kg,iv	2.5	3.6	16.8	0.21	Barziani AL(1988)
	1000mg,iv	0.5～7.5	43.9	104.9	0.45	Bue M(2017)
	1000mg,iv	峰浓度	10.8	34.3	0.31	Bue M(2017)
	1000mg,iv(家猪)	0.5～7.5	61.3	131.3	0.46	Bue M(2018)
皮质骨 Cortical bone	15mg/kg,iv	1.3	1.1	22.1	0.07	Barziani AL(1988)
	15mg/kg,iv	2.5	3.5	16.8	0.21	Barziani AL(1988)
	1000mg,iv	0.5～7.5	16.9	104.9	0.17	Bue M(2017)
	1000mg,iv	峰浓度	4.0	34.3	0.12	Bue M(2017)
	1000mg,iv(家猪)	0.5～7.5	33.1	131.3	0.24	Bue M(2018)
	1000mg,iv,q12h	0～24.0	54.3	285.4	0.19	Garazzino S(2008)
脊椎骨 Vertebral	40mg/kg,iv(家兔)	1.0	10.4	77.0	0.14	Komatsu M(2010)
椎间盘纤维环 Annulus fibrosua	40mg/kg,iv(家兔)	1.0	24.1	77.0	0.31	Komatsu M(2010)
椎间盘髓核 Nucleus pulposus	40mg/kg,iv(家兔)	1.0	9.4	77.0	0.12	Komatsu M(2010)
骨髓 Bone marrow	40mg/kg,iv(家兔)	1.0	58.5	77.0	0.76	Komatsu M(2010)
关节腔滑膜液 Synovial fluid	500mg,iv	1.3	5.70±0.90	7.00±1.30	0.81	Geraci JE(1957)
	—	—	10.3±2.5	8.0±3.6	1.29	Moellering RE(1981)
脓液 Pus	1000mg,iv,q12h	—	16.5	21.0	0.79	Robert M(1986)
汗液 Sweat	500mg,iv	—	—	4.70～8.50	<0.03	Brasier N(2021)
尿液 Urine	500mg,iv	0～3.0	823.0	3.3～40.0	20.6～24.1	Geraci JE(1957)

表 10-2A ^{14}C-替考拉宁组织分布(大鼠)[a]

部位	C_t/C_p		组织或组织液浓度 /(μg/g 或 μg/ml)	
	0.25h	**4.0h**	**0.25h**	**4.0h**
血浆 Plasma	1.00	1.00	51.8	14.9
脑组织 Brain	0.02	0.06	1.10	0.90
眼球 Eye-ball	0.04	0.11	2.10	1.70
唾液腺 Salivary gland	0.19	0.27	9.70	4.00
气管 Trachea	0.73	2.02	37.8	30.1
肺组织 Pulmonary tissue	0.39	0.88	20.1	13.1
心脏组织 Cardiac tissue	0.17	0.23	8.80	3.50
胸腺 Thymus	0.08	0.15	4.00	2.30
胃 Stomach	0.17	0.44	8.70	6.60
十二指肠 Duodenum	0.21	0.41	11.0	6.10
肝组织 Hepatic tissue	0.20	0.72	10.2	10.7
胰腺组织 Pancreatic tissue	0.14	0.21	7.10	3.10
脾 Spleen	0.19	0.32	10.1	4.70
肾脏 Kidney	0.79	1.60	40.8	23.9
肾上腺 Adrenal	0.35	0.75	18.2	11.2
性腺 Gonads	0.03	0.13	1.30	1.90
骨 Bone	0.09	0.19	4.60	2.90
骨髓 Bone marrow	0.14	0.32	7.50	4.70
骨骼肌 Skeletal muscle	0.08	0.11	4.10	1.70
皮肤 Skin	0.18	0.50	9.20	7.40

续表

部位	C_t/C_p		组织或组织液浓度 /(μg/g 或 μg/ml)	
	0.25h	**4.0h**	**0.25h**	**4.0h**
脂肪组织 Adipose tissue	0.11	0.14	5.80	2.10

a: Bernareggi A, Cavenaghi L, Assandri A. Pharmacokinetics of [14C]teicoplanin in male rats after single intravenous dose. Antimicrob Agents Chemother, 1986, 30(5): 733-738.

表 10-2B 替考拉宁组织分布

部位	给药方案及病理生理状态	取样时间/h	浓度/(μg/g、μg/ml)或曲线下面积/(μg/g·h、μg/ml·h)		C_t/C_p 或 AUC_t/AUC_p	参考文献
			组织或组织液	血浆		
脑脊液 Cerebrospinal fluid	2mg/(kg·h), iv(家兔)	2.0	<0.7	11.4	<0.06	Stahl JP(1987)
	20mg/kg, iv	2.0	—	—	0.03	Kim KS(1987)
	20mg/kg, iv	8.0	—	—	0.06	Kim KS(1987)
	15mg/kg, iv(家兔)(肺炎链球菌脑膜炎)	0~24.0	12.5	559.8	0.02	Fernandez A(2005)
	5mg/kg, iv(家兔)(细菌性脑膜炎)	0.5	—	35.0±6.9	<0.10	Manquat G(1990)
玻璃体 Vitreous body	600mg, iv	1.0	<0.5	34.4±5.5	<0.01	Briggs MC(1998)
	600mg, iv	12.0	<0.50	6.18±0.78	<0.08	Briggs MC(1998)
房水 Aqueous humor	400~600mg, iv	—	0.56±0.26	—	<0.05	Antoniadou A(1998)
扁桃体 Tonsil	400mg, iv	4.0	9.0	12.0	0.75	Lenders H(1991)
	400mg, iv	16.0	5.00	5.00	1.00	Lenders H(1991)
	5mg/kg, im(儿童)	—	—	—	0.67	Aarons L(1998)
心肌 Myocardium	800mg, iv	1.0	34.3±9.5	36.2±13.4	0.95	Isringhaus H(1992)
	20mg/kg, iv(家兔)	1.0	—	—	0.42	Mghir AS(1998)

部位	给药方案及病理生理状态	取样时间/h	浓度/(μg/g、μg/ml)或曲线下面积/(μg/g·h、μg/ml·h)		C_t/C_p 或 AUC_t/AUC_p	参考文献
			组织或组织液	血浆		
心脏瓣膜 Heart valve	6mg/kg,iv	术中	10.8±1.6	—	>0.50	Martin C(1997)
	12mg/kg,iv	术中	24.8±4.8	—	>0.50	Martin C(1997)
心耳组织 Cardiac auricle	6mg/kg,iv	1.0	70.6±1.7	22.2±0.7	3.70	Michel G(1990)
	12mg/kg,iv	1.0	139.8±2.2	56.5±2.8	2.80	Michel G(1990)
心包 Pericardium	800mg,iv	1.0	26.2±12.4	36.2±13.4	0.72	Isringhaus H(1992)
	12mg/kg,iv(心肺搭桥手术)	术前	22.4	47.3	0.47	Migliolia PA(1997)
	12mg/kg,iv(心肺搭桥手术)	术后	16.5	21.4	0.77	Migliolia PA(1997)
心脏赘生物 Cardiac vegetation	10mg/kg,iv	谷浓度	31.6	—	1.08～3.50	Caron F(1992)
	—,iv	2.0	—	—	0.91	Cremieux AC(1989)
肺组织 Pulmonary tissue	400mg,iv	0.5	7.9	44.6	0.18	Package insert of Tapocin
	400mg,iv	1.0	4.5	32.6	0.14	Package insert of Tapocin
肺泡上皮液 Epithelial lining fluid	负荷剂量:12mg/kg,iv,q12h 维持剂量:12mg/kg,iv,qd	18.0～24.0	4.9	15.9	0.31	Mimoz O(2006)
胸腔积液 Pleural fluid	400mg,iv	6.0	2.8	10.3	0.27	Package insert of Tapocin
乳腺 Mammary gland	500mg,iv	—	0.5～5.0	14.7～36.3	<0.15	Kaplan YC(2017)
乳汁 Milk	500mg,iv	稳态浓度	0.9	11.0～15.1	0.07	Fraissinet K(2017)
肝组织 Hepatic tissue	400mg,iv	—	10.3	6.0～8.0	1.29～1.71	Deborah M(1990)
	400mg,iv	13.0	6.80	4.90	1.39	Pederzoli P(1989)
胆囊 Gallbladder	400mg,iv	3.0	3.20	5.60	0.57	Deborah M(1990)

续表

部位	给药方案及病理生理状态	取样时间/h	浓度/(μg/g、μg/ml)或曲线下面积/(μg/g·h、μg/ml·h)		C_t/C_p 或 AUC_t/AUC_p	参考文献
			组织或组织液	血浆		
胆囊 Gallbladder	400mg,iv	11.0	15.7	6.0～8.0	1.96～2.61	Deborah M(1990)
胆囊胆汁 Cystic bile	400mg,iv	1.0	1.9	18.4	0.10	Deborah M(1990)
胰腺组织 Pancreatic tissue	400mg,iv	13.0	4.41	3.20	1.38	Pederzoli P(1989)
腹腔积液 Ascitic fluid	400mg,iv	0～17.0	—	—	0.95	Wise R(1986)
	400mg,iv	1.0	27.9	32.6	0.86	Package insert of Tapocin
皮质骨 Cortical bone	10mg/kg,iv,qd	0～24.0	34.1	293.3	0.12	Garazzino S(2008)
	10mg/kg,iv,qd	4.0	2.0	17.0	0.12	Garazzino S(2008)
髓质骨 Cancellous bone	10mg/kg,iv,qd	0～24.0	155.2	293.3	0.56	Garazzino S(2008)
	10mg/kg,iv,qd	4.0	7.5	17.0	0.44	Garazzino S(2008)
	10mg/kg,iv	2.0	6.2～7.9	14.7	0.44～0.54	Nehrer S(1998)
	400mg,iv(×3～4 剂)	3.0	4.50～6.30	7.50～9.30	0.64	Wilson APR(1988)
	400mg,iv	4.0	6.0	12.0	0.50	Lenders H(1991)
	400mg,iv	16.0	3.20	5.00	0.64	Lenders H(1991)
	200mg,im	2.5～3.0	1.96～4.61	4.41	0.74	Lazzarini L(2003)
软骨组织 Cartilage	400mg,iv	4.0	8.0	12.0	0.67	Lenders H(1991)
	400mg,iv	16.0	3.20	5.00	0.64	Lenders H(1991)
	20mg/kg,iv(家兔)	1.0	—	—	0.40～0.58	Mghir AS(1998)
骨膜 Periosteum	20mg/kg,iv(家兔)	1.0	—	—	1.12～1.51	Mghir AS(1998)

续表

部位	给药方案及病理生理状态	取样时间/h	浓度/(μg/g、μg/ml)或曲线下面积/(μg/g·h、μg/ml·h)		C_t/C_p 或 AUC_t/AUC_p	参考文献
			组织或组织液	血浆		
骺软骨盘 Epiphyseal disk	20mg/kg,iv(家兔)	1.0	—	—	0.38～0.80	Mghir AS(1998)
椎间盘髓核 Nucleus pulposus	16mg/kg,iv	0.5～24.0	170.7	638.3	0.27	Scuderi GJ(1993)
骨髓 Bone marrow	20mg/kg,iv(家兔)	1.0	—	—	0.70～1.00	Mghir AS(1998)
骨小梁 Trabecular bone	20mg/kg,iv	1.0	—	—	0.50～0.70	Mghir AS(1998)
人工关节外周组织 Tissue around joint prothesis	20mg/kg,iv	1.0	—	—	1.50～2.00	Mghir AS(1998)
关节腔滑膜液 Synovial fluid	600mg,iv	2.0	7.2～11.0	—	>0.35	Bibler MR(1987)
	400mg,iv(×3 剂)	峰浓度	11.0	26.0	0.57	Morgan JR(1989)
	200mg,im	2.5～3.0	2.54～3.85	4.41	0.72	Lazzarini L(2003)
韧带 Ligament	20mg/kg,iv(家兔)	1.0	—	—	0.5～0.7	Mghir AS(1998)
肌肉组织 Muscular tissue	800mg,iv	1.0	15.9±4.8	36.2±13.4	0.44	Isringhaus H(1992)
	12mg/kg,iv	1～10.0	27.3	78.2	0.35	Frank UK(1997)
	20mg/kg,iv(家兔)	1.0	—	—	0.38	Mghir AS(1998)
脂肪 Fat	800mg,iv	1.0	5.9±2.7	36.2±13.4	0.16	Isringhaus H(1992)
	12mg/kg,iv	术中	2.8～4.1	21.4～47.3	0.06～0.19	Migliolia PA(1997)
	400mg,iv	1.0	1.9±1.4	25.4±6.2	0.08	Exner K(1992)
	400mg,iv	0.5～3.0	1.2～1.3	7.4～29.6	0.04～0.16	Harding I(2000)
	400mg,iv(×4 剂)	3.0	0.80	9.30	0.09	Wilson APR(1988)

续表

部位	给药方案及病理生理状态	取样时间/h	浓度/(μg/g、μg/ml)或曲线下面积/(μg/g·h、μg/ml·h)		C_t/C_p 或 AUC_t/AUC_p	参考文献
			组织或组织液	血浆		
皮肤 Skin	12mg/kg,iv	术中	9.0	15.0	0.60	Wilson APR(1989)
	5～14mg/kg,iv	—	—	—	>0.43	Rio Y(1987)
	200mg,im	2.5～3.0	1.52～2.35	4.41	0.44	Lazzarini L(2003)
皮肤水疱液 Skin blister	440mg,iv	0～∞	408.2	527.6	0.77	McNulty CAM(1985)
	440mg,iv	2.7	14.8	—	0.77	Andrews J(1985)
	400mg,iv	2.0	13.2	21.0	0.63	Kropec A(1991)
	400mg,iv	24.0	4.10	5.40	0.76	Kropec A(1991)
	600mg,iv	0～∞	—	—	0.43	Novelli A(1989)
皮下组织 Subcutaneous tissue	12mg/kg,iv	1.0～10.0	34.2	78.2	0.44	Frank UK(1997)
	400mg,iv,qd(×8d)	稳态浓度	—	—	0.38～0.83	Lalla F(1989)
	200mg,im	2.5～3.0	2.25～4.29	4.41	0.74	Lazzarini L(2003)
组织间隙液 Interstitial fluid	7.5mg/kg,iv(家兔)	0～24.0	78.5	141.5	0.55	Contrepois A(1988)
	7.5mg/kg,iv(家兔)	0～24.0	48.0	52.1	0.92	Contrepois A(1988)
创面渗出液 Wound exudate	12mg/kg,iv	5.0～8.0	9.2±2.8	15.7±3.3	0.58	Steer JA(1996)
	12.8mg/kg,iv,q12h	0～24.0	251.1±63.9	442.6±94.1	0.57	Housman ST(2015)
尿液 Urine	400mg,iv	0～4.0	43.0	14.0	3.07	Wise R(1986)
	400mg,iv	12.0～24.0	28.0	5.4	5.19	Wise R(1986)

表 10-3　达巴万星组织分布

部位	给药方案及病理生理状态	取样时间/h	浓度/(μg/g、μg/ml)或曲线下面积/(μg/g·h、μg/ml·h)		C_t/C_p 或 AUC_t/AUC_p	参考文献
			组织或组织液	血浆		
脑脊液 Cerebrospinal fluid	20mg/kg,iv(家兔)	12～336	2.0	1751	<0.01	Solon EG(2007)
	1000mg,iv(D1)+500mg,iv(D8)	—	—	—	<0.05	Azanza JR(2017)
脑组织 Brain	1000mg,iv(D1)+500mg,iv(D8)	—	—	—	<0.05	Azanza JR(2017)
肺组织 Pulmonary tissue	20mg/kg,iv(大鼠)	24.0	28.0	68.0	0.41	Cavaleri M(2005)
肺泡上皮液 Epithelial lining fluid	1500mg,iv	4.0～168.0	527	21087	0.03	Rappo U(2019)
肝组织 Hepatic tissue	20mg/kg,iv(大鼠)	24.0	72.0	68.0	1.08	Cavaleri M(2005)
肾脏 Kidney	20mg/kg,iv(大鼠)	24.0	107.0	68.0	1.57	Cavaleri M(2005)
骨组织 Bone tissue	1000mg,iv(D1)+500mg,iv(D8)	12～336	1346	13123	0.10	Dunne MW(2015)
	1000mg,iv(D1)+500mg,iv(D8)	12.0	6.3	85.3	0.07	Azanza JR(2017)
	1000mg,iv(D1)+500mg,iv(D8)	336	4.1	15.3	0.27	Azanza JR(2017)
皮质骨 Cortical bone	20mg/kg,iv(家兔)	12～336	2.0	1751	0.09	Solon E(2007)
骨膜 Periostium	20mg/kg,iv(家兔)	12～336	1707	1751	0.97	Solon E(2007)
关节软骨 Articular cartilage	20mg/kg,iv(家兔)	12～336	2709	1751	1.55	Solon E(2007)
骺板 Epiphyseal plate	20mg/kg,iv(家兔)	12～336	1082	1751	2.21	Solon E(2007)
韧带 Ligament	20mg/kg,iv(家兔)	12～336	1707	1751	0.68	Solon E(2007)
滑膜 Synovium	1000mg,iv(D1)+500mg,iv(D8)	12～336	6567	13123	0.50	Dunne MW(2015)
	1000mg,iv(D1)+500mg,iv(D8)	12.0	25.0	85.3	0.29	Azanza JR(2017)

续表

部位	给药方案及病理生理状态	取样时间/h	浓度/(μg/g、μg/ml)或曲线下面积/(μg/g·h、μg/ml·h)		C_t/C_p 或 AUC_t/AUC_p	参考文献
			组织或组织液	血浆		
滑膜 Synovium	1000mg,iv(D1)+500mg,iv(D8)	336	15.9	15.3	1.04	Azanza JR(2017)
关节腔滑膜液 Synovial fluid	20mg/kg,iv(家兔)	12～336	1707	1751	0.43	Solon E(2007)
	1000mg,iv(D1)+500mg,iv(D8)	12～336	4781	13123	0.37	Dunne MW(2015)
	1000mg,iv(D1)+500mg,iv(D8)	12.0	22.9	85.3	0.27	Azanza JR(2017)
	1000mg,iv(D1)+500mg,iv(D8)	336	6.2	15.3	0.41	Azanza JR(2017)
半月板 Meniscus	20mg/kg,iv(家兔)	12～336	2709	1751	0.91	Solon E(2007)
骨髓 Bone marrow	20mg/kg,iv(家兔)	12～336	1707	1751	5.16	Solon E(2007)
髓核 Nucleus pulposus	20mg/kg,iv(家兔)	12～336	1707	1751	0.12	Solon E(2007)
骨骼肌 Skeletal muscle	20mg/kg,iv(家兔)	12～336	2709	1751	0.20	Solon E(2007)
皮肤 Skin	1000mg,iv(D1)+500mg,iv(D8)	12～336	5281	13123	0.41	Dunne MW(2015)
	1000mg,iv(D1)+500mg,iv(D8)	12.0	19.4	85.3	0.23	Azanza JR(2017)
	1000mg,iv(D1)+500mg,iv(D8)	336	13.8	15.3	0.90	Azanza JR(2017)
皮肤水疱液 Skin blister	1000mg,iv	0～168	6438	10806	0.60	Nicolau DP(2007)
腹膜透析液 Peritoneal dialysis fluid	1500mg,iv	0～168	2125	40573	0.05	Matre ET(2020)

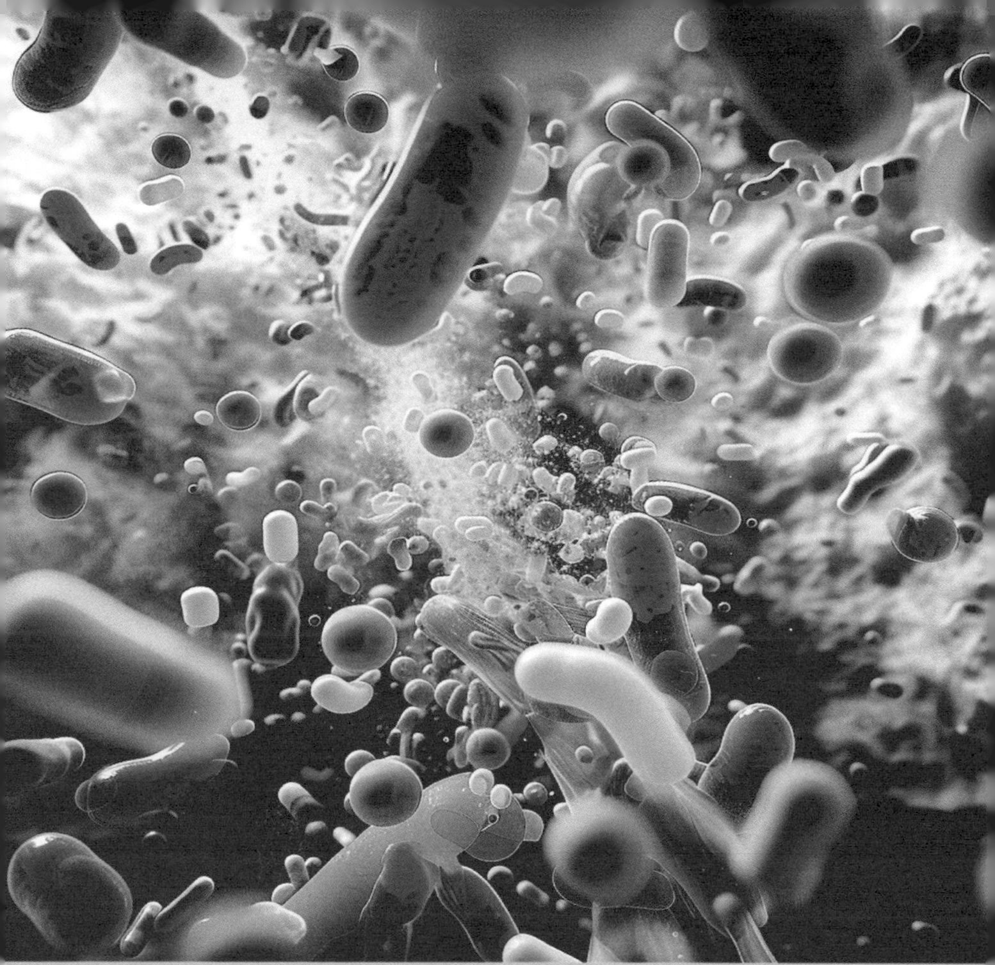

十一 林可霉素类

Lincosamides

表 11-1　林可霉素组织分布

部位	给药方案及病理生理状态	取样时间/h	浓度/(μg/g、μg/ml)或曲线下面积/(μg/g·h、μg/ml·h)		C_t/C_p 或 AUC_t/AUC_p	参考文献
			组织或组织液	血浆		
脑脊液 Cerebrospinal fluid	600mg,im(成人)	1.0	9.2	35.3	0.26	Holloway WJ(1970)
脑组织 Brain	10mg/kg,ip(小鼠)	—	1.93	2.11	0.91	伊藤宏(1973)
房水 Aqueous humor	500mg,iv(×5 剂)	≈0.5	0.81±0.34	—	0.06	Kleinberg J(2015)
	100mg/kg,po(成人)	—	1.30	7.90	0.17	大石正夫(1964)
	100mg/kg,im(成人)	—	2.3	60.6	0.04	大石正夫(1964)
	50mg/kg,im(家兔)	0.5～5.0	1.8	12.8	0.14	小室敏(1964)
	2400mg,im(成人)	0.5～3.0	1.3	20.2	0.06	Becker EF(1969)
角膜 Cornea	100mg/kg,po(成人)	—	1.30	7.90	0.15	大石正夫(1964)
	100mg/kg,im(成人)	—	13.4	60.6	0.22	大石正夫(1964)
眼睑 Lid	100mg/kg,po(成人)	—	9.10	7.90	1.15	大石正夫(1964)
	100mg/kg,im(成人)	—	115.0	60.6	1.90	大石正夫(1964)
结膜 Conjunctiva	100mg/kg,po(成人)	—	10.8	7.9	1.37	大石正夫(1964)
	50mg/kg,im(家兔)	0.5	14.5	9.7	1.50	小室敏(1964)
虹膜及睫状体 Iris and ciliary body	100mg/kg,po(成人)	—	3.30	7.90	0.42	大石正夫(1964)
	100mg/kg,im(成人)	—	52.0	60.6	0.85	大石正夫(1964)
	50mg/kg,im(家兔)	0.5	8.50	9.65	0.88	小室敏(1964)
腮腺 Parotid gland	500mg/kg,po(大鼠)	—	411.8	39.4	10.5	Miyachi S(1975)
颌下腺 Submaxillary gland	500mg/kg,po(大鼠)	—	341.3	39.4	8.70	Miyachi S(1975)

续表

部位	给药方案及病理生理状态	取样时间/h	浓度/(μg/g、μg/ml)或曲线下面积/(μg/g·h、μg/ml·h)		C_t/C_p 或 AUC_t/AUC_p	参考文献
			组织或组织液	血浆		
颌下淋巴结 Submaxillary lymphonode	500mg/kg,po(大鼠)	—	110.6	39.4	2.80	Miyachi S(1975)
下颌骨 Mandibula	10mg/kg,ip(小鼠)	—	8.27	2.11	3.54	伊藤宏(1973)
颌骨 Jaw	200mg/kg,ip(小鼠)	—	50.1	24.9	2.00	服部孝范(1967)
舌 Tongue	500mg/kg,po(大鼠)	—	93.9	39.4	2.38	Miyachi S(1975)
	10mg/kg,ip(小鼠)	—	9.80	2.11	4.64	伊藤宏(1973)
	200mg/kg,ip(小鼠)	—	262.2	24.9	10.5	服部孝范(1967)
牙髓 Dental pulp	500mg/kg,po(大鼠)	—	108.0	39.4	2.74	Miyachi S(1975)
牙龈 Gingiva	500mg/kg,po(大鼠)	—	86.7	39.4	2.20	Miyachi S(1975)
心脏组织 Cardiac tissue	20mg/kg,im(猫)	1.0～5.0	7.60	8.10	0.94	正下启明(1969)
	20mg/kg,im(大鼠)	—	10.1	13.7	0.74	加藤康道(1964)
	10mg/kg,ip(小鼠)	—	7.47	2.11	0.91	伊藤宏(1973)
	100mg/kg,im(大鼠)	0.5	31.2	54.5	0.57	小林宽伊(1972)
	100mg/kg,im(大鼠)	2.0	11.4	10.0	1.14	小林宽伊(1972)
肺组织 Pulmonary tissue	100mg/kg,po(小鼠)	1.0	1.40	1.00	1.40	北本治(1979)
	100mg/kg,po(小鼠)	2.0	3.90	2.90	1.34	北本治(1979)
	20mg/kg,im(猫)	1.0～5.0	11.4	8.1	1.41	正下启明(1969)
	200mg/kg,po(小鼠)	—	6.68	5.43	1.23	北本治(1964)
	20mg/kg,im(大鼠)	—	14.5	13.7	1.05	加藤康道(1964)
	10mg/kg,ip(小鼠)	—	5.70	2.11	2.70	伊藤宏(1973)
痰液 Sputum	1000mg,iv(成人)	—	32.1	70.0	0.46	中富昌夫(1981)
	3000mg,iv(成人)	—	86.8	138.0	0.63	中富昌夫(1981)

部位	给药方案及病理生理状态	取样时间/h	浓度/(μg/g、μg/ml)或曲线下面积/(μg/g·h、μg/ml·h)		C_t/C_p 或 AUC_t/AUC_p	参考文献
			组织或组织液	血浆		
胸腔积液 Pleural fluid	1000mg,im(成人)	—	28.5	99.5	0.29	中富昌夫(1981)
	500mg,po(成人)	21.0～27.0	1.30	2.90	0.45	Thomas S(1967)
	600mg,im(成人)	21.0～27.0	5.90	9.60	0.61	Thomas S(1967)
胆囊 Gallbladder	1500mg,iv(成人)	3.0	28.1±6.6	22.0±1.8	1.28	石川贵久(1984)
胆汁 Bile	1500mg,iv(成人)	3.0	252.7±70.8	22.0±1.8	11.5	石川贵久(1984)
	600mg,iv(成人)	0.5～1.0	67.0	8.8	7.60	Medina A(1964)
	1000mg,im(成人)	0.5～1.0	42.0	2.8	15.0	Medina A(1964)
肝组织 Hepatic tissue	100mg/kg,po(小鼠)	1.0	0.70	1.00	0.70	北本治(1979)
	100mg/kg,po(小鼠)	2.0	2.60	2.90	0.90	北本治(1979)
	20mg/kg,im(猫)	1.0～5.0	6.90	8.10	0.85	正下启明(1969)
	200mg/kg,po(小鼠)	—	2.10	5.43	0.39	北本治(1964)
	20mg/kg,im(大鼠)	—	8.3	13.7	0.60	加藤康道(1964)
	1500mg,iv(成人)	3.0	15.4±2.4	10.1±2.4	1.52	石川贵久(1984)
肾脏 Kidney	100mg/kg,po(小鼠)	—	3.90	1.00	3.90	北本治(1979)
	100mg/kg,po(小鼠)	—	23.0	2.9	7.90	北本治(1979)
	20mg/kg,im(猫)	3.0	5.60	1.10	5.10	正下启明(1969)
	200mg/kg,po(小鼠)	—	12.6	5.4	2.30	北本治(1964)
	40mg/kg,po(大鼠)	0.5	2.80	0.70	4.00	加藤康道(1964)
	20mg/kg,im(大鼠)	—	108.8	13.7	7.90	加藤康道(1964)
	10mg/kg,ip(小鼠)	—	11.4	2.1	5.40	伊藤宏(1973)

续表

部位	给药方案及病理生理状态	取样时间/h	浓度/(μg/g、μg/ml)或曲线下面积/(μg/g·h、μg/ml·h)		C_t/C_p 或 AUC_t/AUC_p	参考文献
			组织或组织液	血浆		
脾 Spleen	100mg/kg,po(小鼠)	1.0	1.10	1.00	1.10	北本治(1979)
	100mg/kg,po(小鼠)	2.0	5.00	2.90	1.72	北本治(1979)
	20mg/kg,im(猫)	1.0～5.0	16.7	8.1	2.06	正下启明(1969)
	200mg/kg,po(小鼠)	—	3.80	5.43	0.70	北本治(1964)
	40mg/kg,po(大鼠)	0.5	<2.00	0.70	<2.85	加藤康道(1964)
	20mg/kg,im(大鼠)	—	20.7	13.7	1.50	加藤康道(1964)
	10mg/kg,ip(小鼠)	—	6.12	2.11	2.90	伊藤宏(1973)
小肠 Small intestine	20mg/kg,im(大鼠)	—	13.6	13.7	0.99	加藤康道(1964)
肠液 Intestinal juice	66mg/kg,iv(家兔)	—	—	—	5.25	深谷一太(1972)
肌肉组织 Muscular tissue	**20mg/kg,im(猫)**	1.0～5.0	9.50	8.10	1.17	正下启明(1969)
	20mg/kg,im(大鼠)	—	11.7	13.7	0.85	加藤康道(1964)
关节腔滑膜液 Synovial fluid	600mg,im(成人)	1.0	2.30±0.40	9.40±1.60	0.27	Deodhar SD(1972)
	600mg,im(成人)	2.0	3.20±0.50	8.30±1.00	0.38	Deodhar SD(1972)
	600mg,im(成人)	4.0	4.00±0.70	6.30±1.30	0.68	Deodhar SD(1972)
股骨 Femur	10mg/kg,ip(小鼠)	—	5.00	2.11	2.37	伊藤宏(1973)
	50mg/kg,im(大鼠)	—	32.0	26.0	1.23	Evaskus DS(2016)
骨 Bone	10mg/kg,im(猫)	0.5	3.53±0.28	5.44±1.74	0.69±0.18	Albarellos GA(2011)
	10mg/kg,iv(猫)	0.5	9.3±1.8	12.0±2.0	0.77±0.04	Albarellos GA(2011)
	600mg,im(成人)	2.0～6.0	1.96	3.18	0.62	Vacek V(1972)
	1200mg,im(成人)	1.0～4.0	1.24	3.80	0.33	Vacek V(1972)
	1800mg,im(成人)	1.0～4.0	3.40	8.50	0.40	Vacek V(1972)

部位	给药方案及病理生理状态	取样时间/h	浓度/(μg/g、μg/ml)或曲线下面积/(μg/g·h、μg/ml·h)		C_t/C_p 或 AUC_t/AUC_p	参考文献
			组织或组织液	血浆		
骨髓 Bone marrow	20mg/kg,im(成人)	0.5～1.0	11.7	12.5	0.93	Nielsen L(1976)
	20mg/kg,im(成人)(×3～5 剂)	0.5～1.0	13.2	14.8	0.89	Nielsen L(1976)
乳汁 Milk	20mg/kg,im(山羊)	—	121.5	44.4	2.74	Ziv BG(1973)
	500mg,po(×12 剂)	6.0	1.28	1.32	0.97	Medina A(1964)
尿液 Urine	600mg,im(成人)	0.5	179.6	65.5	2.74	加藤康道(1964)

表 11-2　克林霉素组织分布

部位	给药方案及病理生理状态	取样时间/h	浓度/(μg/g、μg/ml)或曲线下面积/(μg/g·h、μg/ml·h)		C_t/C_p 或 AUC_t/AUC_p	参考文献
			组织或组织液	血浆		
脑脊液 Cerebrospinal fluid	10mg/kg,im(猴)(×5 剂)	5.0	<0.63	1.00	<0.63	Picardi JL(1975)
	20mg/kg,im(猴)(×5 剂)	2.0	1.60	4.90	0.33	Picardi JL(1975)
脑组织 Brain	20mg/kg,im	—	0.83	2.80	0.30	中山一诚(1977)
	200mg/kg,ip(小鼠)	—	2.40	9.50	0.25	河合干(1970)
	22mg/kg,po,qd(猫)(×10d)	2.0	1.64±0.62	6.47±1.94	0.25	Brown SA(1990)
房水 Aqueous	100mg/kg,im(家兔)	—	16.4	36.4	0.45	大石正夫(1976)
	100mg,po(家兔)	—	3.9	15.2	0.25	三国正吉(1969)
玻璃体 Vitreous body	100mg/kg,im(家兔)	2.0	2.67	7.50	0.36	大石正夫(1976)
	75mg/kg,im(家兔)	1.0～6.0	10.2	47.8	0.21	Tabbara KF(1974)
脉络膜 Choroid	75mg/kg,im(家兔)	1.0～6.0	—	47.8	>4.50	Tabbara KF(1974)
虹膜 Iris	75mg/kg,im(家兔)	1.0～6.0	495.4	47.8	10.4	Tabbara KF(1974)

续表

部位	给药方案及病理生理状态	取样时间/h	浓度/(μg/g、μg/ml)或曲线下面积/(μg/g·h、μg/ml·h)		C_t/C_p 或 AUC_t/AUC_p	参考文献
			组织或组织液	血浆		
视网膜 Retina	75mg/kg,im(家兔)	1.0～6.0	108.3	47.8	2.27	Tabbara KF(1974)
腮腺 Parotid	500mg/kg,po(大鼠)	0.5～8.0	550.0	60.1	9.15	Miyachi S(1975)
颌下腺 Submaxillary gland	500mg/kg,po(大鼠)	0.5～8.0	559.7	60.1	9.30	Miyachi S(1975)
下颌骨 Mandibula	200mg/kg,ip(小鼠)	—	28.0	9.5	2.95	河合干(1970)
颌下淋巴结 Submaxillary lymphonode	500mg/kg,po(大鼠)	0.5～8.0	402.1	60.1	6.70	Miyachi S(1975)
舌 Tongue	500mg/kg,po(大鼠)	0.5～8.0	233.4	60.1	3.89	Miyachi S(1975)
	200mg/kg,ip(小鼠)	—	63.2	9.5	6.65	河合干(1970)
牙髓 Dental pulp	500mg/kg,po(大鼠)	0.5～8.0	553.3	60.1	9.20	Miyachi S(1975)
牙龈 Gingiva	100mg/kg,po(大鼠)	—	—	—	2.97	Sasaki J(1971)
	500mg/kg,po(大鼠)	0.5～8.0	190.6	60.1	3.17	Miyachi S(1975)
牙龈创面渗出液 Gingival wound exudate	300mg,po	0.5～2.5	7.45	9.02	0.83	桥本哲朗(1981)
唾液 Saliva	600mg,iv	—	9.4	25.8	0.36	中山一诚(1977)
	150mg,po,qid(×10d)	1.0～2.0	0.43	3.50	0.12	Panzer JD(1972)
口腔黏膜 Oral mucosa	600mg,iv	0.5～4.0	10.8	31.3	0.35	Mueller SC(1999)
中耳黏膜 Middle ear mucosa	600mg,iv	2.0～3.0	3.63±1.76	4.50	0.81	Yokoi H(1985)
上颌窦黏膜 Maxillary sinus mucosa	300mg,im	1.0	1.60	2.90	0.55	岩泽武彦(1977)
	20mg/kg,iv(大鼠)	—	—	—	0.94	玉井建三(1988)
	600mg,iv	0.5～1.0	9.31±2.48	7.00	1.33	Yokoi H(1985)

续表

部位	给药方案及病理生理状态	取样时间/h	浓度/(μg/g、μg/ml)或曲线下面积/(μg/g·h、μg/ml·h)		C_t/C_p 或 AUC_t/AUC_p	参考文献
			组织或组织液	血浆		
扁桃体 Tonsils	75mg,po,qid(×7d)	1.0～2.0	5.10	2.40	2.13	Panzer JD(1972)
	600～1200mg,iv,bid	—	15.0	15.0	1.00	大山胜(1996)
	300mg,im	1.0	2.30	5.40	0.43	岩泽武彦(1977)
心脏组织 Cardiac tissue	20mg/kg,po(大鼠)	—	1.08	0.64	1.68	石山俊次(1973)
	20mg/kg,im	—	4.83	2.80	1.73	中山一诚(1977)
	50mg/kg,po(家兔)	—	9.75	6.94	1.40	北本治(1979)
	22mg/kg,po,qd(猫)(×10d)	2.0	10.5±3.8	6.5±1.9	1.62	Brown SA(1990)
	20mg/kg,im(猫)	1.0	5.00	1.50	3.30	正下启明(1969)
肺组织 Pulmonary tissue	20mg/kg,po(大鼠)	—	—	—	8.33	上田(1969)
	20mg/kg,po(大鼠)	—	2.79	0.64	4.36	石山俊次(1973)
	20mg/kg,im	—	11.0	2.8	3.90	中山一诚(1977)
	50mg/kg,po(家兔)	—	29.6	6.9	4.30	北本治(1979)
	100mg/kg,po(小鼠)	1.0	11.5	1.3	8.80	北本治(1979)
	600mg,iv	2.0	23.9±2.4	6.2±0.6	3.85	池田高明(1985)
	1200mg,iv	2.0	46.9±3.5	11.4±0.8	4.10	池高明(1985)
胸腔积液 Pleural fluid	9mg/kg,iv(家兔)	—	31.8	38.0	0.84	Teixeira LR(2000)
	1200mg,iv	—	78.6	107.6	0.73	高本正祇(1986)
	150mg,po,qid(×14 剂)	1.0～2.0	9.3	10.1	0.92	Panzer JD(1972)

续表

部位	给药方案及病理生理状态	取样时间/h	浓度/(μg/g、μg/ml)或曲线下面积/(μg/g·h、μg/ml·h)		C_t/C_p 或 AUC_t/AUC_p	参考文献
			组织或组织液	血浆		
肝组织 Hepatic tissue	600mg,iv	1.0	30.0～70.0	14.5	3.45	Brown RB(1976)
	20mg/kg,im(大鼠)	—	9.43	2.80	3.37	中山一诚(1977)
	20mg/kg,im(猫)	1.0	7.40	1.50	4.90	正下启明(1969)
	20mg/kg,po(大鼠)	—	10.5	0.6	16.4	石山俊次(1973)
	50mg/kg,po(大鼠)	—	148.5	13.7	10.8	大久保滉(1969)
	100mg/kg,po(小鼠)	1.0	15.8	1.3	12.2	北本治(1979)
胆囊 Gallbladder	600mg,iv	1.0	10.0～44.0	14.5	0.69～3.03	Brown RB(1976)
胆汁 Bile	600mg,iv	1.0	33.9～41.7	14.5	2.61	Brown RB(1976)
	20mg/kg,po(家兔)	—	52.8	10.7	4.90	柴田清人(1969)
	150mg,po	—	41.2	12.7	3.30	尾崎寅夫(1969)
肾脏 Kidney	20mg/kg,po(大鼠)	—	3.05	0.64	4.80	石山俊次(1973)
	50mg/kg,po(大鼠)	—	114.8	13.7	8.40	大久保滉(1969)
	100mg/kg,po(小鼠)	1.0	7.00	1.30	5.40	北本治(1979)
	20mg/kg,im(猫)	1.0～5.0	—	—	5.30～12.3	正下启明(1969)
	5mg/kg,iv(比格犬)	5.0	6.30	0.60	10.5	正下启明(1969)
脾 Spleen	20mg/kg,po(大鼠)	—	2.13	0.64	3.30	石山俊次(1973)
	50mg/kg,po(家兔)	—	14.6	6.9	2.10	北本治(1979)
	100mg/kg,po(小鼠)	1.0	6.30	1.30	4.85	北本治(1979)
	11mg/kg,po,bid(猫)(×10d)	2.0	18.8±7.8	6.5±1.9	2.90	Brown SA(1990)
胰腺组织 Pancreatic tissue	80mg/kg,iv	0～8.0	—	—	1.02	Ritter L(2022)
胰液 Pancreatic juice	—,iv	0.5～8.0	—	—	0.34	Brattström C(1988)

续表

部位	给药方案及病理生理状态	取样时间/h	浓度/(μg/g、μg/ml)或曲线下面积/(μg/g·h、μg/ml·h)		C_t/C_p 或 AUC_t/AUC_p	参考文献
			组织或组织液	血浆		
结肠 Colon	5.5mg/kg,po,bid(猫)(×10d)	2.0	5.84±2.91	3.47±1.35	1.68	Brown SA(1990)
	11mg/kg,po,bid(猫)(×10d)	2.0	7.78±4.85	5.41±1.47	1.44	Brown SA(1990)
	22mg/kg,po,qd(猫)(×10d)	2.0	9.73±4.70	6.47±1.94	1.50	Brown SA(1990)
空肠 Jejunum	5.5mg/kg,po,bid(猫)(×10d)	2.0	4.00±1.57	3.47±1.35	1.15	Brown SA(1990)
	11mg/kg,po,bid(猫)(×10d)	2.0	7.26±2.43	5.41±1.47	1.34	Brown SA(1990)
阑尾 Appendix	10mg/kg,iv(儿童)	—	7.2±0.7	10.0±2.1	0.72	Nagar H(1989)
	600mg,iv	0.25	9.9	10.4	0.95	Levy Y(1976)
	600mg,iv	≈1.0	12.0	10.1	1.20	Berger Stephen A (1978)
	900mg,iv,q8h	—	9.8±10.3	12.3±14.1	0.80	Chin A(1989)
	600mg,iv,q6h	—	6.20±4.90	9.70±5.10	0.64	Chin A(1989)
腹腔积液 Ascitic fluid	10mg/kg,iv(儿童)	—	7.7±0.8	10.0±2.1	0.77	Nagar H(1989)
	600mg,iv	—	4.30±0.50	9.40±0.90	0.46	Berger Stephen A (1990)
	900mg,iv,q8h	—	8.7±3.9	12.3±14.1	0.71	Chin A(1989)
	600mg,iv,q6h	—	5.80±5.30	9.70±5.10	0.60	Chin A(1989)
	8.6mg/kg,im(比格犬)	—	32.3	70.2	0.46	Gerding DN(1976)
	600mg,iv	≈1.0	4.30±0.50	9.40±0.90	0.46	Berger Stephen A (1978)
	100mg/kg,im(家兔)(多剂)	1.0～2.0	13.6	27.3	0.57	Simon GL(1981)
前列腺组织 Prostatic tissue	150mg,po,qid(×5d)	1.0～2.0	1.70	1.60	1.10	Panzer JD(1972)

续表

部位	给药方案及病理生理状态	取样时间/h	浓度/(μg/g、μg/ml)或曲线下面积/(μg/g·h、μg/ml·h)		C_t/C_p 或 AUC_t/AUC_p	参考文献
			组织或组织液	血浆		
前列腺分泌液 Prostatic secretion	150mg,po,qid(×5d)	1.0～2.0	2.60	2.90	0.90	Panzer JD(1972)
盆腔积液 Pelvic fluid	1200mg,iv	—	59.9	57.7	1.04	小畑义(1985)
输卵管 Oviduct	1200mg,iv	0.8	15.2±3.8	16.4±3.7	0.92	小畑义(1985)
卵巢 Ovary	1200mg,iv	0.8	14.7±4.0	16.4±3.7	0.90	小畑义(1985)
子宫 Uterus	1200mg,iv	0.8	14.1±2.1	16.4±3.7	0.86	小畑义(1985)
	300mg,im	3.0	1.50	2.80	0.54	Elder LG(1977)
骨组织 Bone tissue	15mg/kg,iv(大鼠)	1.0	4.0	4.8±0.6	0.83	Summersgill JT(1982)
	300mg,im	2.0	3.95	4.30	0.91	Baird P(1978)
	600mg,iv	0.5	3.40	8.10	0.42	Mueller SC(1999)
	900mg,iv	7.5	0.58	1.10	0.52	Duckworth C(1993)
	900mg,iv	1.0	2.4	11.1	0.22	Duckworth C(1993)
关节囊 Articular capsule	300mg,im	2.0	2.64	4.30	0.61	Baird P(1978)
骨髓 Marrow	600mg,iv	—	11.8	8.2	1.44	中村信义(1986)
	1200mg,iv	—	17.1	21.2	0.81	中村信义(1986)
	5.5mg/kg,po,bid(猫)(×10d)	2.0	1.80±1.56	3.47±1.35	0.52	Brown SA(1990)
	11mg/kg,po,bid(猫)(×10d)	2.0	6.64±4.39	5.41±1.47	1.23	Brown SA(1990)
	22mg/kg,po,qd(猫)(×10d)	2.0	5.79±3.30	6.47±1.94	0.89	Brown SA(1990)
髓核 Nucleus pulposus	70mg/kg,iv(家兔)	0.5	4.3±1.5	21.6±4.7	0.20	Zhang L(2013)
	—,iv(家兔)	—	—	—	0.43	Bin N(2008)
	—,iv(家兔)	9.0	5.77	9.31	0.62	Eismont FJ(1986)

续表

部位	给药方案及病理生理状态	取样时间/h	浓度/(μg/g、μg/ml)或曲线下面积/(μg/g·h、μg/ml·h)		C_t/C_p 或 AUC_t/AUC_p	参考文献
			组织或组织液	血浆		
关节腔滑膜液 Synovial fluid	10mg/kg,im(家兔)	—	321.0	395.0	0.81	Moller NF(1987)
	150mg,po,qid	1.0～2.0	2.20	3.20	0.69	Panzer JD(1972)
	300mg,po	—	21.4	27.4	0.78	Plott MA(1970)
	600mg,im	24.0	2.90±0.60	5.00±0.60	0.59	Deodhar SD(1972)
	10mg/kg,iv(家兔)(健康受试动物)	1.0～2.0	0.80～0.90	1.40～2.70	0.24	Frimodt-Møller N (1987)
	10mg/kg,iv(家兔)(感染)	1.0～2.0	1.60～1.80	1.40～2.70	0.83	Frimodt-Møller N (1987)
关节滑膜组织 Synovium	10mg/kg,im(家兔)	—	397.0	395.0	1.01	Moller NF(1987)
	150mg,po,qid	1.0～2.0	5.00	3.60	1.39	Panzer JD(1972)
	10mg/kg,iv(家兔)(感染)	1.0～2.0	1.50～3.30	1.40～2.70	1.07～1.27	Frimodt-Møller N (1987)
肌肉组织 Muscular tissue	600mg,iv	0.5～8.0	13.8	31.3	0.44	Mueller SC(1999)
	600mg,iv	0.5～1.5	8.8	19.4	0.45	Berger Stephen A (1978)
	600mg,iv,bid(×2d)	—	2.80	—	0.53	Stoehr GP(1988)
	51mg/kg,iv	0～8.0	16.5	44.8	0.37	Faggion PI(2020)
	900mg,iv	6.0	2.40	3.30	0.73	Duckworth C(1993)
	300mg,im	2.0	1.43	3.00	0.48	Baird P(1978)
	20mg/kg,im(猫)	1.0	1.10	1.50	0.70	正下启明(1969)
	22mg/kg,po,qd(猫)(×10d)	2.0	4.94±1.95	6.47±1.94	0.67	Brown SA(1990)

续表

部位	给药方案及病理生理状态	取样时间/h	浓度/(μg/g、μg/ml)或曲线下面积/(μg/g·h、μg/ml·h)		C_t/C_p 或 AUC_t/AUC_p	参考文献
			组织或组织液	血浆		
皮肤 Skin	600mg,iv	1.5	11.2	5.0	2.21	Mueller SC(1999)
	600mg,iv	8.0	2.20	1.60	1.38	Mueller SC(1999)
	10mg/kg,im(大鼠)	—	2.45	2.27	1.10	荒田次郎(1977)
	600mg,iv	0.5～1.5	11.7	19.4	0.60	Berger SA(1978)
脂肪组织 Adipose	600mg,iv	1.0	4.32	6.00	0.72	Mueller SC(1999)
	600mg,iv	0.5～1.5	16.4	19.4	0.84	Berger SA(1978)
	900mg,iv	6.0	1.30	3.30	0.39	Duckworth C(1993)
	300mg,im	2.0	1.54	4.30	0.36	Baird P(1978)
淋巴液 Lymph	4mg/kg,po(儿童)	2.5	4.80	6.30	0.76	柴田清人(1973)
乳汁 Milk	150mg,po	—	2.53	4.85	0.52	柴田清人(1969)
	300mg,po	—	5.85	6.70	0.87	德田源市(1969)
	150mg,po	—	6.4	13.8	0.46	松田静治(1969)
羊水 Amniotic fluid	150mg,po	≈2.0	1.52	2.90	0.52	德田源市(1969)
	300mg,po	3.0	2.15	0.90	2.40	德田源市(1969)
尿液 Urine	300mg,po(大鼠)	—	471.8	4.6	102.0	石山俊次(1973)
	600mg,im	—	1061	24.0	44.2	中山一诚(1977)
	22mg/kg,po,qd(猫)(×10d)	2.0	116.0±64.5	6.5±1.9	17.9	Brown SA(1990)

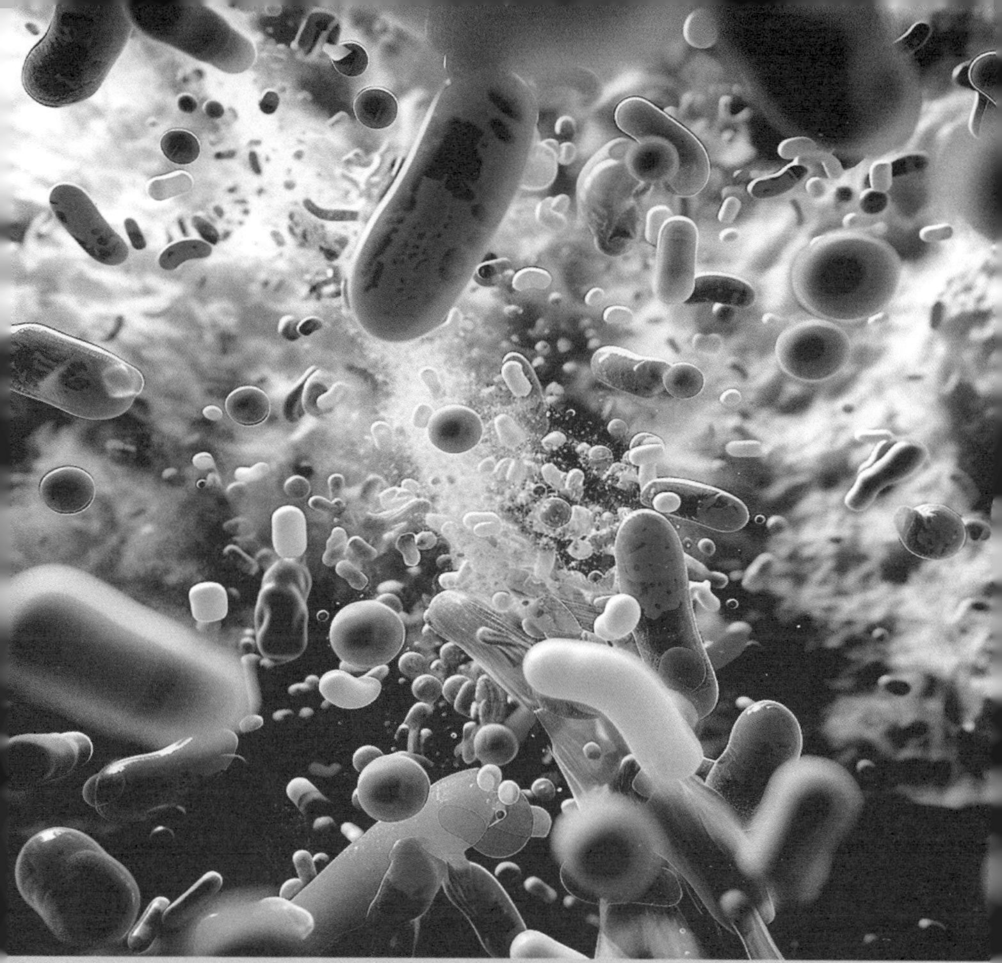

十二

多黏菌素类

Polymyxin and Derivatives

表 12-1 多黏菌素 B 组织分布

部位	给药方案及病理生理状态	取样时间/h	浓度/(μg/g、μg/ml)或曲线下面积/(μg/g·h、μg/ml·h)		C_t/C_p 或 AUC_t/AUC_p	参考文献
			组织或组织液	血浆		
脑组织 Brain	3mg/kg,iv(大鼠)	3.0～6.0	0.02～0.04	0.69～1.46	0.03	Manchandani P(2015)
	5mg/kg,iv(牛犊)	4.0～12.0	<最低检测限	9.34	—	Ziv G(1982)
心脏组织 Cardiac tissue	5mg/kg,iv(牛犊)	4.0～12.0	4.68	9.34	0.50	Ziv G(1982)
肺组织 Pulmonary tissue	5mg/kg,iv(牛犊)	4.0～12.0	5.72	9.34	0.61	Ziv G(1982)
肺泡上皮液 Epithelial lining fluid	3mg/kg,iv(大鼠)	0～6.0	1.60	2.70	0.60	He J(2013)
肝组织 Hepatic tissue	3mg/kg,iv(大鼠)	3.0～6.0	0.82～1.10	0.69～1.46	0.89	Manchandani P(2015)
	5mg/kg,iv(牛犊)	4.0～12.0	16.2	9.3	1.73	Ziv G(1982)
胆汁 Bile	5mg/kg,iv(牛犊)	4.0～12.0	417.4	9.3	44.7	Ziv G(1982)
脾 Spleen	3mg/kg,iv(大鼠)	3.0～6.0	0.86～1.11	0.69～1.46	0.92	Manchandani P(2015)
肾脏 Kidney	3mg/kg,iv(大鼠)	3.0～6.0	10.6～11.3	0.7～1.5	10.2	Manchandani P(2015)
肠液 Intestinal juice	10mg/kg,im(家兔)	0～20.0	—	—	0.43	深谷一太(1972)
肌肉组织 Muscular tissue	3mg/kg,iv(大鼠)	3.0～6.0	0.77～1.31	0.69～1.46	0.97	Manchandani P(2015)
尿液 Urine	5mg/kg,iv(牛犊)	4.0～12.0	1080	9.3	115.6	Ziv G(1982)

表 12-2 多黏菌素 E 组织分布

部位	给药方案及病理生理状态	取样时间/h	浓度/(μg/g、μg/ml)或曲线下面积/(μg/g·h、μg/ml·h)		C_t/C_p 或 AUC_t/AUC_p	参考文献
			组织或组织液	血浆		
脑组织 Brain	5mg/kg,iv(小鼠)	1.0	0.24	3.40	0.07	Jin LP(2009)
	5mg/kg,iv(牛犊)	4.0～12.0	<最低检测限	5.94	—	Ziv G(1982)
脑脊液 Cerebrospinal fluid	75mg/d,iv(×6～14d)	1.0～2.0	0.04～0.10	0.80～1.92	0.05	Markantonis SL(2009)
	150mg/d,iv(×8d)	1.0	0.09	1.53	0.05	Markantonis SL(2009)
	75mg/d,iv(多剂)	0～8.0	0.53	1.04	0.05	Markantonis SL(2009)
房水 Aqueous humor	5mg/kg,iv(家兔)	0.5～6.0	2.6	14.8	0.17	Ozcimen M(2014)
心脏组织 Cardiac tissue	5mg/kg,iv(牛犊)	4.0～12.0	4.12	5.94	0.69	Ziv G(1982)
	—,iv(大鼠)	—	—	—	0.37	Bouchene S(2018)
肺组织 Pulmonary tissue	5mg/kg,iv(牛犊)	4.0～12.0	4.58	5.94	0.77	Ziv G(1982)
	—,iv(大鼠)	—	—	—	0.75	Bouchene S(2018)
	—,iv(大鼠)	—	—	—	0.73	Viel A(2018)
肺泡上皮液 Epithelial lining fluid	225mg,iv,tid(×12d)	1.5	4.84	2.85	1.70	Markou N(2011)
肝组织 Hepatic tissue	—,iv(大鼠)	—	—	—	0.67	Bouchene S(2018)
	—,iv(大鼠)	—	—	—	0.52	Viel A(2018)
胆汁 Bile	5mg/kg,iv(牛犊)	4.0～12.0	435.0	5.9	73.2	Ziv G(1982)
脾 Spleen	—,iv(大鼠)	—	—	—	0.46	Bouchene S(2018)
肾脏 Kidney	—,iv(大鼠)	—	—	—	7.52	Bouchene S(2018)
肠道 Intestine	—,iv(大鼠)	—	—	—	1.06	Bouchene S(2018)
皮肤 Skin	—,iv(大鼠)	—	—	—	0.46	Bouchene S(2018)
	—,iv(大鼠)	—	—	—	0.43	Viel A(2018)

续表

部位	给药方案及病理生理状态	取样时间/h	浓度/(μg/g、μg/ml)或曲线下面积/(μg/g·h、μg/ml·h)		C_t/C_p 或 AUC_t/AUC_p	参考文献
			组织或组织液	血浆		
皮下脂肪 Subcutaneus fat	2500000U,iv	0～24.0	—	—	1.25	Matzneller P(2014)
	—,iv(大鼠)	—	—	—	0.84	Bouchene S(2018)
肌肉组织 Muscular tissue	2500000U,iv	0～24.0	—	—	0.75	Matzneller P(2014)
	5mg/kg,iv(牛犊)	4.0～12.0	4.78	5.94	0.80	Ziv G(1982)
	—,iv(大鼠)	—	—	—	0.44	Bouchene S(2018)
尿液 Urine	5mg/kg,iv(牛犊)	4.0～12.0	878.0	5.9	147.8	Ziv G(1982)

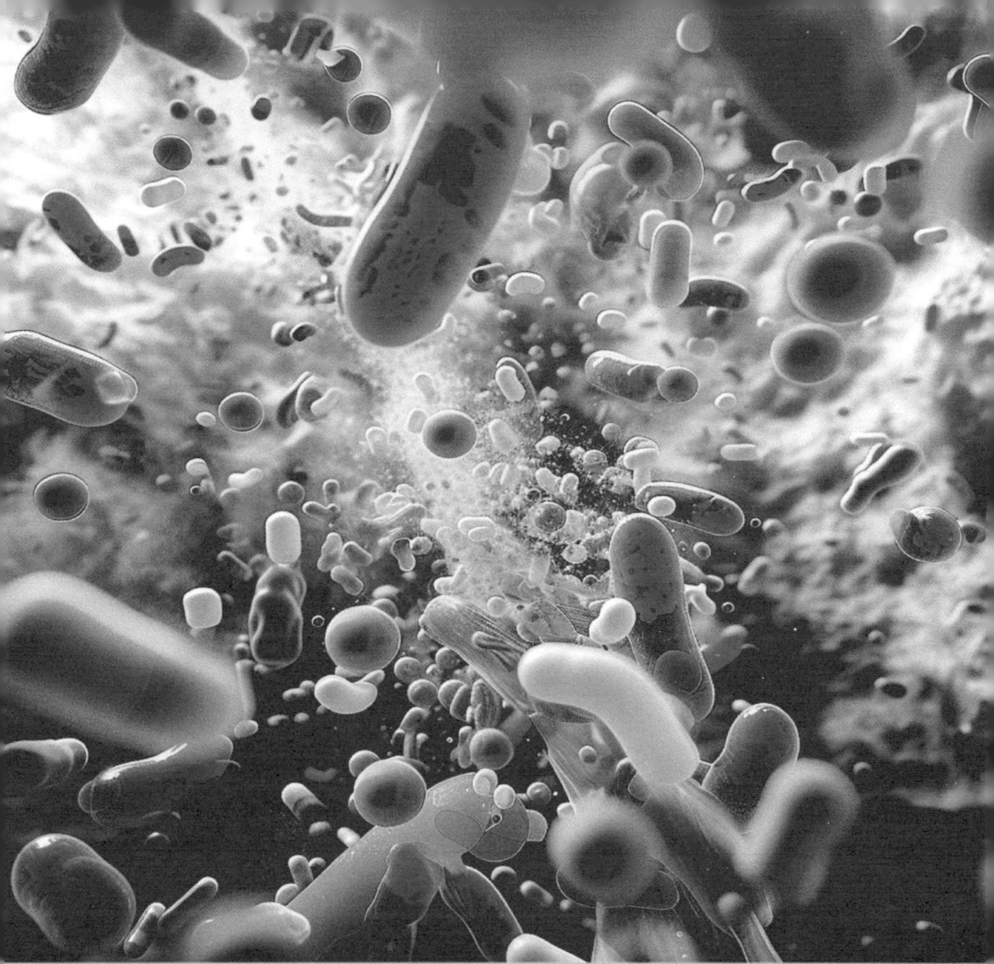

十三
其他抗生素
Antibiotics，Miscellaneous

表 13-1　磷霉素组织分布

部位	给药方案及病理生理状态	取样时间/h	浓度/(μg/g、μg/ml)或曲线下面积/(μg/g·h、μg/ml·h)		C_t/C_p 或 AUC_t/AUC_p	参考文献
			组织或组织液	血浆		
脑脊液 Cerebrospinal fluid	—,iv,q4～6h(细菌性脑膜炎)	稳态浓度	9.0	50.0	0.20	Kirby WMM(1977)
	4000mg,iv,q6h(细菌性脑膜炎)	峰浓度	—	184.3	0.14～0.26	Sicilia T(1981)
	4000mg,iv	1.0～6.0	—	—	0.07	仓田和夫(1988)
	4000mg,iv	0～8.0	—	—	0.08	伊藤治英(1982)
	5000mg,iv	0～16.0	—	421.0	0.09	Kühnen E(1987)
	10000mg,iv	0～16.0	—	423.6	0.13	Kühnen E(1987)
脑组织 Brain	4000mg,iv	峰浓度	—	—	0.05～0.07	Brunner M(2002)
	20mg/kg,iv(大鼠)	0.5	0.7	20.0	0.04	石山俊次(1975)
	40mg/kg,po(家兔)	1.0～24.0	<最低检测限	105.4	—	藤田正敬(1975)
房水 Aqueous humor	1000mg,iv	—	4.0	65.0	0.06	Kirby WMM(1977)
	4000mg,iv	峰浓度	14.6	252.5	0.06	Forestier F(1996)
	40mg/kg,iv(家兔)	0.5	11.6	86.5	0.13	柳沼惠一(1978)
	40mg/kg,po(家兔)	1.0～24.0	10.9	105.4	0.10	藤田正敬(1975)
	100mg/kg,po(家兔)	2.0	4.9	57.5	0.09	大石正夫(1975)
眼睑 Lid	100mg/kg,po(家兔)	2.0	53.5	57.5	0.93	大石正夫(1975)
结膜 Bulbar conjunctova	100mg/kg,po(家兔)	2.0	53.8	57.5	0.93	大石正夫(1975)
眼外肌 Extraocular muscle	100mg/kg,po(家兔)	2.0	47.1	57.5	0.82	大石正夫(1975)
角膜 Cornea	100mg/kg,po(家兔)	2.0	17.6	57.5	0.31	大石正夫(1975)
巩膜 Sclera	100mg/kg,po(家兔)	2.0	45.4	57.5	0.79	大石正夫(1975)

续表

部位	给药方案及病理生理状态	取样时间/h	浓度/(μg/g、μg/ml)或曲线下面积/(μg/g·h、μg/ml·h)		C_t/C_p 或 AUC_t/AUC_p	参考文献
			组织或组织液	血浆		
晶状体 Lens	100mg/kg,po(家兔)	2.0	0.9	57.5	0.02	大石正夫(1975)
玻璃体 Vitreous body	100mg/kg,po(家兔)	2.0	8.0	57.5	0.14	大石正夫(1975)
视网膜和脉络膜 Retina and choroid	100mg/kg,po(家兔)	2.0	52.4	57.5	0.91	大石正夫(1975)
扁桃体 Tonsil	2000mg,iv	术中	19.9	66.5	0.30	猪川勉(1985)
	4000mg,iv	术中	39.1	118.0	0.33	猪川勉(1985)
	500mg,iv	1.0	2.2	14.5	0.15	岩泽武彦(1976)
	1000mg,po	2.0	0.8	5.5	0.14	岩泽武彦(1976)
上颌窦黏膜 Maxillary sinus mucosa	2000mg,iv	术中	25.3	59.6	0.42	猪川勉(1985)
	4000mg,iv	术中	39.8	98.0	0.41	猪川勉(1985)
颌下淋巴结 Submaxillary lymph node	100mg/kg,im(大鼠)	0.3～3.0	54.3	104.0	0.52	佐佐木次郎(1975)
	4000mg,iv	2.0	76.9	172.0	0.45	野村城二(1985)
颌下腺 Submaxillary gland	100mg/kg,im(大鼠)	0.3～3.0	38.2	104.0	0.37	佐佐木次郎(1975)
牙龈 Gingiva	100mg/kg,im(大鼠)	0.3～3.0	69.6	104.0	0.67	佐佐木次郎(1975)
	4000mg,iv	0.5	203.0～299.1	216.1	1.16	野村城二(1985)
	4000mg,iv	2.0	81.6	96.1	0.85	野村城二(1985)
牙髓 Dental pulp	100mg/kg,im(大鼠)	0.3～3.0	84.4	104.0	0.81	佐佐木次郎(1975)
唾液 Saliva	1000mg,iv	0.3～6.0	6.1	117.3	0.05	清水辰典(1975)
	3000mg,iv	0.5～6.0	17.3	438.8	0.04	清水辰典(1975)
口腔囊肿 Oral cyst	4000mg,iv	1.0	41.3～50.6	152.4	0.30	野村城二(1985)
腮腺 Parotid gland	100mg/kg,im(大鼠)	0.3～3.0	37.0	104.0	0.36	佐佐木次郎(1975)

续表

部位	给药方案及病理生理状态	取样时间/h	浓度/(μg/g、μg/ml)或曲线下面积/(μg/g·h、μg/ml·h)		C_t/C_p 或 AUC_t/AUC_p	参考文献
			组织或组织液	血浆		
舌 Tongue	4000mg,iv	1.0	93.4	152.4	0.61	野村城二(1985)
	100mg/kg,im(大鼠)	0.3～3.0	61.8	104.0	0.59	佐佐木次郎(1975)
心脏组织 Cardiac tissue	40mg/kg,po(家兔)	1.0～24.0	22.3	105.4	0.21	藤田正敬(1975)
	20mg/kg,po	—	1.9	18.6	0.10	青河宽次(1975)
	20mg/kg,iv(家兔)	0.5	8.6	29.4	0.29	青河宽次(1975)
主动脉瓣 Aortic valve	5000mg,iv	0.2～2.0	27.1～76.9	124.6～203.7	0.22～0.38	Hirt SW(1990)
二尖瓣 Mitral valve	5000mg,iv	0.2～2.0	39.6～69.4	124.6～203.7	0.33	Hirt SW(1990)
胸腺 Thymus	40mg/kg,po(家兔)	1.0～24.0	7.5	105.4	0.07	藤田正敬(1975)
	40mg/kg,iv(家兔)	0.5	22.6	86.5	0.26	柳沼惠一(1978)
肺组织 Pulmonary tissue	40mg/kg,po(家兔)	1.0～24.0	22.0	105.4	0.21	藤田正敬(1975)
	20mg/kg,po(家兔)	—	3.8	18.6	0.20	青河宽次(1975)
	2000mg,iv	1.0～2.0	12.0～16.0	32.0	0.32～0.52	Faragó E(1980)
	4000mg,iv	0～4.0	203.5	453.0	0.45	Matzi V(2010)
	4000mg,iv	峰浓度	107.5	243.3	0.44	Matzi V(2010)
	20mg/kg,iv(家兔)	0.5	14.8	29.4	0.50	青河宽次(1975)
	50mg/kg,iv(小鼠)	0.5～2.0	17.4	23.5	0.74	正下启明(1975)
	40mg/kg,iv(家兔)	0.5	25.8	86.5	0.30	柳沼惠一(1978)
	20mg/kg,iv(大鼠)	0.5	11.1	20.0	0.55	石山俊次(1975)
	100mg/kg,im	0.5～2.0	—	—	0.20～0.31	加藤政仁(1987)
肺泡上皮液 Epithelial lining fluid	15mg/kg,iv(仔猪)	0～8.0	12.4±1.4	98.7±2.7	0.13	Soraci AL(2011)

续表

部位	给药方案及病理生理状态	取样时间/h	浓度/(μg/g、μg/ml)或曲线下面积/(μg/g·h、μg/ml·h)		C_t/C_p 或 AUC_t/AUC_p	参考文献
			组织或组织液	血浆		
支气管分泌液 Bronchial exudate	4000mg,iv	2.0	7.0	52.5	0.13	Berthelot G(1983)
	4000mg,iv	峰浓度	13.1	120.0	0.11	Berthelot G(1983)
	4000mg,iv	稳态浓度	9.75	—	0.06	田泽公树(1986)
痰液 Sputum	1000mg,iv	峰浓度	7.0	82.4	0.08	副岛林造(1975)
	100mg,iv,bid(×3d)	峰浓度	3.9～4.9	42.5～59.0	0.07～0.11	松本庆藏(1975)
	1000mg,iv	—	7.5	45.0	0.17	Kirby WMM(1977)
胸腔积液 Pleural fluid	30mg/kg,iv	0.5～12.0	339.9	354.6	0.96	Fernandez Lastra C (1984)
	30mg/kg,iv	2.0	38.1	59.6	0.64	Fernandez Lastra C (1984)
	1000mg,iv	2.0	33.0	76.0	0.43	副岛林造(1975)
肝组织 Hepatic tissue	50mg/kg,iv(小鼠)	0.5～2.0	9.8	23.5	0.42	正下启明(1975)
	40mg/kg,iv(家兔)	0.5	26.0±3.9	86.5±6.7	0.30	柳沼惠一(1978)
	100mg/kg,im(大鼠)	0.3～3.0	51.8	104.0	0.50	佐佐木次郎(1975)
	50mg/kg,po(小鼠)	1.0	—	—	0.33	正下启明(1975)
胆汁 Bile	40mg/kg,po(家兔)	1.0～24.0	26.6	105.4	0.25	藤田正敬(1975)
	2000mg,iv	0.5～4.0	96.8	329.9	0.29	炭山嘉伸(1984)
	1000mg,iv	0～6.0	67.1	175.7	0.38	柴田清人(1975)
	1000mg,iv	峰浓度	23.0～32.0	121.0～160.0	0.20	加藤繁次(1975)
	1000mg,iv	—	6.0	30.0	0.20	Kirby WMM(1977)
脾 Spleen	40mg/kg,po(家兔)	1.0～24.0	14.1	105.4	0.13	藤田正敬(1975)
	40mg/kg,iv(家兔)	0.5	12.4	86.5	0.14	柳沼惠一(1978)

续表

部位	给药方案及病理生理状态	取样时间/h	浓度/(μg/g、μg/ml)或曲线下面积/(μg/g·h、μg/ml·h)		C_t/C_p 或 AUC_t/AUC_p	参考文献
			组织或组织液	血浆		
脾 Spleen	20mg/kg,iv(大鼠)	0.5	6.9	20.0	0.35	石山俊次(1975)
肾脏 Kidney	40mg/kg,po(家兔)	1.0～24.0	159.9	105.4	1.52	藤田正敬(1975)
	20mg/kg,po(家兔)	—	21.5	18.6	1.16	青河宽次(1975)
	20mg/kg,iv(家兔)	0.5	46.3	29.4	1.57	青河宽次(1975)
	100mg/kg,im(大鼠)	0.3～3.0	303.0	104.0	2.91	佐佐木次郎(1975)
	20mg/kg,iv(大鼠)	0.5	51.9	20.0	2.60	石山俊次(1975)
	40mg/kg,iv(家兔)	0.5	161.8	86.5	1.87	柳沼惠一(1978)
胰腺组织 Pancreatic tissue	40mg/kg,po(家兔)	1.0～24.0	11.0	105.4	0.10	藤田正敬(1975)
	40mg/kg,iv(家兔)	0.5	16.1	86.5	0.19	柳沼惠一(1978)
胃 Stomach	40mg/kg,po(家兔)	1.0～24.0	26.9	105.4	0.26	藤田正敬(1975)
十二直肠 Duodenum	40mg/kg,po(家兔)	1.0～24.0	102.3	105.4	0.97	藤田正敬(1975)
肠道 Intestine	50mg/kg,iv(小鼠)	0.5～2.0	13.8	23.5	0.59	正下启明(1975)
子宫 Uterus	20mg/kg,iv(家兔)	0.5	3.7	29.4	0.13	青河宽次(1975)
子宫内膜 Endometrium	2000mg,iv	1.0	16.0	60.1	0.27	张南薰(1985)
	2000mg,iv	峰浓度	109.1	243.0	0.44	高濑善次郎(1983)
子宫肌层 Myometrium	2000mg,iv	1.0	16.4	60.1	0.27	张南薰(1985)
	2000mg,iv	峰浓度	90.9	243.0	0.37	高濑善次郎(1983)
子宫颈 Cervix uterus	2000mg,iv	1.0	18.8	60.1	0.31	张南薰(1985)
	2000mg,iv	峰浓度	124.4	243.0	0.51	高濑善次郎(1983)
阴道部 Portio vaginalis	2000mg,iv	1.0	34.0	60.1	0.57	张南薰(1985)
	2000mg,iv	峰浓度	180.0	243.0	0.74	高濑善次郎(1983)

续表

部位	给药方案及病理生理状态	取样时间/h	浓度/(μg/g、μg/ml)或曲线下面积/(μg/g·h、μg/ml·h)		C_t/C_p 或 AUC_t/AUC_p	参考文献
			组织或组织液	血浆		
卵巢 Ovary	2000mg,iv	1.0	17.0	60.1	0.28	张南薰(1985)
	2000mg,iv	峰浓度	95.7	243.0	0.39	高濑善次郎(1983)
输卵管 Oviduct	2000mg,iv	1.0	22.2	60.1	0.37	张南薰(1985)
	2000mg,iv	峰浓度	131.8	243.0	0.53	高濑善次郎(1983)
腹膜 Peritoneum	2000mg,iv	1.0	21.7	60.1	0.36	张南薰(1985)
盆腔积液 Pelvic fluid	2000mg,iv	0～12.0	205.6	406.6	0.51	高濑善次郎(1983)
前列腺组织 Prostatic tissue	4000mg,po	1.0	68.6±28.3	152.4±29.9	0.45	高崎登(1986)
骨组织 Bone tissue	4000mg,iv	2.0	24.0	172.0	0.14	仓田和夫(1984)
	100mg/kg,iv	0～12.0	511.0±100.7	1014±108.4	0.43	Schintler MV(2009)
	100mg/kg,iv	峰浓度	96.4±14.5	377.3±73.2	0.26	Schintler MV(2009)
皮质骨 Cortical bone	4000mg,iv	1.0	19.6±4.8	105.0±12.4	0.19	Sirot J(1983)
	4000mg,iv	3.0	10.0±4.2	67.8±15.9	0.15	Sirot J(1983)
	30mg/kg,iv	1.0～2.0	17.2	—	0.23	Fernandez Lastra C (1984)
	1000mg,iv	—	11.5	41.5	0.27	Kirby WMM(1977)
髓质骨 Cancellous bone	4000mg,iv	1.0	13.3±3.7	105.0±12.4	0.13	Sirot J(1983)
	4000mg,iv	3.0	8.2±3.6	67.8±15.9	0.12	Sirot J(1983)
	4000mg,iv	1.0～2.0	18.0	77.7	0.24	Quentin C(1983)
肌肉组织 Muscular tissue	4000mg,iv	2.0	32.0	172.0	0.19	仓田和夫(1984)
	20mg/kg,iv(大鼠)	0.5	3.3	20.0	0.17	石山俊次(1975)
	4000mg,iv	0～8.0	201.9±57.1	443.0±41.4	0.48	Frossard M(2000)

续表

部位	给药方案及病理生理状态	取样时间/h	浓度/(μg/g、μg/ml)或曲线下面积/(μg/g·h、μg/ml·h)		C_t/C_p 或 AUC_t/AUC_p	参考文献
			组织或组织液	血浆		
肌肉组织 Muscular tissue	8000mg,iv	0～8.0	460.7±40.1	886.7±70.8	0.53	Frossard M(2000)
脂肪组织 Adipose tissue	4000mg,iv	2.0	26.0	172.0	0.15	仓田和夫(1984)
	1000mg,iv	—	4.0	30.7	0.13	Kirby WMM(1977)
皮肤 Skin	4000mg,iv	2.0	67.0	172.0	0.39	仓田和夫(1984)
皮下组织 Subcutaneous tissue	4000mg,iv	0～8.0	314.0±44.0	443.0±41.4	0.74	Frossard M(2000)
	8000mg,iv	0～8.0	597.0±48.6	886.7±70.8	0.71	Frossard M(2000)
	≈4000mg,iv,q8h(蜂窝组织炎)	峰浓度	141.0～150.0	344.0	0.42	Legat FJ(2003)
	≈4000mg,iv,q8h(蜂窝组织炎)	0～8.0	742.0～757.0	1050	0.71	Legat FJ(2003)
	≈4000mg,iv,q8h(糖尿病足)	峰浓度	136.0～139.0	320.0	0.43	Legat FJ(2003)
	≈4000mg,iv,q8h(糖尿病足)	0～8.0	782.0～937.0	1331	0.99	Legat FJ(2003)
	100mg/kg,iv	峰浓度	185.1±34.2	377.3±73.2	0.48	Schintler MV(2009)
	100mg/kg,iv	0～12.0	821.3±91.3	1014±108.4	0.76	Schintler MV(2009)
组织间隙液 Interstitial fluid	8000mg,iv(肥胖患者)	0～∞	1052±394.0	1275±477.0	0.86	Dorn C(2019)
	8000mg,iv(非肥胖患者)	0～∞	1929±725.0	1515±352.0	1.27	Dorn C(2019)
	8000mg,iv	峰浓度	511.0±143.0	594.0±149.0	0.86	Dorn C(2019)
	15mg/kg,im(家兔)	0.5～4.0	42.1	48.6	0.87	Vicente MV(1979)
脓液 Pus	8000mg,iv	0～6.0	284.0	918.0	0.31	Sauermann R(2005)
	8000mg,iv	峰浓度	64.0	446.0	0.14	Sauermann R(2005)
	1000mg,iv	—	10.9	99.0	0.11	Kirby WMM(1977)

续表

部位	给药方案及病理生理状态	取样时间/h	浓度/(μg/g、μg/ml)或曲线下面积/(μg/g·h、μg/ml·h)		C_t/C_p 或 AUC_t/AUC_p	参考文献
			组织或组织液	血浆		
皮肤水疱液 Skin blister fluid	30mg/kg,iv	0.5～6.0	178.8	149.2	1.20	Fernandez Lastra C (1983)
	50mg/kg,iv(烧烫伤)	0～∞	358.7	725.0	0.49	高富彦(1986)
	50mg/kg,iv(烧烫伤)	1.0	77.0	166.0	0.46	高富彦(1986)
	50mg/kg,iv	0～∞	391.8	641.7	0.61	Sugiyama H(1987)
创面渗出液 Wound exudate	50mg/kg,iv	0～∞	229.2	641.7	0.36	Sugiyama H(1987)
乳汁 Milk	500mg,po	3.0～4.0	<最低检测限	2.83～3.50	—	高濑善次郎(1975)
	500mg,po	峰浓度	<最低检测限	3.10	—	松田静治(1987)
	1000mg,iv	—	3.6	50.0	0.07	Kirby WMM(1977)
羊水 Amniotic fluid	500mg,po	3.0～4.0	0.8～1.5	2.8～3.5	0.27～0.43	高濑善次郎(1975)
	500mg,po	—	1.40	3.10	0.45	松田静治(1987)
尿液 Urine	3000mg,iv	峰浓度	4250	28.3	150.2	Patel SS(1997)
	1000mg,iv	1.0～2.0	420.0～2250	10.6～15.9	100.7	川畠尚志(1975)
	20mg/kg,iv(家兔)	0.5	2600	29.4	88.4	青河宽次(1975)
	20mg/kg,po	—	710.0	18.6	38.2	青河宽次(1975)
	500mg,po	2.0～4.0	254.0～860.0	5.8～7.9	81.3	正下启明(1975)
	40mg/kg,po(家兔)	1.0～24.0	8692	105.4	82.6	藤田正敬(1975)

表 13-2 达托霉素组织分布

部位	给药方案及病理生理状态	取样时间/h	浓度/(μg/g、μg/ml)或曲线下面积/(μg/g·h、μg/ml·h)		C_t/C_p 或 AUC_t/AUC_p	参考文献
			组织或组织液	血浆		
脑脊液 Cerebrospinal fluid	10mg/kg,iv	0～∞	4.3	881.4	0.05	Piva S(2019)
	10mg/kg,iv	峰浓度	0.21	—	0.02	Piva S(2019)
	6mg/kg,iv	4.0	3.1	51.7	0.06	Vena A(2013)
	6mg/kg,iv	谷浓度	0.9	18.9	0.05	Vena A(2013)
	9mg/kg,iv(金黄色葡萄球菌脑膜炎)	谷浓度	0.5	11.2	0.05	Riser MS(2010)
	15mg/(kg·d),iv(家兔)(肺炎链球菌脑膜炎)	0～∞	110.7	416.5	0.26	Vivas M(2014)
	15mg/(kg·d),iv(家兔)(细菌性脑膜炎)	峰浓度	5.20	—	0.06	Cottagnoud P(2004)
玻璃体 Vitreous body	10mg/kg,iv	—	12.4	44.0	0.28	Sheridan KR(2010)
甲状腺 Thyroid	10mg/kg,iv(大鼠)	0.25	10.1	43.7	0.23	Chay SH(1994)
胸腺 Thymus	10mg/kg,iv(大鼠)	0.25	8.8	43.7	0.20	Chay SH(1994)
心脏组织 Cardiac tissue	10mg/kg,iv(大鼠)	0.25	17.2	43.7	0.39	Chay SH(1994)
心包液 Pericardial fluid	10mg/kg,iv	—	27.8	44.0	0.63	Sheridan KR(2010)
心脏赘生物 Cardiac vegetation	10mg/kg,iv,bid	8.0～12.0	11.6	16.8	0.69	Caron F(1992)
	12mg/kg,iv,tid	8.0～12.0	22.5	43.3	0.52	Caron F(1992)
	9.7mg/kg,iv	—	26.0	48.3	0.54	Tascini C(2013)
二尖瓣 Mitral valve	9.7mg/kg,iv	—	30.8	48.3	0.54	Tascini C(2013)
	—,iv	术中	12.9	19.1	0.67	Boni S(2022)
主动脉瓣 Aortic valve	9.7mg/kg,iv	—	8.7	48.3	0.18	Tascini C(2013)

续表

部位	给药方案及病理生理状态	取样时间/h	浓度/(μg/g、μg/ml)或曲线下面积/(μg/g·h、μg/ml·h)		C_t/C_p 或 AUC_t/AUC_p	参考文献
			组织或组织液	血浆		
肺组织 Pulmonary tissue	10mg/kg,iv(大鼠)	0.25	32.5	43.7	0.67	Chay SH(1994)
肝组织 Hepatic tissue	10mg/kg,iv(大鼠)	0.25	23.5	43.7	0.54	Chay SH(1994)
脾 Spleen	10mg/kg,iv(大鼠)	0.25	7.5	43.7	0.17	Chay SH(1994)
肾脏 Kidney	10mg/kg,iv(大鼠)	0.25	45.1	43.7	1.03	Chay SH(1994)
肾上腺 Adrenal gland	10mg/kg,iv(大鼠)	0.25	25.0	43.7	0.57	Chay SH(1994)
骨组织 Bone tissue	6mg/kg,iv	4.5	4.5	42.5	0.11	Grillon A(2019)
股骨 Femur	8mg/kg,iv	7.0	3.3±1.5	39.3±13.6	0.10	Montange D(2014)
胫骨 Shinbone	8mg/kg,iv	7.0	3.4±1.9	39.3±13.6	0.08	Montange D(2014)
趾骨 Metatarsal bone	4mg/kg,iv	0～24.0	60.2	619.3	0.10	Traunmüller F(2010)
关节腔滑膜液 Synovial fluid	8mg/kg,iv	7.0	21.6±6.8	39.3±13.6	0.54	Montange D(2014)
皮下软组织 Subcutaneous soft tissue	4mg/kg,iv	0～∞	33.5～45.1	450.5～496.7	0.07～0.09	Kim A(2008)
	4mg/kg,iv	峰浓度	3.8～4.3	62.4～67.8	0.07～0.09	Kim A(2008)
	4mg/kg,iv(健康受试者)	0～24.0	80.2	619.3	0.13	Traunmüller F(2010)
	4mg/kg,iv(软组织感染)	0～24.0	54.5	619.3	0.09	Traunmüller F(2010)
	4mg/kg,iv	2.0	4.0	40.2	0.10	Traunmüller F(2010)
棕色脂肪 Brown fat	10mg/kg,iv(大鼠)	0.25	12.1	43.7	0.28	Chay SH(1994)
皮肤 Skin	50mg/kg,iv(大鼠)	0～∞	113.9±21.8	811.8±31.9	0.14	Matsumoto K(2015)
	50mg/kg,iv(大鼠)	峰浓度	20.1±2.2	175.8±6.3	0.11	Matsumoto K(2015)
炎性渗出液 Inflammatory exudate	4mg/kg,iv	0～24.0	318.2±84.9	480.0±15.6	0.66	Wise R(2002)

续表

部位	给药方案及病理生理状态	取样时间/h	浓度/(μg/g、μg/ml)或曲线下面积/(μg/g·h、μg/ml·h)		C_t/C_p 或 AUC_t/AUC_p	参考文献
			组织或组织液	血浆		
炎性渗出液 Inflammatory exudate	4mg/kg,iv	峰浓度	27.6±9.5	77.5±8.3	0.36	Wise R(2002)
	4mg/kg,iv	0～24.0	195.8	468.0	0.42	Vaudaux P(2003)
	4mg/kg,iv	6.0	11.8	21.5	0.55	Vaudaux P(2003)
组织间隙液 Interstitial fluid	45mg/kg,iv(大鼠)	0～∞	795.0	830.0	0.96	Murillo O(2009)
	100mg/kg,iv(大鼠)	0～∞	1100	1200	0.92	Murillo O(2009)
	100mg/kg,iv(大鼠)	峰浓度	40.0	140.0	0.29	Murillo O(2009)
	30mg/kg,iv,bid(大鼠)	0～∞	1073	1667	0.64	Schaad HJ(2006)
尿液 Urine	10mg/kg,ih(大鼠)	1.0～12.0	18199	162.6	111.9	Beauchamp D(1990)
	10mg/kg,ih(大鼠)	2.0	1258±553	19.2±4.4	65.5	Beauchamp D(1990)

表 13-3　夫西地酸组织分布

部位	给药方案及病理生理状态	取样时间/h	浓度/(μg/g、μg/ml)或曲线下面积/(μg/g·h、μg/ml·h)		C_t/C_p 或 AUC_t/AUC_p	参考文献
			组织或组织液	血浆		
脑脊液 Cerebrospinal fluid	500mg,po	3.0～4.0	0.3～2.1	52.2～135.7	0.01	Mindermann T(1993)
	500mg,po,tid	—	0.2～0.3	16.0～22.0	0.02	Hedberg A(2004)
	80mg/kg,iv(细菌性脑膜炎)	1.2～1.3	6.00±1.50	—	0.05	Østergaard C(2003)
	80mg/kg,iv(无细菌性脑膜炎)	1.2～1.3	2.70±1.20	—	0.02	Østergaard C(2003)
脑组织 Brain	500mg,po	3.0～4.0	8.0～9.0	90.5～94.0	0.09	Mindermann T(1993)
	500mg,iv	—	4.30	—	0.03	Mindermann T(1993)
房水 Aqueous humor	500mg,po,tid	稳态浓度	1.3	63.2	0.02	Williamson J(1970)

续表

部位	给药方案及病理生理状态	取样时间/h	浓度/(μg/g、μg/ml)或曲线下面积/(μg/g·h、μg/ml·h)		C_t/C_p 或 AUC_t/AUC_p	参考文献
			组织或组织液	血浆		
房水 Aqueous humor	—	1.0	2.5	63.8	0.04	Taylor PB(1987)
玻璃体 Vitreous body	—	1.0	1.0	63.8	0.01	Taylor PB(1987)
心肌 Myocardium	1000mg,iv	1.0～2.0	114.4±34.3	78.5±32.7	1.46	Kanellakopoulou K(2008)
心脏瓣膜 Heart valves	1000mg,iv	1.0～2.0	62.6±15.8	78.5±32.7	0.80	Kanellakopoulou K(2008)
心包 Pericardium	1000mg,iv	1.0～2.0	164.8±22.9	78.5±32.7	2.10	Kanellakopoulou K(2008)
动脉瓣 Atrial Appendages	580mg,iv	1.0	10.7	32.4	0.33	Bergeron MG(1985)
痰液 Sputum	1000mg/m^2,po(囊性纤维化)	—	0.80～3.50	—	0.06～0.08	Kraemer R(1982)
	20mg/kg,po	—	—	—	0.08	Saggers BA(1968)
前列腺组织 Prostatic fluid	—	—	—	—	0.05	Reeves DS(1973)
腹腔积液 Ascitic fluid	200mg/kg,po	—	—	—	0.17	Rowe L(1992)
	200mg/kg,po(多剂)	—	—	—	0.21	Rowe L(1992)
骨组织 Bone tissue	—	—	—	—	0.10～0.20	Sandeman JC(1972)
	500mg,po,q8h	—	4.60	—	0.23	Chater EH(1972)
	500mg,po,q8h	—	—	—	0.24	Hierholzer G(1970)
坏死骨组织 Sequestrum	500mg,po,q8h	—	1.80	—	0.16	Chater EH(1972)
结缔组织 Connective tissue	1000mg,po,q8h	—	—	—	0.16	Hierholzer G(1970)

续表

部位	给药方案及病理生理状态	取样时间/h	浓度/(μg/g、μg/ml)或曲线下面积/(μg/g·h、μg/ml·h)		C_t/C_p 或 AUC_t/AUC_p	参考文献
			组织或组织液	血浆		
结缔组织 Connective tissue	500mg,po,q8h	—	—	—	0.20	Hierholzer G(1970)
关节腔滑膜液 Synovial fluid	500mg,po,tid	4.0	39.9±14.2	49.4±18.8	0.81	Somekh E(1999)
	500mg,po	6.0	6.0～8.0	22.8～27.2	0.28	Sattar MA(1983)
	500mg,po,q8h(多剂)	—	16.2	33.1	0.49	Sattar MA(1983)
	—	—	—	—	0.80	Deodhar SD(1972)
皮下软组织 Subcutaneous soft tissue	500mg,po,q8h	—	8.50	—	0.53	Chater EH(1972)
组织间隙液 Interstitial fluid	40mg/kg,iv(家兔)	2.0～4.0	50.0～60.0	40.0～100.0	0.50～1.50	Bergholm AM(1984)
脓液 Pus	500mg,tid,iv	—	6.20	6.20	1.00	Louvois JD(1977)
	500mg,tid,po	稳态浓度	17.2	20.7	0.83	Guttler F(1971)
皮肤水疱液 Skin blister	250mg,po,q12h(多剂)	峰浓度	21.1	39.0	0.53	Vaillant L(1992)
	250mg,po,q12h(多剂)	0～12.0	177.0±106.0	266.0±131.0	0.66	Vaillant L(1992)
	250mg,po,q12h(多剂)	峰浓度	79.0	102.3	0.77	Vaillant L(1992)
	250mg,po,q12h(多剂)	0～12.0	594.6±234.4	873.4±264.3	0.75	Vaillant L(1992)
	500mg,po	峰浓度	14.0	—	0.46	Raeburn JA(1971)
烧烫伤结痂组织 Burned crust	500mg,po,q8h(多剂)	稳态浓度	41.0	—	1.71	Sorensen B(1966)

表 13-4　利福平组织分布

部位	给药方案及病理生理状态	取样时间/h	浓度/(μg/g、μg/ml)或曲线下面积/(μg/g·h、μg/ml·h)		C_t/C_p 或 AUC_t/AUC_p	参考文献
			组织或组织液	血浆		
脑脊液 Cerebrospinal fluid	—	—	—	—	0.13	Kenny MT(1981)
	10mg/kg,po	2.0	0.4±0.1	11.5±0.5	0.04	Gordon A(1993)
	10mg/kg,po	5.0	0.8±0.1	10.1±1.1	0.08	Gordon A(1993)
脑组织 Brain	6.5mg/kg,po(猴)	6.0	0.87	8.19	0.11	McDougall AC(1975)
	100mg/kg,po(大鼠)	3～7	—	—	0.13	Mindennann M(1993)
房水 Aqueous humor	600mg,po	2.0～4.0	0.2～1.3	10.9～21.1	0.05	William R(1992)
泪液 Lacrimal fluid	—	—	—	—	0.50	Kenny MT(1981)
	—	—	—	—	0.29	Kenny MT(1981)
口腔黏膜 Oral mucosa	—	—	—	—	0.34	Kenny MT(1981)
上颌窦黏膜 Maxillary sinus mucosa	—	—	—	—	0.23	Kenny MT(1981)
扁桃体 Tonsil	—	—	—	—	0.87	Kenny MT(1981)
腺样体 Adenoid	—	—	—	—	1.66	Kenny MT(1981)
舌 Tongue	6.5mg/kg,po(猴)	6.0	6.33	8.19	0.77	McDougall AC(1975)
唾液腺 Salivary gland	6.5mg/kg,po(猴)	6.0	12.8	8.2	1.56	McDougall AC(1975)
唾液 Saliva	—	—	—	—	0.06	Kenny MT(1981)
龈沟液 Gingival fluid	450mg,po	1.0～6.0	17.3	24.0	0.72	Stephen KW(1980)
甲状腺 Thyroid	6.5mg/kg,po(猴)	6.0	6.96	8.19	0.85	McDougall AC(1975)
心脏组织 Cardiac tissue	6.5mg/kg,po(猴)	6.0	10.1	8.2	1.23	McDougall AC(1975)
心脏瓣膜 Heart valve	600mg,po	2.0	3.8	15.9	0.24	Kropec A(1991)

续表

部位	给药方案及病理生理状态	取样时间/h	浓度/(μg/g、μg/ml)或曲线下面积/(μg/g·h、μg/ml·h)		C_t/C_p 或 AUC_t/AUC_p	参考文献
			组织或组织液	血浆		
肺组织 Pulmonary tissue	600mg，po	2.0～3.0	2.10	6.40	0.33	Binda G(1971)
	10mg/kg，po(小鼠)	2.0	6.3±1.1	20.0±3.5	0.33	Bruzzesea T(2000)
	6.5mg/kg，po(猴)	6.0	8.32	8.19	1.02	McDougall AC(1975)
肺实质 Pulmonary parenchyma	—	—	—	—	1.21	Kenny MT(1981)
支气管 Bronchia	—	—	—	—	0.63	Kenny MT(1981)
肺结核空腔液 Tuberculous cavity lining	—	—	—	—	1.30	Kenny MT(1981)
纤维化病灶 Fibrotic lesion	—	—	—	—	0.69	Kenny MT(1981)
肺泡上皮液 Epithelial lining fluid	600mg，po	4.0	2.20～2.60	7.50～8.50	0.26	Clewe O(2015)
	600mg，po	2.0～4.0	1.40	6.50～7.50	0.20	John E(2004)
	600mg，po	4.0	1.20	9.20	0.13	Goutelle S(2009)
	600mg，po	2.0～4.0	2.0～2.7	15.3～17.8	0.15	John E(2000)
肺泡 Pulmonary alveoli	600mg，po	4.0	8.4～11.4	7.5～8.5	1.10	Clewe O(2015)
	600mg，po	2.0～4.0	6.40	6.50～7.50	0.91	John E(2004)
	600mg，po	4.0	5.70	9.20	0.62	Goutelle S(2009)
	600mg，po	2.0～4.0	10.4～14.2	15.3～17.8	0.77	John E(2000)
痰液 Sputum	450mg，po	2.0	0.20～0.50	4.00～6.30	0.04～0.10	今冈诚(1986)
	450mg，po(联用氨溴索)	2.0	0.64～3.71	4.00～6.30	0.12～0.58	今冈诚(1986)
	—	—	—	—	0.21	Kenny MT(1981)

续表

部位	给药方案及病理生理状态	取样时间/h	浓度/(μg/g、μg/ml)或曲线下面积/(μg/g·h、μg/ml·h)		C_t/C_p 或 AUC_t/AUC_p	参考文献
			组织或组织液	血浆		
支气管分泌液 Bronchial exudate	—	—	—	—	0.62	Kenny MT(1981)
胸膜 Pleura	—	—	—	—	0.76	Kenny MT(1981)
胸腔积液 Pleural fluid	—	—	—	—	0.49	Kenny MT(1981)
	10mg/kg,po	6.0～9.0	3.06±0.60	6.96±0.90	0.44	Boman G(1974)
胸壁 Thoracic wall	—	—	—	—	0.01	Kenny MT(1981)
乳腺 Mammary gland	450mg,po,q12h	—	—	—	≈1.00	Acocella G(1978)
	—	—	—	—	0.53	Kenny MT(1981)
纤维化乳腺组织 Fibrous mammary tissue	—	—	—	—	0.76	Kenny MT(1981)
胃壁 Stomach wall	—	—	—	—	3.33	Kenny MT(1981)
肝组织 Hepatic tissue	600mg,po	—	23.3	6.4	3.64	Kiss IJ(1978)
	600mg,po	峰浓度	52.4	10.3	5.09	Acocella G(1978)
	450mg,po,q12h	—	—	—	>1.00	Acocella G(1978)
	—	—	—	—	4.87	Kenny MT(1981)
	8mg/kg,po(大鼠)	1.0	9.60	3.70	2.59	Takada K(1978)
	50mg/kg,po(小鼠)	—	8.85	8.55	1.04	今冈诚(1986)
	10mg/kg,po(小鼠)	2.0	34.0±7.8	20.0±3.5	1.76	Bruzzesea T(2000)
	6.5mg/kg,po(猴)	6.0	60.4	8.2	7.38	McDougall AC(1975)
胆囊胆汁 Cystic bile	600mg,po	—	78.4	6.4	12.25	Kiss IJ(1978)
	450mg,po,q12h	—	—	—	>1.00	Acocella G(1978)

续表

部位	给药方案及病理生理状态	取样时间/h	浓度/(μg/g、μg/ml)或曲线下面积/(μg/g·h、μg/ml·h)		C_t/C_p 或 AUC_t/AUC_p	参考文献
			组织或组织液	血浆		
胆总管胆汁 Choledochal bile	600mg,po	—	91.6	6.4	14.3	Kiss IJ(1978)
胆囊 Gallbladder	450mg,po,q12h	—	—	—	>1.00	Acocella G(1978)
	600mg,po	—	4.00	6.40	0.63	Kiss IJ(1978)
	—	—	—	—	0.95	Kenny MT(1981)
脾 Spleen	6.5mg/kg,po(猴)	6.0	6.72	8.19	0.82	McDougall AC(1975)
	450mg,po,q12h	—	—	—	≈1.0	Acocella G(1978)
	—	—	—	—	0.84	Kenny MT(1981)
肾上腺 Adrenal	6.5mg/kg,po(猴)	6.0	11.8	8.2	1.44	McDougall AC(1975)
肾脏 Kidney	10mg/kg,po(小鼠)	2.0	6.9±1.9	20.0±3.5	0.36	Bruzzesea T(2000)
	50mg/kg,po(小鼠)	—	19.7	8.6	2.30	今冈诚(1986)
	6.5mg/kg,po(猴)	6.0	14.7	8.2	1.72	McDougall AC(1975)
	—	—	—	—	1.18	Kenny MT(1981)
胰腺组织 Pancreatic tissue	6.5mg/kg,po(猴)	6.0	14.8	8.2	1.80	McDougall AC(1975)
肠系膜囊肿液 Mesocolon cyst and fluid	450mg,po,q12h	—	—	—	≈1.00	Acocella G(1978)
肠液 Intestinal juice	10mg/kg,po	1.0～5.0	—	—	4.60	深谷一太(1971)
结肠 Colon	—	—	—	—	0.63	Kenny MT(1981)
阑尾 Appendix	450mg,po,q12h	—	—	—	≈1.00	Acocella G(1978)
	—	—	—	—	0.76	Kenny MT(1981)
腹腔积液 Ascitic fluid	—	—	—	—	0.34	Kenny MT(1981)

续表

部位	给药方案及病理生理状态	取样时间/h	浓度/(μg/g、μg/ml)或曲线下面积/(μg/g·h、μg/ml·h)		C_t/C_p 或 AUC_t/AUC_p	参考文献
			组织或组织液	血浆		
前列腺分泌液 Prostatic secretion	—	—	2.0	17.0	0.12	Edwin M(1982)
输尿管 Ureter	450mg,po,q12h	—	—	—	>1.00	Acocella G(1978)
	—	—	—	—	0.68	Kenny MT(1981)
睾丸 Testis	6.5mg/kg,po(猴)	6.0	6.19	8.19	0.76	McDougall AC(1975)
附睾组织 Epididymal tissue	6.5mg/kg,po(猴)	6.0	8.14	8.19	0.99	McDougall AC(1975)
卵巢囊肿液 Ovarian cyst fluid	450mg,po,q12h	—	—	—	>1.00	Acocella G(1978)
骨组织 Bone tissue	600mg,po	3.0	3.35±0.72	8.67±1.77	0.39	Sirot J(1983)
	300mg,po	3.0	0.50±0.20	2.80±0.50	0.18	Cluzel RA(1974)
	300mg,po,q12h	3.0	1.20±0.50	6.00±2.60	0.20	Cluzel RA(1974)
	600mg,po	3.0	2.90±0.60	7.80±1.40	0.37	Cluzel RA(1974)
	600mg,po	12.0	0.90±0.40	2.30±1.00	0.39	Cluzel RA(1974)
	300mg,iv,q12h	1.2	6.9	16.8	0.41	Roth B(1984)
	—	—	—	—	0.52	Kenny MT(1981)
关节 Joint	—	—	—	—	0.12	Kenny MT(1981)
化脓性坏死骨组织 Pyogenic bone	—	—	—	—	0.82	Kenny MT(1981)
关节腔滑膜液 Synovial fluid	—	—	—	—	0.37	Kenny MT(1981)
肌肉组织 Muscular tissue	6.5mg/kg,po(猴)	6.0	4.55	8.19	0.56	McDougall AC(1975)

续表

部位	给药方案及病理生理状态	取样时间/h	浓度/(μg/g、μg/ml)或曲线下面积/(μg/g·h、μg/ml·h)		C_t/C_p 或 AUC_t/AUC_p	参考文献
			组织或组织液	血浆		
肌肉组织 Muscular tissue	450mg,po,q12h	—	—	—	≈1.00	Acocella G(1978)
皮肤 Skin	450mg,po,q12h	—	—	—	0.68	Acocella G(1978)
	—	—	—	—	0.82	Kenny MT(1981)
皮肤水疱液 Skin blister	450mg,po	—	2.7	13.2	0.20	Solberg CO(1983)
脓液 Pus	—	—	—	—	0.05	Kenny MT(1981)
	10mg/kg,po	1.0	1.1	11.5	0.10	Fu FP(1984)
脂肪组织 Adipose tissue	6.5mg/kg,po(猴)	6.0	1.57	8.19	0.19	McDougall AC(1975)
	—	—	—	—	0.31	Kenny MT(1981)
羊水 Amniotic fluid	—	—	—	—	0.13	Kenny MT(1981)
尿液 Urine	600mg,po	峰浓度	227.0	10.3	22.0	Acocella G(1978)

表 13-5 利奈唑胺组织分布

部位	给药方案及病理生理状态	取样时间/h	浓度/(μg/g、μg/ml)或曲线下面积/(μg/g·h、μg/ml·h)		C_t/C_p 或 AUC_t/AUC_p	参考文献
			组织或组织液	血浆		
脑组织 Brain	600mg,iv,	2.0	2.63±0.78	5.94±1.55	0.45	Tsona A(2010)
	10mg/kg,iv(大鼠)	6.0	—	—	0.30	Ong V(2014)
	10mg/kg,iv(大鼠)	0.3	2.0±0.1	10.5±0.2	0.20	Slatter JG(2002)
	—,iv(大鼠)	0.5	—	—	0.33	Mota F(2020)

续表

部位	给药方案及病理生理状态	取样时间/h	浓度/(μg/g、μg/ml)或曲线下面积/(μg/g·h、μg/ml·h)		C_t/C_p 或 AUC_t/AUC_p	参考文献
			组织或组织液	血浆		
脑脊液 Cerebrospinal fluid	600mg,iv	2.0	5.06±3.53	6.83±3.32	0.70	Tsona A(2010)
	600mg,iv,bid	—	63.0±18.9	86.5±44.5	0.80	Beer R(2007)
	600mg,iv,bid	—	—	—	0.71～0.96	Viaggi B(2011)
	10mg/kg,iv	峰浓度	5.36	9.40	0.57	Yogev R(2010)
	10mg/kg,iv,q12h	峰浓度	6.51	9.80	0.67	Yogev R(2010)
	10mg/kg,iv,q8h	峰浓度	5.98	8.28	0.72	Yogev R(2010)
	600mg,iv,q12h	0～12.0	21.1	47.6	0.77	Luque S(2014)
	600mg,iv,q12h	0～24.0	45.1±8.8	79.4±29.3	0.57	Wu XF(2018)
	600mg,po,bid	1.0～15.0	106.6	186.3	0.57	Boak LM(2006)
	10mg/kg,iv,q8h	谷浓度	3.83	5.16	0.74	Ochi F(2018)
	600mg,iv,q12h	0～24.0	42.3±10.3	102.3±22.7	0.41	Zhao WJ(2020)
	20mg/kg,iv,q12h(家兔)	0～8.0	1.8～10.5	2.5～69.0	0.38	Cottagnoud P(2000)
	600mg,iv,bid	0～12.0	101.6±59.6	128.7±83.9	0.66	Myrianthefs P(2006)
	10mg/kg,iv,q12h	0～12.0	61.2	52.1	0.98	Yogev R(2010)
	10mg/kg,iv,q8h	0～8.0	26.7	23.2	0.95	Yogev R(2010)
	600mg,po/iv	—	—	—	0.70	Cresswell FV(2019)
	600mg,iv,q12h	—	—	—	0.90	Mensa J(2017)
脑垂体 Hypophysis	10mg/kg,iv(大鼠)	0.3	9.6±0.3	10.5±0.2	0.91	Slatter JG(2002)
房水 Aqueous humor	600mg,iv	2.3～4.5	5.2	11.1	0.48	Vázquez EG(2004)
	600mg,iv	>2.0	3.85±1.10	7.53±2.70	0.51	Fiscella RG(2004)
	600mg,po,q12h	≈6.0	6.6±2.7	10.3±4.1	0.64	Fiscella RG(2004)

续表

部位	给药方案及病理生理状态	取样时间/h	浓度/(μg/g、μg/ml)或曲线下面积/(μg/g·h、μg/ml·h)		C_t/C_p 或 AUC_t/AUC_p	参考文献
			组织或组织液	血浆		
房水 Aqueous humor	600mg,po,q12h	1.0～12.0	3.32±2.06	7.91±3.95	0.42	George JM(2010)
玻璃体 Vitreous body	35mg/kg,po(家兔)	0～12.0	18.3±2.1	37.1±7.7	0.49	Saleh M(2011)
	35mg/kg,po,bid(家兔)	0～12.0	28.7±7.7	53.5±4.1	0.54	Saleh M(2011)
	600mg,po	>2.0	2.34±1.50	7.53±2.70	0.31	Fiscella RG(2004)
	600mg,po,q12h	≈6.0	5.8±2.7	10.3±4.1	0.56	Fiscella RG(2004)
	600mg,iv	峰浓度	3.70	—	0.60	Horcajada JP(2009)
泪腺 Lacrimal gland	10mg/kg,iv(大鼠)	0.3	13.9±0.9	10.5±0.2	1.32	Slatter JG(2002)
唾液 Saliva	—	稳态浓度	—	—	1.30	Pawsey SD(1996)
甲状腺 Thyroid	10mg/kg,iv(大鼠)	0.3	9.1±0.7	10.5±0.2	0.87	Slatter JG(2002)
心脏组织 Cardiac tissue	10mg/kg,iv(大鼠)	6.0	—	—	0.83	Ong V(2014)
	10mg/kg,iv(大鼠)	0.3	11.0±0.3	10.5±0.2	1.05	Slatter JG(2002)
	—,iv(大鼠)	0.5	—	—	0.83	Mota F(2020)
胸腺 Thymus	10mg/kg,iv(大鼠)	0.3	9.2±0.2	10.5±0.2	0.88	Slatter JG(2002)
肺组织 Pulmonary tissue	600mg,po	稳态浓度	—	3.77	0.61	Strydom N(2019)
	600mg,po,bid	5.0	8.1	13.4	0.71	Honeybourne D(2003)
	10mg/kg,iv(大鼠)	6.0	—	—	1.04	Ong V(2014)
	10mg/kg,iv(大鼠)	0.3	10.4±0.2	10.5±0.2	0.99	Slatter JG(2002)
	—,iv(大鼠)	0.5	—	—	0.92	Mota F(2020)
肺泡上皮液 Epithelial lining fluid	1200mg,iv(持续输注)	稳态浓度	4.30±1.60	6.20±2.30	1.06	Pascale GD(2015)
	600mg,iv,bid	1.0	14.4±5.6	17.7±4.0	1.05	Boselli E(2005)
	600mg,iv,bid	12.0	2.60±1.70	2.40±1.20	1.04	Boselli E(2005)

续表

部位	给药方案及病理生理状态	取样时间/h	浓度/(μg/g、μg/ml)或曲线下面积/(μg/g·h、μg/ml·h)		C_t/C_p 或 AUC_t/AUC_p	参考文献
			组织或组织液	血浆		
肺泡上皮液 Epithelial lining fluid	600mg,po,q12h	8.0	25.1±14.6	13.4±3.9	2.06	Honeybourne D(2003)
	600mg,po,q12h	4.0	64.3±33.1	15.5±4.9	4.20	Conte JE(2002)
	600mg,po,q12h	8.0	31.4±33.0	8.9±3.2	3.10	Conte JE(2002)
	10mg/kg,po(大鼠)	0～24.0	15.5	7.6	2.92	Zhou YF(2018)
	40mg/kg,po(大鼠)	0～24.0	90.9	47.7	2.72	Zhou YF(2018)
支气管黏膜 Bronchial mucosa	600mg,po,bid	5.0	10.7±4.2	13.4±3.9	0.79	Honeybourne D (2003)
痰液 Sputum	600mg,po,q12h	2.0	17.4±7.2	13.5±4.3	1.40	Saralaya D(2004)
胸腔积液 Pleural fluid	600mg,iv,q12h	0～12.0	388.7	236.4	1.64	Tsuji Y(2013)
纵隔液 Mediastinum fluid	600mg,iv,q12h	0～12.0	312.5	236.4	1.32	Tsuji Y(2013)
肝组织 Hepatic tissue	10mg/kg,iv(大鼠)	6.0	—	—	1.97	Ong V(2014)
	10mg/kg,iv(大鼠)	0.3	19.8±0.9	10.5±0.2	1.89	Slatter JG(2002)
	—,iv(大鼠)	0.5	—	—	2.50	Mota F(2020)
胆汁 Bile	600mg,iv,bid	稳态浓度	7.2～51.8	2.1～27.9	1.31～4.83	Pea F(2009)
脾 Spleen	10mg/kg,iv(大鼠)	6.0	—	—	0.91	Ong V(2014)
	10mg/kg,iv(大鼠)	0.3	9.6±0.1	10.5±0.2	1.08	Slatter JG(2002)
	—,iv(大鼠)	0.5	—	—	0.70	Mota F(2020)
胃 Stomach	10mg/kg,iv(大鼠)	6.0	—	—	0.95	Ong V(2014)
	10mg/kg,iv(大鼠)	0.3	10.1±2.1	10.5±0.2	0.96	Slatter JG(2002)
	—,iv(大鼠)	0.5	—	—	0.92	Mota F(2020)

续表

部位	给药方案及病理生理状态	取样时间/h	浓度/(μg/g、μg/ml)或曲线下面积/(μg/g·h、μg/ml·h)		C_t/C_p 或 AUC_t/AUC_p	参考文献
			组织或组织液	血浆		
肾上腺 Adrenal	10mg/kg,iv(大鼠)	0.3	18.9±1.0	10.5±0.2	1.80	Slatter JG(2002)
肾脏 Kidney	10mg/kg,iv(大鼠)	6.0	—	—	1.61	Ong V(2014)
	10mg/kg,iv(大鼠)	0.3	18.6±1.6	10.5±0.2	1.77	Slatter JG(2002)
	—,iv(大鼠)	0.5	—	—	1.15	Mota F(2020)
小肠 Small intestine	10mg/kg,iv(大鼠)	6.0	—	—	0.92	Ong V(2014)
	10mg/kg,iv(大鼠)	0.3	26.7±0.4	10.5±0.2	2.54	Slatter JG(2002)
	—,iv(大鼠)	0.5	—	—	>2.50	Mota F(2020)
大肠 Large intestine	10mg/kg,iv(大鼠)	6.0	—	—	0.63	Ong V(2014)
	10mg/kg,iv(大鼠)	0.3	9.4±0.7	10.5±0.2	0.89	Slatter JG(2002)
	—,iv(大鼠)	0.5	—	—	>1.00	Mota F(2020)
肠系膜 Mesentery	10mg/kg,iv(大鼠)	6.0	—	—	0.28	Ong V(2014)
胰腺组织 Pancreatic tissue	10mg/kg,iv(大鼠)	0.3	8.8±0.5	10.5±0.2	0.84	Slatter JG(2002)
膀胱 Urinary bladder	10mg/kg,iv(大鼠)	0.3	11.6±0.1	10.5±0.2	1.10	Slatter JG(2002)
腹腔积液 Ascitic fluid	600mg,po,bid	稳态浓度	7.60	—	0.50	Depestel DD(2003)
睾丸 Testis	10mg/kg,iv(大鼠)	0.3	4.2±0.2	10.5±0.2	0.40	Slatter JG(2002)
卵巢 Ovary	10mg/kg,iv(大鼠)	0.3	8.8±0.4	10.5±0.2	0.84	Slatter JG(2002)
子宫 Uterus	10mg/kg,iv(大鼠)	0.3	9.6±0.1	10.5±0.2	0.91	Slatter JG(2002)
骨组织 Bone tissue	600mg,iv,qd	1.7～8.5	3.9	10.4±4.8	0.42	Wen SA(2020)
	600mg,po,q12h	1.5	8.5±3.9	23.0±6.5	0.40	Rana B(2002)
	600mg,po	24.0	0.60	—	0.48	Li Y(2019)

续表

部位	给药方案及病理生理状态	取样时间/h	浓度/(μg/g、μg/ml)或曲线下面积/(μg/g·h、μg/ml·h)		C_t/C_p 或 AUC_t/AUC_p	参考文献
			组织或组织液	血浆		
骨组织 Bone tissue	600mg,po	2.0	5.94±4.27	11.14±5.82	0.54	Li Y(2020)
	600mg,iv	0.2～0.5	6.3～9.1	14.3～19.2	0.46～0.51	Lovering AM(2002)
	600mg,po	稳态浓度	2.40	6.90	0.33	Hopkins N(2002)
	10mg/kg,iv(大鼠)	6.0	—	—	0.40	Ong V(2014)
	600mg,iv	2.0	4.6±0.4	10.6±1.8	0.44	Metallidis S(2007)
	600mg,iv	5.0	2.10±0.70	6.05±2.45	0.32	Metallidis S(2007)
	—,iv(大鼠)	0.5	—	—	0.48	Mota F(2020)
骨髓 Bone marrow	600mg,iv(家猪)	0～6.0	33.7～91.6	37.1～95.9	0.96	Stolle LB(2008)
	600mg,iv	1.2	10.5±2.2	17.1±5.1	0.61	Kutscha-Lissberg F (2003)
	20mg/kg,iv(家兔)	0.3	—	—	0.88	Komatsu M(2010)
	10mg/kg,iv(大鼠)	0.3	9.4±0.2	10.5±0.2	0.90	Slatter JG(2002)
髓核 Nucleus pulposus	20mg/kg,iv(家兔)	0.3	—	—	0.08	Komatsu M(2010)
关节滑膜组织 Synovium	600mg,iv	1.0	12.6±2.9	17.1±5.1	0.74	Kutscha-Lissberg F (2003)
	600mg,iv	0～7.5	35.1±16.7	46.8±11.3	0.76	Schwameis R(2017)
	600mg,po,q12h	稳态浓度	18.0±5.6	23.0±6.5	0.82	Rana B(2002)
关节腔滑膜液 Synovial fluid	600mg,po,q12h	稳态浓度	20.1±3.4	23.0±6.5	0.92	Rana B(2002)
	600mg,po	稳态浓度	7.70	6.90	1.05	Hopkins N(2002)
肌肉组织 Muscular tissue	600mg,iv	0～7.5	47.2±39.3	46.8±11.3	0.98	Schwameis R(2017)
	600mg,po,q12h	稳态浓度	18.5±6.6	23.0±6.5	0.84	Rana B(2002)

续表

部位	给药方案及病理生理状态	取样时间/h	浓度/(μg/g、μg/ml)或曲线下面积/(μg/g·h、μg/ml·h)		C_t/C_p 或 AUC_t/AUC_p	参考文献
			组织或组织液	血浆		
肌肉组织 Muscular tissue	600mg,iv,q12h	0.2～0.5	10.4～12.0	14.3～19.2	0.58～0.94	Lovering AM(2002)
	600mg,iv(感染性休克)	0～24.0	68.7±32.8	70.8±28.1	0.97	Thallinger C(2008)
	600mg,iv(重症脓毒症)	0～24.0	52.7±26.0	50.9±23.1	1.04	Thallinger C(2008)
	20mg/kg,iv(家兔)	0.3	—	—	0.84	Komatsu M(2010)
	10mg/kg,iv(大鼠)	6.0	—	—	0.81	Ong V(2014)
	10mg/kg,iv(大鼠)	0.3	9.1±0.4	10.5±0.2	0.87	Slatter JG(2002)
	600mg,iv,q12h	—	13.5～15.4	12.8	1.00～1.30	Dehghanyar P(2005)
筋膜 Fascia	600mg,iv	0.8	13.1±5.4	17.1±5.1	—	Kutscha-Lissberg F (2003)
肌腱 Tendon	600mg,iv	1.4	14.5±3.5	17.1±5.1	—	Kutscha-Lissberg F (2003)
肉芽组织(假体) Granulation tissue	600mg,iv	1.0	13.6±7.7	17.1±5.1	0.80	Kutscha-Lissberg F (2003)
肉芽组织 Granulation tissue	600mg,iv	1.0	10.3±1.4	17.1±5.1	0.60	Kutscha-Lissberg F (2003)
	600mg,po	2.0	14.1±10.6	11.1±5.8	1.04	Li Y(2020)
皮肤 Skin	10mg/kg,iv(大鼠)	6.0	—	—	0.57	Ong V(2014)
	10mg/kg,iv(大鼠)	0.3	7.8±1.1	10.5±0.2	0.74	Slatter JG(2002)
皮下软组织 Subcutaneous soft tissue	600mg,iv	0.8	13.2±1.1	17.1±5.1	0.77	Kutscha-Lissberg F (2003)
	600mg,iv,bid	0～24.0	211.0	169.0	1.32	Traunmüller F(2010)

续表

部位	给药方案及病理生理状态	取样时间/h	浓度/(μg/g、μg/ml)或曲线下面积/(μg/g·h、μg/ml·h)		C_t/C_p 或 AUC_t/AUC_p	参考文献
			组织或组织液	血浆		
皮下软组织 Subcutaneous soft tissue	600mg,iv(感染性休克)	0～24.0	65.8～67.7	50.9～70.8	0.93～1.33	Thallinger C(2008)
	600mg,iv,q12h(创伤组织)	0～12.0	82.8±59.0	51.2±12.7	1.27	Wiskirchen DE (2011)
	600mg,iv,q12h	1.0～9.0	6.1±3.6	11.9±5.9	0.51	Stein GE(2007)
	600mg,iv	0～8.0	33.0±17.7	65.5±21.2	0.98	Eslam RB(2014)
	600mg,iv,q12h	0～8.0	77.3±23.7	100.8±37.9	0.77	Eslam RB(2014)
	600mg,iv,q12h	—	12.9～18.1	12.8	0.90～1.40	Dehghanyar P(2005)
	600mg,po,q12h(感染软组织)	—	9.6	14.3±4.0	1.02	Majcher-Peszynska J (2008)
	300mg,po,bid(家兔)	6.0	—	26.3±8.7	0.71～1.01	Swoboda S(2009)
脂肪组织 Adipose tissue	600mg,iv,q12h	0.2～0.5	4.1～5.2	14.3～19.2	0.27～0.37	Lovering AM(2002)
	10mg/kg,iv(大鼠)	6.0	—	—	0.18	Ong V(2014)
	10mg/kg,iv(大鼠)	0.3	1.7±0.1	10.5±0.2	0.17	Slatter JG(2002)
组织间隙液 Interstitial fluid	600mg,iv	0～8.0	23.5～37.8	45.6～61.5	0.53	Simon P(2020)
	600mg,iv,q12h	稳态浓度	—	16.4	0.90	Buerger C(2006)
	600mg,iv	0～8.0	75.8±24.2	53.0±11.6	1.40	Dehghanyar P(2005)
	600mg,po,bid	0～8.0	71.5±15.3	83.9±23.9	0.90	Dehghanyar P(2005)
	600mg,iv,bid	0～12.0	99.7±1.5	66.4±2.4	1.50	Gonzalez N(2013)
	600mg,iv,q12h	稳态浓度	—	—	1.00	Buerger C(2006)
	600mg,iv	0～8.0	65.4±18.2	53.0±11.6	1.30	Dehghanyar P(2005)
	600mg,po,bid	0～8.0	80.2±42.3	83.9±23.9	1.00	Dehghanyar P(2005)

部位	给药方案及病理生理状态	取样时间/h	浓度/(μg/g、μg/ml)或曲线下面积/(μg/g·h、μg/ml·h)		C_t/C_p 或 AUC_t/AUC_p	参考文献
			组织或组织液	血浆		
皮肤水疱液 Skin blister	600mg,po,q12h	0～∞	155.3±80.1	140.3±73.1	1.04	Gee T(2001)
创面渗出液 Wound exudate	600mg,po	0～12.0	—	—	0.47	Koomanachai P(2011)
脓液 Pus	600mg,po	2.0	11.1±4.6	11.1±5.8	0.92±0.34	Li Y(2020)
血肿液 Haematoma fluid	600mg,iv	6.0～8.0	6.3～10.1	15.5～22.8	0.43	Lovering AM(2002)
	600mg,iv(×2 剂)	15.0	3.5～10.5	11.3～17.2	0.49	Lovering AM(2002)
汗液 Sweat	—	稳态浓度	—	—	0.55	Pawsey SD(1996)
尿液 Urine	600mg,po	0～6.0	104～497	13.1	14.1	Wagenlehner FM (2003)
	600mg,po	6.0～12.0	82.0	13.1	6.26	Wagenlehner FM (2003)

表 13-6 特地唑胺组织分布

部位	给药方案及病理生理状态	取样时间/h	浓度/(μg/g、μg/ml)或曲线下面积/(μg/g·h、μg/ml·h)		C_t/C_p 或 AUC_t/AUC_p	参考文献
			组织或组织液	血浆		
脑脊液 Cerebrospinal fluid	—,iv	0～∞	—	—	0.02～0.03	Gu LQ(2019)
脑组织 Brain	10mg/kg,iv(大鼠)	6.0	—	—	0.06	Ong V(2014)
心脏组织 Cardiac tissue	10mg/kg,iv(大鼠)	6.0	—	—	0.61	Ong V(2014)

续表

部位	给药方案及病理生理状态	取样时间/h	浓度/(μg/g、μg/ml)或曲线下面积/(μg/g·h、μg/ml·h)		C_t/C_p 或 AUC_t/AUC_p	参考文献
			组织或组织液	血浆		
肺组织 Pulmonary tissue	10mg/kg,iv(大鼠)	6.0	—	—	0.43	Ong V(2014)
肺泡上皮液 Epithelial lining fluid	200mg,po	2.0～24.0	98.9	22.5	4.40	Housman ST(2012)
	200mg,po	0～24.0	106.0	≈25.0	4.24	Lodise TP(2014)
	200mg,po,qd(多剂)	0～24.0	109.0～124.0	≈25.0	4.36～4.96	Kidd JM(2018)
肺泡巨噬细胞 Alveolar macrophages	200mg,po	2.0～24.0	48.3	22.5	2.15	Housman ST(2012)
痰液 Sputum	200mg,iv,qd	0～8.0	6.3	14.6	0.43	Park AJ(2018)
	200mg,po,qd	0～8.0	3.0	10.7	0.28	Park AJ(2018)
肝组织 Hepatic tissue	10mg/kg,iv(大鼠)	6.0	—	—	1.20	Ong V(2014)
脾 Spleen	10mg/kg,iv(大鼠)	6.0	—	—	0.34	Ong V(2014)
胃 Stomach	10mg/kg,iv(大鼠)	6.0	—	—	0.29	Ong V(2014)
肾脏 Kidney	10mg/kg,iv(大鼠)	6.0	—	—	0.70	Ong V(2014)
小肠 Small intestine	10mg/kg,iv(大鼠)	6.0	—	—	0.35	Ong V(2014)
大肠 Large intestine	10mg/kg,iv(大鼠)	6.0	—	—	0.22	Ong V(2014)
肠系膜 Mesentery	10mg/kg,iv(大鼠)	6.0	—	—	0.15	Ong V(2014)
皮肤 Skin	10mg/kg,iv(大鼠)	6.0	—	—	0.29	Ong V(2014)
皮下组织 Subcutaneous tissue	200mg,po,qd(健康受试者)(×3d)	0～24.0	5.2±1.6	28.7±9.6	0.18	Stainton SM(2017)
	200mg,po,qd(糖尿病足)(×3d)	0～24.0	3.4±1.5	18.5±9.7	0.18	Stainton SM(2017)
肌肉组织 Muscular tissue	200mg,po,qd	0～24.0	5.9±1.1	38.8±7.5	0.15	Sahre M(2012)
	10mg/kg,iv(大鼠)	6.0	—	—	0.22	Ong V(2014)
脂肪组织 Adipose tissue	200mg,po,qd	0～24.0	5.3±1.3	38.8±7.5	0.14	Sahre M(2012)

部位	给药方案及病理生理状态	取样时间/h	浓度/(μg/g、μg/ml)或曲线下面积/(μg/g·h、μg/ml·h)		C_t/C_p 或 AUC_t/AUC_p	参考文献
			组织或组织液	血浆		
脂肪组织 Adipose tissue	10mg/kg,iv(大鼠)	6.0	—	—	0.15	Ong V(2014)

表 13-7 ^{14}C-奎奴普汀组织分布(健康受试猴,3mg/kg,iv)[a]

部位	AUC_t/AUC_p	组织或组织液浓度 /(μg/g 或 μg/ml)		
		1.0h	6.0h	24.0h
全血 Blood	1.00	0.59	0.20	0.05
脑组织 Brain	0.03	0.01	0.01	—
眼 Eye	0.40	—	0.14	0.05
脑垂体 Hypophysis	3.09	—	1.15	0.30
脊髓 Spinal cord	0.09	0.02	0.02	0.01
甲状腺 Thyroid	1.11	0.89	0.15	0.08
唾液腺 Salivary gland	5.15	3.42	0.93	0.28
心脏组织 Cardiac tissue	1.54	1.39	0.21	0.07
胸腺 Thymus	2.20	1.65	0.37	0.10
肺组织 Pulmonary tissue	2.25	1.4	0.43	0.12
胃 Stomach	3.48	4.19	0.28	0.11
肝组织 Hepatic tissue	27.4	11.2	5.48	2.74
胆囊 Gallbladder	454.9	97.8	139.3	8.35
胆汁 Bile	1903	1110	424.0	43.1
肾上腺 Adrenal	3.03	3.94	0.18	0.10
肾脏 Kidney	24.0	4.34	5.45	3.07

续表

部位	AUC_t/AUC_p	组织或组织液浓度 /(μg/g 或 μg/ml)		
		1.0h	6.0h	24.0h
膀胱 Urinary bladder	10.4	15.8	0.32	0.10
脾 Spleen	2.44	1.81	0.41	0.12
胰腺组织 Pancreatic tissue	3.73	3.31	0.50	0.19
小肠 Small intestine	26.8	6.70	7.98	0.54
大肠 Large intestine	87.4	1.27	28.0	4.97
前列腺组织 Prostatic tissue	13.0	19.7	0.42	0.08
睾丸 Testis	1.09	0.62	0.21	0.07
骨髓 Bone marrow	0.86	0.56	0.13	0.08
肌肉组织 Muscular tissue	0.67	0.52	0.11	0.03
淋巴结 Lymph node	2.58	2.37	0.30	0.17
皮肤 Skin	1.73	0.77	0.35	0.15

a:Bergeron M,Montay G. The pharmacokinetics of quinupristin/dalfopristin in laboratory animals and in humans. J Antimicrob Chemother,1997(39):129-138.

表 13-8 ^{14}C-达福普汀组织分布(健康受试猴,7mg/kg,iv)[a]

组织或组织液	AUC_t/AUC_p	组织或组织液浓度 /(μg/g 或 μg/ml)		
		1.0h	6.0h	24.0h
全血 Blood	1.00	1.97	0.41	0.33
脑组织 Brain	0.05	0.04	0.04	0.01
眼 Eye	0.64	0.94	0.31	0.24
脑垂体 Hypophysis	2.06	3.28	1.00	0.70
脊髓 Spinal cord	0.08	0.12	0.03	0.04
甲状腺 Thyroid	1.18	1.52	0.63	0.43

续表

组织或组织液	AUC_t/AUC_p	组织或组织液浓度 /(μg/g 或 μg/ml)		
		1.0h	**6.0h**	**24.0h**
唾液腺 Salivary gland	2.60	3.78	1.50	0.67
心脏组织 Cardiac tissue	1.07	1.69	0.50	0.39
胸腺 Thymus	1.43	2.28	0.74	0.42
肺组织 Pulmonary tissue	0.97	1.74	0.43	0.33
胃 Stomach	1.45	2.24	0.54	0.72
肝组织 Hepatic tissue	9.12	19.0	3.20	3.40
胆囊 Gallbladder	244.0	96.5	183.7	80.4
胆汁 Bile	2133	743.0	1781	506.0
肾上腺 Adrenal	0.96	1.64	0.44	0.33
肾脏 Kidney	12.4	19.4	5.36	5.08
膀胱 Urinary bladder	1.37	3.15	0.47	0.44
脾 Spleen	1.18	1.93	0.51	0.47
胰腺组织 Pancreatic tissue	2.78	4.95	1.30	0.86
小肠 Small intestine	8.82	14.7	5.56	1.17
大肠 Large intestine	25.0	2.51	18.6	10.5
前列腺组织 Prostatic tissue	1.73	4.47	0.60	0.42
睾丸 Testis	1.01	1.76	0.52	0.26
骨髓 Bone marrow	0.78	1.00	0.46	0.23
肌肉组织 Muscular tissue	0.84	1.58	0.30	0.36
淋巴结 Lymph node	1.45	2.12	0.78	0.44
皮肤 Skin	0.90	1.26	0.47	0.31

a:Bergeron M,Montay G. The pharmacokinetics of quinupristin/dalfopristin in laboratory animals and in humans. J Antimicrob Chemother,1997(39):129-138.

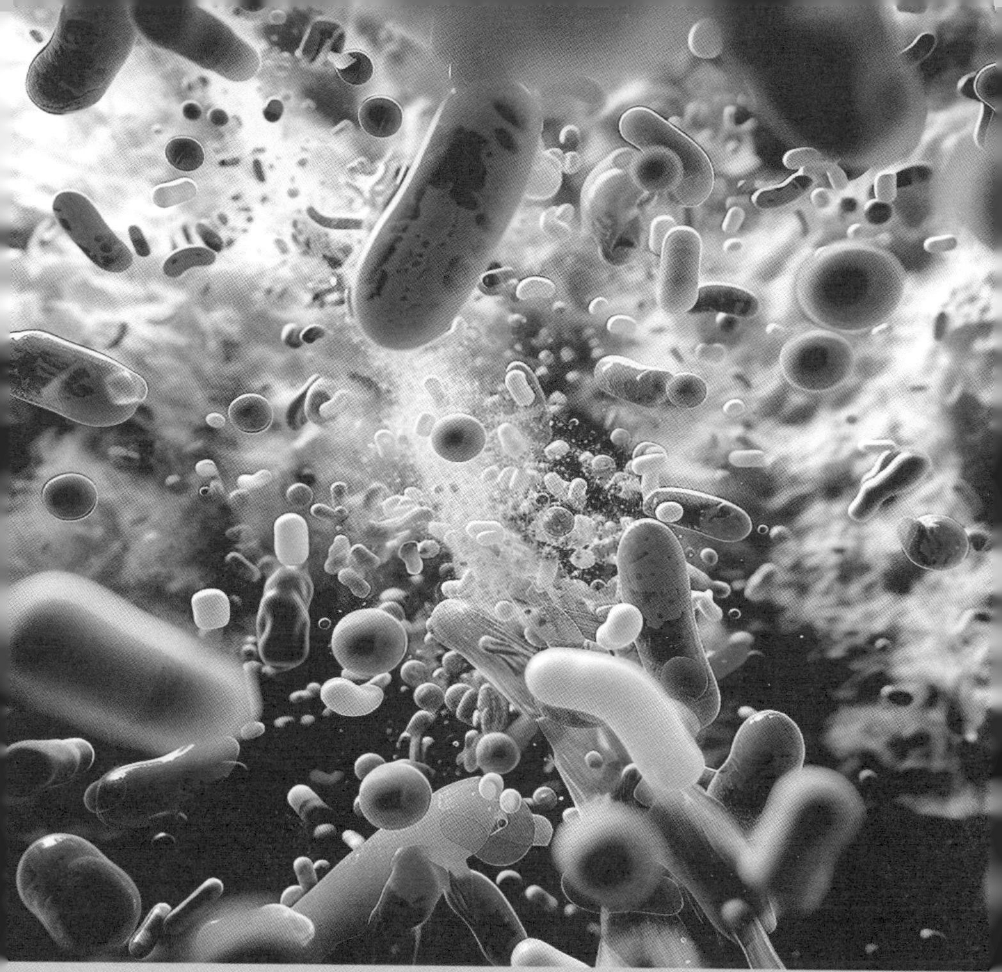

十四

硝基咪唑类

Nitroimidazole Derivatives

表 14-1　甲硝唑组织分布

部位	给药方案及病理生理状态	取样时间/h	浓度/(μg/g、μg/ml)或曲线下面积/(μg/g·h、μg/ml·h)		C_t/C_p 或 AUC_t/AUC_p	参考文献
			组织或组织液	血浆		
脑脊液 Cerebrospinal fluid	500mg,po,bid(脑膜炎)	2.0	13.9	15.4	0.90	O'Grady LR(1976)
	500mg,po,bid(脑膜炎)	8.0	11.0	8.3	1.33	O'Grady LR(1976)
	500mg,po,q8h	—	11.5±5.0	12.7±4.5	0.86	Frasca D(2014)
	500mg,iv	2.0	6.50～8.60	—	0.76	Hoffmann HG(1984)
	10mg/kg,po(大鼠)	1.0	5.50	6.36	0.86	Ings RM(1975)
	10mg/kg,po(大鼠)	4.0	2.68	3.32	0.81	Ings RM(1975)
	16mg/kg,iv(家兔)	0.5	11.2	12.1	0.93	Jokipii A(1980)
	500mg,iv,q6～8h	—	—	—	0.80	Cabrera-Maqueda JM (2018)
房水 Aqueous humor	500mg,iv	1.0	5.2±0.5	15.9±2.9	0.38	Mattila J(1983)
泪液 Lacrimal fluid	30mg/kg,iv	0.5～4.0	69.6	76.3	0.91	Nielsen OS(1981)
唾液 Saliva	400mg,po,tid(×7d)	稳态浓度	12.8±5.8	12.7±6.1	1.01	Siegler D(1981)
	2000mg,po	6.0	—	—	0.88	Davis B(1984)
	750mg,po	—	13.6±3.9	12.4±1.2	1.09	Van Oosten MA (1986)
	30mg/kg,iv	0.5～4.0	79.9	76.3	1.05	Nielsen OS(1981)
中耳黏膜 Middle ear mucosa	—,iv	—	—	—	0.70	Jokipii AM(1981)
耳分泌液 Otorrhea	—,iv	—	—	—	0.70	Jokipii AM(1981)

续表

部位	给药方案及病理生理状态	取样时间/h	浓度/(μg/g、μg/ml)或曲线下面积/(μg/g·h、μg/ml·h)		C_t/C_p 或 AUC_t/AUC_p	参考文献
			组织或组织液	血浆		
牙周 Crevice fluid	500mg,po	2.0	12.9±8.0	14.3±6.8	0.90	Pahkla ER(2005)
	750mg,po	—	10.5～41.3	8.7～18.4	≈1.00	Oosten V(1975)
牙槽骨 Alveolar bone	1000mg,iv	3.0	—	—	0.75	Rood JP(1979)
甲状腺 Thyroid	10mg/kg,po(家兔)	6.0	1.14	1.54	0.74	Buttar HS(1982)
心脏组织 Cardiac tissue	10mg/kg,po(大鼠)	1.0	6.45	6.36	1.01	Ings RM(1975)
	10mg/kg,po(大鼠)	4.0	2.45	3.32	0.74	Ings RM(1975)
肺组织 Pulmonary tissue	10mg/kg,po(大鼠)	4.0	4.80±0.20	5.50±0.60	0.87	Martin C(1991)
	10mg/kg,阴道内给药	4.0	4.20±0.30	4.60±0.40	0.91	Martin C(1991)
	10mg/kg,po(大鼠)	1.0	6.04	6.36	0.95	Ings RM(1975)
	10mg/kg,po(大鼠)	4.0	2.77	3.32	0.83	Ings RM(1975)
痰液 Sputum	400mg,po,tid(×7d)	稳态浓度	13.8±8.5	12.7±6.1	1.09	Siegler D(1981)
胸腔积液 Pleural fluid	37mg/kg,iv(大鼠)(脓胸)	0～8.0	—	—	0.98	Teixeira LR(2000)
脾 Spleen	10mg/kg,po(大鼠)	1.0	6.45	6.36	1.01	Ings RM(1975)
	10mg/kg,po(大鼠)	4.0	2.45	3.32	0.74	Ings RM(1975)
肝组织 Hepatic tissue	10mg/kg,po(大鼠)	4.0	7.20±0.60	5.50±0.60	1.31	Martin C(1991)
	10mg/kg,阴道内给药	4.0	6.00±0.30	4.60±0.40	1.30	Martin C(1991)
	10mg/kg,po(大鼠)	1.0	11.0	6.4	1.74	Ings RM(1975)
	10mg/kg,po(大鼠)	4.0	6.84	3.32	2.06	Ings RM(1975)
胆汁 Bile	10mg/kg,iv	—	40.5	43.0	0.94	Tsai TH(2003)
	500mg,iv,q12h	≈2.0	15.6	17.6	0.89	Yoon J(2019)
	500mg,iv,q12h	≈8.0	14.7	11.5	1.28	Yoon J(2019)

部位	给药方案及病理生理状态	取样时间/h	浓度/(μg/g、μg/ml)或曲线下面积/(μg/g·h、μg/ml·h)		C_t/C_p 或 AUC_t/AUC_p	参考文献
			组织或组织液	血浆		
胆汁 Bile	—	—	6.40±0.90	8.20±2.60	0.78	须川畅一(1988)
肾上腺 Adrenal	10mg/kg,po(家兔)	6.0	1.57	1.54	1.01	Buttar HS(1982)
肾脏 Kidney	10mg/kg,po(大鼠)	4.0	8.20±0.60	5.50±0.60	1.49	Buttar HS(1978)
	10mg/kg,阴道内给药	4.0	7.30±0.40	4.60±0.40	1.59	Buttar HS(1978)
	10mg/kg,po(大鼠)	1.0	8.57	6.36	1.35	Ings RM(1975)
	10mg/kg,po(大鼠)	4.0	5.04	3.32	1.52	Ings RM(1975)
腹腔积液 Ascitic fluid	7.5mg/kg,iv	2.0	14.3±6.9	13.2±1.8	1.07	Nagar H(1989)
	500mg,iv	1.0	7.2	10.7	0.67	Berger SA(1990)
	负荷剂量:15mg/kg,iv 维持剂量:7.5mg/kg,iv,q6h	1.0～2.0	12.8±2.3	13.9±2.2	0.92	Specht TE(1992)
	250mg,po(比格犬)	0.5～24.0	79.5	100.6	0.79	Gerding DN(1976)
	250mg,po(比格犬)	峰浓度	5.7	12.1	0.47	Gerding DN(1976)
腹膜 Peritoneum	1500mg,iv	术中	22.5	38.9	0.58	Gascón AR(2003)
胰腺组织 Pancreatic tissue	500mg,iv	0.5	5.1	12.1	0.42	Büchler M(1989)
胰液 Pancreatic juice	500mg,iv	0.5	8.5	12.1	0.70	Büchler M(1989)
	—	—	6.20±1.00	8.20±2.60	0.76	须川畅一(1988)
关节腔滑膜液 Synovial fluid	400mg,po(×7d)	0～6.0	26.1	29.4	0.88	Sattar MA(1982)
	负荷剂量:15mg/kg,iv 维持剂量:7.5mg/kg,iv,q6h	1.0～2.0	8.9±1.3	13.9±2.2	0.64	Specht TE(1992)

续表

部位	给药方案及病理生理状态	取样时间/h	浓度/(μg/g、μg/ml)或曲线下面积/(μg/g・h、μg/ml・h)		C_t/C_p 或 AUC_t/AUC_p	参考文献
			组织或组织液	血浆		
皮肤 Skin	2000mg,po	0～8.0	137.1	206.4	0.67	Bielecka-Grzela S (2003)
	500mg,iv	—	112.9±46.9	178.9±39.6	0.63	Karjagin J(2004)
	500mg,iv	—	57.9	66.0	0.88	Karjagin J(2005)
	10mg/kg,po(大鼠)	1.0	2.94	6.36	0.46	Ings RM(1975)
	10mg/kg,po(大鼠)	4.0	2.42	3.32	0.73	Ings RM(1975)
皮下软组织 Subcutaneous soft tissue	500mg,iv	4.0	1.80	7.60	0.24	Holter O(1983)
	1500mg,iv	术中	8.5	38.9	0.22	Gascón AR(2003)
脓肿 Abscess	75mg/kg,iv(小鼠)(无菌性脓肿)	1.0	4.1	10.2	0.40	Joiner KA(1981)
	75mg/kg,iv(小鼠)(感染性脓肿)	1.0	4.6	10.2	0.45	Joiner KA(1981)
脂肪组织 Adipose tissue	1000mg,iv	1.0～4.0	—	—	0.21	Kling PA(1989)
	500mg,iv	2.0	1.05	7.05	0.15	Badia JM(1995)
	500mg,iv	术中	1.4	10.2	0.13	Badia JM(1995)
	10mg/kg,po(大鼠)	4.0	1.20±0.10	5.50±0.60	0.22	Buttar HS(1978)
	10mg/kg,阴道内给药	4.0	0.90±0.05	4.60±0.40	0.20	Buttar HS(1978)
腹壁脂肪 Abdominal wall fat	1000mg,iv	4.0	2.40±2.00	17.20±5.70	0.14	Martin C(1991)
肠网膜脂肪 Epiploic fat	1000mg,iv	4.0	2.60±1.80	17.20±5.70	0.15	Martin C(1991)
结肠 Colon	1000mg,iv	2.5	8.90±3.70	19.10±5.80	0.47	Martin C(1991)
	1000mg,iv	1.0～4.0	—	—	0.76	Kling PA(1989)
	1500mg,iv	术中	24.9	38.9	0.64	Gascón AR(2003)
阑尾 Appendix	500mg,iv	0～4.0	—	—	0.60	Holter O(1983)

续表

部位	给药方案及病理生理状态	取样时间/h	浓度/(μg/g、μg/ml)或曲线下面积/(μg/g·h、μg/ml·h)		C_t/C_p 或 AUC_t/AUC_p	参考文献
			组织或组织液	血浆		
阑尾 Appendix	500mg,iv	—	5.65～5.89	9.86	0.57	Levy Y(1996)
盲肠 Caecum	10mg/kg,po(家兔)	6.0	3.27	1.54	2.10	Buttar HS(1982)
胃肠道 Gastrointestinal tract	10mg/kg,po(大鼠)	1.0	14.2	6.4	1.35	Ings RM(1975)
	10mg/kg,po(大鼠)	4.0	35.4	3.3	1.52	Ings RM(1975)
股骨 Femur	15mg/kg,iv(大鼠)	2.0	1.4	23.4±0.6	0.06	Summersgill JT (1981)
肩胛骨 Scapula	15mg/kg,iv(大鼠)	2.0	1.6	23.4±0.6	0.07	Summersgill JT (1981)
肌肉组织 Muscular tissue	10mg/kg,po(大鼠)	4.0	4.60±0.30	5.50±0.60	0.84	Buttar HS(1978)
	10mg/kg,阴道内给药	4.0	3.80±0.20	4.60±0.40	0.83	Buttar HS(1978)
	—	0～10.0	54.1±10.7	76.0±19.4	0.73	Karjagin J(2004)
	1000mg,iv	1.0～4.0	—	—	0.94	Kling PA(1989)
	500mg,iv	2.0	4.05	7.05	0.57	Badia JM(1995)
	500mg,iv	术中	5.3	10.2	0.52	Badia JM(1995)
胎盘 Placenta	500mg,po	4.0～5.0	0～1.4	3.0～6.9	≈0.10	Templeton R(1977)
前列腺组织 Prostatic tissue	500mg,po,q8h(×5d)	8.0	12.5～15.9	14.0～18.0	0.79～1.02	Viitanen J(1985)
前列腺分泌液 Prostatic secretion	30mg/kg,iv	0.5～4.0	102.0	78.3	1.30	Nielsen OS(1981)
前列腺组织间隙液 Prostatic interstitial fluid	30mg/kg,iv	0.5～4.0	79.0	78.3	1.00	Nielsen OS(1981)
精液 Semen	250mg,bid	2.0～3.0	7.00	8.70	0.80	Eliasson E(1980)
阴道部 Portio vaginalis	10mg/kg,po(大鼠)	1.0	4.49	6.36	0.71	Ings RM(1975)

续表

部位	给药方案及病理生理状态	取样时间/h	浓度/(μg/g、μg/ml)或曲线下面积/(μg/g·h、μg/ml·h)		C_t/C_p 或 AUC_t/AUC_p	参考文献
			组织或组织液	血浆		
阴道部 Portio vaginalis	10mg/kg,po(大鼠)	4.0	2.45	3.32	0.74	Ings RM(1975)
阴道分泌液 Vaginal secretion	2000mg,po	6.0	—	—	0.96	Davis B(1984)
	30mg/kg,iv	0.5～4.0	44.4	79.2	0.56	Nielsen OS(1981)
尿道分泌液 Urethral secretion	30mg/kg,iv	0.5～4.0	36.2	78.2	0.46	Nielsen OS(1981)
子宫 Uterus	400mg,po	3.0～4.0	—	—	0.90～0.93	Elder MG(1979)
	10mg/kg,po(大鼠)	4.0	4.80±0.20	5.50±0.60	0.87	Buttar HS(1978)
	10mg/kg,阴道内给药	4.0	4.30±0.30	4.60±0.40	0.93	Buttar HS(1978)
输卵管 Oviduct	400mg,po	3.0～4.0	—	—	0.93～0.97	Elder MG(1979)
膀胱 Urinary bladder	10mg/kg,po(家兔)	6.0	10.5	1.5	6.79	Buttar HS(1982)

表 14-2　替硝唑组织分布

部位	给药方案及病理生理状态	取样时间/h	浓度/(μg/g、μg/ml)或曲线下面积/(μg/g·h、μg/ml·h)		C_t/C_p 或 AUC_t/AUC_p	参考文献
			组织或组织液	血浆		
脑组织 Brain	12mg/kg,po(大鼠)	2.0	5.59	8.02	0.70	Wood BA(1982)
	12mg/kg,po(比格犬)	—	13.7	19.7	0.67	Wood BA(1982)
脑脊液 Cerebrospinal fluid	2000mg,po	1.5	30.3	37.7	0.80	Jokipii A(1977)
	2000mg,po	1.5	28.0	35.0	0.80	Lau S(1992)
	17mg/kg,iv(家兔)	0.5	20.0	27.0	0.74	Jokipii A(1980)
眼 Eye	12mg/kg,po(大鼠)	2.0	6.85	8.02	0.85	Wood BA(1982)
	12mg/kg,po(比格犬)	—	50.6	19.7	2.57	Wood BA(1982)

续表

部位	给药方案及病理生理状态	取样时间/h	浓度/(μg/g、μg/ml)或曲线下面积/(μg/g·h、μg/ml·h)		C_t/C_p 或 AUC_t/AUC_p	参考文献
			组织或组织液	血浆		
房水 Aqueous humor	500mg,iv	0.6～1.5	5.3±0.7	11.6±1.3	0.47	Mattila J(1983)
泪液 Lacrimal fluid	30mg/kg,iv	0.5～4.0	79.9±4.7	76.3±2.3	1.05	Nielsen OS(1981)
唾液 Saliva	2000mg,po	—	7.2	11.6	0.62	Lundberg C(1981)
	2000mg,po	3.0	18.7	19.8	0.94	von Konow(1982)
	150mg,bid,po	—	2.90～5.90	3.30～5.40	1.01	Heimdahl A(1980)
	2000mg,po	—	55.0	45.0	1.22	Ripa T(1977)
	30mg/kg,iv	0.5～4.0	69.6±4.5	76.3±2.3	0.91	Nielsen OS(1981)
腮腺 Parotid	150mg,po,q12h	—	5.00～6.50	5.00～6.50	1.00	Heimdahl A(1980)
牙槽骨 Dental alveolar bone	1000mg,po	3	1.9	19.7	0.10	von Konow(1982)
牙龈 Gingiva	2000mg,po	2.0	17.0	49.5	0.34	Liew V(1991)
	2000mg,po	6.0	15.0	34.7	0.43	Liew V(1991)
龈沟液 Gingival crevicular fluid	2000mg,po	2.0～4.0	37.3～41.2	41.4～49.5	0.92	Liew V(1991)
	15mg/kg,iv	2.0	9.2±1.4	19.0±2.4	0.48	Sarkiala E(1992)
口腔黏膜 Oral mucous	800mg,iv	0.5～3.0	6.60	—	0.15～0.25	Kager L(1981)
囊肿液(口腔) Cyst fluid	150mg,po,q12h(×3～4d)	—	10.0	10.7	0.93	Bystedt H(1984)
	500mg,po	—	4.30	—	0.33	Bystedt H(1981)
心脏组织 Cardiac tissue	12mg/kg,po(大鼠)	2.0	7.17	8.02	0.89	Wood BA(1982)
	12mg/kg,po(比格犬)	—	15.5	19.7	0.79	Wood BA(1982)
肺组织 Pulmonary tissue	12mg/kg,po(大鼠)	2.0	7.35	8.02	0.92	Wood BA(1982)
	12mg/kg,po(比格犬)	—	17.4	19.7	0.88	Wood BA(1982)

续表

部位	给药方案及病理生理状态	取样时间/h	浓度/(μg/g、μg/ml)或曲线下面积/(μg/g·h、μg/ml·h)		C_t/C_p 或 AUC_t/AUC_p	参考文献
			组织或组织液	血浆		
胃 Stomach	12mg/kg,po(大鼠)	2.0	12.7	8.0	1.58	Wood BA(1982)
	12mg/kg,po(比格犬)	—	17.8	19.7	0.90	Wood BA(1982)
	1600mg,iv	—	—	—	0.91	Giercksky KE(1981)
肾脏 Kidney	12mg/kg,po(大鼠)	2.0	11.4	8.0	1.42	Wood BA(1982)
	12mg/kg,po(比格犬)	—	27.6	19.7	1.40	Wood BA(1982)
肝组织 Hepatic tissue	12mg/kg,po(大鼠)	2.0	8.78	8.02	1.09	Wood BA(1982)
	12mg/kg,po(比格犬)	—	21.6	19.7	1.10	Wood BA(1982)
胆囊 Gallbladder	1600mg,iv	—	—	—	0.59	Giercksky KE(1981)
胆汁 Bile	2000mg,po	12.0	30.0	32.0	0.94	Hunt PS(1982)
	2000mg,po	2.0～48.0	1023	1016	1.00	Hunt PS(1982)
	12mg/kg,po(比格犬)	—	56.6	19.7	2.87	Wood BA(1982)
十二指肠 Duodenum	1600mg,iv	—	—	—	0.89	Giercksky KE(1981)
小肠 Small intestine	12mg/kg,po(大鼠)	2.0	4.01	8.02	0.50	Wood BA(1982)
	12mg/kg,po(比格犬)	—	13.7	19.7	0.70	Wood BA(1982)
大肠 Large intestine	12mg/kg,po(大鼠)	2.0	17.6	8.0	2.19	Wood BA(1982)
	12mg/kg,po(比格犬)	—	13.2	19.7	0.67	Wood BA(1982)
结肠 Colon	1600mg,iv	—	—	—	0.61	Giercksky KE(1981)
	500mg,iv,tid(×5d)	8.0	23.0±2.0	33.0±2.5	0.70	Viitanen J(1983)
回肠 Ileum	1600mg,iv	—	—	—	0.80	Giercksky KE(1981)
盲肠 Caecum	12mg/kg,po(大鼠)	2.0	17.6	8.0	2.19	Wood BA(1982)
空肠 Jejunum	1600mg,iv	—	—	—	1.18	Giercksky KE(1981)

部位	给药方案及病理生理状态	取样时间/h	浓度/(μg/g、μg/ml)或曲线下面积/(μg/g·h、μg/ml·h)		C_t/C_p 或 AUC_t/AUC_p	参考文献
			组织或组织液	血浆		
肠网膜 Omentum	1600mg,iv	—	—	—	0.40	Giercksky KE(1981)
	1500mg,iv	1.0	11.0	35.2	0.31	Bergan T(1985)
阑尾 Appendix	500mg,iv	—	10.4±1.4	14.5±1.4	0.72	Viitanen J(1983)
	500mg,iv	1.0	7.89±1.35	8.22±1.76	0.96	Viitanen J(1983)
	500mg,iv,tid(×5d)	8.0	21.0±2.4	33.0±2.5	0.64	Viitanen J(1983)
腹膜 Peritoneum	1500mg,iv	1.0	20.0	35.2	0.57	Bergan T(1985)
腹腔积液 Ascitic fluid	2000mg,po	12.0	27.0	21.0	1.29	Ripa T(1977)
	2000mg,po	—	23.0～38.0	32.0～52.0	0.73	Ripa T(1977)
前列腺分泌液 Prostatic Secretion	30mg/kg,iv	0.5～4.0	39.0～53.0	33.0～47.0	0.90～1.20	Nielsen OS(1981)
前列腺组织间隙液 Prostatic interstitial fluid	30mg/kg,iv	0.5～4.0	30.0～42.0	33.0～47.0	0.60～1.00	Nielsen OS(1981)
	500mg,po,q8h(×5d)	8.0	24.1	38.5	0.63	Viitanen J(1985)
输精管 Vas deferens	500mg,po,q8h(×5d)	8.0	29.1	38.5	0.76	Viitanen J(1985)
附睾组织 Epididymal tissue	500mg,po,q8h(×5d)	8.0	22.1	38.5	0.57	Viitanen J(1985)
睾丸 Testis	500mg,po,q8h(×5d)	8.0	18.6	38.5	0.48	Viitanen J(1985)
子宫组织 Uterine tissue	2000mg,po	12	19.8	29.0	0.68	Cocks PS(1981)
子宫内膜 Endometrium	500mg,iv	0.5	13.4	14.2	0.94	Männistö P(1984)
子宫肌层 Myometrium	500mg,iv	0.5	15.5	14.2	1.09	Männistö P(1984)
输卵管 Oviduct	2000mg,po	12.0～13.0	20.0	31.0	0.65	Ripa T(1977)
卵巢 Ovary	500mg,iv	0.5	8.1	14.2	0.57	Männistö P(1984)

续表

部位	给药方案及病理生理状态	取样时间/h	浓度/(μg/g、μg/ml)或曲线下面积/(μg/g·h、μg/ml·h)		C_t/C_p 或 AUC_t/AUC_p	参考文献
			组织或组织液	血浆		
阴道分泌液 Vaginal secretion	2000mg,po	15.0	19.0	18.0	1.06	Ripa T(1977)
肌肉组织 Muscular tissue	12mg/kg,po(比格犬)	—	16.1	19.7	0.82	Wood BA(1982)
	1600mg,iv	—	—	—	1.19	Giercksky KE(1981)
	1500mg,iv	1.0	28.0	35.2	0.80	Bergan T(1985)
	500mg,iv,tid(×5d)	8.0	27.6±2.7	33.0±2.5	0.84	Viitanen J(1983)
	500mg,iv	1.0	7.89±0.70	8.22±1.76	0.96	Viitanen J(1983)
脂肪组织 Adipose tissue	12mg/kg,po(大鼠)	2.0	1.34	8.02	0.17	Wood BA(1982)
	12mg/kg,po(比格犬)	—	2.5	19.7	0.13	Wood BA(1982)
	1600mg,iv	—	—	—	0.11	Giercksky KE(1981)
	500mg,iv,tid(×5d)	8.0	7.4±0.8	33.0±2.5	0.22	Viitanen J(1983)
	500mg,iv	1.0	2.27±0.67	8.22±1.76	0.28	Viitanen J(1983)
皮肤 Cutis	1600mg,iv	—	—	—	0.81	Giercksky KE(1981)
皮下组织 Subcutis	1600mg,iv	—	—	—	0.43	Giercksky KE(1981)
	1500mg,iv	1.0	12.0	35.2	0.34	Bergan T(1985)
皮肤水疱液 Skin blister	2000mg,po	6.0	28.7±6.4	28.1±6.8	1.01	Klimowicz A(1992)
	2000mg,po	0～24.0	877.0±217.0	897.0±222.0	0.98	Klimowicz A(1992)
乳汁 Milk	6mg/kg,iv	2.0	6.30	6.10	1.03	Pyörälä S(1990)

表 14-3　奥硝唑组织分布

部位	给药方案及病理生理状态	取样时间/h	浓度/(μg/g、μg/ml)或曲线下面积/(μg/g·h、μg/ml·h)		C_t/C_p 或 AUC_t/AUC_p	参考文献
			组织或组织液	血浆		
脑脊液 Cerebrospinal fluid	—,iv	—	—	—	0.90	Jokipii A(1981)
	15～20mg/kg,iv(家兔)	0.5	7.50	8.20	0.91	Jokipii A(1980)
唾液 Saliva	600mg,iv	—	—	—	0.99	Jiang Y(2010)
	1000mg,po	峰浓度	—	—	0.97	Xie Y(2016)
咽喉 Throat	2500mg/m²,iv	峰浓度	30.0～80.0	70.0～120.0	0.50～1.08	Okkan S(1986)
心脏组织 Cardiac tissue	—,iv(大鼠)	1.0～24.0	—	—	0.45	Asikoglu M(2000)
肺组织 Pulmonary tissue	—,iv(大鼠)	1.0～24.0	—	—	0.82	Asikoglu M(2000)
肝组织 Hepatic tissue	—,iv(大鼠)	1.0～24.0	—	—	0.75	Asikoglu M(2000)
	400mg/kg,iv(小鼠)	5.0	—	—	0.65～0.80	Bone W(2002)
	38mg/kg,po(大鼠)	—	—	—	0.46	Jones AR(1997)
脾 Spleen	—,iv(大鼠)	1.0～24.0	—	—	0.64	Asikoglu M(2000)
肾脏 Kidney	—,iv(大鼠)	1.0～24.0	—	—	0.82	Asikoglu M(2000)
	38mg/kg,po(大鼠)	—	—	—	0.82	Jones AR(1997)
	400mg/kg,iv(小鼠)	5.0	—	—	0.50～0.60	Bone W(2002)
肠道 Intestine	25mg/kg,iv	术中	5.6	12.6	0.44	Hoel R(1982)
结肠 Colon	1000mg,iv	术中	8.7±1.8	15.4±3.3	0.56	Martin C(1990)
阑尾 Appendix	500mg,iv	2.0	5.26±0.60	6.28±0.54	0.84	Palmu A(1979)
胰腺组织 Pancreatic tissue	8.25mg/kg,iv	0～∞	—	—	>1.00	Xia ZL(1988)
睾丸 Testis	38mg/kg,po(大鼠)	—	—	—	0.92	Jones AR(1997)

续表

部位	给药方案及病理生理状态	取样时间/h	浓度/(μg/g、μg/ml)或曲线下面积/(μg/g·h、μg/ml·h)		C_t/C_p 或 AUC_t/AUC_p	参考文献
			组织或组织液	血浆		
睾丸 Testis	400mg/kg,iv(大鼠)	5.0	—	—	≈0.80	Bone W(2002)
	400mg/kg,iv(小鼠)	5.0	—	—	1.70～2.10	Bone W(2002)
附睾组织 Epididymal tissue	38mg/kg,po(大鼠)	—	—	—	0.58	Jones AR(1997)
	400mg/kg,iv(大鼠)	5.0	—	—	≈0.50	Bone W(2002)
输精管 Vas deferens	38mg/kg,po(大鼠)	—	—	—	0.32	Jones AR(1997)
肌肉组织 Muscular tissue	—,iv(大鼠)(健康受试动物)	1.0～24.0	—	—	0.23	Asikoglu M(2000)
	—,iv(大鼠)(局部感染)	1.0～24.0	—	—	0.64	Asikoglu M(2000)
脂肪组织 Adipose tissue	38mg/kg,po(大鼠)	—	—	—	0.15	Jones AR(1997)
	25mg/kg,iv	术中	4.7	12.6	0.37	Hoel R(1982)
腹壁脂肪 Abdominal fat	1000mg,iv	术中	4.4±1.3	19.7±4.5	0.22	Martin C(1990)
大网膜脂肪 Epiploic fat	1000mg,iv	术中	4.7±1.2	19.7±4.5	0.24	Martin C(1990)
	500mg,iv	0.5～6.5	21.8	36.9	0.59	Steib A(1993)
尿液 Urine	750mg,po	峰浓度	21.3	12.7	1.67	Schwartz DE(1976)

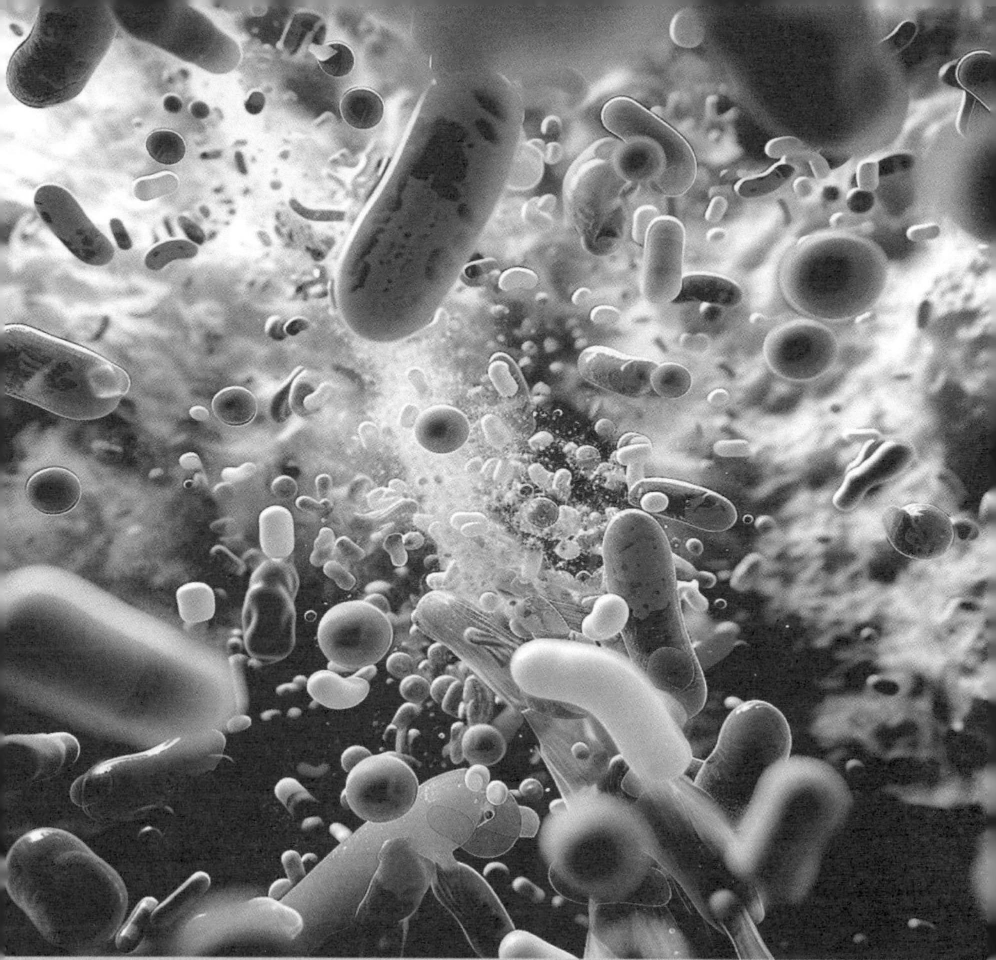

十五

磺胺类及磺胺增效药

Sulfonamides and Sulfonamide Action

表 15-1 磺胺甲噁唑组织分布

部位	给药方案及病理生理状态	取样时间/h	浓度/(μg/g、μg/ml)或曲线下面积/(μg/g·h、μg/ml·h)		C_t/C_p 或 AUC_t/AUC_p	参考文献
			组织或组织液	血浆		
脑组织 Brain	20mg/kg,po(大鼠)	0.5～24.0	25.7	189.7	0.14	北风猛(1973)
	20mg/kg,po(大鼠)	0.5	5.0	104.8	0.05	Schwartz DE(1970)
脑脊液 Cerebrospinal fluid	800mg,po,q12h	稳态浓度	—	70.0～80.0	0.25	Reeves DS(1979)
	800mg,po	0～24.0	135.4	666.0	0.20	陈茂楠(1983)
	800mg,po	7.0	7.9	36.0	0.22	陈茂楠(1983)
	400mg,iv	3.0～5.0	9.2	55.3	0.17	Dudley MN(1982)
	800mg,po,q12h	—	—	—	0.40	Wormser GP(1982)
	—,po,q12h	—	—	—	0.20	Hansen I(1978)
房水 Aqueous humor	800mg,po,q12h	稳态浓度	—	70.0～80.0	0.20～0.30	Reeves DS(1979)
	2400mg,po,q12h	—	5.3±0.9	11.8±2.1	0.44	Feiz V(2013)
	800mg,po	1.0～2.0	17.3	82.0	0.21	Pohjanpelto PEJ (1974)
	800mg,po,q12h	—	—	—	0.25	Wormser GP(1982)
	800mg,po,bid	峰浓度	5.90	—	0.15	Goodwin C(1981)
	100mg/kg,po(家兔)	1.0～2.0	9.6	80.4	0.12	Pohjanpelto PEJ(1974)
玻璃体 Vitreous body	2400mg,po,q12h	—	5.9±2.7	39.3±15.5	0.15	Feiz V(2013)
唾液 Saliva	800mg,po,q12h	稳态浓度	—	70.0～80.0	<0.05	Reeves DS(1979)
	800mg,po,q12h	4.0	7.5	80.0～115.0	<0.09	Kamme C(1983)
	800mg,po,q12h	—	—	—	0.03	Wormser GP(1982)
耳分泌液 Otorrhea	20mg/kg,po(儿童)	0.5～4.0	41.2	196.1	0.21	Krause PJ(1982)

续表

部位	给药方案及病理生理状态	取样时间/h	浓度/(μg/g、μg/ml)或曲线下面积/(μg/g·h、μg/ml·h)		C_t/C_p 或 AUC_t/AUC_p	参考文献
			组织或组织液	血浆		
耳分泌液 Otorrhea	20mg/kg,po(儿童)	3.0	14.0～17.0	62.4～70.3	0.23	Krause PJ(1982)
	800mg,po,q12h	—	—	—	0.20	Wormser GP(1982)
肺组织 Pulmonary tissue	800mg,po,q12h	—	—	—	0.30	Wormser GP(1982)
	—,po,q12h	—	—	—	0.20～0.50	Hansen I(1978)
	20mg/kg,po(大鼠)	0.5～24.0	48.4	189.7	0.26	**北风猛(1973)**
	20mg/kg,po(大鼠)	0.5	39.8	104.8	0.38	Schwartz DE(1970)
	—,po(大鼠)	—	—	—	0.40	Patel RB(1980)
	160mg/kg,po(大鼠)	1.0～6.0	726.3	1574	0.46	**清水喜八郎(1973)**
痰液 Sputum	800mg,po,q12h	稳态浓度	—	70.0～80.0	0.25	Reeves DS(1979)
	800mg,po,q12h	—	—	—	0.20	Wormser GP(1982)
心脏组织 Cardiac tissue	20mg/kg,po(大鼠)	0.5	36.3	104.8	0.35	Schwartz DE(1970)
	—,po(大鼠)	—	—	—	0.35	Patel RB(1980)
肝组织 Hepatic tissue	**20mg/kg,po(大鼠)**	0.5～24.0	58.5	189.7	0.31	**北风猛(1973)**
	20mg/kg,po(大鼠)	0.5	31.1	104.8	0.30	Schwartz DE(1970)
	—,po(大鼠)	—	—	—	0.30	Patel RB(1980)
	50mg/kg,po(大鼠)	1.0	19.0±1.0	61.4±4.1	0.31	Venho VMK(1979)
	160mg/kg,po(大鼠)	1.0～6.0	604.4	1574	0.38	**清水喜八郎(1973)**
胆汁 Bile	—,po,q12h	—	—	—	0.40～0.70	Hansen I(1978)
	800mg,po,q12h	4.0	20.0	42.7	0.47	Rider J(1974)
	800mg,po,q12h	—	—	—	0.40	Wormser GP(1982)

部位	给药方案及病理生理状态	取样时间/h	浓度/(μg/g、μg/ml)或曲线下面积/(μg/g·h、μg/ml·h)		C_t/C_p 或 AUC_t/AUC_p	参考文献
			组织或组织液	血浆		
脾 Spleen	20mg/kg,po(大鼠)	0.5～24.0	43.2	189.7	0.23	北风猛(1973)
	20mg/kg,po(大鼠)	0.5	20.6	104.8	0.20	Schwartz DE(1970)
肾脏 Kidney	20mg/kg,po(大鼠)	0.5～24.0	73.6	189.7	0.39	北风猛(1973)
	20mg/kg,po(大鼠)	0.5	49.0	104.8	0.47	Schwartz DE(1970)
	—,po(大鼠)	—	—	—	0.60	Patel RB(1980)
	160mg/kg,po(大鼠)	1.0～6.0	791.4	1574	0.50	清水喜八郎(1973)
肾皮质 Renal cortex	50mg/kg,po(大鼠)	1.0～6.0	188.1	438.3	0.43	Trottier S(1980)
肾髓质 Renal medulla	50mg/kg,po(大鼠)	1.0～6.0	146.9	438.3	0.34	Trottier S(1980)
肾乳头 Renal papilla	50mg/kg,po(大鼠)	1.0～6.0	217.6	438.3	0.50	Trottier S(1980)
肾囊肿液 Renal cyst fluid	800mg,po	—	66.0～120.2	65.0	1.02～1.87	Schwab SJ(1986)
输卵管 Oviduct	800mg,po	1.0～2.0	32.0	91.0	0.35	Brihmer C(1982)
阴道分泌液 Vaginal secretion	800mg,po,q12h	稳态浓度	—	70.0～80.0	0.01	Reeves DS(1979)
	800mg,po,q12h	2.0～4.0	2.9～3.2	72.0～90.0	0.04	Tartaglione TA(1988)
	800mg,po,q12h	—	—	—	0.01	Wormser GP(1982)
胰腺组织 Pancreatic tissue	25mg/kg,im	1.0	16.2±6.2	113.5±39.7	0.15	须川畅一(1988)
小肠 Small intestine	50mg/kg,po(大鼠)	1.0	21.3±1.7	61.4±4.1	0.35	Venho VMK(1979)
	50mg/kg,iv(大鼠)	0.5	28.9±2.0	58.7±2.4	0.49	Venho VMK(1979)
大肠 Large intestine	50mg/kg,po(大鼠)	1.0	17.1±2.0	61.4±4.1	0.28	Venho VMK(1979)
	50mg/kg,iv(大鼠)	0.5	21.3±4.6	58.7±2.4	0.36	Venho VMK(1979)

续表

部位	给药方案及病理生理状态	取样时间/h	浓度/(μg/g、μg/ml)或曲线下面积/(μg/g·h、μg/ml·h)		C_t/C_p 或 AUC_t/AUC_p	参考文献
			组织或组织液	血浆		
腹腔积液 Ascitic fluid	50mg/kg,iv(大鼠)	0.5	53.5±5.3	58.7±2.4	0.91	Venho VMK(1979)
	50mg/kg,po(大鼠)	1.0	67.9±7.0	65.1±12.2	1.04	Venho VMK(1979)
前列腺组织 Prostatic tissue	800mg,po,q12h	稳态浓度	—	70.0～80.0	0.25	Reeves DS(1979)
	800mg,po,q12h	—	—	—	0.21	Seppänen J(1980)
	800mg,po,q12h(多剂)	1.5～2.0	19.1±3.0	80.9±8.9	0.24	Madsen PO(1976)
	400mg,im	4.0	5.2	17.8	0.29	Oosterlinck W(1975)
	800mg,im	4.0	7.1	26.2	0.27	Oosterlinck W(1975)
	800mg,po,q12h	—	—	—	0.35	Wormser GP(1982)
	800mg,po,q12h	3.0～6.0	7.7～10.4	—	0.32	Hofstetter A(1984)
	800mg,po	4.0	21.8	37.9	0.58	Wright WL(1982)
	100mg/kg,po(比格犬)	2.0～7.0	297.7	600.1	0.50	足立望太郎(1978)
	800mg,po	2.0～24.0	200.3	541.1	0.37	樱木勉(1979)
	800mg,po	8.0	10.7	28.8	0.38	Wright WL(1982)
前列腺分泌液 Prostatic secretion	20mg/kg,po(比格犬)	—	2.8～6.2	15.0～42.0	0.20	Madsen PO(1976)
	—,po(比格犬)	—	1.3	13.0	0.10	Meares EM(1982)
	100mg/kg,po(比格犬)	2.0～6.0	91.7	426.8	0.21	足立望太郎(1978)
睾丸 Testis	800mg,po,q12h	—	—	—	0.53	Seppänen J(1980)
附睾组织 Epididymal tissue	800mg,po,q12h	—	—	—	0.51	Seppänen J(1980)
	100mg/kg,po(大鼠)	0～4.0	504.0	1200	0.42	Tartaglione TA(1991)
	100mg/kg,po(大鼠)(附睾感染)	0～4.0	794.0	1200	0.66	Tartaglione TA(1991)
	800mg,po,q12h	—	—	—	0.51	Wormser GP(1982)

部位	给药方案及病理生理状态	取样时间/h	浓度/(μg/g、μg/ml)或曲线下面积/(μg/g·h、μg/ml·h)		C_t/C_p 或 AUC_t/AUC_p	参考文献
			组织或组织液	血浆		
精液 Semen	800mg,po	2.0～24.0	83.7	545.1	0.15	Sakuragi R(1979)
	800mg,po,q12h	—	—	—	0.30	Wormser GP(1982)
肌肉组织 Muscular tissue	20mg/kg,po(大鼠)	0.5	17.8	104.8	0.17	Schwartz DE(1970)
关节腔滑膜液 Synovial fluid	800mg,po,q12h	稳态浓度	—	70.0～80.0	1.00	Reeves DS(1979)
	400mg,po,q12h	0～36.0	600.2	830.9	0.72	Sattar MA(1983)
糖尿病足 Diabetic foot	800mg,po	4.0～8.0	20.5	83.5	0.24	Stein GE(2013)
	1600mg,po	4.0～8.0	37.9	177.4	0.21	Stein GE(2013)
骨组织 Bone tissue	400mg,po,q12h(×2d)	1.5	13.9～23.9	143.8	0.10～0.17	Saux MC(1982)
	800mg,po	—	—	—	0.20～0.30	Thabit AK(2019)
皮肤 Skin	20mg/kg,po(大鼠)	0.5	33.2	104.8	0.32	Schwartz DE(1970)
组织间隙液 Interstitial fluid	500mg,im	0～24.0	236.2	391.8	0.60	Chisholm GD(1973)
	500mg,im	6.0	11.0	28.0	0.39	Chisholm GD(1973)
皮肤水疱液 Skin blister	1600mg,po	3.0	—	—	0.62	Andrzej K(2002)
	1600mg,po	0～48.0	1083	1293	0.84	Królicki A(2004)
	800mg,po	3.0	52.9±10.8	76.1±18.4	0.70	Nowak A(1983)
脂肪组织 Adipose tissue	20mg/kg,po(大鼠)	0.5	10.8	104.8	0.10	Schwartz DE(1970)
	20mg/kg,po(大鼠)	0.5～24.0	20.9	189.7	0.11	北风猛(1973)
乳汁 Milk	800mg,po,q12h	稳态浓度	—	70.0～80.0	0.05～0.15	Reeves DS(1979)
	800mg,po,q12h	—	—	—	0.10	Wormser GP(1982)
	15mg/kg,iv	峰浓度	0.72	—	<0.06	Nouws JFM(2011)
羊水 Amniotic fluid	800mg,po,q12h	—	—	—	0.50	Wormser GP(1982)

续表

部位	给药方案及病理生理状态	取样时间/h	浓度/(μg/g、μg/ml)或曲线下面积/(μg/g·h、μg/ml·h)		C_t/C_p 或 AUC_t/AUC_p	参考文献
			组织或组织液	血浆		
羊水 Amniotic fluid	—,po,q12h	—	18.2	40.1	0.45	Reid DWJ(1975)
尿液 Urine	50mg/kg,po	1.0～6.0	3979	444.6	8.95	Trottier S(1980)
	800mg,po	1.0～6.0	440.0～850.0	40.0～80.0	10.6～11.0	水野重光(1973)
肠道内容物 Intestinal contents	20mg/kg,po(大鼠)	0.5～24.0	186.9	189.7	0.99	北风猛(1973)

表 15-2 甲氧苄啶组织分布

部位	给药方案及病理生理状态	取样时间/h	浓度/(μg/g、μg/ml)或曲线下面积/(μg/g·h、μg/ml·h)		C_t/C_p 或 AUC_t/AUC_p	参考文献
			组织或组织液	血浆		
脑组织 Brain	20mg/kg,po(大鼠)	0.5～6.0	0.62	4.93	0.13	北风猛(1973)
	20mg/kg,po(大鼠)	0.5	0.50	6.30	0.08	Schwartrz DE(1970)
脑脊液 Cerebrospinal fluid	80mg,iv	峰浓度	—	—	0.34	Dudley MN(1982)
	80mg,po	3.0～6.0	0.77	2.10	0.37	Dudley MN(1984)
	160mg,po	峰浓度	0.75	1.70	0.44	陈茂楠(1983)
	—	稳态浓度	—	—	0.50	Wormser GP(1982)
	320mg,po	峰浓度	3.6	12.4	0.28	Goodwin CS(1981)
房水 Aqueous humor	480mg,po,q12h	—	0.34±0.14	1.50±0.43	0.27	Feiz V(2013)
	—	稳态浓度	—	—	0.40	Wormser GP(1982)
玻璃体 Vitreous body	2400mg,po,q12h	—	1.86±0.81	4.59±2.98	0.41	Feiz V(2013)
唾液 Saliva	160mg,po,q12h	4.0	5.30	2.30	2.30	Kamme C(1983)
	160mg,po,q12h	稳态浓度	—	≈3.00	2.00	Reeves DS(1979)

部位	给药方案及病理生理状态	取样时间/h	浓度/(μg/g、μg/ml)或曲线下面积/(μg/g·h、μg/ml·h)		C_t/C_p 或 AUC_t/AUC_p	参考文献
			组织或组织液	血浆		
唾液 Saliva	—	稳态浓度	—	—	2.00	Wormser GP(1982)
耳分泌液 Otorrhea	4mg/kg,po(儿童)	0.5～4.0	5.23	7.28	0.72	Krause PJ(1982)
	4mg/kg,po(儿童)	3.0	2.00	2.90	0.69	Krause PJ(1982)
	—	稳态浓度	—	—	0.75	Wormser GP(1982)
甲状腺 Thyroid	20mg/kg,po(大鼠)	0.5～6.0	13.0	4.9	2.64	Meshi T(1972)
肺组织 Pulmonary tissue	32mg/kg,po(大鼠)	1.0～6.0	25.7	7.8	3.32	清水喜八郎(1973)
	60mg/kg,po(大鼠)	峰浓度	26.0	6.5	4.00	深谷一太(1973)
	20mg/kg,po(大鼠)	0.5～6.0	19.2	4.9	3.90	Meshi T(1972)
	20mg/kg,po(大鼠)	0.5	13.9	6.3	2.21	Schwartrz DE(1970)
	—	稳态浓度	—	—	3.50	Wormser GP(1982)
肺泡上皮液 Epithelial lining fluid	5mg/kg,iv(马)	2.0～24.0	5.75	7.87	0.73	Winther L(2010)
	5mg/kg,po(马)	2.0～24.0	2.57	5.60	0.46	Winther L(2010)
痰液 Sputum	160mg,po,q12h	稳态浓度	—	≈3.00	2.00	Reeves DS(1979)
	—	稳态浓度	—	—	1.50	Wormser GP(1982)
支气管分泌液 Bronchial exudate	160mg,po,q12h	稳态浓度	—	≈3.00	2.00	Reeves DS(1979)
心脏组织 Cardiac tissue	20mg/kg,po(大鼠)	0.5	7.70	6.30	1.22	Schwartrz DE(1970)
肝组织 Hepatic tissue	32mg/kg,po(大鼠)	1.0～6.0	40.6	7.8	5.24	清水喜八郎(1973)
	60mg/kg,po(大鼠)	峰浓度	15.0	6.5	2.31	深谷一太(1973)
	20mg/kg,po(大鼠)	0.5～6.0	19.5	4.9	3.95	Meshi T(1972)
	20mg/kg,po(大鼠)	0.5	39.5	6.3	6.27	Schwartrz DE(1970)

续表

部位	给药方案及病理生理状态	取样时间/h	浓度/(μg/g、μg/ml)或曲线下面积/(μg/g·h、μg/ml·h)		C_t/C_p 或 AUC_t/AUC_p	参考文献
			组织或组织液	血浆		
胆囊 Gallbladder	160mg,po	2.0～4.0	2.31	1.71	1.35	Mattila J(1987)
胆汁 Bile	5mg/kg,im	1.0	3.60±0.50	5.20±2.00	0.69	须川畅一(1988)
	160mg,po	2.0～4.0	2.14	1.71	1.25	Mattila J(1987)
	—	稳态浓度	—	—	1.00	Wormser GP(1982)
脾 Spleen	60mg/kg,po(大鼠)	峰浓度	23.0	6.5	3.54	深谷一太(1973)
	20mg/kg,po(大鼠)	0.5～6.0	11.4	4.9	2.31	Meshi T(1972)
	20mg/kg,po(大鼠)	0.5	10.6	6.3	1.69	Schwartrz DE(1970)
肾脏 Kidney	32mg/kg,po(大鼠)	1.0～6.0	57.4	7.8	7.41	清水喜八郎(1973)
	60mg/kg,po(大鼠)	峰浓度	37.5	6.5	4.84	深谷一太(1973)
	20mg/kg,po(大鼠)	0.5～6.0	46.7	4.9	9.47	Meshi T(1972)
	20mg/kg,po(大鼠)	0.5	46.0	6.3	7.30	Schwartrz DE(1970)
肾皮质 Renal cortex	10mg/kg,po(大鼠)	1.0～6.0	40.8	3.1	13.0	Trottier S(1980)
肾髓质 Renal medulla	10mg/kg,po(大鼠)	1.0～6.0	34.6	3.1	11.0	Trottier S(1980)
肾乳头 Renal papilla	10mg/kg,po(大鼠)	1.0～6.0	43.6	3.1	13.9	Trottier S(1980)
肾上腺 Adrenal gland	20mg/kg,po(大鼠)	0.5～6.0	12.7	4.9	2.57	Meshi T(1972)
胰腺组织 Pancreatic tissue	5mg/kg,im	1.0	3.0±1.1	5.2±2.0	0.58	须川畅一(1988)
肠液 Intestinal juice	100mg/kg,im	1.0～8.0	—	—	5.20	深谷一太(1972)
阴道分泌液 Vaginal secretion	160mg,po,q12h	2.0～4.0	8.8	3.9	2.26	Tartaglione TA(1988)
	160mg,po,q12h	稳态浓度	—	3.00～3.50	5.00	Reeves DS(1979)
输卵管 Oviduct	160mg,iv	—	4.70	2.60	1.81	Brihmer C(1982)

续表

部位	给药方案及病理生理状态	取样时间/h	浓度/(μg/g、μg/ml)或曲线下面积/(μg/g·h、μg/ml·h)		C_t/C_p 或 AUC_t/AUC_p	参考文献
			组织或组织液	血浆		
前列腺组织 Prostatic tissue	160mg,po,q12h(多剂)	1.5～2.0	5.20	1.90	2.74	Madsen PO(1976)
	160mg,po	4.0	2.84	0.70	4.06	Wright WL(1982)
	160mg,po	8.0	2.28	0.98	2.33	Wright WL(1982)
	160mg,po	2.0～24.0	94.6	20.7	4.58	櫻木勉(1979)
	4mg,iv,q12h(比格犬)	—	11.6±1.6	3.6±0.3	4.50	Madsen PO(1976)
	20mg/kg,po(比格犬)	2.0～7.0	134.5	23.4	5.76	足立望太郎(1978)
	2mg/kg,iv(比格犬)	0.5～4.0	24.0	7.9	3.05	Frimodt-Møller N (1979)
前列腺分泌液 Prostatic secretion	—	稳态浓度	10.0	1.2	8.33	Meares EM(1982)
	160mg,po,q12h(多剂)	1.5～2.0	48.0	2.5	19.0	Madsen PO(1976)
	4mg,iv,q12h(比格犬)	—	28.0±2.5	3.6±0.3	9.10	Madsen PO(1976)
	20mg/kg,po(比格犬)	2.0～7.0	295.4	19.5	15.2	足立望太郎(1978)
	2mg/kg,iv(比格犬)	0.5～4.0	44.1	7.9	5.60	Frimodt-Møller N (1979)
睾丸 Testis	160mg,po	稳态浓度	—	—	1.90～2.23	Seppänen J(1980)
附睾组织 Epididymal tissue	20mg/kg,po(大鼠)	0～7.0	39.0	16.0	2.44	Tartaglione TA(1991)
	20mg/kg,po(大鼠)(附睾感染)	0～7.0	41.0	16.0	2.56	Tartaglione TA(1991)
	160mg,po	稳态浓度	—	—	1.79～2.00	Seppänen J(1980)
	—	稳态浓度	—	—	2.00	Wormser GP(1982)
精液 Semen	160mg,po	2.0～24.0	42.2	16.0	2.64	櫻木勉(1979)
肌肉组织 Muscular tissue	20mg/kg,po(大鼠)	0.5	6.00	6.30	0.95	Schwartrz DE(1970)

续表

部位	给药方案及病理生理状态	取样时间/h	浓度/(μg/g、μg/ml)或曲线下面积/(μg/g·h、μg/ml·h)		C_t/C_p 或 AUC_t/AUC_p	参考文献
			组织或组织液	血浆		
关节腔滑膜液 Synovial fluid	160mg,po,q12h	稳态浓度	—	≈3.00	2.00	Reeves DS(1979)
	80mg,po,q12h	0～36.0	53.6	61.6	0.87	Sattar MA(1983)
糖尿病足 Diabetic foot	320mg,po	4.0～8.0	9.05	3.87	2.34	Stein GE(2013)
骨组织 Bone tissue	640mg,po	1.5	2.20～4.96	7.73	0.46	Saux MC(1982)
髓质骨 Cancellous bone	—	稳态浓度	—	—	0.67	Wormser GP(1982)
骨髓 Bone marrow	**20mg/kg,po(大鼠)**	0.5～6.0	15.2	4.9	3.06	Meshi T(1972)
皮肤 Skin	**20mg/kg,po(大鼠)**	0.5～6.0	3.88	4.93	0.79	Meshi T(1972)
组织间隙液 Interstitial fluid	200mg,im	稳态浓度	1.90	0.87	2.18	Chisholm GD(1973)
皮肤水疱液 Skin blister	**320mg,po**	1.0～48.0	149.8±67.6	151.7±41.7	0.99	Królicki A(2004)
	320mg,po	峰浓度	5.60±0.80	8.50±1.10	0.66	Królicki A(2002)
	160mg,po,q12h	峰浓度	3.00	3.30	0.91	Bergan T(1986)
	160mg,po	稳态浓度	3.30±1.80	3.00±0.70	1.10	Nowak A(1983)
	80mg,po	4.0～8.0	2.10	2.80	0.75	Bruun JN(1981)
脂肪组织 Adipose tissue	20mg/kg,po(大鼠)	0.5	3.60	6.30	0.57	Schwartrz DE(1970)
淋巴液 Lymph	160mg,po,q12h	峰浓度	1.60±0.68	2.30±0.51	0.70	Bergan T(1986)
	160mg,po,q12h	0～48.0	—	—	0.59	Bergan T(1986)
乳汁 Milk	160mg,po,q12h	稳态浓度	—	≈3.00	1.00	Reeves DS(1979)
	—	稳态浓度	—	—	1.25	Wormser GP(1982)
羊水 Amniotic fluid	—	稳态浓度	—	—	0.80	Wormser GP(1982)

续表

部位	给药方案及病理生理状态	取样时间/h	浓度/(μg/g、μg/ml)或曲线下面积/(μg/g·h、μg/ml·h)		C_t/C_p 或 AUC_t/AUC_p	参考文献
			组织或组织液	血浆		
尿液 Urine	10mg/kg,po(大鼠)	1.0～6.0	—	3.14	>10.0	Trottier S(1980)
	2mg/kg,iv(比格犬)	0.5～4.0	78.3	7.9	9.95	Frimodt-Møller N (1979)

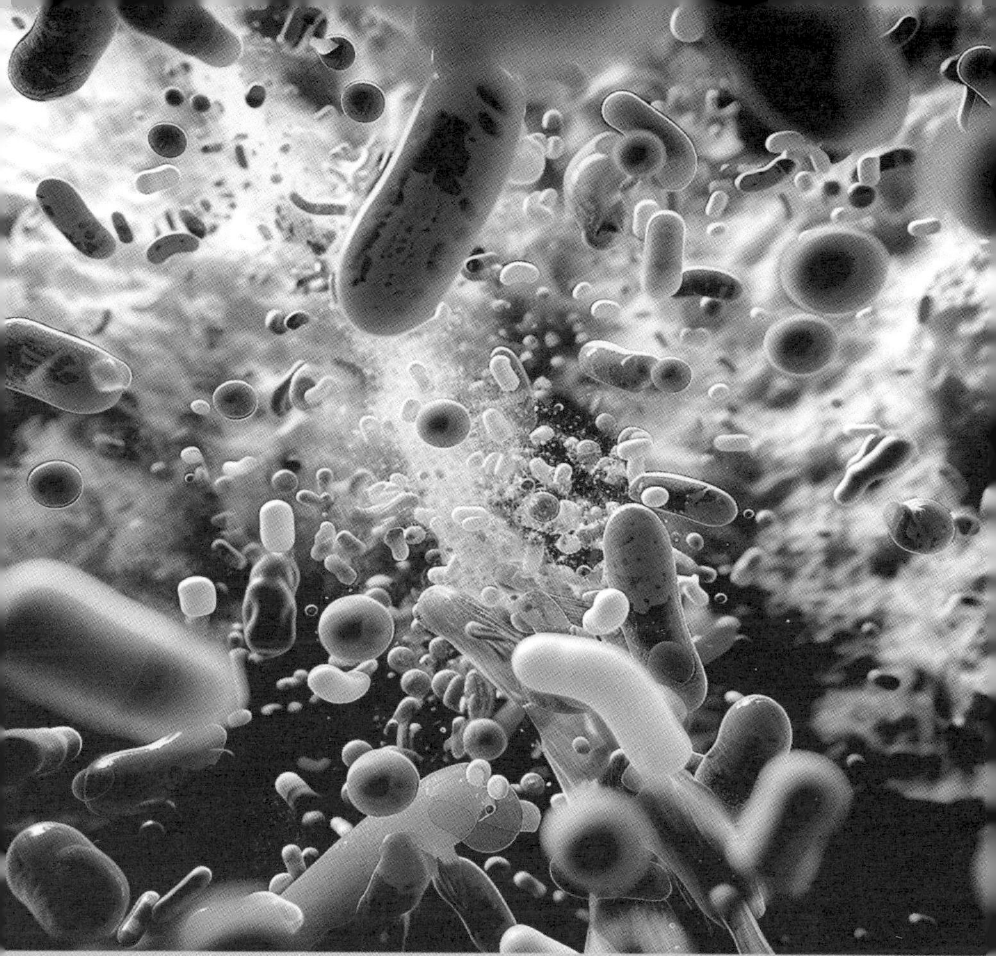

十六

唑类抗真菌药

Imidazole-Related Antifungals

表 16-1　伊曲康唑组织分布

部位	给药方案及病理生理状态	取样时间/h	浓度/(μg/g、μg/ml)或曲线下面积/(μg/g·h、μg/ml·h)		C_t/C_p 或 AUC_t/AUC_p	参考文献
			组织或组织液	血浆		
脑组织 Brain	5～80mg/kg,po(比格犬)	24.0	—	—	1.15	Cauteren HV(1987)
	200mg,po,bid	稳态浓度	—	—	<1.00	Package insert of Intraconazole capsules
	10mg/kg,po(大鼠)	4.0	0.22	0.51	0.43	Heykants J(1987)
	5mg/kg,iv(大鼠)	4.0	0.10	0.31	0.32	Miyama T(1998)
脑脊液 Cerebrospinal fluid	200mg,po,bid	—	<最低检测限	—	—	Cauteren HV(1987)
	200mg,po(家兔)(细菌性脑膜炎)	1.0～3.0	0.08	1.74	0.05	Perfect JR(1985)
	200mg,po(家兔)(无细菌性脑膜炎)	1.0～3.0	0.16	4.63	0.03	Perfect JR(1985)
泪液 Lacrimal fluid	200mg,po,bid	—	0.05	—	0.01	Cauteren HV(1987)
唾液 Saliva	100mg,po,bid	—	1.64	0.95	1.74	Reynes J(1997)
食管组织 Esophageal tissue	100mg,po,qd(×21d)	稳态浓度	0.69	0.24	2.88	Darouiche RO(1995)
肺组织 Pulmonary tissue	200mg,po,bid	≈8.0	5.07	1.02	4.97	Coronel B(2000)
	200mg,po,bid	稳态浓度	—	—	2.00～3.00	Package insert of Intraconazole capsules
	200mg,po,bid	峰浓度	—	—	2.50	Willems L(2001)
	200mg,po,bid	—	1.09	—	2.40	Heykants J(1987)
	10mg/kg,po(大鼠)(多剂)	4.0	0.78	0.16	4.88	Cauteren HV(1987)
	15mg/kg,po(小鼠)	0～24.0	—	—	1.60	Khan JK(2000)
	10mg/kg,po(大鼠)	4.0	1.12	0.51	2.20	Heykants J(1987)

续表

部位	给药方案及病理生理状态	取样时间/h	浓度/(μg/g、μg/ml)或曲线下面积/(μg/g·h、μg/ml·h)		C_t/C_p 或 AUC_t/AUC_p	参考文献
			组织或组织液	血浆		
肺组织 Pulmonary tissue	5～80mg/kg,po(比格犬)	24.0	—	—	2.51	Cauteren HV(1987)
痰液 Sputum	200mg,po,bid	—	<0.44	—	0.25	Cauteren HV(1987)
肺泡上皮液 Epithelial lining fluid	200mg,po,q12h(×5d)	4.0～24.0	6.4	23.4	0.27	Conte JE(2004)
	200mg,po,q12h(×5d)	8.0	0.3～0.5	1.2	0.33	Conte JE(2004)
肺泡巨噬细胞 Alveolar macrophages	200mg,po,q12h(×5d)	4.0～24.0	77.2	23.4	3.30	Conte JE(2004)
	200mg,po,q12h(×5d)	8.0	4.00	1.20	3.33	Conte JE(2004)
胃 Stomach	5～80mg/kg,po(比格犬)	24.0	—	—	3.65	Cauteren HV(1987)
	200mg,po,bid	—	0.70	—	3.80	Cauteren HV(1987)
肝组织 Hepatic tissue	200mg,po,bid	峰浓度	—	—	3.51	Willems L(2001)
	10mg/kg,po(大鼠)	4.0	5.91	0.51	11.6	Heykants J(1987)
	5mg/kg,iv(大鼠)	4.0	4.05	0.31	13.1	Miyama T(1998)
	5～80mg/kg,po(比格犬)	24.0	—	—	12.0	Cauteren HV(1987)
	10mg/kg,po(大鼠)(多剂)	4.0	4.95	0.16	30.9	Cauteren HV(1987)
脾 Spleen	200mg,po,bid	峰浓度	—	—	1.92	Willems L(2001)
	200mg,po,bid	稳态浓度	—	—	2.00～3.00	Package insert of Itraconazole capsules
	200mg,po,bid	—	0.51	—	3.10	Cauteren HV(1987)
胰腺组织 Pancreatic tissue	5～80mg/kg,po(比格犬)	24.0	—	—	7.40	Cauteren HV(1987)
肾脏 Kidney	10mg/kg,po(大鼠)(多剂)	4.0	—	—	5.25	Cauteren HV(1987)
	10mg/kg,po(大鼠)	4.0	3.05	0.51	5.98	Heykants J(1987)

续表

部位	给药方案及病理生理状态	取样时间/h	浓度/(μg/g、μg/ml)或曲线下面积/(μg/g・h、μg/ml・h)		C_t/C_p 或 AUC_t/AUC_p	参考文献
			组织或组织液	血浆		
肾脏 Kidney	5～80mg/kg,po(比格犬)	24.0	—	—	5.05	Cauteren HV(1987)
	200mg,po,bid	稳态浓度	—	—	2.00～3.00	Package insert of Intraconazole capsules
肾上腺 Adrenal gland	10mg/kg,po(大鼠)	4.0	15.1	0.5	29.6	Heykants J(1987)
子宫 Uterus	200mg,po	6.0～7.0	0.6～0.8	0.13	4.69～6.15	Larosa E(1986)
卵巢 Ovary	200mg,po	6.0～7.0	0.70	0.13	5.28	Larosa E(1986)
输卵管 Oviduct	200mg,po	6.0～7.0	0.37	0.13	2.81	Larosa E(1986)
子宫内膜 Endometrium	200mg,po	6.0～7.0	0.54～1.33	0.13	5.15～10.23	Larosa E(1986)
宫颈黏液 Cervical mucus	200mg,po	1.0～13.0	4.23	0.73	5.82	Larosa E(1986)
	200mg,po	6.0～7.0	0.50	0.13	3.85	Larosa E(1986)
阴道组织 Vaginal tissue	200mg,po	1.0～13.0	2.77	0.73	3.81	Larosa E(1986)
	200mg,po	7.0	0.38	0.13	2.92	Larosa E(1986)
	200mg,po	4.0	0.78	0.16	4.88	Cauteren HV(1987)
	200mg,po,bid	峰浓度	0.43	—	2.50～5.70	Heykants J(1989)
阴道黏膜 Vaginal mucosa	200mg,po,qd	1.0～50.0	—	—	2.02	Garlera F(1993)
阴道分泌液 Vaginal secretion	200mg,po	4.0～24.0	0.22～0.29	—	0.12～0.48	Heykants J(1987)
骨组织 Bone tissue	200mg,po,bid	峰浓度	—	—	4.78	Willems L(2001)
	200mg,po,bid	稳态浓度	—	—	2.00～3.00	Package insert of Intraconazole capsules
	200mg,po,bid	—	1.47	—	4.70	Cauteren HV(1987)

续表

部位	给药方案及病理生理状态	取样时间/h	浓度/(μg/g、μg/ml)或曲线下面积/(μg/g·h、μg/ml·h)		C_t/C_p 或 AUC_t/AUC_p	参考文献
			组织或组织液	血浆		
关节腔滑膜液 Synovial fluid	100mg,po	2.0	0.2～0.8	—	0.17～0.33	Dupont B(1987)
脂肪组织 Adipose tissue	200mg,po,bid	峰浓度	—	—	16.8	Willems L(2001)
	200mg,po,bid	—	4.16	—	23.0	Cauteren HV(1987)
	20mg/kg,po(豚鼠)	0～72.0	1067	12.4	76.5	Sobue S(2004)
	10mg/kg,po(大鼠)	峰浓度	—	—	17.1	Heykants J(1987)
	5～80mg/kg,po(比格犬)	24.0	—	—	27.2	Cauteren HV(1987)
大网膜 Omentum	200mg,po,bid	—	4.71	—	26.0	Cauteren HV(1987)
皮脂 Sebum	200mg,po,qd(×7d)	3.0	2.41～4.64	0.50～0.65	4.82～7.13	Cauwenbergh G (1987)
	200mg,po,qd(×7d)	24.0	3.64	0.25	14.80	Cauwenbergh G (1987)
	200mg,po,qd(×7d)	48.0	3.51	0.18	20.06	Cauwenbergh G (1987)
汗液 Sweat	200mg,po,qd(×7d)	3.0	0.03～0.07	0.50～0.65	0.06～0.11	Cauwenbergh G (1987)
	200mg,po,qd(×7d)	48.0	0.03	0.18	0.17	Cauwenbergh G (1987)
	200mg,po,qd(×7d)	稳态浓度	0.06	0.50	0.12	Heykants J(1989)
肌肉组织 Muscular tissue	5～80mg/kg,po(比格犬)	24.0	—	—	3.62	Cauteren HV(1987)
	10mg/kg,po(大鼠)	峰浓度	—	—	1.01	Heykants J(1987)
皮肤 Skin	200mg,po,bid	峰浓度	—	—	10.5	Willems L(2001)

部位	给药方案及病理生理状态	取样时间/h	浓度/(μg/g、μg/ml)或曲线下面积/(μg/g·h、μg/ml·h)		C_t/C_p 或 AUC_t/AUC_p	参考文献
			组织或组织液	血浆		
皮肤 Skin	200mg,po,bid	稳态浓度	—	—	>4.00	Package insert of Intraconazole capsules
	200mg,po,bid	—	0.58～15.7	—	3.10～10.5	Cauteren HV(1987)
	200mg,po,bid	稳态浓度	1.29	0.31	4.16	Heykants J(1989)
	10mg/kg,po(大鼠)	峰浓度	—	—	2.52	Heykants J(1987)
	5～80mg/kg,po(比格犬)	24.0	—	—	10.4	Cauteren HV(1987)
皮肤角质层 Stratum corneum	20mg/kg,po(豚鼠)	0～72.0	949.0	12.4	3.68	Sobue S(2004)
	200mg,po,bid	稳态浓度	—	—	>4.00	Package insert of Intraconazole capsules
	200mg,po(×7d)	稳态浓度	4.23	0.50	8.46	Heykants J(1989)
真皮层 Dermis	20mg/kg,po(豚鼠)	0～72.0	45.6	12.4	3.68	Sobue S(2004)
	10mg/kg,po(大鼠)(多剂)	4.0～24.0	0.37～0.40	0.05～0.16	2.32～8.00	Cauteren HV(1987)
皮肤水疱液 Skin blister	200mg,po	0～24.0	3.50	5.76	0.61	Schafcr-Korting M (1989)
脓液 Pus	200mg,po,bid	—	1.06～3.17	—	1.30～3.40	Cauteren HV(1987)
指(趾)甲 Nails	100mg,po,qd(×30～90d)	稳态浓度	0.04	0.16	0.25	Matthieu L(1991)
	200mg,po,qd(×7d)	稳态浓度	0.10	0.50	0.20	Heykants J(1989)
尿液 Urine	200mg,po,qd(×6d)	24.0	<0.08	—	<0.01	Perfect JR(1986)
	200mg,po	—	<最低检测限	—	—	Larosa E(1986)

表 16-2　氟康唑组织分布

部位	给药方案及病理生理状态	取样时间/h	浓度/(μg/g、μg/ml)或曲线下面积/(μg/g・h、μg/ml・h)		C_t/C_p 或 AUC_t/AUC_p	参考文献
			组织或组织液	血浆		
脑组织 Brain	5mg/kg,iv	1.0	4.92±0.17	3.76±0.30	1.31	Fischman AJ(1993)
	400mg,po,qd(×4d)	4.0～5.0	17.60±6.60	13.50±5.50	1.30	Thaler F(1995)
	5mg/kg,iv(家兔)	2.0	—	—	0.76	Livni E(1992)
	25mg/kg,iv(家兔)	24.0	9.40±1.70	5.80±1.30	1.60	Walsh TJ(1989)
脑垂体 Hypophysis	5mg/kg,iv(家兔)	2.0	—	—	1.03	Livni E(1992)
脑脊液 Cerebrospinal fluid	50mg,iv,qd(×17d)	5.0	11.0	13.0	0.85	Byers M(1992)
	400mg,iv	4.0	10.0	12.0	0.83	Chin T(1990)
	50mg,iv,qd(×6d)	1.0	1.26	—	0.52	Foulds G(1988)
	100mg,iv,qd(×6d)	1.0	2.74	—	0.62	Foulds G(1988)
	50mg,po,qd(×119d)	2.0	1.70±0.10	2.00±0.30	0.74	Richard M(1988)
	100mg,po,qd(×168d)	2.0	3.80±1.10	5.50±0.90	0.89	Richard M(1988)
	200mg,po,qd	稳态浓度	—	—	0.50～0.90	Zervos M(1993)
	100mg,po	6.0	5.30	—	1.15	Tucker RM(1988)
	20mg/kg,iv,q12h(家兔)	0.3～6.3	69.0	90.5	0.76	Mian UK(1998)
	50mg,po,qd(猫)(×7d)	稳态浓度	—	—	0.88	Vaden SL(1997)
房水 Aqueous humor	20mg/kg,iv,q12h(家兔)	0.3～6.3	73.1	90.5	0.81	Mian UK(1998)
	10mg/kg,po	4.0～8.0	2.60～4.20	2.20～3.10	1.17～1.40	O'Day DM(1990)
	50mg,po,qd(猫)(×7d)	稳态浓度	—	—	0.79	Vaden SL(1997)
角膜 Cornea	10mg/kg,po	4.0～8.0	5.60～5.80	2.20～3.10	1.98～2.20	O'Day DM(1990)
晶状体 Lens	10mg/kg,po	4.0～8.0	1.50～1.70	2.20～3.10	0.56～0.70	O'Day DM(1990)

续表

部位	给药方案及病理生理状态	取样时间/h	浓度/(μg/g、μg/ml)或曲线下面积/(μg/g·h、μg/ml·h)		C_t/C_p 或 AUC_t/AUC_p	参考文献
			组织或组织液	血浆		
玻璃体 Vitreous body	200mg,po	2.0～8.0	3.70	4.60	0.80	Aust R(1995)
	10mg/kg,po	4.0～8.0	3.30～4.40	2.20～3.10	1.47～1.53	O'Day DM(1990)
	20mg/kg,iv,q12h(家兔)	0.3～6.3	67.0	90.5	0.74	Mian UK(1998)
	25mg/kg,iv(家兔)	24.0	9.40±1.90	5.80±1.30	1.60	Walsh TJ(1989)
脉络膜 Choroid	10mg/kg,po	4.0～8.0	2.20～3.40	2.20～3.10	1.00～1.15	O'Day DM(1990)
	25mg/kg,iv(家兔)	24.0	9.80±1.90	5.80±1.30	1.70	Walsh TJ(1989)
唾液 Saliva	100mg,po	2.0～4.0	3.00±0.80	2.50±0.60	1.20	Laufen H(1995)
	50mg,iv	1.0	1.20	1.21	1.00	Brammer KW(1987)
	50mg,iv	24.0	0.72	—	1.14	Brammer KW(1987)
	200mg,po,qd	稳态浓度	—	—	1.00	Zervos M(1993)
	50mg,po	24.0	1.14	0.75	1.52	Oliary J(1993)
	50mg,po	峰浓度	3.60	3.50	1.03	Garcia-Hermoso D (1995)
肺组织 Pulmonary tissue	5mg/kg,iv	1.0	7.81±0.46	3.76±0.30	2.08	Fischman AJ(1993)
	200mg,iv	1.0	4.46±0.61	4.04±0.65	1.15	Rieder-Nelissen CM (1996)
	200mg,iv	13.0	3.40±0.73	2.13±0.61	1.60	Rieder-Nelissen CM (1996)
	6mg/kg,iv	0～6.0	47.4±8.6	35.0±5.8	1.38	Mauric O(2011)
	25mg/kg,iv(家兔)	24.0	13.6±3.0	5.8±1.3	2.30	Walsh TJ(1989)
	5mg/kg,iv(家兔)	2.0	—	—	0.86	Livni E(1992)

续表

部位	给药方案及病理生理状态	取样时间/h	浓度/(μg/g、μg/ml)或曲线下面积/(μg/g·h、μg/ml·h)		C_t/C_p 或 AUC_t/AUC_p	参考文献
			组织或组织液	血浆		
痰液 Sputum	150mg,po	4.0	3.70±1.40	3.50±0.70	1.05	Ebden P(1989)
	150mg,po	24.0	2.23	2.37	0.94	Ebden P(1989)
	200mg,po,qd	稳态浓度	—	—	1.00	Zervos M(1993)
肺泡上皮液 Epithelial lining fluid	50mg,po,qd(猫)(×7d)	稳态浓度	—	—	1.20	Vaden SL(1997)
心脏组织 Cardiac tissue	5mg/kg,iv	1.0	6.98±0.20	3.76±0.30	1.86	Fischman AJ(1993)
	5mg/kg,iv(家兔)	2.0	—	—	1.21	Livni E(1992)
心包液 Pericardial fluid	200mg,iv	1.0	3.86±0.75	4.04±0.65	0.95	Rieder-Nelissen CM (1996)
	200mg,iv	13.0	2.13±0.66	2.13±0.61	1.00	Rieder-Nelissen CM (1996)
胃 Stomach	5mg/kg,iv(家兔)	2.0	—	—	0.83	Livni E(1992)
肝组织 Hepatic tissue	5mg/kg,iv	1.0	12.90±0.24	3.76±0.30	3.44	Fischman AJ(1993)
	5mg/kg,iv(家兔)	2.0	—	—	2.48	Livni E(1992)
	25mg/kg,iv(家兔)	24.0	14.9±2.0	5.8±1.3	2.60	Walsh TJ(1989)
胆汁 Bile	200mg,iv(×10d)	24.0	3.30	6.20	0.53	Wildfeuer A(1991)
	负荷剂量:400mg,po,qd(×1d) 维持剂量:200mg,po,qd(多剂)	谷浓度	6.3~9.0	12.6~17.8	0.50	Pea F(2014)
	200mg,iv	峰浓度	11.6	11.9	0.97	Bozzette SA(1992)
	200mg,iv	24.0	10.5	9.0	1.17	Bozzette SA(1992)
脾 Spleen	5mg/kg,iv	1.0	23.0±2.5	3.8±0.3	6.11	Fischman AJ(1993)
	25mg/kg,iv(家兔)	24.0	28.4±7.4	5.8±1.3	4.90	Walsh TJ(1989)

部位	给药方案及病理生理状态	取样时间/h	浓度/(μg/g、μg/ml)或曲线下面积/(μg/g·h、μg/ml·h)		C_t/C_p 或 AUC_t/AUC_p	参考文献
			组织或组织液	血浆		
胰腺组织 ancreatic tissue	400mg,iv(健康受试者)	1.0	8.19±3.38	8.52±2.03	0.96	Shrikhande S(2000)
	400mg,iv(坏死性胰腺炎)	1.0	7.68±0.25	8.44±1.05	0.91	Shrikhande S(2000)
肾脏 Kidney	5mg/kg,iv	1.0	11.2±0.6	3.8±0.3	2.99	Fischman AJ(1993)
	25mg/kg,iv(家兔)	24.0	18.7±2.5	5.8±1.3	3.20	Walsh TJ(1989)
	5mg/kg,iv(家兔)	2.0	—	—	1.15	Livni E(1992)
	10mg/kg,iv(大鼠)	0~∞	—	—	0.88	Azeredo FJ(2012)
肾上腺 Adrenal gland	5mg/kg,iv(家兔)	2.0	—	—	1.45	Livni E(1992)
膀胱 Urinary bladder	5mg/kg,iv(家兔)	2.0	—	—	1.03	Livni E(1992)
肠道 Intestine	5mg/kg,iv	1.0	7.98±0.82	3.76±0.30	2.12	Fischman AJ(1993)
	5mg/kg,iv(家兔)	2.0	—	—	0.72	Livni E(1992)
前列腺组织 Prostatic tissue	5mg/kg,iv	1.0	8.24±0.58	3.76±0.30	2.19	Fischman AJ(1993)
	5mg/kg,iv(家兔)	2.0	—	—	0.83	Livni E(1992)
前列腺分泌液 Prostatic secretion	150mg,po,qd(×5d)	2.0~6.0	7.49~11.50	8.08~14.40	0.85	Schramm P(1994)
	400mg,po,qd(×14d)	24.0	12.3~19.8	16.7~28.6	0.60~0.90	Luzzati R(1998)
腹腔积液 Ascitic fluid	负荷剂量:400mg,po,qd(×1d) 维持剂量:200mg,po,qd(多剂)	谷浓度	9.6	11.3	0.85	Pea F(2014)
	200mg,po	稳态浓度	—	—	1.00	Richardson K(1990)
睾丸 Testis	5mg/kg,iv	1.0	6.73±0.57	3.76±0.30	1.79	Fischman AJ(1993)
精液 Semen	150mg,po,qd(×5d)	2.0~6.0	8.0~10.3	8.0~14.4	0.81	Schramm P(1994)
卵巢 Ovary	150mg,po	0~∞	221.0	221.0	1.00	Mikamo H(1999)
	150mg,po	1.0~2.0	221.0	221.0	1.00	Mikamo H(1999)
输卵管 Oviduct	150mg,po	0~∞	222.0	221.0	1.00	Mikamo H(1999)

续表

部位	给药方案及病理生理状态	取样时间/h	浓度/(μg/g、μg/ml)或曲线下面积/(μg/g·h、μg/ml·h)		C_t/C_p 或 AUC_t/AUC_p	参考文献
			组织或组织液	血浆		
子宫颈 Cervix uterus	150mg,po	0～∞	194.0	221.0	0.88	Mikamo H(1999)
子宫内膜 Endometrium	150mg,po	0～∞	180.0	221.0	0.81	Mikamo H(1999)
妇科组织 Gynaecological tissue	200mg,iv	1.0	6.40～6.50	6.10	1.06	Mikamo H(1995)
	150mg,po	峰浓度	3.50～4.50	3.80	0.92～1.18	Mikamo H(1999)
阴道组织 Vaginal tissue	150mg,po	6.0	3.00	3.00	1.00	Dellenbach P(1989)
	150mg,po	0～∞	194.0	221.0	0.88	Mikamo H(1999)
	200mg,po	稳态浓度	—	—	1.00	Richardson K(1990)
	150mg,po	6.0	3.15	3.30	0.95	Grant SM(1990)
阴道分泌液 Vaginal secretion	150mg,po	2.0～24.0	2.42	2.83	0.86	Houang ET(1990)
	150mg,po	24.0	2.40	1.80	1.36	Houang ET(1990)
盆腔渗出液 Pelvic exudate	200mg,iv	8.0	4.40±0.70	4.20±0.70	1.05	Mikamo H(1995)
关节腔渗出液 Joint cavity exudate	400mg,iv,qd(×5d)	20.0	15.9	17.9	0.89	O'Meeghan T(1990)
	400mg,po,qd(×28d)	稳态浓度	21.2	29.5	0.72	Cushing RD(1997)
骨组织 Bone tissue	5mg/kg,iv	1.0	1.25±0.29	3.76±0.30	0.33	Fischman AJ(1993)
	5mg/kg,iv(家兔)	2.0	—	—	1.07	Livni E(1992)
脂肪组织 Adipose tissue	10mg/kg,po(豚鼠)	0～72.0	28.9	12.0	2.41	Sobue S(2004)
汗液 Sweat	50mg,po,qd(×12d)	稳态浓度	4.89	1.81	2.70	Faergemann J(1993)
肌肉组织 Muscular tissue	5mg/kg,iv	1.0	7.50±0.35	3.76±0.30	1.99	Fischman AJ(1993)

续表

部位	给药方案及病理生理状态	取样时间/h	浓度/(μg/g、μg/ml)或曲线下面积/(μg/g·h、μg/ml·h)		C_t/C_p 或 AUC_t/AUC_p	参考文献
			组织或组织液	血浆		
肌肉组织 Muscular tissue	25mg/kg,iv(家兔)	24.0	10.3±1.8	5.8±1.3	1.80	Walsh TJ(1989)
	6mg/kg,iv	0～6.0	39.1±6.4	35.0±5.8	1.12	Mauric O(2011)
皮肤 Skin	200mg,po,qd	稳态浓度	—	—	10.0	Zervos M(1993)
	50mg,po,qd(×14d)	2.0	—	—	11.4	Brammer KW(1987)
水疱性皮肤 Bilister skin	200mg,po,qd	稳态浓度	—	—	2.00	Zervos M(1993)
皮肤角质层 Stratum corneum	50mg,po,qd(×12d)	稳态浓度	66.4	1.8	37.0	Faergemann J(1993)
	10mg/kg,po(豚鼠)	0～72.0	1026	12.0	85.5	Sobue S(2004)
表皮 Epidermis	50mg,po(×14d)	3.0	6.45	2.84	2.27	Haneke E(1992)
	50mg,po(×14d)	1.0	5.55	1.03	4.78	Haneke E(1990)
	10mg/kg,po(豚鼠)	0～72.0	89.7	12.0	7.48	Sobue S(2004)
	50mg,po,qd(×12d)	稳态浓度	2.93	1.81	1.62	Faergemann J(1993)
皮肤水疱液 Skin blister	50mg,po(×14d)	3.0	2.97	2.84	1.05	Haneke E(1992)
	50mg,po(×14d)	1.0	1.19	1.03	1.16	Haneke E(1990)
	200mg,po,qd	稳态浓度	—	—	1.00	Zervos M(1993)
	200mg,po	4.0～6.0	2.10～2.30	3.70	0.60	Sasongko L(2003)
组织间隙液 Interstitial fluid	200mg,po	4.0～6.0	2.90～3.10	3.70	0.81	Sasongko L(2003)
	400mg,po	峰浓度	9.8	20.3	0.48	Sinnollareddy MG (2015)
脓液 Pus	800mg,iv	5.0	28.4	28.0	1.01	Kostiuk KA(1994)
尿液 Urine	100mg,po	24.0	13.2	0.8	16.92	Powderly WG(1992)
	100mg,po	12.0～24.0	25.1	—	14.1～19.0	Shiba K(1990)

续表

部位	给药方案及病理生理状态	取样时间/h	浓度/(μg/g、μg/ml)或曲线下面积/(μg/g·h、μg/ml·h)		C_t/C_p 或 AUC_t/AUC_p	参考文献
			组织或组织液	血浆		
尿液 Urine	50mg,po	12.0～24.0	11.1	—	18.5～23.6	Shiba K(1990)
	200mg,po,qd	稳态浓度	—	—	10.0	Zervos M(1993)
透析液 Dialysate	100mg,po	0～24.0	—	—	0.58	Debruyne D(1992)
	50mg/kg,iv(大鼠)	1.0～2.0	6.5～12.0	12.5	0.52～0.96	Aoyama T(2005)
指(趾)甲 Nails	150mg,po,qw	稳态浓度	2.82～3.70	0.50～1.36	3.51	Faergemann J(1999)
	150mg,po,qw	稳态浓度	9.60	—	2.00～3.00	Laufen H(1999)
	300mg,po,qw	稳态浓度	12.3	—	2.00～3.00	Laufen H(1999)
趾甲 Toenail	150mg,po,qw	稳态浓度	4.30～6.28	3.05	1.73	Rich P(1998)
	300mg,po,qw	稳态浓度	8.7～11.7	5.9	1.72	Rich P(1998)
指甲 Fingernail	150mg,po,qw	稳态浓度	4.60～5.43	2.92	1.61	Savin RC(1998)
	300mg,po,qw	稳态浓度	10.0～11.2	5.8	1.81	Savin RC(1998)
乳汁 Milk	150mg,po	24.0	1.76	2.52	0.85	Force RW(1995)

表 16-3　伏立康唑组织分布

部位	给药方案及病理生理状态	取样时间/h	浓度/(μg/g、μg/ml)或曲线下面积/(μg/g·h、μg/ml·h)		C_t/C_p 或 AUC_t/AUC_p	参考文献
			组织或组织液	血浆		
脑组织 Brain	20mg/kg,iv(大鼠)	2.0	40.0	20.0	2.00	Schmitt-Hoffmann AH(2017)
	负荷剂量:400mg,iv,q12h(×1d) 维持剂量:200mg,iv,q12h(>3d)	峰浓度	3.73	1.93	1.93	Henry ME(2013)
	3～4mg/kg,iv	24.0	3.41	—	2.15	Felton T(2014)

部位	给药方案及病理生理状态	取样时间/h	浓度/(μg/g、μg/ml)或曲线下面积/(μg/g·h、μg/ml·h)		C_t/C_p 或 AUC_t/AUC_p	参考文献
			组织或组织液	血浆		
脑组织 Brain	10mg/kg,iv(大鼠)	—	8.10	4.30	1.88	Jezequel SG(1995)
脑脓肿 Brain abscess	—	—	—	—	0.76	Schwartz S(2008)
	4mg/kg,iv,q12h	稳态浓度	1.20～1.40	—	0.80～1.20	Elter T(2006)
脑脊液 Cerebrospinal fluid	4mg/kg,iv,q12h	稳态浓度	—	—	0.30～0.60	Seyedmousavi S(2013)
	4mg/kg,iv,q12h	—	4.02	6.95	0.58	Wiederhold NP(2014)
	—	—	—	—	0.80	Ceccarelli G(2016)
	9mg/kg,iv,q12h(婴儿)	8.0	10.3	12.0	0.88	Furudate A(2019)
	9mg/kg,iv,q12h(婴儿)	24.0	4.25	5.95	0.71	Furudate A(2019)
	4～6mg/kg,iv	1.0～10.0	—	—	0.46	Wood N(2005)
	4mg/kg,iv(中枢曲霉菌感染)	谷浓度	3.40～3.70	5.20～8.50	0.52	Réminiac F(2014)
	400mg,po	—	—	—	0.57	Kobayashi R(2016)
	4mg/kg,iv,qd(马)(×14d)	稳态浓度	0.64±0.21	1.60±0.37	0.42	Passler NH(2009)
房水 Aqueous humor	400mg,po	3.0	1.01	2.13	0.47	Hariprasad SM(2004)
	300mg,po,bid	—	3.47	7.45	0.47	Spriet I(2009)
	4mg/kg,iv,qd(马)(×14d)	稳态浓度	0.68±0.13	1.60±0.37	0.45	Passler NH(2009)
泪液 Lacrimal fluid	4mg/kg,po(马)	峰浓度	1.85±0.26	3.29±0.10	0.56	Tamura N(2020)
	4mg/kg,po(马)	0～24.0	36.8±4.5	44.0±3.9	0.84	Tamura N(2020)
玻璃体 Vitreous body	4mg/kg,iv,q12h	稳态浓度	—	—	0.60	Seyedmousavi S(2013)
	400mg,po	3.0	0.85	2.13	0.40	Hariprasad SM(2004)
视网膜 Retina	10mg/kg,iv(大鼠)	—	13.0	4.3	3.02	Jezequel SG(1995)
唾液 Saliva	3mg/kg,iv	0～12.0	8.6	13.9	0.62	Purkins L(2002)

续表

部位	给药方案及病理生理状态	取样时间/h	浓度/(μg/g、μg/ml)或曲线下面积/(μg/g·h、μg/ml·h)		C_t/C_p 或 AUC_t/AUC_p	参考文献
			组织或组织液	血浆		
唾液 Saliva	3mg/kg,iv	峰浓度	2.08	3.00	0.69	Purkins L(2002)
	200mg,po	0～12.0	5.97	9.77	0.62	Purkins L(2002)
	200mg,po	峰浓度	1.31	1.89	0.69	Purkins L(2002)
	3mg/kg,iv	0～24.0	10.9	22.7	0.48	Purkins L(2003)
	3.7mg/kg,iv	0～12.0	23.9	47.0	0.51	Vanstraelen K(2015)
	3.7mg/kg,iv	2.0	3.30	6.00	0.56	Vanstraelen K(2015)
	7mg/kg,iv,bid(儿童)(×10d)	谷浓度	1.20	2.80	0.43	Michael C(2010)
	4mg/kg,iv,bid(×4d)	谷浓度	0.60	1.80	0.33	Michael C(2010)
额窦 Frontal sinus	4mg/kg,iv,q12h	稳态浓度	1.90	—	1.00～1.50	Elter T(2006)
肺组织 Pulmonary tissue	3.0～4.0mg/kg,iv	24.0	6.26	—	3.91	Felton T(2014)
	10mg/kg,iv(大鼠)	—	5.80	4.30	1.35	Jezequel SG(1995)
肺泡上皮液 Epithelial lining fluid	负荷剂量:6mg/kg,iv,q12h(×1d) 维持剂量:4mg/kg,iv,q12h(×3d)	4.0	48.3	5.3	9.22	Crandon JL(2009)
	负荷剂量:6mg/kg,iv,q12h(×1d) 维持剂量:4mg/kg,iv,q12h(×3d)	8.0	10.9	1.7	6.41	Crandon JL(2009)
	200mg,po,bid	谷浓度	20.9	1.4	14.70	Heng SC(2013)
	200mg,po,bid(×30～77d)	3.0～7.0	7.9～83.3	1.2～4.6	11.0	Capitano B(2006)
	4mg/kg,iv,qd(马)(×14d)	稳态浓度	47.8	1.6±0.4	29.0	Passler NH(2009)
肺泡巨噬细胞 Alveolar macrophages	负荷剂量:6mg/kg,iv,q12h(×1d) 维持剂量:4mg/kg,iv,q12h(×3d)	4.0	20.6	5.3	3.89	Crandon JL(2009)
	负荷剂量:6mg/kg,iv,q12h(×1d) 维持剂量:4mg/kg,iv,q12h(×3d)	8.0	10.3	1.7	6.06	Crandon JL(2009)

续表

部位	给药方案及病理生理状态	取样时间/h	浓度/(μg/g、μg/ml)或曲线下面积/(μg/g·h、μg/ml·h)		C_t/C_p 或 AUC_t/AUC_p	参考文献
			组织或组织液	血浆		
心包液 Pericardial fluid	200mg,po,q12h(×15d)	12.0	3.70	4.10	0.90	Poupelin JC(2006)
胸腔积液 Pleural fluid	200mg,iv,q12h(×16d)	2.0	1.40	3.70	0.38	Matsuda T(2010)
	300mg,iv,q12h(×24d)	2.0	2.10	7.10	0.29	Matsuda T(2010)
	300mg,iv,q12h(×54～68d)	峰浓度	4.35	5.80～6.10	0.70～0.80	Matsuda T(2010)
	200mg,po,q12h(×15d)	12.0	2.20	3.10	0.71	Poupelin JC(2006)
	200mg,po,bid(×12d)	2.0	0.80	1.24	0.65	Stern JB(2004)
	200mg,po,bid(×12d)	谷浓度	0.90	0.95	0.95	Stern JB(2004)
肝组织 Hepatic tissue	3.0～4.0mg/kg,iv	24.0	6.89	—	1.10～7.40	Felton T(2014)
	10mg/kg,iv(大鼠)	—	21.1	4.3	4.91	Jezequel SG(1995)
脾 Spleen	3.0～4.0mg/kg,iv	24.0	5.60	—	3.50	Felton T(2014)
肾脏 Kidney	3.0～4.0mg/kg,iv	24.0	6.47	—	0.60～2.70	Felton T(2014)
肾上腺皮质 Adrenal cortex	10mg/kg,iv(大鼠)	—	10.4	4.3	2.42	Jezequel SG(1995)
腹腔积液 Ascitic fluid	4mg/kg,iv,qd(马)(×14d)	稳态浓度	1.02±0.27	1.60±0.37	0.64	Passler NH(2009)
关节腔滑膜液 Synovial fluid	4mg/kg,iv,qd(马)(×14d)	稳态浓度	0.86±0.25	1.60±0.37	0.64	Passler NH(2009)
	负荷剂量:200mg,iv,q12h(×1d) 维持剂量:150mg,iv,q12h(×2d)	谷浓度	0.76～1.07	2.61～4.09	0.26～0.30	Denes E(2007)
	6mg/kg,iv,qd(比格犬)(×12d)	稳态浓度	0.53	—	0.22	Lemetayer JD(2015)
髓质骨 Cancellous bone	负荷剂量:200mg,iv,q12h(×1d) 维持剂量:150mg,iv,q12h(×2d)	谷浓度	20.3	2.6～4.1	6.06	Denes E(2007)

续表

部位	给药方案及病理生理状态	取样时间/h	浓度/(μg/g、μg/ml)或曲线下面积/(μg/g·h、μg/ml·h)		C_t/C_p 或 AUC_t/AUC_p	参考文献
			组织或组织液	血浆		
皮质骨 Cortical bone	负荷剂量:200mg,iv,q12h(×1d) 维持剂量:150mg,iv,q12h(×2d)	谷浓度	1.90	2.61～4.09	0.57	Denes E(2007)
肌肉组织 Muscular tissue	6mg/kg,iv	0～6.0	5.4	19.7	0.27	Joukhadar C(2009)
皮肤 Skin	20mg/kg,po,q12h(家猪)	3.0	9.1～35.0	4.0～7.7	2.90	Saunte DM(2007)
组织间隙液 Interstitial fluid	20mg/kg,po,q12h(家猪)	3.0	0.90～2.00	4.00～7.70	0.22	Saunte DM(2007)
尿液 Urine	4mg/kg,iv,qd(马)(×14d)	稳态浓度	3.34±2.17	1.60±0.37	1.93	Passler NH(2009)

表 16-4 泊沙康唑组织分布

部位	给药方案及病理生理状态	取样时间/h	浓度/(μg/g、μg/ml)或曲线下面积/(μg/g·h、μg/ml·h)		C_t/C_p 或 AUC_t/AUC_p	参考文献
			组织或组织液	血浆		
脑组织 Brain	400mg,po(多剂)	—	0.15	0.21	0.71	Blennow O(2014)
脑脊液 Cerebrospinal fluid	400mg,po(多剂)	1.3～2.3	<最低检测限	0.40	—	Reinwald M(2009)
	400mg,po(多剂)	12.0	<最低检测限	0.67	—	Calcagno A(2011)
玻璃体 Vitreous body	400mg,po,q12h	稳态浓度	0.25	1.20	0.21	Sponsel WE(2002)
肺组织 Pulmonary tissue	8mg/kg,po(大鼠)	峰浓度	13.5	4.3	3.12	Cendejas-Bueno E (2016)
	8mg/kg,po(大鼠)	0～80.0	414.3	128.2	3.23	Cendejas-Bueno E (2016)
	24mg/kg,po(大鼠)	峰浓度	20.6	5.8	3.56	Cendejas-Bueno E (2016)

续表

部位	给药方案及病理生理状态	取样时间/h	浓度/(μg/g、μg/ml)或曲线下面积/(μg/g·h、μg/ml·h)		C_t/C_p 或 AUC_t/AUC_p	参考文献
			组织或组织液	血浆		
肺组织 Pulmonary tissue	24mg/kg,po(大鼠)	0～80.0	852.1	336.0	2.54	Cendejas-Bueno E (2016)
	200mg,po,qid	稳态浓度	4.10	1.10	3.73	Kuipers S(2011)
	400mg,po(多剂)	—	0.43	0.21	2.00	Blennow O(2014)
肺泡上皮液 Epithelial lining fluid	400mg,po,q12h(多剂)	3.0	1.10～1.30	1.30	0.92	Conte JE(2010)
	400mg,po,q12h(多剂)	0～12.0	18.3	21.9	0.84	Conte JE(2009)
肺泡 Pulmonary alveoli	400mg,po,q12h(多剂)	3.0	55.4	1.3	40.7	Conte JE(2010)
	400mg,po,q12h(多剂)	0～12.0	715.0	21.9	32.6	Conte JE(2009)
肝组织 Hepatic tissue	40mg/kg,po(大鼠)(健康受试动物)	0～8.0	85.4	18.5	4.62	Khalil HA(2015)
	40mg/kg,po(大鼠)(高脂血症)	0～8.0	37.1	55.3	0.67	Khalil HA(2015)
	400mg,po(多剂)	—	0.89	0.21	4.23	Blennow O(2014)
脾 Spleen	200mg,po,qid	稳态浓度	5.80	1.10	5.27	Kuipers S(2011)
肾脏 Kidney	200mg,po,qid	稳态浓度	5.90～6.50	1.10	5.64	Kuipers S(2011)
	400mg,po(多剂)	—	0.58	0.21	2.76	Blennow O(2014)
脂肪组织 Adipose tissue	200mg,po,qid	稳态浓度	7.10	1.10	6.45	Kuipers S(2011)
皮肤 Skin	400mg,po,q12h(×1d)	0～24.0	3.52	7.26	0.48	Krishna G(2010)
	400mg,po,q12h(×8d)	0～24.0	46.8	37.2	1.26	Krishna G(2010)
趾甲 Toenail	200mg,po,q12h(×24 周)	稳态浓度	2.13	0.63	3.38	Krishna G(2011)
	400mg,po,q12h(×24 周)	稳态浓度	2.14	0.78	2.74	Krishna G(2011)
脓液 Pus	200mg,po,qid	稳态浓度	5.10	1.10	4.64	Kuipers S(2011)

表 16-5A　^{14}C-艾沙康唑组织分布(健康受试大鼠,25mg/kg,po,qd,×21d)[a]

部位	AUC_t/AUC_p	组织或组织液浓度 /(μg/g 或 μg/ml)				
		0.1h	1.0h	4.0h	8.0h	24.0h
全血 Blood	1.00	1.21	2.60	3.73	2.18	1.01
小脑组织 Cerebellum	0.82	—	2.59	5.15	1.70	—
大脑组织 Cerebrum	0.85	—	2.66	5.45	1.68	—
脑髓质 Brain medulla	0.90	0.81	2.79	5.45	1.88	—
大脑嗅叶 Brain olfactory lobe	0.77	—	2.34	4.52	1.69	—
脑垂体 Hypophysis	1.35	—	2.88	7.46	2.97	—
松果体 Pineal body	1.96	—	5.49	9.42	3.94	—
脊髓 Spinal cord	0.89	—	2.68	5.84	1.76	—
晶状体 Lens	0.30	—	0.79	1.35	0.83	—
眼葡萄膜 Eye uveal tract	1.06	—	2.22	4.58	2.20	1.17
眼球 Eye-ball	0.25	—	—	1.28	0.78	—
泪腺 Lacrimal gland	2.28	1.26	5.60	11.2	5.04	1.20
唾液腺 Salivary gland	1.73	1.40	4.52	9.15	3.36	—
鼻窦黏膜 Nasal sinus mucosa	1.58	1.87	3.04	6.38	4.03	0.93
食管 Esophagus	1.08	0.93	2.52	4.29	2.59	—
颌淋巴结 Maxillary lymph node	1.06	—	2.87	5.33	2.73	—
舌 Tongue	1.52	1.15	4.04	8.00	3.10	0.81
牙髓 Dental pulp	1.28	1.23	2.79	4.30	3.48	—
甲状腺 Thyroid	2.38	2.09	5.74	10.6	4.05	3.23
胸腺 Thymus	0.83	—	2.43	4.64	1.90	—
心肌 Myocardium	2.17	1.92	5.77	10.7	4.41	1.47

续表

部位	AUC_t/AUC_p	组织或组织液浓度 /(μg/g 或 μg/ml)				
		0.1h	**1.0h**	**4.0h**	**8.0h**	**24.0h**
主动脉 Aorta	1.43	1.20	4.22	6.37	3.44	—
动脉壁 Arterial wall	1.40	—	—	6.91	3.12	—
肺组织 Pulmonary tissue	1.50	0.96	3.38	6.34	3.70	0.81
隔膜 Diaphragm	1.47	1.13	3.84	7.51	3.09	0.75
肝组织 Hepatic tissue	17.8	14.6	54.4	64.4	41.4	14.2
胆汁 Bile	68.6	37.6	186.0	231.0	194.0	25.3
脾 Spleen	1.47	1.40	3.50	6.76	3.17	1.09
胃 Stomach	1.69	1.58	3.61	7.41	3.93	1.14
胃黏膜 Stomach mucosa	2.53	—	7.38	14.0	4.65	—
胃壁 Stomach wall	0.86	—	2.27	3.88	2.13	—
肾皮质 Renal cortex	3.47	2.64	8.76	16.1	7.53	2.33
肾髓质 Renal medulla	3.02	2.69	8.49	12.3	7.02	1.97
肾脏 Kidney	3.22	2.64	8.59	13.7	7.33	2.16
肾上腺皮质 Adrenal cortex	11.0	17.2	22.8	33.6	26.4	12.7
肾上腺 Adrenal gland	9.56	14.3	20.7	29.2	22.4	11.4
肾上腺髓质 Adrenal medulla	4.70	6.86	8.12	13.3	10.5	7.21
胰腺组织 Pancreatic tissue	1.95	1.05	5.91	10.5	4.10	—
小肠 Small intestine	4.61	4.59	12.1	18.9	11.3	2.38
小肠黏膜 Small intestine mucosa	12.01	7.89	32.5	39.6	26.9	13.6
大肠 Large intestine	1.91	6.87	3.65	6.41	4.44	1.92
大肠黏膜 Large intestine mucosa	2.73	—	4.37	9.18	4.99	5.15
直肠黏膜 Rectum mucosa	1.70	0.89	4.54	4.57	4.63	—

续表

部位	AUC_t/AUC_p	组织或组织液浓度 /(μg/g 或 μg/ml)				
		0.1h	**1.0h**	**4.0h**	**8.0h**	**24.0h**
盲肠 Caecum	8.34	8.39	9.97	24.0	21.2	—
盲肠黏膜 Caecum mucosa	15.8	20.1	16.6	43.7	40.5	—
骨组织 Bone tissue	0.00	—	—	—	—	—
骨髓 Bone marrow	1.17	0.98	3.24	7.10	2.34	—
肌肉组织 Muscular tissue	0.72	—	1.27	4.38	1.71	—
皮肤 Skin	1.01	1.01	2.25	3.85	2.68	—
棕色脂肪 Brown fat	3.69	2.30	9.33	17.7	8.62	1.50
肠系膜脂肪 Mesenteric fat	3.40	1.46	2.43	18.7	7.62	2.33
增生性脂肪 Reproductive fat	3.10	3.59	3.62	10.9	8.01	2.99
白色脂肪 White fat	2.80	1.46	2.75	12.1	7.97	1.04
睾丸 Testis	1.03	0.93	2.21	5.03	2.15	0.75
附睾组织 Epididymal tissue	1.34	1.00	2.22	5.93	3.09	—
前列腺组织 Prostatic tissue	2.07	1.00	4.33	13.9	3.66	0.84
精囊 Seminal vesicle	0.62	—	1.92	2.89	1.64	—
包皮腺 Preputial gland	3.13	2.29	4.85	10.8	6.68	4.65
尿道球腺 Bulbourethral gland	1.49	1.24	4.27	6.78	3.36	0.79
膀胱 Urinary bladder	5.74	1.09	3.60	—	19.0	—
尿液 Urine	29.5	9.28	21.5	148.0	67.9	24.0
淋巴结 Lymph node	1.06	—	2.44	5.54	2.70	—

a:Schmitt-Hoffmann AH, Kato K, Townsend R, et al. Tissue Distribution and Elimination of Isavuconazole Following Single and Repeat Oral Dose Administration of Isavuconazonium Sulfate to Rats. Antimicrob Agents Chemother, 2017, 61(12): e01292-e01317.

表 16-5B　艾沙康唑组织分布

部位	给药方案及病理生理状态	取样时间/h	浓度/(μg/g、μg/ml)或曲线下面积/(μg/g·h、μg/ml·h)		C_t/C_p 或 AUC_t/AUC_p	参考文献
			组织或组织液	血浆		
脑组织 Brain	256mg/kg，po(小鼠)	稳态浓度	—	—	1.30～1.90	Lee A(2019)
	—，po(小鼠)(隐球菌脑膜炎)	稳态浓度	—	—	1.35	Wiederhold NP(2016)
	25mg/kg，po(大鼠)	0～∞	53.7	30.3	1.77	Schmitt-Hoffmann AH(2016)
脑脓肿 Brain abscess	负荷剂量：200mg，po，q8h(×2d) 维持剂量：200mg，po，qd	稳态浓度	5.09～5.11	3.20～4.30	1.36	Rouzaud C(2019)
硬脑膜 Dura mater	负荷剂量：200mg，po，q8h(×2d) 维持剂量：200mg，po，qd	稳态浓度	2.62	3.20～4.30	0.70	Rouzaud C(2019)
脊髓液 Spinal fluid	负荷剂量：200mg，po，q8h(×2d) 维持剂量：200mg，po，qd	6.5～24.5	1.15～1.72	5.06～5.63	0.23～0.38	Davis MR(2021)
肺组织 Pulmonary tissue	256mg/kg，po(小鼠)	稳态浓度	—	—	2.20～2.70	Lee A(2019)
肾脏 Kidney	—，sc(小鼠)	0.5～8.0	—	—	5.77	Warn PA(2009)
腹腔积液 Ascitic fluid	负荷剂量：200mg，po，q8h(×2d) 维持剂量：200mg，po，qd	稳态浓度	1.06	3.08	0.36	Lahmer T(2021)
皮下软组织 Subcutaneous soft tissue	负荷剂量：200mg，iv，q8h(×2d) 维持剂量：200mg，iv，qd	—	1.09～1.38	1.30～3.24	0.54	Ervens J(2013)

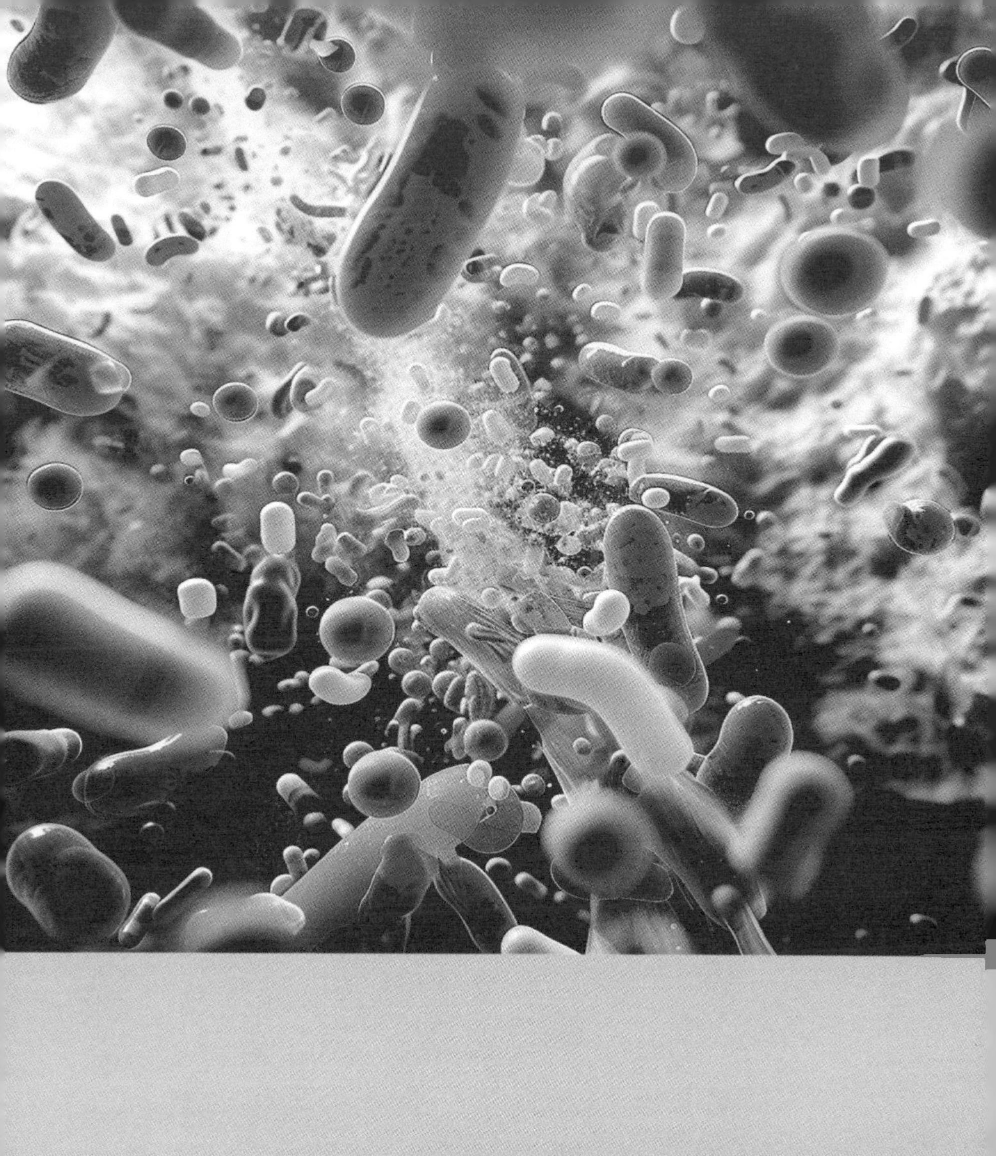

十七

两性霉素制剂

Amphotericin-B Formulations

表 17-1　两性霉素 B 脂质体组织分布

部位	给药方案及病理生理状态	取样时间/h	浓度/(μg/g、μg/ml)或曲线下面积/(μg/g·h、μg/ml·h)		C_t/C_p 或 AUC_t/AUC_p	参考文献
			组织或组织液	血浆		
脑组织 Brain	4mg/(kg·d),iv(比格犬)(×30d)	稳态浓度	0.3	30.3～60.5	0.01	Garcia A(2000)
	5mg/(kg·d),iv(家兔)(×7d)	0.5	1.8	59.5	0.03	Groll AH(2000)
	5mg/(kg·d),iv(家兔)(×28d)	稳态浓度	2.3	34.9	0.07	Lee JW(1994)
	10mg/(kg·d),iv(小鼠)(健康受试动物)	24.0	0.12	3.15	0.04	Takemoto K(2006)
	10mg/(kg·d),iv(小鼠)(隐球菌脑膜炎)	24.0	0.40	2.30	0.17	Takemoto K(2006)
脑脊液 Cerebrospinal fluid	5mg/(kg·d),iv(家兔)(×7d)	0.5	<0.1	59.5	<0.01	Groll AH(2000)
	3mg/(kg·d),iv(×2～28d)	2.0	0.1	20.0～40.0	<0.01	Strenger V(2014)
眼 Eye	2mg/kg,iv(大鼠)	0～96.0	40.1	348.7	0.14	Townsend R(2001)
心脏组织 Cardiac tissue	2mg/kg,iv(大鼠)	0～96.0	280.8	348.7	0.81	Townsend R(2001)
肺组织 Pulmonary tissue	1.5mg/kg,iv	0.3～16.0	22.7	29.6	0.77	Demartini G(2005)
	2mg/kg,iv(大鼠)	0～96.0	728.3	348.7	2.09	Townsend R(2001)
	2.2mg/(kg·d),iv(×8d)	1.0	69.4	33.5	2.07	Heinemann V(1997)
	2.8mg/(kg·d),iv(×4d)	术中	—	—	1.42	Watanabe A(2010)
	4mg/(kg·d),iv(×4d)	稳态浓度	31.2	≈35.0	0.89	Bekersky I(1999)
	4mg/(kg·d),iv(大鼠)(×91d)	24.0	18.0	13.9	1.29	Bekersky I(2000)
	5mg/kg,iv(小鼠)	0～48.0	593.5	487.1	1.22	Etten EW(1995)

续表

部位	给药方案及病理生理状态	取样时间/h	浓度/(μg/g、μg/ml)或曲线下面积/(μg/g·h、μg/ml·h)		C_t/C_p 或 AUC_t/AUC_p	参考文献
			组织或组织液	血浆		
肺泡上皮液 Epithelial lining fluid	4.55mg/(kg·d),iv(×6d)	22.0	1.60	—	0.61	Weiler S(2009)
肝组织 Hepatic tissue	2mg/kg,iv(大鼠)	0～96.0	717.3	348.7	2.06	Townsend R(2001)
	2.2mg/kg,iv(×8d)	1.0	105.7	33.5	3.16	Heinemann V(1997)
	3mg/(kg·d),iv(大鼠)	0～24.0	892.0	240.0	2.56	Boswell GW(1998)
	5mg/(kg·d),iv(大鼠)	—	56.5	＜13.4	＞4.21	Gershkovich P(2009)
	5mg/kg,iv(小鼠)	0～24.0	1212	328.4	3.69	Proffitt RT(1991)
	5mg/kg,iv(小鼠)	0～48.0	3159	487.1	6.56	Etten EW(1995)
	7.0mg/kg,iv(小鼠)	0～48.0	4067	561.0	7.24	Etten EW(1995)
脾 Spleen	2mg/kg,iv(大鼠)	0～96.0	996.2	348.7	2.86	Townsend R(2001)
	5mg/kg,iv(小鼠)	0～24.0	1860	328.4	5.66	Proffitt RT(1991)
	5mg/kg,iv(小鼠)	0～48.0	4108	487.1	8.43	Etten EW(1995)
肾脏 Kidney	2mg/kg,iv(大鼠)	0～96.0	259.7	348.7	0.74	Townsend R(2001)
	2.2mg/kg,iv(×8d)	1.0	12.6	33.5	0.38	Heinemann V(1997)
	3mg/(kg·d),iv(大鼠)	0～24.0	52.0	240.0	0.22	Boswell GW(1998)
	5mg/kg,iv(小鼠)	0～24.0	115.7	328.4	0.35	Proffitt RT(1991)
	5mg/kg,iv(小鼠)	0～48.0	325.7	487.1	0.67	Etten EW(1995)
	1.0mg/kg,iv(大鼠)	1.0	1.86	5.19	0.36	Takemoto K(2016)
小肠 Small intestine	2mg/kg,iv(大鼠)	0～96.0	861.0	348.7	2.47	Townsend R(2001)
骨髓 Bone marrow	5mg/(kg·d),iv(家兔)(×7d)	0.5	39.5±4.7	59.5±1.8	0.66	Groll AH(2000)
肌肉组织 Muscular tissue	2mg/kg,iv(大鼠)	0～96.0	64.0	348.7	0.18	Townsend R(2001)

续表

部位	给药方案及病理生理状态	取样时间/h	浓度/(μg/g、μg/ml)或曲线下面积/(μg/g·h、μg/ml·h)		C_t/C_p 或 AUC_t/AUC_p	参考文献
			组织或组织液	血浆		
脂肪组织 Adipose tissue	2mg/kg,iv(大鼠)	0～96.0	70.6	348.7	0.20	Townsend R(2001)
	5mg/(kg·d),iv(家兔)(×7d)	0.5	8.9±1.9	59.5±1.8	0.15	Groll AH(2000)
皮肤 Skin	2mg/kg,iv(大鼠)	0～96.0	115.3	348.7	0.33	Townsend R(2001)
组织间隙液 Interstitial fluid	12mg/kg,iv	0～6.0	9.2	11.1	0.83	Bernard E(1994)
	12mg/kg,iv	峰浓度	2.41	8.65	0.28	Bernard E(1994)

表 17-2　两性霉素 B 脱氧胆酸盐组织分布

部位	给药方案及病理生理状态	取样时间/h	浓度/(μg/g、μg/ml)或曲线下面积/(μg/g·h、μg/ml·h)		C_t/C_p 或 AUC_t/AUC_p	参考文献
			组织或组织液	血浆		
脑组织 Brain	1mg/kg,iv(大鼠)	—	0.08	0.11	0.73	Wang LH(1994)
	5mg/kg,iv(大鼠)	—	0.12	—	0.60	Wang LH(1994)
	0.6～1.2mg/(kg·d),iv(×5～10d)	稳态浓度	0.50	0.45～1.98	0.3～1.11	Collette N(1989)
	0.6mg/(kg·d),iv(比格犬)(×14d)	稳态浓度	0.46	0.41～1.30	0.35～1.12	Fielding RM(1992)
	1mg/(kg·d),iv(家兔)(×7d)	0.5	0.37	1.41	0.26	Groll AH(2000)
	1mg/(kg·d),iv(小鼠)(健康受试动物)	24.0	0.05	0.12	0.42	Takemoto K(2006)
脑脊液 Cerebrospinal fluid	1mg/(kg·d),iv(家兔)(×7d)	0.5	0.03	1.41	0.02	Groll AH(2000)
	0.6mg/(kg·d),iv(比格犬)(×14d)	稳态浓度	0.01	0.41～1.30	0.01	Fielding RM(1992)

续表

部位	给药方案及病理生理状态	取样时间/h	浓度/(μg/g、μg/ml)或曲线下面积/(μg/g·h、μg/ml·h)		C_t/C_p 或 AUC_t/AUC_p	参考文献
			组织或组织液	血浆		
心脏组织 Cardiac tissue	0.6mg/(kg·d),iv(比格犬)(×14d)	稳态浓度	3.80	0.41～1.30	2.92～9.27	Fielding RM(1992)
	1mg/kg,iv(大鼠)	—	0.43	0.11	3.91	Wang LH(1994)
	5mg/kg,iv(大鼠)	—	0.55	—	2.75	Wang LH(1994)
	0.6～1.2mg/(kg·d),iv(×5～10d)	稳态浓度	1.18	0.45～1.98	0.59～2.62	Collette N(1989)
肺组织 Pulmonary tissue	1mg/kg,iv(小鼠)	0.3	1.30	0.30	4.33	Etten EW(1995)
	1mg/kg,iv(×8d)	稳态浓度	2.71	0.34	7.97	Adler-Moore J(2019)
	1mg/kg,iv(家兔)	48.0	0.84	≈0.10	8.40	Kwong EH(2001)
	0.3mg/kg,iv(小鼠)	0～48.0	27.4	5.4	5.08	Etten EW(1995)
	0.6～1.2mg/(kg·d),iv(×5～10d)	稳态浓度	5.14	0.45～1.98	2.57～11.4	Collette N(1989)
肺泡上皮液 Epithelial lining fluid	1mg/kg,iv(×8d)	稳态浓度	0.44	0.34	1.29	Adler-Moore J(2019)
肺泡巨噬细胞 Alveolar macrophages	1mg/kg,iv(×8d)	稳态浓度	8.92	0.34	26.2	Adler-Moore J(2019)
肝组织 Hepatic tissue	1mg/kg,iv(家兔)	0.5	26.9	1.4	19.2	Groll AH(2000)
	0.6～1.2mg/(kg·d),iv(×5～10d)	稳态浓度	35.9	0.5～2.0	18.1～79.8	Collette N(1989)
	1mg/kg,iv(家兔)	48.0	3.07	≈0.10	30.7	Kwong EH(2001)
	0.6mg/(kg·d),iv(比格犬)(×14d)	稳态浓度	116.0	0.4～1.3	89.2～283.0	Fielding RM(1992)
胃 Stomach	0.6mg/(kg·d),iv(比格犬)(×14d)	稳态浓度	10.0	0.4～1.3	7.69～24.0.4	Fielding RM(1992)
脾 Spleen	1mg/kg,iv(小鼠)	0.3	2.00	0.30	6.67	Etten EW(1995)
	0.3mg/kg,iv(小鼠)	0～48.0	83.0	5.4	15.4	Etten EW(1995)
	0.6～1.2mg/(kg·d),iv(×5～10d)	稳态浓度	29.4	0.5～2.0	14.8～65.3	Collette N(1989)
	1mg/kg,iv(家兔)	48.0	5.60	≈0.10	56.0	Kwong EH(2001)

续表

部位	给药方案及病理生理状态	取样时间/h	浓度/(μg/g、μg/ml)或曲线下面积/(μg/g·h、μg/ml·h)		C_t/C_p 或 AUC_t/AUC_p	参考文献
			组织或组织液	血浆		
脾 Spleen	1mg/kg,iv(大鼠)	—	24.8	0.1	>100	Wang LH(1994)
	5mg/kg,iv(大鼠)	—	191.1	—	>100	Wang LH(1994)
	0.6mg/(kg·d),iv(比格犬)(×14d)	稳态浓度	80.0	0.4～1.3	61.5～195.1	Fielding RM(1992)
肾脏 Kidney	1mg/kg,iv(小鼠)	0.3	1.20	0.30	4.00	Etten EW(1995)
	0.3mg/kg,iv(小鼠)	0～48.0	17.9	5.4	3.32	Etten EW(1995)
	0.6～1.2mg/(kg·d),iv(×5～10d)	稳态浓度	7.86	0.45～1.98	3.93～17.5	Collette N(1989)
	1mg/kg,iv(家兔)	48.0	0.94	≈0.10	9.40	Kwong EH(2001)
	1.0mg/kg,iv(大鼠)	1.0	2.85	0.67	4.25	Takemoto K(2016)
回肠 Ileum	0.6mg/(kg·d),iv(比格犬)(×14d)	稳态浓度	15.2	0.4～1.3	11.7～37.1	Fielding RM(1992)
胰腺组织 Pancreatic tissue	0.6～1.2mg/(kg·d),iv(×5～10d)	稳态浓度	6.90	0.45～1.98	3.48～15.3	Collette N(1989)
骨髓 Bone marrow	1mg/kg,iv(家兔)	0.5	8.00	1.40	5.71	Groll AH(2000)
	0.6mg/(kg·d),iv(比格犬)(×14d)	稳态浓度	2.70	0.41～1.30	2.08～6.58	Fielding RM(1992)
肌肉组织 Muscular tissue	1mg/kg,iv(大鼠)	—	0.21	0.11	1.91	Wang LH(1994)
	5mg/kg,iv(大鼠)	—	0.27	—	1.35	Wang LH(1994)
脂肪组织 Adipose tissue	1mg/kg,iv(家兔)	0.5	1.20	1.40	0.86	Groll AH(2000)

表 17-3　两性霉素 B 胶体分散体组织分布

部位	给药方案及病理生理状态	取样时间/h	浓度/(μg/g、μg/ml)或曲线下面积/(μg/g・h、μg/ml・h)		C_t/C_p 或 AUC_t/AUC_p	参考文献
			组织或组织液	血浆		
脑脊液 Cerebrospinal fluid	5mg/(kg・d),iv(家兔)(×7d)	0.5	0.03	0.96	0.03	Groll AH(2000)
	2.5mg/(kg・d),iv(比格犬)(×14d)	稳态浓度	0.01	0.30～1.07	<0.04	Fielding RM(1992)
脑组织 Brain	5mg/(kg・d),iv(家兔)(×7d)	0.5	0.51	0.96	0.53	Groll AH(2000)
	2.5mg/(kg・d),iv(比格犬)(×14d)	稳态浓度	0.34	0.30～1.07	0.32～1.36	Fielding RM(1992)
心脏组织 Cardiac tissue	2.5mg/(kg・d),iv(比格犬)(×14d)	稳态浓度	1.10	0.30～1.07	1.00～4.40	Fielding RM(1992)
肺组织 Pulmonary tissue	5mg/kg,iv(×8d)	稳态浓度	6.29	0.37	17.0	Adler-Moore J(2019)
	2.5mg/(kg・d),iv(比格犬)(×14d)	稳态浓度	9.20	0.30～1.07	8.60～36.8	Fielding RM(1992)
	0.6～1.0mg/(kg・d),iv(大鼠)	—	12.9	<1.1	>11.7	Linden PK(2003)
肺泡上皮液 Epithelial lining fluid	1mg/kg,iv(×8d)	稳态浓度	0.68	0.37	1.84	Adler-Moore J(2019)
	4.55mg/(kg・d),iv(×6d)	12.6	0.38	—	1.25	Weiler S(2009)
肺泡巨噬细胞 Alveolar macrophages	1mg/kg,iv(×8d)	稳态浓度	5.43	0.37	14.7	Adler-Moore J(2019)
肝组织 Hepatic tissue	2.5mg/(kg・d),iv(比格犬)(×14d)	稳态浓度	626	0.3～1.1	>500	Fielding RM(1992)
	5mg/kg,iv(家兔)	0.5	69.5	1.0	71.6	Groll AH(2000)
	0.6～1.0mg/(kg・d),iv(大鼠)	—	93.0	<1.1	>84.5	Linden PK(2003)
胃 Stomach	2.5mg/(kg・d),iv(比格犬)(×14d)	稳态浓度	4.10	0.30～1.07	3.83～16.4	Fielding RM(1992)
脾 Spleen	2.5mg/(kg・d),iv(比格犬)(×14d)	稳态浓度	419.0	0.3～1.1	>400	Fielding RM(1992)
	0.6～1.0mg/(kg・d),iv(大鼠)	—	59.0	<1.1	>53.6	Linden PK(2003)
肾脏 Kidney	2.5mg/(kg・d),iv(比格犬)(×14d)	稳态浓度	57.0	0.3～1.1	53.3～228.0	Fielding RM(1992)
	0.6～1.0mg/(kg・d),iv(大鼠)	—	18.9	<1.1	>17.2	Linden PK(2003)

续表

部位	给药方案及病理生理状态	取样时间/h	浓度/(μg/g、μg/ml)或曲线下面积/(μg/g·h、μg/ml·h)		C_t/C_p 或 AUC_t/AUC_p	参考文献
			组织或组织液	血浆		
回肠 Ileum	2.5mg/(kg·d),iv(比格犬)(×14d)	稳态浓度	14.7	0.3～1.1	13.7～58.8	Fielding RM(1992)
骨髓 Bone marrow	2.5mg/(kg·d),iv(比格犬)(×14d)	稳态浓度	9.90	0.30～1.07	9.25～39.6	Fielding RM(1992)
	5mg/kg,iv(家兔)	0.5	53.1	1.0	54.7	Groll AH(2000)
脂肪组织 Adipose tissue	5mg/kg,iv(家兔)	0.5	1.10	0.97	1.13	Groll AH(2000)

表 17-4　两性霉素 B 脂质复合物组织分布

部位	给药方案及病理生理状态	取样时间/h	浓度/(μg/g、μg/ml)或曲线下面积/(μg/g·h、μg/ml·h)		C_t/C_p 或 AUC_t/AUC_p	参考文献
			组织或组织液	血浆		
脑组织 Brain	5mg/(kg·d),iv(家兔)(×7d)	0.5	0.35	0.84	0.41	Groll AH(2000)
脑脊液 Cerebrospinal fluid	5mg/(kg·d),iv(家兔)(×7d)	0.5	0.03	0.84	0.04	Groll AH(2000)
心脏组织 Cardiac tissue	1mg/kg,iv(家兔)	稳态浓度	0.05	<0.10	>0.50	Wasan KM(1998)
肺组织 Pulmonary tissue	5mg/(kg·d),iv(×8d)	稳态浓度	16.3	0.2	67.9	Adler-Moore J(2019)
	5mg/(kg·d),iv(大鼠)(×4d)	稳态浓度	9.30	0.10～0.30	46.5	Wasan KM(2007)
	3～5mg/(kg·d),iv(大鼠)	—	222.0	<1.7	>130.6	Linden PK(2003)
	1mg/kg,iv(家兔)	稳态浓度	2.71	<0.10	>27.1	Wasan KM(1998)
	10mg/kg,iv(小鼠)	1.0	70.8	1.7	41.6	Olsen SJ(1991)
肺泡上皮液 Epithelial lining fluid	1mg/(kg·d),iv(×8d)	稳态浓度	0.90	0.24	3.75	Adler-Moore J(2019)
	4.25mg/(kg·d),iv(×6d)	7.3	1.29	—	4.47	Weiler S(2009)

续表

部位	给药方案及病理生理状态	取样时间/h	浓度/(μg/g、μg/ml)或曲线下面积/(μg/g·h、μg/ml·h)		C_t/C_p 或 AUC_t/AUC_p	参考文献
			组织或组织液	血浆		
肺泡巨噬细胞 Alveolar macrophages	1mg/(kg·d),iv(×8d)	稳态浓度	89.1	0.2	371.3	Adler-Moore J(2019)
肝组织 Hepatic tissue	5mg/(kg·d),iv(大鼠)(×4d)	稳态浓度	35.3	0.1～0.3	>100	Wasan KM(2007)
	5mg/kg,iv(家兔)	0.5	35.4	0.8	42.1	Groll AH(2000)
	3～5mg/(kg·d),iv(大鼠)	—	196.0	<1.7	>115.3	Linden PK(2003)
	1mg/kg,iv(家兔)	稳态浓度	4.81	<0.10	>48.1	Wasan KM(1998)
	10mg/kg,iv(小鼠)	1.0	123.2	1.7	72.4	Olsen SJ(1991)
脾 Spleen	5mg/(kg·d),iv(大鼠)(×4d)	稳态浓度	64.6	0.1～0.3	323	Wasan KM(2007)
	1mg/kg,iv(家兔)	稳态浓度	6.85	<0.10	>68.5	Wasan KM(1998)
	10mg/kg,iv(小鼠)	1.0	141.1	1.7	83.0	Olsen SJ(1991)
肾脏 Kidney	5mg/(kg·d),iv(大鼠)(×4d)	稳态浓度	1.40	0.10～0.30	7.00	Wasan KM(2007)
	3～5mg/(kg·d),iv(大鼠)	—	6.90	<1.70	>4.06	Linden PK(2003)
	1mg/kg,iv(家兔)	稳态浓度	0.87	<0.10	>8.70	Wasan KM(1998)
	10mg/kg,iv(小鼠)	1.0	6.50	1.70	3.82	Olsen SJ(1991)
骨髓 Bone marrow	5mg/kg,iv(家兔)	0.5	57.9	0.8	68.9	Groll AH(2000)
脂肪组织 Adipose tissue	5mg/kg,iv(家兔)	0.5	2.10	0.84	2.50	Groll AH(2000)

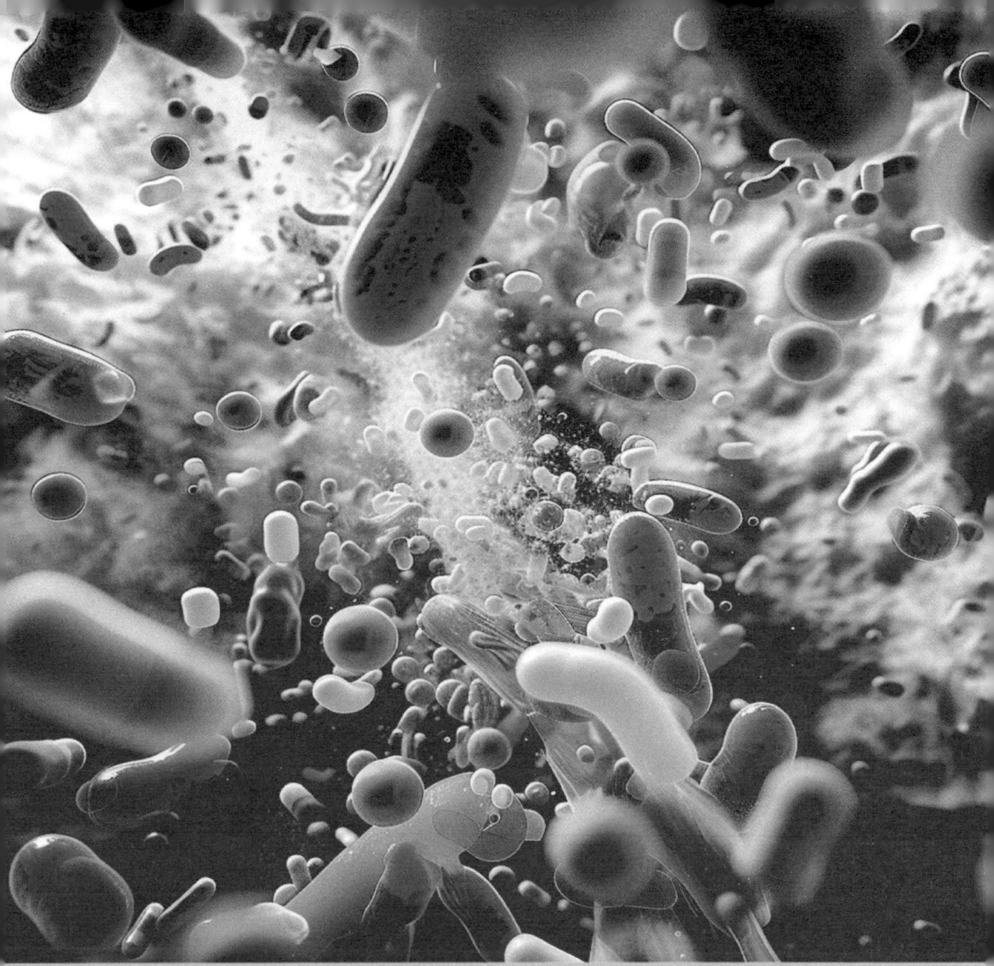

十八

棘白菌素类抗真菌药

Antifungal Echinocandins

表 18-1A　^{3}H-卡泊芬净组织分布(健康受试大鼠,2mg/kg,iv)[a]

部位	AUC_t/AUC_p	组织或组织液浓度 /(μg/g 或 μg/ml)			
		0.5h	2.0h	24.0h	168.0h
血浆 Plasma	1.00	11.00±5.73	6.10±0.60	1.74±0.85	0.07±0.04
脑组织 Brain	0.07	0.13±0.01	0.15±0.02	0.16±0.11	0.02±0.00
眼 Eye	0.14	0.52±0.06	0.48±0.08	0.30±0.05	0.03±0.00
心脏组织 Cardiac tissue	0.34	2.31±0.14	1.87±0.05	0.64±0.09	0.03±0.00
肺组织 Pulmonary tissue	1.17	5.12±0.19	4.50±0.60	2.44±0.42	0.12±0.02
肾脏 Kidney	4.94	9.15±1.30	10.60±1.80	11.40±1.64	0.79±0.13
脾 Spleen	1.62	4.37±0.04	3.87±0.50	3.62±0.61	0.30±0.04
肝组织 Hepatic tissue	8.93	5.03±0.60	7.04±1.34	22.20±2.43	1.65±0.53
小肠 Small intestine	1.05	3.94±0.50	3.69±0.08	2.27±0.22	0.10±0.01
大肠 Large intestine	0.62	2.25±0.16	2.00±0.39	1.38±0.16	0.04±0.00
淋巴结 Lymph node	0.68	1.93±0.12	1.85±0.53	1.56±0.35	0.06±0.01
骨骼肌 Skeletal muscle	0.06	0.31±0.04	0.39±0.10	0.10±0.01	0.01±0.00
脂肪 Fat	0.15	0.43±0.09	0.36±0.07	0.36±0.11	0.01±0.00
皮肤 Skin	0.54	1.60±0.14	1.91±0.04	0.96±0.36	0.29±0.13

a:Stone JA,Xu X,Winchell GA,et al. Disposition of Caspofungin:role of distribution in determining pharmacokinetics in plasma. Antimicrobial Agents and Chemotherapy,2004,48(3):815-823.

表 18-1B 卡泊芬净组织分布

部位	给药方案及病理生理状态	取样时间/h	浓度/(μg/g、μg/ml)或曲线下面积/(μg/g·h、μg/ml·h)		C_t/C_p 或 AUC_t/AUC_p	参考文献
			组织或组织液	血浆		
脑组织 Brain	1mg/kg,iv(小鼠)	0~24.0	1.4	25.0	0.06	Hajdu R(1997)
	1mg/kg,iv(小鼠)	峰浓度	0.08	3.20	0.03	Hajdu R(1997)
	50mg,iv,qd(×5d)(感染性休克)	14.0	0.10	≈4.00~6.00	0.02	Marx J(2022)
脑脊液 Cerebrospinal fluid	50mg,iv,qd	—	<0.08	7.00	<0.02	Strenger V(2017)
	负荷剂量:280mg,iv 维持剂量:140mg,iv,qd	2.0~8.0	1.0~1.1	17.6~30.7	0.04	Réminiac F(2014)
房水 Aqueous humor	50mg,iv,qd(×7d)(无眼内感染)	4.0~24.0	<最低检测限	7.40	—	Goldblum D(2007)
	50mg,iv,qd(×3d)(真菌性眼内炎)	—	0.28	4.70	0.06	Spriet I(2009)
玻璃体 Vitreous body	50mg,iv,qd(×5d)	稳态浓度	<最低检测限	3.30	—	Gauthier GM(2005)
	50mg,iv,qd(×7d)	4.0~24.0	<最低检测限	7.40	—	Goldblum D(2007)
脉络膜 Choroid	1mg/kg,iv(家兔)	0.5	0.06	≈4.00	0.02	Groll AH(2001)
甲状腺 Thyroid	50mg,iv,qd(×5d)	14.0	3.50	≈4.00~6.00	0.70	Marx J(2022)
心脏组织 Cardiac tissue	50mg,iv,qd(×5d)	14.0	1.56	≈4.00~6.00	0.31	Marx J(2022)
	1mg/kg,iv(小鼠)	0~24.0	7.6	25.0	0.30	Hajdu R(1997)
	1mg/kg,iv(小鼠)	峰浓度	0.66	3.20	0.21	Hajdu R(1997)
肺组织 Pulmonary tissue	5mg/kg,iv(大鼠)	0~72.0	—	—	1.20	Ong V(2017)
	1mg/kg,iv(小鼠)	0~24.0	26.0	25.0	1.04	Hajdu R(1997)
	50mg,iv,qd(×5d)	14.0	6.50	≈4.00~6.00	1.30	Marx J(2022)
	1mg/kg,iv(小鼠)	峰浓度	1.80	3.20	0.56	Hajdu R(1997)
肝组织 Hepatic tissue	5mg/kg,iv(大鼠)	0~72.0	—	—	10.2	Ong V(2017)
	1mg/kg,iv(小鼠)	0~24.0	400.0	25.0	16.0	Hajdu R(1997)

续表

部位	给药方案及病理生理状态	取样时间/h	浓度/(μg/g、μg/ml)或曲线下面积/(μg/g·h、μg/ml·h)		C_t/C_p 或 AUC_t/AUC_p	参考文献
			组织或组织液	血浆		
肝组织 Hepatic tissue	1mg/kg,iv(小鼠)	峰浓度	9.30	3.20	2.91	Hajdu R(1997)
	50mg,iv,qd(×5d)	14.0	13.2	≈4.0～6.0	2.64	Marx J(2022)
脾 Spleen	1mg/kg,iv(小鼠)	0～24.0	24.0	25.0	0.96	Hajdu R(1997)
	1mg/kg,iv(小鼠)	峰浓度	1.90	3.20	0.59	Hajdu R(1997)
肾脏 Kidney	1mg/kg,iv(小鼠)	0～24.0	71.0	25.0	2.90	Hajdu R(1997)
	50mg,iv,qd(×5d)	14.0	8.05	≈4.00～6.00	1.61	Marx J(2022)
	1mg/kg,iv(小鼠)	峰浓度	3.50	3.20	1.09	Hajdu R(1997)
胰腺组织 Pancreatic tissue	50mg,iv,qd(×5d)	14.0	3.05	≈4.00～6.00	0.61	Marx J(2022)
小肠 Small intestine	1mg/kg,iv(小鼠)	0～24.0	31.0	25.0	1.30	Hajdu R(1997)
	1mg/kg,iv(小鼠)	峰浓度	2.30	3.20	0.72	Hajdu R(1997)
大肠 Large intestine	1mg/kg,iv(小鼠)	0～24.0	49.0	25.0	1.96	Hajdu R(1997)
	1mg/kg,iv(小鼠)	峰浓度	3.00	3.20	0.94	Hajdu R(1997)
腹腔积液 Ascitic fluid	负荷剂量:70mg,iv 维持剂量:50mg,iv,qd(无感染)	0～24.0	8.8	66.9	0.13	Gioia F(2020)
	负荷剂量:70mg,iv 维持剂量:50mg,iv,qd(腹腔感染或感染性休克)	0～24.0	26.0	73.9	0.33	Garbez N(2021)
	0.7mg/kg,iv,qd(多剂)(腹腔感染)	9.0	1.54±0.66	7.32±3.56	0.27	Welte R(2021)
	0.7mg/kg,iv,qd(多剂)(腹腔感染)	0～∞	—	89.4	0.25	Welte R(2021)
骨组织 Bone tissue	1mg/kg,iv(小鼠)	0～24.0	4.3	25.0	0.17	Hajdu R(1997)
	1mg/kg,iv(小鼠)	峰浓度	0.34	3.20	0.11	Hajdu R(1997)

续表

部位	给药方案及病理生理状态	取样时间/h	浓度/(μg/g、μg/ml)或曲线下面积/(μg/g·h、μg/ml·h)		C_t/C_p 或 AUC_t/AUC_p	参考文献
			组织或组织液	血浆		
肌肉组织 Muscular tissue	50mg,iv,qd(×5d)	14.0	1.90	≈4.00～6.00	0.38	Marx J(2022)
创面渗出液 Wound exudate	负荷剂量:70mg,iv 维持剂量:50mg,iv,qd	峰浓度	3.0	23.6	0.13	Gasperetti T(2021)
	负荷剂量:70mg,iv 维持剂量:50mg,iv,qd	0～∞	56.9	278.0	0.20	Gasperetti T(2021)

表 18-2A　^{14}C-米卡芬净组织分布(健康受试大鼠,1mg/kg,iv)[a]

部位	AUC_t/AUC_p	组织或组织液浓度 /(μg/g 或 μg/ml)		
		0.5h	2.0h	24.0h
血浆 Plasma	1.00	3.40±0.16	1.44±0.05	0.42±0.00
脑组织 Brain	0.04	0.08±0.00	0.06±0.00	0.03±0.00
脑垂体 Hypophysis	0.45	1.10±0.06	0.63±0.04	0.34±0.05
眼 Eye	0.16	0.28±0.04	0.27±0.00	0.11±0.00
颌下腺 Submaxillary gland	1.03	2.91±0.17	1.58±0.06	0.51±0.02
甲状腺 Thyroid gland	0.65	1.78±0.39	0.95±0.19	0.39±0.02
胸腺 Thymus	0.87	0.75±0.04	1.61±0.06	0.62±0.02
心脏组织 Cardiac tissue	0.62	2.07±0.03	0.92±0.04	0.25±0.01
肺组织 Pulmonary tissue	1.99	6.33±0.12	2.84±0.09	1.00±0.04
肝组织 Hepatic tissue	2.46	2.27±0.09	3.42±0.02	3.20±0.11
肾脏 Kidney	2.33	3.73±0.22	3.55±0.17	2.11±0.03
肾上腺 Adrenal gland	0.80	1.60±0.05	1.03±0.01	0.86±0.04

部位	AUC_t/AUC_p	组织或组织液浓度 /(μg/g 或 μg/ml)		
		0.5h	2.0h	24.0h
脾 Spleen	1.39	2.94±0.08	2.16±0.07	0.96±0.02
胃 Stomach	0.71	1.73±0.04	1.07±0.04	0.45±0.03
胰腺组织 Pancreatic tissue	0.65	1.72±0.03	1.02±0.03	0.33±0.01
空肠 Jejunum	1.19	1.34±0.18	2.19±0.36	0.76±0.09
结肠 Colon	0.61	1.04±0.02	1.05±0.04	0.36±0.03
睾丸 Testis	0.28	0.12±0.00	0.48±0.00	0.29±0.00
脂肪 Fat	0.10	0.23±0.05	0.15±0.00	0.07±0.00
骨骼肌 Skeletal muscle	0.26	0.79±0.05	0.39±0.06	0.11±0.00
皮肤 Skin	0.14	0.61±0.04	0.15±0.00	0.07±0.01

a:山户康弘,金子勇人,山崎佐知子,等. ラットにおける^{14}C标识 micafungin 单回静脉内投与后の分布および排泄. 日本化学療法学会雑誌,2002,50(1):80-87.

表 18-2B 米卡芬净组织分布

部位	给药方案及病理生理状态	取样时间 /h	浓度/(μg/g、μg/ml)或曲线下面积/(μg/g・h、μg/ml・h)		C_t/C_p 或 AUC_t/AUC_p	参考文献
			组织或组织液	血浆		
脑组织 Brain	1mg/kg,iv(大鼠)	0.5	0.10	3.20	0.03	Groll A(2001)
脑脊液 Cerebrospinal fluid	300mg,iv,qd	稳态浓度	—	—	<0.01	Okugawa S(2007)
	1mg/kg,iv(大鼠)	0.5	<最低检测限	3.20	—	Groll A(2001)
	100mg,iv,qd	峰浓度	0.16	8.70	0.02	Marx J(2020)
	100mg,iv,qd	0~24.0	2.0	112.7	0.02	Marx J(2020)
	150mg,iv,qd	2.0~4.0	0.02	8.50	<0.01	Yamada N(2011)
	100mg,iv,qd	稳态浓度	<最低检测限	—	—	Lat A(2010)

续表

部位	给药方案及病理生理状态	取样时间/h	浓度/(μg/g、μg/ml)或曲线下面积/(μg/g·h、μg/ml·h)		C_t/C_p 或 AUC_t/AUC_p	参考文献
			组织或组织液	血浆		
房水 Aqueous humor	300mg,iv,qd	稳态浓度	0.03	25.9	<0.01	Mochizuki K(2011)
	1mg/kg,iv(大鼠)	0.5	<最低检测限	3.20	—	Groll A(2001)
玻璃体 Vitreous body	300mg,iv,qd	稳态浓度	0.04	25.9	<0.01	Mochizuki K(2011)
	1mg/kg,iv(大鼠)	0.5	0.02	3.20	0.01	Groll A(2001)
角膜 Cornea	150mg,iv,qd	稳态浓度	3.8	17.4	0.22	Mochizuki K(2013)
虹膜 Iris	150mg,iv,qd	稳态浓度	14.7	17.4	0.86	Mochizuki K(2013)
脉络膜 Choroid	150mg,iv,qd	稳态浓度	5.8	17.4	0.34	Mochizuki K(2013)
视网膜 Retina	150mg,iv,qd	稳态浓度	1.2	17.4	0.07	Mochizuki K(2013)
甲状腺 Thyroid	100mg,iv,qd(多剂)	24.0	0.47	≈1.30	0.36	Marx J(2021)
心脏组织 Cardiac tissue	100mg,iv,qd(多剂)	24.0	0.44	≈1.30	0.34	Marx J(2021)
肺组织 Pulmonary tissue	6mg/kg,iv(大鼠)	2.0	—	—	1.75	Konishi H(2005)
	1mg/kg,iv(大鼠)	0.5	5.59	3.20	1.75	Groll A(2001)
	100mg,iv,qd(多剂)	24.0	1.81	≈1.30	1.39	Marx J(2021)
肺泡上皮液 Epithelial lining fluid	150mg,iv,qd(多剂)	4.0~24.0	9.1	162.0	0.06	Nicasio AM(2009)
	150mg,iv,qd(多剂)	3.0~5.0	0.04~0.71	4.81~4.93	0.08	Walsh TJ(2010)
肺泡巨噬细胞 Alveolar macrophages	150mg,iv,qd(多剂)	4.0~24.0	213.2	162.0	1.32	Nicasio AM(2009)
	150mg,iv,qd(多剂)	3.0~5.0	2.84~7.17	4.81~4.93	0.59~1.45	Walsh TJ(2010)
胸腔积液 Pleural fluid	150mg,iv,qd	2.0~4.0	0.68	5.11	0.13	Yamada N(2011)
肝组织 Hepatic tissue	100mg,iv,qd(多剂)	24.0	2.57	≈1.30	1.97	Marx J(2021)
	1mg/kg,iv(大鼠)	0~∞	21.7	13.4	1.62	Niwa T(2004)

续表

部位	给药方案及病理生理状态	取样时间/h	浓度/(μg/g、μg/ml)或曲线下面积/(μg/g·h、μg/ml·h)		C_t/C_p 或 AUC_t/AUC_p	参考文献
			组织或组织液	血浆		
肝组织 Hepatic tissue	6mg/kg,iv(大鼠)	2.0	—	—	1.31	Konishi H(2005)
	1mg/kg,iv(大鼠)	0.5	4.11	3.20	1.28	Groll A(2001)
胆汁 Bile	150mg,iv	谷浓度	1.93	1.54	1.25	Maruyama T(2009)
脾 Spleen	1mg/kg,iv(大鼠)	0.5	4.30	3.20	1.34	Groll A(2001)
	100mg,iv,qd(多剂)	24.0	1.44	≈1.30	1.11	Marx J(2021)
肾脏 Kidney	1mg/kg,iv(大鼠)	0～∞	45.9	13.4	3.43	Niwa T(2004)
	6mg/kg,iv(大鼠)	2.0	—	—	1.92	Konishi H(2005)
	1mg/kg,iv(大鼠)	0.5	3.34	3.20	1.04	Groll A(2001)
胰液 Pancreatic juice	100mg,iv,qd	稳态浓度	<最低检测限	—	—	Lat A(2010)
腹腔积液 Ascitic fluid	100mg,iv,qd	0～24.0	—	—	0.30	Grau S(2015)
	100mg,iv,qd	0～24.0	18.8	98.5	0.19	Gioia F(2020)
	150mg,iv,qd	2.0～4.0	1.02	7.03	0.15	Yamada N(2011)
	1.3～1.7mg/kg,iv,qd	6.0	1.23	6.01	0.20	Welte R(2021)
创面渗出液 Wound exudate	100mg,iv,qd(多剂)	峰浓度	1.30	7.20	0.18	Gasperetti T(2021)
	100mg,iv,qd(多剂)	0～∞	21.4	72.3	0.27	Gasperetti T(2021)

表 18-3　阿尼芬净组织分布

部位	给药方案及病理生理状态	取样时间/h	浓度/(μg/g、μg/ml)或曲线下面积/(μg/g·h、μg/ml·h)		C_t/C_p 或 AUC_t/AUC_p	参考文献
			组织或组织液	血浆		
脑组织 Brain	10mg/kg,iv(大鼠)	0～24.0	26.9	131.0	0.21	Ripp SL(2012)
脑脊液 Cerebrospinal fluid	100mg,iv,qd(多剂)(腰椎部)	稳态浓度	0.05～0.10	3.51～3.83	<0.02	Marx J(2020)
	100mg,iv,qd(多剂)(脑室部)	0～24.0	2.1	29.4	0.07	Marx J(2020)
	5mg/kg,iv(大鼠)	0～24.0	0.6	131.8	<0.01	Damle B(2007)
甲状腺 Thyroid	100～150mg,iv,qd	稳态浓度	5.92	≈4.00	1.48	Marx J(2021)
心脏组织 Cardiac tissue	100～150mg,iv,qd	稳态浓度	5.25	≈4.00	1.31	Marx J(2021)
	10mg/kg,iv(大鼠)	0～24.0	166.0	131.0	1.27	Ripp SL(2012)
肺组织 Pulmonary tissue	5mg/kg,iv(大鼠)	0～24.0	934.9	131.8	7.09	Damle B(2007)
	5mg/kg,iv(大鼠)	稳态浓度	32.6	≈6.8	4.79	Groll AH(2001)
	100～150mg,iv,qd	稳态浓度	12.7	≈4.0	3.18	Marx J(2021)
肺泡上皮液 Epithelial lining fluid	100mg,iv,qd	4.0～24.0	18.0	85.6	0.21	Crandon JL(2009)
	100mg,iv,qd	—	—	—	0.18～0.22	Rodvold K(2011)
肺泡巨噬细胞 Alveolar macrophages	100mg,iv,qd	4.0～24.0	1201	85.6	14.0	Crandon JL(2009)
胸腔积液 Pleural fluid	100mg,iv,qd	0～14.0	16.8	98.5	0.17	Welte R(2017)
	100mg,iv,qd	0～24.0	16.3	130.1	0.13	Moriyama B(2011)
	100mg,iv,qd	9.0	0.88	4.50	0.19	Welte R(2017)
	100mg,iv,qd	10.0	0.34	3.78	0.09	Welte R(2018)
肝组织 Hepatic tissue	5mg/kg,iv(大鼠)	0～24.0	1347	131.8	10.2	Damle B(2007)
	1mg/kg,ip(大鼠)	0～24.0	400.0	25.0	20.0	Hajdu R(1997)
	100～150mg,iv,qd	稳态浓度	37.8	≈4.0	9.45	Marx J(2021)

续表

部位	给药方案及病理生理状态	取样时间/h	浓度/(μg/g、μg/ml)或曲线下面积/(μg/g・h、μg/ml・h)		C_t/C_p 或 AUC_t/AUC_p	参考文献
			组织或组织液	血浆		
肝组织 Hepatic tissue	100mg,iv,qd	0～24.0	—	—	12.4	Ong V(2017)
	5mg/kg,iv(大鼠)	稳态浓度	43.8	≈6.8	6.44	Groll AH(2001)
脾 Spleen	5mg/kg,iv(大鼠)	0～24.0	822.6	131.8	6.24	Damle B(2007)
	100～150mg,iv,qd	稳态浓度	15.3	≈4.0	3.83	Marx J(2021)
	5mg/kg,iv(大鼠)	稳态浓度	21.7	≈6.8	3.19	Groll AH(2001)
肾脏 Kidney	5mg/kg,iv(大鼠)	0～24.0	920.2	131.8	7.04	Damle B(2007)
	1mg/kg,ip(大鼠)	0～24.0	71.0	25.0	2.90	Hajdu R(1997)
	5mg/kg,iv(大鼠)	峰浓度	>34.6	15.8	>2.19	Groll AH(2001)
	5mg/kg,iv(大鼠)	稳态浓度	16.9	≈6.8	2.49	Groll AH(2001)
胰腺组织 Pancreatic tissue	100～150mg,iv,qd	稳态浓度	10.4	≈4.0	2.60	Marx J(2021)
小肠 Small intestine	1mg/kg,ip(大鼠)	0～24.0	31.0	25.0	1.24	Hajdu R(1997)
大肠 Large intestine	1mg/kg,ip(大鼠)	0～24.0	49.0	25.0	1.96	Hajdu R(1997)
腹腔积液 Ascitic fluid	100mg,iv,qd	0～12.0	5.6	44.1	0.12	Welte R(2017)
	100mg,iv,qd	0～18.0	12.1	64.5	0.20	Welte R(2017)
	100mg,iv,qd	11.0	0.55	3.72	0.15	Welte R(2018)
	100mg,iv,qd	0～24.0	34.4	126.8	0.27	Gioia F(2020)
	100mg,iv,qd	0～24.0	16.8	57.9	0.29	Pérez Civantos DV (2019)
	1.1～1.6mg/kg,iv,qd	4.0	0.61	2.66	0.23	Welte R(2021)
皮肤 Skin	5mg/kg,iv(大鼠)	0～24.0	190.7	131.8	1.45	Damle B(2007)

续表

部位	给药方案及病理生理状态	取样时间/h	浓度/(μg/g、μg/ml)或曲线下面积/(μg/g·h、μg/ml·h)		C_t/C_p 或 AUC_t/AUC_p	参考文献
			组织或组织液	血浆		
创面渗出液 Wound exudate	负荷剂量:200mg,iv 维持剂量:100mg,iv,qd	峰浓度	1.57	6.53	0.24	Gasperetti T(2021)
	负荷剂量:200mg,iv 维持剂量:100mg,iv,qd	0～∞	14.9	60.7	0.25	Gasperetti T(2021)
肌肉组织 Muscular tissue	5mg/kg,iv(大鼠)	0～24.0	103.0	131.8	0.78	Damle B(2007)

附 录

抗菌药物群体药动学参数

抗菌药物	血浆蛋白结合率/%	V_d/(L/kg)	$t_{1/2}$/h
青霉素类 Penicillins			
青霉素 G Benzyl penicillin	65	0.35	0.5
萘夫西林 Nafcilin	90～94	0.45	0.5～1.0
阿莫西林 Amoxicillin	17～20	0.30～0.40	1.0～1.4
双氯西林 Dicloxacillin	95～99	0.10～0.15	0.7
氟氯西林 Flucloxacillin	95	0.10～0.20	0.5～1.1
氯唑西林 Cloxacillin	95	0.10～0.15	0.5
氨苄西林 Ampicillin	18～22	0.29	1.2～1.4
阿洛西林 Azlocillin	30～46	0.23～0.28	1.0
哌拉西林 Piperacillin	17～22	0.35～0.40	0.6～1.2
美洛西林 Mezlocillin	42	0.38～0.55	1.0
磺苄西林 Sulbenicillin	50	0.26～0.31	1.2
羧苄西林 Carbenicillin	50	0.18	1.0～1.5
阿帕西林 Apalcillin	91～96	0.32～0.40	1.2～1.3
阿朴西林 Apoxicillin	20	0.41	1.3～1.6
替卡西林 Ticarcillin	45	0.20～0.25	1.3
头孢菌素类 Cephalosporins			
头孢氨苄 Cefalexin	5～15	0.38	1.0
头孢拉定 Cefradine	6～10	0.25	0.8～1.0
头孢羟氨苄 Cefadroxil	20	0.31	1.5
头孢唑林 Cefazolin	73～87	0.19	1.9

续表

抗菌药物	血浆蛋白结合率/%	V_d/(L/kg)	$t_{1/2}$/h
头孢替唑 Ceftezole	86	0.21	0.4～0.6
氯碳头孢 Loracarbef	25	0.32	1.0～1.2
头孢呋辛 Cefuroxime	33～50	0.19	1.5
头孢孟多 Cefamandole	78	0.16	0.5
头孢尼西 Cefonicid	60～70	0.35	1.7
头孢克洛 Cefaclor	22～25	0.33	0.8
头孢丙烯 Cefprozil	36	0.23	1.5
头孢他美酯 Cefetamet pivoxil	22～30	0.29	2.0～3.0
头孢特仑新戊酯 Cefteram pivoxil	75	0.54～0.62	0.7～1.2
头孢泊肟酯 Cefpodoxime proxetil	40	0.70	2.3
头孢托仑匹酯 Cefditoren pivoxil	88	0.69	1.6
头孢替安 Cefotiam	40～62	0.50	0.6～1.1
头孢西丁 Cefoxitin	81	0.27	0.7～1.0
头孢美唑 Cefmetazole	85	0.3～0.30	1.0
头孢米诺钠 Cefminox sodium	61	0.35	2.5
头孢替坦 Cefotetan	88	0.17	3.7～4.2
头孢地尼 Cefdinir	60～70	0.35	1.6～1.8
头孢他啶 Ceftazidime	10	0.24	2.2
头孢甲肟 Cefmenoxime	50～70	0.23	1.0
头孢唑肟 Ceftizoxime	30	0.34	1.7
头孢克肟 Cefixime	65	0.93	3.1
头孢布烯 Ceftibuten	65	0.21	2.4
头孢地嗪 Cefodizime	81～88	0.28	2.5

续表

抗菌药物	血浆蛋白结合率/%	V_d/(L/kg)	$t_{1/2}$/h
头孢唑南 Cefuzonam	86～88	0.18	1.0～1.3
头孢磺啶 Cefsulodin	15～30	0.26	1.6～1.9
头孢哌酮 Cefoperazone	83～93	0.14～0.2	2.0
头孢曲松 Ceftriaxone	85～95	0.12～0.20	8.0
头孢噻肟 Cefotaxime	30～51	0.28	1.5
头孢匹胺 Cefpiramide	54	0.14	4.5
头孢卡品酯 Cefcapene pivoxil	45	0.86～1.27	1.0～1.2
头孢吡肟 Cefepime	20	0.30	2.0
头孢匹罗 Cefpirome	6～12	0.23～0.32	1.8～2.2
头孢噻利 Cefoselis	9	0.21～0.28	2.5～2.8
头孢克定 Cefclidin	4	0.24～0.28	1.9
氟氧头孢 Flomoxef	35	0.34	0.8～1.0
拉氧头孢 Latamoxef	40	0.30	1.8～2.1
头孢拉宗 Cefbuperazone	48～55	0.18～0.22	1.4～1.6
头孢地尔 Cefiderocol	40～60	0.27	2.0～2.7
头孢吡普 Ceftobiprole	16	0.30	2.9～3.3
头孢洛林酯 Ceftaroline fosamil	20	0.30～0.36	2.6～3.3
头孢洛扎 Ceftolozane	16～21	0.23	3.1
β-内酰胺酶抑制剂 β-Lactamase Inhibitors			
舒巴坦 Sulbactam	38	0.28	1.2～1.7
他唑巴坦 Tazobactam	30	0.28～0.32	0.9～1.1
克拉维酸 Clavulanic acid	25	0.21	1.0
阿维巴坦 Avibactam	6～8	0.37	2.7

续表

抗菌药物	血浆蛋白结合率/%	V_d/(L/kg)	$t_{1/2}$/h
法硼巴坦 Vabrobactam	33	0.32～0.45	1.1～1.9
雷利巴坦 Relebatam	22	0.30～0.37	1.4～1.8
单环内酰胺类 Monobactams			
氨曲南 Aztreonam	56	0.21	2.0
卡芦莫南 Carumonam	18～28	0.21	1.5～2.1
碳青霉烯类 Carbapenems			
美罗培南 Meropenem	2	0.29	1.0
亚胺培南 Imipenem	15～25	0.27	1.0
厄他培南 Ertapenem	95	0.12	4.0
比阿培南 Biapenem	4	0.3～0.38	1.0
多尼培南 Doripenem	8	0.28	1.0
帕尼培南 Panipenem	11	0.28～0.39	1.2
法罗培南 Faropenem	86.4	0.23	0.8～1.0
利替培南酯 Ritipenem acoxil	40	1.18	0.6～0.7
氨基糖苷类 Aminoglycosides			
庆大霉素 Gentamicin	0～10	0.26	2.0～3.0
妥布霉素 Tobramycin	0～10	0.26	2.0～3.0
氟替米星 Fortimicin	0～15	0.24～0.30	1.8
阿贝卡星 Arbekacin	3～12	0.20～0.25	2.1～2.3
地贝卡星 Dibekacin	0～8	0.28	1.5～2.0
奈替米星 Netilmicin	0～30	0.20	2.0～2.5
阿米卡星 Amikacin	0～10	0.26	2.0～3.0
小诺米星 Micronomicin	0～30	0.28	2.5～3.2

续表

抗菌药物	血浆蛋白结合率/%	V_d/(L/kg)	$t_{1/2}$/h
依替米星 Etimicin	25	0.17	1.5
西索米星 Sisomicin	0～30	0.25	2.0
异帕米星 Isepamicin	3～6	0.21	1.8
普拉米星 Plazomicin	20	0.30	3.5
四环素类 Tetracyclines			
米诺环素 Minocycline	76	1.3～1.9	16
多西环素 Doxycycline	80～93	0.7～2.1	12～22
替加环素 Tigecyeline	71～89	7.0～9.0	42
奥马环素 Omadacycline	21	3.2～3.4	14～17
伊拉瓦环素 Eravacycline	71～85	3.3～4.2	15～26
大环内酯类 Macrolides			
红霉素 Erythromycin	80～90	0.6	1.4～2.0
麦迪霉素 Midecamycin	47	3.8～5.5	0.9
阿奇霉素 Azithromycin	7～51	31～33	68
罗红霉素 Roxithromycin	86.6	0.4	8.0～12
克拉霉素 Clarithromycin	65～70	4.0	5.0～7.0
交沙霉素 Josamycin	15	2.7～5.2	1.5～1.7
乙酰螺旋霉素 Acetylspiramycin	10～25	5.0	4.0～8.0
地红霉素 Dirithromycin	15～30	13	8.0
泰利霉素 Telithromycin	60～70	2.9	10
氯霉素类 Chloramphenicol and Derivatives			
氯霉素 Chloramphenicol	25～50	0.8	4.1
甲砜霉素甘氨酸酯 Thiamphenicol glycinate	10～20	0.6～1.0	1.5

续表

抗菌药物	血浆蛋白结合率/%	V_d/(L/kg)	$t_{1/2}$/h
糖肽类 Glycopeptides			
万古霉素 Vancomycin	34	0.7	6.0～12
去甲万古霉素 Norvancomycin	55	0.5～1.3	6.0
替考拉宁 Teicoplanin	90～95	0.7～1.4	70～170
达巴万星 Dalbavancin	93～98	0.11	147～258
特拉万星 Televancin	90～93	0.13	8.1
奥利万星 Oritavancin	85	1.0	245
林可霉素类 Lincosamides			
林可霉素 Lincomycin	70～82	1.1	4.0～6.0
克林霉素 Clindamycin	85～94	1.1	2.4
多黏菌素类 Polymyxin and Derivatives			
黏菌素 Colistin	50	0.3～0.4	>4
多黏菌素 B Polymyxin B	60	0.6～0.8	4.5～9.0
其他抗生素 Antibiotics, Miscellaneous			
磷霉素 Fosfomycin	<10	2.3	5.7
达托霉素 Daptomycin	92	0.1～0.2	8.0～9.0
夫西地酸 Fusidic acid	95～99	0.3	5.0～15
利福平 Rifampicin	80	0.6～0.7	1.5～5.0
利奈唑胺 Linezolid	31	0.7～0.8	5.0
特地唑胺 Tedizolid	86～91	1.1～1.3	11
奎奴普汀-达福普汀 Quinuptine-Dapoptine	—	0.45/0.24	0.9/0.7
磺胺类及磺胺增效药 Sulfonamides and Sulfonamide Action			
复方磺胺甲噁唑 Compound sulfamethoxazole (TMP/SMX)	44/70	1.7～2.0/0.2～0.3	11/9.0

续表

抗菌药物	血浆蛋白结合率/%	V_d/(L/kg)	$t_{1/2}$/h
喹诺酮类 Quinolones			
环丙沙星 Ciprofloxacin	20～40	2.4	5.0～6.6
氧氟沙星 Ofloxacin	20～25	1.0～2.5	7.0
左氧氟沙星 Levofloxacin	24～38	1.2～1.9	7.0
诺氟沙星 NorfloXacin	10～15	1.7	3.0～4.0
芦氟沙星 Rufloxacin	60	1.8～2.3	35
培氟沙星 Pefloxacin	20～30	1.6～2.2	10～13
依诺沙星 Enoxacin	18～57	1.8～2.4	3.3～5.8
洛美沙星 Lomefloxacin	10	2.0	6.0～8.0
氟罗沙星 Fleroxacin	23	1.8	9.9～12
司帕沙星 Sparfloxacin	42～44	4.3～5.5	15～21
莫西沙星 Moxifloxacin	30～50	2.2	10～14
加替沙星 Gatifloxacin	20	1.5～2.0	7.0～14
曲伐沙星 Trovafloxacin	76	1.2～1.6	9.1～12
帕珠沙星 Pazufloxacin	25	1.0	1.7～1.9
普卢利沙星 Prulifloxacin	45	2.1	10～12
巴洛沙星 Balofloxacin	36	1.8～2.0	7.0
吉米沙星 Gemifloxacin	60～70	4.2	7.0
妥舒沙星 Tosufloxacin	60	2.6	3.6～4.9
西他沙星 Sitafloxacin	50	1.5～2.0	4.4～5.0
奈诺沙星 Nemonoxacin	16	3.1～4.0	9.8～14

续表

抗菌药物	血浆蛋白结合率/%	V_d/(L/kg)	$t_{1/2}$/h
硝基咪唑类 Nitroimidazole Derivatives			
甲硝唑 Metronidazole	20	0.6～0.9	6.0～14
替硝唑 Tinidazole	12	0.8	13
奥硝唑 Ornidazole	<15	0.9	14
硝基呋喃类 Nitrofuran Derivatives			
呋喃妥因 Nitrofurantoin	60	0.5	0.3～1.0
唑类抗真菌药 Imidazole-Related Antifungals			
氟康唑 Fluconazol	10	0.8	20～50
伊曲康唑 ltraconazole	99.8	13.3	35
伏立康唑 Voriconazole	58	4.6	6.0
泊沙康唑 Posaconazole	98～99	3.8～4.9	20～66
艾沙康唑 Isavuconazole	99	7.5	130
两性霉素制剂 Amphotericin-B Formulations			
两性霉素 B 脱氧胆酸盐 Amphotericin B deoxycholate	>90	4.0～5.0	24
两性霉素 B 胶体分散体 Amphotericin B colloidal dispersion	—	4.1	28
两性霉素 B 脂质复合物 Amphotericin B lipid complex	—	131	173
两性霉素 B 脂质体 Amphotericin B Liposome	—	0.2～0.4	6.8～8.6

续表

抗菌药物	血浆蛋白结合率/%	V_d/(L/kg)	$t_{1/2}$/h
棘白菌素类抗真菌药 Antifungal Echinocandins			
卡泊芬净 Caspofungin	97	0.16	13
阿尼芬净 Anidulafungin	>99	0.5～0.8	27
米卡芬净 Micafungin	>99	0.4	15～17